中华医学百科全书

药学

微生物药物学

国家出版基金项目
NATIONAL PUBLICATION FOUNDATION

中国协和医科大学出版社
北　京

图书在版编目 (CIP) 数据

中华医学百科全书·微生物药物学 / 蒋建东主编 . —北京：中国协和医科大学出版社，2022.12
ISBN 978-7-5679-2079-8

Ⅰ.①中… Ⅱ.①蒋… Ⅲ.①医学—百科全书 ②微生物学—药物学—百科全书 Ⅳ.① R-61 ② R271.1-61

中国版本图书馆 CIP 数据核字（2022）第 193523 号

中华医学百科全书·微生物药物学

主　　编：蒋建东

编　　审：司伊康　陈永生

责任编辑：尹丽品

出版发行：**中国协和医科大学出版社**
（北京市东城区东单三条 9 号　邮编 100730　电话 010-6526 0431）

网　　址：www.pumcp.com

经　　销：新华书店总店北京发行所

印　　刷：北京广达印刷有限公司

开　　本：889mm×1230mm　1/16

印　　张：27.25

字　　数：800 千字

版　　次：2022 年 12 月第 1 版

印　　次：2022 年 12 月第 1 次印刷

定　　价：495.00 元

ISBN 978-7-5679-2079-8

《中华医学百科全书》编纂委员会

总顾问　吴阶平　韩启德　桑国卫

总指导　陈　竺

总主编　刘德培　王　辰

副总主编　曹雪涛　李立明　曾益新　吴沛新　姚建红

编纂委员（以姓氏笔画为序）

丁　洁	丁　樱	丁安伟	于中麟	于布为	于学忠	万经海
马　军	马　进	马　骁	马　静	马　融	马安宁	马建辉
马烈光	马绪臣	王　平	王　伟	王　辰	王　政	王　恒
王　铁	王　硕	王　舒	王　键	王一飞	王一镗	王士贞
王卫平	王长振	王文全	王心如	王生田	王立祥	王兰兰
王汉明	王永安	王永炎	王成锋	王延光	王华兰	王行环
王旭东	王军志	王声湧	王坚成	王良录	王拥军	王茂斌
王松灵	王明荣	王明贵	王金锐	王宝玺	王诗忠	王建中
王建业	王建军	王建祥	王临虹	王贵强	王美青	王晓民
王晓良	王高华	王鸿利	王维林	王琳芳	王喜军	王晴宇
王道全	王德文	王德群	木塔力甫·艾力阿吉		尤启冬	戈　烽
牛　侨	毛秉智	毛常学	乌　兰	卞兆祥	文卫平	文历阳
文爱东	方　浩	方以群	尹　佳	孔北华	孔令义	孔维佳
邓文龙	邓家刚	书　亭	毋福海	艾措千	艾儒棣	石　岩
石远凯	石学敏	石建功	布仁达来	占　堆	卢志平	卢祖洵
叶　桦	叶冬青	叶常青	叶章群	申昆玲	申春悌	田家玮
田景振	田嘉禾	史录文	冉茂盛	代　涛	代华平	白春学
白慧良	丛　斌	丛亚丽	包怀恩	包金山	冯卫生	冯希平
冯泽永	冯学山	边旭明	边振甲	匡海学	邢小平	邢念增
达万明	达庆东	成　军	成翼娟	师英强	吐尔洪·艾买尔	
吕时铭	吕爱平	朱　珠	朱万孚	朱立国	朱华栋	朱宗涵
朱晓东	朱祥成	乔延江	伍瑞昌	任　华	任钧国	华　伟
伊河山·伊明		向　阳	多　杰	邬堂春	庄　辉	庄志雄
刘　平	刘　进	刘　玮	刘　强	刘　蓬	刘大为	刘小林
刘中民	刘玉清	刘尔翔	刘训红	刘永锋	刘吉开	刘芝华

刘伏友	刘华平	刘华生	刘志刚	刘克良	刘迎龙	刘建勋
刘胡波	刘树民	刘昭纯	刘俊涛	刘洪涛	刘桂荣	刘献祥
刘嘉瀛	刘德培	闫永平	米 玛	米光明	安 锐	祁建城
许 嫒	许腊英	那彦群	阮长耿	阮时宝	孙 宁	孙 光
孙 皎	孙 锟	孙少宣	孙长颢	孙立忠	孙则禹	孙秀梅
孙建中	孙建方	孙建宁	孙贵范	孙洪强	孙晓波	孙海晨
孙景工	孙颖浩	孙慕义	纪志刚	严世芸	苏 川	苏 旭
苏荣扎布	杜元灏	杜文东	杜治政	杜惠兰	李 飞	李 方
李 龙	李 东	李 宁	李 刚	李 丽	李 波	李 剑
李 勇	李 桦	李 鲁	李 磊	李 燕	李 冀	李大魁
李云庆	李太生	李日庆	李玉珍	李世荣	李立明	李汉忠
李永哲	李志平	李连达	李灿东	李君文	李劲松	李其忠
李若瑜	李泽坚	李宝馨	李建兴	李建初	李建勇	李映兰
李思进	李莹辉	李晓明	李凌江	李继承	李董男	李森恺
李曙光	杨 凯	杨 恬	杨 勇	杨 健	杨 硕	杨化新
杨文英	杨世民	杨世林	杨伟文	杨克敌	杨甫德	杨国山
杨宝峰	杨炳友	杨晓明	杨跃进	杨腊虎	杨瑞馥	杨慧霞
励建安	连建伟	肖 波	肖 南	肖永庆	肖培根	肖鲁伟
吴 东	吴 江	吴 明	吴 信	吴令英	吴立玲	吴欣娟
吴勉华	吴爱勤	吴群红	吴德沛	邱建华	邱贵兴	邱海波
邱蔚六	何 维	何 勤	何方方	何志嵩	何绍衡	何春涤
何裕民	余争平	余新忠	狄 文	冷希圣	汪 海	汪 静
汪受传	沈 岩	沈 岳	沈 敏	沈 铿	沈卫峰	沈心亮
沈华浩	沈俊良	宋国维	张 泓	张 学	张 亮	张 强
张 霆	张 澍	张大庆	张为远	张玉石	张世民	张永学
张华敏	张宇鹏	张志愿	张丽霞	张伯礼	张宏誉	张劲松
张奉春	张宝仁	张建中	张建宁	张承芬	张琴明	张富强
张新庆	张潍平	张德芹	张燕生	陆 华	陆 林	陆 翔
陆小左	陆付耳	陆伟跃	陆静波	阿不都热依木·卡地尔		陈 文
陈 杰	陈 实	陈 洪	陈 琪	陈 楠	陈 薇	陈 曦
陈士林	陈大为	陈文祥	陈玉文	陈代杰	陈尧忠	陈红风
陈志南	陈志强	陈规化	陈国良	陈佩仪	陈家旭	陈智轩
陈锦秀	陈誉华	邵 蓉	邵荣光	邵瑞琪	武志昂	
其仁旺其格	范 明	范炳华	茅宁莹	林三仁	林久祥	林子强
林天歆	林江涛	林曙光	杭太俊	郁 琦	欧阳靖宇	尚 红

果德安	明根巴雅尔	易定华	易著文	罗 力	罗 毅	罗小平
罗长坤	罗颂平	帕尔哈提·克力木	帕塔尔·买合木提·吐尔根			
图门巴雅尔	岳伟华	岳建民	金 玉	金 奇	金少鸿	金伯泉
金季玲	金征宇	金银龙	金惠铭	周 兵	周永学	周光炎
周利群	周灿全	周良辅	周纯武	周学东	周宗灿	周定标
周宜开	周建平	周建新	周春燕	周荣斌	周辉霞	周福成
郑一宁	郑志忠	郑金福	郑法雷	郑建全	郑洪新	郑家伟
郎景和	房 敏	孟 群	孟庆跃	孟静岩	赵 平	赵 艳
赵 群	赵子琴	赵中振	赵文海	赵玉沛	赵正言	赵永强
赵志河	赵彤言	赵明杰	赵明辉	赵耐青	赵临襄	赵继宗
赵铱民	赵靖平	郝 模	郝小江	郝传明	郝晓柯	胡 志
胡 明	胡大一	胡文东	胡向军	胡国华	胡昌勤	胡盛寿
胡德瑜	柯 杨	查 干	柏树令	钟翠平	钟赣生	
香多·李先加		段 涛	段金廒	段俊国	侯一平	侯金林
侯春林	俞光岩	俞梦孙	俞景茂	饶克勤	施慎逊	姜小鹰
姜玉新	姜廷良	姜国华	姜柏生	姜德友	洪 两	洪 震
洪秀华	洪建国	祝庆余	祝陈晨	姚永杰	姚克纯	姚祝军
秦 川	秦卫军	袁文俊	袁永贵	都晓伟	晋红中	栗占国
贾 波	贾建平	贾继东	夏术阶	夏照帆	夏慧敏	柴光军
柴家科	钱传云	钱忠直	钱家鸣	钱焕文	倪 健	倪 鑫
徐 军	徐 晨	徐云根	徐永健	徐志云	徐志凯	徐克前
徐金华	徐建国	徐勇勇	徐桂华	凌文华	高 妍	高 晞
高志贤	高志强	高金明	高学敏	高树中	高健生	高思华
高润霖	郭 岩	郭小朝	郭长江	郭巧生	郭宝林	郭海英
唐 强	唐向东	唐朝枢	唐德才	诸欣平	谈 勇	谈献和
陶永华	陶芳标	陶·苏和	陶建生	陶晓华	黄 钢	黄 峻
黄 烽	黄人健	黄叶莉	黄宇光	黄国宁	黄国英	黄跃生
黄璐琦	萧树东	梅 亮	梅长林	曹 佳	曹广文	曹务春
曹建平	曹洪欣	曹济民	曹雪涛	曹德英	龚千锋	龚守良
龚非力	袭著革	常耀明	崔 蒙	崔丽英	庾石山	康 健
康廷国	康宏向	章友康	章锦才	章静波	梁 萍	梁显泉
梁铭会	梁繁荣	谌贻璞	屠鹏飞	隆 云	绳 宇	巢永烈
彭 成	彭 勇	彭明婷	彭晓忠	彭瑞云	彭毅志	
斯拉甫·艾白		葛 坚	葛立宏	董方田	蒋力生	蒋建东
蒋建利	蒋澄宇	韩晶岩	韩德民	惠延年	栗晓黎	程天民

《中华医学百科全书》学术委员会

主任委员　巴德年

副主任委员（以姓氏笔画为序）

汤钊猷　　吴孟超　　陈可冀　　贺福初

学术委员（以姓氏笔画为序）

顾景范	徐文严	翁心植	栾文明	郭　定	郭子光	郭天文
郭宗儒	唐由之	唐福林	涂永强	黄秉仁	黄洁夫	黄璐琦
曹仁发	曹采方	曹谊林	龚幼龙	龚锦涵	盛志勇	康广盛
章魁华	梁文权	梁德荣	彭小忠	彭名炜	董　怡	程天民
程元荣	程书钧	程伯基	傅民魁	曾长青	曾宪英	温　海
强伯勤	裘雪友	甄永苏	褚新奇	蔡年生	廖万清	樊明文
黎介寿	薛　淼	戴行锷	戴宝珍	戴尅戎		

《中华医学百科全书》工作委员会

主任委员　姚建红

副主任委员　李　青

执行主任委员　张　凌

顾问　罗　鸿

编审（以姓氏笔画为序）

司伊康　　吴翠姣　　张　宇　　张　凌　　张之生　　张立峰　　张晓雪
陈　懿　　陈永生　　呼素华　　郭亦超　　傅祚华　　谢　阳

编辑（以姓氏笔画为序）

王　霞　　尹丽品　　孙文欣　　李元君　　刘　婷　　沈冰冰　　陈　佩
胡安霞　　郭　琼

工作委员

张晓雪　　左　谦　　吴　江　　刘　华　　卢运霞　　栾　韬　　丁春红
孙雪娇　　张　飞

办公室主任　吴翠姣

办公室副主任　孙文欣　王　霞

药学

孙承航　　中国医学科学院北京协和医学院医药生物技术研究所

李卓荣　　中国医学科学院北京协和医学院医药生物技术研究所

李越中　　山东大学微生物学院

肖永红　　浙江大学医学院第一附属医院

肖春玲　　中国医学科学院北京协和医学院医药生物技术研究所

岑　山　　中国医学科学院北京协和医学院医药生物技术研究所

余利岩　　中国医学科学院北京协和医学院医药生物技术研究所

宋丹青　　中国医学科学院北京协和医学院医药生物技术研究所

张　华　　上海创诺医药集团有限公司

张永信　　复旦大学医学院华山医院

陈代杰　　上海医药工业研究院有限公司

邵荣光　　中国医学科学院北京协和医学院医药生物技术研究所

金少鸿　　中国食品药品检定研究院

郑　卫　　福建微生物研究所

赵志刚　　首都医科大学附属北京天坛医院

胡昌勤　　中国食品药品检定研究院

洪　斌　　中国医学科学院北京协和医学院医药生物技术研究所

郭良栋　　中国科学院微生物研究所

蒋建东　　中国医学科学院北京协和医学院药物研究所

游雪甫　　中国医学科学院北京协和医学院医药生物技术研究所

学术秘书

盛丰年　　中国医学科学院北京协和医学院医药生物技术研究所

白硕可　　中国医学科学院北京协和医学院医药生物技术研究所

前　言

　　《中华医学百科全书》终于和读者朋友们见面了!

　　古往今来，凡政通人和、国泰民安之时代，国之重器皆为科技、文化领域的鸿篇巨制。唐代《艺文类聚》、宋代《太平御览》、明代《永乐大典》、清代《古今图书集成》等，无不彰显盛世之辉煌。新中国成立后，国家先后组织编纂了《中国大百科全书》第一版、第二版，成为我国科学文化事业繁荣发达的重要标志。医学的发展，从大医学、大卫生、大健康角度，集自然科学、人文社会科学和艺术之大成，是人类社会文明与进步的集中体现。随着经济社会快速发展，医药卫生领域科技日新月异，知识大幅更新。广大读者对医药卫生领域的知识文化需求日益增长，因此，编纂一部医药卫生领域的专业性百科全书，进一步规范医学基本概念，整理医学核心体系，传播精准医学知识，促进医学发展和人类健康的任务迫在眉睫。在党中央、国务院的亲切关怀以及国家各有关部门的大力支持下，《中华医学百科全书》应运而生。

　　作为当代中华民族"盛世修典"的重要工程之一，《中华医学百科全书》肩负着全面总结国内外医药卫生领域经典理论、先进知识，回顾展现我国卫生事业取得的辉煌成就，弘扬中华文明传统医药璀璨历史文化的使命。《中华医学百科全书》将成为我国科技文化发展水平的重要标志、医药卫生领域知识技术的最高"检阅"、服务千家万户的国家健康数据库和医药卫生各学科领域走向整合的平台。

　　肩此重任，《中华医学百科全书》的编纂力求做到两个符合。一是符合社会发展趋势：全面贯彻以人为本的科学发展观指导思想，通过普及医学知识，增强人民群众健康意识，提高人民群众健康水平，促进社会主义和谐社会构建。二是符合医学发展趋势：遵循先进的国际医学理念，以"战略前移、重心下移、模式转变、系统整合"的人口与健康科技发展战略为指导。同时，《中华医学百科全书》的编纂力求做到两个体现：一是体现科学思维模式的深刻变革，即学科交叉渗透/知识系统整合；二是体现继承发展与时俱进的精神，准确把握学科现有基础理论、基本知识、基本技能以及经典理论知识与科学思维精髓，深刻领悟学科当前面临的交叉渗透与整合转化，敏锐洞察学科未来的发展趋势与突破方向。

　　作为未来权威著作的"基准点"和"金标准"，《中华医学百科全书》编纂过程中，制定了严格的主编、编者遴选原则，聘请了一批在学界有相当威望、具有较高学术造诣和较强组织协调能力的专家教授（包括多位两院院士）担任大类主编和学科卷主编，确保全书的科学性与权威性。另外，还借鉴了已有百科全书的编写经验。鉴于《中华医学百科全书》的编纂过程本身带有科学研究性质，还聘请了若干科研院所的科研管理专家作为特约编审，站在科研管理的高度为全书的顺利编纂保驾护航。除了编者、编审队伍外，还制订了详尽的质量保证计划。编纂委员会和工作委员会秉持质量源于设计的理念，共同制订了一系列配套的质量控制规范性文件，建立了一套切实可行、行之有效、效率最优的编纂质量管理方案和各种情况下的处理原则及预案。

《中华医学百科全书》的编纂实行主编负责制，在统一思想下进行系统规划，保证良好的全程质量策划、质量控制、质量保证。在编写过程中，统筹协调学科内各编委、卷内条目以及学科间编委、卷间条目，努力做到科学布局、合理分工、层次分明、逻辑严谨、详略有方。在内容编排上，务求做到"全准精新"。形式"全"：学科"全"，册内条目"全"，全面展现学科面貌；内涵"全"：知识结构"全"，多方位进行条目阐释；联系整合"全"：多角度编制知识网。数据"准"：基于权威文献，引用准确数据，表述权威观点；把握"准"：审慎洞察知识内涵，准确把握取舍详略。内容"精"："一语天然万古新，豪华落尽见真淳。"内容丰富而精练，文字简洁而规范；逻辑"精"："片言可以明百意，坐驰可以役万里。"严密说理，科学分析。知识"新"：以最新的知识积累体现时代气息；见解"新"：体现出学术水平，具有科学性、启发性和先进性。

《中华医学百科全书》之"中华"二字，意在中华之文明、中华之血脉、中华之视角，而不仅限于中华之地域。在文明交织的国际化浪潮下，中华医学汲取人类文明成果，正不断开拓视野，敞开胸怀，海纳百川般融入，润物无声状拓展。《中华医学百科全书》秉承了这样的胸襟怀抱，广泛吸收国内外华裔专家加入，力求以中华文明为纽带，牵系起所有华人专家的力量，展现出现今时代下中华医学文明之全貌。《中华医学百科全书》作为由中国政府主导，参与编纂学者多、分卷学科设置全、未来受益人口广的国家重点出版工程，得到了联合国教科文等组织的高度关注，对于中华医学的全球共享和人类的健康保健，都具有深远意义。

《中华医学百科全书》分基础医学、临床医学、中医药学、公共卫生学、军事与特种医学和药学六大类，共计144卷。由中国医学科学院/北京协和医学院牵头，联合军事医学科学院、中国中医科学院和中国疾病预防控制中心，带动全国知名院校、科研单位和医院，有多位院士和海内外数千位优秀专家参加。国内知名的医学和百科编审汇集中国协和医科大学出版社，并培养了一批热爱百科事业的中青年编辑。

回览编纂历程，犹然历历在目。几年来，《中华医学百科全书》编纂团队呕心沥血，孜孜矻矻。组织协调坚定有力，条目撰写字斟句酌，学术审查一丝不苟，手书长卷撼人心魂……在此，谨向全国医学各学科、各领域、各部门的专家、学者的积极参与以及国家各有关部门、医药卫生领域相关单位的大力支持致以崇高的敬意和衷心的感谢！

《中华医学百科全书》的编纂是一项泽被后世的创举，其牵涉医学科学众多学科及学科间交叉，有着一定的复杂性；需要体现在当前医学整合转型的新形式，有着相当的创新性；作为一项国家出版工程，有着毋庸置疑的严肃性。《中华医学百科全书》开创性和挑战性都非常强。由于编纂工作浩繁，难免存在差错与疏漏，敬请广大读者给予批评指正，以便在今后的编纂工作中不断改进和完善。

刘德培

凡　例

一、《中华医学百科全书》（以下简称《全书》）按基础医学类、临床医学类、中医药学类、公共卫生类、军事与特种医学类、药学类的不同学科分卷出版。一学科辑成一卷或数卷。

二、《全书》基本结构单元为条目，主要供读者查检，亦可系统阅读。条目标题有些是一个词，例如"抗生素"；有些是词组，例如"氨基糖苷类抗生素"。

三、由于学科内容有交叉，会在不同卷设有少量同名条目。例如《微生物药物学》《药理学》都设有"阿奇霉素"条目。其释文会根据不同学科的视角不同各有侧重。

四、条目标题上方加注汉语拼音，条目标题后附相应的外文。例如：

wēishēngwù yàowùxué
微生物药物学 （microbial pharmcy）

五、本卷条目按学科知识体系顺序排列。为便于读者了解学科概貌，卷首条目分类目录中条目标题按阶梯式排列，例如：

微生物药物产生菌 ……………………………………………………………

　放线菌 …………………………………………………………………………

　　链霉菌属 ……………………………………………………………………

　稀有放线菌 ……………………………………………………………………

　　小单孢菌属 …………………………………………………………………

　　游动放线菌属 ………………………………………………………………

　　拟无枝酸菌属 ………………………………………………………………

　植物内生菌 ……………………………………………………………………

　毛霉属 …………………………………………………………………………

六、各学科都有一篇介绍本学科的概观性条目，一般作为本学科卷的首条。介绍学科大类的概观性条目，列在本大类中基础性学科卷的学科概观性条目之前。

七、条目之中设立参见系统，体现相关条目内容的联系。一个条目的内容涉及其他条目，需要其他条目的释文作为补充的，设为"参见"。所参见的本卷条目的标题在本条目释文中出现的，用蓝色楷体字印刷；所参见的本卷条目的标题未在本条目释文中出现的，在括号内用蓝色楷体字印刷该标题，另加"见"字；参见其他卷条目的，注明参见条所属学科卷名，如"参见□□□卷"或"参见□□□卷□□□□"。

八、《全书》医学名词以全国科学技术名词审定委员会审定公布的为标准。同一概念或疾病在不同学科有不同命名的，以主科所定名词为准。字数较多，释文中拟用简称的名词，每个条目中第一次出现时使用全称，并括注简称，例如：甲型病毒性肝炎（简称甲肝）。个别众所周知的名词直接使用简称、缩写，例如：B超。药物名称参照《中华人民共和国药典》2020年版和《国家基本药物目录》2018年版。

九、《全书》量和单位的使用以国家标准 GB 3100—1993《国际单位制及其应用》、GB/T 3101—1993《有关量、单位和符号的一般原则》及 GB/T 3102 系列国家标准为准。援引古籍或外文时维持原有单位不变。必要时括注与法定计量单位的换算。

十、《全书》数字用法以国家标准 GB/T 15835—2011《出版物上数字用法》为准。

十一、正文之后设有内容索引和条目标题索引。内容索引供读者按照汉语拼音字母顺序查检条目和条目之中隐含的知识主题。条目标题索引分为条目标题汉字笔画索引和条目外文标题索引，条目标题汉字笔画索引供读者按照汉字笔画顺序查检条目，条目外文标题索引供读者按照外文字母顺序查检条目。

十二、部分学科卷根据需要设有附录，列载本学科有关的重要文献资料。

目 录

wēishēngwù yàowùxué

微生物药物学（microbial pharmcy）

研究微生物药物的产生与发现、研发与应用的学科。微生物药物是指利用微生物产生的用于疾病的诊断、预防和治疗的药物总称。主要包括了用于临床抗感染、抗肿瘤、抗寄生虫以及免疫调节、糖脂代谢调节的微生物次级代谢产物；用于辅助治疗的微生物初级代谢产物如氨基酸、有机酸和维生素；利用微生物整体或部分实体制备的菌苗、疫苗和类毒素，诊断用菌液、血清、毒素、抗原、抗体等诊断制剂以及治疗用抗体制剂；以及用于肠道生态调节的微生态制剂。狭义的微生物药物主要是指用于临床治疗的以抗生素及生理活性调节剂为代表的微生物次级代谢产物及其衍生物。

简史 微生物药物的发展始于预防天花，董正山著《牛痘新书》载"自唐开元年间（公元10世纪），江南赵氏始传鼻苗之法"。18世纪末，英国医生琴纳（Jenner）用牛痘材料接种于儿童。约过了1个世纪，法国巴斯德（Pasteur）相继研制出鸡霍乱等菌苗与狂犬病疫苗。接着德国科学家贝林、科赫和日本的北里柴三郎发明了白喉、破伤风等血清疗法，并制成抗毒素以及结核菌素等诊断用制品，开创了生物制品研制的先河，为后来的发展奠定了坚实基础。

中国的祖先在生活中早已利用微生物间的拮抗现象同疾病进行斗争，2500多年前，曾用"豆腐上衍之'霉'，医疮疗痈"；"法起唐时"的"神曲"入药，"可治腹泻下痢诸症"；13世纪始以"丹曲"治疗赤白痢疾与湿热泻痢；继而用于食品保藏，明代《天工开物》载有制造、用法与功效："凡丹曲一种，法出近代，其义臭腐神奇，其法气香变化，世间鱼肉最朽腐物，以此物薄施涂抹，能固其质于炎署之中，经历旬日，蛆蝇不敢近，色味不离初，盖奇药也"。

在近代，1876年丁达尔（Tyndall）发现霉菌与细菌间的拮抗现象，1877年巴斯德等观察到细菌间的拮抗现象。1889年多尔（Doehle）与戈西奥（Gosio）认为：此种拮抗现象必是物质作用的结果，引起了人们对拮抗物质的关注，但受当时化学水平的限制，未能成功。1896年戈西奥发现青霉菌产生的霉酚酸抑制炭疽杆菌，1899年埃默里奇（Emmerich）与洛（Low）由铜绿假单胞菌培养液中分离出有抗细菌作用的绿脓菌酶，1928年曾有生产并用于化学治疗。1929年弗莱明（Fleming）在金黄色葡萄球菌研究中，偶然发现青霉的抗菌作用，将使青霉周围出现细菌不能生长的物质定名为青霉素。1938年英籍澳大利亚病理学专家弗洛里（Florey）与美籍德国生物化学专家钱恩（Chain）对青霉抗细菌的物质基础进行了系统研究，1940年分离提纯了青霉素并经药理与临床试验，确认其优异疗效，1942年开始生产与应用，开创了抗生素化学治疗的新时代。20世纪40年代初，美国生物化学与微生物学家瓦克斯曼（Waksman）从链霉菌代谢产物中，连续发现放线菌素、链丝菌素与链霉素等抗生素，于1942年最先为抗生素下了如下定义：抗生素是微生物产生的能抑制或破坏他种微生物的物质。从此便从土壤微生物中开展有目的、大规模的抗生素筛选，20世纪40~50年代筛选出氯霉素、金霉素、土霉素、四环素、多黏菌素、黏菌素、新霉素、红霉素、竹桃霉素、新生霉素、卡那霉素、巴龙霉素、万古霉素、利福霉素、环丝氨酸、制霉菌素、曲古霉素、两性霉素B等重要抗生素，已发现万余种抗感染抗生素。

1950年初，日本学者梅泽滨夫（Hamao Umezawa）和秦藤树（Hata Tōju）等开始探索从微生物发酵产物中筛选与发现抗肿瘤抗生素，陆续发现抗癌菌素、丝裂霉素C、博来霉素和蒽环类抗生素等，于是将定义扩展为：抗生素是在低浓度下，能选择性地抑制或杀死他种微生物或肿瘤细胞的微生物次级代谢产物。鉴于若干抗生素如氯霉素、环丝氨酸等可用化学方法合成，在20世纪50年代后期，又分离出青霉素的主核6-氨基青霉烷酸、20世纪60年代制得头孢菌素主核7-氨基头孢烷酸，由此出发，经结构修饰获得了多个系列具有广谱耐酶特色的半合成青霉素与头孢菌素，而氨基糖苷、大环内酯、四环素、安莎与蒽环等类抗生素的结构改造也都大有进展，获得一些性能优于相应的原抗生素的半合成抗生素或合成衍生物，为寻找新抗生素开辟了另一有效途径。因此又将定义修正为：抗生素是在低浓度下，能选择性地抑制或杀死他种微生物或肿瘤细胞的微生物次级代谢产物和采用化学或生物学等方法制得的衍生物与结构修饰物。

随着抗生素研究不断深入与发展，20世纪60年代开始探索，陆续发现多种作用于特异性酶、受体、影响免疫与细胞功能乃至杀虫、除草等方面的物质。到了70年代中后期，日本三共公司的远藤章（Endō Akira）和默克（Merck）公司的研究人员在筛选胆固醇生物合成抑制剂和抗真菌抗生素中，先后发现了 β-羟基-β-甲基戊二酰辅酶 A 还原酶抑制剂洛伐他汀和普伐他汀；并分别于 1987 年和 1989 年被美国食品药品管理局（FDA）批准用于治疗高脂血症；1988 年美国FDA 批准美国默克公司利用生物转化获得的辛伐他汀上市，后又陆续研发出合成代用品氟伐他汀、阿托伐他汀、瑞舒伐他汀和匹伐他汀。20 世纪 70 年代由游动放线菌发现的葡萄糖苷酶抑制剂阿卡波糖，80 年代由拜耳研发成临床降糖药——拜糖平，拜耳后来又将微生物来源的 1-脱氧野尻霉素通过化学改造制得了米格列醇，日本武田药品公司将微生物来源的有效霉素 A 通过生物转化和合成改造制得了伏格列波糖，三者都是临床常用的降糖药物。1969年，瑞士山道士公司巴塞尔研究所的研究人员首先发现了抗真菌抗生素环孢素 A，1974 年发现其免疫抑制活性，并于 1978 年首次用于临床肾移植的免疫抑制试验。1983 年被美国 FDA 批准上市。1979 年，日本学者从筑波地区土壤中的链霉菌株 *Streptomyces tsukubaensis* 发酵液中分离得到有强效免疫抑制活性的大环内酯结构的他克莫司（tacrolimus；FK-506），1984 年日本藤泽（Fujisawa）制药公司将他克莫司推向临床、上市；加拿大学者从复活节岛分离 *Streptomyces hygroscopicus* 发现了有抗真菌活性的雷帕霉素，又名西罗莫司，1977 年又发现该药物还有免疫抑制的作用，1988 年发现其有抗炎和免疫抑制作用，由加拿大惠氏公司研发，并于 1999 年正式被美国 FDA 批准用于器官移

植抗排异反应与治疗自身免疫性疾病。世界各地学者也陆续发现微生物来源的有降压作用、抗栓作用的酶抑制剂，微生物来源的胰酶、醛糖还原酶等酶抑制剂，微生物来源的作用于神经系统和有神经保护作用、抗炎作用、抗氧化作用以及作用于糖脂代谢受体、核受体等具有其他生理活性的物质。这些微生物来源的生理活性物质也处于不同阶段的各种临床用药的研发中。

20 世纪 80 年代，美国默克公司的威廉·坎贝尔（William C. Campbell）和日本北里研究所的大村智（Ōmura Satoshi）共同发现了阿维菌素及其衍生物依维菌素用作杀虫剂，可杀灭盘尾丝虫而有效地治疗盘尾丝虫病（俗称河盲症）。双丙氨磷、除草霉素等则是良好的除草剂。为完整表达内涵，微生物药物的定义应为：微生物在生命活动过程中产生的或用化学、生物学等方法衍生或修饰的，在低浓度下能选择性地抑制、杀死他种生物或调节人与动物生理功能的次级代谢产物及其衍生物。

研究范围 微生物药物学作为药物学的一个分支，是跨多学科的应用科学。研究内容主要包括微生物活性产物及药物产生菌的筛选、分类、培养、发酵、选育与保存，微生物活性产物及药物产生菌的基因测序、生物合成基因簇的克隆与分析，微生物活性产物及药物的基因勘探和合成生物学研究，微生物活性产物的分离、纯化、结构确定、合成与修饰，微生物活性产物的药效学、药动学、毒理学等成药性研究、作用机制与耐药机制，微生物药物候选物临床试验；微生物药物的合理应用、不良反应与环境效

应以及微生物药物的生产工艺与产品质量控制等。

研究方法 微生物药物学的研究方法主要包括基于微生物次级代谢产物产生菌的分离、纯培养与发酵等微生物学研究方法，活性微生物次级代谢产物的活性筛选与分离、纯化与结构鉴定的天然产物研究方法，活性天然产物的分子药理学与药效学等药理学研究方法，以及微生物药物活性特点的成药性和临床前药学研究方法。

与邻近学科的关系 微生物药物学是一门关于微生物药物的产生与发现、研发与应用的综合天然药物学的药学二级学科。它是关于微生物药物产生的微生物学、微生物药物发现的药理学、天然药物化学和微生物药物研发与应用的药物化学与临床药学的学科。

应用 微生物药物学是创新性抗感染（包括抗细菌、抗真菌、抗病毒和抗寄生虫等）、抗肿瘤、代谢调节、抗炎及免疫调节药物的筛选与发现、设计与合成、分子药理学与药效学的理论基础和方法学，还可为更广泛的创新药物的研发提供科学研究理论与技术方法。

（张致平 司书毅）

wēishēngwù yàowù

微生物药物（microbial drug；microbial medicine） 微生物在其生命活动过程中产生的、具有生理活性（或药理活性）的次级代谢产物及其衍生物。这些次级代谢产物包括：具有抗微生物感染、抗肿瘤，特异性酶抑制剂、受体激动或阻断、免疫调节和抗氧化等作用的化学物质。

长期以来，学术界对微生物药物的定义源于 1942 年链霉素的发现者，乌克兰裔美国生物化学

家、土壤微生物学家瓦克斯曼（Waksman，1888—1978，1952 年诺贝尔奖获得者）对抗生素的定义："抗生素是微生物在其代谢过程中所产生的、有抑制他种微生物生长及活动甚至杀灭他种微生物性能的化学物质"。从那时起至 20 世纪 50 年代中期，由于只有青霉素、链霉素、四环素少数品种在临床上使用，且只起到抗菌的作用，所以这个定义合适的。中国最初将"antibiotic"意译为"抗生素"，但在当时这类物质都是抑制"菌"生长的情况下，又将它改译为"抗菌素"，并一直沿用至 20 世纪 80 年代初期。由于抗肿瘤、抗寄生虫等抗生素的不断发现，这类化合物的作用已超出对微生物作用的范围。因此，一般认为抗生素的定义应是：在低微浓度下有选择地抑制或影响他种生物功能的、在微生物生命过程中产生的有生理活性的次级代谢产物及其衍生物。而对于像磷霉素和氯霉素这些原来是来源于微生物的次级代谢产物，但由于结构简单而用化学合成的方法代替微生物发酵法生产制备的品种，以及像源于微生物次级代谢产物甲砜霉素，后完全用化学合成方法制备的一系列碳青霉烯类 β-内酰胺抗生素等，通常仍然将其归纳在抗生素的范畴。

21 世纪初，由于基础生命科学的发展和现代生物技术的应用，微生物产生的有抗感染、抗肿瘤以外生理活性的物质日益增多，如特异性酶抑制剂、免疫调节剂、受体阻断剂和抗氧化剂等。虽然这些活性物质的生理活性超出了抑制某些生物生命活动的范围，并不称为抗生素，但确是在抗生素研究的基础上发展起来的，其整个筛选流程和生产工艺，以及

理化性质（如分子量不大、结构复杂、在分离纯化前往往是一组结构类似的同系物等）与传统的抗生素相似，而仅仅是作用对象不同。为了与一般抗生素相区别并强调其在医疗上应用的可能性，1990 年，摩纳根（Monaghan）等将这类物质称为"生物药物素（biopharmaceutin）"。中国不少学者认为，这类物质和一般抗生素均为微生物次级代谢产物，其在生物合成机制、筛选研究程序及生产工艺等多方面都有共同的特点，将其和一般的抗生素统称为微生物药物（microbial medicine）。因此，对微生物药物的定义是：微生物在其生命活动过程中产生的、在低微浓度下有生理活性的次级代谢产物及其衍生物。包括：有抵御微生物感染、抑制肿瘤和病毒作用的所谓传统的抗生素，以及有调节原核生物和真核生物生长、复制等生理功能的特异性酶抑制、免疫调节、受体阻断、抗氧化等作用的化学物质。

21 世纪，微生物药物定义为："自然界中已经存在、可作为药物使用的微生物，以及由自然界已经存在的微生物产生的、可作为药物使用的代谢产物"，似乎更加合理。这个定义，一是强调了微生物及其代谢产物与药物的关系，以区别于微生物及其代谢产物的其他用途；二是强调了微生物及其产物的"天然性"，以区别于通过现代生物技术方法构建的微生物及其产生的大分子产物，以及通过合成生物学方法构建的微生物产生的植物来源的次级代谢产物。

（陈代杰）

kàngshēngsù

抗生素（antibiotics）　有抗微生物、抗肿瘤作用的微生物次级代

谢产物。20 世纪 40 年代初青霉素用于临床以来，抗生素为人类做出了卓越的贡献。1944 年链霉素的发现者瓦克斯曼（Waksman，1888—1978）认为："抗生素是微生物在其代谢过程中产生的、有抑制其他种类微生物生长及活动甚至杀灭其他种类微生物性能的化学物质。"从那时起至 20 世纪 50 年代中期，由于只有青霉素、链霉素、四环素少数品种在临床上使用，且只起到抗菌的作用。中国最初将"antibiotic"意译为"抗生素"，但在当时这类物质都是抑制"菌"生长的情况下，又将它改译为"抗菌素"，并一直沿用至 20 世纪 80 年代初期。之后，由于抗肿瘤、抗寄生虫等抗生素不断发现，这类化合物的作用已超出对微生物作用的范围。因此，一般认为抗生素的定义应是：在低微浓度下有选择地抑制或影响他种生物机能的、在微生物生命过程中产生的有生理活性的次级代谢产物及其衍生物。通常，把通过全合成方法获得的具有抗菌活性的磺胺类、喹诺酮类、噁唑烷酮类等，与抗菌抗生素一起统称为抗菌药物。

抗菌谱泛指一种或一类抗生素（或抗菌药物）所能抑制（或杀灭）微生物的类、属、种范围，抗菌谱的测定对临床抗菌药物的选择有重要意义。狭义的抗菌谱仅包括对革兰阳性菌（G^+ 菌）和革兰阴性菌（G^- 菌）的作用；而广义的抗菌谱还包括对其他病原微生物的作用，如立克次体属、支原体属、衣原体属、钩端螺旋体、诺卡菌属、放线菌属等。有些药物的抗菌谱较窄，如青霉素主要作用于 G^+ 菌及 G^- 球菌、厌氧梭菌、螺旋体及放线菌；链霉素、卡那霉素对 G^- 杆菌和结核杆菌有

较强的抑制作用。有的药物抗菌谱较广，如四环素可作用于 G⁺ 菌、G⁻ 菌、立克次体属、衣原体属、螺旋体属等。临床上根据不同抗生素的抗菌谱，具有约定成俗的分类。

抗生素按照抗菌谱，可以分为广谱抗生素和窄谱抗生素；根据化学结构不同可以分为大环内酯类抗生素、氨基糖苷类抗生素、β-内酰胺类抗生素、多肽类抗生素、四环素类抗生素等；根据作用对象，可以分为抗细菌抗生素、抗真菌抗生素、抗结核抗生素、抗寄生虫抗生素、抗肿瘤抗生素等。

抗生素的使用存在以下误区：①将抗生素等同于消炎药或感冒药。抗生素适用于细菌引起的炎症，而对无菌性炎症如接触性皮炎、过敏性哮喘等无效。同样，抗生素也不宜用于治疗病毒性感冒。如果滥用，会杀死体内正常有益细菌，引起菌群失调，导致其他疾病。②迷信新药、贵药。有的老药药效较稳定，价格便宜，由于不经常使用，疗效反而好。如价格便宜的红霉素对军团菌和支原体感染的肺炎有较好疗效，而价格较高的碳青霉烯类抗生素和第三代头孢菌素对这些疾病的疗效就不如红霉素。另外，应用抗生素治疗感染时，体内正常菌群会被杀灭或抑制。抗生素影响范围取决于抗菌谱的广或窄，抗菌谱越广，受影响的细菌越多，受杀灭或抑制的正常菌群越多。③使用某种抗生素 1~2 天后未明显好转，就换用其他抗生素，或加用其他抗生素。治疗时间长短取决于感染的严重程度、临床反应和细菌种类。急性感染的疗程一般为 5~7 天，或症状和体征消失 3 天后方可停药。④同时使用

几种抗生素。抗生素联用是为了提高疗效，降低毒性，延缓或减少耐药性的产生。不合理联合用药不仅不增加疗效，反而可能降低疗效，增加不良反应或细菌耐药性。

抗生素的使用应掌握以下原则：严格掌握适应证，根据抗生素的抗菌谱、疾病的临床诊断及细菌对药物敏感性检查等选择用药。能用窄谱的就不用广谱的，能用低级的就不用高级的，用一种能解决问题的就不用两种，轻度或中度感染一般不联合使用抗生素，可用可不用的尽量不用。还应根据患者的病情、体质、肝肾功能等确定适宜的使用方法，剂量要适当，疗程要足够。

(陈代杰)

kàngjūnsù
抗菌素（antibiotic）　见抗生素。

(陈代杰)

kàngxìjūn yàowù
抗细菌药物（antibacterial）对临床上出现的细菌感染有治疗作用的药物。抗细菌药物主要包括直接来源于微生物的次级代谢产物及其衍生物，以及全合成的有机小分子化合物。前者主要包括 β-内酰胺类抗生素、氨基糖苷类抗生素、大环内酯类抗生素、脂肽类抗生素、四环素类抗生素、安莎类抗生素，以及多肽类抗生素等；后者主要包括磺胺类抗菌药、喹诺酮类抗菌药、噁唑烷酮类抗菌药，以及硝基咪唑类抗菌药物等。

抗细菌药物作用机制主要分为 5 种：①抑制细菌生长必需的代谢物合成的抗细菌药物。主要代表是磺胺类与甲氧苄啶。它们可分别通过与二氢叶酸合成酶和二氢叶酸还原酶的作用，抑制叶酸的代谢，最终影响核酸合成，

抑制细菌的生长和繁殖。②抑制细菌细胞壁合成的抗细菌药物。主要代表有 β-内酰胺类抗生素和糖肽类抗生素，临床应用的还有磷霉素和杆菌肽等。哺乳细胞没有细胞壁，因而这些药物有高度选择性毒性。细菌细胞膜外是一层坚韧的细胞壁，能抵御菌体内强大的渗透压，具有保护和维持细菌正常形态的功能。细菌细胞壁主要结构成分是胞壁肽聚糖，由 N-乙酰葡萄糖胺和与五肽相连的 N-乙酰胞壁酸重复交联而成。胞壁肽聚糖的生物合成可分为细胞质内、细胞质膜与细胞质外 3 个阶段。细胞质内肽聚糖前体的形成可被磷霉素与环丝氨酸所阻碍。磷霉素抑制有关酶系阻碍 N-乙酰胞壁酸的形成；环丝氨酸通过抑制 D-丙氨酸的消旋酶和合成酶阻碍了 N-乙酰胞壁酸五肽的形成。细胞质膜阶段的肽聚糖合成可被万古霉素和杆菌肽破坏，它们能分别抑制 N-乙酰胞壁酸-五肽与脂载体结合并形成直链十肽二糖聚合物及聚合物转运至膜外受体的过程和脱磷酸反应。青霉素与头孢菌素类抗生素则能阻碍直链十肽二糖聚合物在胞质外的交叉联接过程。青霉素等的作用靶位是细胞膜上的青霉素结合蛋白，表现为抑制转肽酶的转肽作用，阻碍了交叉联接。能阻碍细胞壁合成的抗生素可导致细菌细胞壁缺损。由于菌体内的高渗透压，在等渗环境中水分不断渗入，致使细菌膨胀、变形，在自溶酶影响下，细菌破裂溶解而死亡。③抑制蛋白质合成的抗细菌药物。主要代表有大环内酯类、氨基糖苷类、四环类，以及噁唑烷酮类等。细菌为原核细胞，其核蛋白体为 70S，由 30S 和 50S 亚基组成，哺乳动物是真核细胞，

其核蛋白体为80S，由40S与60S亚基构成，故它们有高度的选择性毒性。临床应用的不同的抗细菌药物，其对蛋白质合成的作用靶点不同。例如：氯霉素、林可霉素和大环内酯类抗生素（红霉素等）能与细菌核蛋白体50S亚基结合，使蛋白质合成呈可逆性抑制。四环素类抗生素能阻止氨基酰tRNA向30S亚基的A位结合，抑制蛋白质合成；氨基苷类抗生素（链霉素等）能与30S亚基结合，抑制蛋白质合成；噁唑烷酮类抗菌药物（利奈唑胺）能抑制50S亚基与30S亚基的结合，通过抑制70S亚基的形成达到抑制蛋白质的合成。④抑制核酸代谢的抗细菌抗生素。主要代表有利福霉素类抗生素和喹诺酮类抗菌药物。喹诺酮类抗菌药物的作用机制涉及其与最早发现的作用靶位DNA促旋酶以及拓扑异构酶Ⅳ（属于Ⅱ型拓扑异构酶）发生交互作用。不同细菌中的这两种酶对很多喹诺酮类药物的敏感性是不同的。一般地，革兰阴性菌中的DNA促旋酶对药物的敏感性往往大于拓扑异构酶Ⅳ对药物的敏感性，而革兰阳性菌中的情况正好相反。这类抗菌药物对细菌作用的标志是药物通过与DNA、DNA促旋酶或拓扑异构酶Ⅳ发生交互作用形成三元复合物，达到抑制细菌的生长繁殖的作用。利福霉素类抗生素的作用机制是通过抑制RNA聚合酶的活性，干扰细菌DNA的正常转录，达到抗菌的目的。⑤干扰细菌细胞膜功能的抗菌药物。主要代表有多黏菌素与达托霉素。细菌细胞质膜主要是由类脂质和蛋白质分子构成的一种半透膜，具有渗透屏障和运输物质的功能。多黏菌素类抗生素具有表面活性，能选择性地与细菌细胞质膜中的磷脂结合；使细胞质膜通透性增加，以及膜的整体性受到破坏，最终导致菌体内的蛋白质、核苷酸、氨基酸、糖和盐类等外漏，使细菌死亡。达托霉素通过钙离子的介导，扰乱细胞膜对氨基酸的转运，阻碍细菌细胞壁肽聚糖的生物合成，改变细胞质膜的性质；另外，它还能通过破坏细菌的细胞膜，使其内容物外泄而达到杀菌的目的。

（陈代杰）

guǎngpǔ kàngshēngsù
广谱抗生素（broad spectrum antibiotics） 抗菌谱比较宽的药物。简单说就是能抵抗大部分细菌的药物；还有一种窄谱抗生素，它是用来专门杀灭某一种或一类细菌的药物。广谱抗生素不仅能强力抑制大部分革兰阴性菌和革兰阳性菌，而且能抑制立克次体、螺旋体和某些原虫。例如，氯霉素、金霉素、土霉素、四环素、甲砜霉素等。但在使用中，由于体内微生物群的正常平衡被打破，可能出现念珠菌等不敏感微生物的附加感染。广谱抗生素主要是用在致病菌还未知，但需要杀菌时，明确致病菌后，就要用窄谱抗生素特异性杀菌。抗生素使用过量对机体不利，应在医师指导下适量用药。

对于很多细菌引起感染性疾病，医师往往选择抗菌谱较广的药物治疗。这是因为，不同的细菌可引起临床症状相同的感染，而现有的检测手段又无法及时鉴定出是哪种细菌引起的感染，有时还是混合细菌引起的感染，广谱抗菌药物可安全地将细菌"一网打尽"。但是，在抗生素将体内致使机体感染的细菌杀灭的同时，体内正常的菌群也会被抗生素杀灭或抑制。正常菌群受抗生素影响的大小，和选用抗生素的抗菌谱有关系，即与抗菌谱的广窄有关，抗菌谱越广受影响的细菌谱也越广，被杀灭或抑制的正常菌群越多。这是临床中比较常见的问题。长期使用广谱抗生素会引起体内正常菌群失调，增加其他病原细菌，特别是真菌的二重感染。菌群失调的诱因可以是单一的，也可以由几个诱因同时作用引起。也容易产生细菌耐药性。但是，由于窄谱抗生素的开发难度远高于一般的广谱抗生素，临床上使用的绝大多数抗生素都有广谱抗菌作用。

抗生素不是万能的，长期大量使用广谱抗生素，会带来许多危害。①大量应用，出现耐药菌株和变异菌株，使抗生素的选用越来越高级，用量越来越大，增加患者的负担。②长期大量应用，副作用随之增多。如大剂量静滴青霉素可引起肌肉痉挛，甚至发生抽搐、错迷等青霉素脑病；链霉素大量使用可见头晕、头痛及耳鸣、恶心，甚至可造成肾功能不全。③正常情况下，人体肠道内有正常菌群。长期大剂量应用广谱抗生素，正常菌群被抑制或杀灭，耐药菌株失去制约，大量繁殖，出现假膜性肠炎。因此，使用广谱抗生素时，最好根据药敏试验选择敏感抗生素；不要随意增加药量；感染彻底控制后，应及时停药；身体抵抗力低下时，慎用广谱抗生素。一旦发生了菌群失调，要首先停用原来的抗生素，然后根据病原菌种类改用敏感抗生素。

（陈代杰）

zhǎipǔ kàngshēngsù
窄谱抗生素（narrow-spectrum antibiotics） 抗菌范围不广泛的抗生素。窄谱抗生素是相对广谱抗生素而言的，如青霉素只对革兰阳性（G⁺）菌有抗菌作用，而对革兰阴性（G⁻）菌、结核杆菌、立克次体等均无疗效，故青霉素属窄谱抗生素。从细菌对抗生素产生耐药性的作用机制，以及避免过度应用广谱抗生素治疗引起的二次感染情况来看，应选择窄谱抗生素治疗，且抗菌谱愈窄愈好。但这在实际临床治疗中很难做到，因为很难及时和准确鉴定出患者由哪种细菌感染，特别是多种病菌混合感染。

非达霉素是 Optimer 公司开发的新一类口服窄谱大环抗生素中，对大多数梭状芽胞杆菌属有较好的抗菌活性，对某些 G⁺菌有中度抗菌效果，如葡萄球菌属、肠球菌属等，对 G⁻菌、真菌、原虫无作用。非达霉素与其他干扰细菌蛋白合成类抗生素如利福霉素和利链菌素作用位点有差异，故无交叉耐药现象，非达霉素与利福平、氨苄西林、克林霉素和甲硝唑有协同作用，但与环丙沙星和万古霉素没有同样的效果。非达霉素能选择性地根除致病性难辨梭菌，对肠道正常菌落破坏小。非达霉素用于治疗艰难梭菌引起的腹泻，维持结肠正常的生理条件，减少重复感染概率。

临床上抗生素的使用原则应该是"对症下药"，而不是"狂轰滥炸"，特别是对儿童的抗菌药物使用。一项针对 4 家儿童医院492 名 2~18 岁患者的研究显示，治疗非重症社区获得性肺炎，青霉素等抗菌谱相对窄的抗生素与头孢类的治疗效果基本相同。在临床上，也没有"广谱抗生素比窄谱的作用好"这种说法。医师会根据具体的疾病和患者自身的情况，选择最佳的抗生素类型和剂量。儿童器官发育不完全，选

用时更应谨慎。抗生素窄谱和广谱的选用原则，不仅适用于儿童，成人也是如此，应遵医嘱使用。感染较重及反复感染者，应采集病原标本进行药敏试验。

在抗生素使用方面存在着很多误区：①抗生素＝消炎药。不少人误以为抗生素可以治疗一切炎症。实际上抗生素仅适用于细菌引起的炎症，而对病毒所致或非感染性炎症无效。②抗生素可预防感染。实际上，抗生素是针对引起炎症的微生物，是杀灭微生物的，因此是没有预防感染的作用。③广谱抗生素优于窄谱抗生素。抗生素使用的原则是能用窄谱的不用广谱的，能用低级的不用高级的，用一种能解决问题的就不用两种。④新的抗生素比老的好，贵的抗生素比便宜的好。其实每种抗生素都有自身的特性，优势劣势各不相同，一般要因病、因人选择，坚持个体化给药。⑤使用抗生素的种类越多，越能有效地控制感染。⑥感冒就用抗生素。所谓"感冒"就是上呼吸道感染（上感）。绝大多数上感由病毒引起，抗生素对病毒无效。⑦发热就用抗生素。⑧频繁更换抗生素。抗生素的疗效有一个周期问题，频繁更换药物，会造成用药混乱，伤害身体。⑨一旦有效就停药。症状消失不等于所有的细菌被杀灭了，残余的少量细菌会"东山再起"。

（陈代杰）

dàhuánnèizhǐlèi kàngshēngsù

大环内酯类抗生素（macrolides antibiotics）　链霉菌产生的、有基本内酯环结构、对革兰阳性（G⁺）菌和革兰阴性（G⁻）菌均有效，尤其对支原体属、衣原体属、肺炎军团菌、螺旋体属和立克次体属有较强的作用的广谱抗

生素。按其内酯结构母核上含碳数目不同，可分为十四元、十五元和十六元环大环内酯抗生素。大环内酯类抗生素是最早使用的一类亲脂碱性抗生素，其十四元大环内酯类抗生素主要为红霉素及其衍生物，如克拉红霉素、罗红霉素、地红霉素、氟红霉素等；十五元大环内酯类抗生素主要为阿奇霉素；十六元大环内酯类抗生素主要为螺旋霉素、麦迪霉素、交沙霉素、吉他霉素（柱晶白霉素）、竹桃霉素、罗沙米星、泰乐菌素、罗他霉素和米欧卡霉素等。常见的天然大环内酯类抗生素结构式见图1。

作用机制　①大环内酯类抗生素能加快白细胞坏死的速度。炎症组织，尤其是细菌感染所致的炎性反应，通常存在中性粒细胞浸润，若炎症组织中的中性粒细胞坏死，将会引发细胞肿胀及胞膜破裂，使得细胞毒性物质被大量释出，如次氯酸及弹性蛋白酶等，此类毒物可对组织造成二次损伤。若中性粒细胞坏死，不会释放出酶蛋白，且细胞膜保存完整，胞膜和胞质浓缩，同时DNA 被剪切成为寡聚核苷酸或者单核苷酸，并被巨噬细胞所吞噬，但巨噬细胞并不会释放出炎性递质。保持中性粒细胞细胞膜的完整性，同时有效清除已经发生坏死的中性粒细胞，能减轻组织损伤的程度。②大环内酯类抗生素能对吞噬细胞所具有的趋化活性造成一定的影响。③大环内酯类抗生素能对多种细胞因子的表达产生影响，如：白介素1、白介素2、白介素6、白介素8及肿瘤坏死因子-γ、肿瘤坏死因子-α等。利用罗红霉素或红霉素对实验小鼠进行 7~28 天喂养，能对鼠细胞进行体外刺激，并由此起

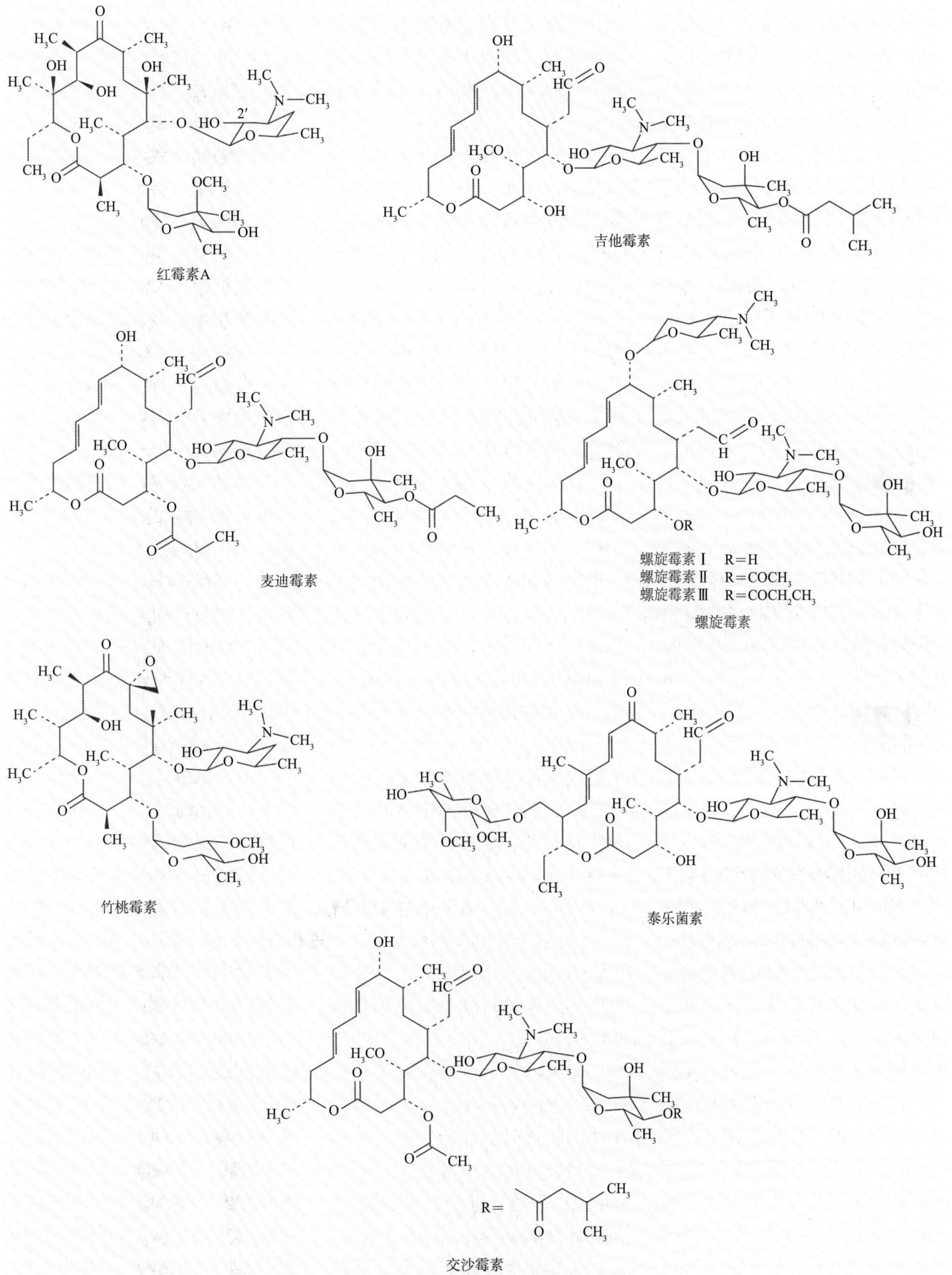

红霉素A

吉他霉素

麦迪霉素

螺旋霉素 I   R=H
螺旋霉素 II   R=COCH₃
螺旋霉素 III   R=COCH₂CH₃

螺旋霉素

竹桃霉素

泰乐菌素

交沙霉素

图 1   常见的天然大环内酯类抗生素的结构式

到增强细胞产生白介素 1、白介素 2、肿瘤坏死因子-α 的能力作用，但在连续应用 42 天后，能明显降低白介素 1、白介素 2 的浓度。

耐药机制 大环内酯类抗生素为第 I 类型的蛋白质合成抑制剂，即具有阻断 50S 中肽酰转移酶中心的功能，使 P 位上的肽酰 tRNA 不能与 A 位上的氨基酰 tRNA 结合形成肽键。细菌对大环内酯类（以红霉素为代表）产生耐药性的分子机制很多，主要通过 3 个途径影响大环内酯类与核糖体的结合而耐药。①外排机制介导的细菌对大环内酯类抗生素的耐药性。蛋白合成场所核糖体定位在胞内的细胞质中，红霉素要抑制蛋白的合成就必须穿过细胞膜进入胞内。红霉素与核糖体结合的分子比是 1∶1，要结合大量的核糖体就需要在胞内积聚足够浓度的红霉素。革兰阳性（G^+）菌和革兰阴性（G^-）菌都可通过过量表达外排泵产生红霉素抗性。外排泵是一种运输蛋白，用于将有毒物质（包括临床上所用的抗生素）排出细胞外。当细胞膜上的外排泵蛋白将红霉素泵出细胞外的速度远远快于红霉素进入细胞内的速度时，胞内的红霉素浓度就会降低，于是大部分核糖体因没有红霉素的结合而继续合成蛋白，细菌也就能免于红霉素的抗菌作用。②钝化酶机制介导的细菌对大环内酯类抗生素的耐药性。已经发现了很多作用于大环内酯类抗生素活性分子的钝化酶。在乳酸杆菌中发现有大环内酯类抗生素钝化酶的存在，但其作用机制和相应的基因还不甚了解。通常在使用红霉素治疗的患者中分离的对红霉素具有高度耐受性的肠杆菌中，普遍存

在有红霉素钝化酶；也从患者的血液中分离得到含有红霉素钝化酶的大肠埃希菌。在所有红霉素耐药肠杆菌中都存在有红霉素酯酶。这些酯酶有酯解红霉素和竹桃霉素的大环内酯部分的功能，且似乎专一性地作用于十四元环大环内酯类抗生素。③核糖体修饰机制介导的细菌对大环内酯类抗生素的耐药性，如红霉素诱导产生的、通过对 23S rRNA A2058 的 N-6 单甲基和双甲基化来降低红霉素与其亲和力而产生抗性，这个修饰是由 S-苷-L-甲硫氨酸依赖的甲基转移酶 erm 家族催化的。

临床应用 大环内酯类抗生素对 G^+ 菌和支原体类均有很高的活性，可用于由这类微生物引起的感染。在已经发现的众多大环内酯类抗生素中，已经工业化生产的有：红霉素、竹桃霉素、吉他霉素、螺旋霉素、交沙霉素、麦迪霉素和泰乐菌素（专门作为兽药使用）等，非典型大环内酯类抗生素阿维菌素等也已工业化生产。与其他大环内酯类抗生素的作用不同，它可作为畜用的抗虫药或用来控制人的盘尾丝虫病。大环内酯类抗生素的临床应用仅次于 β-内酰胺类抗生素，且半合成产品的不断出现和新的大环内酯类抗生素的发现使其应用范围不断拓展。

研发历史 大环内酯类抗生素是一个受到临床关注和继续发展中的研究课题。新研制的品种大多具备了作为理想抗生素的基本条件，表现出新的特点和优点，包括抗菌谱扩大、抗菌力增强，对一些较难对付的致病菌显示出有效活性等。大环内酯类抗生素问世已有 50 年的历史，其间由于红霉素对某些日益流行的致病原

（肺炎军团菌、弯曲杆菌属、支原体属、衣原体属等）显示出有效活性，对一些棘手的新病原体（弓形虫、分枝杆菌属和包柔体属等）也活性，加之红霉素的拓宽应用，对以红霉素为中心的大环内酯类药物结构改造的研究又再度受到重视，且日趋活跃，促进了新大环内酯类抗生素的迅速发展。早期的红霉素结构改造是制成对酸稳定或易溶于水的各种盐类和酯类，后来对红霉素分子结构中的大环内酯进行改造，获得了一系列应用于临床的新型红霉素结构类似物品种，取得了很好的治疗效果。

以罗红霉素、阿奇霉素、克拉红霉素和地红霉素等为第二代红霉素，泰利霉素作为第一个第三代红霉素显示了独特的临床效果。特别是第三代红霉素由于脱去了大环内酯结构中的 3-克拉定糖，避免了诱导核糖体甲基化酶 erm 基因的表达，使其敏感性大大提高。

不良反应 大环内酯类毒性较低，不良反应较少。①胃肠道反应。红霉素口服或静注均可引起胃肠道反应。新大环内酯类发生率较红霉素低，亦能耐受。临床症状可见腹痛、腹胀、恶心。②肝损害。以胆汁淤积为主，亦可致肝实质损害，可见阻塞性黄疸、转氨酶活性升高等。红霉素酯化物易发生，发生率高达 40%。此类其他药物发生率较低。肝功能不良者禁用红霉素。③耳毒性。耳聋多见，先为听力下降，前庭功能受损。剂量高于每日 4g，易发生；用药两周时出现；老年肾功能不良者发生多。④心脏毒性。为一特殊不良反应，表现为心电图复极异常，即 Q-T 间期延长、恶性心律失常、尖端

扭转型室性心动过速，可出现昏厥或猝死。静脉滴注速度过快时易发生。

注意事项 针对大环内酯类抗生素的不良反应，这类药物应用时的注意事项包括：①为获得较高的血药浓度，这些药物宜空腹服用，且不可与果汁同服。肠溶片可不必考虑与食物的关系，但不可压碎或嚼服，以免使药物受胃酸破坏而降低疗效。②若胃肠道反应严重，可采取避免空腹用药而不考虑吸收的问题。如果反应过于严重但又必须使用此类药物，可在用药前半小时口服"十六角蒙脱石"或用药时加用"维生素 B_6"，以减轻症状而不影响疗效。③该类药物局部刺激性较强，肌内或皮下注射可引起剧痛、局部硬结甚至坏死，故不宜做肌内注射；静脉给药偶可引起血栓性静脉炎，静脉滴注时浓度也不宜超过 1mg/ml，且静滴速度不宜过快。如有药物渗透到血管外侧，对药液渗出处注射透明质酸酶或血管扩张药以帮助吸收。④乳糖酸红霉素注射液不宜用酸性溶液配制，注射溶液的 pH 维持在 5.5 以上，以免使药效降低；不可用氯化钠溶液或含盐类的注射液溶解药物，以防止溶液出现白色浑浊或结块沉淀。⑤静脉给药时可发生如耳鸣、暂时性耳聋、听觉障碍等症状，可能与血浆药物浓度暂时过高有关，停药或减量后可恢复。⑥可出现药物热、药疹、荨麻疹等变态反应症状，反应严重时应停药。⑦主要在肝内浓缩、代谢，由胆汁排出，在正常剂量时对肝的毒害较小，长期大量应用可引起胆汁郁积、肝酶活性升高等，一般停药后可恢复。但酯化后的这类药，如罗红霉素、琥乙红霉素、阿奇霉素等，

其酯化部分有界面活性作用，更易侵入肝细胞，对肝脏的毒性更大，应短期减量使用。同类药物也有肝毒性反应。因此患儿在用大环内酯类抗生素前应先查肝功，肝功能不全者慎用，并在治疗期间定期复查肝功能。⑧有报道，克拉霉素和阿奇霉素可引发中枢神经系统副作用，包括幻觉、烦躁、焦虑、头晕、失眠、噩梦或意识模糊。停药后症状逐渐减轻至消失。⑨大环内酯类抗生素可抑制茶碱的正常代谢。两者联合应用，可致茶碱血浓度异常升高而引起中毒，甚至死亡。联合应用时应进行茶碱血药浓度监测，以防意外。

现状及研究进展 大环内酯类抗生素在临床细菌感染疾病的治疗中具有重要的地位。红霉素作为久经考验的传统药物，价廉易得，疗效确切，毒副作用已为人们所熟知，易于发现和预防，故一直受到重视并被寄予厚望。红霉素在临床治疗中的拓宽应用研究及红霉素结构改造得到的新抗生素的治疗特性，使大环内酯类抗生素在临床应用的地位重新得到评估，并将在临床应用中发挥更大的作用。

(陈代杰)

hóngméisù

红霉素（erythromycin） 从糖多孢红霉菌（Sacchar op olysp or a erytherus；*Saccharopolysporaerytherus*）培养液中分离出来的一种抗生素。属大环内酯类抗生素，包括红霉素 A、B、C、D、E、F，临床上广泛应用的是红霉素 A。抗菌谱与青霉素近似，对革兰阳性（G^+）菌，如葡萄球菌属、化脓性链球菌、绿色链球菌、肺炎球菌、粪肠球菌、梭状芽胞杆菌属、白喉杆菌等有较强的抑制作

用。对革兰阴性（G^-）菌，如淋球菌、螺旋杆菌、百日咳杆菌、布氏杆菌、肺炎军团病菌以及流感嗜血杆菌、类杆菌也有相当的抑制作用。对支原体属、放线菌属、螺旋体属、立克次体属、衣原体属、诺卡菌属、少数分枝杆菌属和阿米巴原虫有抑制作用，金黄色葡萄球菌对该药易耐药。红霉素的抗菌机制是它与细菌核糖体的 50S 亚基结合，抑制转肽作用及使信使核糖核酸移位，核糖体上延伸的肽链解离，不再形成正常功能的蛋白质而抑制蛋白质的生物合成。

红霉素的生物合成包括 3 个方面：大环内酯环的合成和大环内酯环的后修饰，脱氧糖的生物合成，以及脱氧糖与大环内酯的连接——糖苷化。①大环内酯环的合成。红霉素的大环内酯环，即 6-脱氧红霉内酯的生物合成是由丙酸和甲基丙二酸在复合酶系多酮合成酶的催化作用下，经缩合、酮还原、脱水和烯还原等多轮循环完成的。②脱氧糖的生物合成。红霉素分子中有 2 个脱氧糖，克拉定糖和红霉脱氧糖胺，两者的生物合成分别涉及 6 个红霉素合成基因 *ery C* 基因和 7 个 *ery B* 基因，这些基因都不是成簇存在的，而是分成两部分分布在红霉素多酮合成酶基因的两侧（Weber 使用阻断突变体技术将红霉素合成基因分为 4 种类型：*ery A*，*ery B*，*ery C* 和 *ery D*）。③糖苷的合成（红霉素）。这一步的生物合成依靠糖基转移酶完成。

20 世纪，人们对这类药物的非抗菌作用已进行了很多的研究。①治疗消化系统疾病。红霉素对全胃肠道均有不同程度的促动力作用。主要有以下效应：促进食管收缩及增加食管下端括约肌压

力；促进胃窦收缩，改善胃窦、十二指肠功能的协调性；诱导胃肠道移行复合运动；促进结肠运动及胆囊收缩等。因此可有效治疗胃肠道疾病。②治疗呼吸系统疾病。1991 年即有研究人员通过临床研究证明，长期（10 周）口服小剂量红霉素（每次 200mg，每日 3 次）能降低特应性和非特应性哮喘患者气道的高反应性。红霉素除抗菌作用外，还有抗炎及免疫调节作用，故能有效治疗多种呼吸系统疾病。然而，尽管大量的文献报道了红霉素潜在的抗炎活性，但其机制还未被阐明。由于吞噬细胞及其产物（氧化剂、蛋白水解酶类及细胞因子）是炎症反应的关键因素，因此，许多研究直接分析了红霉素对这些物质功能活性的调节机制。其他研究已经观察到可能改变细胞因子的产生和表达等。

不良反应主要有腹泻、恶心、呕吐、胃绞痛、口舌疼痛、食欲不振等，其发生率与剂量大小有关。变态反应表现为药物热、皮疹、嗜酸性粒细胞增多等，发生率为 0.5%～1.0%。孕妇及哺乳期妇女慎用。

注意事项：①在酸中不稳定，能被胃酸破坏，故内服非肠溶片要同时服用制酸剂碳酸氢钠，并忌与酸性物质配伍。②毒性较低，但有时也可引起变态反应，如药物热、荨麻疹等。给母牛静脉注射 12.5mg/kg 体重能见到延续几分钟的不安、流涎和呼吸增数。③注射用乳糖酸红霉素不能用生理盐水溶解，以免产生沉淀。④不宜肌内注射，静脉注射浓度过高或速度过快，易发生局部疼痛和血栓性静脉炎。⑤与青霉素同用可使青霉素减效。对林可霉素类的效应有拮抗作用。

红霉素作为一种抗生素，长期应用势必会引起诸多耐受性、细菌耐药、菌群失调等危险。

(陈代杰)

罗红霉素（roxithromycin） 抗菌谱与抗菌作用酷似红霉素的红霉素半合成产品。红霉素分 3 代：不改变红霉素大环内酯结构，而仅是做一些盐或酯的修饰称之为第一代红霉素；针对红霉素 A 酸性失活，进行大环内酯结构改变产生的衍生物称之为第二代大环内酯类抗生素；在大环内酯环中引入酮内酯结构的衍生物称之为第三代大环内酯类抗生素。罗红霉素是第二代大环内酯类抗生素中第一个上市的品种，是法国罗赛尔尤克拉夫公司于 1987 年从红霉素 C-9 位羧基的一系列改造中获得的，其他上市的品种有阿奇霉素、克拉霉素、地红霉素和氟红霉素等。与红霉素相比，第二代大环内酯类抗生素克服了酸不稳定性，改善了药动学性质，增加组织浓度，延长半衰期，增强了抗菌活性，并且胃肠道刺激等副作用明显降低，因而获得了广泛的临床应用。罗红霉素适用于化脓性链球菌引起的咽炎及扁桃体炎、敏感菌所致的鼻窦炎、中耳炎、急性支气管炎、慢性支气管炎急性发作、肺炎支原体或肺炎衣原体所致肺炎，沙眼衣原体引起的尿道炎和宫颈炎，敏感细菌引起的皮肤软组织感染等。罗红霉素主要不良反应为腹痛、腹泻、恶心、呕吐等胃肠道反应，但发生率明显低于红霉素。偶见皮疹、皮肤瘙痒、头昏、头痛、肝功能异常（谷丙转氨酶及天门冬氨酸氨基转移酶活性升高）、外周血细胞减少等。

长期低剂量应用大环内酯类

抗生素治疗哮喘、弥漫性全细支气管炎和支气管扩张等慢性炎症性疾病已有较多报道。在研究儿童哮喘时，给 10 例住院的哮喘患儿口服罗红霉素，每次 150mg，每日 1 次，共 8 周，结果醋酸诱发的咳嗽和蒸馏水激发的支气管收缩均被显著抑制，而全部患儿均未见不良反应。罗红霉素还有抗炎活性，通过体外实验证明，罗红霉素能抑制人外周血 T 细胞受刺激后分泌白介素 2 和白介素 4，并能抑制单核细胞分泌肿瘤坏死因子 α。

罗红霉素的血药峰浓度是大环内酯类中最高的品种。单剂口服 150mg 或 300mg 后约 2 小时血药峰浓度分别为 6.6～7.9mg/L 和 9.1～10.8mg/L。进食对生物利用度影响小，每日 2 次，每次 150mg，或每日 1 次 300mg，儿童 1 次按体重 2.5～5.0mg/kg，1 日 2 次，服药连续 11 日，药物在体内无积蓄。体内分布好，在扁桃体、副鼻窦、中耳、肺、前列腺及生殖泌尿系组织中的药浓度均可达有效水平。1 次顿服 150mg 的罗红霉素或 1g 的红霉素，其血药峰浓度分别为 5.6mg/L 和 4.2mg/L。罗红霉素在细胞内的浓度较高，约为细胞外的数倍至 10 余倍，蛋白结合率约 96%，消除半减期长（8.4～15.5 小时）。罗红霉素以原型和代谢产物经粪便与尿液排泄，婴幼儿、儿童及老人一般不需调整剂量，肾功能不全者也无须调整剂量，但严重肝硬化时，每日 150mg 顿服已足够。

(陈代杰)

克拉霉素（clarithromycin） 红霉素 A 的 6 位羟基中的氢被甲基取代的化合物。又称 6-O-甲基红霉素 A（6-O-methylerythromycin

A），是新一代十四元大环内酯类抗生素。其对胃酸稳定、吸收率高、血药浓度高、疗效好、副作用小、临床效果显著。

克拉霉素的合成通常采用红霉素碱为原料，经肟化合成红霉素 A-9-肟（简称红肟），再经环丙缩酮、六甲基二硅亚胺保护生成 2′,4″-二-O-（三甲硅基）红霉素 A-9-O-（环己酮二异丙基）肟（简称保护肟），再将 6 位羟基甲基化生成 2′,4″-二-O-（三甲硅基）-6-甲氧基红霉素 A-9-O-（环己酮二异丙基）肟（简称甲化肟），再经水解脱去保护基，得到克拉霉素。

克拉霉素是红霉素的衍生物，20 世纪 90 年代初由日本大正公司开发成功并注册。尔后，大正公司首先将其技术转让给美国雅培公司生产，1990 年在爱尔兰、意大利上市，1991 年 10 月获美国食品药品管理局批准定为ⅠB类新药上市，1993 年在中国香港上市，在欧洲和亚洲的商品名为克拉仙，已在全球 50 多个国家上市，市场用量稳步增长，并在临床中发挥了重要作用。

克拉霉素的抗菌谱与红霉素、罗红霉素等相同，但对革兰阳性菌如链球菌属、肺炎球菌、葡萄球菌的抗菌作用略优，且对诱导产生的红霉素耐药菌株亦具一定抗菌活性。克拉霉素及其在体内的代谢产物对流感嗜血杆菌的抗菌作用增强。克拉霉素对淋球菌、李斯特菌、空肠弯曲菌也有一定作用，而对肺炎军团病菌、肺炎支原体、沙眼衣原体、溶脲脲原体等的作用比红霉素为强，在 21 世纪初开发的新品种中作用较突出。此外，对包柔螺旋体、鸟分枝杆菌、鼠弓形虫等均具一定活性，且大多优于其他品种。除对厌氧球菌有较强抗菌作用外，对脆弱类杆菌的作用优于红霉素等。克拉霉素对金葡菌、化脓性链球菌、流感嗜血杆菌等的抗生素后效应作用明显强于红霉素。

克拉霉素主要用于敏感细菌所致的上、下呼吸道，包括扁桃体炎、咽喉炎、鼻窦炎、支气管炎、肺炎等、皮肤及软组织感染、脓疱、丹毒、毛囊炎、伤口感染等，疗效与其他大环内酯类相仿。克拉霉素也可用于沙眼衣原体或溶脲脲原体所致生殖泌尿系感染、获得性免疫缺陷综合征患者的非结核分枝杆菌感染等。克拉霉素对胃酸稳定，口服吸收好。单剂顿服 100mg 后 2 小时达峰浓度，为 0.35μg/ml；而顿服 1200mg 后的峰浓度可达 3.97μg/ml。克拉霉素能迅速分布至各种组织中，肺组织中的药物浓度达 17.5μg/g，在扁桃体、鼻黏膜、皮肤中的浓度约为同期血药浓度的 2~6 倍。药物在细胞内与细胞外的浓度之比为 16:4，蛋白结合率为 42%~70%，主要经粪及尿排泄，消除半减期为 2.6~4.4 小时，轻度肾功能不全者或老年人或轻度至中度肝功能不全者无须调整用药剂量。

不良反应：①主要有口腔异味（3%），腹痛、腹泻、恶心、呕吐等胃肠道反应（2%~3%），头痛（2%），血清氨基转移酶活性短暂升高。②可能发生变态反应，轻者为药疹、荨麻疹，重者为过敏及史-约综合征（Stevens-Johnson 征）。③偶见肝毒性、难辨梭菌引起的假膜性肠炎。④曾有发生短暂性中枢神经系统副作用的报告，包括焦虑、头昏、失眠、幻觉、噩梦或意识模糊，然而其原因和药物的关系仍不清楚。

（陈代杰）

āqíméisù

阿奇霉素（azithromycin） 第二代大环内酯类药物，是一个十五元环含氮大环内酯类药物。阿奇霉素是新型红霉素的最具代表的药物之一，由克罗地亚的普利瓦（Pliva）制药公司在 20 世纪 70 年代末开发，1981 年美国辉瑞（Pfizer）公司获得其专利使用权，并开始在全世界上市。主要用于治疗呼吸道及生殖道感染。可治疗多种病原体引起的儿童及成人的呼吸道感染，生殖道沙眼衣原体感染等，并被多个国家和地区的医学指南推荐作为上述感染的一线治疗药物。阿奇霉素的基本合成路线，以红霉素 A 为原料，经过肟化、贝克曼重排、还原和甲基化反应得到。

抗菌谱 阿奇霉素对临床上多种常见致病菌有抗菌作用，包括：革兰阳性（G+）需氧菌：金黄色葡萄球菌、A 组 β 溶血性链球菌、肺炎球菌。α 溶血性链球菌（草绿色链球菌组）和其他链球菌、白喉（棒状）杆菌。但阿奇霉素对于耐红霉素的 G+ 菌，包括粪肠球菌以及耐甲氧西林的多种葡萄球菌菌株呈现交叉耐药性。

适应证 阿奇霉素适用于敏感细菌所引起的下列感染：支气管炎、肺炎等下呼吸道感染；皮肤和软组织感染；急性中耳炎；鼻窦炎、咽炎、扁桃体炎等上呼吸道感染。阿奇霉素可有效清除口咽部链球菌，但尚无阿奇霉素治疗和预防风湿热疗效的资料。阿奇霉素可用于男女性传播疾病中由沙眼衣原体所致的单纯性生殖器感染。阿奇霉素亦可用于由非多重耐药淋球菌所致的单纯性生殖器感染及由杜克嗜血杆菌引起的软下疳（需排除梅毒螺旋体的合并感染）。

药动学参数 阿奇霉素对胃酸稳定，虽然口服生物利用度仅37%，单次服用 0.5g 后 2~3 小时血药峰浓度约 0.4μg/ml，但组织分布好，蛋白结合率低（7%~23%），消除半减期 12~14 小时，服药后 12~30 小时在前列腺、扁桃体、肺组织、胃组织、女性生殖器组织中的浓度分别达 2.6、4.5、3.、6.1 和 2.7~3.5μg/g。50%以上的药物以原型由胆汁排泄，部分为去甲基的代谢产物。药物在组织中滞留时间较长，释放缓慢，单剂服药后 14 日，仍可在尿中测得原型药物。1 周内经尿排泄率 < 6%，肾清除率为 1.670~3.156ml/s。阿奇霉素在组织中的浓度明显高于血药浓度的原因，主要由于药物通过中性粒细胞与吞噬细胞主动由局部组织移至上述细胞内。在感染部位储存药物的中性粒细胞受细菌刺激释放药物而起抗菌作用。

用法用量 成人用量：①沙眼衣原体或敏感淋球菌所致性传播疾病，仅需单次口服该品 1.0g。②对其他感染的治疗。第 1 日，0.5g 顿服，第 2~5 日，1 日 0.25g 顿服；或 1 日 0.5g 顿服，连服 3 日。

小儿用量：①治疗中耳炎、肺炎，第 1 日，按体重 10mg/kg 顿服（1 日最大量不超过 0.5g），第 2~5 日，每日按体重 5mg/kg 顿服（1 日最大量不得超过 0.25g）。②治疗小儿咽炎、扁桃体炎，1 日按体重 12mg/kg 顿服（1 日最大量不超过 0.5g），连用 5 日。或遵医嘱。

不良反应 阿奇霉素比较安全，但部分人服用后可出现不良反应，主要是胃肠道的症状，婴幼儿可能会出现粪便稀软的情况，还可能会出现皮疹。一般在饭前 1 小时或饭后 2 小时服药，儿童用药的用量不能超过 0.5g，孕妇或产妇都不能擅自使用阿奇霉素。连用 5 天后停药，停用 2 天后可继续用药。

注意事项 ①进食可影响阿奇霉素的吸收，需在饭前 1 小时或饭后 2 小时口服。②轻度肾功能不全患者（肌酐清除率 > 40ml/min）不需作剂量调整，但阿奇霉素对较严重肾功能不全患者中的使用尚无资料，给这些患者使用阿奇霉素时应慎重。③由于肝胆系统是阿奇霉素排泄的主要途径，肝功能不全者慎用，严重肝病患者不应使用。用药期间定期随访肝功能。④用药期间如果发生变态反应（如血管神经性水肿、皮肤反应、史-约综合征及毒性表皮坏死等），应立即停药，并采取适当措施。⑤治疗期间，若患者出现腹泻，应考虑假膜性肠炎发生。如果诊断确立，应采取相应治疗措施，包括维持水、电解质平衡、补充蛋白质等。⑥使用阿奇霉素期间，如出现任何不良事件和/或不良反应，需咨询医师。⑦同时使用其他药品时，需告知医师。⑧须放置于儿童不能够触及的地方。

（陈代杰）

màidíméisù

麦迪霉素（midecamycin） 十六元环大环内酯类抗生素，作用机制、抗菌谱、耐药性与红霉素相同，其抗菌谱与红霉素相似，但抗菌活性稍次于红霉素。其对革兰阳性（G+）菌及支原体有很强的抑制作用，对部分革兰阴性（G-）菌也有效。麦迪霉素对葡萄球菌、化脓性链球菌、肺炎球菌、白喉杆菌、炭疽杆菌、梭状芽胞杆菌属以及草绿色链球菌和大多数肠球菌的抑菌浓度为 0.19~3.12μg/ml，对 G- 菌的脑膜炎球菌、淋球菌、百日咳杆菌、流感嗜血杆菌也较敏感（最低抑菌浓度为 0.75~6.25μg/ml），对肺炎支原体的最低抑菌浓度为 0.0078μg/ml。麦迪霉素由链霉菌发酵后，经分离纯化获得，其 A1 组分 > 85%。中国生产的麦迪霉素，其主要组分麦迪霉素 A1 仅 40% 左右，其他的组分主要是吉他霉素 A6 及一些结构类似物，因此被称之为麦白霉素。通过菌种选育结合发酵培养基的优化，可大幅提高麦迪霉素 A1 组分的含量，但往往影响整个生物合成的能力。乙酰麦迪霉素是麦迪霉素乙酰化衍生物，20 世纪 80 年代初由日本首先研制成功，其对革兰阳性球菌有较强的抗菌活性。

细菌对麦迪霉素出现耐受性较缓慢。红霉素和竹桃霉素能迅速诱导部分金黄色葡萄球菌产生耐药性，但麦迪霉素不易诱导耐药性。麦迪霉素与红霉素和竹桃霉素间有部分交叉耐药性，与柱晶白霉素有交叉耐药性。麦迪霉素与青霉素类、氨基糖苷类、四环素类抗生素间无交叉耐药性。

麦迪霉素可作为红霉素的替代品，应用于敏感菌所致的口咽部、呼吸道、皮肤和软组织、胆道等部位感染。口服麦迪霉素可通过肠黏膜吸收，但易受胃酸破坏而吸收不完全，故常采用肠溶胶囊或肠衣片以减少破坏，增加吸收。口服后，1~2 小时血药浓度可达高峰，其值为 1~15μg/ml，半衰期约为 2 小时。该药在体内广泛分布于组织及脏器中，其浓度均比血中浓度高，从高到低依次为肝、脾、肺、肾、胰；皮下组织及口腔组织（如腮腺、颌下腺、舌、牙腺等）的药物浓度也略比血浓度高。但麦迪霉素不易透过血脑屏障及胎盘，故脑脊液、脐血、羊水中浓度低，也不渗入乳汁。主要从胆汁排出，给药后96小时，几乎100%从尿及粪便排出。麦迪霉素主要在体内灭活，代谢物为去乙酰基化物，原型物从尿排出量很少，麦迪霉素酒石酸盐可供静脉滴注。

麦迪霉素不良反应轻微，常见胃肠道反应，如恶心、呕吐、腹痛、腹泻等。偶可引起转氨酶活性短暂升高及变态反应，如皮疹、药物热、嗜酸性粒细胞增多等，过敏及肝肾功能不全者禁用。

麦迪霉素使用时的注意事项如下：①与其他大环内酯类有较密切的交叉耐药性。②在 pH≥6.5 时吸收差。过去生产肠溶衣片，血药浓度低。已改为胃溶衣片，有利吸收。

（陈代杰）

luóxuánméisù

螺旋霉素（spiramycin） 微生物产生的多组分十六元大环内酯类抗生素，主要由螺旋霉素 I、II 和 III 组成。螺旋霉素的作用机制、抗菌谱与红霉素相似，抗菌作用与红霉素相似或略逊，但比其具有更长的抗生素后效应。与红霉素有交叉耐药，对革兰阳性菌和一些革兰阴性菌如链球菌、脑膜炎球菌、百日咳杆菌、梭状芽胞杆菌属等，用于对青霉素、链霉素、四环素、氯霉素耐药菌均有效。对立克次体等有效。

螺旋霉素主要适用于对葡萄球菌、化脓性链球菌、肺炎球菌、脑膜炎球菌、淋球菌、白喉杆菌、支原体属、梅毒螺旋体属等敏感菌所致的扁桃体炎、支气管炎、肺炎、咽炎、中耳炎、皮肤和软组织感染、乳腺炎、胆囊炎、猩红热、牙科和眼科感染、慢性支气管炎急性发作、非淋菌性尿道炎，亦可用于隐孢子虫病或作为治疗妊娠期妇女弓形虫病的选用药物。有文献报道螺旋霉素的血清蛋白结合率为18%，组织中的浓度比血清中的浓度高，且在炎性液中持续时间久。螺旋霉素主要以原型经尿排泄，其余由粪便排泄。

十六元环大环内酯类抗生素构效关系研究显示，碳霉糖 4″ 位亲脂酰基团对分子向细胞的渗透有重要作用，可提高抗生素对核糖核蛋白体的结合能力和体内抗菌活性；而且酰基碳链越长亲脂性越高，体内抗菌活性越好。对十六元环大环内酯类抗生素结构改造主要集中在用化学半合成方法使碳霉糖 4″ 和/或 3″ 羟基的酰基化，如乙酰螺旋霉素和乙酰麦迪霉素。乙酰螺旋霉素为螺旋霉素的乙酰化衍生物，其组分更加复杂，至少含有单乙酰螺旋霉素 II、单乙酰螺旋毒素 III、双乙酰螺旋霉素 II 和双乙酰螺旋霉素 III 这 4 个组分为主的混合物。乙酰螺旋霉素对金黄色葡萄球菌、肺炎球菌、化脓性链球菌、粪肠球菌等革兰阳性球菌具良好抗菌作用，对李斯特菌属、卡他莫拉菌、淋球菌、胎儿弯曲菌、流感嗜血杆菌、肺炎军团病菌、百日咳杆菌、类杆菌属、产气荚膜杆菌、痤疮丙酸杆菌、消化球菌和消化链球菌以及衣原体属、支原体属、弓形虫、隐孢子虫等亦具抑制作用。

（陈代杰）

jítāméisù

吉他霉素（kitasmycin） 又称柱晶白霉素（leucomycin），是十六元的大环内酯类抗生素。微生物发酵产生的一种多组分抗生素，包括 A$_1$、A$_3$～A$_9$ 等 8 个组分，其中 A$_1$、A$_3$、A$_4$ 和 A$_5$ 的抗菌活性较强。

吉他霉素的抗菌性能与红霉素近似，对革兰阳性菌，如葡萄球菌属、化脓性链球菌、绿色链球菌、肺炎球菌、破伤风杆菌、白喉杆菌等有较强的抑制作用；对革兰阴性菌，如淋球菌、百日咳杆菌等也有相当的抑制作用。对支原体属、钩端螺旋体属、立克次体属有抑制作用。对大多数耐青霉素和红霉素的金黄色葡萄球菌有效是吉他霉素的特点。吉他霉素可作为红霉素的替代品，用于敏感菌所致的口咽部、呼吸道、皮肤和软组织、胆道等感染。

吉他霉素片口服后吸收良好，单剂量口服 400mg 后 0.5 小时血药浓度达峰值为 0.69mg/L。在脏器内分布广泛，胆和胆汁中浓度尤高，在肺、肾、肌肉等组织中浓度也比血药浓度高。吉他霉素片主要经肝胆系统排泄。

在中国，吉他霉素被大量、广泛地作为饲料添加剂使用。在实际使用中，存在一些缺点：吉他霉素原粉及粉剂在酸性条件下（pH<5.5），其生物利用度显著下降；吉他霉素原粉及粉剂对胃部有不良刺激，会产生不良反应及影响动物采食；吉他霉素还有很强的苦味，会影响动物尤其是乳仔猪的适口性等。因此，开发了肠溶包被吉他霉素颗粒剂，以保证有效成分在胃中不被降解，准确到达肠道，提高吉他霉素的生物利用度；以及消除吉他霉素对胃部的不良刺激，并掩盖了吉他霉素的强苦味，不影响适口性和采食量。而在相同的吸收时间里，肠溶包被吉他霉素比原粉更快地达到血药峰浓度，且峰浓度大约高出 1 倍，有效血液浓度维持时间更长。与一般粉剂相比，肠溶包被吉他霉素更能促进猪生长和提高日增重。制成的颗粒剂流动

性佳，安全性高，能发挥出吉他霉素最佳的抗菌促生长功效。在实际使用中可与硫酸粘杆菌素、硫酸新霉素、喹乙醇、金霉素、阿散酸等配伍，性能优良，无配伍禁忌。

(陈代杰)

麦白菌素（màibáijūnsù）

麦白菌素（meleumycin） 含麦迪霉素 A_1 及吉他霉素 A_6 等多组分的混合物。中国特有的大环内酯类抗生素。抗菌谱较广，对大多数革兰阳性（G^+）菌、部分革兰阴性（G^-）菌及一些非典型致病菌均有效。在 G^- 菌中，该药对库克化脓性链球菌、化脓性链球菌 D-58 和肺炎球菌高度敏感，对金黄色葡萄球菌、表皮葡萄球菌、肺炎球菌、溶血性链球菌、白喉杆菌、梭状芽胞杆菌等也有效。在 G^- 菌中，淋球菌、脑膜炎球菌对麦白菌素中度敏感。在非典型性致病菌中，麦白菌素对肺炎支原体、衣原体属、肺炎军团病菌有良好的抑菌作用。该药为不诱导葡萄球菌对大环内酯类抗生素产生耐药性的一种非诱导耐药型抗生素。

麦白菌素主要适用于金黄色葡萄球菌、溶血性链球菌、肺炎球菌、白喉杆菌、支原体属等敏感菌所致的呼吸道、皮肤、软组织、胆道感染和支原体性肺炎等。可用于治疗化脓性链球菌、溶血性链球菌、肺炎球菌、葡萄球菌等敏感 G^+ 菌引起的耳鼻喉科感染、口腔科感染、呼吸系统感染、皮肤软组织感染，包括它们所引起的咽炎、扁桃体炎、猩红热、丹毒、大叶性肺炎等。耐青霉素 G 和对青霉素过敏者均可选用。也可用于治疗支原体属、衣原体属、肺炎军团病菌属等敏感非典型性致病菌引起的感染，如非淋病性尿道炎、前列腺炎、军团菌病等。

麦白菌素口服吸收迅速，广泛分布于各器官中，肝、肺、脾、皮肤及口腔内浓度较高，胆汁中有很高浓度，尿中浓度很低。麦白菌素对消化道的刺激性比红霉素小，耐受胃酸的破坏比红霉素强，口服后 2 小时内可达血药峰浓度。麦白菌素属于脂溶性高的弱碱性药物，有良好的组织转运性。吸收后广泛分布，尤其在肝、肾、肺等组织中的浓度高。可高于血药浓度数倍。在胸腹水、脓液、痰、皮下组织和胆汁中的浓度也较高，不易通过血脑屏障，故在脑脊液中的浓度较低。主要在肝内代谢，由胆汁经粪便排出，少量由尿排出（24 小时排出量为给药量的 2%~3%）。

值得注意的是，此药的不同组分含量对微生物效价测定影响较大，有研究表明比浊法较管碟法更能反映出供试品组分的异常，其专属性优于管碟法。

(陈代杰)

泰利霉素（tàilìméisù）

泰利霉素（telithromycin） 第三代大环内酯类抗生素。是这类结构中第一个上市的药物，由赛诺菲-安万特公司研制开发，2001 年 10 月 15 首次在德国上市。已在美国、英国、比利时、巴西、法国、爱尔兰、意大利、墨西哥、西班牙、加拿大和日本等国家上市，主要用于社区获得性肺炎、急性细菌性鼻窦炎、18 岁以上慢性支气管炎患者的急性细菌感染性恶化以及 12 岁以上患者的扁桃腺炎/咽炎。该产品在美国一上市，就以强劲的增长势头创造了良好的市场业绩，2005 年的销售额相对于前 1 年的 6400 万美元翻了 3 倍，高达 1.93 亿美元。

酮内酯类作为一类全新的药物，其结构属大环内酯类抗生素衍生而来，在 3 位引入酮基，代替中性糖基，提高了弱酸环境的稳定性。由于结构的改变使得该类药物的抗菌作用增强，尤其对呼吸道感染病原菌耐药者的抗菌活性明显增高。第三代大环内酯类抗生素的结构特点是：C-3 位的克拉丁糖脱去改造为羰基，使酮内酯类抗生素对含 erm 甲基化酶的耐药菌株有较高的活性，同时此位点的改造消除了红霉素的诱导性，不易引起耐药性；在 6-O-位引入喹啉烯丙基团，可提供药物与 23S rRNA 结合的第二个锚定部位，可提高对核糖体的亲和力；桥架在 C-11、C-12 上的氨基甲酸酯基团可以通过稳定酮内酯骨架构象或通过该基团与核糖体的相互作用使得酮内酯类对红霉素敏感菌和耐药菌都有高效抗菌活性；C-2 位的氟基可进一步提高抗菌活性并改善药物代谢分布；通过多聚乙酰生物合成的基因工程，将该位点的乙基换为经过筛选的特定基团，可以提供一系列新的骨架，同时保留原大环内酯药物的抗菌效价和抗菌谱。

泰利霉素对革兰阳性（G^+）菌如肺炎球菌和革兰阴性（G^-）菌如流感嗜血杆菌、结膜炎莫拉菌、肺炎军团病菌，以及某些肠道病原菌和厌氧菌等有很好的抗菌活性，对青霉素和红霉素耐药肺炎球菌同样有较高的抗菌活性，对立克次体、巴尔通体属和伯氏考克斯体等的抗菌活性比红霉素高。泰利霉素出色的药动学和药效学特征可能提示其在社区获得性呼吸道感染疾病治疗经验疗法中将获得举足轻重的地位，尤其是在那些耐大环内酯类抗生素肺炎球菌已经相当流行的地区最具价值。

（陈代杰）

sàihóngméisù

赛红霉素（cethromycin） 俗称喹红霉素。美国雅培（Abbott）公司开发的 C-6 位修饰化合物。也是继泰利霉素后的又一大环内酯类化合物。赛红霉素对革兰阳性菌和革兰阴性菌都表现出很强的抑制活性，与细菌核糖体的结合力比红霉素强 10~100 倍，对青霉素、红霉素耐药的肺炎球菌表现出比泰利霉素更强的抑制活性，对一些耐药的革兰阳性球菌如金黄色葡萄球菌、肠杆菌属、链球菌属等仍保持敏感，对大环内酯耐药菌引起的感染的疗效优于泰利霉素和阿奇霉素。其化合物的 11、12 位的环氨基甲酸酯结构，抗菌谱和体外抗菌活性与泰利霉素相似，主要对革兰阳性菌及衣原体属有较强的活性。

酮内酯类作为一类全新的药物，其结构由大环内酯类抗生素衍生而来，在 3 位引入酮基，代替中性糖基，提高了弱酸环境的稳定性。结构改变使该类药物的抗菌作用增强，尤其对呼吸道感染病原菌耐药者的抗菌活性明显增高。从儿童患者中分离出 180 株对红霉素耐药的肺炎球菌，检测这些分离株中与对大环内酯类抗生素耐药密切相关的外排泵基因 *mefE* 和红霉素甲基化酶基因 *ermB* 携带情况，并以包括赛红霉素和泰利霉素在内的 8 种抗生素对此 180 株分离株进行体外活性比较实验。结果显示，赛红霉素对仅携带基因 *mefE* 以及同时携带基因 *mefE* 和 *ermB* 的分离株的抑菌效果优于泰利霉素，但对仅携带 *ermB* 的分离株的活性不如泰利霉素。

赛红霉素有良好的药理学性质。临床试验中，血液中药物峰浓度随剂量成比例递减，消除时间 3.6~6.7 小时，生物利用度不受进食的影响。静脉注射 5~20mg/kg，小鼠、大鼠、狗、猴的药物半衰期分别为 1.6、4.5、3.0、5.9 小时，口服给药后，小鼠和猴的药物半衰期分别为 6.0、2.3 小时，血液中药物峰浓度和生物利用度均优于红霉素类药物。赛红霉素经肝和肠代谢，肺部浓度最高，多数组织中浓度高于血药浓度。

在中国，尽管 21 世纪初期大环内酯类抗生素在抗感染药物市场中保持着较高的增长率，但应承认，中国大环内酯类抗生素的发展与国外相比仍有较大差距。酮内酯类抗生素一致为业界所看好，因此赛红霉素很有希望潜移默化地影响整个大环内酯类药物的市场份额，而且出现的越来越多的耐药菌使得其治疗地位和重要性日益凸显。

（陈代杰）

ānjī tánggānlèi kàngshēngsù

氨基糖苷类抗生素（aminoglycoside antibiotics） 一类含有氨基环醇母核且通过糖苷键连接有氨基糖苷侧链的纯天然或半合成的多价阳离子药物。又称氨基环醇类抗生素，简称氨基糖苷类（aminoglycosides）。天然氨基糖苷类抗生素一般从链霉菌属、小单孢菌属和芽胞杆菌属细菌的发酵产物中分离获得，在此基础上进行结构改造而得到的衍生物为半合成氨基糖苷类抗生素，例如基于卡那霉素改造而来的地贝卡星（1971 年）、阿米卡星（1972 年）、阿贝卡星（1973 年），基于庆大霉素和西索米星改造而来的异帕米星（1975 年）、奈替米星

（1976 年）、依替米星（1997 年）。

临床使用的氨基糖苷类抗生素绝大多数为 2-脱氧链霉胺母核结构。2-脱氧链霉胺本身无抗菌活性，只有 4、5 位，或 4、6 位同时被取代才有良好抗菌活性。4、5 位取代的代表性抗生素有新霉素、巴龙霉素和核糖霉素；4、6 位取代的代表性抗生素有卡那霉素、妥布霉素、庆大霉素、小诺米星和西索米星，以及半合成抗生素阿米卡星（丁胺卡那霉素）、地贝卡星、奈替米星、依替米星。

非 2-脱氧链霉胺母核结构的氨基糖苷类抗生素包括链霉素及其衍生物、福提米星及其衍生物、安普霉素、大观霉素等。链霉素是人类获得的首个氨基糖苷类抗生素，1943 年由美国的赛尔曼·亚伯拉罕·瓦克斯曼（Selman Abraham Waksman）和艾伯特·沙茨（Albert Schatz）从灰链霉菌（*Streptomyces griseus*）中析离得到，是继青霉素后第二个生产并用于临床的抗生素，也是第一个对结核病有效的药物，开创了结核病治疗的新纪元，赛尔曼·亚伯拉罕·瓦克斯曼因发现链霉素获 1952 年诺贝尔生理学或医学奖。

氨基糖苷类抗生素抗菌谱较广，对敏感菌呈浓度依赖性杀菌活性，且作用迅速，主要用于革兰阴性需氧杆菌、葡萄球菌及其他革兰阳性菌感染的治疗。用于革兰阳性菌感染治疗时，通常与 β-内酰胺类抗生素或万古霉素等抗生素联合用药，但因氨基糖苷类与 β-内酰胺类混合易致相互失活，必须分瓶注射。氨基糖苷类抗生素进入菌体涉及能量依赖性过程，厌氧菌缺乏此摄入过程，故对其不敏感。氨基糖苷类抗生素选择性结合于细菌核糖体 30S

小亚基的 16S rRNA 高度保守区域，通过影响细菌蛋白质合成而抗菌。长期使用，细菌会产生氨基糖苷类抗生素耐药。

氨基糖苷类抗生素通常经肌内注射或静脉滴注给药，口服给药吸收率低，但可用于如肠道手术前肠道内菌群的清除处理。不良反应主要有耳毒性、肾毒性、神经肌肉阻滞作用和变态反应等。耳毒性包括永久性双侧神经性听力丧失和暂时性前庭功能低下。肾毒性通常是可逆的，最常见的表现是非少尿型急性肾损伤。神经肌肉阻滞作用严重时可导致肌肉麻痹甚至呼吸暂停。变态反应有皮疹、发热、血管水肿、甚至过敏性休克等。

(游雪甫 李聪然)

liànméisù

链霉素（streptomycin） 一种从灰链霉菌（*Streptomyces griseus*）培养液中提取的氨基糖苷类抗生素。人类获得的首个氨基糖苷类抗生素，母核为链霉胍结构。化学名称为 $O-2-$甲氨基$-2-$脱氧$-a-L-$葡吡喃糖基$-(1\rightarrow2)-O-5-$脱氧$-3-C-$甲酰基$-a-L-$来苏呋喃糖基$-(1\rightarrow4)-N,N-$二脒基$-D-$链霉胺。分子式为 $C_{21}H_{39}N_7O_{12}$。分子量为 581.57。结构式见图1。

链霉素的游离碱为白色或类白色粉末，其大多数盐类也是白色粉末或结晶，无臭或几乎无臭，味微苦。在水中易溶，在乙醇中微溶，在甲醇、三氯甲烷和丙酮中不溶。链霉素比较稳定，但其游离碱或盐均易吸收空气中的水分而潮解，稳定性显著下降。链霉素的水溶液比较稳定，但易受 pH 和温度的影响。

链霉素通过干扰细菌蛋白质合成而发挥抗菌作用，对结核分枝杆菌有强大抗菌作用，对各种皮肤结核病皆有效，有抑制结核杆菌繁殖及毒素产生的作用，但结核杆菌对链霉素的耐药性产生迅速，宜与其他抗结核药联合应用。链霉素对许多革兰阴性杆菌如克雷伯菌属、变形杆菌属、肠杆菌属、脑膜炎球菌和淋球菌等也有抗菌作用。链霉素对葡萄球菌属及其他革兰阳性球菌的作用差，各种链球菌、铜绿假单胞菌和厌氧菌对其耐药。由于链霉素毒副作用较明显，加之其他新型抗生素品种的不断推出，除抗结核治疗外，临床已较少用其治疗其他急性细菌性感染。

链霉素一般作肌内注射，口服不易吸收，只适用于肠道感染。肌内注射后吸收良好，主要分布于细胞外液，并可分布至除脑以外的全身器官组织，到达脑脊液、脑组织和支气管分泌液中的量很少，但可到达胆汁、胸腔积液、腹水、结核性脓肿和干酪样组织，并可通过胎盘进入胎儿组织。蛋白结合率 20%～30%。血消除半衰期（$t_{1/2\beta}$）2.4～2.7 小时，肾功能减退时可显著延长。该药在体内不代谢，主要以原药形式经肾小球滤过排出，给药后 24 小时尿中排出 80%～

98%，约 1% 从胆汁排出，少量从乳汁、唾液和汗液中排出。

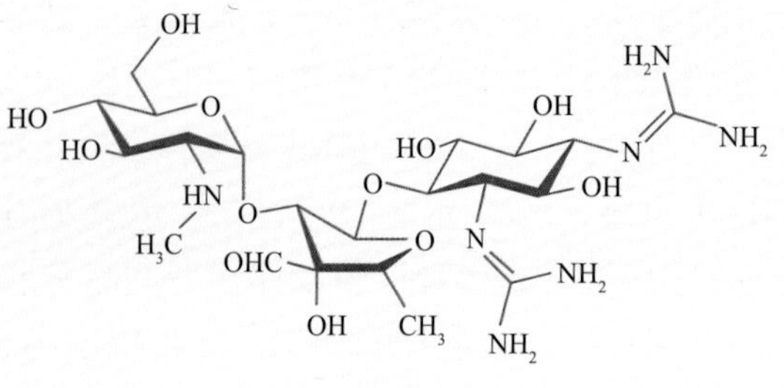

链霉素的急性毒性反应以麻木、头晕、耳聋等为多见，亦有发生口周麻木、头晕、运动失调、头痛、乏力、呕吐、颜面潮红，严重者发生大汗、呼吸困难、痉挛，一般认为与其所含杂质有关。链霉素的慢性毒性反应包括：①第Ⅷ脑神经损害。主要表现为眩晕、头痛、共济失调、耳鸣和耳聋等。②对局部的刺激。肌内注射局部疼痛、肿胀、无菌性脓肿等，鞘内注射可引起发热、苍白、激动、食欲不振、抽搐、休克，严重者可导致死亡等。③对肾的损害较轻，表现为蛋白尿和管型尿，部分出现肾功能暂时减退，停药后可恢复。④对骨髓的抑制。表现为白细胞、血小板减少，再生障碍性贫血及血细胞减少症等，以白细胞减少为常见，再障及全血细胞减少偶见。⑤还有多毛症、结膜炎、关节痛、心肌炎、中毒性脑病等。

链霉素存在交叉过敏现象，对一种氨基糖苷类过敏的患者可能对其他氨基糖苷类也过敏。由于链霉素有耳毒性、肾毒性及神经肌肉阻滞作用，患者存在上述情况时应慎用。链霉素使用过程中应定期检测患者肾功能和听力，监控药物毒性，有条件时监测血药浓度，调整剂量。

(游雪甫 李聪然)

xīnméisù

新霉素（neomycin） 弗氏链霉菌（*Streptomyces fradiae*）和白浅灰链霉菌（*Streptomyces albogriseus*）产生的母核为 2-脱氧链霉胺的氨基糖苷类抗生素。1949 年发现于瓦克斯曼（Waksman）的实验室，主要为新霉素 B 和 C 的混合物。分子式为 $C_{23}H_{46}N_6O_{13}$，

图1 链霉素的结构式

分子量为 614.64，为白色或类白色的粉末。

新霉素主要与细菌核糖体 30S 亚单位结合，抑制细菌蛋白质的合成而发挥抗菌作用。新霉素对结核分枝杆菌有强大抗菌作用，最低抑菌浓度一般为 0.5mg/ml。非结核分枝杆菌对新霉素大多耐药。新霉素对许多革兰阴性杆菌如大肠埃希菌、克雷伯菌属、变形杆菌属、沙门菌属、志贺菌属、布鲁菌属、巴斯德杆菌属等也有抗菌作用；脑膜炎球菌和淋球菌亦对新霉素敏感。新霉素对葡萄球菌属及其他革兰阳性球菌的作用差，各组链球菌、铜绿假单胞菌和厌氧菌对新霉素耐药。细菌与新霉素接触后极易产生耐药性。新霉素和其他抗菌药物或抗结核药物联合应用可减少或延缓耐药性的产生。新霉素与卡那霉素有完全交叉耐药性，与链霉素有部分交叉耐药性。

与同类抗生素类似，有肾毒性和内耳毒性，它对内耳的伤害，往往是不可逆转的。较少发生的有听力减退、耳鸣或耳部饱满感（耳毒性）；步态蹒跚、头昏或步履不稳（前庭毒性）；尿量或排尿次数显著减少，或极度口渴（肾毒性）。另可发生口周或肛周刺激或疼痛、恶心或呕吐（较多）；腹泻或色淡带恶臭脂肪性粪便或大量放气（吸收不良综合征）、皮疹（很少）；消化道反应、食欲不振、恶心、呕吐等。还可发生迟发型变态反应。用量大时还可有神经中毒症状、呼吸抑制等。在氨基糖苷类中该药的神经肌肉接头抑制作用最强，曾有不少患者发生严重呼吸抑制甚至死亡。有第Ⅷ脑神经损害、肠梗阻、重症肌无力、帕金森病、肾功能损害、结肠溃疡性病变等的患者慎用该药。

新霉素可制成霜剂、膏剂、滴眼剂等外用药物。新霉素口服时通常与其他抗生素联用，主要用于结肠手术前准备、肝昏迷时作为辅助治疗，或用于小肠细菌生长过量的治疗。由于肾毒性很大，新霉素一般不使用静脉给药。新霉素还可以小剂量（通常 0.025mg 每剂）加入到疫苗中作为保存剂使用。

（游雪甫 李聪然）

hétángméisù

核糖霉素（ribostamycin；ribostamycin；vistamycin；SF-733） 核糖苷链霉菌（*Streptomyces ribosidificus*）产生的一种母核为 2-脱氧链霉胺的氨基糖苷类抗生素。又称威他霉素、威斯他霉素、维生霉素。最初于 1970 年前后从日本土壤中分离。常用其硫酸盐，为无色或白色粉末，易溶于水。核糖霉素分子式为 $C_{17}H_{34}N_4O_{10}$，分子量为 454.47。

核糖霉素主要与细菌核糖体 30S 亚单位结合，抑制细菌蛋白质合成而抗菌。核糖霉素抗菌谱与卡那霉素相似，但抗菌作用较弱。对大肠埃希菌、克雷伯菌属、变形杆菌属等有较好抗菌活性，对部分葡萄球菌属（甲氧西林敏感株）、淋球菌、脑膜炎球菌亦有较好作用，对结核分枝杆菌和链球菌属有微弱作用，对铜绿假单胞菌和厌氧菌无作用。

核糖霉素临床上用于敏感的革兰阴性杆菌所致呼吸道、腹腔、胸腔、泌尿道、皮肤和软组织、骨组织以及眼、耳、鼻部等感染。常与广谱半合成青霉素类、头孢菌素类或其他抗菌药物联合应用。核糖霉素口服吸收少，临床上主要肌内注射给药。但因氨基糖苷类与 β-内酰胺类（头孢菌素类或青霉素类）混合时可导致相互失

活，注射用硫酸核糖霉素与上述抗生素合用时必须分瓶注射。注射用硫酸核糖霉素亦不宜与其他药物同瓶注射。注射用硫酸核糖霉素仅供肌内注射，通常疗程不宜超过 14 天。核糖霉素在体内分布广，主要分布于细胞外液，可进入各组织，包括房水、羊水、乳汁，但不易穿透血脑屏障，脑脊液中浓度低。核糖霉素在体内不代谢，主要以原型从肾排泄。

核糖霉素不良反应类似卡那霉素，但较轻，尤其是对听觉和肾脏的毒性均较小。不良反应有神经肌肉阻滞作用、皮疹、头痛、麻木、耳鸣、胸部压迫感，以及血尿素氮、氨基转移酶活性升高等。用药过程中注意监测肾功能和听力。第Ⅷ脑神经损害、重症肌无力、肾功能损害等患者慎用该药物。

（游雪甫 李聪然）

kǎnàméisù

卡那霉素（kanamycin） 1957 年日本人梅泽滨夫从卡那链霉菌（*Streptomyces kanamyceticus*）的肉汤培养液中分离提纯得到的一种母核为 2-脱氧链霉胺的氨基糖苷类抗生素。卡那霉素是以卡那霉素 A 为主的卡那霉素 A、B、C 这 3 种成分的混合物，分子式为 $C_{18}H_{36}N_4O_{11}$，分子量为 484.50。卡那霉素为白色或类白色粉末，易溶于水，通常使用其盐酸盐或硫酸盐，即盐酸卡那霉素或硫酸卡那霉素。卡那霉素是世界卫生组织基本药物标准清单中的品种。对卡那霉素 A 进行结构改造（1-N 氨基位的化学修饰）得到的半合成衍生物阿米卡星，不仅对多种革兰阴性菌产生的氨基糖苷类修饰酶稳定，并且保留了卡那霉素 A 的原有抗菌活性。

卡那霉素是一种蛋白质生物

合成抑制剂，通过与 30S 核糖体亚基结合使 mRNA 密码误读而抗菌。大肠埃希菌、肺炎克雷伯菌、变形杆菌属、结核分枝杆菌和金黄色葡萄球菌的一些菌株对该药敏感。铜绿假单胞菌、革兰阳性菌（除金黄色葡萄球菌外）、厌氧菌、非结核分枝杆菌、立克次体属、真菌、病毒等对该药耐药。卡那霉素与其他氨基糖苷类药物间存在一定的交叉耐药性。

卡那霉素的给药方式包括口服、静脉给药和肌内注射。口服用于治疗敏感菌所致肠道感染及用作肠道手术前准备，并有减少肠道细菌产生氨的作用，对肝硬化消化道出血患者的肝昏迷有一定防治作用。肌内注射用于敏感菌所致的系统感染，如肺炎、败血症、尿路感染等。卡那霉素较易渗入胸腔积液、腹水，在脑脊液中不能达到有效浓度。卡那霉素稀释到一定浓度喷施于棉花叶子上，可用于鉴定是否为转 Bt 基因（来源于苏云金芽孢杆菌的一种杀虫基因）抗虫棉，叶子发黄不抗棉铃虫，不变色则为抗虫棉。分子生物学中，卡那霉素可作为选择抗性试剂筛选分离携带卡那抗性基因的菌落。

卡那霉素的毒性发生率较高者有听力减退、耳鸣或耳部饱满感，血尿、排尿次数减少或尿量减少、食欲减退、极度口渴，步履不稳、眩晕，恶心或呕吐。其引起的耳蜗神经损害停药后仍可继续发展，耳毒性较链霉素、庆大霉素等大，但低于新霉素。发生率较少者有呼吸困难、嗜睡或软弱，偶有变态反应、皮疹、药物热等，严重者可休克甚至死亡，也可有神经系统症状、心肌抑制、呼吸衰竭等。肾功能不全者慎用。

（游雪甫 李聪然）

qìngdàméisù
庆大霉素（gentamycin） 母核为 2-脱氧链霉胺的一种重要氨基糖苷类抗生素。又称正泰霉素，分子式为 $C_{21}H_{43}N_5O_7$，分子量为 477.60。常用其硫酸盐，为白色或类白色结晶性粉末，无臭，易吸潮。易溶于水，不溶于乙醇、乙醚、丙酮或三氯甲烷。庆大霉素是为数不多的热稳定性抗生素，广泛应用于实验室研究中的培养基配制。最早于 1963 年由美国先灵葆雅（Schering）公司的温斯坦（Weinstein）等人从绛红小单孢菌（*Micromonospora purpurea*）及棘孢小单孢菌（*Micromonospora echinospora*）培养物中分离获得，该药于 1969 年在美国上市。1972 年和 1990 年，日本协和发酵工业株式会社（Kyowa Hakko Kogyo Co Ltd）的冈地谅（Ryo Okachi）等人和俄罗斯的 Abrasimovskiǐ 等人又分别从另两种小单孢菌（*Micromonospora sagamiensis* 和 *Micromonospora purpurea var. violaceae*）的发酵产物中分离获得该抗生素。在中国，1966 年福建微生物所的王岳等人从一株绛红小单孢菌的发酵产物中成功分离出庆大霉素，并于 1969 年实现工业化生产。临床使用的庆大霉素主要是庆大霉素 C 组分，包括庆大霉素 C_1、C_{1a}、C_2、C_{2a}、C_{2b}，主要成分为 C_1、C_{1a}、C_2。庆大霉素是世界卫生组织基本药物标准清单中的品种。

庆大霉素能与细菌核糖体 30S 亚基结合，阻断细菌蛋白质合成而抗菌。对大肠埃希菌、产气肠杆菌、肺炎克雷伯菌、奇异变形杆菌、某些吲哚变形杆菌、铜绿假单胞菌、某些奈瑟菌、某些无色素沙雷菌和志贺菌属等革兰阴性菌有抗菌作用。革兰阳性菌中，金黄色葡萄球菌对其敏感，链球菌属耐药。厌氧菌、结核分枝杆菌、立克次体属、病毒和真菌亦耐药。适用于敏感细菌所致的新生儿脓毒症、败血症、中枢神经系统感染（包括脑膜炎）、泌尿生殖系统感染、呼吸道感染、消化道（含胆道）感染、腹膜感染、耳鼻喉感染、皮肤/骨骼/软组织感染（包括烧伤）、李斯特菌病。庆大霉素可静注、肌内注射或外用，外用主要用于烫伤及眼外部感染等。庆大霉素也曾口服用于肠道手术前准备或肠道细菌感染。

庆大霉素的不良反应包括耳毒性、肾毒性、神经肌肉阻滞等。常见不良反应包括听力减退、耳鸣或耳部饱满感、血尿、排尿次数显著减少或尿量减少、食欲减退、极度口渴、步履不稳、眩晕、呼吸困难、嗜睡、软弱无力等。全身应用合并鞘内注射时，可引起腿部抽搐、皮疹、发热和全身痉挛等。其他不良反应还包括恶心、呕吐、血细胞减少、变态反应等。

（游雪甫 李聪然）

dàguānméisù
大观霉素（spectinomycin） 壮观链霉菌（*Streptomyces spectabilis*）产生的一种由中性糖和氨基环醇以苷键连接而成的氨基糖苷类抗生素。又称奇放线菌素、奇霉素、壮观霉素。大观霉素于 1961 年发现，常用其盐酸盐，为白色或类白色结晶性粉末，易溶于水，1% 溶液的 pH 为 3.8~5.6。大观霉素分子式为 $C_{14}H_{24}N_2O_7$，分子量为 332.35，被世界卫生组织基本药物目录收录。

大观霉素的作用机制是与细菌核糖体 30S 亚单位结合，抑制细菌蛋白质的合成。主要对淋球菌（包括产 β-内酰胺酶株）有良好抗菌活性；对许多肠杆菌科细菌有中度抗菌活性；普罗菲登菌和铜绿假单胞菌对大观霉素耐药。对大观霉素耐药的菌株往往对链霉素、庆大霉素、妥布霉素等仍敏感。大观霉素对溶脲脲原体有良好作用，对沙眼衣原体和梅毒螺旋体无活性。

大观霉素是淋球菌所致尿道、宫颈和直肠感染的二线用药，可用于对青霉素、头孢类抗生素等耐药的菌株引起的感染。多数淋病患者同时合并沙眼衣原体感染，因此应用大观霉素治疗后应继以 7 日疗程的四环素、多西环素或红霉素治疗。大观霉素与其他氨基糖苷类抗生素相比，对动物毒副作用小，且在动物体内几乎不残留，是兽用抗生素的首选药物之一。

孕妇禁用，哺乳期妇女用药尚不明确。若使用大观霉素，应暂停哺乳。新生儿禁用。小儿淋病患者对青霉素类或头胞菌素类过敏者可应用大观霉素。

大观霉素的不良反应包括注射部位疼痛、荨麻疹、眩晕、恶心、发热、寒战、失眠等；偶见血红蛋白和红细胞比容减少、肌酐清除率降低以及碱性磷酸酶、血尿素氮和转氨酶等升高；也有尿量减少的病例发生。肾病患者忌用。无明显的耳毒性。

（游雪甫　李聪然）

āmǐkǎxīng
阿米卡星（amikacin）
母核为 2-脱氧链霉胺的氨基糖苷类抗生素。俗称丁胺卡那霉素、阿米卡霉素。分子式为 $C_{22}H_{43}N_5O_{13}$，分子量为 585.60。临床上，主要使用阿米卡星的硫酸盐。硫酸阿米卡星为白色或类白色结晶性粉末，几乎无臭、无味。极易溶于水，

不溶于甲醇、丙醇、乙醚等有机溶剂。阿米卡星为卡那霉素 A 的半合成衍生物，1976 年上市，为世界卫生组织基本药物标准清单中品种。

阿米卡星通过与细菌核糖体的 30S 亚单位的 16S rRNA 的保守 A 位点结合，引起 mRNA 错读和细菌蛋白质合成受阻而发挥作用。阿米卡星对多数肠杆菌科细菌，如大肠埃希菌、克雷伯菌属、变形杆菌属、志贺菌属、沙门菌属、枸橼酸杆菌属、沙雷菌属等均有良好作用，对铜绿假单胞菌及假单胞菌属其他细菌、不动杆菌属、产碱杆菌属等亦有良好作用，对脑膜炎球菌、淋球菌、流感嗜血杆菌、耶尔森菌属、胎儿弯曲菌、结核分枝杆菌及某些非结核分枝杆菌属亦有较好的抗菌作用，其抗菌活性比庆大霉素略低。阿米卡星最突出的优点是对许多肠道革兰阴性杆菌所产生的氨基糖苷类钝化酶稳定，不会因此类酶钝化而失去抗菌活性。革兰阳性球菌中除对葡萄球菌属中甲氧西林敏感株有良好抗菌作用外，肺炎球菌、各组链球菌及肠球菌属对之大多耐药。对厌氧菌无效。与半合成青霉素类或头孢菌素类合用常可获协同抗菌作用。主要用于治疗严重院内多药耐药革兰阴性菌感染。

阿米卡星口服不吸收，可静脉注射或肌内注射。肌内注射后吸收迅速，主要分布于细胞外液，正常婴儿脑脊液中浓度可达同时期血药浓度的 10%～20%，若脑膜有炎症，则可达同期血药浓度的 50%，但在心脏心耳组织、心包液、肌肉、脂肪和间质液内的浓度很低；5%～15% 的药量重新分布到各种组织，可在肾脏皮质细胞和内耳液中积蓄。穿过胎盘，

尿中浓度高，滑膜液中可达治疗浓度。支气管分泌物、胆汁及房水中浓度低，腹水中浓度很难预测。阿米卡星主要通过肾清除。

阿米卡星的不良反应包括耳毒性、肾毒性、神经毒性等。耳毒性和肾毒性与卡那霉素相近，肾功能不全患者用药时，应根据肌酐清除率调整剂量，如减少用药频率等。耳毒性包括用药后可发生耳鸣、耳部饱胀感、高频听力减退，严重者可进展至耳聋。前庭功能损害亦偶有报道，一般于停药后症状可逐渐减轻或恢复，但个别在停药后仍继续发展至耳聋。肾毒性包括肾轻度损害或尿素氮、血肌酐值升高，严重者可出现肾功能衰竭。肾损害大多为可逆性，发生率<10%，停药后可恢复。神经毒性包括神经肌肉接头阻滞反应等，较少见。其他反应有恶心、呕吐，偶见头痛、药热、皮疹、震颤、麻木、关节痛、嗜酸性粒细胞增多、肝功能异常、贫血、低血压及视物模糊等。较长时间应用后亦可引起念珠菌二重感染。

（游雪甫　李聪然）

yītìmǐxīng
依替米星（etimicin）
中国江苏省微生物研究所科研人员赵敏等自行开发的一种半合成水溶性氨基糖苷类抗生素。又称爱大霉素、抗生素89-07，母核为 2-脱氧链霉胺，1997 年批准生产上市。依替米星是庆大霉素 C_{1a} 的衍生物（1-N-乙基化庆大霉素 C_{1a}），分子式为 $C_{21}H_{43}N_5O_7$，分子量为 477.59。依替米星为水溶性白色或类白色粉末，吸湿性强，熔点95～105℃，注射剂为无色或几乎无色的澄明液体。

依替米星的作用机制是抑制

敏感菌的蛋白质合成，有高效、安全、广谱、交叉耐药性较少等特点。依替米星对大部分革兰阳性菌及革兰阴性菌均有良好的抗菌作用，尤其对大肠埃希菌、肺炎克雷伯菌、沙雷菌属、奇异变形杆菌、沙门菌属、流感嗜血杆菌及葡萄球菌属等均有较高的抗菌活性，对部分庆大霉素、小诺米星和头孢唑啉耐药的金黄色葡萄球菌、大肠埃希菌和肺炎克雷伯菌有效。对产生青霉素酶的部分葡萄球菌和部分低水平甲氧西林耐药的葡萄球菌，亦有一定抗菌活性。适用于对其敏感的大肠埃希菌、肺炎克雷伯菌、沙雷菌属、枸橼酸杆菌属、不动杆菌属、变形杆菌属、流感嗜血杆菌、铜绿假单胞菌和葡萄球菌属等引起的各种感染。

依替米星的血清消除半衰期约为 1.5 小时，用药后 24 小时尿中原型排泄量约为 80%，与血清蛋白的结合率约为 25%。它可分布于体内各组织中，其中以肾浓度最高。主要静脉滴注给药，必要时可与 β-内酰胺类或其他抗生素合用。对肾功能不良者，原则上不用改变剂量，必要时应调整剂量，并应监测血清中依替米星的浓度。

依替米星的不良反应主要为耳、肾毒性、神经肌肉阻滞、变态反应等，发生率和严重程度与奈替米星相似，低于阿米卡星。肾毒性主要症状为尿素氮、肌酐活性升高，蛋白尿，尿中红细胞，管型尿等，大样本数据发生率多数<1%。依替米星耳毒性和前庭毒性主要表现为眩晕、耳鸣、听力下降、平衡异常等，发生率大多在 1% 以下。依替米星神经肌肉阻滞副作用较少见报道。其他不良反应包括主要表现为丙氨酸氨基转移酶升高的肝损害、恶心、皮疹、静脉炎、心悸、胸闷及皮肤瘙痒等。

（游雪甫　李聪然）

nàitìmǐxīng

奈替米星（netilmicin；gertomycin；Sch 20569）

母核为 2-脱氧链霉胺，属半合成氨基糖苷类抗生素。又称立菌克星、立克菌星、乙基西梭（索）霉素、奈替霉素、乙基西梭（索）米星、乙基紫苏霉素。1975 年，美国先灵葆雅（Schering）药厂将西索米星结构中 2-脱氧链霉胺 1-N 位上的氨基乙基化，创制了乙基西索米星，即奈替米星。奈替米星的分子式为 $C_{21}H_{41}N_5O_7$，分子量为 475.58。

奈替米星的抗菌谱广，抗菌作用与庆大霉素相似，对大肠埃希菌、克雷伯菌属、沙雷菌属、枸橼酸杆菌属、变形杆菌属、沙门菌属、志贺菌属、流感嗜血杆菌等均有良好抗菌活性；对铜绿假单胞菌等假单胞菌、普鲁威登菌和不动杆菌属等的某些细菌亦具有抗菌活性，但奈替米星对铜绿假单胞菌等的抗菌活性低于庆大霉素或妥布霉素；对葡萄球菌属，包括甲氧西林敏感菌株和部分甲氧西林耐药菌株也具有抗菌作用；对肺炎球菌、溶血性链球菌、粪肠球菌的抗菌作用较差。奈替米星对某些氨基糖苷类钝化酶如乙酰转移酶 AAC（3）稳定，故对部分庆大霉素、卡那霉素、妥布霉素、西梭米星耐药菌仍有效。

奈替米星口服不吸收，可注射或静滴给药，主要用于铜绿假单胞菌、大肠埃希菌、克雷伯菌属、变形杆菌属、肠杆菌属、枸橼酸杆菌属、沙雷菌属、流感嗜血杆菌等革兰阴性杆菌所致的败血症以及呼吸道、泌尿生殖道、皮肤和软组织、骨和关节、腹腔、创伤等部位的严重感染，尤其是对庆大霉素耐药菌株引起的感染。与青霉素类或头孢菌素类联合，用于病原未查明发热患者的经验治疗。

奈替米星的毒性反应包括引起轻度听力损害及肾损害，用药后患者可出现管型尿，以及血尿素氮和肌酐值升高等，但症状大都轻微而可逆。奈替米星偶可引起头痛、视物模糊、瘙痒、恶心、呕吐、皮疹、血清转氨酶和碱性磷酸酶活性增高，嗜酸性粒细胞增高等。

（游雪甫　李聪然）

tuǒbùméisù

妥布霉素（tobramycin）

由黑暗链霉菌（Streptomyces tenebrarius）得到的一种母核为 2-脱氧链霉胺的氨基糖苷类抗生素。1967 年开发。又称抗普霉素、尼拉霉素因子 6、托霉素、托普霉素、妥布拉霉素。可从黑暗链霉菌制备，亦可从卡那霉素（kanamycin）B 脱氧制备，临床制剂为其硫酸盐。妥布霉素为白色固体，易溶于水，极微溶于乙醇，不溶于三氯甲烷、乙醚。妥布霉素分子式为 $C_{18}H_{37}N_5O_9$，分子量为 467.52。

妥布霉素能结合在 30S 和 50S 的联结位置，阻碍 70S 复合物的形成，使 mRNA 不能翻译成蛋白质，导致细胞死亡。主要对革兰阴性菌，如铜绿假单胞菌、大肠埃希菌、克雷伯菌属、变形杆菌属、枸橼酸杆菌属有效。革兰阳性菌中仅对金黄色葡萄球菌有效。临床主要用于敏感细菌引起的严重感染，如革兰阴性菌特别是铜绿假单胞菌、大肠埃希菌及肺炎克雷伯菌等引起的烧伤感染、败血症、呼吸系统感染、泌尿系统感染、胆囊胆道感染及软组织严重感染等。妥布霉素不经胃肠道吸收，全身用药时需静脉注射或肌内注射给药，用于铜绿假单胞菌脑膜炎或脑室炎时可鞘内注射给药，用于支气管及肺部感染时可同时气溶胶吸入妥布霉素作为辅助治疗。也可用作滴眼液。妥布霉素肌内注射或静脉注射后20~45分钟达到血浆峰浓度，半衰期约2小时。血浆蛋白结合率低，主要分布于细胞外液，不易透过血脑屏障。在体内不易代谢转化，主要以原型药的形式由肾排出。肾功能障碍患者应调整用药剂量。

妥布霉素对听神经和肾有一定毒性。发生率较多者有听力减退、耳鸣或耳部饱满感、血尿、排尿次数显著减少或尿量减少、食欲减退、极度口渴、步履不稳、眩晕。发生率较低者有呼吸困难、嗜睡、极度软弱无力。妥布霉素引起肾功能减退的发生率比庆大霉素低。可引起胃肠道反应：恶心、呕吐、食欲不振、腹胀、腹泻等。可有肝损害（如转氨酶活性升高）、血小板减少、白细胞减少、粒细胞减少、皮疹、静脉炎等。

（游雪甫 李聪然）

xiǎonuòmǐxīng

小诺米星（micronomicin；micronomicin；sagamicin）

2-脱氧链霉胺母核结构氨基糖苷类抗生素。又称小单胞菌素、小诺霉素、沙加霉素、相模霉素、相模湾霉素。日本协和发酵公司1982年上市。小诺米星的硫酸盐为白色粉末，无臭，几无味，易溶于水，不溶于常见有机溶剂。水溶液的pH约为6.5，室温下稳定。分子式为$C_{20}H_{41}N_5O_7$，分子量为463.56。

小诺米星抗菌谱近似庆大霉素，与其他氨基糖苷类交叉耐药性较轻。作用机制是与细菌核糖体30S亚单位结合，抑制细菌蛋白质合成。小诺米星抗菌谱广，抗菌活性高，对大肠埃希菌、产气杆菌、克雷伯菌属、奇异变形杆菌、铜绿假单胞菌等革兰阴性菌有抗菌作用。革兰阳性菌中，对金黄色葡萄球菌（包括产β-内酰胺酶株）有效，而对化脓链球菌、肺炎球菌、粪肠球菌等作用弱。厌氧菌（类杆菌属）、结核分枝杆菌、立克次体属、病毒和真菌对该品耐药。小诺米星对细菌产生的氨基糖苷乙酰转移酶AAC（6′）稳定，故对产该酶的细菌仍有抗菌活性。

小诺米星主要用于大肠埃希菌、克雷伯菌属、变形杆菌属、沙雷菌属、铜绿假单胞菌等革兰阴性杆菌引起的呼吸道、泌尿道、腹腔以及外伤感染，也可用于败血症。小诺米星口服在胃肠道不易被吸收，一般多采用肌内注射法，其他给药方式还包括静脉滴注、眼科滴剂给药等。给药后吸收完全、迅速，局部无刺激，30~40分钟血药浓度达峰值。易分布至各脏器，可向痰液、扁桃体、胸腔内脓液、脐带血、羊水移行，也在胆汁、脑脊髓液、房水中少量分布，在肺、支气管分泌物、前列腺、肾皮质和髓质中有良好分布。在肝中几乎不被代谢，血药浓度个体差异大，消除半衰期约2.5小时，老年肾功能轻度损伤者半衰期延至约4.3小时。主要以原型药物形式经肾小球过滤而排泄，单剂量给药6~8小时尿中药物回收率为给药量的60%~70%。

小诺米星的耳肾毒性反应明显少于其他氨基糖苷类，主要包括长期或大剂量应用可能引起的听力障碍、耳鸣、眩晕、耳痛、耳闭塞感等听神经损害；口唇和四肢麻木，罕见头重感；偶见血尿素氮含量上升、暂时性的轻微蛋白尿；偶见门冬氨酸氨基转移酶、碱性磷酸酶及血清胆红素上升；以及腹泻、恶心、呕吐、口炎、血常规变化、皮疹、瘙痒、发热等。

（游雪甫 李聪然）

β-nèixiān'ànlèi kàngshēngsù

β-内酰胺类抗生素（beta-lactam antibiotic）

化学结构中具有β-内酰胺环的一大类抗生素。包括临床最常用的青霉素与头孢菌素，以及新发展的头霉素类、甲砜霉素类、单环β-内酰胺类等其他非典型β-内酰胺类抗生素。β-内酰胺类抗生素是发展最早、临床应用最广、品种数量最多和近年研究最活跃的一类抗生素，结构上的共同特点是都含有1个β-内酰胺环（图1），此类抗生素具有杀菌活性强、毒性低、适应证范围广及临床疗效好的优点。β-内酰胺类抗生素的化学结构，特别是侧链的改变形成了许多不同抗菌谱和抗菌作用以及各种临床药理学特性的抗生素。

各种β-内酰胺类抗生素的作用机制相似，都能抑制胞壁肽聚糖合成酶，即青霉素结合蛋白（penicillin binding protein，PBP），阻碍细胞壁肽聚糖合成，使细菌胞壁缺损，菌体膨胀裂解。对细菌的致死效应还应包括触发细菌的自溶酶活性，缺乏自溶酶的突变株则表现出耐药性。哺乳动物无细胞壁，不受β-内酰胺类药物的影响，因而β-内酰胺类抗生素有对细菌的选择性杀菌作用，对

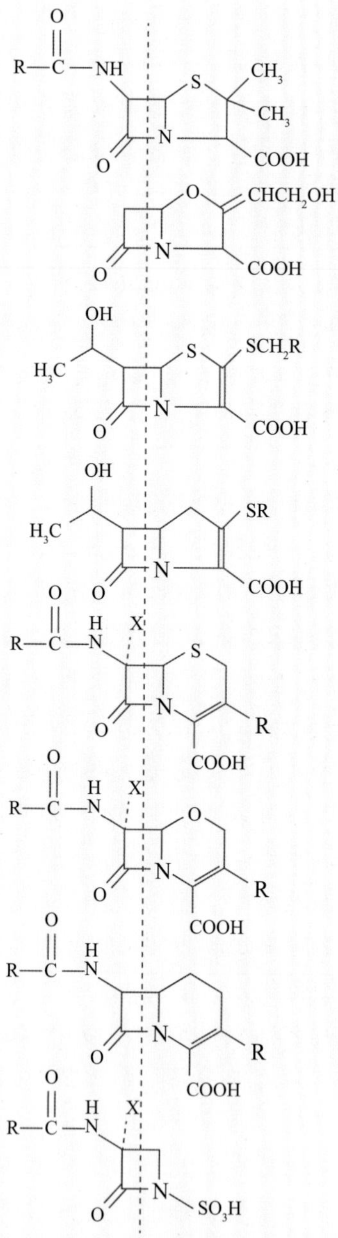

图1 β-内酰胺类抗生素的β-内酰胺环

（图中标注：青霉烷、氧青霉烷、青霉烯、碳青霉烯、头孢烯、氧头孢烯、碳头孢烯、单环内酰胺）

宿主毒性小。21世纪初已证实细菌胞质膜上特殊蛋白PBP是β-内酰胺类药的作用靶位。各种细菌细胞膜上的PBP数目、分子量、对β-内酰胺类抗生素的敏感性不同，但分类学上相近的细菌，其PBP类型及生理功能则相似。例如大肠杆菌有7种PBP，PBP1A、PBP1B与细菌延长有关，青霉素、氨苄西林、头孢噻吩等与PBP1A、PBP1B有高度亲和力，可使细菌

生长繁殖和延伸受抑制，并溶解死亡，PBP2与细管形状有关，美西林、棒酸与硫霉素（亚胺培南）能选择性地与其结合，使细菌形成大圆形细胞，对渗透压稳定，可继续生几代后才溶解死亡。PBP3功能与PBP1A相同，但量少，与中隔形成、细菌分裂有关，多数青霉素类或头孢菌素类抗生素主要与PBP1和/或PBP3结合，形成丝状体和球形体，使细菌发生变形萎缩，逐渐溶解死亡。PBP1、PBP2、PBP3是细菌存活、生长繁殖所必需，PBP4、PBP5、PBP6与羧肽酶活性有关，对细菌生存繁殖无重要性，抗生素与之结合后，对细菌无影响。

临床上使用的绝大多数β-内酰胺类抗生素，是通过微生物发酵后产生的青霉素和头孢菌素C作为原料，酶法或/和化学法获得关键中间体6-氨基青霉烷酸和7-氨基头孢烷酸、7-氨基脱乙酰头孢烷酸等，再通过化学合成的方法获得。但也有很多β-内酰胺类抗生素直接通过化学合成的方法获得，如碳青霉素类抗生素、

单环类，以及舒巴坦和阿维巴坦等。

（陈代杰）

qīngméisùlèi kàngshēngsù
青霉素类抗生素 （penicillins）

含青霉烷基本母核的β-内酰胺类抗生素。从制备方法而言，一般可分为天然青霉素和半合成青霉素。临床应用的天然青霉素类抗生素只有青霉素G和青霉素V两种，其余的都为半合成青霉素。按抗菌谱和耐药性分，青霉素类抗生素可分为5类：窄谱青霉素类、耐酶青霉素类、广谱青霉素类、抗铜绿假单胞菌广谱青霉素类和抗革兰阴性（G⁻）菌青霉素类。

耐酶青霉素类抗生素的化学结构特点是通过酰基侧链（R_1）的空间位障作用保护了β-内酰胺环，使其不易被酶水解、耐酸、耐酶、可口服。广谱青霉素类抗生素对革兰阳性（G⁺）菌及G⁻菌都有杀菌作用，还耐酸可口服，但不耐酶，对铜绿假单孢菌无效。抗铜绿假单胞菌广谱青霉素其抗菌谱与氨苄西林相似，特点是对铜绿假单胞菌及变形杆菌属作用较强。

以青霉素为代表的β-内酰胺抗生素作用机制的研究，经历了5个阶段。第一阶段，是从弗莱明（Fleming）观察到青霉素抑杀G⁺菌要比G⁻菌更为有效开始，至1945年观察到青霉素对细菌的形态学的效应为止，人们得出的结论是青霉素必定干扰了细菌细胞的表面结构。第二阶段，随着对细菌细胞壁的分离和肽聚糖组成的认识开始，人们观察到在青霉素的作用下，细菌细胞变成了球形，酷似受溶菌酶作用而产生的原生质体，由此认为青霉素必定影响了细胞壁的合成。帕克

（Park）及其同事则观察到受抑制的葡萄球菌累积了尿核苷，推测这是由于青霉素阻断了细菌细胞壁合成的某一步。第三阶段，始于 1957 年，人们阐明了肽聚糖的结构及其生物合成，并确定青霉素是抑制了肽聚糖生物合成的最后一步（转肽反应）。第四阶段，可以认为是阐明了这类抗生素的作用靶位是青霉素结合蛋白，随后的很多新型 β-内酰胺类抗生素的开发就是依据这一研究结果设计诞生的。第五阶段，利用各种组学等先进的技术，研究青霉素类抗生素的网络抗菌作用机制。尽管如此，其很多科学问题有待进一步解答。

青霉素类抗生素是一类杀菌力强、毒性低、疗效确切、价格低廉的抗生素，一直是临床常用的抗生素，但由于易出现过敏性休克危害极大，有些青霉素必须做皮肤过敏试验后方可使用。对于这类抗生素产生变态反应的确切机制还不十分清楚，可能与这类抗生素在制备和储存过程中产生的多聚物有关，因为这类多聚物进入体内后与血液中的蛋白结合作为变应源，引起强烈的变态反应。由于头孢菌素类抗生素不仅基本没有变态反应，且其抗耐药菌活性等各方面的优越性，有关 β-内酰胺类抗生素的新品愈来愈多地来自头孢菌素类，而较少来自青霉素类抗生素。

（陈代杰）

qīngméisù
青霉素（penicillin）　又称青霉素 G（penicillin G）、青霉素钠、苄青霉素钠、青霉素钾、苄青霉素钾，俗称盘尼西林。微生物发酵产生的抗生素。1928 年，英国科学家弗莱明（Alexander Fleming）在实验研究中最早发现了青霉素，但由于当时技术不够先进，认识不够深刻，弗莱明并没有把青霉素单独分离出来。之后由弗洛里（Howard Walter Florey）和钱恩（Ernst Boris Chain）领导的团队，在美国政府的支持下，于 20 世纪 30 年代末 40 年代初实现规模化生产。40 年代初，青霉素用于临床，人们对青霉素进行大量研究后又发现一些青霉素，人们又对青霉素进行化学改造，得到了一些有效的半合成青霉素，70 年代又从微生物代谢物中发现了一些母核与青霉素相似也含有 β-内酰胺环，而不具有四氢噻唑环结构的青霉素类，可分为 3 代：第一代青霉素指天然青霉素，如青霉素 G（苄青霉素）；第二代青霉素是指以青霉素母核-6-氨基青霉烷酸（6-APA），改变侧链而得到半合成青霉素，如甲氧苯青霉素、羧苄青霉素、氨苄青霉素；第三代青霉素是母核结构带有与青霉素相同的 β-内酰胺环，但不具有四氢噻唑环，如硫霉素、奴卡霉素。

青霉素的发现是人类抗菌史上的一个里程碑。大量应用以后，许多曾经严重危害人类的疾病，诸如曾是不治之症的猩红热、化脓性咽喉炎、白喉、淋病以及各种结核病、败血症、肺炎、伤寒等，都受到了有效地抑制。很多原来几乎无法治疗的传染病的时代一去不复返，人类的平均寿命得以延长。

青霉素的临床应用已经超过了 70 年，但它仍然是一种非常有效的药物。特别是由此发展起来的被称之为 β-内酰胺类抗生素的大家族，是抗细菌感染的主要药物。青霉素类药物除了其中少部分有变态反应外，几乎没有其他毒副作用。这是由于青霉素类药物的作用机制是抑制细菌细胞壁的合成，而人体细胞没有细胞壁。

青霉素的变态反应较常见，在各种药物中居首位。严重的变态反应为过敏性休克（Ⅰ 型变态反应），发生率为 0.004% ~ 0.015%；Ⅱ 型变态反应为溶血性贫血、药疹、接触性皮炎、间质性肾炎、哮喘发作等；Ⅲ 型变态反应即血清病型反应亦较常见，发生率为 1% ~ 7%。过敏性休克不及时抢救者，病死率高。因此，使用青霉素的患者一定要严格按照医师的规定。

（陈代杰）

ānbiànqīngméisù
氨苄青霉素（ampicillin）　又称氨苄西林、氨苄青、安比西林、沙维西林、赛米西林、氨苄西、潘别丁。半合成的广谱青霉素。在青霉素的结构上加了氨苄基团，就是氨苄青霉素，在头孢菌素的结构上加氨苄基团就是头孢氨苄。氨苄西林的游离酸含 3 分子结晶水，供口服用，其钠盐供注射用。

氨苄西林对革兰阳性（G^+）菌的作用与青霉素 G 近似，对绿色链球菌和肠球菌的作用较优，但对很多敏感性的革兰阴性（G^-）菌有效，因此，是一种广谱青霉素。在抗 G^- 菌中，其对淋球菌、脑膜炎球菌、流感嗜血杆菌、百日咳杆菌、大肠埃希菌、伤寒杆菌、副伤寒杆菌、志贺菌属细菌、奇异变形杆菌、布氏杆菌等敏感菌有效，但易产生耐药性，且对耐药菌无效。氨苄西林主要用于敏感菌所致的泌尿系统、呼吸系统、胆管、肠道感染以及脑膜炎、心内膜炎等。氨苄西林可致过敏性休克，皮疹发生率较其他青霉素为高，可达 10% 或更多。有时也发生药物热。偶见粒细胞和血小板减少，少见肝功能异常，大剂量静脉给药可发生抽搐等神经症状。

氨苄西林价格低廉，疗效较好，广泛应用于临床，但应用中存在着不少问题，应引起重视。①稳定性问题。氨苄西林的水溶液易溶于水，但溶液极不稳定，易水解，放置后抗菌活性降低，降解程度与溶液浓度呈正相关。氨苄西林的葡萄糖溶液由于葡萄糖分子中的醛基可与氨苄青分子中的伯氨基脱水结合，促使氨苄西林效价降低，葡萄糖分子对其水解有催化作用，所以葡萄糖溶液浓度越高，氨苄西林水解越快。②过敏性问题。氨苄西林与青霉素有相似的结构，仅在青霉素 G 侧链的 α-位置上添加 1 个氨基，故存在交叉变态反应。临床上均以青霉素 G 做皮肤敏感试验确定患者是否对氨苄西林过敏。氨苄西林变态反应的发生率高，可致过敏性休克，甚至死亡，皮疹发生率可达 26%，高于其他抗生素。其他反应如皮肤瘙痒，药物热的发生率也较高，可达 10%。氨苄西林本身并不引起变态反应，其变应原主要是其中的杂质，该杂质主要有两类：一类是聚合物质，包括二聚物、三聚物、四聚物等；另一类为非聚合物类杂质。而青霉素 G 的变应原主要是青霉噻唑的原因，若患者青霉素 G 皮试阴性，但体内有亲聚合物的抗体，则氨苄西林中含较多聚合物时，再使用氨苄西林就可能发生变态反应，这样的病例在临床上也常见报道。

(陈代杰)

běnzuòxīlín

苯唑西林（oxacillin） 一种青霉素类抗生素。苯唑西林是针对青霉素酶攻击 β-内酰胺环设计，与氯唑西林、双氯西林和氟氯西林同属苯甲异噁唑类耐青霉素酶青霉素，为苯甲异噁唑类耐青霉素酶青霉素中最早开发的一个。苯唑西林为耐青霉素酶青霉素，其抗菌作用方式与青霉素相似。对产青霉素酶葡萄球菌有良好抗菌活性，对各种链球菌及不产青霉素酶的葡萄球菌抗菌活性则逊于青霉素 G。苯唑西林通过抑制细菌细胞壁合成而发挥杀菌作用。

苯唑西林对葡萄球菌产生的耐青霉素 β-内酰胺酶（简称青霉素酶）稳定，对产青霉素酶耐药金黄色葡萄球菌有效。对青霉素敏感的革兰阳性（G⁺）球菌如 A 组 β-溶血性链球菌（化脓性链球菌）、肺炎球菌、不产青霉素酶对青霉素敏感金黄色葡萄球菌等细菌也有不同程度的抗菌作用，但不如青霉素，相差 10 倍以上。青霉素类抗生素对淋球菌、脑膜炎球菌及常见的厌氧菌（脆弱类杆菌除外）也有一定作用但较弱。肠道阴性杆菌、铜绿假单胞菌、肠球菌、甲氧西林耐药金黄色葡萄球菌（methicillin-resistant staphylococcus aureus，MRSA）及脆弱类杆菌等均对本类抗生素耐药。甲氧西林耐药金黄色葡萄球菌的诊断用微生物法测定时，也常用苯唑西林对金黄色葡萄球菌的临界最低抑菌浓度 ≥4μg/ml 作为检出 MRSA 菌株的标准，这种菌株也称为抗药性金黄色葡萄球菌。这类抗生素抗菌作用机制与青霉素 G 相同，与细菌胞膜上主要与青霉素结合蛋白（penicillin binding proteins，PBPs）结合，影响细菌细胞壁的合成，导致菌体肿胀破裂死亡，为繁殖期杀菌药。

苯唑西林主要用于对青霉素耐药但对本药仍敏感的金黄色葡萄球菌感染。重症金黄色葡萄球菌感染有时即使加大剂量至 12～16g/d 仍难奏效，需与其他抗金黄色葡萄球菌抗生素如氨基糖苷类或利福平联合应用。但大剂量苯唑西林本身可能引起转氨酶活性升高，与有肝毒性的利福平联用，更需注意肝损害。苯唑西林对耐 MRSA 无效，故对苯唑西林耐药的金黄色葡萄球菌需注意鉴别是否为 MRSA，以便及时选用去甲万古霉素等有效抗生素治疗。

苯唑西林与其他 3 个同类品种均对胃酸稳定，口服吸收。苯唑西林口服吸收 30%，空腹口服 500mg，达峰时间 0.5～1 小时，血药峰浓度 4μg/ml，有效血药浓度维持 4～6 小时。肌内注射 0.5g，血药浓度比空腹口服同剂量高 3～4 倍。由于肌内注射有局部刺激作用，苯唑西林临床常用静脉滴注给药。苯唑西林血浆蛋白结合率为 91%～93%，自尿中排出给药量的 30%。部分药物随胆汁排出。丙磺舒能通过降低肾小管排泌作用延缓苯唑西林自尿中排出。异噁唑类青霉素在肝内代谢失活。在青霉素类抗生素中，苯唑西林是体内失活最快的。

(陈代杰)

āmòxīlín

阿莫西林（amoxicillin，AMO） 一种带氨基侧链的青霉素。其化学结构在氨苄西林的侧链苯环上多 1 个羟基，两者性质类似。尽管阿莫西林的抗菌作用其抗菌谱和对绝大多数细菌的体外抗菌作用基本与氨苄青霉素相同，但对肠球菌和沙门菌的作用比后者强 2 倍，体外杀菌实验和感染动物保护实验显示，阿莫西林对多种细菌的杀菌作用比氨苄西林迅速而强。这可能是因为它穿透细胞壁的能力较强，作用于细菌的细胞壁，使细胞壁的合成受到抑制。在酸性条件下稳定，胃肠道

吸收率达 90%，是应用较广泛的口服半合成青霉素之一

在临床中，阿莫西林可与林可霉素和红霉素联合用药治疗预防心内膜炎；与奥美拉唑合用可清除幽门螺杆菌；与雷尼替丁合用可治疗胃炎及消化性溃疡；与梭甲半胱氨酸合用可治疗慢性支气管炎。

阿莫西林与克拉维酸组成的复合物有抗菌谱广，对革兰阳性（G^+）菌和革兰阴性（G^-）菌、需氧菌和厌氧菌均有抗菌作用。其对产 β-内酰胺酶的金黄色葡萄球菌、表皮葡萄球菌有活性；对不产 β-内酰胺酶的球菌，复合剂中克拉维酸使阿莫西林活性升高 4 倍以上。产 β-内酰胺酶的粪链球菌及产与不产 β-内酰胺酶的梭菌属菌株对该复合物均敏感，但对耐甲氧西林葡萄球菌耐药。

阿莫西林治疗伤寒、其他沙门菌感染和伤寒带菌者可获得满意疗效。治疗敏感细菌不产 β-内酰胺酶的菌株所致尿路感染也有良好疗效，对下尿路感染患者和不产酶淋球菌尿道炎、宫颈炎，口服单次剂量 3g 即可获得满意疗效。肺炎球菌、不产青霉素酶金葡菌、溶血性链球菌和不产 β-内酰胺酶的流感嗜血杆菌所致的耳、鼻、喉感染，呼吸道感染和皮肤软组织感染等皆为适应证。钩端螺旋体病也可用阿莫西林。阿莫西林亦可用于敏感大肠埃希菌、奇异变形杆菌和粪肠球菌所致泌尿生殖系统感染。阿莫西林与克拉霉素和兰索拉唑联合治疗幽门螺杆菌感染有良好疗效。

阿莫西林适用于敏感细菌（不产 β-内酰胺酶菌株）所致的下列感染：溶血链球菌、肺炎球菌、葡萄球菌或流感嗜血杆菌所致中耳炎、鼻窦炎、咽炎、扁桃体炎等上呼吸道感染；大肠埃希菌、奇异变形杆菌或粪肠球菌所致泌尿生殖道感染；溶血链球菌、葡萄球菌或大肠埃希菌所致的皮肤软组织感染；溶血链球菌、肺炎球菌、葡萄球菌或流感嗜血杆菌所致急性支气管炎、肺炎等下呼吸道感染；急性单纯性淋病；可用于治疗伤寒杆菌及其他沙门菌感染、伤寒带菌者及钩端螺旋体病等。

（陈代杰）

pàilāxīlín
哌拉西林（piperacillin，PIPC）

广谱半合成青霉素。哌拉西林和美洛西林、羧苄西林、替卡西林等一样，都属于半合成广谱青霉素类抗生素，可治疗敏感细菌引起的感染。哌拉西林对部分革兰阳性菌（如肠球菌等）和绝大多数革兰阴性菌（大肠埃希菌、产气荚膜杆菌、淋球菌等）有强大的抗菌作用，哌拉西林是为数不多的对铜绿假单胞菌有强大抗菌作用的抗生素。哌拉西林对繁殖期细菌的杀菌作用强，而对静止期细菌几乎无作用，属繁殖期杀菌剂（提示：不应与大环内酯类抗生素和氯霉素等快速抑菌剂联用）。该药对人体的毒性很小，除对青霉素类抗生素过敏者外，绝大多数人都可安全使用。

哌拉西林适用敏感肠杆菌科细菌、铜绿假单胞菌、不动杆菌属所致的败血症、上尿路及复杂性尿路感染、呼吸道感染、胆道感染、腹腔感染、盆腔感染以及皮肤、软组织感染等。哌拉西林与氨基糖苷类联合应用亦可用于有粒细胞减少症免疫缺陷患者的感染。

哌拉西林的另外一个重要的应用是与超广谱 β-内酰胺酶抑制剂他唑巴坦联合应用。其通过他唑巴坦对超广谱 β-内酰胺酶的抑制作用，使其对于临床常见的金黄色葡萄球菌、大肠埃希菌、肺炎克雷伯菌、变形杆菌属及铜绿假单胞菌等敏感性显著提高。临床上常用于治疗中、重度呼吸系统、泌尿生殖系统、腹腔、皮肤软组织等部位感染。

临床常用的哌拉西林/他唑巴坦复方制剂有 8:1 和 4:1 两种配比。他唑巴坦能增强哌拉西林对超广谱 β-内酰胺酶的稳定性和抑酶保护作用，当哌拉西林/他唑巴坦配比为 8:1 时，平均相对水解率为 31% 左右，比哌拉西林显著降低（$P < 0.01$）；当哌拉西林/他唑巴坦配比为 4:1 时，平均相对水解率为 12.9%，与 8:1 相比又非常显著下降（$P < 0.01$），说明 4:1 配比优于 8:1。

（陈代杰）

tìkǎxīlín
替卡西林（ticarcillin）

半合成的抗假单胞菌青霉素。对严重革兰阴性（G^-）菌感染特别有效。其常用制剂替卡西林二钠，是一种半合成青霉素注射剂。它是一种新的噻烯羧基青霉素，其抗菌谱和药理学特性与羧苄西林相似，对革兰阳性（G^+）球菌及杆菌属、螺旋体属、梭状芽胞杆菌属、放线菌属及部分类杆菌有抗菌作用。对溶血性链球菌等链球菌属、肺炎球菌和不产青霉素酶的葡萄球菌有良好抗菌作用。对肠球菌有中等强度抗菌作用，淋球菌、脑膜炎球菌、白喉杆菌、炭疽杆菌、牛型放线菌、念珠状链杆菌、李斯特菌、钩端螺旋体属和梅毒螺旋体对替卡西林敏感。替卡西林对嗜血杆菌属和百日咳杆菌亦具一定抗菌活性，其他 G^- 需氧菌或兼性厌氧菌对替卡西林敏感性差。替卡西林对梭状芽胞杆菌属、消化链球菌属、厌氧菌以及产黑

色素类杆菌等具良好抗菌作用，对脆弱类杆菌的抗菌作用差。

替卡西林的另一个重要应用是，与β-内酰胺酶抑制剂克拉维酸合用，成为一种有广谱抗菌作用的药物（替门汀），适合于治疗广泛的细菌感染。其抗菌谱包括大肠埃希菌、变形杆菌属、流感嗜血杆菌、克雷伯菌属、肠杆菌属、葡萄球菌属（包括金黄色葡萄球菌）、淋球菌、肺炎军团病菌及脆弱类杆菌等的产酶或不产酶菌。临床主要用于呼吸道感染、尿路感染、骨和关节感染、皮肤和软组织感染、腹膜炎及败血症等。替门汀口服不易吸收，肌内注射或静脉给药后药物吸收迅速。静脉给药 3.2g 后，替卡西林和克拉维酸立即达峰值浓度，平均浓度分别为 $330\mu g/ml$ 和 $16\mu g/ml$。药物吸收后可广泛分布于心肌、子宫附件、痰液、腹腔积液、羊水、胆汁、脐带血等组织及体液中。替卡西林与克拉维酸钾两者血清蛋白结合率均不高，分别为 45% 和 9%，平均血清半衰期分别为 68 分钟和 64 分钟。替门汀在体内几乎不代谢，60%~70% 的替卡西林和 35%~45% 的克拉维酸以原型药物经肾脏随尿液排泄，另有部分药物随胆汁排泄。正常人反复给药无蓄积作用，肾功能不全时药物排泄时间延长。替门汀与氨基糖苷类、喹诺酮类等药联用，对铜绿假单胞菌有协同抗菌作用。替门汀与丙磺舒合用可抑制替卡西林从肾小管分泌，使替卡西林血药浓度升高以及半衰期延长。

(陈代杰)

tóubāolèi kàngshēngsù

头孢类抗生素 （cephalosporins）

分子中含头孢烯的半合成抗生素。曾称先锋霉素，属β-内酰胺类抗生素，是β-内酰胺类抗生素中的 7-氨基头孢烷酸的衍生物，它们有相似的杀菌机制。头孢类抗生素可破坏细菌的细胞壁，并在繁殖期杀菌，对细菌的选择作用强，而对人体几乎没有毒性，具有抗菌谱广、抗菌作用强、耐青霉素酶、变态反应比青霉素类少见等优点，是一类高效、低毒、临床广泛应用的重要抗生素。

按抗菌作用的特点，一般将常用头孢菌素分为 4 代：①第一代头孢菌素。较早开发，抗菌活性较强，抗菌谱较窄，抗革兰阳性（G^+）菌作用优于革兰阴性（G^-）菌。对金黄色葡萄球菌产生的β-内酰胺酶稳定，对 G^- 杆菌产生的β-内酰胺酶不稳定，仍能被许多 G^- 杆菌产生的β-内酰胺酶破坏。以头孢唑啉为代表的第一代头孢菌素兼备青霉素、耐酶青霉素和氨苄西林（氨苄青霉素）的三重特点。②第二代头孢菌素。除保留了第一代的对 G^+ 菌的作用外，由于它们对 G^- 杆菌产生的β-内酰胺酶较第一代头孢菌素稳定，抗菌谱也比第一代头孢菌素广，所以显著地扩大和提高了对 G^- 杆菌作用。③第三代头孢菌素。对多种β-内酰胺酶稳定，对 G^+ 菌和 G^- 菌均有显著的抗菌活性。与第一、二代相比，其抗菌谱更广，抗菌活性更强。特别对 G^+ 杆菌的抗菌谱广、抗菌作用强。有些品种对铜绿假单胞菌或脆弱类杆菌亦有很好的抗菌作用。④第四代头孢菌素。是 21 世纪初才出现的新品种头孢菌素，对多种β-内酰胺酶的稳定性很好。与第三代头孢菌素相比，对 G^+ 菌的抗菌作用有了相当大的提高（但仍未有第一、第二代头孢菌素强），对 G^- 菌的作用也不比第三代头孢菌素差。这类抗生素的抗菌谱极广，对多种 G^+ 菌（包括厌氧菌）和 G^- 菌（包括厌氧菌）都有很强的抗菌作用。

未来的新型头孢菌素与细菌细胞膜上的青霉素结合蛋白有极高的亲和力，对各种 G^+ 菌和 G^- 菌均有抗菌作用的新品，包括对耐甲氧西林金黄色葡萄球菌有效的药物；另外是与具有其他作用机制的抗生素组合成为"杂合抗生素"，以达到同一分子结构的"协同"抗菌作用。

(陈代杰)

tóubāozuòlín

头孢唑林 （cefazolin）

β-内酰胺类广谱抗生素，第一代注射用头孢菌素。该药对大多数敏感的革兰阳性（G^+）球菌与常见的（G^-）杆菌均有较强抗菌作用。对葡萄球菌属（包括产酶菌株）、链球菌属（肠球菌除外）、肺炎球菌、大肠埃希菌、奇异变形杆菌、克雷伯菌属、流感嗜血杆菌以及产气荚膜杆菌等有抗菌作用。头孢唑林的特点是对 G^+ 菌的作用较强，对葡萄球菌的β-内酰胺酶耐抗性较弱。中国批准的头孢唑林注射剂有注射用头孢唑林钠和注射用五水头孢唑林钠两种。

头孢唑林临床应用于敏感菌所致的呼吸道、泌尿生殖系、皮肤软组织、骨和关节、胆道等感染，也可用于感染性心内膜炎、败血症、咽和耳部感染。还可作为外科手术前的预防用药，不宜用于中枢神经系统感染，对慢性尿路感染，尤其伴尿路解剖异常者的疗效较差。不宜用于治疗淋病和梅毒。

肌内注射头孢唑林后 1 小时达到血药峰浓度，注射后血中浓度较头孢噻吩、头孢匹林及头孢拉定高，血浆蛋白结合率为 85%，可分布于很多组织（心肌、骨、胆囊）及体液（如心包液、胸腔积液、滑液）中。胆汁中浓度较高，尿中浓度很高，但头孢唑林在炎症情况下亦难进入脑脊液，可透过胎盘，主要经肾小球滤过及肾小管分泌，绝大部分以原型排出。体内半衰期为 1.8 小时，肾功能不全者延长，剂量应调整。头孢唑林通常用于注射，肌内注射 1g，1 小时时的血药浓度为 64μg/ml；静注 1g，30 分钟时的血药浓度为 106μg/ml。

2013 年，中国国家药品监督管理部门对苯唑西林的不良反应进行了通报。当年，国家药品不良反应病例报告数据库共收到头孢唑林注射剂严重病例报告 349 例。头孢唑林注射剂严重病例的不良反应/事件具体表现如下：全身性损害约占 33.78%，主要表现为过敏性休克、过敏样反应、发热、寒战等；呼吸系统损害约占 20.35%，主要表现为呼吸困难、胸闷、憋气、喉水肿等；皮肤及其附件损害约占 17.85%，主要表现为皮疹、瘙痒等。头孢唑林注射剂严重病例报告中过敏性休克（89 例）和严重过敏样反应（41 例）共计 130 例，约占严重病例的 37.25%。经过分析认为主要是单次用药剂量过大或超适应证使用等不合理用药所致。

（陈代杰）

tóubāoānbiàn

头孢氨苄（cefalexin）　第一代头孢菌素。广谱抗菌素类药，抗菌谱与头孢噻吩相似，但其抗菌活性比后者差。头孢氨苄能抑制细胞壁的合成，使细胞内容物膨胀至破裂溶解，杀死细菌。除肠球菌属、甲氧西林耐药葡萄球菌外，肺炎球菌、溶血性链球菌、产或不产青霉素酶葡萄球菌的大部分菌株均对头孢氨苄敏感。头

孢氨苄对奈瑟菌属有较好抗菌作用，但流感嗜血杆菌对头孢氨苄的敏感性较差。头孢氨苄对大肠埃希菌、奇异变形杆菌、沙门菌属和志贺菌属有一定抗菌作用，其余肠杆菌科细菌、不动杆菌、铜绿假单胞菌、脆弱类杆菌均对头孢氨苄呈现耐药。梭状芽胞杆菌属和韦荣球菌属一般对头孢氨苄敏感，厌氧革兰阳性（G⁺）球菌对头孢氨苄中度敏感。

头孢氨苄为口服制剂，不宜用于重症感染。临床主要适用于敏感菌所致的急性扁桃体炎、咽峡炎、中耳炎、鼻窦炎、支气管炎、肺炎等呼吸道感染、尿路感染及皮肤软组织感染等。

传统的头孢氨苄制备方法是把母核和侧链经过化学方法结合而得到。自 20 世纪 70 年代日本酶法合成工艺成功开发以来，酶法因其优势已有逐步取代化学酰化的趋势。进入 20 世纪 80 年代后，中国对此酶法工艺亦多有研究，且也已经实现了产业化。用酶催化法生产头孢氨苄的主要工艺是，以 7-氨基-3-去乙酰氧基头孢烷酸为母核，苯甘氨酸甲酯为酰基供体，在水相中用固定化青霉素酰化酶催化合成头孢氨苄。反应中的投酶量、侧链与底物投料比、反应温度、反应 pH、反应时间及母液中 7-氨基-3-去乙酰氧基头孢烷酸回收套用等条件，对头孢氨苄产品的得率和质量都有重要的影响。

头孢氨苄作为第一代口服头孢类抗生素，抗菌作用强，抗菌谱广，临床上得到广泛应用，但是因为半衰期较短，普通制剂每天使用 4 次，患者顺应性不强。日本旭化成工业株式会社研制了头孢氨苄缓释片，1 天口服 2 次，经 27 例临床应用，有效率达到

81.9%。中国也研发了头孢氨苄缓释片，生物利用度与日本研制的相当，达到了缓释效果。以肺炎球菌、淋球菌作为敏感菌，缓释片适用于 1 天给药 1 次。在应用头孢氨苄前须详细询问患者对头孢菌素类、青霉素类及其他药物过敏史，有青霉素类药物过敏性休克史者不可应用头孢氨苄，其他患者应用时必须注意头孢菌素类与青霉素类存在交叉变态反应的机会有 5%~7%，需在严密观察下慎用。一旦发生变态反应，立即停用药物。如发生过敏性休克，须立即就地抢救，包括保持气道通畅、吸氧和肾上腺素、糖皮质激素的应用等。

（陈代杰）

tóubāoliúmì

头孢硫脒（cefathiamidine）　中国首创的第一代头孢菌素。对肺炎球菌、化脓性链球菌、金黄色葡萄球菌（MSSA 菌株）、表皮葡萄球菌（MSSE 菌株）和卡他布兰汉菌属有较强的抗菌活性，对肺炎球菌 90% 最低抑菌浓度（90% minimum inhibitory concentration，MIC_{90}）为 0.25μg/ml，对化脓性链球菌 MIC_{90} 为 0.5μg/ml，对流感嗜血杆菌亦有较强的抗菌活性，MIC_{90} 为 2.0μg/ml。对肠球菌亦显示有很强的体外抗菌活性，MIC_{90} 为 2.0μg/ml。对草绿色链球菌、溶血性链球菌、非溶血性链球菌、白喉杆菌、产气荚膜杆菌、破伤风杆菌和炭疽杆菌均有良好抗菌作用。临床上主要用于敏感菌所引起呼吸系统、肝胆系统、五官、尿路感染及心内膜炎、败血症。

头孢硫脒肌内注射给药吸收良好，组织分布广。以氚标记头孢硫脒，给药 1 小时后测定其在小鼠体内的分布，结果显示胆汁

中的浓度最高，其次为肝、肾、肺、肠胃、皮肤、心、骨、肾上腺、肌肉等。而在犬体内测得的药物分布情况为尿中的浓度最高，其次为胆汁、肾、血清、肝、肺、胃、肠、脾、心、骨髓、肌肉、脑等，脑脊液也有少量。头孢硫脒主要通过肾脏排泄。

经中国 20 多家医院的临床应用，对由金黄色葡萄球菌、表皮葡萄球菌、肺炎克雷伯菌、大肠埃希菌、肺炎球菌、草绿色链球菌、凝固酶阴性葡萄球菌、肠球菌等引起的呼吸道、泌尿系统、软组织、烧伤及手术后等的感染有效。将头孢硫脒和头孢呋辛、头孢唑林分别用于呼吸道感染（慢性阻塞性肺疾病并发肺部感染，细菌性肺炎，支气管扩张并发肺部感染急性支气管炎和慢性支气管炎急性发作等）的治疗，结果显示，头孢硫脒与头孢呋辛、头孢唑林的治愈率、细菌清除率比较差异无统计学意义，即 3 种药物的抗菌活性相同。对一些难治性肺炎、院内获得性肺炎及常规抗生素治疗无效或第三代头孢菌素治疗无效的肺炎用头孢硫脒治疗疗效显著。用头孢硫脒治疗儿童呼吸道感染 1000 例疗效的观察结果显示，治愈率为 93.2%，有效率为 96.5%。

头孢硫脒存在多晶型现象，已经报道的头孢硫脒晶型有两种。同一药物的不同晶型，不仅其固态理化性质有差异，且对药物的稳定性、生物利用度及疗效的影响也非常显著。药物的多晶现象已广为人知且日益受到重视。头孢硫脒在异丙醇、丙酮、四氢呋喃溶剂条件下产生的晶型属于晶型Ⅱ，在乙腈溶剂中产生一种新的晶型。对比热重分析和稳定性考察的结果，除乙腈结晶（乙腈溶剂中产生）外，样品热裂解温度越高稳定性越好。乙腈结晶的热裂解温度与稳定性不一致，有可能是其晶型与其他 3 个样品不同。在所有重结晶样品中，乙腈结晶的稳定性最低，说明其晶型没有晶型Ⅱ稳定，即在乙腈溶剂中产生的新晶型稳定性低于晶型Ⅱ。异丙醇结晶的稳定性最高，说明采用异丙醇为溶剂，重结晶得到的头孢硫脒最稳定，因此在工业生产中，建议采用异丙醇作为最后头孢硫脒重结晶的溶剂。

（陈代杰）

tóubāolādìng

头孢拉定（cefradine） 又称先锋霉素Ⅵ、头孢菌素Ⅵ。第一代半合成头孢菌素。抗菌作用与头孢氨苄相似。本品耐酸可以口服，吸收好，血药浓度较高，特点是耐β-内酰胺酶，对耐药性金葡菌及其他多种对广谱抗生素耐药的杆菌等有迅速而可靠的杀菌作用，主要以原型经尿排泄，尿中浓度较高。临床主要用于呼吸道、泌尿道、皮肤和软组织等的感染，如支气管炎、肺炎、肾盂肾炎、膀胱炎、耳鼻咽喉感染、肠炎及痢疾等。

头孢拉定口服后吸收迅速，肌内注射吸收虽然较口服差，但持续时间较久。空腹口服 0.5g，1 小时后血药浓度达峰值，为 11~18μg/ml；静脉注射 0.5g，5 分钟后血药浓度为 46μg/ml；肌内注射 0.5g，1~2 小时后血药浓度达峰值，为 6μg/ml。药物吸收后在组织及体液内分布良好。在心肌、子宫、肺、前列腺和骨组织中皆可达有效抗菌浓度，在肝组织中药物浓度与血药浓度相等，但脑组织中浓度仅为血药浓度的 5%~10%，脑脊液中浓度更低（静脉滴注 2~4g，脑脊液中浓度仅有 1.2~1.5μg/ml）。可少量分泌入乳汁，也可透过胎盘屏障，口服 500mg，羊水中浓度约为 1.3μg/ml。血清蛋白结合率较低，为 6%~10%，半衰期约为 1 小时。在体内很少代谢，口服 0.5g 后，24 小时尿排出量超过给药量的 99%；静脉注射后 6 小时，尿排出量超过给药量的 90%；肌内注射后 6 小时，尿中排出量约为给药量的 66%；另有少量药物可随胆汁排泄。血液透析和腹膜透析可有效清除。头孢拉定可透过胎盘屏障，妊娠期妇女慎用；可暂时性改变婴儿的肠道菌群平衡而导致腹泻，哺乳期妇女应慎用；肝、肾功能不全者慎用；胃肠道疾病，特别是抗生素相关性肠炎患者慎用。

头孢拉定的口服剂型有胶囊、干混悬剂、分散片、片剂和颗粒剂等。这些剂型制备工艺及服用方法的不同，药物进入人体后的吸收速度和程度亦可能会有差异。经过对 24 名健康受试者单次给予头孢拉定分散片和胶囊、干混悬剂后，其主要药动学参数浓度-时间曲线下面积等经方差分析均无统计学意义（$P > 0.05$），表明分散片与胶囊、干混悬剂生物等效，3 种剂型可互换。

（陈代杰）

tóubāofūxīn

头孢呋辛（cefuroxime） 英国葛兰素公司研发的头孢类抗生素。属第二代头孢菌素类抗生素。通过与细菌细胞膜上的青霉素结合蛋白结合，抑制细胞分裂和生长，最后使细菌溶解和死亡。头孢呋辛对病原菌有较广的抗菌活性，并对许多β-内酰胺酶稳定，尤其是对肠杆菌科中常见的质粒介导酶稳定。头孢呋辛对下列大部分细菌有抗菌活性：①需氧革兰阳性（G^+）菌，包括金黄色葡萄球菌（包括 β-内酰胺酶产生菌）、肺炎球菌、化脓性链球菌。②需氧革兰阴性（G^-）菌，包括大肠埃希菌、流感嗜血杆菌（包括产 β-内酰胺酶菌）、副流感嗜血杆菌、肺炎克雷伯菌、卡他莫拉菌（包括产 β-内酰胺酶菌）、淋球菌（包括产 β-内酰胺酶菌）。粪肠球菌、耐甲氧西林金黄色葡萄球菌、难辨梭菌和脆弱类杆菌的大部分菌株对头孢呋辛耐药。

对正常受试者肌内注射 0.75g 头孢呋辛，平均血药峰浓度为 27μg/ml，达峰时间为 45 分钟，静注给予 0.75g 和 1.5g 剂量后，15 分钟时的血药浓度分别为 50μg/ml 和 100μg/ml 左右，并分别能维持 5.3 小时和 8 小时或更长时间或更高的有效血药浓度。每隔 8 小时经静脉注射给予正常受试者 1.5g 剂量后，未出现血液中头孢呋辛的蓄积作用。静脉注射或肌内注射给药的半衰期为 1.0~1.5 小时。

头孢呋辛广泛分布在体液和组织中，在胸膜液、关节液、胆汁、痰、骨和眼房水中可达到治疗浓度。若脑膜有炎症，可透过血脑屏障。成人和儿童脑膜炎患者的脑脊髓液中，头孢呋辛可达到治疗浓度。多次用药的脑膜炎患者的脑脊髓液中也可测到头孢呋辛。可透过胎盘屏障，可分泌至乳汁。血清蛋白结合率约 33.50%。不经过代谢，主要以原型通过肾小球滤过和肾小管排泄。给药后约 89% 的药物在 8 小时内经肾排泄，导致尿药浓度较高。

头孢呋辛可用于对本药敏感的细菌引起的下列感染：①呼吸道感染。肺炎球菌、流感嗜血杆菌（含氨苄西林耐药菌）、克雷伯菌属、金黄色葡萄球菌（青霉素酶产酶菌及非青霉素酶产酶菌）、化脓性链球菌及大肠埃希菌所引起的呼吸道感染，如急、慢性支气管炎、支气管扩张合并感染、细菌性肺炎、肺脓肿和术后肺部感染。②耳鼻喉科感染。中耳炎、鼻窦炎、扁桃体炎、咽炎。③泌尿道感染。大肠埃希菌及克雷伯菌属细菌所致的尿道感染，如急、慢性肾盂肾炎、膀胱炎和无症状性菌尿症。④皮肤和软组织感染。金黄色葡萄球菌（青霉素酶产酶菌及非青霉素酶产酶菌）、化脓性链球菌、大肠埃希菌、克雷伯菌属及肠道杆菌属细菌所致的皮肤及软组织感染，如蜂窝织炎、丹毒、腹膜炎及创伤感染。⑤败血症。金黄色葡萄球菌（青霉素酶产酶菌及非青霉素酶产酶菌）、肺炎球菌、大肠埃希菌、流感嗜血杆菌（含氨苄西林耐药菌）及克雷伯菌属细菌所引起的败血症。⑥脑膜炎。肺炎球菌、流感嗜血杆菌（含氨苄西林耐药菌）、脑膜炎球菌及金黄色葡萄球菌（青霉素酶产酶菌及非青霉素酶产酶菌）所引起的脑膜炎。⑦淋病。淋球菌（青霉素酶产酶菌及非青霉素酶产酶菌）所引起的单纯性（无并发症）及有并发症的淋病，尤其适用于不宜青霉素治疗者。⑧骨及关节感染。金黄色葡萄球菌（青霉素酶产酶菌及非青霉素酶产酶菌）所引起的骨及关节感染。

（陈代杰）

tóubāotì'ān

头孢替安（cefotiam）

第二代头孢烯类抗菌药。日本武田药厂研制，中国上海四药于 1994 年获准生产其粉针制剂。头孢替安能较广泛地分布到全身各组织及体液中，在肺炎急性感染期，给药 3~4 小时后，支气管分泌物内药物浓度为血浆浓度的 200%~300%。

头孢替安的抗菌作用机制是抑制细菌细胞壁的合成而发挥其抗菌活性。适用于对本药敏感的葡萄球菌属、链球菌属、肺炎球菌、流感嗜血杆菌、大肠埃希菌、克雷伯菌属、肠道菌属等所致感染，如骨髓炎、化脓性关节炎、扁桃体炎、支气管炎、支气管扩张合并感染、妇产科感染、败血症以及中耳炎、鼻窦炎等。临床主要用于治疗败血症、术后感染、烧伤感染、急性支气管炎、肺炎、支气管扩张合并感染、肝胆和妇科感染等，效果明显。头孢替安治疗慢性病毒性活动性肝炎及慢性重症肝炎合并细菌感染的有效率达 67%，对约 50% 的腹膜炎患者的有效率也达到 67%。

β-内酰胺类抗生素是时间依赖性抗菌药物，其抗菌效果主要取决于血药浓度超过抗菌药物最低抑菌浓度的时间，而与峰浓度关系不大。头孢替安溶液在第 0、2、4、6、24 小时的含量分别为 100%、75%、61.3%、38.9%、15.3%，表明头孢替安溶液中的头孢替安含量下降很快，因此，配置的药液应尽快用完。有关头孢替安药物配伍实验或报道较少。头孢替安与葡萄糖氯化钠注射液配伍后，虽然其含量等变化并不大，但其渗透压过高，可能造成血管痛、血栓性静脉炎等不良后果，应避免头孢替安与葡萄糖氯化钠注射液配伍使用。谷氨酸诺氟沙星是一种氟喹诺酮类抗菌药物，在有关药物配伍禁忌表中未查到该药与头孢替安之间存在配伍禁忌。但临床与实验室证实，注射用头孢替安与谷氨酸诺氟沙星配伍出现白色沉淀物质，禁忌两者配伍。夫西地酸钠与头孢替安配伍产生浑浊和沉淀，因此，禁忌两药配伍。

头孢替安所致的不良反应，还没有较系统观察的文献报道，但头孢替安作为 β-内酰胺类药物，其典型的变态反应应引起高度重视。用前皮试的假阴性结果率较高，有报道头孢替安过敏率高达 51.5%，甚至有文献报道，头孢替安的液体外溅亦可导致严重的人身伤害。头孢替安所致药物热也应注意，方忠宏等从 2009 年 11 月~2010 年 4 月骨科住院的 258 例药物热病例中发现仅头孢替安所致药物热高达 48.4%。

（陈代杰）

头孢克洛（cefaclor） 第二代头孢菌素类广谱抗生素。又称头孢氯氨苄。属口服半合成抗生素，有广谱抗革兰阳性（G^+）菌和革兰阴性（G^-）菌的作用，不排除某些产 β-内酰胺酶的细菌可能对头孢克洛敏感。头孢克洛因为安全，并且口服吸收快、服用方便，药品领域特别是儿童用药领域的用药规模将持续扩大。

头孢克洛抗菌活性谱广，对葡萄球菌属（包括产酶菌株）、化脓性链球菌、肺炎球菌、大肠埃希菌、奇异变形杆菌、流感嗜血杆菌等有良好的抗菌作用。作用机制与其他头孢菌素相同：通过与敏感菌细胞壁上的特异蛋白结合，抑制转肽酶的生物活性，抑制甚至完全阻断细胞壁黏肽合成，导致细胞壁缺损，无法抵御菌体内强大的渗透压膨胀、变形，直至破裂溶解。头孢克洛对 β-内酰胺酶有较好的稳定性。口服吸收快、空腹吸收良好，无论是空腹服用或与食物同时服用，总吸收量相同，但是，头孢克洛与食物同服达到的峰浓度为空腹服用后观察到的峰浓度的 50%~70%，而且通常要延缓 45~60 分钟才能出现。

头孢克洛在体内广泛分布于各类组织、体液，在中耳脓液中可达到有效浓度，在唾液和泪液中浓度也高。临床主要用于呼吸道、泌尿道、皮肤及软组织、中耳炎等感染的治疗，对儿童急性中耳炎更有效。头孢克洛的抗菌活性较头孢氨苄强，有口服吸收良好、体内分布广等特点，主要适用于敏感菌所致呼吸系统感染、泌尿系统感染、皮肤及软组织感染和耳鼻喉科治疗。

因为食物可延迟头孢克洛吸收，故头孢克洛适宜空腹口服，严重感染可根据病情增加用量。对头孢克洛和其他头孢菌素过敏者禁用，丙磺舒可降低头孢克洛的肾排泄率，对血清肌酐值正常的老年人没有必要调整剂量。65 岁以上老年患者按成人推荐剂量服用头孢克洛的效果和安全性与普通成人相似，对老年患者一般不需调整剂量。

较常见的不良反应有：软便、腹泻、胃部不适、食欲不振，偶有瘙痒、皮疹等变态反应。21 世纪初的临床使用中出现了一些较严重的不良反应。在使用之前，需首先确定患者有无过敏史，已有文献报道在 β-内酰胺类抗生素中存在交叉变态反应，对头孢克洛及其他头孢菌素、青霉素或其他药物过敏的患者应慎用。使用头孢克洛如出现变态反应，应立即停药，必要时采取急救措施。存在严重肾功能不全、有胃肠道病史，特别是结肠炎的患者，慎用头孢克洛。长期使用可致不敏感菌大量繁殖。如果发生二重感染，必须及时处理。

（陈代杰）

头孢哌酮（cefoperazone） 第三代头孢菌素。是临床中比较常用的一类抗生素，主要作用是抑制细菌细胞壁合成。其杀菌力强、耐酶、毒性小、变态反应少，对革兰阴性（G^-）菌有较好的疗效。在患者感染严重时与其他抗菌药合用能产生协同作用，提床疗效。舒巴坦是一种 β-内酰胺酶抑制剂，能保护头孢哌酮不被水解，还可起到增效作用。临床中所用头孢哌酮钠舒巴坦钠是按照 1:1 比例制成的半合成制剂，主要用于泌尿道、呼吸道和其他感染。

头孢哌酮的抗菌活性谱广，对大肠埃希菌、克雷伯菌属、变形杆菌属、沙门菌属、志贺菌属、枸橼酸杆菌属等肠杆菌科细菌和铜绿假单胞菌有良好抗菌作用，对产气杆菌、阴沟杆菌、鼠伤寒杆菌和不动杆菌属等的作用较差。流感嗜血杆菌、淋球菌和脑膜炎球菌对头孢哌酮高度敏感。头孢哌酮对各组链球菌、肺炎球菌亦有良好作用，对葡萄球菌属仅有中度作用，肠球菌属耐药。头孢哌酮适用于敏感菌所致的各种感染，如肺炎及其他下呼吸道感染、尿路感染、胆道感染、皮肤软组织感染、败血症、腹膜炎、盆腔感染等。

头孢哌酮口服不吸收，静脉或肌内注射吸收迅速。正常成人肌内注射头孢哌酮 1g，1~2 小时达血药峰浓度 52.9mg/L；静脉注射和静脉滴注头孢哌酮 1g 后，即刻血药峰浓度分别为 178.2mg/L 和 106.0mg/L。头孢哌酮在前列腺、骨组织、腹腔渗出液、子宫内膜、输卵管等组织和体液中浓度较高，痰液、耳溢液、扁桃体和上颌窦黏膜亦有良好分布，仅能进入炎症脑脊液。头孢哌酮的蛋白结合率为70%~93.5%，在体内不代谢，主要经胆道排泄，超过40%从胆汁排出，胆汁中浓度为血药浓度的12倍，严重肝功能损害或有胆道梗阻者，尿中排泄量可达90%。不同途径给药后的血消除半衰期约2小时，肾功能严重减退或严重肝功能减退时半衰期延长，血液透析可清除头孢哌酮。

常见不良反应有：变态反应可见荨麻疹、斑丘疹、红斑、瘙痒、药物热，罕见过敏性休克；消化系统可见恶心、呕吐、食欲减退、腹泻、腹痛、便秘，偶见假膜性肠炎，偶见碱性磷酸酶、谷丙转氨酶、谷草转氨酶活性暂时性升高；血液系统长期用药可致可逆性中性粒细胞减少、短暂性嗜酸性粒细胞增多、血红蛋白浓度降低及血细胞比容下降。局部反应：可能引起注射部位硬结、疼痛。浓度过大或注射速度过快可产生血管灼热感、血管疼痛，严重者可致血栓性静脉炎；长期用药可致耐药菌大量繁殖，引起肠道菌群失调，发生二重感染。长期用药可能引起维生素 K、维生素 B 缺乏。对头孢菌素类过敏患者禁用。有青霉素过敏性休克或即刻反应史者不宜使用。对青霉素类过敏者、高度过敏性体质者慎用，严重肝、肾功能不全者慎用，严重胆道梗阻者慎用，有胃肠道疾病史者，特别是溃疡性结肠炎、克罗恩病或假膜性肠炎者慎用，高龄体弱者慎用。

（陈代杰）

tóubāosāiwò

头孢噻肟（cefotaxime） 第三代半合成头孢菌素。具有和青霉素同样的 β-内酰胺环，杀菌力强、抗菌谱广，抗菌效果显著。主要作用机制为通过限制胞壁黏肽合成酶合成达到抑制细菌细胞壁合成，使菌体膨胀裂解死亡，对胃酸及 β-内酰胺酶稳定。抗菌谱比头孢呋辛更广，对革兰阴性（G⁻）菌的作用更强，抗菌谱包括流感嗜血杆菌、大肠埃希菌、沙门菌属、克雷伯产气杆菌属及奇异变形杆菌、奈瑟菌属、葡萄球菌属、肺炎球菌属、链球菌属等。临床上广泛用于治疗敏感菌所致呼吸道、泌尿道、骨和关节、皮肤和软组织、腹腔、胆道、五官、生殖器等部位的感染，对烧伤、外伤引起的感染以及败血症、中枢神经感染也有效，不良反应较少，安全性好，尤其对婴幼儿脑膜炎可作为首选药物。

头孢噻肟与庆大霉素或妥布霉素合用对铜绿假单胞菌均有协同作用，与阿米卡星合用对大肠埃希菌、肺炎克雷伯菌和铜绿假单胞菌有协同作用。头孢噻肟与氨基糖苷类不可同瓶滴注，与氨基糖苷类抗生素联合应用，用药期间应随访肾功能。大剂量头孢噻肟与强利尿药联合应用时，应注意肾功能变化。头孢噻肟可用氯化钠注射液或葡萄糖液稀释，但不能与碳酸氢钠液混合。与阿洛西林或美洛西林等合用，可使头孢噻肟的总清除率降低，两者合用需适当减少剂量。

头孢噻肟对青霉素有时有交叉变态反应，对青霉素过敏者、孕妇（尤其妊娠 3 个月以内的孕妇）应慎用。对诊断的干扰：用头孢噻肟的患者抗人球蛋白试验可出现阳性，孕妇产前应用头孢噻肟，此反应可出现于新生儿。用硫酸铜法测定尿糖可呈假阳性，血清碱性磷酸酶、血尿素氮、丙氨酸氨基转移酶、天门冬氨酸氨基转移酶或血清乳酸脱氢酶活性可增高。肾功能减退者应慎用，胃肠道疾病患者慎用。头孢噻肟可经乳汁排出，哺乳期妇女应用时虽无发生问题的报道，但应用时宜暂停哺乳。头孢噻肟可透过胎盘屏障进入胎儿血循环，孕妇应限用于有确切适应证的患者。老年患者用药根据肾功能适当减量，婴幼儿不宜作肌内注射。头孢噻肟无特效拮抗药，药物过量时主要给予对症治疗和大量饮水及补液等。

头孢噻肟钠溶解后的稳定性较差，用药要现用现配，长时间放置可致变态反应发生概率加大。护理人员在治疗过程中应当注意滴速，不要过快用药，密切观察患者治疗中和治疗后的反应，做好抢救准备，避免发生意外。用药前应详细询问患者的过敏史，严格做好皮肤敏感试验。对老年患者用药应注意肾功能变化。

（陈代杰）

tóubāoqūsōng

头孢曲松（ceftriaxone） 第三代头孢菌素。作用机制与青霉素相似，抑制细菌细胞壁黏肽合成而起杀菌作用。头孢曲松钠对大多数革兰阳性（G⁺）菌和革兰阴性（G⁻）菌都有强大抗菌活性，临床主要用于敏感菌所致尿路感染、下呼吸道感染、胆道感染，以及盆腔感染、腹腔感染、皮肤软组织感染、败血症、骨和关节感染、脑膜炎等及手术期感染预防。血浆半衰期长，在体内分布广，组织穿透力较强，有一定量渗入脑脊液，对多种 β-内酰胺酶都有较高的稳定性，对肾基本无毒性。

1978 年罗氏公司赖纳（Reiner）等首先合成，故头孢曲松也被称为罗氏芬，1980 年该公司制成注射剂。中国广州白云山药厂于 1992 年获准正式投产头孢曲松。该药是一个长效广谱新型第三代头孢菌素，对 G^+ 菌及 G^- 菌的各种感染有良好的疗效。头孢曲松的血浆 $t_{1/2}$ 达 8 小时，在炎症组织内的杀菌浓度可维持 24 小时以上，每日只需服 1 次。头孢曲松不仅是治疗各种感染的首选药，也是各类外科手术预防感染的有效药物。在这种药物给药之前要做好试敏工作。但是，中国的一些大型医院，对罗氏芬药物的使用方式进行了改进和完善，无须进行皮试。

随着头孢曲松钠的广泛应用，该药不良反应的报道也在逐渐增多，少数过敏体质者可出现轻度变态反应，如皮疹、过敏性皮炎、荨麻疹、瘙痒、多形性红斑、支气管痉挛等。经极少数可出现严重的过敏性休克，常在数秒至数分钟内发生、发展乃至死亡。头孢曲松钠发生不良反应与患者个体差异、用药剂量、用药方法、疗程、联合用药等因素有关，用药前一定要严格掌握适应证，详细询问过敏史，用药史，加强不良反应监测，减少不良反应的发生。

(陈代杰)

tóubāotādìng

头孢他啶（ceftazidime） 半合成的第三代头孢菌素。分子式为 $C_{22}H_{22}N_6O_7S_2$，用于敏感革兰阴性（G^-）杆菌所致败血症、下呼吸系感染、腹腔胆系感染、复杂性尿路感染和严重皮肤软组织感染。抗菌谱广，对 G^- 菌如大肠埃希杆菌、流感嗜血杆菌、肺炎克雷伯菌、变形杆菌属、假单胞菌属和脑膜炎球菌，革兰阳性菌如 B 族链球菌、肺炎球菌、化脓性链球菌、厌氧菌均有良好抗菌作用。

用于治疗铜绿假单胞菌感染，

其他 G^- 需氧菌感染、败血症。头孢他啶用于治疗下呼吸道、泌尿道、皮肤、血液、关节、腹腔感染和脑膜炎。药物给药方式为静脉注射或肌内注射，每 8～12 小时给药 1 次，剂量根据感染类型、严重程度或者患者肾功能状态而定。也常常按照非常规的喷雾方法用于肺囊肿化纤维化患者肺部铜绿假单胞菌感染，防止肺部病情加重。肾缺陷患者的给药剂量和频率要大大减少。是治疗热带地区感染类鼻疽病的一线药物。

头孢他啶口服不吸收，静脉注射或肌内注射后广泛分布于内脏组织、皮肤和肌肉、骨、关节、痰液、腹水、胸腔积液、羊水、脐带血、胆汁、子宫附件、心肌；易透过胎盘屏障，亦能分布至房水、乳汁。难通过血脑屏障，若脑膜受损或发炎，可透过受损脑膜进入脑脊液中。在体内几乎不发生代谢生物转换，主要以呈高度活性的原型药物随尿排泄。血药浓度与剂量有关，血清蛋白结合率为 10%～17%。肌内注射、静脉注射、静脉滴注的血浆半衰期均为 2 小时。肾功能不全或新生儿血浆半衰期比健康成人延长 2.0～2.5 倍。健康成人肌内注射头孢他啶 0.5g 或 1g 后，1.0～1.2 小时血药浓度达血药峰浓度，分别为 22.6mg/L 和 38.3mg/L。静脉注射和静脉滴注头孢他啶 1.0g 后的血药峰浓度分别为 120.5mg/L 和 105.7mg/L。

不良反应主要是红斑及荨麻疹、瘙痒、药物热，偶有血管性水肿、气喘和低血压；恶心、呕吐及腹泻等胃肠道反应；血清丙氨酸氨基转移酶活性可轻度升高；肌内注射局部位可疼痛，静脉注射可引起静脉炎或血栓性静脉炎；少有头痛、眩晕感觉失常等神经

系统反应；对头孢菌素类抗生素过敏者禁用。

(陈代杰)

tóubāokèwò

头孢克肟（cefixime） 口服用第三代头孢菌素类抗生素。适用于治疗敏感菌所致呼吸、泌尿和胆道等部位感染。头孢克肟对链球菌（肠球菌除外）、肺炎球菌、淋球菌、流感嗜血杆菌、大肠埃希菌、克雷伯菌属、变形杆菌属、沙雷菌属等有良好抗菌活性；对金黄色葡萄球菌、表皮葡萄球菌抗菌作用差；对铜绿假单胞菌、脆弱类杆菌、肠球菌、类杆菌属无抗菌作用。

头孢克肟对革兰阴性杆菌产生的 β-内酰胺酶高度稳定，对革兰阴性杆菌抗菌作用强于第一代和第二代头孢菌素，对革兰阳性球菌抗菌作用不如第一代和第二代头孢菌素。中国国家药品监督管理部门批准的头孢克肟药品有片剂、胶囊、分散片、干混悬剂和颗粒剂等多种剂型，均为处方药。该抗生素登上了世界卫生组织推出的各国基本卫生系统必备药品清单。

头孢克肟用于治疗敏感菌所致下列感染：呼吸系统感染，如支气管炎、肺炎等；泌尿系统感染，如肾盂肾炎、膀胱炎、尿道炎等；胆道感染，如胆囊炎、胆管炎；其他，如中耳炎、鼻窦炎、猩红热等。

头孢克肟为口服给药，对头孢菌素类抗生素有过敏史者禁用，肾功能不全患者需要调整剂量。肌酐清除率 ≥60ml/min 时按普通用量和给药间隔使用；肌酐清除率为 21～60ml/min，按正常给药间隔给予正常剂量的 75%；肌酐清除率<20ml/min，按正常给药间隔给予正常剂量的 50%。

不良反应多数短暂而轻微。过敏反应：常见皮疹、荨麻疹、红斑，少见瘙痒、发热、水肿、呼吸困难、全身潮红、血管神经性水肿及过敏性休克。胃肠道反应：常见腹泻、胃部不适，少见胸部烧灼感、食欲缺乏、恶心、呕吐、腹痛、腹胀、便秘及菌群失调所致口腔炎、口腔念珠菌症、假膜性肠炎等。呼吸系统：少见伴发热、咳嗽、呼吸困难、胸部X线异常、嗜酸性粒细胞增多的间质性肺炎和肺嗜酸粒细胞浸润症。血液系统：常见嗜酸粒细胞增多，少见粒细胞减少、溶血性贫血、血小板减少。肝：常见丙氨酸氨基转移酶、天门冬氨酸氨基转移酶及碱性磷酸酶活性升高，少见黄疸。肾：少见尿素氮升高和急性肾功能不全。其他：少见头痛、头晕、史-约综合征、中毒性表皮坏死松解症和维生素K、维生素B缺乏。

（陈代杰）

tóubāobǐwò

头孢吡肟（cefepime）　又名头孢泊姆、头孢匹姆。新的第四代半合成用头孢菌素。美国百时美施贵宝公司推出并于1994年上市，抗菌谱与抗菌活性与第三代头孢菌素相似，但抗菌谱扩大。对革兰阳性菌、革兰阴性菌包括肠杆菌属、假单胞菌属、嗜血杆菌属、奈瑟菌属、葡萄球菌属及链球菌属（除肠球菌外）都有较强抗菌活性。对β-内酰胺酶稳定，临床主要用于各种严重感染如呼吸道感染、泌尿系统感染、胆道感染、败血症等。

临床上用于治疗成人和2月龄至16岁儿童上述敏感细菌引起的中重度感染，也可用于儿童细菌性脑脊髓膜炎。包括下呼吸道感染、尿路感染、皮肤软组织感染、骨髓炎、败血症及其他严重全身感染，剂量每1~2g/12h，均获良好疗效。与对照药组（头孢噻肟、头孢他啶、哌拉西林、庆大霉素等）相比，其临床疗效和细菌清除率均无显著差别。适用于金黄色葡萄球菌、链球菌及铜绿假单胞菌、肺炎克雷伯菌、流感嗜血杆菌引起的肺炎、菌血症、败血症等。

使用前，应该确定患者是否有头孢吡肟、其他头孢菌素类药物、青霉素或其他β-内酰胺类抗菌素过敏史。有药物过敏史者慎用。广谱抗菌药可诱发假膜性肠炎，在用药期间患者出现腹泻应考虑发生此病可能性。对轻度肠炎病例，仅停用药物即可；中重度病例需进行特殊治疗。有胃肠道疾病的患者，对肌酐消除率≤60ml/min的患者，应根据肾功能调整头孢吡肟剂量或给药间隔时间。头孢吡肟与氨基糖苷类药物或强效利尿剂合用时，应监测肾功能。

头孢吡肟的不良反应轻微且多短暂，主要是腹泻、皮疹和注射局部反应，如静脉炎，注射部位疼痛和炎症。其他不良反应包括恶心、呕吐、过敏、瘙痒、发热、感觉异常和头痛。肾功能不全患者若未调整剂量，可引起脑病、肌痉挛、癫痫。偶有肠炎（包括假膜性肠炎）、口腔念珠菌感染报告。

（陈代杰）

tóubāopǐluó

头孢匹罗（cefpirome）　半合成第四代头孢菌素。具广谱抗菌活性，对葡萄球菌、链球菌、粪肠球菌、消化链球菌属、布兰汉菌属、大肠埃希菌属、柠檬酸杆菌属、克雷伯菌属、肠杆菌属、沙雷菌属、变形菌属、摩根菌属、普罗威斯登菌属、假单胞菌属、不动杆菌属、类杆菌属以及流感嗜血杆菌等均有抗菌作用。对铜绿假单胞菌的效果与头孢他啶相似，对很多耐抗生素的病原菌均有良好疗效。临床主要用于严重的呼吸道、尿道感染及皮肤和软组织等感染。

头孢匹罗适用于对其敏感的细菌引起的以下感染：败血症、感染性心内膜炎；淋巴管（结）炎、肛门周围脓肿、外伤和手术创伤等（浅表性）二次感染；咽喉炎、急性支气管炎、扁桃体炎、支气管扩张（感染时）、慢性呼吸道疾病的二次感染、肺炎、肺脓肿，脓胸；肾盂肾炎、膀胱炎、前列腺炎；胆囊炎、胆管炎、肝脓肿；腹膜炎、骨盆腹膜炎、直肠子宫凹陷脓肿、子宫内感染、子宫旁结缔组织炎、前庭大腺炎和髓膜炎。

头孢匹罗与其他头孢菌素类药有交叉变态反应。对青霉素类、青霉素衍生物、青霉胺过敏者也可能对头孢匹罗过敏。对头孢菌素类抗生素有过敏史者禁用头孢匹罗；对青霉素过敏者、肾功能不全者、有慢性胃肠道病史者慎用；不推荐<12岁者使用。可通过胎盘和乳汁，孕妇及哺乳妇女慎用。

不良反应通常有变态反应：过敏性皮肤反应；皮疹、荨麻疹、瘙痒、药物热；有可能发生严重的急性变态反应；血管性水肿、支气管痉挛。对胃肠道的影响：恶心、呕吐、腹泻；罕见病例中可有假膜性结肠炎。对肝功能的影响：血清肝酶（如谷草转氨酶谷丙转胺酶，碱性磷酸酶）、γ-谷氨酰转肽酶、乳酸脱氢酶和/或胆红素活性升高。对肾功能的影响：可有血清肌酐及尿素的轻度增多，但多无需中止治疗。在其他头孢菌素治疗期间曾观察到个别病例发生间质性肾炎，罕见急性肾衰竭。血液成分改变：血小板减少；嗜酸性粒细胞增多；极少见溶血性贫血。双重感染：头孢匹罗如同其他头孢菌素，可能导致包括念珠菌在内的非敏感病原菌过度生长。发生继发性感染。其他：注射后味觉及/或嗅觉异常，头痛，发热。

（陈代杰）

tóubāobǐpǔ

头孢吡普（ceftobiprole） 吡咯烷酮头孢菌素类药物。又称头孢托罗。新的第五代头孢菌素类抗生素。广谱头孢菌素类药物，对革兰阳性（G⁺）菌、革兰阴性（G⁻）菌以及厌氧菌都有抗菌活性，其抗菌谱包括耐甲氧西林金黄色葡萄球菌、万古霉素中度耐药金黄色葡萄球菌和万古霉素耐药金黄色葡萄球菌等。头孢吡普是第一个对耐甲氧西林金黄色葡萄球菌和万古霉素耐药金黄色葡萄球菌有效的头孢菌素类药物，其应用前景广阔。耐甲氧西林金黄色葡萄球菌是临床常见的致病菌之一，已上市的头孢菌素类药物大多对其无效。瑞士巴塞利亚公司（Basilea Pharmaceutica）开发的全球首个抗耐甲氧西林金色葡萄球菌头孢菌素类药物头孢吡普于2008年6月30日获准在加拿大上市。与头孢吡肟比较，头孢吡普有更广的G⁺菌抗菌谱，而G⁻菌抗菌谱相似。

头孢吡普为繁殖期杀菌剂，作用机制与其他β-内酰胺类抗菌药物类似，通过与细菌青霉素结合蛋白结合，干扰细胞壁合成，抑制细胞生长，终致细菌死亡。该药对耐β-内酰胺类抗菌药物的G⁺球菌的抗菌活性归功于其对所

有β-内酰胺类抗菌药物的作用靶位，即对β-内酰胺敏感和不敏感菌株的青霉素结合蛋白的正常补偿功能有几乎等效的抑制作用。该药对包括耐甲氧西林金黄色葡萄球菌在内的G⁺菌和G⁻菌均具有强大的抗菌活性。与青霉素结合蛋白青霉素结合蛋白2a有极强的结合力，其对耐甲氧西林金黄色葡萄球菌的最低抑菌浓度不受该菌对苯唑西林、头孢西丁或万古霉素敏感或耐药的影响，也不受细菌SCCmec型别的影响。该药对耐甲氧西林金黄色葡萄球菌的最低抑菌浓度为0.125～2.000mg/L，远低于其敏感性的折点S≤4mg/L。

头孢吡普只有轻度或中度不良反应。健康志愿受试者中最常见的不良反应是味觉障碍，且主要发生在输液时。可能是由前药头孢吡普酯快速转换为头孢吡普时产生的二乙酰所致（二乙酰具有焦糖的味道）。停药后最常见的不良反应是呕吐和恶心。多剂量静脉滴注750mg时，有3例出现头痛和轻中度的丙氨酸氨基转氨酶上升不良反应，没有心电图异常现象报道，严重的与治疗相关反应如变态反应或梭状芽孢杆菌导致的假膜性结肠炎发生的概率很低（<1%）。对β-内酰胺类抗菌药物或头孢菌素类药物过敏者禁用；青霉素过敏者、肾功能不全者、有慢性胃肠道病史者慎用。

（陈代杰）

tóubāoluòlín

头孢洛林（ceftaroline） 头孢唑兰衍生而来的头孢类抗生素。日本武田制药公司开发，美国Forest Laboratories（Cerexa）公司获得市场授权，2010年10月29日经美国食品药品管理局批准上市。一种新型注射用头孢抗生素，

主要用于治疗成人社区获得性细菌性肺炎和急性细菌性皮肤和软组织感染，包括耐甲氧西林金黄色葡萄球菌感染。该药于2012年8月28日获得欧盟委员会批准上市，适用于欧盟全部27个成员国和3个欧洲经济区国家。

头孢洛林在结构上有两个特殊的基团，一个是通过硫原子与3位连接的1,3-噻唑环，该基团耐抗甲氧西林金黄色葡萄球菌中发挥关键作用；另一个是在7位酰胺侧链末端引入的磷酰基，该基团增加了头孢洛林前药-头孢洛林酯的水溶性，其水溶性在pH 7时超过了100mg/ml，经静脉滴注给药，可快速生物转化为头孢洛林。

头孢洛林的作用机制与β-内酰胺类抗生素一致，与青霉素结合蛋白结合起，干扰细菌细胞壁合成而发挥作用。头孢洛林与金黄色葡萄球菌的4种青霉素结合蛋白均有结合能力，但与甲氧西林耐药有关的青霉素结合蛋白2a有高度的亲和力，对耐甲氧西林金黄色葡萄有良好的抗菌活性。

作为头孢洛林的前药-头孢洛林酯的合成路线已有文献报道，以4-（4-吡啶基）噻唑-2-硫醇钠和7-β-苯乙酰氨基-3-三氟甲磺酰氧基-3-头孢烯-4-羧酸对甲氧苄酯为前体，经过约5步化学反应最终生成7β-{(2Z)-2-(乙氧基亚氨基)-2-[5-（膦酰氨基）-1,2,4-噻二唑-3-基]-乙酰氨基}-3-[4-（1-甲基-4-吡啶鎓）-1,3-噻唑-2-基]硫基-2-头孢烯-2-羧酸内盐，最后在乙酸溶液中成盐结晶得到目标产物。

头孢洛林本身水溶性较差，经N-磷酰化后成为前药头孢洛林酯，增加其水溶性用于静脉注射给药。给药后，头孢洛林酯在血

浆中磷酸酯酶作用下迅速脱磷酸转变成有活性的头孢洛林，一小部分经水解进一步转变成没有活性的开环代谢产物头孢洛林 M-1，二者基本均由肾清除。单次给药，40%~70% 的头孢洛林以原型的形式出现在尿中。不良反应轻微，安全性较高，对肝、肾功能几无影响。最常见的不良反应为恶心（5.9%）、头痛（5.2%）、腹泻（4.9%）、皮疹（3.2%）等，因不良反应停药的发生率为 3%，其最主要的原因是变态反应。

（陈代杰）

头霉素类抗生素（cephamy-cins）

链霉素产生的甲氧头孢菌素（头霉素 C），经半合成改造侧链而制得的一类新型抗菌药物。头霉素类的化学结构式与头孢菌素相似，但在头孢烯母核的 7 位碳上有甲氧基，可提高药物对细菌 β-内酰胺酶的稳定性，尤其对 β-内酰胺酶的厌氧菌，如类杆菌有较高的稳定性。

按开发史可将头霉素类抗生素分为第一、第二和第三代，第一代包括头霉素 C，第二代包括头孢西丁、头孢美唑和头孢替坦，第三代包括头孢拉宗、头孢米诺、拉氧头孢和氟氧头孢。头霉素类对革兰阳性（G^+）菌的作用低于第一代头孢菌素，但对革兰阴性（G^-）菌作用显著，其中对大肠埃希菌、流感嗜血杆菌、奇异变形杆菌、沙门菌属、志贺菌属、肺炎克雷伯菌、产气杆菌等 G^- 杆菌、卡其莫拉菌、淋球菌、脑膜炎球菌等 G^- 球菌和甲氧西林敏感的葡萄球菌、链球菌、白喉杆菌等 G^+ 菌均具有良好的抗菌作用。

头霉素类抗生素耐革兰阴性菌 β-内酰胺酶的性能强，包括对部分超广谱 β-内酰胺酶很稳定。

其稳定性优于大多数头孢菌素，因此可用于产酶菌、耐药菌感染。头霉素类抗生素同时对包括脆弱类杆菌在内的各种厌氧菌有较强作用，这点明显不同于头孢霉素类。头孢美唑和头孢西丁的抗菌谱类似第二代头孢菌素，头孢米诺则与第三代头孢菌素相近。头孢米诺对 G^- 菌的作用较其他同类药物为强。头孢西丁与头孢美唑相比，头孢美唑除了对脆弱类杆菌的作用稍次于头孢西丁外，对需氧 G^+ 菌与阴性菌及其他厌氧菌的作用均优于头孢西丁，且对酶的稳定性也较头孢西丁强。

头霉素类抗生素临床常应用于感染菌所致呼吸道、尿道等感染；也用于需氧菌和厌氧菌的混合感染，如腹腔感染；还用于腹腔或盆腔手术的预防感染用药等。头霉素类不良反应较少，与头霉素类的母核较稳定，不易形成聚合物，是一种单价半抗原，只能与特异性抗体形成单价结合。这种单价结合，与青霉素类相比，不容易引起变态反应，但基于共同的 β-内酰胺环，它们之间有交叉变态反应，有青霉素、头孢菌素类过敏史者应慎用。

（陈代杰）

头孢西丁（cefoxitin）

链霉菌产生的甲氧头孢菌素 C 经半合成制得的一类新型抗生素。化学结构与头孢菌素相似，抗菌活性与抗菌谱与第二代头孢菌素相同，多归于第二代头孢菌素。美国默克（Merck）公司研制，于 1974 年批准上市。化学结构与头孢菌素相仿，但其头孢烯母核的 7 位碳上有甲氧基，该甲氧基处于"反式"，能阻碍 β-内酰胺酶接近肝内酸胺环，减低酶对药物的亲和，保护 β-内酰胺环不被破坏，

其在结构上的特殊性，决定了它对细菌产生的 β-内酰胺酶稳定。

头孢西丁的合成方法已有大量报道，不同的文献和专利报道的方法不尽相同，其合成路线主要有 3 条：①以头霉素为原料，先对其羧酸侧链上的氨基进行修饰，然后对其四元环进行修饰。②以头孢噻吩酸或钠盐为原料，先修饰 7-氨基头孢烷酸的 C-3 位上的侧链，然后修饰 C-7 位氨基侧链或是以头孢噻吩酸或钠盐为原料，先修饰 7-氨基头孢烷酸的 C-7 位氨基侧链，然后修饰 C-3 位上的侧链。③以甲氧基头孢霉素为原料，先修饰甲氧基头孢霉素的 C-7 位氨基侧链，然后修饰 C-3 位上的侧链。

头孢西丁抗菌谱较广，能抑制细菌细胞壁合成而杀菌。抗菌谱包括大肠埃希菌、肺炎杆菌属、吲哚阳性的变形杆菌和沙雷菌属、克雷伯菌属、流感嗜血杆菌、沙门菌属、志贺菌属等。对葡萄球菌和多种链球菌也有较好作用。临床上主要用于上述敏感菌所致呼吸道感染、心内膜炎、腹膜炎、肾盂肾炎、尿路感染、败血症以及骨、关节、皮肤和软组织等感染。自从 1974 年应用于临床以来，头孢西丁对肝和造血系统均未见毒性反应。治疗量几乎无肾毒性，偶见少数患者用药后发生蛋白尿，但引起严重肾功能损害者尚无报道。临床对 2924 例患者应用头孢西丁（1749 例静脉给药，1175 例肌内注射）进行观察，90% 以上患者均能很好耐受，皮疹发生率约为 2%，副作用轻微，多数是暂时性的。

（陈代杰）

头孢美唑（cefmetazole）

半合成头霉素类抗生素发。日本三

共制药株式会社和美国普强公司开发生产。1980 年 4 月首次在日本上市，中国首次进口注册时间为 1992 年。是一种广谱、高效、低毒抗生素，性能与第 2 代头孢菌素相似。头孢美唑结构上与头孢替坦和头孢西丁相似，在 7 位 C 原子上也有一反式甲氧基，其对多种 β-内酰胺酶的稳定性增强，使本药对一些头孢菌素耐药菌株也有较好抗菌活性。抗菌作用机制与其他头孢菌素类药物相似，主要是细菌细胞壁合成。

头孢美唑的合成主要以 $(6R)-7\beta-$氨基$-7\alpha-$甲氧基$-3$$(1-$甲基$-1H-$四唑$-5-$基疏基$)-8-$氧杂$-5-$硫代$-1-$氮杂$-$双环$[4.2.0]$辛$-2-$烯$-2-$羧酸二苯基甲酯（化合物 2,7-MAC）为原料，在碱的作用下，与 2-氰甲硫基乙酰氯反应，合成中间体 $(6R,7S)-7[[[($氰甲基$)$硫$]$乙酰$]$氨基$]-7-$甲氧基$-3-[[(1-$甲基$-1H-$四唑$-5-$基$)$硫$]$甲基$]-8-$氧代$-5-$硫杂$-1-$氮杂双环 $[4.2.0]$辛$-2-$烯$-$羧酸二苯基甲酯，然后此化合物在三氯化铝和苯甲醚的作用下，水解得到头孢美唑。

头孢美唑的抗菌谱较广，对葡萄球菌属、大肠埃希菌、克雷伯菌属、吲哚阴性或阳性变形杆菌、脆弱类杆菌、消化球菌（包括消化链球菌）等都有较强的抗菌活性。头孢美唑钠对革兰阳性及阴性菌均有良好抗菌效能，对耐甲氧西林金黄色葡萄球菌、脆弱类杆菌以及厌氧菌也有良好的抗菌活性，对各种 β-内酰胺酶有很强耐受性和稳定性，体内分布好，不良反应少，可用于敏感菌引起的呼吸系统感染、胆道感染、泌尿系统感染、妇产科细菌感染、皮肤软组织感染及手术后预防感染等。

作为 β-内酰胺类抗生素药物，头孢美唑也有抗生素的缺陷，较容易发生不良反应。较常见的一类变态反应。β-内酰胺类抗生素、氨基糖苷类及喹诺酮类抗菌药中，以 β-内酰胺类抗生素的变态反应最严重，可能与药物中所产生的微量高分子杂质有关。头孢美唑钠对光、热不稳定，高温、潮湿都会使其发生氧化分解反应，致头孢美唑钠含量降低，总杂质增加。质量控制非常重要。

(陈代杰)

tóubāomǐnuò

头孢米诺（cefminox；meicelin；CMNX；MT-141）

主要成分为头霉素衍生物。又称美士灵、头孢米诺钠、氨羧甲氧头孢菌素。最早由日本明治制果公司开发上市，并在日本申请了专利，其作用性质与第三代头孢菌素相近，属于抗生素及其他 β-内酰胺类药物。20 世纪 90 年代，头孢米诺进入中国市场，中国国家药品监督管理部门批准了日本明治制果公司的注射用粉针在中国上市，，由汕头经济特区明治医药公司分装。

头孢米诺由半合成法制成七水合物钠盐，对革兰阴性（G^-）和革兰阳性（G^+）菌均有较好抗菌作用。其合成的方法主要有两种类型：①以氨基头孢菌素衍生物为原料，用醛或酰卤保护氨基后再母核 7 位引入反式甲氧基，脱去保护基后再与溴代乙酰溴反应所得乙酰化产物进一步制备头孢米诺。②用头霉素类衍生物（$7\beta-$氨基$-7\alpha-$甲氧基头孢菌素类衍生物）为起始原料，在 $7\beta-$氨基和 3 位引入必需侧链，脱羧基保护，与 D-半胱氨酸缩合得到头孢米诺钠。

该药为白色或白色结晶性粉末，常用钠盐，可溶于水，其与青霉素结合蛋白有较强的亲和性，能有效抑制细菌细胞壁合成，并结合于肽多糖，抑制肽多糖与脂蛋白结合而促进溶解细菌，在短时间内显示强大的杀菌活性。头孢米诺对 G^+ 菌和 G^- 菌都有着强大的活性，杀菌力强速度快。头孢米诺对大肠埃希菌、肺炎克雷白菌、沙雷菌属、变形杆菌属、流感嗜血杆菌、肠炎杆菌、脆弱类杆菌都有着强大的活性，其活性比其他同类药物强很多，对各种细菌所产生的 β-内酰胺酶稳定，但其抗厌氧球菌活性比头孢西丁差很多。头孢米诺在 7β 位侧链末端 D-氨基酸结构与以往头孢菌素不同的两种作用机制，形成多数球状突起而促进溶菌，其结果是能在多时间内发挥很强的杀菌作用。

头孢米诺多采用静脉滴注或静脉注射给药，均能呈现极好的持续性计量依赖性的血药浓度。但头孢米诺临床亦会产生一些副作用，对 2089 例使用头孢米诺患者的观察表明，不良反应发生率为 2.11%，主要是皮肤过敏、肝转氨酶活性升高、胃肠道反应和全身性反应。

(陈代杰)

tànqīngméixīlèi kàngshēngsù

碳青霉烯类抗生素（carbapenem antibiotics）

一类主要用于治疗多重耐药细菌感染的 β-内酰胺类抗生素。它们类似于青霉素、头孢菌素，通过与青霉素结合蛋白结合抑制细胞壁的合成而杀菌。但是相对于青霉素、头孢菌素，它们有更广泛的杀菌效果。对比其他的 β-内酰胺类抗生素，它们很少受到其共同耐药机制的影响。

碳青霉烯类抗生素是抗菌谱最广，抗菌活性最强的非典型β-内酰胺抗生素，因其具有对β-内酰胺酶稳定以及毒性低等特点，已经成为治疗严重细菌感染最主要的抗菌药物之一。其结构与青霉素类的青霉环相似，不同之处在于噻唑环上的硫原子为碳所替代，且 C-2 与 C-3 之间存在不饱和双键；另外，其 6 位羟乙基侧链为反式构象。正是这个构型特殊的基团，使该类化合物与通常青霉烯的顺式构象显著不同，具有超广谱的、极强的抗菌活性，以及对 β-内酰胺酶高度的稳定性。中国已经上市的品种有亚胺培南、美罗培南、帕尼培南、法罗培南、厄他培南、比阿培南。

碳青霉烯厄他培南是美国传染病协会推荐的治疗轻到中度社区获得性腹部感染的一线药物。虽然多利培南、亚胺培南、美罗培南有抗假单胞菌活性，医师也不推荐使用治疗此类患者。它们对治疗社区获得性腹部感染有高风险，一般用于治疗住院获得性腹部感染患者。2015 年调查显示：治疗复杂性尿路感染几乎没有特效药物，但是使用多利培南对治疗此类患者有高治愈效果，包括由抗左氟沙星的大肠埃希菌引起的感染。美国解剖协会与美国感染协会共同推荐首先选用亚胺培南、美罗培南治疗由住院获得或呼吸机引起的肺炎晚期患者，尤其是假单胞菌属、鲍曼不动杆菌或对碳青霉烯类药物无效的导致的肺炎患者。治疗过程中，使用氨基糖苷类药物辅助，避免耐药。

碳青霉烯类药物不常用于社区获得性肺炎，原因在于社区获得性感染患者大多是肺炎球菌、流感嗜血杆菌、非典型细菌、肠杆菌等引起的，治疗这些适合于窄抗菌谱药物，如喹诺酮类、阿莫西林、阿奇霉素。亚胺培南与美罗培南对铜绿假单胞菌引起的感染有效。

2015 年大量实验证明，使用碳青霉烯类药物治疗败血症同联合抗假单胞杆菌-β-内酰胺酶抑制剂与哌拉唑啉、他唑巴坦治疗效果一样。2015 年，美国健康与护理研究院推荐派拉唑啉与他唑巴坦作为治疗噬中性粒细胞减少肿瘤患者血液感染的一线药物。对于血液感染一般是由杆菌引起的，碳青霉烯类药物可以作为更好选择。

（陈代杰）

亚胺培南（imipenem） yàànpéinán 美国默克公司 1979 年研制开发的第一个碳青霉烯类抗生素。亚胺培南对大多数革兰阳性（G^+）、革兰阴性（G^-）需氧菌、厌氧菌及多重耐药菌均有较强的抗菌活性，但耐甲氧西林葡萄球菌、粪肠球菌、嗜麦芽寡养单胞菌等对亚胺培南耐药。该药 8mg/ml 浓度可抑制 90% 以上的主要致病菌。亚胺培南对质粒介导的超广谱 β-内酰胺酶、染色体及质粒介导的头孢菌素酶（AmpC 酶）均有高度稳定性。但可被金属 β-内酰胺酶水解灭活，造成碳青霉烯类抗生素耐药。

亚胺培南通过抑制胞壁黏肽合成酶即青霉素结合蛋白合成，使细菌胞壁缺损，菌体膨胀致使细菌胞浆渗透压改变和细胞溶解而杀灭细菌。哺乳动物无细胞壁，不受亚胺培南的影响，因而亚胺培南有对细菌的选择性杀菌作用，对宿主毒性小。已证实细菌细胞质膜上特殊蛋白青霉素结合蛋白是此药的作用靶位，亚胺培南与青霉素结合蛋白的结合，尤其是青霉素结合蛋白 2 的亲和力很强，阻碍细胞壁的合成，可使细菌迅速肿胀、裂解，而且其作用很少受接种菌量（pH 5.5～8.5）的影响。

该药在临床上已应用多年，对其耐药的菌株有黄单孢菌、粪肠球菌和耐甲氧西林葡萄球菌。对亚胺培南耐药的铜绿假单胞菌对美罗培南仍敏感。主要使用于以下 3 类患者：重症感染包括院内获得性肺炎、败血症、腹膜炎以及中性粒细胞减少的发热患者，在病原体明确前，为尽量覆盖可能的病原菌，常作为经验性治疗的首选药物，病原明确后可继续使用，也可"降阶梯治疗"。多重耐药菌感染的治疗，如产超广谱β-内酰胺酶菌株、产头孢菌素酶菌株或同时产超广谱 β-内酰胺酶及头孢菌素酶菌株的感染。第三、四代头孢菌素及复合制剂疗效不理想的细菌引起的腹膜炎、肺炎、败血症等。

亚胺培南西司他丁钠为碳青霉烯类复方抗生素，其主要成分为亚胺培南和西司他丁钠。亚胺培南是一种最新型的 β-内酰胺抗生素，也是脒基衍生物，抗菌谱极广，对 G^- 菌和 G^+ 菌、需氧菌和厌氧菌均有良好抗菌活性。西司他丁钠为一种特异性酶抑制剂，它能阻断亚胺培南在肾内的代谢，提高泌尿道中亚胺培南原型药物的浓度。

亚胺培南西司他丁钠主要用于敏感菌所致的下呼吸道感染、腹内感染、妇科感染、泌尿生殖系统感染、皮肤和软组织感染、骨和关节感染、败血症、心内膜炎等。也可用于手术前后预防感染。亚胺培南西司他丁钠的主要不良反应是较多见的皮疹、皮肤瘙痒、发热等变态反应及恶心、呕吐、腹泻等胃肠道症状。

（陈代杰）

měiluópéinán

美罗培南（meropenem）　第二代碳青霉烯类广谱抗生素，也是第一个可单独使用的碳青霉烯类抗生素。日本住友制药公司与英国帝国化学工业（Imperial Chemical Industry）制药公司开发，1994年在意大利上市，1999年进入中国市场。美罗培南对大多数革兰阳性（G⁺）菌、革兰阴性（G⁻）需氧菌、厌氧菌及多重耐药菌均有较强的抗菌活性，但耐甲氧西林葡萄球菌、粪肠球菌、嗜麦芽寡养单胞菌等对美罗培南耐药。美洛培南对葡萄球菌和肠球菌的作用比亚胺培南弱2~4倍，对耐甲氧西林葡萄球菌、粪肠球菌同样耐药；但对肠杆菌科细菌的抗菌活性是亚胺培南的2~16倍，对铜绿假单胞菌的抗菌活性是亚胺培南的2~4倍。

美罗培南抗（G⁻）菌活性最强，其抗（G⁻）菌的活性是亚胺培南的2~16倍；对铜绿假单胞菌活性也以美罗培南为最强，是亚胺培南的4倍。用琼脂二倍稀释法对412株临床分离的致病菌测定美罗培南等药物的抗菌活性。美罗培南对多种G⁻菌有较强的抗菌活性，强于亚胺培南、头孢吡肟、头孢他啶、环丙沙星、奈替沙星；对大肠埃希菌、克雷伯菌属、产气肠杆菌、志贺菌属、沙门菌属、枸橼酸杆菌属、变形杆菌属、沙雷菌属的90%最低抑菌浓度为0.08~0.25μg/ml，是亚胺培南的1/4~1/16；对阴沟肠杆菌、不动杆菌属的抗菌活性与亚胺培南相当，90%最低抑菌浓度为0.25~0.50μg/ml；对流感嗜血杆菌90%最低抑菌浓度为

0.125μg/ml，是亚胺培南的1/16，是头孢吡肟的1/4，对G⁺菌的作用差于亚胺培南，但优于其他4种抗生素。

临床主要致病菌对碳青霉烯类的耐药少见，耐药机制主要有：青霉素结合蛋白结合力下降，主要见于耐甲氧西林葡萄球菌及某些肠球菌；Ⅰ型β-内酰胺酶水解碳青霉烯类的微弱活性加上细菌对碳青霉烯类通透性下降致耐药性产生，主要见于一些肠杆菌及铜绿假单胞菌；菌株产生含锌β-内酰胺酶水解碳青霉烯类，这些菌株大多为临床非常见的病原菌。

主要不良反应为皮疹、瘙痒、静脉炎、变态反应、头痛、血小板增多，嗜酸性粒细胞增多，血清转氨酶、碱性磷酸酶、乳酸脱氢酶活性升高等，偶有癫痫发作（0.05%），但远低于亚胺培南，肾功能受损，意识障碍、中枢神经系统症状等严重不良反应发生率较少（<0.1%）。帕尼培南（克倍宁）主要为恶心、呕吐、腹泻等胃肠道反应，皮疹、药疹、发热、瘙痒等变态反应。过敏性休克发生率低，但应引起注意。对青霉素类、头孢菌素类及其他β-内酰胺类药物过敏者，可能出现交叉过敏。对上述药物曾发生过严重全身性变态反应者，应禁用。

（陈代杰）

ètāpéinán

厄他培南（etapenem）　又称艾他培南，美国默克制药公司开发。新型长效注射用培南类药物。对多重耐药肠杆菌有可靠疗效但不覆盖非发酵菌，具有良好药动学特性。默克发言人格雷姆·贝尔（Graeme Bell）表示："本品适用于不能确定感染由什么所引起

的情况"。与亚胺培南和美罗培南相比，厄他培南侧重于治疗社区获得性感染。批准的适应证有：腹腔内感染、社区获得性肺炎、有并发症的泌尿道感染、急性生殖系统感染、有并发症的皮肤软组织感染。厄他培南2001年在美国上市。

厄他培南对大多数革兰阳性（G⁺）、革兰阴性（G⁻）需氧菌、厌氧菌及多重耐药菌均有较强的抗菌活性，但耐甲氧西林葡萄球菌、粪肠球菌、嗜麦芽寡养单胞菌等对厄他培南耐药。该药是一种新型碳青霉烯类抗生素，通过与青霉素结合蛋白结合，干扰细菌细胞壁的合成，导致细菌生长繁殖受抑，少数出现细胞溶解。厄他培南对甲氧西林敏感金葡菌、肺炎球菌、化脓性链球菌等G⁺菌、肠杆菌科细菌具有高度抗菌活性；嗜血杆菌属、卡他莫拉菌、脑膜炎球菌等对厄他培南高度敏感，但对甲氧西林耐药葡萄球菌、肠球菌属、铜绿假单胞菌、不动杆菌属等细菌对厄他培南耐药。

厄他培南的不良反应主要有腹泻、恶心、呕吐等胃肠道反应，静脉炎，头痛以及女性阴道炎等。丙氨酸氨基转移酶、天冬氨酸氨基转移酶、碱性磷酸酶和肌酐等活性升高。使用厄他培南后患者癫痫发生率为0.5%。应用注意事项有：对老年人应根据肾功能调整剂量；不能溶解于葡萄糖注射液中，也不宜与其他药物混合；溶解后立即使用，存放时间不能超过24小时；在孕妇中尚缺乏足够的研究，因此不推荐使用；经乳汁分泌，哺乳期妇女应用应停止哺乳；尚缺乏用于儿童感染的疗效和安全性的资料，不推荐用于18岁以下患者。丙磺舒可延长

厄他培南血清半衰期，提高其药浓度。

（陈代杰）

duōlìpéinán

多利培南（doripenem）　新型 β-甲基碳青霉烯类抗生素。日本盐野义制药公司发现。2005 年 9 月在日本上市。对大多数革兰阳性（G$^+$）菌、革兰阴性（G$^-$）菌、厌氧菌有广谱而平衡的强效抗菌活性。对多利培南敏感的细菌包括葡萄球菌属、链球菌属、肺炎球菌、肠球菌属、卡他莫拉菌、大肠埃希菌、枸橼酸杆菌属、克雷伯菌属、肠杆菌属、沙雷菌属、变形杆菌属、铜绿假单胞菌、不动杆菌属、消化球菌属、类杆菌属、普雷沃菌属。

总体上，多利培南的抗菌活性与亚胺培南、美罗培南及厄他培南相当。但多利培南对金黄色葡萄球菌、铜绿假单胞菌以及耐青霉素的肺炎链菌的活性明显强于美罗培南，特别对铜绿假单胞菌有强于现有碳青霉烯抗生素的抗菌力。多利培南对耐甲氧西林葡萄球菌和链球菌的活性与亚胺培南相当，90% 最低抑菌浓度值为 0.5mg/ml 或更低；对肠杆菌、流感嗜血杆菌以及卡他莫拉菌具有很高的活性，90% 最低抑菌浓度值为 0.032~0.500mg/ml；对亚胺培南耐药铜绿假单胞菌 90% 最低抑菌浓度值为 8mg/ml，强于美罗培南、比阿培南、头孢匹罗和头孢他定；多利培南对头孢他定、环丙沙星和庆大霉素耐药菌也有很好的抗菌效果。多利培南对临床分离的常见妇科及产科感染菌有很好的抗菌作用，50% 最低抑菌浓度和 90% 最低抑菌浓度分别为 0.25mg/ml 和 1mg/ml，对这些细菌子宫感染的大鼠有良好的治疗作用，提示多利培南临床应用于妇科及产科的前景。

多利培南的抗菌机制与其他 β-内酰胺抗生素相同，通过与细菌青霉素结合蛋白结合抑制细菌细胞壁合成。多利培南与金黄色葡萄球菌、大肠埃希菌、铜绿假单胞菌及其他敏感菌的青霉素结合蛋白具有极高亲和力。对绝大多数 β-内酰胺酶稳定，包括青霉素酶、头孢菌素酶以及超广谱 β-内酰胺酶。对来自人、犬、猪、豚鼠、大鼠、小鼠以及兔的肾脱氢辅酶-Ⅰ均稳定，可单独使用。动物模型研究显示，小鼠皮下注射多利培南后可达到很高的血药水平，对 G$^+$ 菌以及 G$^-$ 菌（包括耐药细菌）感染小鼠模型有很好的保护作用。

不良反应主要为恶心、呕吐、腹痛、腹泻等胃肠道反应以及血液学方面的嗜酸性粒细胞增多、中性粒细胞减少等，但一般能为患者所耐受。而当超剂量使用时可出现神经系统毒性，如头痛、耳鸣、听觉暂时丧失、肌肉痉挛、神经错乱、癫痫等，尤其是肾功能不全伴癫痫者；一旦出现震颤、肌肉痉挛或癫痫，应立即减量或停药。还可导致皮疹、瘙痒、发热、休克等变态反应，过敏体质者慎用。过敏性休克发生率低，但应引起注意。对青霉素类、头孢菌素类及其他 β-内酰胺类药物过敏者，可能出现交叉过敏，对上述药物曾发生严重全身性变态反应者禁用。

（陈代杰）

pànípéinán-bèitāmǐlóng

帕尼培南-倍他米隆（panipenem-betamipron）　新型 β-内酰胺碳青霉烯类抗生素。对革兰阳性（G$^+$）菌、革兰阴性（G$^-$）菌、厌氧菌、需氧菌及产生 β-内酰胺酶的细菌有较强的抗菌活性。

对甲氧西林敏感葡萄球菌、肺炎球菌、链球菌属及粪肠球菌的抗菌活性与亚胺培南相似或略强，甲氧西林耐药葡萄球菌、粪肠球菌耐药。对不动杆菌属作用突出，对脆弱类杆菌、难辨梭菌等厌氧菌均有良好作用，已广泛用于临床。

该药是日本三共株式会社研制的品种，1994 年 3 月上市。是日本第一制药三共旗下的品种。与亚胺培南不同，它对肾脱氢肽酶-Ⅰ稳定，但单独使用对家兔和猴都有一定的肾毒性，因此为了进一步提高安全性，在临床上需与肾保护剂倍他米隆（β-苯甲酰氨基丙酸）配合应用。帕尼培南与有机离子运送抑制剂倍他米隆（β-苯甲酰氨基丙酸）1∶1 合用为复合制剂帕尼培南-倍他米隆。

帕尼培南作用机制与其他 β-内酰胺酶类药物相似，抑制作用特点是：对 β-内酰胺酶高度稳定，且本身尚有酶抑制作用，有广谱、强效、耐酶、抑酶的特性。除对肺炎军团病菌、沙眼衣原体和肺炎衣原体无效外，对大多数 G$^+$ 与 G$^-$ 需氧和厌氧菌均有抗菌活性。适用于敏感细菌所致严重感染，包括：败血症、感染性心内膜炎、下呼吸道感染、腹腔感染、尿路感染、细菌性脑膜炎、皮肤软组织及妇产科感染。可致血中丙戊酸钠浓度降低，诱导癫痫发作，青霉素类、头孢菌素类过敏者慎用，使用帕尼培南可使尿呈茶色。帕尼培南-倍他米隆 0.5g 静脉滴注，帕尼培南血药浓度为 27.5μg/ml，倍他米隆血药浓度为 15.6μg/ml。血浆半衰期分别为 70 分钟和 40 分钟。24 小时尿液中排泄出帕尼培南 28.5%，倍他米隆 9.7%。帕尼培南-倍他米隆不良反应较少，主要有皮疹、嗳气、呕吐等症状；少数患者用药后可出现血清丙氨酸氨基转移酶、天门冬氨酸氨基转移酶活性暂时性升高以及嗜酸性粒细胞增多等。

帕尼培南-倍他米隆与同类药物亚胺培南-西司他汀比较，两者体外抗菌作用、药动学特点相似。最具意义的差异是帕尼培南-倍他米隆致惊厥、意识障碍等严重中枢神经系统不良反应率比亚胺培南-西司他汀明显低，更多用于中枢神经系统感染或合并中枢神经系统疾病的感染患者。

（陈代杰）

bǐāpéinán

比阿培南（biapenem）

一种碳青霉烯类合成抗生素。抑制细菌细胞壁合成而抗菌。类盐白色或类白色粉末，溶于水，不溶于一般有机溶剂，对肾脱氢肽酶-Ⅰ（DHP-Ⅰ）比美罗培南更稳定，不需合用酶抑制剂。比阿培南对革兰阴性（G^-）菌、革兰阳性（G^+）菌、厌氧菌和需氧菌均有高效超广谱抗菌活性。90%以上致病菌对比阿培南敏感，对肾脱氢肽酶-Ⅰ和金属β-内酰胺酶的稳定性强于其他已上市的碳青霉烯类抗生素。

有强大快速杀菌活性，临床疗效好，对β-内酰胺类、喹诺酮类及氨基糖苷类耐药的铜绿假单胞菌有强大抗菌活性；对需氧 G^+ 菌的抗菌活性稍弱于亚胺培南；抗厌氧菌的活性与亚胺培南相同。

该药对 G^+、G^- 的需氧和厌氧菌有广谱抗菌活性。比阿培南对人肾脱氢肽酶-Ⅰ稳定，可单独给药而不需与肾脱氢肽酶-Ⅰ抑制剂合用。适用于治疗由敏感细菌所引起败血症、肺炎、肺部脓肿、慢性呼吸道疾病引起的二次感染、难治性膀胱炎、肾盂肾炎、腹膜炎、妇科附件炎等。临床上广泛应用于对比阿培南敏感的 G^- 需氧菌、G^+ 需氧菌和厌氧菌引起的急慢性感染，其中并发性腹腔内感染、下呼吸道感染（包括细菌性肺炎）以及并发性尿道感染临床研究比较多。

与其他许多β-内酰胺类抗生素相比较，比阿培南对 G^- 菌和 G^+ 菌均有与亚胺培南相当的显著的抗生素后效应。Ubukata 等研究表明：在培养基中加入新鲜人血浆可增强比阿培南对铜绿假单胞菌的抗生素后效应，可抑制粪肠球菌和铜绿假单胞菌的再生长。

比阿培南有良好的组织和器官渗透性。广泛分布于肺、子宫颈、子宫肌膜、子宫内膜和卵巢等组织及唾液、胸腔积液、腹水肘静脉血等体液中，恒稳态时表观分布容积为 15~20L，说明存在细胞外分布。单次给药 300mg 后，腹腔液中浓度为 9~24mg/L，在胸腔积液中浓度为 4.4~9.5mg/L，在盆腔液中浓度达到 9.6mg/L。

最常见的不良反应是皮疹/皮肤瘙痒、恶心、呕吐以及腹泻等。在 2348 个病例中，有 64 例（2.7%）出现不良反应，主要表现为皮疹（1.0%）、腹泻（0.7%）等。在 2287 个病例中，有 304 例（13.3%）的 522 个临床检测指标异常，主要表现为谷丙转氨酶活性升高（144 例，6.3%）、天门冬氨酸氨基转移酶活性升高（93 例，4.1%）、嗜酸性粒细胞增多（77 例，3.4%）等。严重的不良反应包括：休克（<0.1%）、过敏间质性肺炎（0.1%~5%）；单纯性嗜酸粒细胞增多性肺浸润综合征；假膜性大肠炎等严重肠炎；肌痉挛、意识障碍；肝功能损害、黄疸；急性肾功能不全。

（陈代杰）

qīngméixīlèi kàngshēngsù

青霉烯类抗生素（penem antibiotics）

新型非典型β-内酰胺类抗生素。1975 年哈佛大学著名化学家伍德沃德（Woodward）设计合成。其设计思路是基于青霉素和头孢菌素的融合，通过向青霉素骨架中引入双键，增大β-内酰胺环的反应性，提高目标物的抗菌活性。但初期合成的6-苯氧乙酰氨基青霉烯因稳定性差，抗菌活性并不理想，直至借鉴硫霉素的结构用α-羟乙基代替6位的酰胺，才使其稳定性得到改善，同时保持了青霉烯β-内酰胺环的反应性，为青霉烯类抗生素的研究奠定了基础。

抗菌活性较强的青霉烯类抗生素有：日本三得利（Suntory）医药公司的法罗培南及其前体药物法罗培南酯、日本田边（Tanabe）公司的利替培南酯、美国辉瑞（Pfizer）公司的硫培南，日本武田（Takeda）公司的 TMA-230，罗氏（Roche）公司的 Ro25-0447，意大利美纳里尼（Menarini Rieerehe，S.P.A）公司的 Men-10700 等。

青霉烯类抗生素对β-内酰胺酶、脱氢肽酶-Ⅰ稳定，抗菌谱广，抗菌活性强，对需氧、厌氧革兰阳性菌和多数革兰阴性菌有良好的抗菌作用，毒性和耐药性低，其代表性药物法罗培南 1997 年投入临床使用。其优良的广谱抗菌活性与结构密切相关，母核由 1 个β-内酰胺四元环与 1 个不饱和含硫五元杂环组成。构效关系研究发现：C-6 位的取代基，如乙基、羟甲基和羟乙基等在青霉烯类抗生素中是典型的取代基，其中羟乙基的抗菌活性最好；C-3 位的羧基是保证其具有较高的活性和对β-内酰胺酶稳定性所必需；因此青霉烯类抗生素的结构改造主要是针对 C-2 位上的取代基，主要取代类型有：硫取代青霉烯、烷基取代青霉烯、氧取代青霉烯、氨基取代青霉烯和芳基取代青霉烯 5 种。硫取代对于其抗菌活性的体现十分重要，而头孢菌素骨架取代则表现出对各种微生物的抗菌活性。对 C-2 位侧链有手性碳的青霉烯抗菌构效关系进行分析发现：C-2 位取代基的斥电性对于保持青霉烯结构的稳定起了重要的作用，有环衍生物比脂肪族衍生物的抗菌活性高，含氧不饱和环状物低于对应的饱和环状物，四氢呋喃取代比相应的呋喃取代活性高，以氨基酸衍生物为侧链的亚甲基青霉烯有利于提高抗菌谱和药理活性，能用于口服吸收。

(陈代杰)

fǎluópéinán

法罗培南（faropenem） 第一个开发上市的青霉烯类抗生素。抑制细菌细胞壁合成抗菌。对各种青霉素结合蛋白有高亲和性，特别是对细菌增殖所必需的高分子青霉素结合蛋白呈现高亲和性。法罗培南为钠盐，抗菌谱广，抗菌活性强，特别对金黄色葡萄球菌、耐青霉素的肺炎球菌、粪链球菌等革兰阳性菌与脆弱类杆菌等厌氧菌的抗菌效果明显高于头孢西丁酯、头孢特仑、头孢克肟和头孢克洛等口服头孢菌素，抗革兰阴性菌活性与口服头孢菌素相似，但抗铜绿假单胞菌作用较弱，对 β-内酰胺酶稳定，对头孢菌素耐药的枸橼酸杆菌属、阴沟肠杆菌等亦有良好作用。法罗培南既可口服，也可以肌内注射，耐药菌株少，肾毒性及神经毒性小。

法罗培南适用于由葡萄球菌属、链球菌属、肠球菌属、大肠埃希菌、枸橼酸杆菌属、克雷伯菌属、肠杆菌、奇异变形杆菌、流感嗜血杆菌、消化链球菌、痤疮丙酸杆菌、类杆菌属等敏感菌所致的感染性疾病：①泌尿系统感染。肾盂肾炎、膀胱炎、前列腺炎、睾丸炎。②呼吸系统感染。咽喉炎、扁桃体炎、急慢性支气管炎、肺炎、肺脓肿。③子宫附件炎、子宫内感染、前庭大腺炎。④浅表性皮肤感染症、深层皮肤感染症，痤疮（伴化脓性炎症）。⑤淋巴管炎、淋巴结炎、乳腺炎、肛周脓肿、外伤、烫伤和手术创伤等继发性感染。⑥泪囊炎、睑腺炎，睑板腺囊肿、角膜炎（含角膜溃疡）。⑦外耳炎、中耳炎、鼻窦炎。⑧牙周组织炎、牙周炎、颚炎。

健康成人空腹单次口服法罗培南钠 150、300、600mg，1.0～1.5 小时后血浆药物峰浓度为 2.4、6.2、7.4mg/L。法罗培南的半衰期约 1 小时，且与用药剂量无关。健康成人餐后单次口服法罗培南 300mg，血浆药物浓度达峰时间比空腹用药时延迟约 1 小时，血浆峰浓度、半衰期及血药浓度-时间曲线下面积几乎均未出现差异。

法罗培南的组织穿透力强，能进入痰液、拔牙创伤浸出液、皮肤、扁桃体、上颌窦黏膜组织、女性生殖器及眼睑皮下和前列腺组织等，有少量进入母乳乳汁。以原型药形式吸收，部分以原型药形式自尿中排泄，其余经肾中的脱氢肽酶-1 代谢后从尿中消除。人血浆及尿中没有发现具有抗菌活性的法罗培南代谢物，法罗培南主要经肾排泄。对青霉素类、头孢菌素类或碳青霉烯类药物曾有过敏史的患者慎用本品。

少数患者服用法罗培南可能发生休克，因此用药后应进行充分监测。最常见不良反应为腹泻和稀便，老年患者尤应引起重视，因严重腹泻和稀便可能导致老年人全身状态恶化，故用药前应提示患者一旦出现这两种症状须立即就诊，中止用药并采取适当处置措施。

(陈代杰)

dānhuán β-nèixiān'ànlèi kàngshēngsù

单环 β-内酰胺类抗生素（monobactams） 抗需氧革兰阴性杆菌窄谱抗生素。代表药物有氨曲南（aztreonam，AZT）和卡芦莫南（carumonan）。对革兰阴性（G⁻）杆菌产生的 β-内酰胺酶稳定性和对包括铜绿假单胞菌在内的 G⁻ 杆菌的作用均与头孢他啶相似。作为内酰胺类抗生素的一类重要品种，单环内酰胺类因结构比青霉素和头孢菌素简单，化学性质比其他非经典的内酰胺类抗生素（如碳青霉烯等）稳定，以广谱、强效、安全性高等特点在临床中占有重要的地位。C-3、C-4 位碳的绝对构型及其所连的取代基对化合物的抗菌活性至关重要，C-3 为 S 型，C-3、C-4 为顺式结构有利于抗菌活性的提高。它们对革兰阴性需氧菌的抗菌活性极强，对单环内酰胺酶高度稳定且不诱导细菌产生 β-内酰胺酶。C-2、C-3 各原子所带正电荷与抗菌活性有关，C-2、C-3 各原子所带正电荷越大抗菌活性越强，而 N-1、C-4、O 各原子所带负电荷越大分子的抗菌活性越小。由此可以得到新分子设计的信息，若在 C-3、C-4 原子上添加吸电子的取代基，有利于增强 C-3 原子所带正电荷，减少 C-4 原子所带负电荷，提高分子的药理活性。氨曲南是第一个应用于临床的单环内酰胺类抗生素，于 1997 年上市。对 β-内酰胺酶稳定，有较好的选择性，对 G⁻ 菌有很强的抗菌活性，主要治疗 G⁻ 菌引起的各种感染，其中对变形杆菌属和沙雷菌属有较好的疗效，对大肠埃希菌、肺炎克雷伯菌的作用也不错，部分原因是因为分子小，更容易穿越细胞壁。但是，2001—2005 年 G⁻ 菌的耐药菌株增加得很快，临床使用有减少趋势。

(陈代杰)

ānqǔnán

氨曲南（aztreonam） 全合成的第一个应用于临床的单环 β-内酰胺类抗生素。施贵宝公司（Bristol-Myers Squibb）于 1981 年研制成功，1984 年首先在意大利上市，随后在欧美多国和日本上市。主要通过抑制细菌细胞壁合成而起杀菌作用，其抗菌机制是能迅速通过革兰阴性需氧菌细胞的外膜壁，对革兰阴性（G⁻）杆菌细胞膜上的青霉素结合蛋白 3（PBP-3）有高度亲和力，使细菌细胞的分裂受阻而形成丝状体，导致细菌体溶解死亡；但与革兰阳性（G⁺）菌的青霉素结合蛋白不能大量结合，故对 G⁺ 菌抗菌作用弱。临床上主要用于治疗敏感需氧 G⁻ 杆菌所引起的各种感染，其对多种质粒和染色体介导的 β-内酰胺酶稳定，不良反应较少。

抗菌谱主要包括 G⁻ 菌，如大肠埃希菌、克雷伯菌属、沙雷菌属、奇异变形杆菌、吲哚阳性变形杆菌、枸橼酸杆菌属、流感嗜血杆菌、铜绿假单胞菌及其他假单胞菌、某些肠杆菌属、淋球菌等。脑膜炎球菌、淋球菌、卡他莫拉菌和流感嗜血杆菌的不产或产 β-内酰胺酶菌株均对氨曲南敏感。氨曲南在 1μg/ml 水平对 90% 以上的大肠埃希菌、肺炎克雷伯菌、变形杆菌属、普罗菲登菌属、摩根菌属、聚团肠杆菌、沙门菌属、志贺菌属、枸橼酸杆菌属的生长产生抑制作用。对铜绿假单胞菌的 50% 最低抑菌浓度和 90% 最低抑菌浓度分别为 3.1μg/ml 和 2.5μg/ml。但不动杆菌属、假单胞菌属（除铜绿假单胞菌外）、G⁺ 菌或厌氧菌均耐药。与头孢他啶、庆大霉素相比，对产气杆菌、阴沟肠杆菌的作用高于头孢他啶，但低于庆大霉素；对铜绿假单胞菌的抗菌作用弱于头孢他啶，与庆大霉素相近；对其他病原菌的作用都较两者强（对某些菌则与头孢他啶接近）。对于质粒介导的 β-内酰胺酶，氨曲南比第 3 代头孢菌素更具稳定性。

氨曲南口服不吸收，肌内注射、静脉注射或静脉滴注 1g 后，平均高峰血浓度分别为 44.6、134.4、111.3μg/ml；三者的消除半衰期为 1.8~1.9 小时；肌内注射后吸收迅速完全，生物利用度约 90%；主要以原型从肾小球滤过及从肾小管分泌而由尿排出，24 小时内尿排出率为给药量的 70%；给药后 24 小时尿液浓度仍有 7~8μg/ml。肌内注射、静脉注射及静脉滴注 1g 后，24 小时尿液药物浓度仍可达敏感肠杆菌科细菌最低抑菌浓度的数十倍，铜绿假单胞菌最低抑菌浓度的数倍，治疗上述细菌引起的尿路感染时，每天肌内注射 1g 即可达到治疗效果。给药后，氨曲南广泛分于组织液中，在脓疱液、心包液、胸腔积液、滑膜液、胆汁、骨组织、肾、肺、皮肤等部位有较高浓度；在前列腺、子宫肌肉、支气管分泌物中也有一定浓度；在脑脊液中浓度低；在乳汁中的浓度也较低，仅为血药浓度的 1%。

临床上氨曲南主要用于需氧 G⁻ 菌引起的尿路感染、呼吸道感染、腹腔感染、皮肤软组织感染和生殖道感染等。不良反应较少见，全身性不良反应发生率为 1%~1.3%，主要是消化道症状诸如恶心、呕吐、腹泻、肝功能异常等，偶有皮肤变态反应，表现为剥脱性皮炎、一过性皮疹。

(陈代杰)

β-nèixiān'ānméi yìzhìjì

β-内酰胺酶抑制剂（β-lactamaseinhibitors） 具或不具 β-内酰胺环结构的天然或合成，能与 β-内酰胺酶结合使之失活的一类化合物。通常与不耐受 β-内酰胺酶的抗生素联用增强这类抗生素的抗菌效果。临床上常用的 β-内酰胺酶抑制剂主要有：克拉维酸、舒巴坦、他唑巴坦，三者均含 β-内酰胺环结构，能与 β-内酰胺酶活性位点结合发生不可逆的反应，使 β-内酰胺酶失去水解 β-内酰胺类抗生素的能力，是不可逆竞争性抑制剂。

早在 1966 年，葛兰素史克（Glaxo）公司一研究组的奥卡拉汉（O'Callaghan）等就描述、报道了能抑制革兰阴性（G⁻）菌产生的 β-内酰胺酶的物质。20 世纪 70 年代中期，质粒编码的 β-内酰胺酶快速蔓延，全球开始报道社区获得性奈瑟菌能产生 TEM 型 β-内酰胺酶，使氨苄西林的疗效降低。因此，β-内酰胺酶抑制剂与 β-内酰胺类抗生素联合给药便引起了人们强烈的兴趣。之后，β-内酰胺酶抑制剂的研发进一步加速，制药企业开始将主要精力投入筛选合适的 β-内酰胺酶抑制剂上。

克拉维酸是 1976 年英国首次研发的第一个应用于临床的 β-内

酰胺酶抑制剂，也称棒酸，是从棒状链霉菌中分离得到的含β-内酰胺环的双环结构化合物。其本身几乎没有抗菌活性，可抑制某些广谱和超广谱β-内酰胺酶。若与阿莫西林联合应用，克拉维酸能显著降低阿莫西林对金黄色葡萄球菌、肺炎克雷菌、变形杆菌属和大肠埃希菌的最低抑菌浓度值。舒巴坦和他巴坦均为青霉烷砜类化合物，分别于 1978 年和 1980 年被合成。与克拉维酸一样，这两种β-内酰胺酶抑制剂的化学结构均与青霉素相似，能有效抑制多种细菌产生的 A 类β-内酰胺酶，但对 B、C、D 类β-内酰胺酶抑制活性较小。其中，舒巴坦结构较稳定，但其抑酶作用不如克拉维酸。他唑巴坦对产酶菌有良好的抑酶作用，对 A 类酶的抑制作用远强于克拉维酸和舒巴坦。他唑巴坦有毒性低、抑酶活性强、稳定性好等优点，是临床上使用的最有前途的一种β-内酰胺酶抑制剂。

经过多年的开发，用于临床治疗的β-内酰胺酶抑制剂复方制剂主要有 6 种：阿莫西林/克拉维酸、替卡西林/克拉维酸、氨苄西林/舒巴坦、舒他西林/舒巴坦、头孢哌酮/舒巴坦和哌拉西林/他唑巴坦。这些复方制剂对某些β-内酰胺酶所致耐药菌株有明显抑制作用，但对不同种类β-内酰胺酶的抑制作用范围有限。因此，新型β-内酰胺酶抑制剂仍在不断开发之中。

（陈代杰）

kèlāwéisuān
克拉维酸（clavulanate）
从棒状链霉菌（*Streptomyces clavuligerus*）发酵液分离有内酰胺结构、对β-内酰胺酶有特异性抑制作用的天然β-内酰胺酶抑制剂。又称棒酸。克拉维酸是油状液体，常温下很不稳定，其钠盐是针状晶体，其分子结构上是β-内酰胺环与噁唑环构成的双环体系，为一稠合双环β-内酰胺结构。

克拉维酸抗菌活性很弱，它对革兰阴性（G⁻）菌和革兰阳性（G⁺）菌抑菌浓度多为 30 ~ 60μg/ml，对铜绿假单胞菌与肠球菌无效，对其余多数菌的最低抑菌浓度为 30 ~ 125μg/ml，但它是强效、广谱且不可逆的β-内酰胺酶抑制剂。克拉维酸与青霉素、头孢菌素的分子结构酷似，同β-内酰胺酶的活性位点有很高的亲和力，其与细菌β-内酰胺酶接触后，即作用于它们的活性部位，占据β-内酰胺酶的活性中心，随后克拉维酸β-内酰胺环上的羰基使酶蛋白的氨基酸残基酰化，使酶失活。最终抑制产酶耐药菌对β-内酰胺类抗生素的分解作用，恢复抗生素对产酶耐药菌的抗菌活性。

克拉维酸对金黄色葡萄球菌产生的β-内酰胺酶和肠杆菌属细菌、流感嗜血杆菌、淋球菌和卡他莫拉菌中由质粒介导的β-内酰胺酶均有强大的抑制作用；对肺炎克雷伯菌、奇异变形杆菌和脆弱类杆菌中染色体介导的β-内酰胺酶也有快速抑制效果；对摩根菌、沙雷菌属、铜绿假单胞菌等染色体介导的β-内酰胺酶的抑制作用则相对较弱。通过克拉维酸对β-内酰胺酶的抑制作用，使氨苄西林、阿莫西林、头孢哌酮等不耐酶抗生素的抗菌谱扩大，抗菌活性增强。临床上使用的克拉维酸主要有两类复合制剂：与阿莫西林组成的复合制剂阿莫西林克拉维酸钾片，主要应用于产β-内酰胺酶的金黄色葡萄球菌和表皮葡萄球菌以及肠球菌属所致的感染，对产β-内酰胺酶的肠杆菌科细菌、流感嗜血杆菌、脆弱类杆菌等也有较强活性，已广泛应用于临床，总有效率为 85%，但它不适用于耐甲氧西林金黄色葡萄球菌引起的感染；另一类是与替卡西林组成的复合制剂替门汀，其适应证与澳格门汀相似。

上述两种复方制剂中克拉维酸的药动学参数与单用时相同，正常人口服克拉维酸 125mg 后 1 小时达血药峰浓度，约为 3.4mg/L。蛋白结合率为 22% ~ 30%。血消除半衰期为 0.76 ~ 1.4 小时，8 小时尿排出率约为 46%，生物利用度分别为 75%。阿莫西林克拉维酸钾片在临床上用于产酶流感嗜血杆菌和卡他莫拉菌所致的下呼吸道感染；产酶金黄色葡萄球菌和产酶肠杆菌科细菌如大肠埃希菌、克雷伯菌属所致的呼吸道，尿路和皮肤软组织感染等；亦可用于肠球菌所致轻中度感染及敏感不产酶菌所致的上述各种感染。常见的不良反应有胃肠道反应、皮疹，可见过敏性休克、药物热和哮喘等；偶见血清转氨酶活性升高、嗜酸性粒细胞增多、其他白细胞减少及念珠菌或耐药菌引起的二重感染。有青霉素类过敏史者，或对克拉维酸有过敏史者禁用。

（陈代杰）

shūbātān
舒巴坦（sulbactam）
人工合成的青霉烷砜类、不可逆的竞争性β-内酰胺酶抑制剂。是广谱酶抑制剂，对超广谱酶及头孢菌素酶作用较差，而且其抑制作用受细菌产生的β-内酰胺酶的影响，也受菌体外膜对抑制剂的通透性和 pH 的影响。通过与β-内酰胺酶作用形成酰化产物，不可逆地形成失活产物使酶失活。

舒巴坦对细菌的抗菌作用弱，除对淋球菌和脑膜炎球菌抑菌浓度为 $0.1 \sim 3.2 \mu g/ml$，对其余菌的抑菌浓度均在 $25 \sim 200 \mu g/ml$，对肠球菌及铜绿假单胞菌耐药。但它是广谱酶抑制剂，在较低浓度时，对 Ⅱ、Ⅲ、Ⅳ 和 Ⅴ 型 β-内酰胺酶都有很强的不可逆抑制作用，可抑制金黄色葡萄球菌、肠杆菌科、普氏菌属、卟啉单胞菌属和某些分枝杆菌质粒或染色体介导的 β-内酰胺酶。但穿透革兰阴性菌外膜能力差，不能抑制由肠杆菌属、枸橼酸杆菌属、寡养单胞菌属中 Ⅰ 型染色体介导的酶。其抑酶作用和克拉维酸相似，与多种 β-内酰胺环类抗生素联合能产生明显的协同作用，对大部分耐药菌的最低抑菌浓度降至相应抗生素的敏感范围。

舒巴坦的缺点是吸收不良，但将舒巴坦和 β-内酰胺环类抗生素缩合成双酯化合物，可使舒巴坦和 β-内酰胺环类抗生素在相同时间内以相同速率吸收，且有相似的生物半衰期。静脉注射舒巴坦 1g，血清峰浓度为 $50 \mu g/ml$，半衰期为 1.4 小时。尿中排出给药量的 85% 左右。舒他西林为舒巴坦与氨苄西林（分子比 1∶1）以亚甲基连接的化合物，经胃肠道吸收良好并被肠壁及组织内的酯酶迅速分解为氨苄西林和舒巴坦，二者有相似的半衰期、分布能力及清除率，在腹膜、脓汁及肠黏膜中均有较高的分布量，可有效杀灭常见致病菌。

舒巴坦与不耐酶的 β-内酰胺类抗生素联用治疗常见致病菌引起的呼吸道、泌尿系统感染。与氨苄西林的复方制剂舒他西林，对氨苄西林耐药菌株呈现良好的抗菌作用，主要用于呼吸道、泌尿系统的感染，其有效率达 90% 以上。舒他西林（口服用）主要用于金黄色葡萄球菌、表皮葡萄球菌（包括一些耐青霉素 G 与耐甲氧西林的菌株）、肺炎球菌、流感嗜血杆菌（包括产酶不产酶的）、卡他莫拉菌及大肠埃希菌等引起的呼吸系统感染，也可用于以上敏感菌引起的其他系统感染。临床上，舒巴坦和头孢哌酮的复合制剂也常用于各系统的感染治疗。

多重耐药鲍曼不动杆菌、泛耐药鲍曼不动杆菌和耐碳青霉烯类鲍曼不动杆菌这 3 种细菌都有极强的耐药性，且为院内感染中常见的致病菌，对重症监护病房的患者威胁很大，因为几乎无药可医，这 3 种细菌引起的感染的治疗一直是很棘手的问题。但值得注意的是，以上 3 种细菌在试验中常常对头孢哌酮/舒巴坦、哌拉西林/舒巴坦、氨苄西林/舒巴坦等含有舒巴坦的制剂敏感，而单用头孢哌酮、哌拉西林、氨苄西林等药物时，耐药率往往高达 80%，甚至 90% 以上，因此，有人认为头孢哌酮/舒巴坦、哌拉西林/舒巴坦、氨苄西林/舒巴坦等对这些细菌的独特杀菌作用，实质上可能来自于舒巴坦。舒巴坦除可抑制鲍曼不动杆菌所产的 β-内酰胺酶的活性外，还可与鲍曼不动杆菌的青霉素结合蛋白 2a 结合，从而体现其对鲍曼不动杆菌的独特杀菌作用。这给治疗多重耐药鲍曼不动杆菌、泛耐药鲍曼不动杆菌、耐碳青霉烯类鲍曼不动杆菌等的感染提供了一条新的途径。

（陈代杰）

tāzuòbātǎn

他唑巴坦（tazobactam）

人工合成的新型青霉烷砜类、不可逆的竞争性 β-内酰胺酶抑制剂。舒巴坦的衍生物，日本大鹏制药（Taiho Pharmaceutical Co., Ltd.）开发。在二甲基甲酰胺中极易溶解，在水中微溶，钠盐易溶于水。与克拉维酸、舒巴坦相似。他唑巴坦对常见致病菌抗菌活性弱，与青霉素或头孢菌素等联用可明显抑制 β-内酰胺酶活性而保护抗生素被水解，有增效抗生素的作用。他唑巴坦的药用形式是他唑巴坦钠，比克拉维酸稳定，且不会产生诱导酶，比舒巴坦抑酶谱广，对 Ⅰ～Ⅴ 型 β-内酰胺酶均有一定的抑制作用，尤其是对难控制的染色体介导的 Ⅰ 型 β-内酰胺酶也有效。

他唑巴坦半水合物是他唑巴坦（酸）的稳定晶型，保留了他唑巴坦钠的抑酶活性，且不具吸湿性，稳定性优于他唑巴坦钠，毒性极低。小鼠静脉注射的半数致死量 $>5000 mg/kg$。他唑巴坦钠与哌拉西林钠的复方制剂已于 20 世纪 90 年代在多个国家上市，阿莫西林与他唑巴坦、克拉维酸和舒巴坦配伍使用的体外抗菌活性试验显示，阿莫西林/他唑巴坦的抗菌活性最强。基于耐药菌株的增多和超广谱 β-内酰胺酶的出现，三代头孢与他唑巴坦（钠）的复方研究较为活跃。

临床常用的复方制剂还有哌拉西林/他唑巴坦。哌拉西林为广谱半合成青霉素，抗菌谱广、作用强、毒性低，对铜绿假单胞菌有强大抗菌作用，但对 β-内酰胺酶不稳定。哌拉西林与他唑巴坦联合应用，能使哌拉西林抗菌活性明显提高。弗兰克（Frank）等对哌拉西林、哌拉西林/他唑巴坦和哌拉西林/舒巴坦进行体外抗菌活性研究，结果显示，与哌拉西林相比，临床常见耐药菌株对哌拉西林/他唑巴坦的敏感性明显提高。对革兰阴性菌，哌拉西林/他唑巴坦、比哌拉西林/舒巴坦也表现出更强的抗菌活性。哌拉西林与他唑巴坦在药动学上有很好的同步性，体内药动学曲线酷似，在治疗期间，可保持基本恒定的比例。哌拉西林与他唑巴坦在体内分布广泛，绝大部分经肾脏排泄，可发挥很好的协同效果。

他唑巴坦与其他药物的相互作用：①与氨基糖苷类联用，因他唑巴坦与氨基糖苷类药物相同，可灭活氨基糖苷类药物。②与妥布霉素联用，由于哌拉西林/他唑巴坦可能使妥布霉素失活，使妥布霉素的药物浓度-时间曲线下面积、肾脏清除率及尿中排泄将分别下降 11%、32% 和 38%。严重肾功能不全患者如血透患者，联合应用妥布霉素与哌拉西林时，药动学将会发生变化。③与丙磺舒联用，可使用哌拉西林和他唑巴坦半衰期延长。④与万古霉素联合应用，药动学不受影响。皮下注射肝素、口服抗凝药物或其他可能影响血液凝固与血小板功能的药物时，应考虑监测凝血功能。⑤不能与其他药物在注射器或瓶中混合。与其他抗生素同用时，必须分开给药。不得与含碳酸氢钠的溶液混合，不得加入血制品及水解蛋白液。

不良反应：皮疹、瘙痒、腹泻、恶心、呕吐等。注射部位刺激反应、疼痛、静脉炎、血栓性静脉炎和水肿等。与氨基糖苷类合用可见血小板减少、发热、发热伴嗜酸粒细胞增多、转氨酶活性升高等。偶见下列不良反应：斑丘疹、疱疹、荨麻疹、湿疹、烦躁、头晕、焦虑等，其他反应如鼻炎、呼吸困难等。

（陈代杰）

β-nèixiān'ānlèi kàngshēngsù yǔ qí méiyìzhìjì fùfāng zhìjì

β-内酰胺类抗生素与其酶抑制剂复方制剂（compound preparation of β-lactam antibiotic and β-lactamaseinhibitors）

由 β-内酰胺类抗生素及其酶抑制剂共同发挥作用的一类临床药物。β-内酰胺类抗生素是临床上应用最广泛的抗生素品种，其中代表种类是青霉素类和头孢菌素类。随着它们的长期广泛应用，细菌产生了多种耐药机制，包括靶位结构或亲和力改变、细菌细胞膜通透性改变、细胞膜主动外排系统和细菌产生灭活酶等。其中常见耐药机制之一是产生 β-内酰胺酶，导致 β-内酰胺类抗生素的 β-内酰胺环水解破坏，使此类抗生素失活，特别是产超广谱 β-内酰胺酶菌等多重耐药菌的出现引发了一系列临床治疗困难。为了解决这个问题，除开发具抑酶效果的抗生素外，寻找性能优良的 β-内酰胺酶抑制剂与此类抗生素联合使用也是非常有效的方法。

临床广泛应用的复方制剂主要有：①头孢哌酮舒巴坦复方制剂。该针剂由美国辉瑞公司于 20 世纪 80 年代初研发，是第一种第三代头孢菌素类与酶抑制剂的复方制剂，且抗菌谱比头孢哌酮更广。头孢哌酮/舒巴坦针剂于 1996 年在中国获准生产，1998 年起投产。舒巴坦作为不可逆的"自杀性抑制剂"，能形成永久灭活的酶-抑制剂复合物，主要作为 A 类 β-内酰胺酶的抑制剂。②头孢哌酮他唑巴坦复方制剂。2003 年由中国海南通用三洋药业有限公司首先推出的一个复方制剂，属于中国独创。③哌拉西林他唑巴坦复方制剂。1984 年日本大鹏公司开发的一种青霉烷砜类 β-内酰

胺酶抑制剂与哌拉西林的复方制剂称为他唑西林，1992 年在法国首次上市，1993 年获得美国食品药品管理局（FDA）批准。惠氏公司的他唑西林于 1998 年进入中国。④哌拉西林舒巴坦复方制剂。2004 年，中国北京双鹤药业有限公司在国内首先获得注射用哌拉西林/舒巴坦复方制剂的生产批文。⑤阿莫西林克拉维酸复方制剂。英国比切姆公司（后为葛兰素史克公司并购研发的复方制剂）研发，1984 年 8 月获得美国 FDA 批准后，广泛用于呼吸系统、泌尿生殖系统和手术后感染治疗。有片剂、针剂、胶囊、咀嚼片、冲剂、糖浆和混悬剂等剂型。

复合制剂对临床常见致病菌都有较强的抗菌活性，通过酶抑制剂灭活 β-内酰胺酶，使抗生素发挥原有抗菌作用，克服临床肠杆菌科细菌耐药问题，对产超广谱 β-内酰胺酶细菌引起的中、重度感染，复合制剂在临床上有显著的增效作用。头孢曲松舒巴坦复方制剂对 54 种不同的产酶大肠埃希菌菌株都有体外活性。临床治疗产酶耐药菌所致感染时，可考虑选用 β-内酰胺类抗生素与其酶抑制剂复方制剂，重症感染者可用碳青霉烯类治疗。对于阴沟肠杆菌、铜绿假单胞菌则应根据药敏结果选药，以便迅速有效地控制感染。

（陈代杰）

āmòxīlín kèlāwéisuān fùfāng zhìjì

阿莫西林克拉维酸复方制剂（compound preparation of amoxicillin and clavulanate）

阿莫西林和克拉维酸构成的复方制剂。其中阿莫西林为半合成广谱青霉素类抗菌药，有较强的杀菌能力，对胃酸耐受性好，其口服吸收率高达 90% 以上，药物吸收

和代谢不受食物影响，对感染性疾病和预防手术感染具有良好的疗效。克拉维酸是细菌产生的天然 β-内酰胺酶抑制剂，结构中含有 β-内酰胺环，抗菌作用很弱，但有强效广谱抑酶作用，其与酶发生牢固结合使酶失活，不因抑制剂的消除而复活。克拉维酸对金黄色葡萄球菌产生的 β-内酰胺酶、革兰阴性杆菌产生的 TEM 和 SHV 等以及克雷伯菌属、普通变形杆菌和脆弱类杆菌产生的 β-内酰胺酶有明显抑制作用，但单独使用无临床价值，常与其他 β-内酰胺类抗生素合用，以增强抗菌作用。因此，阿莫西林和 β-内酰胺酶抑制剂克拉维酸钾组成的复方制剂，临床应用频率远超单用阿莫西林。

该复方制剂，为白色或类白色混悬颗粒，气芳香，味甜，能有效抑制 TEN-1、SHV-1、PSE-4、KI 和 K-CAZ 这 5 种广谱和超广谱酶对阿莫西林的水解。适用于产 β-内酰胺酶流感嗜血杆菌和卡他莫拉菌所致下呼吸道感染、中耳炎、鼻窦炎；产 β-内酰胺酶金葡菌和产酶肠杆菌科细菌如大肠埃希菌、克雷伯菌属所致尿路和皮肤软组织感染等；亦可用于肠球菌所致的轻、中度感染。虽然该复方制剂可有效对抗耐药细菌，但用该复方制剂诱导金黄色葡萄球菌 ATCC 29213 标准敏感菌株，经过连续诱导 5 次亚最低杀菌浓度升高，历经 35 天敏感菌株变为耐药菌株，证明亚最低杀菌浓度抗生素可诱导细菌耐药的发生，临床使用时应确定合理剂量。阿莫西林克拉维酸钾在抗感染过程中常见有胃肠损害，其发生率明显高于阿莫西林，可能和克拉维酸钾中钾含量过高有关。阿莫西林与克拉维酸在复方中的最佳配

比为 7:1。在中国人群中，不同配比的阿莫西林克拉维酸复合制剂中两种单药的体内过程一致，两成分无相互作用。该复方制剂对胃酸稳定，口服吸收良好，食物对其吸收无明显影响。空腹口服该复方制剂 375mg（含阿莫西林 250mg，克拉维酸 125mg），阿莫西林于 1.5 小时达血药峰浓度，约为 5.6mg/L。血浆消除半衰期约为 1 小时，8 小时尿排出率为 50%~78%。克拉维酸的药动学参数与单用时相同，正常人口服克拉维酸 125mg 后 1 小时达血药峰浓度，约为 3.4mg/L。血浆蛋白结合率为 22%~30%。血消除半衰期为 0.76~1.40 小时，8 小时尿排出率约为 46%。两者口服的生物利用度分别为 97% 和 75%。

（陈代杰）

ānbiànxīlín shūbātǎn fùfāng zhìjì

氨苄西林舒巴坦复方制剂

（compound preparation of ampicillin and sulbactam） β-内酰胺类抗生素的氨苄西林与 β-内酰胺酶抑制剂的舒巴坦共同组成的重量（效价）比为 1:2 的注射用药。氨苄西林是半合成的广谱青霉素，属氨基青霉素类。其抗菌作用机制与青霉素相同，主要是抑制细菌细胞壁合成。其作用特点是广谱，不耐青霉素酶。舒巴坦是半合成 β-内酰胺酶抑制剂，除对淋球菌和不动杆菌属有抗菌活性外，不具其他抗菌活性，但它对金黄色葡萄球菌和多数革兰阴性菌所产生的 β-内酰胺酶有很强的不可逆的竞争性抑制作用。药物进入细菌体后，舒巴坦与细菌体内的 β-内酰胺酶（或胞外酶）产生不可逆的结合，可保护 β-内酰胺类抗生素不受 β-内酰胺酶水解，增强其抗菌作用。舒巴坦与氨苄西林联合应用，不仅保

护了 β-内酰胺类抗生素（氨苄西林）免受酶的水解破坏，增强了其抗菌作用，而且还扩大了抗菌谱，增强了抗菌活性，有广谱、耐酶的特点。该复方制剂对包括产酶菌株在内的葡萄球菌属、链球菌属、肺炎球菌、肠杆菌属、流感嗜血杆菌、卡他莫拉菌、大肠埃希菌、克雷伯菌属、奇异变形杆菌、普通变形杆菌、淋球菌、梭杆菌属、消化球菌属、消化链球菌属及包括脆弱类杆菌在内的类杆菌属均具抗菌活性。对铜绿假单胞菌、枸橼酸杆菌属、普罗威登菌、肠杆菌属、莫根菌属和沙雷菌属无作用。

该药在组织、体液中分布良好。其中，在胆汁中药物浓度较高，在脑脊液中药物浓度较低，多数情况下药物并不能很好地透过血脑屏障，但在脑膜炎患者的脑脊液中能达到可检出的程度。两药的血浆蛋白结合率分别为 38% 和 28%；血清半衰期分别为 0.75 小时和 1 小时。主要以原型随尿液排出，给药后 8 小时两者约 75%~85% 以原型随尿液排出，另有部分经胆汁排出（氨苄西林 2.8%，舒巴坦 1%）。两药均可经血液透析有效清除。该药口服后在肠壁经肠内酯酶水解成舒巴坦及氨苄西林，其生物利用度相当于等量的舒巴坦，50%~70% 以原型从尿排出。

氨苄西林钠舒巴坦钠与盐酸溴己新注射液、乳酸环丙沙星等存在配伍禁忌。氨苄西林舒巴坦对鲍曼不动杆菌有固有的抗菌活性，对青霉素结合蛋白有抑制和杀灭作用，对部分碳青霉烯类抗生素耐药的鲍曼不动杆菌也有良好的抗菌活性。一些耐药的鲍曼不动杆菌的体外药敏试验显示对舒巴坦不敏感，但在临床治疗时

仍表现出良好的抗菌效果，可能与局部组织的药物浓度等有关。在新生儿的多重耐药鲍曼不动杆菌感染过程中，一般将舒巴坦放在首选位置。据美国和欧洲 11 764 例资料，发生不良反应者不到 10%，其中仅 0.7% 因严重不良反应而停止治疗。注射部位疼痛约 3.6%，腹泻、恶心等反应偶有发生，皮疹发生率 1% ~ 6%。偶见血清氨基转移酶活性一过性增高。极个别病例发生剥脱性皮炎、过敏性休克。

（陈代杰）

tóubāopàitóng shūbātǎn fùfāng zhìjì
头孢哌酮舒巴坦复方制剂
（compound preparation of cefoperazone and sulbactam） 抗菌成分为头孢哌酮和舒巴坦。头孢哌酮为第三代头孢菌素，通过抑制敏感细菌细胞壁的生物合成而达到杀菌作用。除奈瑟菌属和不动杆菌属外，舒巴坦对其他细菌无抗菌活性，但是舒巴坦对由 β-内酰胺类抗生素耐药菌株产生的多数重要的 β-内酰胺酶有不可逆的抑制作用，可保护 β-内酰胺类抗生素免受耐药菌 β-内酰胺酶的水解破坏。两者合用时，有明显协同作用。舒巴坦可与某些青霉素结合蛋白相结合，敏感菌株通常对本复方制剂的敏感性比单用头孢哌酮时更强。

该复方制剂对所有对头孢哌酮敏感的细菌均有抗菌活性。体外主要对以下微生物有活性：①革兰阳性（G^+）需氧菌，包括金黄色葡萄球菌（产和不产青霉素酶菌株）、表皮葡萄球菌、肺炎球菌、化脓性链球菌（A 组-溶血性链球菌）、无乳链球菌（B 组溶血性链球菌）、大多数溶血性链球菌、肠球菌属（粪链球菌、类链球菌、坚韧链球菌）。②革兰阴性（G^-）需氧菌，包括大肠埃希菌、克雷伯菌属（包括肺炎克雷伯菌）、肠杆菌属、枸橼酸杆菌属、流感嗜血杆菌、奇异变形杆菌、普通变形杆菌、摩氏摩根菌、雷氏普罗维登斯菌属、沙雷菌属（包括黏质沙雷菌）、沙门菌属和志贺菌属、铜绿假单胞菌和假单胞菌属中某些其他细菌、醋酸钙不动杆菌、淋球菌、脑膜炎球菌、百日咳杆菌、结肠炎杆菌。③厌氧微生物，G^- 杆菌（包括脆弱类杆菌属、其他类杆菌属和梭杆菌属）、G^+ 和 G^- 球菌（包括消化球菌属、消化链球菌属和韦荣球菌属）、G^+ 杆菌（包括梭状芽胞杆菌属、真杆菌和乳杆菌属）。

多重耐药鲍曼不动杆菌的感染成为临床治疗的一大难题，以舒巴坦为核心的联合用药方案是对抗多重耐药鲍曼不动杆菌感染的有效策略之一。多药耐药鲍氏不动杆菌对头孢哌酮舒巴坦复方制剂保持高敏感率，对其余抗菌药物保持高度耐药，使用头孢哌酮舒巴坦联合米诺环素治疗，临床总有效率 68.8%，细菌清除率 28.1%。用头孢哌酮舒巴坦联合替加环素治疗多重耐药鲍曼不动杆菌感染，病原菌清除率为 80.0%，临床治愈率为 66.67%。头孢哌酮舒巴坦复方制剂为肌内注射或静脉注射，成人每日用量按头孢哌酮量计算，为 1 ~ 2g，分为等量，每 12 小时注射 1 次。严重或难治性感染，每日剂量可增至 12g，分为等量，每 12 小时注射 1 次，但舒巴坦的总量每日不宜超过 4g。严重肾功能不全者，由于舒巴坦清除率降低，应适当调整给药方案。头孢哌酮舒巴坦复方制剂一般有较好的耐受性，偶见稀便，恶心等肠胃不适反应，也有一过性嗜酸性粒细胞增多、

血小板减少等报道。

该复方制剂不宜用含钙的注射液如林格液直接溶解，否则会生成乳白色沉淀；也不可用偏酸性液体溶解，因 pH 小于 4.5 时，头孢哌酮酸可能会析出。头孢哌酮舒巴坦复方制剂用各种适宜的稀释液配制成的药液，应避光置阴凉处在 24 小时内使用。如溶解后不透明，此乃稀释液 pH 过低所致，不可加热助溶，以免药物破坏。可适当增加稀释液溶解，或加少量碳酸氢钠注射液。

（陈代杰）

pàilāxīlín tāzuòbātǎn fùfāng zhìjì
哌拉西林他唑巴坦复方制剂
（compound preparation of piperacillin and tazobactam） 广谱半合成青霉素的哌拉西林和 β-内酰胺酶抑制剂他唑巴坦组成的复方制剂。两者联合应用，通过他唑巴坦超广谱 β-内酰胺酶的抑制作用，使哌拉西林对临床常见的金黄色葡萄球菌、大肠埃希菌、肺炎克雷伯菌、变形杆菌属及铜绿假单胞菌等敏感性显著提高，临床上常用于治疗中、重度呼吸系统、泌尿生殖系统、腹腔、皮肤软组织等部位感染。哌拉西林与他唑巴坦可以按照 4∶1 或者 8∶1 的重量比制成复方制剂，可保护哌拉西林不被 β-内酰胺酶水解破坏，增强对超广谱 β-内酰胺酶菌株的抗菌活性。产超广谱 β-内酰胺酶菌分离率的增加与含 β-内酰胺酶抑制剂的联合抗菌药物的使用量有关，过度使用哌拉西林他唑巴坦复方制剂可促进产超广谱 β-内酰胺酶的肺炎克雷伯菌在肠道定植数量增加，增加医院感染的危险。

该复方制剂适用于对哌拉西林耐药，但对哌拉西林/他唑巴坦敏感的产 β-内酰胺酶的细菌引起

的中、重度下述感染：①耐哌拉西林、产β-内酰胺酶的大肠埃希菌和类杆菌属（脆弱类杆菌、卵形类杆菌、多形类杆菌或普通类杆菌）所致阑尾炎（伴穿孔或脓肿）和腹膜炎。②耐哌拉西林、产β-内酰胺酶的金黄色葡萄球菌所致非复杂性和复杂性皮肤及软组织感染，包括蜂窝织炎、皮肤脓肿、缺血性或糖尿病性足部感染。③耐哌拉西林、产β-内酰胺酶的大肠埃希菌所致产后子宫内膜炎或盆腔炎。④耐哌拉西林、产β-内酰胺酶的流感嗜血杆菌所致社区获得性肺炎（仅限中度）。⑤耐哌拉西林、产β-内酰胺酶的金黄色葡萄球菌所致中、重度医院获得性肺炎（医院内肺炎）。

该复方制剂为时间依赖性药物，评价其疗效的药动学/药效学指标为抗菌药物血药浓度大于最低抑菌浓度的时间百分比，延长输注时间是增加该指标的方式之一，将输注时间由30分钟延长至3小时能明显增加该指标，得到更高的药效学达标概率。与传统输注相比，延长输注方案是一种安全有效、更经济的给药方案。

该复方制剂在使用过程中，也会出现不良反应，主要是：粒细胞减少症、白细胞及血小板减少、血便、四肢抽搐、荨麻疹、过敏性休克、剥脱性皮炎、神经系统不良反应等。使用时须调整给药剂量和给药间隔，尤其是老年肾功能减退患者。临床配制静脉滴注药液时，药物浓度过高的问题也应引起重视。哌拉西林注射剂的配制应为：将1g注射剂溶解，再稀释至50~100ml，于20~30分钟内滴入。忽视该类药品的不良反应，会造成严重后果。

(陈代杰)

ānshālèi kàngshēngsù

安莎类抗生素（ansamycin）

以一个脂肪链连接着芳香族的两个不相连的"安莎桥"结构为特征的抗生素。属抗细菌药物。X线晶体衍射结构解析表明：此类药物结构中芳香环的平面与脂肪链（安莎桥）几乎以直角相交。

研发简史　该类抗生素的第一组成员是利福霉素，是1957年意大利的Leptit公司皮耶罗·森西（Piero Sensi）等首先发现的。1966年马吉（Maggi）成功地合成了具有口服特性的利福平，并广泛应用于结核病的临床治疗，随后陆续上市的利福喷汀以及利福布汀等品种一起成为临床上广泛使用的重要的抗生素。结构式见图1。

分类及作用机制　安莎类抗生素根据结构中组成芳香核的不同可以分为两族：芳香核为苯环的，称苯安莎类（benzenoid），如格尔德霉素和美登霉素（结构式见图2）等；芳香核为萘环的，称为萘安莎类（naphthalenoid），如利福霉素类（结构式见图3）和曲张链霉素类。

萘安莎霉素类抗生素的产生菌主要有链霉菌、诺卡菌和马杜拉放线菌等。萘安莎霉素类抗生素从结构特点上又可分为利福霉素类抗生素和曲张链霉素类抗生素两种。

利福霉素类抗生素其结构可分为酚型、醌型和其他型3种。①酚型主要有利福霉素B、利福霉素SV和利福霉素L以及27-去甲基利福霉素SV、27-羟基利福霉素SV、27-羟基利福霉素B和3-甲硫基利福霉素SV等。②醌型主要有利福霉素S、利福霉素O、利福霉素R、利福霉素X和3-甲硫基利福霉素S等。中国发现的

康乐霉素A和康乐霉素D都属于醌型利福霉素类，其中康乐霉素A在C-20上连有羟基，在C-27位上连有糖，康乐霉素D的C-20连接的是乙基，而不是甲基（结构式见图4）。

曲张链霉素类抗生素有曲张链霉素A、B、C、D、F、G、J、及K（结构式见表1）。该类结构的抗生素具有特定的作用机制，一般是通过抑制依赖DNA的RNA聚合酶（逆转录酶），主要抗革兰阳性菌，包括结核分枝杆菌。

临床应用　临床应用的半合成利福霉素类药物有利福霉素SV、利福平、利福定，利福喷汀、利福布汀和利福酰胺，几乎都是C-3位的修饰物。利福霉素SV钠对金黄色葡萄球菌（包括产生青霉素酶菌株）、结核分枝杆菌有较强的抗菌活性，口服吸收差，需注射给药。在数以千计的结构修饰物中，利福平抗菌活性强，口服吸收可达90%~95%，半衰期为2~5小时，主要用于治疗肺结核和其他结核病，亦用于麻风病和对红霉素耐药的军团菌肺炎以及耐青霉素的革兰阳性菌感染，还用于沙眼衣原体感染。利福定抗结核分枝杆菌作用比利福平强，利福喷汀活性更强，且血清半衰期长达18~31小时。利福布丁对人型结核分枝杆菌的半数有效剂量相当于利福平的1/7，血药浓度不高，但在肺、肝、脾、肾的浓度比血药浓度高3~4倍，体内代谢产物之一为25-O-去乙酰基利福布汀，其抗菌活性比母体化合物好。

安莎类抗生素如格尔德霉素、美登菌素均有很强的抗肿瘤作用，其中格尔德霉素可通过抑制热休克蛋白HSP90而有较强的抗肿瘤作用和广谱抗病毒作用，由于其

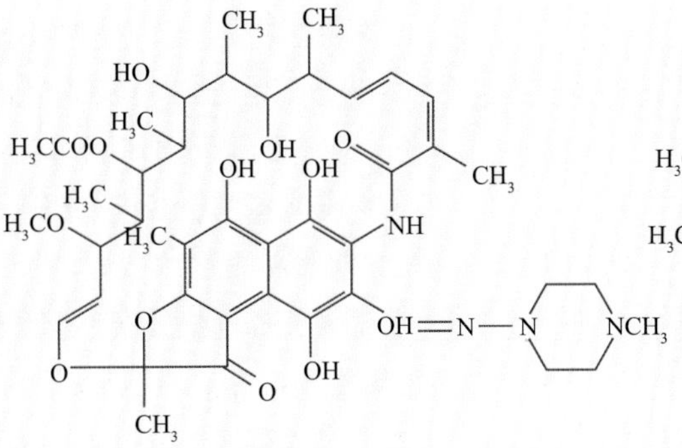

利福平

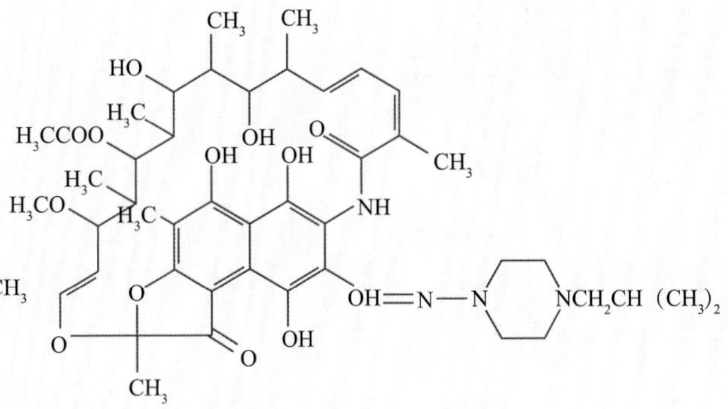

利福定

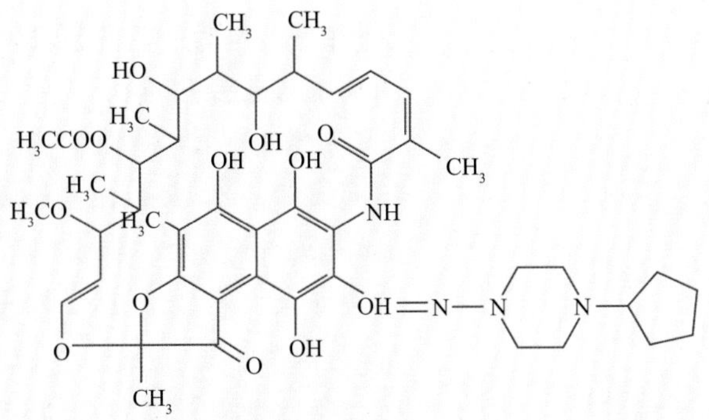

利福喷汀

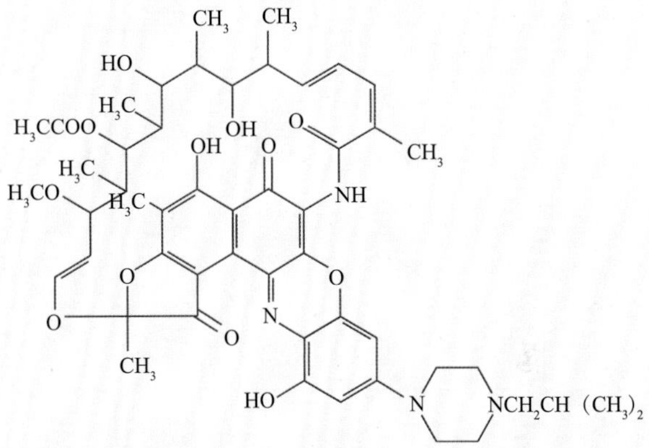

利福布汀

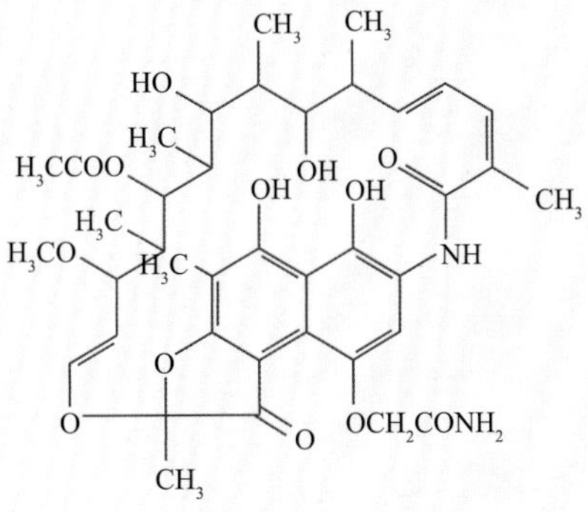

利福酰胺

图1 安莎类抗生素部分化合物的结构式

毒性大，并没有进入临床应用；而美登霉素在 $10^{-7} \sim 10^{-5} \mu g/ml$ 即能抑制白血病细胞 P-388、L-1210 与 LY-5178 等，对动物移植性肿瘤 P-388、路易斯（Lewis）肺癌、黑色素瘤等有显著抑制作用，美登素已被用来作为单克隆抗体偶联弹头形成抗体偶联药物用于临床。

（司书毅）

lìfúméisùlèi kàngshēngsù
利福霉素类抗生素 （rifamycin） 地中海拟无枝酸菌产生的一类安莎大环内酯类抗生素。意大利米兰 Leptit SpA 公司的皮耶罗·森西（Piero Sensi）和玛利亚·特里萨（Maria Teresa Timbali）等 1957 年发现的一组抗生素，分别为利福霉素 A、B、C、D 和 E。其中，经分离最后只能得到比较稳定的利福霉素 B，但利福霉素 B 的抗菌活性却较弱。利福霉素 B 在水溶液中可自动被水解和氧化，产生高活性的利福霉素 S，利福霉素 S 经还原生成利福霉素 SV（图 1），利福霉素 SV 是第一个用于临床的利福霉素类成员，利福霉素 SV 经修饰后成利福酰胺，这两种只能静脉注射给药。利福霉素类抗生素经半合成进一

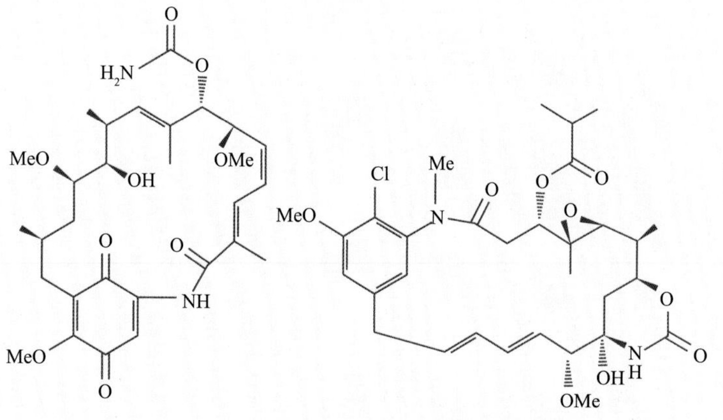

图2 格尔德霉素和美登霉素的结构式

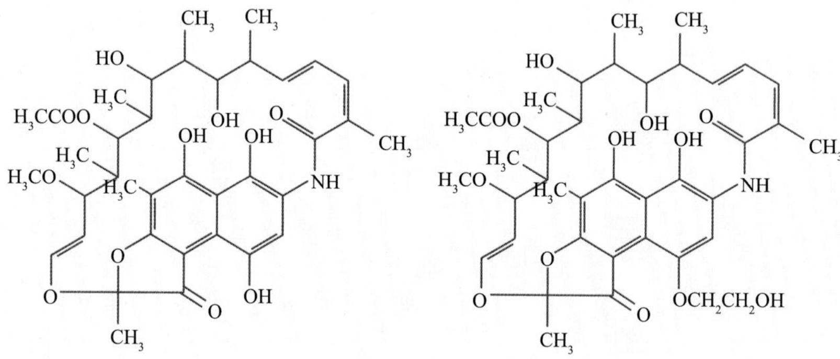

格尔德霉素

美登霉素（柄型菌素P-1）

图3 利福霉素类药物的结构式

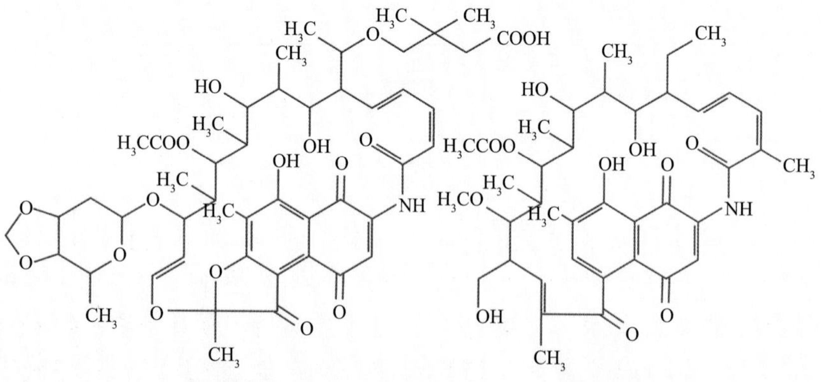

利福霉素SV

利福霉素B

图4 康乐霉素A和康乐霉素D的结构式

康乐霉素A

康乐霉素D

用，药效与剂量成正比。

构效关系 以利福霉素为中心，进行了大量结构修饰研究（图2）：①修饰安莎链，包括C-21或C-23位羟基的取代或消除，均导致活性完全消失。②打开安莎链，或改变安莎链与芳香环的连结位点，亦使活性降低或丧失。③修饰萘环上C-1、C-8羟基，常使活性降低或消失，但C-1羟基氧化成羰基可保持活性。④修饰C-3位，引入适当的取代基，或联合修饰C-4羟基可调整药动学与抗菌性能。

抗菌谱 利福霉素类有广谱抗菌作用，对结核分枝杆菌、麻风杆菌、链球菌、肺炎球菌等革兰阳性菌，特别是耐药性金黄色葡萄球菌的作用都很强。对某些革兰阴性菌也有效。

临床应用 临床上应用的利福霉素类抗生素有利福平、利福喷汀、利福布汀、利福西亚胺和利福硫脒等。其中，利福平是应用最多的一种，不仅抗菌谱广，能用于多种细菌感染性疾病，而且与其他药物之间无交叉抗药性，对结核病的疗效尤为突出，是一线药物。临床上常用利福平与异烟肼合并治疗结核病，与单用异烟肼比较，可缩短结核病的治疗时间。但用利福平易引起结核菌耐药。已出现的耐多药结核杆菌（MDR-TB），一般是指结核杆菌对利福平与异烟肼同时耐药。而广泛耐药结核（XDR-TB）也已出现，XDR-TB是指除对利福平和异烟肼耐药外，还对一种二线抗结核药物耐药。

（司书毅）

duōtàilèi kàngshēngsù

多肽类抗生素（polypeptide antibiotic）生物体内经诱导产生的一种有生物活性的小分子多肽。

步改造制得利福平，利福平是临床上的一线抗结核药物，可口服。

作用机制 其作用机制是通过抑制依赖DNA的RNA聚合酶，使此酶失去活性，影响细菌的RNA合成，起到抑菌和杀菌作用

表 1　曲张链霉素类抗生素的结构式

结构通式	药物名称	R_1	R_2	R_3
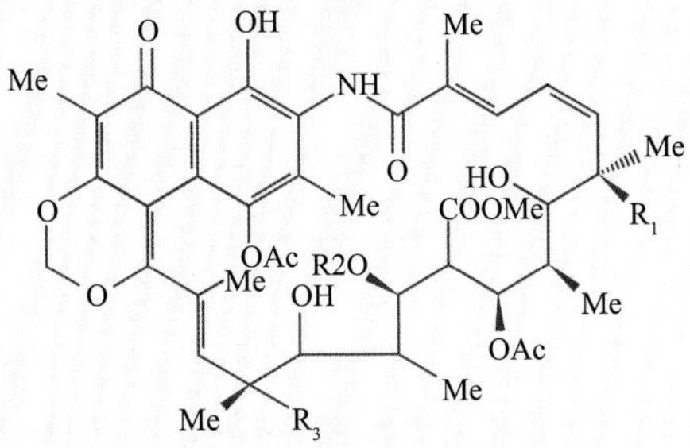	曲张链霉素 A	OH	Ac	OH
	曲张链霉素 B	H	Ac	OH
	曲张链霉素 C	H	H	OH
	曲张链霉素 D	H	H	H
	曲张链霉素 F	OH	H	OH
	曲张链霉素 G	OH	H	OH
	曲张链霉素 J	H	H	OH
	曲张链霉素 K	OH	H	OH

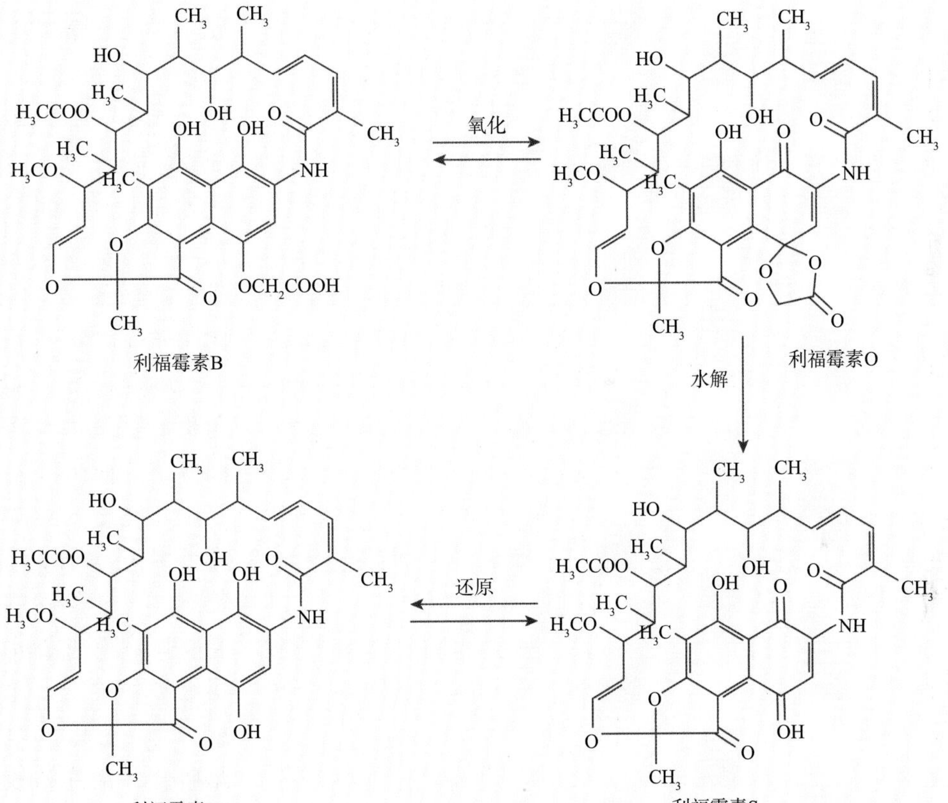

利福霉素B　利福霉素O　利福霉素SV　利福霉素S

图 1　利福霉素 B 的化学转化

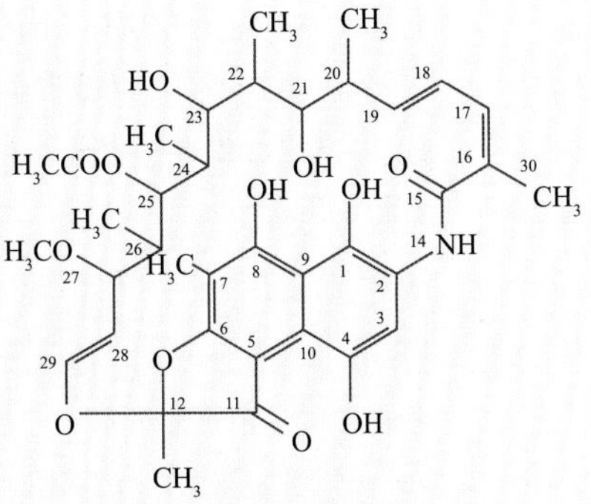

图 2　利福霉素的构效关系

由不同数目或种类的氨基酸所组成的，可来源于细菌、放线菌或真菌，也可从动植物体内分离得到。多肽类抗生素属于杀菌性抗生素，有独特的抗菌作用机制，细菌对其很难产生耐药性，而且与其他类型的抗生素也不易产生交叉耐药，不仅可用于敏感菌所致感染，包括严重感染、院内感染等，对于耐药菌引起感染也有特别突出的效果，所以尽管其本身有较为严重的不良反应，依旧是临床治疗耐药菌感染的首选药物之一。多肽类药物的优势在于，其来源于自然、生物活性高，而其劣势则是稳定性差、体内降解快、生产成本高。

多肽类抗生素具有抗菌、抗肿瘤、促进创面愈合等多种生物学特性，特别是能治疗对现有广谱抗生素耐药细菌所致感染，开发潜力巨大。

作用机制 多肽类抗生素通过作用于细菌细胞膜而起作用，研究最清楚的是天蚕素。天蚕素类多肽抗生素的杀菌机制是，天蚕素作用于微生物细胞膜，在膜上形成跨膜离子通道，破坏了膜的完整性，造成细胞内容物泄漏。但对其具体作用过程、是否存在特异性的膜受体、有无其他因子协同等问题尚不十分清楚，学界存在不同看法。而且不同多肽抗生素的作用机制可能不同，尚待进一步研究。

分类 根据结构及临床使用情况多肽类抗生素可分为糖肽类和脂（环）肽类。

糖肽类抗生素 第一代糖肽类抗生素，是指肽链上取代有糖的、一类能与 D-丙胺酰-D-丙氨酸结合并具有七肽结构的抗生素，其结构特征是线状七肽链被高度修饰，并由侧链连接糖基。这类抗生素对革兰阳性（G^+）球菌有强大杀菌作用，其作用机制是能与细菌细胞壁的肽聚糖前体 D-丙胺酰-D-丙氨酸末端结合，抑制转糖基作用而阻止肽聚糖的延伸和交联，使细胞壁合成受阻，最终导致细菌溶解死亡。典型代表药物包括万古霉素和替考拉宁。这类药物由于早期的制备纯度不够以及毒副作用较大，在临床上使用很少。后来由于耐药菌的大量出现，其强大的抗菌作用引起越来越多的关注，临床使用也愈加广泛。

万古霉素（vancomycin）的抗菌机制主要是通过干扰细菌细胞壁肽聚糖的交联而使细菌发生溶解，对多种 G^+ 菌均有抗菌活性，包括葡萄球菌属、链球菌属、肠球菌、厌氧球菌、芽胞杆菌及棒状杆菌属、梭状芽胞杆菌属、李斯特菌属等。随着耐甲氧西林金黄色葡萄球菌、耐甲氧西林表皮葡萄球菌的出现，万古霉素作为治疗耐甲氧西林金黄色葡萄球菌及肠球菌引起的严重感染疾病的首选药物，已经成为人类对付耐药细菌的最后一道防线。替考拉宁（teicoplanin）的分子结构和抗菌特性都与万古霉素相似。是一种游动放线菌产生的糖肽类抗生素，为万古霉素的类似物，抗菌谱也与其相似，但半衰期比万古霉素长，且对肾的损害更小，治疗效果更好，是继万古霉素之后临床上用于治疗多重耐药菌感染的另一个重要抗生素。因替考拉宁与万古霉素的相似性，临床上一般对耐药 G^+ 菌的严重感染仍首选万古霉素，而对于万古霉素的不良反应难以忍受者，如老人、新生儿、肾功能不全者，在选用万古霉素有顾虑时，可考虑改用替考拉宁。

第二代糖肽类抗生素的主要代表药物是 Vicuron 制药公司开发的达巴万星（dalbavancin）。它由天然替考拉宁类似物衍生而来的，主要结构特征包括对肽链 N 端和 C 端的同时衍生化，糖基的减少和长链酰基的引入。该药的半衰期和抗菌效力都优于万古霉素和替考拉宁。

脂肽类抗生素 多肽结构中连接有脂质的一类抗生素。由于越来越多的具有抗菌活性的脂肽成分被分离得到，且大多具有环状肽的结构，因而将脂肽与环状肽类归为一类。脂（环）肽类抗生素的典型药物代表包括多黏菌素和杆菌肽。

（陈代杰）

duōniánjūnsù

多黏菌素（polymyxin） 多黏杆菌培养液中提取得到的一种多肽类杀菌性抗生素。菌种的差异会产生结构不同的多黏菌素，可分为多黏菌素 A、B、C、D、E（还有 M、S、T）等，其中以 B 组分活性强。其中临床上较为常用的是多黏菌素 B 和多黏菌素 E（又称黏菌素）。其中多黏菌素 B 是经发酵产生的高分子十肽抗生素，临床应用更广泛。20 世纪 50 年代，多黏菌素被人们发现。60 年代主要被用于治疗革兰阴性（G^-）菌所引致感染。随着 80 年代一些广谱类抗生素（如 β-内酰胺类抗生素）的开发和使用，以及多黏菌素本身产生的严重不良反应的发现，多黏菌素逐渐被临床所弃用。但 21 世纪初，由于抗菌药物在临床上的不合理使用，引起了细菌对 β-内酰胺类、喹诺酮类以及大环内酯类等抗生素的耐药性增加，特别是多药耐药性的出现，为研究与治疗造成了巨大困难，而新药研发的速度已经无法赶上耐药菌的增多，人们开始重新审视多黏菌素的应用价值。该药对抗大部分 G^- 耐药菌，包括一些多药耐药菌（特别是鲍曼不动杆菌、铜绿假单胞菌等）都具有很好的抗菌效果。

抗菌谱 该药是一种杀菌性抗生素，对生长繁殖期和静止期细菌均有杀菌作用。其抗菌谱较窄，只对 G^- 菌有较好的抗菌效果。抗菌谱包括大部分临床致病的肠杆菌科细菌，如大肠埃希菌、肠杆菌属、柠檬酸杆菌属、沙门菌属、志贺菌属、克雷白菌属、流感嗜血杆菌等。

作用机制 抗菌机制主要是作用于细菌细胞膜，使其通透性改变，导致胞内重要物质外漏而起到杀菌的作用。当药物与细菌的细胞膜接触时，其分子中的聚阳离子环能够与脂多糖的类脂 A 发生作用，插入细胞膜的磷脂中，导致细菌细胞膜通透性增加，使细菌细胞内的重要成分外漏而死亡。

药动学参数 多黏菌素口服给药吸收很少，通过皮肤创面也不易吸收。成人静脉滴注多黏菌素甲磺酸钠，10 分钟后可达血药峰浓度，随后迅速降低，血清半衰期约为 1.5 小时；肌内注射黏菌素甲磺酸钠，2 小时后达血药峰浓度，血清半衰期为 2.75 ~ 3.00 小时。多黏菌素在体内代谢缓慢，肾排泄率达 60%。但连续给药可致体内蓄积。该药物分子量较大，腹膜透析、血液透析难消除药物，未排泄的药物在体内缓慢灭活。

临床应用 临床使用的多黏菌素 B 由多黏菌素 B_1（6-甲基辛酸取代）和多黏菌素 B_2（异辛酸取代）组成，其抗菌谱较窄，无法对抗革兰阳性菌感染，主要用作对耐药性 G^- 菌引起的严重感染的治疗，口服用作肠道术前准备，或预防白血病、粒细胞缺乏者的细菌感染。其不良反应明显，尤其是肾毒性和神经毒性，因而临床使用受到限制。

耐药性 临床上一些普遍多药耐药的细菌，包括铜绿假单胞菌和鲍曼不动菌等，对多黏菌素都高度敏感。实验通过对医院中分离的鲍曼不动杆菌进行药敏试验发现，鲍曼不动杆菌对青霉素和头孢菌素类药物的耐药率为 71.4%~82.9%，对碳青霉烯类药物的耐药率为 75.7%~77.1%，对氨基糖苷类药物的耐药率 71.4%~75.7%，对氟喹诺酮类药物的耐药率为 32.9%~82.9%，对

多黏菌素 100% 敏感。这就为临床上耐药细菌的感染带来了新的治疗方案。考虑到多黏菌素本身有较严重的毒副作用，主要是肾毒性和神经毒性，临床上开始将多黏菌素与其他抗生素联合使用，旨在有效地治疗耐药细菌所致感染和减少剂量减轻其毒副作用。

（陈代杰）

gǎnjùntài

杆菌肽（bacitracin） 地衣芽胞杆菌发酵而来的产物。是杆菌产生的多肽物质，故称为杆菌肽。又称枯草菌素、崔西杆菌素、枯草菌肽，是一种多肽类抗生素。杆菌肽是 12 个氨基酸组成的含有噻唑环的多肽复合体，含 A、A_1、B、C、D、E、F_1、F_2、F_3 和 G 等成分，其中以 A 为主。饲料级杆菌肽 F 是杆菌肽 A 的降解产物，有肾毒性。

理化性质 杆菌肽为白色至淡黄色粉末，无嗅、味苦，易吸湿，容易被氧化剂破坏，在溶液中可被多种重金属盐类沉淀，形成络合物，在干燥条件下较稳定。在水中易溶，在 pH 5 ~ 7 的水溶液中可稳定存在 4 周，但在强酸强碱中不稳定。可溶于乙醇，在丙酮、三氯甲烷和乙醚中不溶。

抗菌谱 有一定活性，可抑制或杀灭某些致病菌。杆菌肽（锌）则有更高的稳定性和活性。当杆菌肽在发酵过程中达到最高效价时，直接向培养基中添加硫酸锌或氯化锌，即可产生更稳定的杆菌肽锌络合物，即杆菌肽（锌）。后者是一种强杀菌剂，其抗菌谱与青霉素类似，能强烈抑制革兰阳性（G^+）菌，特别是梭状芽胞杆菌属、葡萄球菌属、链球菌属、棒状杆菌属和奈瑟球菌属等病原菌对其极敏感，对于耐青霉素的金黄色葡萄球菌也有较

强的抑制作用。对脑膜炎球菌、流感嗜血杆菌等革兰阴性（G^-）菌以及螺旋体属、放线菌属也有效。

作用机制 主要是形成三元复合物，抑制细菌细胞壁合成，还可结合到细菌细胞膜上，导致胞内多种内膜离子、氨基酸、嘌呤等重要物质流出，干扰敏感原浆在细菌蛋白质的合成，进而抑制 G^+ 菌的生长。

制备方法 工业上生产杆菌肽主要用微生物发酵方法。中国杆菌肽发酵生产始于 1960 年左右，1990 年开始大规模生产。通过生物发酵芽胞杆菌菌株及锌络合制备可获得杆菌肽。杆菌肽属次级代谢产物，培养条件改变会影响其合成。在杆菌肽合成阶段形成的次生代谢途径中，氨基酸可作为直接前体合成，也可作为杆菌肽合成酶诱导物。

临床应用 毒副作用限制其临床应用。主要用于耐青霉素的葡萄球菌感染及外用于皮肤感染等。主要有杆菌肽软膏、杆菌肽眼膏和复方新霉素软膏，还有溶液剂和滴耳剂等。此外，被广泛应用于畜禽养殖业。

药动学参数及不良反应 毒副作用与多黏菌素 B 相似，对肾毒性大，一般不作全身给药，注射时毒性强，而口服时极弱。对小鼠急性毒性半数致死量：静注 320 ~ 360mg/kg，腹腔 420mg/kg，皮下注射 1300 ~ 2500mg/kg，口服 3700mg/kg。通常情况下杆菌肽局部应用并无明显吸收，但在应用较大剂量灌注入体腔或用于较大手术创面时可有微量吸收；口服后自胃肠道吸收亦不明显。杆菌肽全身使用时，会引起严重的肾毒性反应，受损部位以肾小管最为明显，同时肾小球的滤过功能

也受到抑制，尿成分异常始于给药后 3~4 天，5~7 天达高峰。

（陈代杰）

四环素类抗生素 (tetracyclines)

有氢化异四苯（菲烷）结构的一类广谱抗生素。早期，因其抗菌谱广，价格低廉，临床广泛应用。随着大量耐药菌的出现，特别是在动物饲料中的应用，致病菌大多对其产生严重耐药，致临床使用受限。

发展简史 1948 年，第一个高效、广谱、有口服活性的四环素类抗生素金霉素 (chlortetracycline) 被发现，它是从链霉菌中提取得到的。在随后的短暂时间里，土霉素和四环素也从链霉菌的发酵液中分离得到，这 3 种四环素类抗生素显示出了完全的交叉抗性，有着类似而广泛的抗菌谱，对革兰阳性（G⁺）菌、革兰阴性（G⁻）菌和支原体，甚至对立克次体属和衣原体属有抗性活性。1957 年，去甲四环素被发现。它们有酷似的化学结构，都是 4 个环线形相连构成主体骨架，"四环素"名称由此产生，被看作一类新的抗生素。

随着此类抗生素化学结构逐渐明确，许多实验室开始了对其半合成品的研究。美他环素、多西环素和米诺环素就是其中的一些重要半合成品，被称为第二代四环素类抗生素。为了获得在中性 pH 下水溶性良好、有利于吸收的四环素类衍生物，人们通过对酰胺基团的修饰，得到了吡咯烷甲四环素和赖甲四环素。C-9-甘氨酰四环素 (glycylcyclines) 是新一代广谱高效四环素类抗生素衍生物。它对含核糖体保护因子（TetM 和 TetO）或排出因子（TetE、TetK 和 TetL））的四环

素敏感株和耐药株均有效，对 G⁺菌和 G⁻菌有很好的抗菌效果，包括对米诺环素、万古霉素和 β-内酰胺类抗生素耐药的菌株。

抗菌谱 该药作为一类广谱抗生素，对包括 G⁺菌及 G⁻菌在内的许多致病菌都有作用。尽管耐药菌在增多，但仍有一些致病菌对四环素类敏感。包括奈瑟菌属、霍乱弧菌、布氏杆菌、巴氏杆菌、痤疮丙酸杆菌、梭状芽胞杆菌属、立克次体属、衣原体属、支原体属、肺炎军团病菌、放线菌属等。

作用机制 抗菌活性各有不同，以二甲胺四环素的抗菌能力最强，强力霉素次之。四环素类抗生素的广谱抗菌效果与其抗菌机制密切相关，抑制微生物蛋白质合成。特异性地与细菌的 30S 核糖体结合，阻止带氨基酸的 tRNA 与 mRNA-核糖体复合物的结合，破坏细菌蛋白质合成。某些四环素类抗生素还可进入哺乳类动物细胞，对细胞内的有机体如立克次体亦有对抗作用，这是四环素类抗生素具有广谱抗菌性的原因。

临床应用 传统上，四环素类抗生素被用于治疗巴斯德菌属感染。对早期霍乱也有治疗效果。21 世纪初，四环素类抗生素广泛用于治疗衣原体属感染。其最大的应用领域是治疗衣原体属或尿素原体属引起的非特异性尿道炎。

该类药对骨质疏松症和风湿病也有较好疗效。多西环素和米诺环素对脑缺血引起的神经损伤有良好的保护作用。例如，米诺环素在脑缺血发生前 3 小时给药，可使神经元存活率从 10.5%提高到 77%，而在脑缺血发生 30 分钟后给药，仍可使神经元存活率提高到 71%；多西环素则可分别提高到 47%和 57%。

耐药性及其耐药机制 临床常见致病菌对四环类抗生素的耐药性已十分严重。80%~90%的 G⁺菌对其耐药、90%~97%的 G⁻菌对其耐药。原来对其敏感的细菌，如霍乱弧菌、淋病球菌等，其耐药菌株也在逐渐增加。该类抗生素的广谱抑菌作用干扰细菌蛋白质合成。是非选择性的，但其对细菌有选择性毒性，因为原核细胞中的主动转运体系能使药物特异地透过细胞，而真核细胞却能主动地外排这类抗生素。某些 G⁺和 G⁻菌有外排泵基因，它们都有四环素抗性。外排泵基因编码膜相关蛋白可将四环素泵出胞外，降低了细胞内药物浓度，保护了胞内的核糖体，细菌从而产生耐药性。细菌对该类抗生素的耐药性主要由位于染色体及质粒上的基因决定。染色体介导的耐药性一般由基因突变引起，较少见，故这种耐药性的水平较低，且只能随染色体进行传递，分布不广。而质粒可以独立于染色体进行复制，并在细菌间自由传递，故由质粒介导的耐药性在细菌对四环素的耐药中占主要地位。

（陈代杰）

金霉素 (chlortetracycline, CTC)

第一个被发现的四环素类抗生素。又称氯四环素。由金色链霉菌 (*Streptomyces aureofacieus*) 发酵产生，发酵液经酸化、过滤得沉淀物，溶解于乙醇后经酸析得粗品，经溶解、成盐得盐酸盐结晶，结构式见图 1。金霉素与土霉素都属天然四环素类抗生素。1945 年，本杰明·达格（Benjamin Duggar）博士在金色链霉菌中首次发现了金霉素，4 年后由美国氰胺（Cyanamid）公司开发并批量生产。金霉素一般以盐酸盐

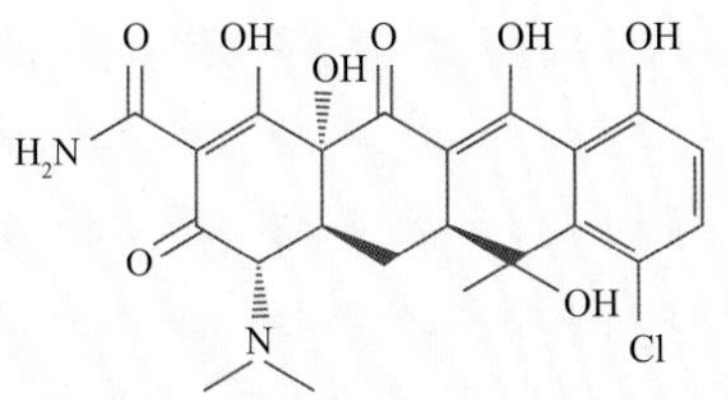

图1　金霉素的分子结构式

的形式成药，又称盐酸金霉素。金霉素是较早期发现的抗生素之一，20世纪50年代开始临床应用。盐酸金霉素已被收录到美国、英国、日本等许多国家的药典。

金霉素属广谱类抗生素，对革兰阳性（G⁺）菌和革兰阴性（G⁻）菌、支原体属、衣原体属、螺旋体属、立克次氏体属、阿米巴原虫等均有抑制作用。其机制是通过与细菌的30S亚基结合，干扰氨基酰tRNA与30S小亚基结合，使氨基酰tRNA无法携带氨基酸与mRNA-核糖体聚合体结合，抑制了蛋白质合成时肽链的延长。金霉素还可以阻止已合成的蛋白质肽链的释放，选择性地抑制细菌生长，达到抑菌目的。

大多数致病菌均对金霉素耐药，其主要是金霉素在细菌的作用靶点不能达到有效抑菌浓度，可能的原因有4个方面。①外排泵机制：金黄色葡萄球菌及革兰阴性G⁻菌等微生物能将金霉素泵出体外，导致菌体内金霉素的有效剂量减少。②微生物自身产生灭活金霉素的酶，破坏金霉素结构，引起金霉素失活。③肠球菌属等微生物可改变30S小亚基结构，使金霉素无法结合到作用靶点发挥作用。④G⁻菌等微生物外膜对金霉素的通透性下降，导致金霉素无法有效进入菌体发挥作用。

20世纪60年代，金霉素临床应用广泛，产销旺盛，中国有多

家企业生产。自20世纪70年代初期起，由于发现其口服不良反应较大，临床中口服用药开始逐渐减少，后来新的抗生素大量上市，金霉素逐渐退出口服药物市场。金霉素在体内半衰期短，全身很少吸收，主要作为局部外用药物使用，多配制成眼膏、软膏等。盐酸金霉素眼膏为眼科用药品种，对立克次体属、支原体属、衣原体属、非结核分枝杆菌属、螺旋体属等敏感，主要用于细菌性结膜炎、睑腺炎及细菌性眼睑炎等，也可用于沙眼治疗。金霉素凭借其抑菌、促生长、人畜无交叉耐药、饲料利用率高、在体内残留量低、生产成本低等特点，已经成为饲料添加剂中用量最大的抑菌剂之一。

（陈代杰）

tǔméisù

土霉素（oxytetracycline）　四环素类抗生素。龟裂链霉菌生产。广谱抑菌，立克次体属、支原体属、衣原体属、螺旋体属、阿米巴原虫和某些疟原虫也对土霉素敏感，其他如放线菌属、炭疽杆菌、李斯特菌、梭状芽胞杆菌属、诺卡菌属、弧菌属、布鲁菌属、弯曲菌属、耶尔森菌属等对土霉素敏感，肠球菌属对其耐药。该抗生素作用机制为药物能特异性地与细菌核糖体30S亚基的A位置结合，抑制肽链的增长和影响细菌蛋白质的合成。用于痢疾、沙眼、结膜炎、肺炎、中耳炎、皮肤化脓感染等。亦用于治疗阿米巴肠炎及肠道感染。

许多国家对土霉素已限量生产或趋于淘汰，主要原因是由于四环素类的广泛应用，临床常见病原菌对土霉素耐药现象严重，包括葡萄球菌等革兰阳性菌及多数革兰阴性杆菌。四环素类抗生

素的不同品种之间存在交叉耐药。

土霉素内服吸收不规则、不完全，主要在小肠的上段被吸收。反刍动物不宜内服给药，马属动物绝对禁止内服。土霉素可透过胎盘屏障进入胎儿体内，沉积在牙齿和骨的钙质区内，引起胎儿牙齿变色、牙釉质再生不良及抑制胎儿骨骼生长，该类药物在动物中有致畸胎作用，妊娠期妇女不宜使用。土霉素可自乳汁分泌，乳汁中浓度较高，对乳儿有潜在不良反应的可能，哺乳期妇女应用时应停止授乳。土霉素主要由肾脏排泄，在胆汁和尿中浓度高，有利于胆道及泌尿道感染的治疗。1次内服后，一般2~4小时达血药峰浓度，但部分药物进入瘤胃后延缓吸收，需4~8小时才达峰浓度。

长期用药应定期检查血常规以及肝、肾功能。口服时，应饮用足量（约240ml）水，避免食管溃疡和减少胃肠道刺激症状。该药宜空腹口服，避免食物对吸收的影响。

（陈代杰）

mǐnuòhuánsù

米诺环素（minocycline）　第二代半合成四环素类广谱抗生素。与tRNA结合抑菌。比同类药物的抗菌谱广，其半衰期较长，其血药浓度是其他同类型药物高2~4倍。

除了良好的抗微生物作用外，还具有抗炎，抗酶、神经保护等其他药理学特性。适用于各种敏感菌感染，包括呼吸道感染、肺炎、生殖泌尿感染、皮肤及软组织感染、耳鼻咽喉感染等。主要用于痤疮、性传播感染、前列腺炎、类风湿性关节炎及各种皮肤疾病。对某些神经退行性疾病的动物模型研究发现米诺环素有神

经修复或神经保护作用。肌萎缩侧索硬化症及帕金森病动物模型中，证实米诺环素具有延缓运动改变、抗炎及抗细胞坏死作用。自从宫冈（Miyaoka）等于 2007 年报道应用米诺环素治疗 2 例精神分裂症有效以来，有关米诺环素在精神分裂症治疗中的研究逐渐增多。

米诺环素口服后被迅速吸收，食物对其吸收无明显影响。脂溶性较高，易渗入许多组织和体液，如甲状腺、肺、脑和前列腺等，在胆汁和尿中的浓度比血药浓度高，在唾液和泪液中的浓度比其他四环素类抗生素高。在体内代谢较多，在尿中排泄的原型药物远低于其他四环素类。排泄缓慢，大部分由肾和胆汁排出。

一般不良反应：可引起恶心、呕吐、腹泻、眩晕、共济失调、颅内压增高、色素沉着等，但停药后多可缓解。胃肠症状发生率比第一代四环素药物显著降低，进食时服药可减少这些不良反应发生。严重不良反应：血清病样综合征、变态反应综合征，表现为发热、皮疹、关节痛、淋巴结病等。长期服用还可诱发自身免疫性疾病，如红斑狼疮、自身免疫性肝炎。有学者推测可能是其抗细胞坏死作用不完全导致了自身免疫。

（陈代杰）

tìjiāhuánsù

替加环素（tigecycline）　一种新型的广谱活性的静脉注射用抗生素。对有抗药性的耐甲氧西林金黄色葡萄球菌也有活性，是甘氨酰四环素类化合物中首个成药的化合物，美国食品药品管理局（FDA）于 2005 年 6 月批准上市。与四环素相比，替加环素抗菌谱更广，抗菌活性更强，能克服大多数细菌对四环素耐药机制的产生。

替加环素的作用机制与四环素类抗生素相似。四环素的耐药可能是后天获得性的，因为耐药基因的传播被其他细菌获得，这些耐药基因主要在质粒、整合子及接合转座子内被发现，而替加环素由于第 9 位上一个大的取代基产生的空间位阻似乎克服了这些耐药机制。

替加环素仅能用于注射给药，因为它口服的生物利用度有限。食物摄入与性别不影响替加环素的代谢。替加环素的人血浆蛋白结合率是 68%，半衰期为 36 小时，不到 30% 的替加环素以原型在粪便和尿中排出。对健康成年志愿者与肾功能损害患者的研究中发现，对药动学有轻微的影响，可能与年龄、性别或种族有关。

该药被美国 FDA 批准治疗复杂皮肤及软组织感染，英国抗菌素化学疗法协会（British Society for Antimicrobial Chemotherapy）在治疗指南里，把替加环素作为治疗对其敏感的耐甲氧西林金黄色葡萄球菌引起的泌尿系感染的一线用药。同时，在治疗皮肤及软组织感染中，对没有菌血症及心内膜炎高危因素的成年患者，也鼓励更广泛地使用替加环素。

替加环素引起恶心、呕吐的发生率为 20%～30%，还可引起血淀粉酶、血胆红素及尿素氮含量升高，其他不良反应的发生率（包括光过敏）与其他四环素类药物相似。该药不能用于 18 岁以下的青少年及孕妇。

（陈代杰）

sìhuánsù

四环素（tetracycline）　四环素类药物大家族的代表。属广谱抗生素。发现于 20 世纪 40 年代。"四环素"名称源于其化学结构中带有 4 个环状结构。对革兰阳性（G⁺）菌、革兰阴性（G⁻）菌及螺旋体属、立克次体属、衣原体属、支原体属及原虫等均有抑制作用，其他如放线菌属、炭疽杆菌、单核细胞增多性李斯特菌、梭状芽胞杆菌属、奴卡菌属等对四环素敏感。上市以来由于敏感菌的种类广且有较强的抗菌活性，且需求量大，生产工艺简单，价格较低廉，在临床上广泛使用，成为当时抗感染药物的主力之一。主要应用于立克次体属、衣原体属、支原体属和螺旋体属感染，以及鼠疫杆菌、布鲁杆菌、霍乱弧菌、幽门螺杆菌所致消化性溃疡等。

随着四环素类的广泛应用，临床常见病原菌包括葡萄球菌属等 G⁺菌及肠杆菌属等 G⁻菌对四环素耐药现象严重，同类品种之间也存在交叉耐药，如四环素、土霉素、金霉素之间完全交叉耐药。且诸多不良反应逐渐被人们所认识，常见的有恶心、呕吐、上腹不适、腹胀、腹泻等，还会沉积在牙齿和骨质中，导致牙齿黄染而形成不雅的"四环素牙"，以及会导致牙釉质发育不良及龋齿、小儿骨质发育不良等。进入 20 世纪 80 年代，四环素临床使用越来越少，并逐渐被其他种类抗生素所替代，更多地应用于畜禽用药及添加于饲料。但是 21 世纪初，随着对四环素地逐渐深入研究，其所代表的四环素类药物的许多新用途逐渐被人们所认识，有老药新用的趋势。如骨质疏松、根除幽门螺杆菌感染等的治疗以及作为良好的硬化剂等。

四环素口服可吸收但不完全，受食物和金属离子的影响，食物可减少药物的吸收，而金属离子易与药物形成络合物使其吸收减少，如食物中铁、钙、镁、铝等金属离子对吸收的影响。作为碱性药物，酸性药如维生素C可促进四环素吸收。给药量的30%~40%可从胃肠道吸收，易渗入胸腔积液、腹水、胎儿血液循环，但不易透过血脑脊液屏障，可分泌至乳汁，广泛分布于各个组织中，并且能沉积于骨、骨髓、牙齿和牙釉质中。

不良反应有胃肠道症状，如恶心、呕吐、上腹不适、腹胀、腹泻等，偶见引起胰腺炎、食管炎和食管溃疡，多发生于服药后立即卧床的患者。脂肪肝，妊娠期妇女、原有肾功能损害者易发生肝毒性，但肝毒性亦可发生于并无上述情况的患者。四环素所致胰腺炎也可与肝毒性同时发生，患者并不伴原发肝病。变态反应多为斑丘疹和红斑，少数患者可出现荨麻疹、血管神经性水肿、过敏性紫癜、心包炎以及系统性红斑狼疮皮疹加重，表皮剥脱性皮炎并不常见。某些用四环素患者，日晒时会有光敏现象，应建议患者在服用四环素期间不要直接暴露于阳光或紫外线下，一旦皮肤有红斑应立即停药。偶可引起溶血性贫血、血小板减少、中性粒细胞减少和嗜酸粒细胞减少。偶可致良性颅内压增高，可表现为头痛、呕吐、视盘水肿等。原有显著肾功能损害的患者可能发生氮质血症加重、高磷酸血症和酸中毒。

（陈代杰）

duōxīhuánsù

多西环素（doxycycline）

土霉素经 6α -位上脱氧而得到的一种半合成四环素类抗生素。又称脱氧土霉素、强力霉素，制品为盐酸盐半乙醇半水合物。多西环素为广谱抑菌剂，高浓度时具杀菌作用。立克次体属、支原体属、衣原体属、非结核分枝杆菌属、螺旋体属对多西环素敏感；其他如放线菌属、炭疽杆菌、李斯特菌属、梭状芽胞杆菌属、诺卡菌属、弧菌、布鲁菌属、弯曲菌属、耶尔森菌属也对多西环素敏感。多西环素对革兰阳性（G^+）菌作用优于革兰阴性（G^-）菌，但肠球菌属对其耐药。

除了一般四环素类的适应证外，多西环素常用于治疗莱姆病、慢性前列腺炎、鼻窦炎、盆腔炎性疾病、痤疮、酒渣鼻和立克次体属感染。多西环素通常用于治疗和预防由炭疽杆菌引起的烈性致命疾病炭疽热。多西环素能够有效的抑制鼠疫杆菌生长繁殖，用于治疗著名的瘟疫——鼠疫；治疗由霍乱杆菌感染引起的消化系统疾病霍乱；布鲁菌属引起的布鲁菌病；土拉热杆菌引起的土拉菌病；放线菌属引起的放线菌病。此外，多西环素还可以用于其他致病微生物引起的人类疾病，如：鼠类和猪传播的钩端螺旋体属感染所致的钩端螺旋体病；伯氏疏螺旋体感染引起的莱姆病；梅毒螺旋体引起的梅毒；立克次体属感染引起的立克次体病；立氏立克次体感染引起的落基山斑疹热。由于多西环素是除了氯霉素以外治疗落基山斑疹热的为数不多的有效药物，被推荐用于儿童落基山斑疹热的治疗，但是不推荐8岁以下儿童使用。多西环素还用于预防和治疗疟疾，但是它不能用于疟疾的初期治疗，由于它能够延缓药物的起作用时间，一般作为治疗疟疾的二线治疗药物。多西环素可以联合其他抗疟药物如奎宁用于治疗疟疾。

服用多西环素后，胃肠道反应多见（约20%），如恶心、呕吐、腹泻等，饭后服药可减轻。其他不良反应同四环素。用法为1日2次，如每日应用0.1g 1次，不足以维持有效血药浓度。在肝、肾功能轻度不全者，本药的半衰期与在正常者无显著区别，但肝、肾功能重度不全者则应注意慎用。对8岁以下小儿及妊娠期妇女、哺乳期妇女一般应禁用。

（陈代杰）

měitāhuánsù

美他环素（methacycline）

链球菌产生并经半合成制取的一类碱性广谱抗生素。又称盐酸美他环素、甲烯土霉素。属于四环素类抗生素，是速效抑菌剂，在高浓度时有杀菌作用，能特异性地与核糖体30S亚基的A位置结合，阻止氨基酸tRNA在该位置上的联结，抑制肽链的增长和影响细菌或其他微生物的蛋白质合成而导致微生物死亡。美他环素与四环素类不同品种之间存在交叉耐药。盐酸美他环素有较广的杀菌作用，能有效抑制革兰阴性（G^-）菌、革兰阳性（G^+）菌、立克次体属、螺旋体属、衣原体属等病原菌，其抗菌活性强于四环素、土霉素等，能够有效地杀灭对四环素、土霉素耐药的菌株。

某些四环素或土霉素耐药的菌株对美他环素仍可敏感。美他环素对淋球菌有一定抗菌活性，但耐青霉素的淋球菌对美他环素也耐药。多年来由于四环素类的广泛应用，临床常见病原菌对美他环素耐药现象严重，包括葡萄球菌属等。G^+菌及多数肠杆菌科细菌。许多立克次体属、支原体属、衣原体属、某些非结核分枝杆菌属、螺旋体属对美他环素敏感，但肠球菌属对其耐药。其他如放线菌属、炭疽杆菌、李斯特菌、梭状芽胞杆菌属、奴卡菌属、弧菌属、布鲁菌属、弯曲杆菌、耶尔森菌属等对美他环素敏感。

由于常见致病菌对四环素类耐药现象严重，仅在病原菌对此类药物敏感时，方有指征选用该类药物。美他环素不宜用于溶血性链球菌感染及葡萄球菌属感染；可用于对青霉素类过敏患者的破伤风、气性坏疽、雅司、梅毒、淋球菌性尿道炎、宫颈炎和钩端螺旋体病以及放线菌属和李斯特菌属感染，也可用于中、重度痤疮的辅助治疗。

（陈代杰）

kuínuòtónglèi kàngjūnyào

喹诺酮类抗菌药 （quinolone antibacterial agents）

化学结构中含4-吡啶酮-3-羧酸基本结构的一类合成抗细菌药物。又称吡啶酮-β-羧酸类或4-喹诺酮类抗菌药。简称喹诺酮类（quinolones）。其母核主要有喹啉、1,8-萘啶、噌啉、吡啶并嘧啶等四类氮杂环结构（图1）。

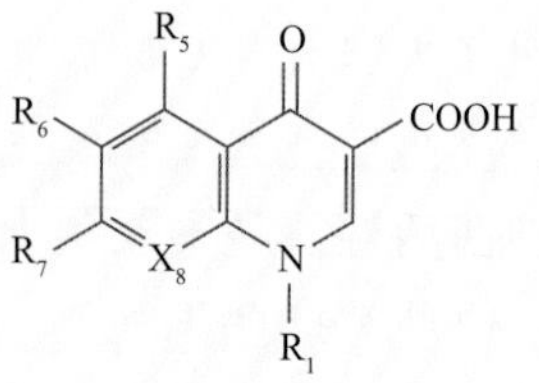

图 1　喹诺酮类抗菌药
的基本结构

1949 年，澳大利亚的普莱斯（J. R. Price）发现并报道了第一个喹诺酮结构化合物——1-甲基-1,4-二氢-6-硝基-4-氧代喹啉-3-羧酸。后英国的巴顿（N. Barton）等合成了该化合物的 80 余个衍生物并于 1960 年获发明专利，但这批衍生物皆因体内毒性大而未成药。1962 年，人类历史上第一个喹诺酮类抗菌药——萘啶酸因一个偶然发现在美国问世。其后 10 余年间，数个疗效与萘啶酸相仿或稍好的品种获得开发。其中，大日本制药公司（Dainippon Pharmaceutical Co. Ltd.）开发的吡哌酸被认为疗效最佳，其母核第 7 位碳上引入哌嗪基的构效特征引人注目；美国莱克实验室股份有限公司（Riker Laboratories，Inc.）合成的氟甲喹主用作兽药，仅在法国等少数欧洲国家用于人体治疗，但其在喹诺酮母核第 6 位碳上连有氟的策略，却有开创性。1984 年，杏林制药公司（Kyorin Pharmaceutical Co.，Ltd）开发的氟哌酸在日本上市，较之前的喹诺酮品种，具里程碑意义的是其综合了吡哌酸和氟甲喹的结构特征，母核第 6 位和第 7 位碳分别取代有氟和哌嗪基，这为后来的主流喹诺酮新品设计、筛选提供了有益参考，并自此始有氟喹诺酮类抗菌药的称谓。进入 20 世纪 80 年代，以培氟沙星、氧氟沙星、环丙沙星为代表的大批氟喹诺酮新品进入临床。临床应用获巨大成功的环丙沙星在母核第 1 位氮连接环丙基，此结构变化为后来许多优秀品种提供了借鉴。20 世纪 90 年代后，得益于人们对喹诺酮类药构效关系认知的深入，更多结构新颖、广谱抗菌、药动学性质及安全性更佳的品种获得开发，代表品种如左氧氟沙星、莫西沙星、吉米沙星、加雷沙星。

针对喹诺酮品种的推陈出新，人们常按开发先后或临床用途将其分为 4 代：第一、二代品种主要针对革兰阴性（G⁻）菌有效，仅适用于泌尿道、消化道等局部病灶感染治疗，临床已少用；第三代品种增强了抗革兰阳性菌和非典型病原体活性，可治疗全身性感染；第四代品种抗厌氧菌活性明显，治疗全身感染及呼吸道感染能力更强。就具体的喹诺酮品种而言，化学结构、开发时间、抗菌谱及临床用途等因素均可作为分类划代标准，由于侧重点不同，各国医药工作者惯用的喹诺酮药划代体系会存在一定差异。喹诺酮新品种的开发面临毒副作用和细菌耐药性发展的双重挑战。不少品种上市数月至数年后因光毒性、心脏毒性、神经毒性等严重不良反应撤市。由于潜在的软骨毒性，喹诺酮类抗菌药不作为儿科常规治疗用药。在喹诺酮类药作用的选择性压力下，细菌往往通过染色体基因突变使靶酶结合位点改变、细胞外膜通透性降低和外排泵表达升高产生耐药性。细菌还可通过质粒介导获得喹诺酮耐药性，致使药物应用价值降低。

喹诺酮类抗菌药作用机制尚未完全阐明，公认观点是主要通过抑制细菌的 DNA 促旋酶和拓扑异构酶Ⅳ干扰 DNA 的复制产生抑、杀菌作用。由于哺乳动物细胞中不存在这两种螺旋酶，药物选择性作用于细菌。两种酶均为四聚体，各由两个 A 亚基和两个 B 亚基构成。DNA 促旋酶主要与松弛态环状 DNA 结合，水解 ATP 同时，通过扭曲 DNA、切断双链、连接断点等系列步骤催化细菌 DNA 链从正超螺旋转变成负超螺旋。拓扑异构酶Ⅳ主要与呈交联态的 DNA 结合，在细菌分裂时催化 DNA 复制生成的两个子代染色体解除连接。细菌繁殖迅速，需频繁进行 DNA 复制，因此这两种螺旋酶对细菌存活至关重要。至于喹诺酮与 DNA 促旋酶在分子水平相互作用的方式，有人提出药物与酶蛋白特异位点直接结合的模型，又有人提出药物先结合DNA链再作用于DNA促旋酶的模型，观点尚不统一。对拓扑异构酶Ⅳ，有人认为药物分子可与该酶四聚体结合，促使与拓扑异构酶Ⅳ形成复合物的交联DNA链扭曲变形，干扰后者的正常解离。多数 G⁻ 菌中，DNA促旋酶可能是喹诺酮类药物的主要靶标，而革兰阳性菌和流感嗜血杆菌中，则拓扑异构酶Ⅳ可能是喹诺酮类药物更重要的靶标。

（游雪甫　杨信怡）

nàidìngsuān

萘啶酸（nalidixic acid）　人类历史上第一个用于临床的喹诺酮类抗菌药。化学式为 $C_{12}H_{11}N_2O_3$，分子量为 231.23。1962 年，美国纽约施德龄温莎（Sterling Winthrop）研究所的乔治·莱舍（George Lesher）等人从合成的抗疟药氯喹的杂质中偶然发现了一种有弱抗菌活性的喹诺酮结构化合物——7-氯-1-乙基-1,4 二氢-4-氧代喹啉-3-羧酸，对该化合物进行系列化学修饰后筛选获得萘啶酸。1963 年获美国食品药品管理局批准用于临床，治疗部分革兰阴性菌引起的尿路感染。萘啶酸抗菌活性偏弱，不能用于全身性感染治疗，上市初期并未引起太大反响。但因其可有效抑制当时临床上磺胺类和其他抗生素治疗无效的耐药菌，提示其作用机制新颖，与其他抗菌药无交叉耐药，遂引起关注。其后更多研究机构和制药公司加入到喹诺酮类药物的研究。至 20 世纪 70 年代中期，奥啉酸、吡咯酸、西诺沙星、米洛沙星、罗索沙星、吡哌酸、氟甲喹等品种相继获得开发。在中国，萘啶酸于 1969 年前后由山东新华制药厂的郑俊民等人研制成功，实现国产化。

萘啶酸问世两年后，研究者即发现其选择性抑制细菌DNA合成的作用。1977 年前后，随着DNA促旋酶功能的阐明，人们进而证明萘啶酸是通过特异性结合细菌DNA促旋酶而抑制DNA合成，至 20 世纪 90 年代，拓扑异构酶Ⅳ的功能得到揭示，人们才进一步明确喹诺酮类抗菌药的双靶效应机制。细菌染色体上 DNA 促旋酶A亚基的编码基因（gyrA）某些位点发生突变，可显著降低萘啶酸与酶蛋白的结合，是导致细菌对该药高水平耐药的重要原因。萘啶酸主要对部分肠杆菌科细菌如大肠埃希菌、克雷伯菌属、变形杆菌属、志贺菌属、沙门菌属、肠杆菌属有中等程度抗菌活性，体外最低抑菌浓度一般为 $1 \sim 16\mu g/ml$。对铜绿假单胞菌、革兰阳性菌几乎无抗菌活性。萘啶酸口服给药，药物半衰期短，吸收后被迅速降解为无活性代谢产物，经尿排出。除主要治疗尿路感染，其在胆道和消化道中亦有较高浓度，因此也治疗敏感菌所致的这些组织感染。临床上虽曾一度尝试静脉给药，但因药物的血浆蛋白结合率高达 92% ~ 97%，加之治疗中患者耐受性差，该给药方式遂遭弃。萘啶酸的常见不良反应为消化道不适、中枢神经系统反应和过敏症状，少数用药患者皮肤长时间暴露于阳光下可发生光敏反应。萘啶酸在临床的使用历史不长，后因耐药菌株的迅速发展及同类药物的出现而停止使用。

（游雪甫　杨信怡）

bǐpàisuān

吡哌酸（pipemidic acid）　第二代喹诺酮类抗菌药代表品种。又称吡卜酸（piperamic acid）。化学式为 $C_{14}H_{17}N_5O_3$，分子量为 303.32，其母核为吡啶并嘧啶环结构。自 1964 年日本第一制药公司（Daiichi Pharmaceutical Co. Ltd.）将萘啶酸从美国引入日本后，日本各制药公司便开始自主研制新型喹诺酮品种。1972 年，大日本制药公司（Dainippon Pharmaceutical Co., Ltd.）的松本淳一（Jun-ichi Matsumoto）等人在两个第一代喹诺酮药——萘啶酸和吡咯酸的结构基础上合成并筛选出吡哌酸，1979 年在日本获批准上市，后在意大利、美国等国上市，用于治疗革兰阴性（G⁻）菌引起的尿路感染、消化道感染、胆囊感染及五官科感染。在中国，该品种于 1976 年由中国医学科学院抗菌素研究所（1987 年更名为中国医学科学院医药生物技术研究所）张致平等人研制成功，后该研究所与山东新华制药厂合作，于 1979 年完成临床评价后投产，是中国使用较广的早期喹诺酮品种。

吡哌酸的抗菌谱比吡咯酸和萘啶酸更广，抗革兰阴性菌的活性稍高于前代喹诺酮，对铜绿假单胞菌和金黄色葡萄球菌有中等程度抗菌活性。与同时期临床使用的其他种类抗菌药无交叉耐药性，且对部分耐吡咯酸和萘啶酸的 G⁻ 耐药菌亦具有抗菌活性。吡哌酸口服给药且吸收迅速，广泛分布于各组织，组织药物浓度与血浆药物浓度相当或更高，在尿和胆汁中浓度远高于血浆药物浓度。主要以原型药从尿及胆汁排出，其余部分经粪便排出。吡哌酸首选治疗敏感菌引起的急、慢性膀胱炎、肾盂肾炎、前列腺炎等尿路感染，也治疗细菌性肠炎、胆囊炎、中耳炎、鼻窦炎等。因不能用于全身性感染和肺炎治疗，不少欧美医药工作者习惯根据临床用途将其划为第一代喹诺酮类药。常见不良反应为消化道不适和过敏性皮疹。随着耐药菌发展及喹诺酮新品种出现，该药临床已较少使用。

吡哌酸抗菌作用机制同其他喹诺酮品种，主要作用于 DNA 促旋酶和拓扑异构酶Ⅳ，通过抑制细菌 DNA 复制而杀菌。与前代喹诺酮尤其吡咯酸进行结构、活性比较显示，吡哌酸母核第 7 位碳上引入的碱性哌嗪基对其抗菌能力的提高有重要贡献。主要体现在：一方面，该基团可通过静电效应增强药物分子与 DNA 促旋酶 B 亚基的结合稳定性，提高药物抑制细菌 DNA 复制的能力，使药物具有对铜绿假单胞菌、金黄色葡萄球菌及耐萘啶酸和吡咯酸耐药菌株的抗菌活性；另一方面，该基团增强药物分子的水溶性，改善药物的组织渗透性，使组织药物浓度达到甚至高于血药浓度。吡哌酸获成功开发后，母核 7 位碳连接哌嗪基及类似含氮碱性基团的策略受到重视，众多后续开发的喹诺酮品种均保留了这一重要药效基团。

（游雪甫　杨信怡）

fúpàisuān

氟哌酸（norfloxacin）　为第三代喹诺酮类抗菌药代表品种。又称诺氟沙星。首个真正意义上的氟喹诺酮类抗菌药。其化学式为 $C_{16}H_{18}FN_3O_3$，分子量为 319.33，母核为喹啉环结构。1978 年，日本杏林制药公司（Kyorin Pharmaceutical Co., Ltd）的古贺弘（Hiroshi Koga）等人报道了氟哌酸的合成工艺。1981 年，杏林制药公司向日本厚生省提交该品种的新药申请，1984 年在日本获准上市。1982 年美国默克（Merck）

公司获得该药全球销售权，1983 年在意大利获准上市，后相继在 70 多个国家上市销售，全球影响力巨大。在中国，氟哌酸最早于 1982 年由山西太原制药厂李玉璞等人研制成功，同年中国医学科学院抗菌素研究所（1987 年更名为中国医学科学院医药生物技术研究所）张致平等人亦完成研制，并协同天津中央制药厂进行中试放大，1985 年太原制药厂和天津中央制药厂先后通过新药评审后投产，是中国迄今使用最广的喹诺酮品种之一。

氟哌酸抗菌谱广，体外抗菌活性比萘啶酸提高 10~100 倍。对包括铜绿假单胞菌在内的大多数革兰阴性（G^-）菌及部分革兰阳性（G^+）菌呈良好的杀菌作用。G^- 菌中，尤以流感嗜血杆菌、淋球菌、脑膜炎球菌，以及常引起急、慢性肠炎的肠杆菌科细菌如志贺菌属、沙门菌属等对氟哌酸的敏感性高。G^+ 菌中，葡萄球菌属较肠球菌属和链球菌属对该药更为敏感。厌氧菌对其不敏感。氟哌酸抗 G^- 菌的总体活性与第三代头孢菌素相当，优于同时期应用于临床的其他类别抗菌药。氟哌酸口服给药，吸收迅速，口服 1~2 小时血浆药物浓度达峰值，但生物利用度较低，血浆药物浓度不高。药物组织分布广，肝、肾、胆囊等组织中药物浓度显著高于血浆药物浓度。消化道吸收的药物主要以原型药从尿排出，少量药物经肝代谢成弱抗菌活性的代谢产物后经肾排至尿中。未吸收及经胆汁排出的药物全部经粪便排出。基于其药动学特性，氟哌酸主要用于治疗敏感菌引起的急、慢性泌尿生殖道感染、淋病、细菌性肠炎、胆囊炎、中耳炎、扁桃体感染、皮肤软组织感

染等。因血浆药物浓度低，不用于治疗全身性感染和肺炎，很多欧美医药工作者基于临床用途视其为第二代喹诺酮类药。氟哌酸安全性较高，不良反应主要为消化道反应，以及恶心、头痛、头晕等神经系统反应。在一些国家，由于氟哌酸在临床的广泛使用，细菌耐药现象日益普遍。

氟哌酸通过抑制 DNA 促旋酶和拓扑异构酶Ⅳ功能发挥杀菌作用，其对 DNA 促旋酶主要作用于 A 亚基。氟哌酸与萘啶酸存在部分交叉耐药性，提示其在 A 亚基上的结合位点与萘啶酸有一定程度的重合。一些经质粒介导获得耐药性的菌株，因携带特殊耐药基因使氟哌酸和部分 β-内酰胺类、氨基糖苷类抗生素具有交叉耐药性。氟哌酸与哺乳动物大脑中抑制性神经递质 γ-氨基丁酸的受体存在较高亲和力，因此对 γ-氨基丁酸信号传递有一定影响，是引起人体中枢神经系统不良反应（如恶心、头痛、头晕）的分子基础。

较前代喹诺酮品种，氟哌酸在结构改造上有很大突破，其充分吸收了吡哌酸和氟甲喹的结构特点，在母核第 6 位和第 7 位碳原子上分别引入氟原子和哌嗪基，这两种取代基团的存在能明显增强药物穿透细菌及结合 DNA 促旋酶的能力，使该药抗 G^- 菌和抗 G^+ 菌能力有质的提高。氟哌酸的成功开发，让母核上连接氟原子和哌嗪类碱性基团的结构开发策略引起业界重视，也使氟喹诺酮类（又称新喹诺酮类）品种从此成为研发的主流，有里程碑意义。

（游雪甫　杨信怡）

huánbǐngshāxīng

环丙沙星（ciprofloxacin）　第三代喹诺酮类抗菌药。又称环丙

氟哌酸。氟喹诺酮药代表品种，化学式为 $C_{17}H_{18}FN_3O_3$，分子量为 331.35，母核为喹啉环结构。最早于 1981 年由联邦德国拜耳公司（BayerAG）在氟哌酸结构基础上改造获得，其结构改变仅是将氟哌酸母核第 1 位氮连有的乙基替换为环丙基，但这一微小改变使环丙沙星对多数革兰阴性（G^-）菌的抗菌活性提高 2～10 倍，对铜绿假单胞菌活性平均提高 4 倍。1987 年前后，环丙沙星在菲律宾、联邦德国、英国等国上市。在美国，其口服和注射剂型分别于 1987 年和 1991 年经美国食品药品管理局批准上市。其后在全球广泛应用，并被纳入世界卫生组织基本药物标准清单。主要用于治疗敏感 G^- 菌和革兰阳性（G^+）菌引起的尿路感染（含淋病）、细菌性前列腺炎、呼吸道感染、皮肤及软组织感染、骨关节感染、腹部感染。在中国，该品种最早由山西太原制药厂研制成功。

该药在世界范围内影响巨大，2004 年专利保护期结束前，年销售额最高达 20 亿欧元（2001年），占拜耳公司当年全部药品销售额的 34%。专利保护期结束后，在该公司的年销售额也长期保持在 2 亿欧元左右。截至 2010 年，美国医疗系统有超 2000 万份门诊处方开出过环丙沙星，居该国最常使用的处方药第 5 名。在中国，该品种也是临床使用最广的喹诺酮品种之一。进入 21 世纪，中国一度成为世界上最大的环丙沙星原料药生产和供应国。

该药抗菌谱广，对大多数 G^- 菌、G^+ 菌和非典型病原体有良好杀菌作用，尤以抗 G^- 菌活性突出，其对铜绿假单胞菌及许多肠杆菌科细菌的体外活性甚至优于很多后开发的喹诺酮品种。对链球菌属、肠球菌属、结核分枝杆菌及部分非结核分枝杆菌有中度抗菌活性。对厌氧菌有抗菌活性，但中等偏弱。口服或静脉给药，亦有滴眼液等局部用药剂型。口服吸收迅速，0.5～2.0 小时血浆药物浓度达峰值，绝对生物利用度高，达 69%～85%。组织渗透性好，药物分布广，组织药物浓度不低于血浆药物水平，尤以胆囊、肝、肾、前列腺、软组织、肺中药物浓度为高，体内无蓄积作用。药物主要以原型药从尿排出，少量经肝代谢成 4 种弱抗菌活性的代谢产物后经肾排至尿中。部分未吸收或经胆汁排出的药物通过粪便排出。相较氟哌酸，环丙沙星可用于治疗呼吸系统及全身性感染，疗效与第三代头孢菌素相当。不足之处在于治疗链球菌属及厌氧菌感染临床疗效欠佳，很多欧美医药工作者综合抗菌活性和临床用途，视其为第二代喹诺酮类药。环丙沙星安全性较高，常见不良反应为轻、中度消化道反应、中枢神经系统反应，以及静脉给药部位的局部反应等。其引发人体中枢神经系统反应的分子机制与氟哌酸类似，与抑制 γ-氨基丁酸信号传递有关。

环丙沙星作用靶标包括细菌的 DNA 促旋酶和拓扑异构酶IV，对 DNA 促旋酶主要作用于 A 亚基。由于环丙沙星在临床的广泛使用，细菌耐药现象已较为普遍。除常见的细菌染色体基因突变导致耐药，通过质粒介导环丙沙星与其他种类抗生素的多重或交叉耐药现象在一些细菌尤其 G^- 菌中日益常见。

环丙沙星母核第 1 位氮连有的环丙基使其较前代喹诺酮药物在抗菌活性及药动学性质方面得到显著提高，此后开发的多个喹诺酮品种如司帕沙星、格帕沙星、克林沙星、加替沙星、莫西沙星、加雷沙星的结构中均保留有这一重要基团。

（游雪甫 杨信怡）

yǎngfúshāxīng

氧氟沙星（ofloxacin）

第三代喹诺酮类抗菌药。又名氟嗪酸。氟喹诺酮药代表品种。化学式为 $C_{18}H_{20}FN_3O_4$，分子量为 361.37，母核为噁嗪环与喹啉环稠合而成的三环结构，结构中含 1 个手性碳分子，是左旋体和右旋体的等摩尔消旋混合物。1980 年由日本第一制药公司（后更名为第一三共公司，Daiichi Sankyo Co. Ltd.）合成，1985 年在日本和联邦德国率先上市，后在美国及欧洲多国上市。1988 年，氧氟沙星作为进口药在中国批准销售。氧氟沙星的国产化最早由中国医学科学院医药生物技术研究所郭慧元等人联合浙江新昌制药厂完成。无论在中国还是世界其他国家，氧氟沙星均属于广泛使用的氟喹诺酮品种，2007 年起该药被纳入世界卫生组织基本药物标准清单。中国一度是世界上最大的氧氟沙星原料药生产和供应国之一。

该药抗菌谱广，对敏感菌呈杀菌作用。体外抗菌谱和抗菌活性与环丙沙星大致相当，厌氧菌对其不敏感。对临床常见病原菌的抗菌活性强于氟哌酸，但对革兰阳性菌、铜绿假单胞菌的抗菌活性不及环丙沙星。氧氟沙星口服或静脉给药为主，另有滴眼液等局部用药剂型。药物口服吸收迅速，0.5～2.0 小时血浆药物浓度达峰值，绝对生物利用度可达 95%～100%。相同给药剂量下，其药物吸收速度及血清药物浓度水平均高于环丙沙星。膳食和其他药物对氧氟沙星吸收的影响比对环丙沙星的影响更小。血浆中药物半衰期适中，6~9小时，适合每日给药1~2次。组织渗透力强、分布广，多数组织中的药物浓度与血药浓度相当或更高，尤其在肺、胆囊、肝、肌肉、前列腺、泌尿生殖器、耳鼻喉等组织中较高，体内无明显蓄积。氧氟沙星大多以原型药经尿排出，少量经肝代谢成3种弱抗菌活性的代谢产物后经肾排至尿中。少量未吸收或经胆汁分泌的药物通过粪便排出。治疗适应证与环丙沙星相似，疗效、安全性、不良反应发生率与后者大体相当。有研究者认为其治疗沙眼衣原体所致泌尿生殖器感染较后者有效。有别于中国和日本惯用的分类，在欧美更常被归为第二代喹诺酮类药。随着活性更佳的单旋光体组分左氧氟沙星的成药及上市，在一些国家临床使用逐渐减少。

氧氟沙星由等摩尔的旋光异构体组成，作用于细菌的DNA促旋酶和拓扑异构酶Ⅳ，对DNA促旋酶主要作用于A亚基。其左旋体的体外抗菌活性和作用于靶酶及细菌DNA的结合力是右旋体的8~128倍。同其他氟喹诺酮类药，随着氧氟沙星在临床的广泛应用，染色体基因突变和质粒传播介导的细菌耐药现象在一些国家日益普遍，使其疗效受到影响。除氧氟沙星外，早期的氟甲喹以及后开发的左氧氟沙星、芦氟沙星、帕珠沙星，以及兽用马波沙星均为三环结构的喹诺酮药，但影响力均不及氧氟沙星和左氧氟沙星。

（游雪甫　杨信怡）

zuǒyǎngfúshāxīng

左氧氟沙星 （levofloxacin）

氧氟沙星中主要具有抗菌药理活性的左旋体单组分。又称左氟沙星或左旋氧氟沙星，为第三代喹诺酮类抗菌药。化学式和分子量同氧氟沙星，日本第一制药公司推出。早在氧氟沙星合成之初，该公司的研究人员就认识到其因母核第3位手性碳原子的存在而具有两种旋光异构体，但因当时技术条件所限，不能对两者进行分离。至20世纪80年代中期，随着手性异构高效液相色谱技术的进步，才最终解决分离和获得这两种旋光异构体纯品的难题，开启了首个手性拆分喹诺酮药的开发历程。1993年在日本获准上市，后在多国上市，其口服和注射剂型授权强生公司（Johnson & Johnson）于1996年经美国食品药品管理局批准在美国上市，眼科和五官科剂型也相继获得开发。1995年起左氧氟沙星作为进口药获准进入中国市场，1997年浙江新昌制药厂最早实现左氧氟沙星的国产化并获新药证书。

该药在世界范围内影响巨大，1999年后其全球销售额一度超过环丙沙星位居喹诺酮类药首位。以美国为例，强生公司该品种2010年度销售额达13.1亿美元，2011年美医疗机构和零售药店开出的2300余万份口服氟喹诺酮药处方中，左氧氟沙星约占28%。在中国，自2003年起该品种一再位居医疗机构抗感染药物使用和销售榜首。2013年起该药被纳入世界卫生组织基本药物标准清单。

由于劣效右旋体的去除，相同用量下，左氧氟沙星的体外抗菌活性至少是氧氟沙星的2倍，这使很多对后者敏感性较低的病原菌对前者呈较明显的敏感性倾向。左氧氟沙星抗链球菌属体外活性优于氧氟沙星，大体与环丙沙星相当，但药动学性质优于后

者，因此体内抗链球菌属感染疗效更佳。其体外抗非典型病原体和部分厌氧菌的活性优于氧氟沙星和环丙沙星，但仍不作为抗厌氧菌感染的有效药。口服平均绝对生物利用度约99%，吸收迅速而完全，组织分布广且组织内有效药物浓度较高，主要以原型药形式排出。治疗适应证包括各类敏感菌引起的呼吸道、泌尿生殖器、皮肤软组织、消化道、骨关节等系统的感染及败血症等全身性感染。根据病情，一般推荐250~750mg每日1次给药，疗程5~14天。因口服吸收好，与静脉给药方式可相互替代。安全性较高，常见不良反应类似氧氟沙星，光毒性较其他氟喹诺酮药甚至许多后开发品种的发生率更低。抗菌与耐药发生机制同氧氟沙星，在一些国家细菌耐药现象也日益普遍。鉴于左氧氟沙星抗革兰阳性菌尤其肺炎球菌的活性较之前品种有较明显提高，欧美很多医药工作者也视其为第三代喹诺酮药。由于其抗菌谱涵盖肺炎球菌、流感嗜血杆菌、卡他莫拉菌、肺炎支原体、肺炎衣原体和肺炎军团病菌这6种最重要呼吸系统病原菌，为突出该特定优势，又俗称"呼吸道喹诺酮"。左氧氟沙星作为首个手性拆分喹诺酮药，在人类抗感染药物开发进程中颇具代表性。

（游雪甫　杨信怡）

āntuǒshāxīng

安妥沙星 （antofloxacin）

中国第一个拥有自主知识产权的氟喹诺酮品种。化学式为 $C_{17}H_{19}F_2N_3O_3$，分子量为387.81，母核为噁嗪环与喹啉环稠合的三环结构。在左氧氟沙星结构基础上改造而成，不同之处在于第8位碳连有1个氨基。该品种被认

为是中国 20 世纪 90 年代以来，在"跟进式（me-too）"药物设计指导思路下研制较成功的喹诺酮药。中国科学院药物研究所杨玉社等人于 1993 年开始研究，1997 年申请专利，2000 年化合物、合成工艺、抗菌药用途等被授予专利权，次年转让安徽环球药业股份有限公司开发，口服片剂于 2009 年获国家药品监督管理部门批准在国内上市。

该药体外抗菌谱和活性与左氧氟沙星相当，但抗肺炎球菌活性稍弱于后者。口服吸收迅速，健康受试者单次给予 200～500mg 剂量，1～2 小时血浆药物浓度达峰值，血药峰值 1.9～4.3mg/L。血浆蛋白结合率低，组织分布广且有效浓度高。与培氟沙星、环丙沙星、托氟沙星等类似，该品种对肝细胞色素 P450 酶 CYP1A2 有一定抑制作用，与茶碱同时服用可减缓后者代谢，因此两药合用时应辅以适当监测并调整剂量。血浆药物消除半衰期平均 20 小时，适合每日给药 1 次。单次口服 300～500mg 剂量，72 小时内 40%～45% 以原型药形式通过尿排出，其余以原型药和/或代谢产物形式通过粪便排出。适用于呼吸系统感染、泌尿系统感染和皮肤软组织感染，Ⅱ、Ⅲ 期临床研究显示其疗效与左氧氟沙星相当。药物安全性较高，没有明显光毒性和心脏毒性，主要不良反应为轻、中度消化系统与神经系统反应，如恶心、头晕、头痛、皮疹等，实验室检查异常主要为转氨酶与胆红素增加。与司帕沙星和左氧氟沙星比较，安妥沙星对人类 hERG 钾离子通道电流抑制活性最低，提示其抑制该离子通道引发心脏 Q-T 间期延长的风险较低。

该药抗菌作用机制同其他氟喹诺酮品种，主要通过作用于细菌 DNA 促旋酶和拓扑异构酶Ⅳ抑制细菌的 DNA 复制与转录。对安妥沙星结构与毒性进行的构效分析显示，与左氧氟沙星比较，其母核第 8 位碳连接的氨基对化合物的紫外线稳定性及心脏 Q-T 间期延长无明显负面贡献。安妥沙星的开发总体而言属于跟进式研发实践，除创造了一定社会经济效益外，其转化经验也为如何更好推动中国创新药物尤其首创性抗菌药物研发提供一定理性思考。

（游雪甫 杨信怡）

mòxīshāxīng

莫西沙星（moxifloxacin） 第四代喹诺酮类抗菌药。氟喹诺酮药代表品种。化学式为 $C_{21}H_{24}FN_3O_4$，分子量为 401.43，母核为喹啉环结构。德国拜耳公司（Bayer AG）合成并于 1991 年在美国获发明专利，1999 年经美国食品药品管理局批准在美国上市。2002 年和 2004 年其口服剂型和注射剂型先后经中国国家药品监督管理部门批准在中国上市销售。2003 年美国爱尔康公司（Alcon Laboratories，Inc.）申请的滴眼液在美国获准上市。截至 2016 年，该品种在超过 80 个国家销售，是拜耳公司继环丙沙星后又一颗具影响力的氟喹诺酮品种。

该药抗菌谱广，体外对革兰阳性菌、革兰阴性菌、厌氧菌、分枝杆菌属、非典型病原体显示良好杀菌活性。对比环丙沙星、左氧氟沙星，其抗肺炎球菌、厌氧菌、结核分枝杆菌或非结核分枝杆菌，以及抗支原体属、衣原体属、肺炎军团病菌等非典型病原体的活性有显著提升。但对包括铜绿假单胞菌在内一些革兰阴性菌的抗菌活性不及环丙沙星。口服吸收迅速，0.5～2.0 小时血浆药物浓度达峰值，绝对生物利用度约 90%，受膳食影响较小。药物组织分布广且有效浓度高，血浆蛋白结合率约 50%。近一半药物在肝内转化成无活性的磺化（M_1）和葡萄糖醛酸化（M_2）代谢产物，但代谢不受细胞色素 P450 酶影响。口服药物约 20% 和 25% 以原药形式分别经尿、粪排出，约 2.5% 以 M_1、14% 以 M_2 经尿排出，35% 以 M_1 随粪排出。血浆药物消除半衰期平均 12 小时，适合每日 1 次给药。尽管非仅用于治疗呼吸系统感染，但因莫西沙星对临床主要呼吸道致病菌拥有良好抗菌活性，因此被认为是"呼吸道喹诺酮"的代表药。临床首选用于治疗慢性支气管炎急性发作、社区获得性肺炎（含耐多药肺炎球菌所致社区获得性肺炎）、急性鼻窦炎，也用于皮肤软组织感染和腹腔感染。常规推荐剂量 400mg，每日 1 次给药，依病情治疗 5～10 天。药物安全性较高，不良反应发生率较低，主要为氟喹诺酮类用药中常见的轻、中度恶心、腹泻、肝转氨酶指标异常、头晕、静脉给药部位局部反应等。光毒性发生率极低，可能与其母核第 8 位碳原子上连有的甲氧基有关，该基团被认为能显著增强喹诺酮类化合物对紫外线的稳定性。偶见轻度心脏 Q-T 间期延长，可能与其抑制 hERG 钾离子通道有关。因莫西沙星良好的抗肺炎球菌、非典型病原体及厌氧菌活性，欧美主流喹诺酮药分类体系常将其划为第三代喹诺酮药。采用莫西沙星与其他药物联用治疗耐多药和泛耐药结核病也是很多医药工作者积极探索的方向。

喹诺酮药一般都通过抑制细菌 DNA 促旋酶和拓扑异构酶Ⅳ发

挥作用，且抗革兰阴性菌主要作用于前者，而抗革兰阳性菌则主要作用于后者。但多项证据显示莫西沙星具有较均衡的双靶抑制活性，考虑到莫西沙星母核第8位碳原子连接的甲氧基可明显增强药物对细菌的结合力和细胞膜穿透力，不排除与该结构特征有关。其同时抑制细菌 DNA 促旋酶（主要是 A 亚基）和拓扑异构酶Ⅳ的能力，也会使细菌的诱导耐药发生概率更低。

（游雪甫　杨信怡）

jímǐshāxīng

吉米沙星（gemifloxacin）

第四代喹诺酮类抗菌药。氟喹诺酮药代表品种。化学式为 $C_{18}H_{20}FN_5O_4$，分子量为 389.38，母核为 1,8-萘啶环结构，第7位碳原子取代有1个吡咯烷基团。吉米沙星由韩国 LG 公司研制，2003 年经美国食品药品管理局批准在美国上市，丽珠医药集团获得吉米沙星在中国独家代理权，2007 年吉米沙星口服片剂获中国国家药品监督管理部门批准在中国上市，2015 年吉米沙星注射液获临床批件进入临床研究。

该药抗菌谱广，呈杀菌活性。特点是对临床上重要的革兰阳性（G^+）菌、非典型病原体呈现很强活性，同时兼具较好的抗革兰阴性（G^-）菌、厌氧菌活性。因对人体主要的呼吸道致病菌有良好抗菌活性，故也属"呼吸道喹诺酮类"。其体外抗肺炎球菌（包括耐多药菌株）的活性约为环丙沙星、左氧氟沙星和莫西沙星的 30~60 倍、15~30 倍和8倍，耐环丙沙星和左氧氟沙星的菌株对其仍显示较高的敏感性。其抗流感嗜血杆菌、卡他莫拉菌的活性也稍优于环丙沙星、左氧氟沙星和莫西沙星。抗肺炎支原体、衣

原体属的活性，比环丙沙星、左氧氟沙星和莫西沙星强 4~160 倍。抗肺炎军团病菌活性同环丙沙星，稍弱于左氧氟沙星和莫西沙星。其抗甲氧西林敏感葡萄球菌、李斯特菌的活性优于环丙沙星。对常见 G^- 菌的抗菌活性与环丙沙星大致相当或稍优，但抗铜绿假单胞菌活性不及后者。抗厌氧菌活性大体优于左氧氟沙星。该药口服吸收迅速，1~3 小时血浆药物浓度达峰值。平均绝对生物利用度为 71%，总生物利用度受膳食影响较小，血浆蛋白结合率约 65%。药物组织分布广、渗透力强，单次常规口服剂量下，血浆药物达峰浓度虽低于环丙沙星和左氧氟沙星，但支气管黏膜及肺泡巨噬细胞中的有效浓度高于后两者。血浆药物消除半衰期平均7小时，<10% 的药物经肝代谢为3种无活性代谢产物，代谢不受细胞色素 P450 酶影响。平均 36% 的药物以原型药和代谢产物形式经尿排出，其余通过粪便排出。结合药动学与药效学参数，推荐剂量 320mg，每日给药1次。临床首选治疗慢性支气管炎急性发作、社区获得性肺炎，也用于鼻窦炎、泌尿道感染等。药物安全性较高，常见不良反应为轻、中度腹泻、恶心、皮疹。光毒性发生率低，约 0.039%。欧美主流的喹诺酮药分类体系中，很多仍将其划为第三代喹诺酮药。

与莫西沙星类似，吉米沙星对细菌 DNA 促旋酶和拓扑异构酶Ⅳ呈较均衡的双靶抑制活性。基于喹诺酮类化合物的构效关系研究，认为其母核第7位碳原子上连接的 3-氨甲基吡咯烷基对增强抑制 G^+ 菌中拓扑异构酶Ⅳ的活性有重要贡献。高浓度的吉米沙星作用于细菌而非哺乳动物拓扑异

构酶的选择性比环丙沙星高 100 倍以上，提示前者比后者拥有更高的用药安全性。

（游雪甫　杨信怡）

huáng'ànlèi kàngjūnyào

磺胺类抗菌药（sulfonamide antibacterial agents）

人工合成有对氨基苯磺酰胺结构的化学治疗药物。简称磺胺（sulfonamides；sulfo）。是最早用于预防和治疗细菌感染性疾病的有效药物。此类药物大多都是白色或浅黄色粉末状结晶，其化学结构的共同特点是都含有磺酰基与胺基分子，微溶于水，其钠盐在水中溶解度较好，基本结构见图1。

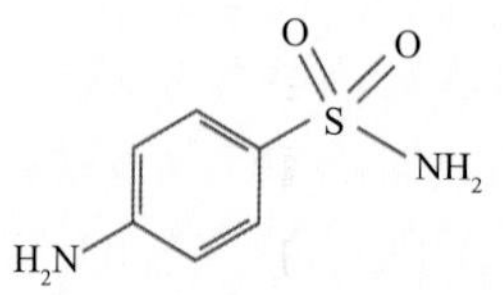

图1　磺胺类抗菌药的基本结构

研发简史　1908 年维也纳大学化学系学生保罗·格尔莫（Paul Gelmo）合成得到了染料的中间体对氨基苯磺酰胺，简称氨苯磺胺，并未发现它的抗菌作用。1932 年德国拜耳实验室〔隶属法本（IG Farben）集团公司〕的两位化学家约瑟夫·克拉尔（Josef Klarer）和弗里茨·米茨施（Fritz Mietzsch）合成出了对氨基苯磺酰胺的衍生物 2,4-二氨基偶氮苯-4-磺酰胺，体外活性筛选未发现抗菌活性。同年深秋，拜尔的病理学和细菌学家格哈德·多马克（Gerhard Johannes Paul Domagk），对染料化合物进行小鼠体内活性筛选，发现 2,4-二氨基偶氮苯-4-磺酰胺对溶血性链球菌感染小鼠体内疗效极佳，毒性研究发现小鼠和兔的耐受剂量

为 500mg/kg，加大剂量也只能引起呕吐，说明其毒性很小，使用相当安全。恰逢格哈德·多马克的女儿因手指被刺破感染了溶血性链球菌属细菌，病情危急，无药可救。无奈之下，格哈德·多马克以自己的女儿作人体实验对象，用自己新发现的这种抗细菌药物挽救了爱女的生命。随后，经过几年的临床试验研究，该药物以"百浪多息"为名推向市场。法国巴斯德研究所的雅克（Jacque）和特雷夫尔（Trefoul）等几位科学家研究发现，百浪多息在体内代谢成对氨基苯磺酰胺，百浪多息的有效成分就是对氨基苯磺酰胺。临床所用磺胺药，都是氨苯磺胺合成的。

百浪多息是世界上第一种商品化的合成抗菌药和磺胺类抗菌药，百浪多息的发现和开发开启了合成药物化学发展的新时代，使得现代医学进入化学医疗的新纪元。自 1935 年磺胺类药物正式应用于临床，磺胺类药物的发展很快，几年间市场上出现了数百种磺胺药，到 1945 年时已合成的磺胺类药物就有超过 5400 种，其中临床常用的有 20 余种。磺胺类药物的发现和应用是药物化学史上一个重要的里程碑，使当时死亡率较高的细菌性传染病得到控制。磺胺类药物是青霉素还未普及的第二次世界大战早期用于治疗感染的药物，而 20 世纪 40 年代初期青霉素问世使磺胺药物的研发减少，但由于青霉素存在不稳定性、过敏性、耐药性等缺点，磺胺类药物再度受到关注。磺胺类药物具有疗效确切、性质稳定、使用简便、品种多、价格低廉和供应充足等优点。1970 年代中期还发现了磺胺类与甲氧苄啶的协同作用，二者的联合应用能使抗菌作用增强数倍至数十倍。对磺胺类药物作用机制进行研究后，提出了"代谢拮抗"学说，开辟了一条从代谢拮抗寻找新药的途径，使人们认识到从体内代谢产物中寻找新药的可行性。根据其副作用又发现了具有磺胺结构的利尿药和降血糖药。尽管有效的抗生素很多，但磺胺类药物在控制各种细菌性感染的疾病中，特别是在处理急性泌尿系统感染中仍有其重要价值，磺胺类药物仍是仅次于抗生素的一大类药物，特别是高效、长效、广谱的新型磺胺和抗菌增效剂合成以后，磺胺类药物的临床应用有了新的广阔前景。

分类 根据临床使用情况，磺胺类药可分为 3 类：①用于全身性感染的磺胺药。口服易吸收的磺胺药，主要用于全身感染，如尿路感染、流行性脑脊髓膜炎、败血症和伤寒等。根据血浆半衰期长短药物可分为短效、中效和长效类。短效类在肠道吸收快，排泄快，半衰期<10 小时，每日需服 4 次，如磺胺异噁唑、磺胺二甲嘧啶。中效类的半衰期为 10~24 小时，每日服药 2 次，如磺胺嘧啶、磺胺甲噁唑。长效类的半衰期为 24 小时以上，抗菌力弱，血药浓度低，且变态反应多见，许多国家已淘汰不用。如磺胺甲氧嘧啶、磺胺二甲氧嘧啶等。②用于肠道感染的磺胺药。口服吸收较少的磺胺药，能在肠道保持较高的药物浓度。主要用于肠道感染如菌痢、肠炎等，如柳氮磺吡啶、酞磺胺噻唑等。③外用磺胺药。主要用于灼伤感染、化脓性创面感染、眼科疾病等，如磺胺醋酰钠、磺胺嘧啶银、磺胺米隆。有一些品种如氨苯磺胺、百浪多息和磺胺吡啶等仅具历史意义，临床已不使用。

作用机制 磺胺类药物的作用机制有多种说法，其中被公认和接受的是伍德-菲尔兹（Wood-Fields）学说，该学说认为磺胺类药物并不能直接杀死细菌，但能与细菌生长所必需的对氨基苯甲酸产生竞争性拮抗，干扰细菌的酶系统对对氨基苯甲酸的利用。在二氢叶酸合成酶的催化下，对氨基苯甲酸与二氢蝶啶焦磷酸酯及谷氨酸或二氢蝶啶焦磷酸酯与对氨基苯酰谷氨酸合成二氢叶酸，再在二氢叶酸还原酶的作用下生成四氢叶酸，四氢叶酸进一步合成辅酶 F，为 DNA 合成中所必需的嘌呤、嘧啶碱基的合成提供 1 个碳单位。磺胺类药物能竞争性拮抗对氨基苯甲酸主要是因为二者结构类似，且分子大小和电荷分布酷似。在二氢叶酸的生物合成中，磺胺类药物能竞争对氨基苯甲酸，取代对氨基苯甲酸位置而生成无功能的化合物，阻碍了二氢叶酸的生物合成。叶酸代谢受阻，进一步影响了 DNA 合成，使细菌的生长、繁殖受挫，因此微生物对磺胺类药物都敏感。

构效关系 通过对大量磺胺类药物的结构与活性的研究，总结出其活性与结构关系：①对氨基苯磺酰胺基是必需的基本结构，苯环上的氨基与磺酰胺基必须处于对位才有抑菌作用，而处于邻位或间位则无抑菌活性。②芳伯氨基上的取代基对抑菌活性有较大影响，多数磺胺类药物没有取代基，如果有取代基，必须在体内易被酶分解或还原为游离的氨基才有效，如 RCONH—、—RN＝N—、—NO$_2$ 等，否则无效。③磺酰胺基单取代可使抑菌作用增强；以杂环取代时抑菌作用明显增强，而双取代化合物一般丧失活性。④苯环被其他芳环取代或在苯环上引入其他基团，抑菌活性降低或丧失。

耐药性 磺胺类药物易产生耐药性，尤其在用量或疗程不足时更易出现。细菌对各类磺胺药物之间有交叉抗药性。但与其他类抗菌药物间无此现象。

注意事项 大多数磺胺类药物经口服吸收良好，但可溶性磺胺盐类为强碱性，对组织有刺激作用，难用于胃肠外途径，主要是口服。该类药物的作用特点为抑菌而不是杀菌，必须在一段足够长的时间内维持有效血药浓度，才能保证该类药物的抗菌作用。临床用药时应注意以下几点：①用量充足，首次剂量必须加倍，使血中磺胺的浓度大大超过对氨基苯甲酸的量。②脓液和坏死组织中含大量对氨基苯甲酸，应清洗创面后再用药。③应避免与体内能分解出对氨基苯甲酸的药合用，如普鲁卡因。④该类药物能抑制大肠埃希菌的生长，抑制B族维生素在肠道内合成。服用磺胺药物1周以上者，应同时服用B族维生素，以免营养缺乏。⑤多数磺胺类药物的乙酰化代谢物溶解度低，易在尿中析出结晶，可在肾小管内沉积而损害肾，据此，应同服碳酸氢钠并多饮水。肾功能不全时禁用。⑥该类药物能促进立克次体生长，禁用于治疗立克次体病。

不良反应 难吸收的磺胺药物极少引起不良反应，易吸收的不良反应发生率约占5%。主要有：①变态反应，如皮疹、静脉炎、血清病、过敏症、血管性水肿和史-约综合征（长效磺胺比短效磺胺易发）。②胃肠道反应，如恶心、呕吐和腹泻。③肾损害，如结晶尿、少尿和无尿。④血液

系统反应，如白细胞减少症、正铁血红蛋白血症、粒细胞缺乏、新生儿核黄疸和葡萄糖-6-磷酸脱氢酶缺乏患者的溶血性贫血。⑤神经系统反应，如周围神经炎、失眠和头痛。⑥胆红素脑病，因磺胺药可将胆红素从清蛋白结合状态置换出来，孕妇或新生儿应用磺胺药可引起核黄疸，故临产孕妇或新生儿应禁用磺胺类药物。⑦免疫系统症状，如光敏症。各种磺胺药引起副作用的发生率有所不同，但交叉过敏常见。

联合用药 在磺胺类药物使用过程中，与抗菌增效剂合用可以增加其本身的活性，所产生的治疗作用大于两个药物分别给药的作用之和，并可有效降低单独使用的耐药性。抗菌增效剂多属苄啶类化合物，本身也具有一定的抗菌活性，如甲氧苄啶、溴莫普林等。甲氧苄啶与磺胺甲噁唑组成复方磺胺甲噁唑，抗菌作用可增强10倍，对其呈现耐药的菌株减少。

（游雪甫　王秀坤）

huáng'ànmìdìng

磺胺嘧啶（sulfadiazine）又称2-对氨基苯磺酰胺嘧啶、地亚净、大安净、磺胺哒嗪、磺胺嘧啶锌、N-2-嘧啶基-4-氨基苯磺酰胺。人工合成的中效磺胺类抗菌药物。分子式为 $C_{10}H_{10}N_4O_2S$，分子量为250.28。白色或淡黄色结晶粉末，无臭无味，遇光色渐变暗。几乎不溶于水，微溶于乙醇或丙酮，易溶于稀无机酸、氢氧化钠碱液或氨水。熔点252~256℃。常用剂型有片剂、合剂、注射剂和针剂。

磺胺嘧啶是公认的优良磺胺品种，具有较强的广谱抗菌活性，抗菌作用同磺胺甲噁唑，对革兰阳性（G⁺）菌及革兰阴性（G⁻）

菌均有抑制作用，对沙眼衣原体、放线菌属、星形诺卡菌、弓形虫和疟原虫等微生物也有一定作用。在G⁺菌中，链球菌属对磺胺嘧啶高度敏感；葡萄球菌属对磺胺嘧啶中度敏感；炭疽杆菌、破伤风杆菌及部分李斯特菌对磺胺嘧啶较敏感。在G⁻菌中，脑膜炎球菌、淋球菌、流感嗜血杆菌和鼠疫杆菌对磺胺嘧啶高度敏感；大肠埃希菌、伤寒杆菌、志贺菌属、布鲁菌属、霍乱弧菌和奇异变形杆菌等对磺胺嘧啶中度敏感。

磺胺嘧啶口服易自胃肠道吸收，但吸收缓慢，3~6小时达血药浓度峰值，血浆蛋白结合率较低，可透过血脑脊液屏障，脑脊液中药物浓度约为血药浓度的50%~80%。血浆半衰期为17小时，24小时后30%~40%以原型、15%~30%以乙酰化形式自尿中排出。

磺胺嘧啶为治疗流行性脑脊髓膜炎的首选药物。此外，还用于其他对磺胺敏感细菌引起的呼吸道感染、中耳炎、痈疖、产褥热、泌尿道感染、急性痢疾和星形奴卡菌病等疾病的治疗，辅助治疗对氯喹耐药的恶性疟疾。与甲氧苄啶合用治疗对其敏感的流感嗜血杆菌、肺炎球菌和其他链球菌所致的中耳炎及皮肤软组织等感染。与乙胺嘧啶联合用药治疗弓形虫病。

不良反应：轻者出现恶心、呕吐、眩晕、食欲减退、腹泻、乏力等症状，但不影响用药；若患者发生艰难梭菌肠炎，则需停药；变态反应较常见；长期大剂量服用可出现粒细胞减少、血小板减少、偶见再生障碍性贫血、肝损害和肾损害；新生儿可出现胆红素脑病；中枢神经系统毒性、甲状腺肿大及功能减退偶有发生。

应用过程中注意以下几点：①缺乏葡萄糖-6-磷酸脱氢酶、血卟啉症、失水、休克和老年患者应慎用。②交叉变态反应，一种磺胺药呈现过敏的患者对其他磺胺药可能过敏。对呋塞米、砜类、噻嗪类利尿药、磺脲类、碳酸酐酶抑制药呈现过敏的患者，对磺胺药亦可过敏。③服用期间保持充足进水量，若应用磺胺嘧啶疗程长、剂量大时还应同服碳酸氢钠。④应用该品超过1周以上者，应同时给予维生素B预防其缺乏。⑤孕妇、新生儿及2个月以下婴儿禁用，老年患者酌情慎用。⑥治疗中注意全血象、肝功能和肾功能检查。严重感染者应测定血药浓度，总磺胺血浓度不应超过200μg/ml，以防止不良反应发生。不可任意加大剂量、增加用药次数或延长疗程，以防蓄积中毒。

（游雪甫　王秀坤）

băilàngduōxī

百浪多息（prontosil）

化学名为2,4-二氨基偶氮苯-4-磺酰胺，分子式为$C_{12}H_{13}N_5O_2S$，分子量为291.33。磺胺类药物中第一个问世的药物。也是第一个用于临床的抗菌药物。橘红色粉末，几乎不溶于水。

该药由德国拜尔公司的两位化学家约瑟夫·克拉尔（Josef Klarer）和弗里茨·米茨施（Fritz Mietzsch）在1932年合成，由一种偶氮染料与1个磺胺基结合而成的4-氨磺酰-2,4-二胺偶氮苯的盐酸盐，主要用于合成工业染料，使纺织品虽经洗晒而并不褪色。因其中包含一些有消毒作用的成分，曾被零星用于治疗丹毒等疾患，但体外试管内活性筛选试验未发现明显的抗菌作用，其医疗价值没有被发现，没有引起

医学界的重视。同年，拜尔的病理学和细菌学家格哈德·多马克（Gerhard Johannes Paul Domagk）对染料化合物进行小鼠体内活性筛选，发现百浪多息对链球菌属感染小鼠体内疗效极佳，皮下注射24小时后，小鼠血液涂片中游离的溶血性链球菌全部被消灭，在兔、狗的溶血性链球菌感染试验中也获得了成功。小鼠和兔的耐受剂量为500mg/kg，加大剂量只能引起呕吐，说明其毒性很小。格哈德·多马克用该药挽救了女儿生命（见磺胺类抗菌药）。1935年格哈德·多马克在《德国医学杂志》上发表了题为《细菌感染的化学治疗》的论文，公布了他的发现。1939年，格哈德·多马克被授予诺贝尔生理学或医学奖。百浪多息的发现和临床应用获得成功，在此基础上，研究的重心也因此转移到了对氨基苯磺酰胺及其衍生物的研究上。磺胺药的出现开辟了人工合成对机体无害、能高效杀死细菌的合成药物的新途径，使得现代医学进入化学医疗的新时代。

百浪多息实际上是一种前药，可使人的皮肤染成鲜红色。在体外本身没有任何抗菌活性，在体内经偶氮基团的断裂分解为两部分，其中对氨基苯磺酰胺为有抗菌活性的无色化合物，并经乙酰化反应代谢为对乙酰氨基苯磺酰胺从尿液排泄。

百浪多息在临床上最初用于治疗链球菌属及葡萄球菌属等细菌感染性疾病，也曾零星被用于治疗丹毒，后来百浪多息逐渐被更廉价的磺胺类药物所取代。

（游雪甫　王秀坤）

huáng'ànyì'èzuò

磺胺异噁唑（sulfafurazole）

又称磺胺二甲异噁唑、菌得清、净尿磺、磺胺异氧唑。分子式为$C_{11}H_{13}N_3O_3S$，分子量为267.30。人工合成的短效磺胺类抗菌药物。白色或微黄色结晶性粉末，无臭，味微苦。几乎不溶于水，不溶于乙醚和三氯甲烷，乙醇中略溶，易溶于甲醇、稀盐酸和氢氧化钠溶液，在酸性环境溶解度比磺胺嘧啶大10倍。熔融时同时分解，熔点192~197℃。应用剂型为片剂和滴眼剂。

抗菌作用和应用与磺胺嘧啶相似，抗菌效力比磺胺嘧啶强，是短效磺胺药物中抗菌作用最强的，对非产酶金黄色葡萄球菌、化脓性链球菌、肺炎球菌、大肠埃希菌、克雷伯菌属、沙门菌属、志贺菌属等肠杆菌科细菌、淋球菌、脑膜炎球菌、流感嗜血杆菌有抗菌作用，对大肠埃希菌的抗菌活性显著。但细菌对该药的耐药性极高，尤其是链球菌属、奈瑟菌属以及肠杆菌科细菌。

该药口服吸收较快且完全，可广泛分布于各组织及体液，在血、尿中浓度高，脑脊液浓度约为血浓度的1/3，给药后2小时达血药浓度峰值，血浆半衰期约为6小时，需1日服药4次。血清蛋白结合率不高，约35%，乙酰化率较低，约28%，其游离磺胺和乙酰化物在尿中的溶解度较磺胺嘧啶大，在尿中的溶解度高，不易析出结晶或形成血尿，故对肾毒性较小。自尿中排泄快，给药后12小时内经尿排出给药量的70%，24小时内排出口服量95%，尿药浓度较高，尿中乙酰化率约为18%，原型为40%~60%。

该药在临床上可用于治疗全身感染，因其在尿中浓度较高，主要用于尿路感染，亦可用于治疗流脑、化脓性疾病和细菌性痢疾等。与二乙醇胺形成的可溶性

盐，因其刺激性小，易溶解，用于滴眼剂，治疗眼、耳等局部感染。

不良反应和注意事项与磺胺嘧啶相似，但磺胺异噁唑的胃肠道反应较多见。不易产生结晶尿，不易引起泌尿系统不良反应，无需同服碳酸氢钠。

(游雪甫 王秀坤)

huáng'àncùxiānnà

磺胺醋酰钠 (sulfacetamide sodium)

又称磺胺乙酰钠、磺醋酰胺钠。分子式为 $C_8H_9N_2NaO_3S \cdot H_2O$，分子量为 254.24。人工合成的短效磺胺类抗菌药物。白色结晶性粉末，无臭，味微苦。在水中易溶，在乙醇中略溶，熔点 179~184℃。常用剂型为滴眼液。

该药为广谱合成抗菌药，对大多数革兰阳性和阴性菌有抑制作用，尤其对溶血性链球菌、肺炎球菌、志贺菌属菌敏感，对葡萄球菌属、脑膜炎球菌及沙眼衣原体有较好抑菌作用，对真菌有一定作用。

该药滴眼穿透力强，水溶液呈中性，局部刺激性小，故可用较高的浓度。30%溶液滴眼少量可吸收入角膜，5 分钟后在角膜可达 0.1%，故可作为真菌性角膜炎的辅助治疗。角膜上皮缺损时则眼内吸收浓度显著提高，房水浓度可高达 $950\mu g/ml$，电离子导入疗法能使该药的角膜穿透力大为增加。5%磺胺醋酰钠溶液电离子导入疗法 5 分钟，所获浓度分别为：角膜 $1200\mu g/ml$、房水 $390\mu g/ml$、睫状体 $115\mu g/ml$，同样浓度的溶液角膜浴 5 分钟所达到的浓度为：角膜 $90ng/ml$、房水 $25ng/ml$、睫状体 $17ng/ml$。

该药主要用于由敏感细菌引起的表浅性结膜炎、角膜炎、睑缘炎等；也用于沙眼和衣原体感染的辅助治疗，霉菌性角膜炎的辅助治疗，以及眼外伤、慢性泪囊炎，结膜、角膜及内眼手术的前、后预防感染。

不良反应：烧灼感、疼痛等局部刺激性，局部点眼后可引起眼部变态反应，如流泪、结膜充血、眼睑红肿、接触性皮炎等。

应用时注意：对磺胺类药物过敏者禁用；细菌对该药易产生耐药性，尤其当剂量不足、用药不规则时；对氨基苯甲酸与二氢叶酸合成酶的亲和力大于磺胺醋酰钠，使用时应有足够的剂量与疗程；脓液与坏死组织含大量对氨基苯甲酸，可减弱磺胺醋酰钠的作用，局部感染用药时应先清创排脓；不应与强的松龙（去氢氢化可的松）混合使用；普鲁卡因等可代谢产生对氨基苯甲酸的药物可减弱磺胺醋酰钠的作用，不宜同时使用。

(游雪甫 王秀坤)

huáng'ànjiǎwùzuò

磺胺甲噁唑 (sulfamethoxazole, SMZ)

又称磺胺甲基异噁唑、新诺明、新明磺、3-对氨基苯磺酰胺基-5-甲基噁唑。分子式为 $C_{10}H_{11}N_3O_3S$，分子量为 253.27。人工合成的中效磺胺类抗菌药物。白色结晶性粉末，无气味，味微苦。该药在水中几乎不溶，在稀盐酸、氢氧化钠溶液或氨水中易溶，熔点 168~172℃。

该药为广谱合成抗菌药，是磺胺类药物中最常用的品种，抗菌谱与磺胺异噁唑相似，抗菌作用较强，对多数革兰阳性菌和革兰阴性菌均具有抗菌活性，适用于尿路感染、呼吸道感染、皮肤化脓性感染、扁桃体炎等。

该药常与甲氧苄啶组成 5:1（质量比）复方制剂复方新诺明，其抗菌作用有明显增强，尤其对大肠埃希菌、流感嗜血杆菌、金黄色葡萄球菌的抗菌作用比磺胺甲噁唑单药明显增强，临床应用范围也扩大，可用于急性支气管炎、肺部感染、尿路感染、伤寒、布鲁氏菌病、菌痢等。磺胺甲噁唑作用于二氢叶酸合成酶，干扰合成叶酸的第一步，甲氧苄啶作用于叶酸合成代谢的第二步，选择性抑制二氢叶酸还原酶的作用，二者合用可使细菌的叶酸代谢受到双重阻断。

该药的吸收和排泄缓慢，在血中有效浓度维持时间较长，1 次给药后有效药物浓度可维持 10~24 小时。血浆半衰期为 11 小时，1 日口服 2 次。在体内乙酰化程度较高，在尿中乙酰化率高，且溶解度较低，较易出现结晶尿、血尿等。大剂量、长期应用时宜与碳酸氢钠同服。

不良反应主要为泌尿系统损害。服用时要大量饮水或配合碳酸氢钠片同时服用，防止形成结晶尿而引发肾损害。常见副作用有恶心、呕吐、头痛、头晕等。变态反应以药热、皮疹为多见，严重者可发生渗出性多型红斑、剥脱性皮炎及大疱表皮松解萎缩性皮炎等。

(游雪甫 王秀坤)

jiǎyǎngbiàndìng

甲氧苄啶 (trimethoprim, TMP)

又称甲氧苄氨嘧啶、甲氧苄嘧啶、增效磺胺、三甲氧苄氨嘧啶。分子式为 $C_{14}H_{18}N_4O_3$，分子量为 290.32。人工合成的中效磺胺类抗菌药。白色或类白色结晶性粉末，无臭，味苦。在三氯甲烷中略溶，在乙醇或丙酮中微溶，在水中几乎不溶；在冰醋酸中易溶；熔点 199~203℃。常用剂型为注射剂、片剂。

该药为广谱的合成抗菌药，对泌尿道感染的病原体有很好的活性，如革兰阴性菌中的大肠埃希菌、奇异变形杆菌和肺炎克雷伯菌，革兰阳性细菌中的腐生葡萄球菌，但对铜绿假单胞菌和厌氧菌活性较差。因为细菌对甲氧苄啶较易产生耐药性，很少单独使用。

甲氧苄啶的作用机制是可逆性抑制二氢叶酸还原酶，对细菌二氢叶酸还原酶亲和性高，使二氢叶酸还原为四氢叶酸的过程受阻，影响辅酶 F 的形成，影响微生物 DNA、RNA 及蛋白质的合成，使其生长繁殖受到抑制。磺胺类药物作用机制为抑制二氢叶酸合成酶，甲氧苄啶与磺胺类药物合用，可使细菌的叶酸代谢受到双重阻断，抗菌作用大幅度提高（可增效数倍至数 10 倍），故有磺胺增效剂之称，并可减少抗药菌株的出现。选择性作用于细菌二氢叶酸还原酶是新药设计的靶标，有望研制出新的二氢叶酸还原酶抑制剂。

甲氧苄啶口服易吸收且完全，可达给药量的 90% 以上，约 3 小时达血药浓度峰值，吸收后广泛地分布于全身的组织和体液中，在肾、肺、尿中浓度比血液浓度高 10 倍左右，可穿过血脑屏障，在脑膜炎症时脑脊液药物浓度可达血液浓度的 50%～100%，亦可穿过胎盘进入胎儿体内，胎儿循环血药浓度与母体血浓度相近。甲氧苄啶血浆半衰期为 14～17 小时。主要经肾排泄，2 小时尿中排出量为给药量的 40%～60%，其中 80%～90% 以药物原型排出。

甲氧苄啶单独应用可用于大肠埃希菌、奇异变形杆菌、肺炎克雷伯菌、肠杆菌属、凝固酶阴性金黄色葡萄球菌所致单纯性尿路感染。但单独应用易产生耐药性，故常与磺胺类抗菌药合用，如与磺胺甲噁唑合用治疗肺部感染、急慢性支气管炎、菌痢、尿路感染、肾盂肾炎、肠炎、伤寒和疟疾等，与磺胺嘧啶合用治疗肺炎，与磺胺甲氧嗪合用治疗间日疟和恶性疟原虫（包括耐氯喹株）有效。与多种抗生素合用，也可产生协同作用，增强疗效，如与四环素、庆大霉素和多黏菌素等抗生素合用也有明显的增效作用。

甲氧苄啶的毒性低，副作用较少。偶见恶心、呕吐、头痛、瘙痒、皮疹等，个别有中毒性表皮坏死松解症、中性粒细胞反应。较长期服用（超过 15 日）或按较大剂量连续用药时，应注意血象变化。动物实验证明甲氧苄啶有致畸作用，妊娠妇女不用，哺乳期妇女慎用，严重肝肾疾病、血液病（如白细胞减少、血小板减少、紫癜症等）应慎或禁用。

（游雪甫　王秀坤）

fùfāng huáng'ànjiǎwùzuò

复方磺胺甲噁唑 （compound sulfamethoxazole）

磺胺甲噁唑与甲氧苄啶按照 5∶1 的质量比组成的复方制剂。又称复方新诺明、磺胺甲噁唑/甲氧苄啶、复方磺胺甲基异噁唑、复方磺胺甲噁唑、磺胺甲噁唑/甲氧苄啶、磺胺甲。白色结晶性粉末，无臭，味微苦或苦；几乎不溶于水，溶于稀盐酸、氢氧化钠溶液或氨水；熔点为 167～171℃。常用剂型为片剂（含磺胺甲噁唑 0.4g 及甲氧苄啶 0.08g）。

该药是为化学合成药的复方制剂，对非产酶金黄色葡萄球菌、化脓性链球菌、肺炎球菌、大肠埃希菌、克雷伯菌属、沙门菌属、变形杆菌属、摩根菌属、志贺菌属等肠杆菌科细菌、淋球菌、脑膜炎球菌、流感嗜血杆菌均具有良好抗菌作用，尤其对大肠埃希菌、流感嗜血杆菌、金黄色葡萄球菌的抗菌作用比磺胺甲噁唑单药明显增强。此外在体外对沙眼衣原体、星形诺卡菌、原虫、弓形虫等亦具良好抗微生物活性。

其作用机制是，磺胺甲噁唑作用于二氢叶酸合成酶，干扰合成叶酸的第一步，甲氧苄啶作用于叶酸合成代谢的第二步，选择性抑制二氢叶酸还原酶的作用，二者合用可使细菌的叶酸代谢受到双重阻断。复方磺胺甲噁唑的协同抗菌作用较单药增强，对其呈现耐药菌株减少，但细菌对其耐药性亦呈增高趋势。

该药口服后自胃肠道吸收完全，可吸收给药量的 90% 以上，1～4 小时达到血药浓度峰值。吸收后二者均可广泛分布至痰液、中耳液、阴道分泌物等全身组织和体液中。并可穿透血脑屏障，达到治疗浓度。亦可穿过胎盘屏障，进入胎儿血循环并可分泌至乳汁中。在尿药浓度明显高于血药浓度，经肾脏排泄，单剂口服给药后 0～72 小时内自尿中排出磺胺甲噁唑总量的 84.5%，其中 30% 为包括代谢物在内的游离磺胺；甲氧苄啶以游离药物形式排出 66.8%。磺胺甲噁唑和甲氧苄啶两药的排泄过程互不影响。肾功能减退者，半衰期延长，需调整剂量。

该药主要用于敏感菌所致尿路感染、中耳炎、支气管炎、肠炎等，亦用于卡氏肺孢子菌肺炎等。①大肠埃希菌、克雷伯菌属、肠杆菌属、奇异变形杆菌、普通变形杆菌和摩根菌属敏感菌株所致的尿路感染。②肺炎球菌或流感嗜血杆菌所致 2 岁以上小儿急性中耳炎。③肺炎球菌或流感嗜血杆菌所致成人慢性支气管炎急性发作。④福氏志贺菌或宋氏志贺菌敏感菌株所致肠道感染。⑤产肠毒素大肠埃希菌所致旅游者腹泻。⑥治疗卡氏肺孢子菌肺炎，为该品系首选。⑦预防和治疗人类免疫缺陷病毒/获得性免疫缺陷综合征合并卡氏肺孢子菌肺炎。

不良反应及注意事项同磺胺甲噁唑。

(游雪甫 王秀坤)

xiùmòpǔlín

溴莫普林（brodimoprim） 又称溴烯尿苷、溴烯尿甙。人工合成的中效磺胺类抗菌药物。分子式为 $C_{13}H_{15}BrN_4O_2$，分子量为 339.19。白色或类白色结晶性粉末，无臭，味苦；不溶于水，熔点 225～227℃。常用剂型为胶囊剂。

该药为苄基嘧啶类二氢叶酸还原酶抑制剂，通过将甲氧苄啶分子结构苯环的 4 位甲氧基取代为溴基而形成，为甲氧苄啶的更新换代品种。抗菌作用机制与甲氧苄啶相似，但抗菌谱比甲氧苄啶广，对二氢叶酸还原酶的抑制作用比甲氧苄啶强 3 倍，在治疗浓度内比甲氧苄啶毒性低。溴莫普林对革兰阳性菌和革兰阴性菌均具有高效的抗菌活性，其疗效优于或相当于氨苄西林、阿莫西林、强力霉素、红霉素、罗西霉素、头孢氨苄、头孢拉定等。对引起呼吸道感染的病原菌肺炎球菌、化脓性链球菌、金黄色葡萄球菌、大肠埃希菌等有很好的抗菌活性，对霍乱弧菌、类杆菌属及放线菌属的体外活性较甲氧苄啶高，但对变形杆菌属及葡萄球菌属的抗菌活性比甲氧苄啶低。单用或与其他抗菌药联用对肠球

菌的抗菌活性优于甲氧苄啶。溴莫普林单用或与氨苯砜联用对麻风分枝杆菌有显著抗菌活性。儿童也可服用，是一种很有价值的口服抗菌药。

该药有独特的药动学特性，亲脂性高，生物利用度高达90%，口服组织穿透性好，分布容积大，2～3 小时达血药浓度峰值，血浆半衰期约为 34 小时。在体内以脱甲基、氮氧化以及葡萄糖醛酸结合等代谢物排出体外。

临床上主要用于上、下呼吸道感染和尿路感染，对细菌性咽炎、扁桃体炎、急性鼻窦炎、中耳炎和支气管炎疗效较好，亦可用于麻风病。

不良反应主要为恶心、呕吐、腹痛和腹泻等胃肠道反应，但发生率较低，约7%；其他副反应包括眩晕、焦虑、失眠、疲劳、皮疹、食欲不振、便秘等。妊娠早期、新生儿禁用。血液病、严重肝肾疾病不宜使用。长期大剂量使用应注意血象检查。

(游雪甫 王秀坤)

zhītàilèi kàngshēngsù

脂肽类抗生素（lipopeptide antibiotics） 脂肪链或长链脂酰基与肽相连组成的抗生素。与传统抗生素不同，这类抗生素通常能插入目标病原体的细胞膜，通过破坏细胞膜的完整性，致使细胞质内容物外流、抑制ATP合成或与细胞内的靶分子作用而使病原微生物死亡。脂肽类抗生素的作用靶位涉及结构和功能都极为复杂的细胞膜，其杀菌机制也较复杂多样。脂肽类抗生素结构上的微小变化就可能导致其抗菌机制的完全不同，甚至同一化合物作用于同一个物种的不同菌株，其抗菌机制也可能有差异。由于作用机制和临床常用抗生素的显著

不同，脂肽类抗生素和现有传统抗生素相比具有诸多优点，包括抗生素耐药性诱发的概率低、杀菌速度快、对各种耐药性的临床分离菌株以及生长稳定期的细菌都有效等特点。

随着新一代脂肽抗生素达托霉素、卡泊芬净和米卡芬净的上市以及老一代环脂肽类抗生素多黏菌素获得新生，脂肽抗生素正受到人们越来越多的关注。已有10多种脂肽类抗生素正在进行临床研究或已上市，其中多数脂肽化合物来源于微生物天然产物及其半合成产物，脂肽类化合物结构上的共同特点是在线性或环状的肽链上连有 1 个脂肪烃链。其中，肽链部分通常含阳离子或阴离子氨基酸残基，并且常常包含非蛋白氨基酸或其他非常规氨基酸。构效关系研究表明，这类化合物的活性和选择性受它们的两亲性、肽链部分的电荷数以及脂肪链结构等多方面的影响。

虽然肽类抗生素来源广泛，但有一些典型结构。通常，肽类抗生素 N-端富含赖氨酸或精氨酸等阳离子型氨基酸，有亲水性，是发挥最大生物活性的必需部位；C-端富含丙氨酸、缬氨酸或甘氨酸等非极性氨基酸且往往被酰胺化，有疏水性，是肽类抗生素实现侵膜和广谱抗菌活性的关键；肽链中部富含脯氨酸，可形成一段柔韧序列，是实现跨膜的必需结构。在一定条件下，肽类抗生素的 N-端或 C-端等处会形成α-螺旋或β-折叠等空间结构，但无论是以 α-螺旋还是 β-折叠形式出现，两亲性结构是其共同特征，是破膜活性的基础。

脂肽类抗生素的典型代表药物为达托霉素，属环脂肽类抗生素，属微生物次级代谢产物，经

细胞非核糖体途径合成。非核糖体途径的肽合成不依赖 mRNA 为模板，也不以 tRNA 为载体，而是通过非核糖体肽链合成酶识别特定的氨基酸并连接成多肽链。环脂肽类抗生素对革兰阳性菌有很好的抗菌效果，其抗菌活性在不同程度上均依赖于 Ca^{2+} 浓度。缺乏 Ca^{2+} 时，达托霉素的抗菌活性很小或几乎没有；Ca^{2+} 浓度为 1.25mmol/L 时，抗菌活性达到最大。圆二色谱和核磁共振研究结果显示，达托霉素与 Ca^{2+} 结合后结构发生改变，增加其分子的两亲性减少带电荷，使其更有利于与细菌磷脂反应。

环脂肽抗生素多为微生物发酵产生的多组分混合物，可通过在培养基中添加脂肪酸，氨基酸前体提高相应组分的含量或产生新的衍生物。如在 *S. roseosporus* 培养液中添加缬氨酸可提高对于 A21978C2 的产量，添加异亮氨酸可提高 A21978C1 和 A21978C3 含量，添加亮氨酸则可生成新的衍生物。因此，利用前体控制发酵工艺可改变环脂肽类抗生素肽尾上的脂肪酸和特定位置的氨基酸，以提高其目的组分产率或生成新的衍生物。

脂肽类抗生素分子量小，热稳定，水溶性好，不仅有对抗细菌、真菌、原虫、病毒和肿瘤细胞等活性，而且对哺乳动物正常细胞无不良影响，如能很好的开发利用，有望给临床医学、临床药学、食品加工、饲料添加剂、动植植物转基因技术等领域带来广阔的开发利用前景。

（陈代杰）

dátuōméisù
达托霉素（daptomycin） 玫瑰孢链霉菌（*Streptomyces roseosporus*）发酵而得的含十碳脂肪侧链的脂肽。有广谱抗革兰阳性（G⁺）菌活性，其化学结构特别，抗菌机制与现有成熟应用的抗生素不同，对高致病性耐药菌的有效率高，杀菌效果好，毒副作用小，有望成为继万古霉素之后的备用抗生素。

该药最初是由礼来公司研究，2003 年底，美国食品药品管理局经过快速审理程序批准注射用达托霉素用于治疗由一些 G⁺ 敏感菌株引起的并发性皮肤及皮肤结构感染，如脓肿、手术切口感染和皮肤溃疡。

随着广谱抗生素的广泛使用及留置导管增多，G⁺ 球菌感染的发生率有增高趋势，其中耐甲氧西林金黄色葡萄球菌检出率明显增加。达托霉素作为一种新型环脂肽类抗生素，在体外对绝大多数 G⁺ 球菌有快速杀菌活性。达托霉素的快速杀菌活性源于其独特的抗菌机制。达托霉素亲脂端尾部在钙离子辅助下插入 G⁺ 球菌的细胞膜，形成离子（主要为钾离子）的外流通道，细胞膜快速去极化，细菌 DNA、RNA 和蛋白质的合成被抑制，导致细菌死亡，但不引起细菌细胞裂解，能降低由于细菌崩解释放的毒素而引起潜在并发症和炎性反应的风险。具有抗生素后效应，为剂量依赖性抗生素。杀菌机制也不依赖于细胞分裂或活性代谢过程，对静止期的细菌同样有较强的杀菌活性。

该药对耐甲氧西林金黄色葡萄球菌、异质性万古霉素中介金葡菌、万古霉素耐药金葡菌及耐万古霉素肠球菌等均有杀菌活性，可用于治疗皮肤软组织感染、血流感染、感染性心内膜炎等。在体内，达托霉素对软组织（大腿）、血液、肾脏、心、肺和骨髓

以及包括对现有治疗耐药的菌株有效。达托霉素与万古霉素有相同或较之更好的疗效。可产生抗生素后效应，达托霉素对金葡菌的抗生素后效应持续 1.1~6.2 小时，平均 2.5 小时。对肺炎球菌的抗生素后效应持续 1.0~2.5 小时，平均 1.7 小时。血浆中的半衰期约为 7 小时。达托霉素常与氨基糖苷类抗生素有协同作用，与大多数已成熟应用的抗生素无拮抗作用，且共同用药会增加药效或不影响药效。

（陈代杰）

léimòlāníng
雷莫拉宁（ramoplanin） 脂糖缩酚酸肽类抗生素。包含 7 个天然组分（A_1、A_2、A_3 和 $A_{1'}$、$A_{2'}$、$A_{3'}$、ramoplanose），其中 A_2 为主要成分，约占总量的 80%。有广谱抗革兰阳性（G⁺）菌活性，能抑制葡萄球菌属、链球菌属、放线菌属、棒状杆菌属、梭菌属和乳酸杆菌属等多个菌属，对某些具有耐药性的病原菌如耐万古霉素肠球菌、耐甲氧西林金葡菌、苯唑西林耐药菌、青霉素 G 耐药菌和庆大霉素耐药菌均有很好的抗菌效果。

该药抑制细胞壁上肽聚糖的生物合成，其抑制方式与**万古霉素及替考拉宁**的抑菌机制不同。后两者宁对细菌细胞壁的抑制作用主要发生在肽聚糖链的延伸和交联水平上，即作用于肽聚糖生物合成的后期，竞争性结合肽聚糖前体或发生特异性抑制作用，雷莫拉宁的抑制作用则发生在转肽反应之前，是一种膜上反应的抑制物，有抑制 UDP-N-乙酰-D-葡萄糖胺的掺入作用。这种新的作用方式正是人们对雷莫拉宁感兴趣的原因，因为只有抑制同一反应的不同步骤的抗

生素，才有可能成为抑制病原菌耐药问题的新型抗生素。雷莫拉宁对一些有耐药性的病原菌有显著的抑菌效果，如对耐甲氧西林葡萄球菌的90%最低抑菌浓度为 $0.25 \sim 0.50$mg/L，而对红霉素耐药株的90%最低抑菌浓度为 $0.06 \sim 0.50$mg/L。对甲氧西林耐药株或是敏感株，雷莫拉宁的90%最低抑菌浓度均小于甲氧西林、万古霉素和替考拉宁，显示了雷莫拉宁良好的抗菌活性。雷莫拉宁对临床分离的难辨梭菌的90%最低抑菌浓度为0.98mg/L，而万古霉素的90%最低抑菌浓度为1180mg/L。雷莫拉宁的抑菌活性比万古霉素的抑菌活性高出近2倍，在临床上雷莫拉宁的后续开发中被应用于治疗假膜状结肠炎。

该药对苯唑西林耐药菌，青霉素G耐药菌以及庆大霉素耐药菌等也都表现出良好的抑菌活性。与红霉素、庆大霉素、土霉素、夫西地酸等无交叉耐药性。在抑制小鼠实验室感染酿脓链球菌和肺炎球菌，雷莫拉宁取得了良好效果。

（陈代杰）

tángtàilèi kàngshēngsù

糖肽类抗生素（glycopeptide antibiotics）

由链霉菌或放线菌所产生的、结构为线性多肽的抗生素。研制始于20世纪50年代末，最早是从一种学名为东方诺卡菌（*Norcardia orientalis*）的微生物次生代谢物中提取所得的一种抑菌物质，当时由于抗生素发酵技术和提取手段落后等多种因素，从诺卡菌发酵液中提取的这种新型抗生素（后被命名为万古霉素）因存在先天性缺陷（如产品纯度不高以及具有一定毒性等）故一直未被正式用于临床治疗。

抗菌谱 糖肽类抗生素具有高度修饰的七肽骨架，通过与细菌细胞壁五肽末端D-丙氨酰-D-丙氨酸残基结合产生抗菌活性。糖肽类抗生素对几乎所有的革兰阳性（G⁺）细菌有活性，其中，对甲氧西林耐药葡萄球菌、肺炎球菌和肠球菌有较强的抗菌活性。糖肽类抗生素衍生物可选择性产生抗人类免疫缺陷病毒、抗猫传染性腹膜炎病毒和抗冠状病毒活性。

作用机制 糖肽类抗生素的抗菌机制主要有两方面：①抑制细胞壁合成。糖肽类抗生素抑制细胞壁形成的最后阶段，通过与细菌细胞壁肽聚糖前体和新生肽聚糖特异性结合，阻止肽基转移酶、糖基转移酶和羧肽酶参与催化的交联反应。干扰细菌细胞壁合成，导致细胞无法形成刚性结构而产生渗透性溶解。②抑制转肽作用及新生肽聚糖的合成。G⁺菌上有两个可供结合的靶点，糖肽类抗生素与第一个靶点五肽末端D-丙氨酰-D-丙氨酸残基结合可抑制肽内桥的形成，但不抑制新生肽聚糖的形成；第二个靶点糖基转移酶底物单体结合可完全抑制肽聚糖的合成，使细胞停止增殖。

耐药性及其解决办法 万古霉素、替考拉宁和去甲万古霉素是临床使用的糖肽类抗生素，主要用于治疗G⁺菌引起的感染性疾病，但耐药性的不断产生明显降低了这类抗生素的抗菌活性。一方面，在糖肽类抗生素C-3位和C-30位上分别引入亲脂性的脂肪酰胺和氨基侧链，可提高抗生素与细菌靶点的亲和力，增强抗菌活性。这也是克服糖肽类抗生素耐药的一种主要策略。另一方面，

糖肽类抗生素的二聚体与五肽末端D-丙氨酰-D-丙氨酸残基的亲和力大，抗菌活性强，使糖肽类抗生素形成二聚体是克服细菌耐药的另一种新策略，但亟待解决的问题是在保持二聚体生物活性的前提下，如何降低二聚体的肾毒性。在糖肽类抗生素及其苷元的C-29位羟基上引入9个碳原子以上的脂肪胺或芳香胺得到的脂肪胺衍生物，有较高的选择性抗人类免疫缺陷病毒、抗猫传染性腹膜炎病毒和抗冠状病毒活性，可能成为一类新型的抗病毒药物。

发展方向 随着葡萄球菌属和链球菌属等耐药菌的发展，寻找新的糖肽类抗生素已成为临床治疗迫切的需要。

达巴万星（dalbavancin）是Vicuron公司推出的一种新型半合成糖肽抗生素，为替考拉宁类似物A40926的衍生物。戈德斯坦（Goldstein）等研究显示，达巴万星对临床分离的8株葡萄球菌最低杀菌浓度≤0.05μg/ml。最低抑菌浓度为 $0.03 \sim 0.12$μg/ml，对万古霉素中介敏感金黄色葡萄球菌菌株的最低抑菌浓度为1μg/ml，对化脓性链球菌的最低杀菌浓度及最低抑菌浓度均为0.008μg/ml，表明达巴万星对G⁺菌感染提供了重要的治疗选择。临床试验表明达巴万星有望用于治疗由多重耐药菌所致的皮肤和软组织感染及导管相关的血源性感染。

奥利万星（oritavancin）是美国礼来公司开发的一种新型糖肽类抗生素，从万古霉素结构修饰而得。用于敏感G⁺菌（包括耐甲氧西林金黄色葡萄球菌）所致急性细菌性皮肤和皮肤结构感染成人患者的治疗。奥利万星与万古霉素结构相似，仅第六位氨基酸

残基上多 1 个氨基糖，但抗菌活性比万古霉素大很多，奥利万星在药动学和药效学方面表现了良好的稳定性。半衰期可长达 8 天，作用效果持久，单次给药 1 周后，只有 <1% 和 5% 的药物分别从粪和尿排泄掉。美国新墨西哥州大学药学院报道，奥利万星治疗复杂性皮肤及软组织感染疗效不亚于万古霉素/头孢氨苄联合治疗组。

雷莫拉宁（ramoplanin）于 1984 年由意大利布鲁诺（Bruno）等人在游动放线菌中首次分离得到。其基本结构为 17 个氨基酸残基首尾相连组成的 1 个缩肽环状骨架以及两个 D-甘露糖分子和不同的酰胺成分组成。在 I 期临床试验中，健康志愿者口服给药，结果显示机体对雷莫拉宁有很好的耐受性，说明该药物适用于治疗胃肠道感染性疾病而且对机体相对安全。对艰难辨梭状杆菌引起的腹泻有较好的治疗作用。2004 年由基因组疗法（Genome Therapeutics）公司向美国食品药品管理局提出申请并获得快速审批，其适应证为梭状芽胞杆菌属引起的痢疾。此外，正在进行诸如口服用于治疗癌症患者耐万古霉素肠球菌引起的血液感染的 III 期临床试验。

针对多重耐药菌的抗菌药开发已为抗感染药物研究的焦点，新型糖肽类抗生素的研发上市，有望在 G^+ 引起的严重感染中发挥治疗作用，为临床治疗严重感染性疾病带来新的希望。

（陈代杰）

wàngǔméisù

万古霉素（vancomycin） 分子式为 $C_{66}H_{75}Cl_2N_9O_{24}$。分子量 1449.3。属于糖肽类大分子抗生素。药效较强，在其他抗生素对病菌无效时会被使用，也就是所谓的最后一线药物。万古霉素为窄谱抗生素，仅对革兰阳性（G^+）菌有效，如溶血性链球菌、肺炎球菌、淋球菌及肠球菌等，对耐药金黄色葡萄球菌尤为敏感。

该药用于 4 个方面的感染治疗：耐药菌感染；难辨梭菌导致的假膜性肠炎；结肠炎和肠道炎症；安装心脏导管、静脉导管等装置时预防感染。可单独用药，也可联合用药。

其作用机制是通过抑制细菌的生长和繁殖杀死细菌。通过干扰细菌细胞壁结构中一种关键组分干扰细胞壁的合成，抑制细胞壁中磷脂和多肽生成。由于抗生素被滥用，已出现了可抵抗万古霉素的细菌，如耐万古霉素肠球菌，成为传染病防治的隐患。

该药口服不吸收，静脉滴注时必须先用注射用水溶解，滴注时间不得少于 1 小时。静脉滴注过快有皮肤反应，浓度过高可致血栓性静脉炎；肌内注射可致剧烈疼痛；有严重耳毒性及肾毒性，只宜短期用于抢救。万古霉素通常不作为一线药物应用，而是在常规抗菌药物无效或不能应用时（如假膜性肠炎时）作为三线药物应用。该药还可引起口麻、刺痛感、皮肤瘙痒、嗜酸性粒细胞增多、药物热、感冒样反应以及血压剧降、过敏性休克反应等。与许多药物，如氯霉素、类固醇激素、甲氧苯青霉素等，可产生沉淀反应。含万古霉素的大容量注射液中不得添加其他药物；大剂量应用、肾功能不全和老年人易发生耳毒性、肾损害，应进行血药浓度监测。

该药是治疗耐甲氧西林金黄色葡萄球菌、耐甲氧西林凝固酶阴性葡萄球菌和肠球菌所致重症感染包括败血症、肺部感染、皮肤软组织感染疗效确切又比较安全的抗生素。对耐甲氧西林金黄色葡萄球菌院内肺部感染，万古霉素为首选药物。中国对 32 例耐甲氧西林金黄色葡萄球菌、耐甲氧西林凝固酶阴性葡萄球菌和肠球菌所致重症感染患者，给万古霉素 500mg，每 8 小时或 6 小时 1 次，疗程至少 1 周。结果显示：万古霉素治疗重症革兰阳性菌感染的临床总有效率为 84.38%，细菌清除率 79.10%，不良反应发生率 9.38%，不良反应在停药后恢复正常。万古霉素对革兰阳性球菌有强大的杀菌作用，口服给药对治疗难辨梭菌假膜结肠炎有极好疗效。

（陈代杰）

qùjiǎwàngǔméisù

去甲万古霉素（norvancomycin） 诺卡菌属培养液中分离获得的糖肽类抗生素。以 D-亮氨酸代替万古霉素中的 D-N-甲基亮氨酸得到。去甲万古霉素是由微生物发酵生产，杂质含量较高，是一种多组分混合物。其盐酸盐为淡棕色粉末，无臭，味苦。化学性质稳定。

与万古霉素的化学结构相近，作用相似。去甲万古霉素对各种革兰阳性（G^+）球菌与杆菌均具强大抗菌作用，最低抑菌浓度大多为 0.06 ~ 5.00mg/L。耐甲氧西林金黄色葡萄球菌、耐甲氧西林表皮葡萄球菌及无耐药菌株，肠球菌属对去甲万古霉素亦多数敏感。去甲万古霉素的活性比万古霉素稍强。革兰阴性菌对去甲万古霉素均耐药。万古霉素于 20 世纪 50 年代由美国礼来（Lilly）公司生产上市后，成为临床上治疗耐 G^+ 菌感染最强的抗生素，中国华北制药集团公司在国际上首先研究开发了去甲万古霉素，并且第一个将其推向市场并用于临床。盐酸去甲万古霉素抗菌谱窄（仅针对 G⁺菌和部分厌氧菌），在临床中的使用不是很多。但是随着耐甲氧西林金黄色葡萄球菌和甲氧西林表皮葡萄球菌感染日渐增多，糖肽类抗生素临床应用日趋广泛。而万古霉素类药物几乎是耐甲氧西林金黄色葡萄球菌和甲氧西林表皮葡萄球菌所致感染药物治疗的最后防线。

眼内注射盐酸去甲万古霉素治疗细菌眼内炎安全而有效。该药与妥布霉素相比，在处理同样程度的眼内炎症反应时效果较好，而与地塞米松磷酸钠的联合应用要比单独应用时能更明显的抑制炎症反应。一般不良反应为皮疹、恶心、静脉炎等，也可引起耳鸣、听力减退、肾功能损害，个别患者还可发生一过性周围血白细胞减少、血清氨基转移酶活性升高等。

（陈代杰）

tìkǎolāníng

替考拉宁 （teicoplanin，TEC）

游动放线菌属发酵产生的一种糖肽类抗生素。为一种杀菌剂，基本骨架与万古霉素相似，不同的是，其特有的乙酰取代基（含 10 或 11 碳的脂肪酸侧链）使其亲脂性为万古霉素的 30～100 倍，更易渗透入组织和细胞，半衰期延长；酸性基团使其在生理性 pH 条件下即可溶解，肌内注射吸收良好。对革兰阳性菌，特别是对甲氧西林耐药金黄色葡萄球菌感染有很好疗效。与万古霉素相似，该药进入细胞膜内与细胞壁结构中的五肽链末端二肽结合，阻断细胞壁的合成而抗菌，这种复合物堆积在细胞膜内，对细胞膜的正常合成也起阻碍作用。可用于

菌血症、感染性心内膜炎、皮肤和软组织感染、下呼吸道感染和白细胞减少等。但是，随着广泛应用，对替考拉宁中度耐药的金黄色葡萄球菌和高度耐药的肠球菌已有报道，一些草绿色链球菌对万古霉素敏感而对替考拉宁耐药。

该药在胃肠道吸收较少，肌内注射吸收良好，与静脉注射给药无差别。肾功能正常的成年和老年人，中度感染时可先给予首剂负荷量 400mg 静脉注射，然后给予维持量每日 200mg 静脉注射或肌内注射。严重感染如败血症、心内膜炎等可先给 3 剂负荷量，每 12 小时静脉注射 400mg，然后每日 1 次静脉注射或肌内注射 400mg 作为维持量。人体对替考拉宁的耐受性良好，药物不良反应一般轻微且短暂，很少需要中断治疗。药物不良反应与剂量和年龄无明显关系，主要不良反应为注射局部反应过敏，胃肠道症状，肝肾功能变化。与氨基糖苷类合用，替考拉宁比万古霉素对肾功能影响小得多。替考拉宁很少引起类似万古霉素所致变态反应红人综合征。儿童应用替考拉宁出现的不良反应主要是肝脏转氨酶的活性增高、寒战、皮疹、呼吸困难和胃肠道反应。

（陈代杰）

tèlāwànxīng

特拉万星 （telavancin） 属糖肽类抗生素。万古霉素的半合成衍生物。口服吸收差，只能用于静脉给药，主要通过肾排泄，肾功能损伤患者应该适当减少药量。

该药有双重抗菌机制。①通过与 D-Ala-D-Ala 结合，阻碍底物与细菌糖苷酶和转肽酶相互作用，干扰肽聚糖交联和聚合，抑制细菌细胞壁合成。②还可直接作用

于细菌的细胞膜，引起膜电位快速去极化并增加膜通透性，破坏细菌细胞壁的屏障功能，胞内大量 K⁺和 ATP 外漏导致细胞死亡。

该药是革兰阳性菌的广谱抗菌药，对部分革兰阳性厌氧菌也有良好的抗菌作用。主要用于对甲氧西林敏感的金黄色葡萄球菌、耐甲氧西林的金黄色葡萄球菌、甲氧西林敏感的肠球菌和耐甲氧西林表皮葡萄球菌感染。对万古霉素中度敏感的金黄色葡萄球菌有效，但对耐万古霉素金黄色葡萄球菌的抑制作用较弱，对耐万古霉素和替考拉宁（VanB）型肠球菌有良好作用，但对只耐万古霉素（VanA）型肠球菌作用较差。临床上，用于治疗已知或疑似耐甲氧西林金黄色葡萄球菌引起且不适用其他药物的成人院内（即医院获得）肺炎，包括机械通气相关肺炎。

不良反应与万古霉素类似，但注射剂的相关反应及皮肤瘙痒低于万古霉素。在治疗复杂性皮肤及皮肤软组织感染的 III 期研究中，盐酸特拉万星最常见的不良反应是味觉障碍、恶心、呕吐和泡沫尿；严重不良反应（多为肾、呼吸或心事件）发生率为 7%（万古霉素的发生率 5%，主要为心、呼吸或感染事件）。

（陈代杰）

ězuòwántónglèi kàngjūnyào

噁唑烷酮类抗菌药 （oxazolidiones antibacterials） 20 世纪 80 年代发展起来的、化学结构上有一噁唑烷二酮母核的新型全合成抗生素。具有全新的抗菌机制，对革兰阳性（G⁺）球菌，特别是多重耐药 G⁺球菌，具有较强的抗菌活性，与其他药物不存在交叉耐药现象。是继磺胺类和氟喹诺酮类后的一类新型化学全合成抗

菌药。利奈唑胺被美国食品药品管理局批准上市后，雷得唑来和特地唑胺进入临床研究。

恶唑烷酮类化合物作为新开发的新型抗菌药，对重要的敏感和耐药 G⁺菌，如耐甲氧西林金黄色葡萄球菌、耐万古霉素肠球菌和耐青霉素肺炎球菌均有抑菌活性。恶唑烷酮类抗菌药的结合位点为细菌核糖体的 50S 亚基，但其抑制的是起始复合物的形成，该复合物由 30S 亚基、fMet-tRNA、mRNA、鸟苷三磷酸以及起始因子 1～3 组成，它并不阻碍 fMet-tRNA 的形成、延长或终止，因该类药物与其他抗菌药有不同作用机制，不会与其他抗菌药发生交叉耐药。但恶唑烷酮类化合物的作用位点与某些蛋白合成抑制剂（如氯霉素、林可霉素类）存在部分重叠。

除最早合成的 S-123 抗菌活性较低外，恶唑烷酮类对 G⁺菌均显示了较强的抗菌活性。早期合成物 DuP105、DuP721 对金黄色葡萄球菌、β-溶血性链球菌、表皮葡萄球菌、肠球菌等的敏感性较强，其 90% 最低抑菌浓度分别为 8～16mg/L 和 2～4mg/L。利奈唑胺和艾培唑烷（eperezolid；U-100592）对金黄色葡萄球菌的 90% 最低抑菌浓度均≤4.0mg/L，对表皮葡萄球菌的 90% 最低抑菌浓度分别≤2mg 和≤1mg/L。无论甲氧西林敏感的金黄色葡萄球菌、甲氧西林敏感的肠球菌或耐甲氧西林金黄色葡萄球菌、耐甲氧西林表皮葡萄球菌其抗菌活性均一致。利奈唑胺和艾培唑烷对链球菌属（包括化脓性链球菌）的 90% 最低抑菌浓度分别为 0.5～4.0mg/L 和 0.5～2.0mg/L，且对红霉素和/或青霉素耐药菌株的抗菌活性与敏感株相似。肠球菌对

利奈唑胺和艾培唑烷也很敏感，对耐万古霉素粪肠球菌的 90% 最低抑菌浓度分别为 4.0mg/L 和 2.0mg/L，对耐万古霉素粪肠球菌的 90% 最低抑菌浓度均为 2.0mg/L。利奈唑胺和艾培唑烷对肺炎军团病菌的 90% 最低抑菌浓度均为 4mg/L。新近开发的同类化合物 PNU-171933、PNU-172576 对 G⁺菌表现出更强大的抗菌活性。它们对金黄色葡萄球菌、表皮葡萄球菌、肺炎球菌和肠球菌的最低抑菌浓度均≤0.5mg/L。恶唑烷酮类药物对大多数革兰阴性（G⁻）菌缺乏有效的抗菌活性，但当 PNU-171933、PNU-172576 等分子中引入了氰化吡咯、氰化吡唑等基团后，化合物在保留对 G⁺菌强大抗菌活性的同时，对 G⁻菌也具有较强的抗菌活性，它们对流感嗜血杆菌的最低抑菌浓度均为 4mg/L，对卡他莫拉菌的最低抑菌浓度分别为 1mg/L 和 2mg/L。对于厌氧菌，有研究显示利奈唑胺和艾培唑烷对脆弱类杆菌、梭状芽胞杆菌属、消化链球菌属等的 50% 最低抑菌浓度为 1～2mg/L，与克林霉素、甲硝唑作用相近。

尽管恶唑烷酮类抗菌药物作用机制特殊，细菌不易产生交叉耐药，但随着利奈唑胺的使用，临床上已出现利奈唑胺耐药株，如耐利奈唑胺的金黄色葡萄球菌、表皮葡萄球菌和肠球菌。利奈唑胺的耐药机制与其作用的核糖体靶部位改变有关，这种改变导致利奈唑胺不能与细菌核糖体结合，不能发挥药效。细菌摄入利奈唑胺能力下降以及利奈唑胺与核糖体结合部位的甲基化都与其耐药相关，且可造成交叉耐药。

该类抗菌药物在临床上主要用于耐药 G⁺菌感染，例如严重的

皮肤感染和软组织感染以及社区获得性肺炎和医院获得性肺炎。但是恶唑烷酮类抗菌药物利奈唑胺在临床使用过程中会发生副反应，虽然发生率低但是对患者危害大，例如骨髓抑制、外周神经病变以及眼神经病变。

该类抗菌药独特的耐药机制使其备受医药界关注，截至 2014 年，已有利奈唑胺的类似物 TR-701 和 TR-700 处于临床前研究阶段，其中 TR-701 是一个水溶性前药，在体内通过磷酸化酶的作用可以生成 TR-700。恶唑烷酮类药物只有利奈唑胺上市。

（陈代杰）

lìnàizuò'àn

利奈唑胺（linezolid） 人工合成的恶唑烷酮类抗菌药。也是第一个推向市场的恶唑烷酮类抗菌药。又称利奈唑烷。2000 年获得美国食品药品管理局批准，用于治疗革兰阳性（G⁺）球菌引起的感染，包括由耐甲氧西林金黄色葡萄球菌引起的疑似或确诊医院获得性肺炎、社区获得性肺炎、复杂性皮肤或皮肤软组织感染以及耐万古霉素肠球菌感染。

该药为细菌蛋白质合成抑制剂，作用于细菌 50S 核糖体亚单位。与其他药物不同，它不影响肽基转移酶活性，只是作用于翻译系统的起始阶段，抑制 mRNA 与核糖体连接，阻止 70S 起始复合物的形成，抑制细菌蛋白质的合成。其作用部位和方式独特，不易与其他抑制蛋白合成的抗菌药发生交叉耐药，在体外也不易诱导细菌耐药。其分子结构呈中性，有良好的跨膜能力；且含有孤对电子，孤对电子能与水分子发生相互作用，有助于利奈唑胺在水中的溶解。基于上述特点，利奈唑胺口服生物利用度接近

100%。有显著的抗生素后效应。对骨骼、肺部、脑脊液等的渗透性和组织浓度的药动学特征良好，在皮肤、肺泡上皮细胞、唾液、脂肪、肌肉细胞等处都可以达到抑菌浓度，可用于与耐甲氧西林金黄色葡萄球菌相关的肺炎、皮肤和软组织感染等。利奈唑胺通过非酶氧化途径代谢，其代谢过程与肝药酶无关，其代谢物主要通过尿液排出体外。

最常见的不良反应为腹泻、头痛和恶心。其他不良反应有呕吐、失眠、便秘、皮疹、头晕、发热、口腔念珠菌病、阴道念珠菌病、真菌感染、局部腹痛、消化不良、味觉改变、舌变色、瘙痒等。利奈唑胺上市后见于报道的不良反应有骨髓抑制（包括贫血、各类血细胞减少和血小板减少）、周围神经病和视神经病（有的进展至失明）、乳酸性酸中毒。这些不良反应主要出现在用药时间过长（超过 28 天）的患者。利奈唑胺合用 5-羟色胺类药物（包括抗抑郁药物，如选择性 5-羟色胺再摄取抑制剂）的患者中，有 5-羟色胺综合征的报道。利奈唑胺禁用于已知对利奈唑胺或其制剂其他成分过敏的患者。

(陈代杰)

línméisùlèi kàngshēngsù
磷霉素类抗生素 （ fosfomycins）
一种广谱多磷酰盐抗生素，一类毒性低、副作用少的抗生素。主要有磷霉素、膦胺霉素和阿拉磷。磷霉素类抗生素能抑制细菌细胞壁的早期合成，其分子结构与磷酸烯醇丙酮酸相似，故可竞争同一转移酶，使细菌细胞壁合成受抑而死亡。

磷霉素是第一种磷霉素类抗生素，对革兰阳性及阴性菌都有效，主要使用非肠道剂型，因受

到肠道吸收、血和尿中浓度很低的限制，其钙盐及赖氨酸盐口服剂型还不很成功。一种新的水溶性的磷霉素与 2-氨基-2-羟甲基-1、3，丙二醇形成的单盐基盐口服利用度已得到改进。磷霉素的体外抗菌活性易受培养基中葡萄糖和/或磷酸盐的干扰而减弱，加入少量葡萄糖-6-磷酸盐可增强磷霉素的作用。磷霉素与 β-内酰胺类、氨基糖苷等抗生素合用常呈协同作用，并同时减少或延迟细菌耐药性的产生，可用于严重感染时较大剂量用药。用于金黄色葡萄球菌感染宜与红霉素、利福平等合用（最好有体外联合药敏测定作为参考）。磷霉素与一些金属盐可生成不溶性沉淀，勿与钙、镁等盐相配伍。

磷胺霉素又称磷酰胺霉素，是一个由淡紫灰链霉菌（Streptomyceslavendulae）产生的磷酸抗生素，与磷霉素不同，它的抗菌谱很窄，仅限于革兰阴性菌（肠杆菌及一些假单孢菌类），不包括变形杆菌属及沙门菌属。革兰阳性菌对磷酰胺霉素不敏感。磷酰胺霉素的体内及体外抗菌活力较磷霉素大得多，对大多数肠杆菌的最低抑菌浓度<1mg/L。磷酰胺霉素与作用于细胞壁合成最后几步或作用于细胞内位点的抗生素常常具协同作用。磷酰胺霉素有很好的药动学性质，如蛋白结合率低（<3%），可静脉注射及肌内注射，对尿道感染也可口服给药。口服给药后其生物学有效性受到限制，且与磷霉素的生物有效性有相同的顺序。磷酰胺霉素对实验动物的毒性很低，对小鼠静脉注射半数致死量 >5000mg/kg。静脉注射 30mg/kg、肌内注射 7.5m/kg 或口服 500mg 未观察到毒副作用。24 小时后的

尿回收率仅为 30%，而肌内注射为 70%，静脉给药为 84%，尿浓度很高且处于活化型状态，没有代谢转化。

阿拉磷（alafosfalin，L-丙氨酰-L-1-氨乙基磷酸）能产生一种竞争性阻断作用，特别是对于负责细菌细胞壁合成的丙氨酸外消旋酶，因而阻止了细菌细胞壁交链的形成。阿拉磷抗菌谱广、与细胞壁生物合成抑制剂有体外协同作用、吸收好、蛋白结合率低。阿拉磷尚未应用于临床，可能的原因包括细菌耐药性的迅速发展，高接种物效应，依赖于 pH 的活性，到达一般的循环之前被人体辅酶水解，尿中的回收率很低等。口服后由于可饱和的管状重吸收，尿回收率为 6% ~ 17%，尿中浓度明显降低，同时出现肾功能损伤。

(陈代杰)

línméisù
磷霉素 （fosfomycin）
一种抑制细菌细胞壁合成的广谱繁殖期杀菌抗生素。1966 年于西班牙发现，1969 年由美国默克（Merck）公司和西班牙 CEP 公司从西班牙土壤中的链丝菌中分离而得，不久便被化学合成。中国于 1972 年成功合成了磷霉素，20 世纪 80 年代开始用于临床。稳定性较差，必须以盐的形式存在，常见的有（-）-顺-1,2-环氧丙基磷酸（+）苯乙胺（左磷右胺盐）、磷霉素钠、磷霉素钙和磷霉素氨丁三醇等。左旋磷霉素具有杀菌作用，而右旋磷霉素则无效。通常所说的磷霉素是指左旋磷霉素。磷霉素常以金属盐的形式使用（磷霉素钠多用于注射给药，磷霉素钙多用于口服给药），磷霉素氨丁三醇克服了金属盐的一些缺点，更温和有效。

该药的主要合成方法有生物合成法和化学合成法。特定的生物酶或菌株可通过分离遗传基因、克隆和酶催化等生物合成方法制备磷霉素。将微生物作用于顺丙烯磷酸，使顺丙烯磷酸转化为具活性的左旋磷霉素。以丙炔醇为原料，依次进行酯化转位、水解、氢化，制得顺丙烯磷酸，再经催化不对称环氧化合成磷霉素盐。以丙炔醇和三氯化磷经取代、重排、水解反应一锅法制得丙二烯磷酸，收率为84%。丙二烯磷酸加氢可制备顺丙烯磷酸，再经双氧水环氧化合成磷霉素的外消旋体，再经（+）-α-苯乙胺拆分，可得到左磷右胺盐。

其杀菌机制主要是其分子结构与磷酸烯醇丙酮酸盐相似，能竞争同一转移酶，使细菌细胞壁合成受抑而致细菌死亡。这一作用可被葡萄糖和磷酸盐制剂抑制，故使用磷霉素期间不能大量有葡萄糖、磷酸盐等物质存在。

该药素对葡萄球菌属、肠杆菌属、沙雷菌属和志贺菌属等抗菌活性较高；对铜绿假单胞菌、变形杆菌属、产气杆菌属、肺炎克雷伯菌等也有效，其中抗铜绿假单胞菌作用优于羧苄青霉素；对链球菌属、肺炎球菌和部分厌氧菌也有一定抗菌活性，但疗效不如青霉素和头孢菌素类抗生素。

口服磷霉素钙后30%~40%可自胃肠道吸收。正常人口服磷霉素钙0.5、1.0和2.0g后2~4小时血药浓度达峰值，血药峰值分别为3.5、5.3和7.0μg/ml，其吸收不受食物的影响。每6小时口服磷霉素钙0.5g，稳态血药浓度可达6~8μg/ml。肌注磷霉素钠1小时后血药浓度可达峰值，肌内注射0.5g和1.0g，血药峰浓度分别为17μg/ml和28μg/ml，每6小时肌内注射1.0g的稳态血药浓度为30~40μg/ml。静脉注射磷霉素钠0.5g和1.0g的血药峰浓度分别为28μg/ml和46μg/ml，1小时后即下降50%左右。每6小时静注0.5g，其稳态血药浓度为36μg/ml。静滴4g，0.5小时内滴完，血药峰浓度可达195μg/ml，24小时内静滴12g，稳态血药浓度可达60μg/ml左右。磷霉素吸收后广泛分布于各组织和体液，表观分布容积为22L/kg。组织中浓度以肾最高，其次为心、肺、肝等。在胎儿循环、胆汁、乳汁、骨髓和脓液中的浓度分别为母体血药浓度或母体血药浓度的70%~98%、20%、7%、7%~28%和11%。磷霉素钙也可透过血脑屏障进入脑脊液中，炎症时可达血药浓度的50%以上。还可进入胸腹腔积液、支气管分泌物和眼房水中。口服磷霉素钙后约1/3在24小时自尿中排出，1/3在72小时内随粪便排出。静脉注射或肌内注射磷霉素钠后24小时内约90%自尿中排泄。血液透析后70%~80%药物可被清除，术后需加用1次全量。

（陈代杰）

xiāngdòusùlèi kàngshēngsù

香豆素类抗生素 （coumarin antibiotics） 一类含3-氧基-4,7-二羟基香豆素和3-O-酰化的L-诺维糖片段的α-诺维糖苷类天然产物。主要是指氨基香豆素类化合物，产生于数种链霉菌（Streptomyces），典型代表有新生霉素（novobiocin）、氯新生霉素（clorobiocin）和香豆霉素A₁（coumermycin A₁）等。氨基香豆素类天然产物结构很有特点，除芳香性的香豆素片段外，还含1个没有其他天然来源的糖片段，即诺维糖，是此类化合物的标志性结构片段。L-（+）-诺维糖以α-糖苷键与香豆素的7-位羟基相连，α-诺维糖苷也成为该类天然产物特有的骨架结构。这类化合物有突出的抗菌活性，其结构简化类似物则有抗肿瘤活性。生物合成是现有氨基香豆素类化合物的主要来源，但是这种技术存在的固有缺陷，如制备量小，底物选择范围窄，可修饰范围小等，限制了该方法学在结构改造研究中的技术推广。

氨基香豆素类天然产物能作用于细菌DNA解旋酶的B亚基，抑制其ATPase活性，有突出抗革兰阳性菌作用（50%最低抑菌浓度<1μg/ml）。其中，新生霉素因其优良的体内抗菌活性，曾于20世纪50年代被美国食品药品管理局批准上市，用于治疗甲氧西林耐药金色葡萄球菌感染，后因其水溶性差以及毒性问题被限制使用。抗菌药物的发现与应用是现代医学最重要的进展之一，但细菌的耐药性问题为此类药物的研究提出了更有挑战性的课题。氨基香豆素类抗生素因其独特的作用机制，在新型抗菌药物研发方面受到很多学者的关注。除抗菌作用外，氨基香豆素类抗生素还被发现具有Hsp90抑制作用。

（陈代杰）

xīnshēngméisù

新生霉素 （novobiocin） 球状链霉菌发酵产生的一种有抗革兰阳性菌作用的香豆素类抗生素。呈酸性，具左旋性，含2个酸基，可制成各种中性盐及酸性盐，如氢钠盐、氢钙盐、钠盐、钙盐等，也可经氢化而成为二氢新生霉素，各种盐的抗菌作用和新生霉素相同。新生霉素水溶液的稳定性随pH及温度而变化，在酸性溶液中比较稳定。

该药是细菌抑制剂，但在高浓度下可作为杀菌剂。它主要通过抑制细菌的蛋白和核酸合成而阻断细菌细胞壁合成，抑制细菌生长。抗菌谱与青霉素类和红霉素相似，有广谱抗菌活性。尚未发现新生霉素与氯霉素、红霉素、青霉素、链霉素或四环素之间存在交叉耐药。主要用于耐药性金葡菌引起的感染，如肺炎、败血症等，对严重感染疗效较差。易引起细菌耐药性，故宜和其他抗菌药物配伍应用。对 DNA 回旋酶有很好的抑制作用，对多种癌细胞有抑制作用，并能与抗癌药联合应用，逆转抗癌药的耐药性。

该药口服后吸收极微，常用其钠盐及钙盐，其含盐类药口服后吸收很快，在血中能达到较高浓度，并能维持较长时间，一般在服药 2~3 小时后血中浓度达最高峰，高浓度可维持 8 小时以上，口服与注射同样有效。不同制剂口服后在血清中获得的浓度不同，其达到高峰浓度的时间也不同，可根据临床不同需要选择不同制剂。能渗入胸膜液及腹膜液中，在胆汁中的浓度很高，但在正常情况下不进入脑脊髓液。主要不是经肾排泄，故尿内浓度较低。

常见副作用有腹泻、恶心、呕吐、过敏性皮疹等，偶见黄疸、白细胞减少等。成人口服给药每天 4 次，每次 0.5g；肌内注射每天 2 次，每次 0.5~1.0g，肌内注射时可加局部麻醉药以减轻疼痛；静脉给药每天 2 次，每次 0.5~1.0g，静脉注射或静脉滴注。儿童口服给药每天 20~30mg/kg，分 3~4 次服用；肌内注射每天 20~30mg/kg，分 3~4 次注射，肌内注射时可加局部麻醉药以减轻疼痛；静脉给药每天 20~30

mg/kg，分 3~4 次静脉注射或静脉滴注。新生霉素过敏者禁用。

（陈代杰）

línkěméisùlèi kàngshēngsù

林可霉素类抗生素 （lincomy-cin antibiotics）

化学结构近似于大环内酯类（红霉素等）药物的一类抗生素。包括林可霉素（洁霉素）和克林霉素（氯洁霉素）两个品种。林可霉素由链丝菌产生，克林霉素是林可霉素 7 位 OH 被 Cl 取代而成，两者有相同的抗菌谱，但抗菌活性克林霉素比林可霉素强，对大多数敏感菌强 4 倍左右，对厌氧菌作用更强。克林霉素抗菌作用更强、口服吸收好且毒性较小，临床较常用。林可霉素口服不吸收，克林霉素比林可霉素的口服吸收好，且不受食物影响。两药都能渗入骨及其他组织，前者的血药浓度约为后者的 2 倍，但不透过血脑屏障，$t_{1/2}$ 为 2.0~2.5 小时，药物主要在肝代谢灭活，约 90%经尿排出。

林可霉素类抗生素属于窄谱类抗生素，其针对性强，抗菌效果好。对大多数革兰阳性（G^+）菌及某些厌氧的革兰阴性（G^-）菌有效，对 G^+ 菌的作用类似红霉素。林可霉素和克林霉素的抗菌机制相同，能与核蛋白体 50S 亚基结合，抑制肽酰基转移酶，使蛋白质肽链的延伸受阻。林可霉素类药物最大的特点是能渗透到人体的骨组织和胆汁中，使骨髓中的药物浓度与血液中的药物浓度基本相同，使胆汁中的药物浓度比血液中的药物浓度高 3~5 倍。临床上常将林可霉素类药物作为治疗急、慢性骨髓炎和肝脓肿的首选药物。林可霉素类药物还可用于治疗腹膜炎、盆腔感染和吸入性肺炎等疾病。常将林可霉素与氨基糖苷类抗生素（如庆

大霉素、丁胺卡那霉素等）联用，治疗较复杂的多种感染（尤其是呼吸道的反复感染），产生协同或累加作用，其治疗成本低又能获得良好疗效。需要注意的是，林可霉素类药物不宜与青霉素、头孢菌素、大环内酯类（红霉素、麦迪霉素等）抗生素联用。林可霉素类药物属快效抑菌剂，而青霉素与头孢菌素类抗生素为快效杀菌剂，若两者合用，可产生拮抗作用。大环内酯类抗生素与林可霉素类药物对细菌的作用点相近，且大环内酯类抗生素与 50S 亚基的结合较稳固，可干扰或破坏林可霉素类药物与其结合，使其疗效降低。

林可霉素稀释后静脉滴注，成人每次 0.6g，早晚各 1 次；成人肌内注射每次 0.6g，早晚各 1 次；儿童每日 10~20mg/kg，用量不宜过大，疗程不宜过久。克林霉素口服，成人每次 0.15~0.30g，每日 2~3 次；儿童 10~26mg/kg，分 2~3 次给药。

林可霉素类抗生素的不良反应以消化道症状为主，口服更明显，大多表现为食欲不振、恶心、呕吐、腹泻、舌炎及肛周瘙痒等，腹泻与菌群失调有关，严重者可致难辨梭菌引起的假膜性肠炎，可口服万古霉素及甲硝唑治愈。此外，林可霉素类可引起血小板减少、粒细胞减少、转氨酶活性升高、高胆红素血症及变态反应（如皮疹等），肝功能不良者慎用。静脉给药时可致血栓性静脉炎，静滴时也要适当稀释（0.6g 稀释于 1~200ml 大容量注射液中）。大剂量快速静脉滴注可引起血压下降，心电图改变，偶可致心脏、呼吸骤停，故使用时要注意控制滴速及用量。林可霉素类抗生素应用于肾功能不良的患者时，其

半衰期明显延长，毒性急剧上升，慎用。孕妇、哺乳期妇女及新生儿均禁用。

（陈代杰）

林可霉素（lincomycin） 分子式为 $C_{18}H_{34}N_2O_6S$，分子量为 406.538。又称洁霉素。一种高效广谱抗生素。1962 年由美国人梅森（Mason）等首先从链霉菌林可变种培养液中获得。与其氯化衍生物克林霉素一起组成一类迄今仍具有重要临床意义的抗厌氧菌抗生素。

该药对革兰阳性菌有较强的抑菌作用，特别是对链球菌属、金黄色葡萄球菌及厌氧菌的抗菌作用尤为明显，在许多感染症的治疗中疗效显著。主要用于厌氧菌引起的女性生殖道及盆腔感染和腹腔感染，敏感菌所致呼吸道感染、皮肤软组织感染，尚可用于敏感菌所致败血症、骨和关节感染、慢性骨和关节感染的外科辅助治疗，以及葡萄球菌属所致急性血源性骨髓炎等。

该药作用于细菌核糖体的 50S 亚单位，通过抑制肽链延长而抑制细菌蛋白质合成，清除细菌表面的 A 蛋白和绒毛状外衣，使其易被吞噬和杀灭。一般系抑菌剂，但在高浓度下，对高度敏感细菌也有杀菌作用。林可霉素以口服形式给药时，主要经胆汁排出，只有 5%～25% 经肾排出。成人口服给药每天 1.5～2.0g（按林可霉素计，以下同），分 3～4 次给药；肌内注射每次 0.6g，每 8～12 小时给药 1 次；静脉滴注每次 0.6g，每 8～12 小时给药 1 次。儿童口服给药每天 30～60mg/kg，分 3～4 次给药；肌内注射每天 15～30mg/kg，分 2 次给药；静脉滴注每天 10～20mg/kg，分 2～3 次给药。

常见不良反应为胃肠道反应，主要是恶心、呕吐、腹痛、腹泻；严重者有腹绞痛、腹部压痛、严重水样或脓血样腹泻，伴发热、口渴和疲乏等症状；腹泻、肠炎和假膜性肠炎可发生在用药初期，也可发生在停药后数周。血液系统的不良反应表现为偶发中性粒细胞减少、中性粒细胞缺乏和血小板减少等，其中致再生障碍性贫血的不良反应较罕见。变态反应可见皮疹、瘙痒等，偶见荨麻疹、罕有表皮脱落、大疱性皮炎、多形红斑；偶有引起黄疸的报道。

（陈代杰）

克林霉素（clindamycin） 林可链霉菌发酵产生、经 7-脱氧-7-氯代衍生形成的一种林可霉素类抗生素。1966 年首次合成，20 世纪 70 年代上市，活性比林可霉素高 4～8 倍。

该药抗菌活性强，抗菌谱广，对革兰阳性菌有明显的抗菌活性。对衣原体属、霉形体、恶性疟原虫和弓形虫都有杀灭作用。克林霉素作用于细菌核糖体的 50S 亚单位，通过抑制肽链的合成而抗菌。可增强免疫调理作用和吞噬细胞的吞噬作用。可在中性粒细胞和巨噬细胞内积聚，使浓度超过细胞外 40 倍，这也许是克林霉素抗细胞内细菌作用强的重要原因。对金黄色葡萄球菌（最低抑菌浓度为 0.12mg/ml）、肺炎球菌、化脓性链球菌及草绿色链球菌有很好的杀灭作用，对如脆弱类杆菌（最低抑菌浓度为 1mg/ml）、消化球菌属（最低抑菌浓度为 0.25mg/ml）、产气荚膜杆菌等厌氧革兰阴性菌有一定抗菌作用。细菌对克林霉素耐药率

呈地区差异，表皮葡萄球菌的耐药率为 10%～57%，耐甲氧西林金黄色葡萄球菌的耐药率在 28%～60%。

该药对治疗人的多重感染如口腔感染、肺部、腹腔、骨关节、耳鼻喉部、盆腔、原虫等感染及危及生命的重症感染患者都取得良好的治疗效果。口服效果比林可霉素好，受食物影响比较小。可出现恶心、呕吐、腹泻等不良反应。注射给药可获得更高血液浓度。穿透力比较强，在肺、扁桃体、肝胆、腹腔液、阑尾、前列腺及子宫输卵管等组织中均可达较高浓度，尤其在骨关节处的浓度较高为特点。穿透血脑屏障的效果较差。主要在肝脏代谢为 N-脱甲基克林霉素和克林霉素亚砜，经胆汁和尿排泄。其蛋白结合率约为 60%，半衰期为 2～4 小时，严重肝脏损害者可延长至 8～12 小时。约 10% 药物经肾排泄，而且其排泄量可依肝损害程度而增加，注射停药后在人体内抗菌活性可保持 5 天左右。

（陈代杰）

酰胺醇类抗生素（amphenicol antibiotics） 含类苯基丙烷结构的一类广谱抗生素。在中国，又称氯霉素类抗生素，对革兰阳性菌、革兰阴性菌、厌氧菌、立克次体、衣原体属、支原体属等有不同程度抑菌活性，高浓度下可呈杀菌活性。主要品种是氯霉素和它的 3 种衍生物：甲砜霉素、氟苯尼考、叠氮氯霉素，化学结构均相对简单（表 1）。氯霉素易溶于甲醇、乙醇、丙二醇、丙酮，微溶于水，加入二甲基亚砜有助其水溶性。甲砜霉素在水中溶解度约 10%，易溶于甲醇，几乎不溶于乙醚、三氯甲烷、苯；

表 1　酰胺醇类抗生素的结构式

结构通式	药物名称	R_1	R_2	R_3
	氯霉素	—NO₂	—OH	=Cl₂
	甲砜霉素	—SO₂CH₃	—OH	=Cl₂
	氟苯尼考	—SO₂CH₃	—F	=Cl₂
	叠氮氯霉素	—NO₂	—OH	—N，—N=N≡N

氟苯尼考易溶于二甲基甲酰胺，溶于甲醇，极微溶于水；叠氮氯霉素在水中溶解度约 2%。它们的作用机制相似，均通过结合于细菌核糖体 50S 亚基，干扰氨基酰-tRNA 与肽转移酶活性中心的结合，阻止肽链延长，抑制蛋白合成。

甲砜霉素（thiamphenicol）又名甲砜氯霉素，在中国曾称之为硫霉素，是氯霉素苯环上的对位硝基被甲砜基所取代获得的产物。1951 年由美国的卡特勒（Cutler）等人合成，后在多国生产，《英国药典》1980 年版、1988 年版收录。甲砜霉素抗菌谱与氯霉素相似，且与后者有完全交叉耐药性。该药在人体的应用远不及氯霉素普遍，20 世纪 70 年代以来，少数国家（如巴西）用其治疗某些常见的性传播疾病，如淋病性尿道炎、杜克伊嗜血杆菌（Haemophilus ducreyi）引起的软性下疳等。20 世纪 70~80 年代，中国曾有少量病例接受过该药的评价性治疗，但未形成用药气候。21 世纪初，欧盟、美国禁止在供食用的养殖动物中使用该药，仅在少数国家作为兽药使用。甲砜霉素口服吸收良好，组织分布广，半衰期长，治疗剂量下超 90% 以原型药形式经肾排出体外，肾功不全患者应适当减量。由于苯环上的对位硝基被甲砜基取代，该药在临床上未见类似氯霉素引起的不可逆性

贫血（再生障碍性贫血）和灰婴综合征。但长期使用，也会对骨髓和周围神经系统造成不良影响，引发可逆性贫血（可逆性红细胞生成障碍）、免疫抑制、周围神经病变等。它产生的免疫抑制作用比氯霉素强 6 倍，基于这一特性，曾用于少数脓疱型银屑病病例的治疗。儿童长期用药有引发白血病的风险。

氟苯尼考（florfenicol）又称氟甲磺氯霉素、氟甲砜霉素，是甲砜霉素的单氟衍生物，20 世纪 80 年代后期由美国先灵保雅（Schering-Plough）公司开发，20 世纪 90 年代用于兽医领域，已在日本、挪威、法国、英国、奥地利、墨西哥、西班牙等 20 多个国家获准用于治疗鱼类、家畜、家禽的细菌性感染，在美国主要用于治疗牛的呼吸道感染。在中国，氟苯尼考亦是动物专用抗生素，1999 年经国家农业主管部门批准上市。氟苯尼考抗菌谱广，与氯霉素并非完全交叉耐药，对耐氯霉素、甲砜霉素的痢疾志贺菌属、伤寒沙门菌、大肠埃希菌等有效，引起动物骨髓抑制的风险较低。

叠氮氯霉素（azidamfenicol），1959 年由联邦德国的拜耳（Bayer AG）公司合成，是氯霉素上的二氯乙酰胺基替换为叠氮乙酰胺基获得的产物。叠氮氯霉素临床应用不广，仅供外用，以滴眼液、

软膏等制剂治疗敏感细菌感染。中国的各版药典中未收录该药。

（游雪甫　杨信怡）

lǜméisù

氯霉素（chloramphenicol）　从委内瑞拉链霉菌（Streptomyces venezuelae）发酵产物中分离获得的有抑菌作用的酰胺醇类抗生素。又称氯胺苯醇、左霉素、左旋霉素，化学式为 $C_{11}H_{12}Cl_2N_2O_5$，分子量为 323.13。化学性质稳定，较耐热、耐酸，遇碱易失效。1947 美国伊利诺斯州立大学植物病理学教授大卫·戈特利布（David Gottlieb）从南美洲委内瑞拉首都加拉加斯（Caracas）附近所采集土壤内生长的委内瑞拉链霉菌的发酵产物中发现。最初英文名为"chloromycetin"，因其结晶产品中鉴定有共价结合的氯原子而得名。氯霉素化学结构简单，化学结构中含有对位硝基苯基团、丙二醇及二氯乙酰氨基，有两个手性碳原子，存在 4 种旋光异构体，仅 R, R-非对应异构体（左旋体）有抗菌活性。1949 年康图利斯（J. Controulis）等报道了氯霉素的全合成方法，此后用于临床的几乎均为全合成产品，氯霉素是世界上首个通过全合成法大量生产的广谱抗生素。早期合成产品为左旋体和无效右旋体的消旋混合物，称合霉素（synthomycin）或消旋氯霉素，20 世纪 80 年代已被临床淘汰。在中国，氯霉素于 1953 年前后率先由东北制药总厂完成试制后大规模生产。

抗菌谱　广谱抑菌剂，对革兰阴性（G⁻）菌、部分革兰阳性（G⁺）菌、多种厌氧菌及立克次体属等病原微生物有抑菌活性，抗 G⁻菌的作用较抗 G⁺菌强。对流感嗜血杆菌、脑膜炎球菌和淋球菌有强大杀菌作用。肠杆菌科细

菌，如大肠埃希菌、聚团肠杆菌、阴沟肠杆菌、克雷伯菌属、沙雷菌属、单胞菌属、普罗菲登菌属和沙门菌属等对氯霉素较为敏感，而不动杆菌属、铜绿假单胞菌、普通变形杆菌等则通常耐药。G⁺菌如白喉杆菌、李斯特菌属、炭疽杆菌、肺炎球菌及其他链球菌属对其大多敏感，而部分金黄色葡萄球菌和表皮葡萄球菌对氯霉素表现为耐药。氯霉素对厌氧菌也有相当的抗菌作用。氯霉素是人类发现四环素前第一个用于治疗斑疹伤寒（立克次体感染）的抗生素。

构效关系 氯霉素通过结构中的丙二醇羟基，可逆性结合于细菌核糖体蛋白 50S 亚基的肽转移酶活性中心 A 位点区，干扰氨基酰 – tRNA 与该区域正常结合，阻止新肽链延长，抑制蛋白合成。细菌和人体细胞中核糖体肽转移酶活性中心构象差别很大，故氯霉素选择性抑制细菌。但高浓度时也与人核糖体肽转移酶发生一定结合，引发不良反应。氯霉素作用压力下，细菌通过表达药物修饰酶（如羟基乙酰化酶和/或磷酸化酶）、降低外膜通透性、提高外排能力等方式，产生耐药。

药物代谢 氯霉素结构中虽存在羟基等极性基团，但水溶性差，通常制成琥珀酸酯钠盐供肌内注射或静脉滴注，或制成棕榈酸酯以悬液形式供口服。这两种氯霉素前体药物在人体内通过酯酶水解后释放出氯霉素发挥抗菌效应。氯霉素棕榈酸酯不溶于唾液，难与味蕾结合，故可克服口服药物时产生的剧烈苦感，其口服生物利用度约80%，2~3小时血浆药物浓度达峰值。氯霉素组织穿透力强，易通过血脑屏障，脑脊液中药物浓度远高于头孢菌

素，是治疗脑膜炎的有效选择。也易进入乳汁、前列腺液、唾液、眼玻璃体液、胸腔液等。氯霉素血浆半衰期与给药方式有关，其琥珀酸酯钠半衰期为 0.6~2.7 小时，氯霉素半衰期为 2.3~4.0 小时。体内，氯霉素主要通过葡萄糖醛酸化代谢，代谢产物及未代谢原型药经尿排出。该药对肝细胞色素 P450 酶 CYP3A4 和 CYP2C19 有抑制作用，应避免与受这两种酶代谢的药物合用。

临床应用 氯霉素作为第一个广谱抗生素，自 1948 年广泛应用于临床，入选世界卫生组织基本药物标准清单，但因致死性再生障碍性贫血、灰婴综合征等严重不良反应，以及常见病原菌对氯霉素的耐药性增加，氯霉素使用普遍减少，临床应用受严格限制。但氯霉素具有良好组织体液穿透性，易透过血脑屏障、血眼屏障，并对沙门菌属、立克次体属等细胞内病原菌有效，仍有一定临床应用价值。

主要用于：①细菌性脑膜炎和脑脓肿。氯霉素可用于耐氨苄西林流感嗜血杆菌、脑膜炎球菌、肺炎球菌所致脑膜炎。青霉素与氯霉素合用可用于需氧菌与厌氧菌混合感染引起的耳源性脑脓肿。②伤寒。成人伤寒沙门菌感染的治疗以氟喹诺酮类为首选，氯霉素仍可用于敏感伤寒沙门菌所致伤寒的治疗。③厌氧菌感染。氯霉素对脆弱拟杆菌较强抗菌活性，可与其他抗菌药物联合用于需氧菌与厌氧菌所致腹腔和盆腔感染。④其他。氯霉素对 Q 热等立克次体感染的疗效与四环素相仿。

注意事项 有氯霉素过敏史的患者禁用；用药期间定期监测周围血象，如外周血细胞显著减少，应及时停药，并作相应处理，

避免长疗程用药；禁止与其他骨髓抑制药物合用；妊娠期患者避免使用；哺乳期患者避免使用或用药期间暂停哺乳；早产儿、新生儿用药后，可发生"灰婴综合征"，应避免使用；婴幼儿患者必须使用时，需进行血药浓度监测；肝功能减退患者避免应用。

不良反应 主要不良反应是抑制骨髓造血功能，严重可致再生障碍性贫血。这与氯霉素及其体内代谢产生的芳环亚硝基和羟胺还原产物抑制人线粒体中核糖体蛋白质合成、DNA 聚合酶活性有关。新生儿因肝中葡萄醛酸化代谢相关酶表达量低，用药后易引起药物及代谢产物蓄积，致灰婴综合征。儿童长期使用还增加患白血病风险。

（游雪甫 杨信怡）

liànyángjūnsùlèi kàngshēngsù

链阳菌素类抗生素（streptogramins） 从禾生链霉菌（*Streptomyces graminofaciens*）、始旋链霉菌（*Streptomyces pristinaespiralis*）、弗吉尼亚链霉菌（*Streptomyces virginiae*）等微生物发酵产物中分离获得的两类结构差别较大的链阳菌素 A 和链阳菌素 B 的统称。又称链阳霉素类抗生素。此类药品皆含有链阳菌素 A 和链阳菌素 B 这两种主要成分，两类成分结构独立、相互间却又具有协同作用，耐药性获得相对较缓慢。该类药品中链阳菌素 A 约占 70%，B 型链阳菌素约占 30%，主要品种包括：普那霉素、奎奴普丁/达福普汀、维吉尼亚霉素（virginiamycin）等。

链阳菌素是 20 世纪 50 年代报道的由禾生链霉菌（*Streptomyces graminofaciens*）发酵产生的复合物，最初仅应用于畜产业。1955 年德索默（de Somer P）等

从弗吉尼亚链霉菌（*Streptomyces virginiae*）发酵产物中分离获得维吉尼亚霉素（virginiamycin）。维吉尼亚霉素是一种主要含有 70%~80% 大环内酯 M_1、20%~30% 环状多肽 S_1 的动物专用抗生素，具有毒性小，很少在动物体内积累，以及良好的生物降解等特性，广泛应用于动物饲料添加剂。由于临床多重耐药革兰阳性菌的不断增加，1962 年曼西（Mancy）等人从始旋链霉菌（*Streptomyces pristinaespiralis*）中分离得到普那霉素（pristinamycin），普那霉素号称"人类对付致病菌的最后一道屏障"，是继万古霉素、替考拉宁之后的抗多重耐药菌的抗生素。此后，研究普那霉素的发酵过程及其结构修饰，获得抗多重耐药革兰阳性菌感染的新药是该类抗生素研发的重点和热点，如法国罗纳-普朗克罗勒（Rhone-Poulenc Rorer）公司开发并生产的普那霉素商品 RP 7293（Pytotacine）及其水溶性衍生物 RP59500（新内吉，Synercid）。奎奴普丁/达福普汀于 1998 年 8 月在英国获得批准，同年 11 月首先在英国上市，1999 年 12 月获得美国食品药品管理局批准在临床上得以应用。针对耐药菌研制开发新的抗生素，是很多大的制药公司研究的方向，诺维塞尔（Novexel）公司研制的用于呼吸道感染治疗新品种药物 NXL 103（XRP 2868），2010 年 3 月完成 Ⅱ 期临床试验后处于研发终止状态。

链阳菌素类抗生素主要作用为抑制革兰阳性（G^+）细菌的生长，其中对万古霉素耐药金黄色葡萄球菌及万古霉素耐药肠球菌感染具有较好的疗效。普那霉素主要用于葡萄球菌属及链球菌属感染，赛诺菲安万特（Sanofi-Aventis）公司在欧洲以 Pyostacine 作为商品名首次注册上市。因溶解性差，限制了其静脉注射给药。新内吉为普那霉素 ⅠA、ⅡA 的半合成衍生物奎奴普丁、达福普汀的复方，1998—1999 年先后在英、美两国上市，主要在眼科应用，为水溶性较好的链阳菌素类抗生素，在临床上治疗万古霉素耐药葡萄球菌属引起的眼内炎时具有很好的疗效。维吉尼亚霉素由维吉尼亚霉素 M_1 及维吉尼亚霉素 S_1 两种组分构成，其稳定性好，室温保存 3 年效价不变，常作为兽药添加到饲料中使用，但是出于交叉耐药性的考虑，欧盟从 1999 年起已经禁止在饲料中使用维吉尼亚霉素。NXL 103（XRP 2868）主要组分为立诺普丁（linopristin）及氟洛普丁（flopristin），2010 年 3 月完成 Ⅱ 期临床试验后处于研发终止状态。

该类抗生素作用机制主要为链阳菌素 A、链阳菌素 B 菌均作用于细菌核糖体 50S 亚基，均可与细菌核糖体转肽酶部位结合，影响蛋白质合成，抑制细菌生长。链阳菌素 A 可接合细菌 50S 核糖体的 23S 核糖体核糖核酸（23S rRNA）接合部位，使核糖体变构，抑制转肽。链阳菌素 A 能大大增加链阳菌素 B 的结合能力。链阳菌素 B 主要结合于链阳菌素 A 结合位置的附近，可抑制肽链的延长，阻断核糖体合成蛋白质的外排。由于其作用方式不相同，A 族、B 族链阳菌素间的协同作用则部分归因于 A 族链阳菌素与核糖体结合后改变其构象，增加了 B 族链阳菌素与核糖体的亲和力。因此，二者虽单独使用时仅为抑菌性抗生素，但联合应用时效果大大增加，甚至可达单用时的 100 倍以上，从抑菌作用转为杀菌作用，使得这类抗生素对 G^+ 菌和部分革兰阴性（G^-）菌有很强的杀灭作用，且耐药性获得缓慢。

链阳菌素静脉给药后，链阳菌素 A、链阳菌素 B 在人体内药动学特点基本相同。以新内吉（奎奴普丁/达福普汀）为例，人体 7.5mg/kg 单次静脉给药后，奎奴普汀的最大血药浓度为 2.3~2.7mg/L，达福普汀的最大血药浓度为 6.1~8.2mg/L，二者的剂量与最大血药浓度成线性关系。链阳菌素各组分能很快从血中消除，达福普汀与奎奴普丁的血浆半减期相近，为 0.7~1.3 小时。链阳菌素类抗生素主要由肝代谢，抑制肝脏 P450 的作用，增强了其他经由 P450 代谢的药物的作用效果。链阳菌素类抗生素难以透过血脑屏障和胎盘屏障，在各种组织和胆汁中浓度高，各组分主要通过胆汁排泄到粪中，链阳菌素 A 主要以原型排泄，链阳菌素 B 则广泛代谢，少量经尿排出。

链阳菌素类抗生素主要抑制 G^+ 菌的生长，对耐甲氧西林或万古霉素的葡萄球菌及肠球菌、耐青霉素的肺炎球菌等有广谱抗菌作用，对部分厌氧菌如消化链球菌属、脆弱拟杆菌和个别 G^- 菌如卡他莫拉菌、奈瑟氏菌属、流感嗜血杆菌等也有抗菌作用。链阳菌素类抗生素可以快速杀灭葡萄球菌属和肺炎球菌，但是对肠球菌仅有抑制作用。对肠杆菌科细菌、铜绿假单胞菌等无抗菌活性。

静脉应用链阳菌素类抗生素较安全，最常见药物不良反应包括恶心、呕吐、头痛、关节疼痛、皮肤疹、静脉炎及高胆红素血症等。链阳菌素类抗生素的安全性与年龄、性别、种族、肥胖、肾功能不全或慢性肝脏疾病等关系不大。

（游雪甫　王秀坤）

dáfúpǔtīng

达福普汀（dalfopristin）

普那霉素ⅡA的半合成衍生物，是普那霉素经过化学修饰得到的水溶性抗生素，有多个双键和环态巨内酯结构，分子量约为500，主要成分的分子式为$C_{34}H_{50}N_4O_9S$。白色粉末状，无臭无味。奎奴普丁与达福普汀以30∶70（W/W）比例组成的抗生素复合制剂，应用剂型为复方冻干粉针剂。

达福普汀和奎奴普丁为法国罗纳-普朗克罗勒（Rhone-Poulenc Rorer）公司于20世纪90年代经过化学修饰得到的两个水溶性衍生物，二者组成的复合制剂新内吉（synercid；RP59500），1998年8月在英国获得批准，1999年11月首先在英国上市，1999年12月获得美国食品药品管理局批准，是第一个上市的链阳菌素注射剂。新内吉对甲氧西林敏感的金黄色葡萄球菌、甲氧西林耐药的金黄色葡萄球菌、甲氧西林敏感的凝固酶阴性葡萄球菌、甲氧西林耐药的凝固酶阴性葡萄球菌、链球菌属、粪肠球菌（包括万古霉素耐药菌）均有较强的杀灭作用，对厌氧菌、肺炎军团病菌及支原体属也有良好的抗菌作用，但对粪肠球菌作用差，对多数革兰阴性菌无作用。

达福普汀作用于细菌核糖体50S亚基，可使核糖体P位核糖体-tRNA错位，使mRNA上的密码错译，导致异常的无功能的蛋白质形成，发挥抑菌作用。达福普汀还可提高奎奴普丁与细菌核糖体的亲和力，二者协同抗菌活性可增强为单药的8~16倍以上，对某些细菌的抑菌作用可转为杀菌作用。

新内吉（奎奴普丁/达福普汀）人体7.5mg/kg单次静脉给药后，达福普汀的血浆半减期与奎奴普丁相近，为0.7~1.3小时，血浆最大血药浓度为6.1~8.2mg/L，药物浓度-时间曲线下面积为6.5~7.7mg·h/L，血浆蛋白结合率为11%~26%。在组织体液中分布广泛，主要经由肠道排泄。其与奎奴普丁组成复合制剂新内吉后，药物在组织体液中分布广泛，并能穿透巨噬细胞，在细胞内浓度可达细胞外30~50倍，较难透过血脑脊液屏障和胎盘屏障。静脉给药1小时后达血药浓度峰值，迅速自血中清除，血浆半衰期短，约1小时，胆汁中浓度高，主要经胆汁从肠道排出，少量经尿排出（15%~19%）。

达福普汀单独应用时为抑菌药，复合制剂新内吉具有联合杀菌作用。新内吉作为一种万古霉素替代药物，对治疗革兰阳性菌多重耐药引起的感染起了很大作用，临床主要用于治疗由医院获得性肺炎、耐万古霉素粪肠球菌菌血症引起的严重感染、耐甲氧西林金黄色葡萄球菌及化脓性链球菌引起的皮肤及软组织感染。其对粪肠球菌有抗菌活性，但已发现获得性耐药粪肠球菌，其与临床上使用的氨基糖苷类抗生素、β-内酰胺类抗生素和万古霉素等不发生交叉耐药。

新内吉外周静脉注射给药，不良反应包括局部炎症反应、疼痛、静脉炎、恶心、呕吐、腹泻、关节痛、肌痛、肌无力和皮疹等，偶尔出现可逆性的无症状的肝功能测定值中度升高、血清结合胆红素升高及γ-谷氨酰转移酶的升高。同时，新内吉是细胞色素P450 CYP3A4同工酶诱导剂，可能抑制环孢菌素、咪达唑仑、特非拉定和硝苯地平的代谢。

（游雪甫　王秀坤）

kuínúpǔdīng

奎奴普丁（quinupristin）

普那霉素ⅠA的半合成衍生物。奎奴普丁是普那霉素经过化学修饰得到的水溶性抗生素，有环六肽内酯结构，成分包括主要成分普那霉素ⅠA和次成分普那霉素ⅠB、普那霉素ⅠC，分子量约800，主要成分（>88%）的化学结构式为$C_{53}H_{67}N_9O_{10}S$。奎奴普丁与达福普汀以30∶70（W/W）比例组成抗生素复合制剂新内吉（RP59500）。

达福普汀和奎奴普丁为法国罗纳-普朗克罗勒（Rhone-Poulenc Rorer）公司于20世纪90年代经过化学修饰得到的两个水溶性衍生物，二者组成的复合制剂新内吉（RP59500,）于1998年8月在英国获得批准，1999年11月首先在英国上市，1999年12月获得美国食品药品管理局批准，是第一个上市的链阳菌素注射剂。新内吉对甲氧西林敏感的金黄色葡萄球菌、甲氧西林耐药的金黄色葡萄球菌、甲氧西林敏感的凝固酶阴性葡萄球菌、甲氧西林耐药的凝固酶阴性葡萄球菌、链球菌属、粪肠球菌（包括万古霉素耐药菌）均有较强的杀灭作用，对厌氧菌、肺炎军团病菌及支原体属也有良好的抗菌作用，但对粪肠球菌作用差，对多数革兰阴性菌无作用。

奎奴普丁作用于细菌核糖体50S亚基，使肽酰基转移酶的给位和受位失活，干扰该酶的作用功能。阻断肽链延伸的两个阶段，即阻止氨基酰-tRNA进入核糖体A位上并阻止P位上的肽链与A位氨基酸的氨基结合而形成肽链，发挥抑菌作用。当其与达福普汀联合应用时，达福普汀增强奎奴普丁对核糖体的亲和力，发挥协同作用，抑制蛋白质的合成。两者协同抗菌活性增强，对某些细菌的抑菌作用可转为杀菌作用。

新内吉（奎奴普丁/达福普汀）人体7.5mg/kg单次静脉给药后，奎奴普丁血浆半期与达福普汀相近，为0.7~1.3小时，血浆最大血药浓度为2.3~2.7mg/L，药物浓度－时间曲线下面积为2.7~3.3mg·h/L，血浆蛋白结合率为55%~78%，在组织体液中分布广泛，主要经由肠道排泄。

奎奴普丁单独应用时为抑菌药，与达福普汀组成复合制剂新内吉时才具有联合杀菌作用。

（游雪甫　王秀坤）

pǔnàméisù

普那霉素（pristinamycin）

从始旋链霉菌（Streptomyces pristinaespiralis）发酵产生的链阳菌素类抗生素。由30%的普那霉素Ⅰ和70%的普那霉素Ⅱ组成。又称原始霉素。普那霉素Ⅰ为环六肽内酯，由3个结构相似的组分组成，分别为普那霉素I_A、普那霉素I_B和普那霉素I_C；普那霉素Ⅱ为多不饱和环内酯，由结构相似的2个组分组成，即普那霉素II_A和普那霉素II_B。其中普那霉素I_A和普那霉素II_A是普那霉素的主要组分。普那霉素为非结晶的淡黄色粉末，其熔点为151~153℃。溶解于甲醇、丙酮、乙醇、乙酸乙醋和三氧甲烷，微溶于水，不溶于石油醚，是口服给药的抗耐药菌的链阳菌素类抗生素。

普那霉素号称"人类对付致病菌的最后一道屏障"，是继万古霉素、替考拉宁之后的抗多重耐药菌的抗生素。曼西（Mancy）

等人1962年从始旋链霉菌（Streptomyces pristinaespiralis）中分离得到，此后，对普那霉素的发酵过程及其结构的化学修饰研究，以获得抗革兰阳性（G⁺）耐药菌新药，是该类抗生素研发的重点和热点。1971年法国罗纳－普朗克罗勒（Rhone-Poulenc Rorer）公司开发并生产出普那霉素商品（pytotacine）。其经过化学修饰得到的水溶性衍生物奎奴普丁/达福普汀复方制剂是第一个上市的链阳性菌素注射剂。普那霉素对大多数G⁺菌和部分革兰阴性菌、厌氧菌具有很强的杀灭作用，对甲氧西林、青霉素、万古霉素等耐药细菌有很强的活性，并有相当长的抗生素后效应。作用于细菌后，能使细菌在随后的15~20小时内不能进行繁殖。

该药作用于细菌核糖体50S亚基，两组分结合于核糖体中的肽基转移酶的不同作用部位，在蛋白质合成的早期和晚期发生作用，抑制细菌蛋白质合成。普那霉素Ⅱ结合50S亚基的P位和A位，阻止游离氨酰tRNA进入底物结合位点，干扰肽基转移，阻断肽链延伸的早期阶段；普那霉素Ⅰ则抑制肽链延长并促使不完整肽链的释放。其两组分有协同作用，这种协同作用同时也扩大了两组分的抗菌谱，可达到单独应用的100倍，使之对细菌表现为杀菌作用。

由于其含有两种结构完全不同的组分，区别于其他抗耐药菌新药的显著特点是耐药性获得较缓慢。若出现耐药性，其可能的机制有改变靶位点结构、存在药物灭活酶、增加药物泵出。

临床上用于治疗呼吸道和皮肤感染，例如感染性肺炎、医院获得性肺炎、皮肤和软组织感染、

脓毒血症、菌血症和心内膜炎等。对万古霉素耐药粪肠球菌感染有效，作为一种万古霉素替代药物，对治疗多重耐药G⁺菌引起的感染起了很大作用。但由于其毒性较大，价格贵，不宜作为首选药物，临床上较少使用。

（游雪甫　王秀坤）

jiéduǎncè'ěrsùlèi kàngshēngsù

截短侧耳素类抗生素（pleuromulin antibiotics）

侧耳菌（Pleurotus mutilus）产生的一种代谢产物。是一类广谱的二萜烯类抗生素。由骈合含8个手性碳原子的5-6-8三环结构和1个乙醇酸酯侧链组成，其抗菌活性相对较弱，且水溶性较差，将其作为母核结构进行改造获得的一些截短侧耳素类衍生物，提高抗菌活性的同时改善了水溶性及动力学性质，对革兰阳性（G⁺）菌和支原体属有强抗菌活性。

发展简史 截短侧耳素1951年由卡瓦纳（Kavanagh）等人提取、分离并进行了初步的结构确证。后续研究证明，截短侧耳素对G⁺菌和支原体属都有强的抗菌活性。在以后的二三十年间，研究人员将重点放在截断侧耳素的结构改造，通过对其衍生物的构效关系研究，以期筛选出活性较高而毒性较低的新药。在20世纪70年代以及80年代早期，山德士（Sandoz）研究组制备了大量截短侧耳素半合成衍生物，得到莫林（mutilin），并进行了初步的构效关系研究，显示没有抗菌活性。将莫林进一步修饰后得到泰妙菌素，有良好的抗菌活性，其药理作用复杂，副作用极多，如对皮肤和黏膜有较强刺激性，且过量使用易导致短暂流涎、呕吐和中枢神经系统抑制，故不适于人体使用，主要用于猪肺炎支原体感

染的治疗。山德士研究组于1984年研制出了沃尼妙林，对于多种细菌、链球菌以及支原体（猫霉形体）、关节炎霉形体、金葡菌和放线菌属有广谱的抗菌活性。1999年，欧共体批准该药用于预防和治疗由猪痢疾短螺旋体（*Brachyspirahyodysenteriae*）感染引起的猪痢疾和由肺炎支原体感染引起的猪地方性肺炎。它是第一个全欧洲批准的兽用药物预混剂，也是截短侧耳素半合成衍生物中第二个兽药上市，被列为兽用处方药。该药已在全球被广泛使用，并被养猪专家推荐为控制猪支原体感染的首选药物，2004年1月被欧共体批准为预防由结肠菌毛样短螺旋（*Brachyspirapilosicoli*）感染引起的猪结肠螺旋体病和由胞内劳森菌引起的猪增生性肠炎。继泰妙菌素和沃尼妙林研制成功之后，对截短侧耳素进行化学修饰的研究着重于合成供人类使用的、抗菌效果好且不易在体内降解的新型抗生素。基于此方面的研究，在20世纪80年代，对泰妙菌素和沃尼妙林经进一步的结构改造，筛选得到阿扎莫林并进入Ⅰ期临床试验，尽管阿扎莫林抗菌活性优越，但水溶性低限制了其生物利用度。同时，阿扎莫林体内代谢迅速排泄快，半衰期短，对CYP450有强烈不可逆的抑制作用，因此研究没有继续。此时，礼来（Lilly）从*Clitopilus pseudo-pinsitus*中提取得到截短侧耳素D-木糖乙缩醛衍生物，并制备了一系列糖苷衍生物。为了发现抗菌机制独特的新一代药物，对已往研究有抗耐药菌株活性但未在人体上使用的药物重新进行评估发现，截短侧耳素衍生物重新得到研究者的重视，2007年葛兰素史克公司研究人员

研制出瑞他莫林，具有很强体外抗菌活性，主要用于治疗脓疱症以及继发性感染。作为治疗皮肤局部感染的新药，2007年4月获得美国食品药品管理局批准上市。瑞他莫林是近20年来第一个新的局部应用的抗菌药物，同时作为第一个人用截短侧耳素衍生物，标志着此类抗生素实现了从兽用到人用的飞跃。

作用机制 主要是作用于细菌核糖体50S亚基，抑制肽基转移酶，影响蛋白质合成，抑制细菌生长。其与核糖体结合后，U2506和U2585参与了主要的rRNA结构重排。结合空腔与三环核心结合之后，U2506的构象发生变化，导致空腔口紧闭。截短侧耳素类化合物在转肽酶上的结合位点就是肽键形成反应过渡态中间体的位点，干扰肽键形成过程。

耐药机制 截短侧耳素类抗生素与其他抗生素无交叉耐药性。自身耐药性产生原因主要为，细菌可使非保守核糖体部分突变，使肽基转移酶中心周边区域的构象发生变化，如在肽基转移酶中心周边的L3蛋白上的变异与细菌的耐药性有关，正常情况下L3蛋白深入贯穿转移酶，但一些变异菌株的L3蛋白环状区域在肽基转移酶周边聚集成簇，改变肽基转移酶中心的构象，进而使以这些部位为作用靶点的药物分子难和肽基转移酶中心结合，细菌对该类化合物敏感性降低，产生耐药性。

构效关系 截短侧耳素的三元母核结构对于其抗菌活性尤为重要，决定着截短侧耳素的抗菌活性强弱。如将八元环改造为七元环，并对原来的C-14改造，所得到的一系列衍生物中，绝大多数抗菌活性都比较差。另外，

三元母环侧链的结构与抗菌活性有关，如将C-2位引入S构型的羟基，并将C-14位进行结构修饰而得到的化合物，抗菌活性较好。酯基结构是截短侧耳素活性的必需基团，酯基水解为羟基则抗菌活性消失，因此对截短侧耳素C-14的侧链的结构修饰研究需保留酯基结构。

通过化学修饰合成的截短侧耳素类衍生物超过1000余种，可应用的品种不多，已上市的截短侧耳素类共有泰妙菌素、沃尼妙林、瑞他莫林3种。前两种为兽用专用抗生素，用于动物呼吸道疾病的治疗或预防，后一种为人用皮肤感染治疗药物。

（游雪甫 王秀坤）

ruìtāmòlín

瑞他莫林（retapamulin；SB-275833） 又称瑞他帕林、瑞他怕林。截短侧耳素类抗生素。分子式为 $C_{30}H_{47}NO_4S$，分子量为517.77。白色至浅黄色结晶性粉末，无臭，味微苦。在水中易溶，在乙醇中略溶。熔点179~184℃。应用剂型为1%软膏剂。

瑞他莫林由葛兰素史克公司开发，于2007年4月获美国食品药品管理局批准上市，是第一个局部人用截短侧耳素类抗生素。2007年5月，瑞他莫林又获得欧盟批准，用于治疗细菌性皮肤感染如脓疱病。作为近30年内批准上市的首批新型局部抗生素，已获得英国专利（GB 9722817）、欧洲专利（EP 1452534）和世界专利（WO 1999021855）。

瑞他莫林对革兰阳性菌和一些革兰阴性菌均有极好的抗菌活性，如金黄色葡萄球菌、表皮葡萄球菌、化脓链球菌、草绿色链球菌、肺炎球菌、流感嗜血杆菌以及卡他莫拉菌等，其抗菌活性

分别是莫匹罗星、夫地西酸、杆菌肽、头孢克洛、阿莫西林、阿奇霉素和左氧氟沙星的数倍至1000倍，但其活性受 pH 的影响。

该药通过抑制细菌蛋白质合成达到抗菌作用。其对细菌核糖体 50S 亚基有着高度亲和力，可抑制转肽酶活性，部分抑制起始密码子 tRNA 与核糖体 P 位点的结合。瑞他莫林与 50S 亚基的相互作用方式异于其他以核糖体为靶点的抗生素。

瑞他莫林为局部外用药物，对于其全身吸收后的药动学参数知之甚少。破损皮肤或感染的浅层伤口局部外用后，其血药浓度很低，全身吸收量较少。在人体内的血浆蛋白结合率约为 94%，用肝细胞或肝微粒体进行的体外研究表明，瑞他莫林的主要代谢途径有单氧化、双氧化和 N 去甲基化，代谢酶为细胞色素 P4503A4。主要用于 9 个月龄以上儿童及成年人金黄色葡萄球菌或化脓性链球菌引起的脓疱疮。

该药局部应用可引起变态反应或严重局部刺激，但对全身影响很小。偶尔出现的副作用主要包括头痛、兴奋、恶心、腹泻及鼻咽炎等。黏膜表面的应用尚未进行研究，但已有鼻腔应用可引起鼻出血的报道，故不适用于鼻腔给药，也不用于口服、眼科或阴道内使用。患者或给药者在涂抹瑞他莫林油膏后应洗手，以免药物带入口或眼内。因酮康唑对 CYP3A4 有诱导抑制作用，口服酮康唑的患者使用瑞他莫林会使瑞他莫林的血药浓度增加 80%。

（游雪甫　王秀坤）

zāitǐlèi kàngshēngsù

甾体类抗生素（steroidal antibiotics）　有梭链孢烷骨架的梭链孢酸类化合物、多孔覃酸型三萜甾类、氮杂甾类等有抗菌活性和细胞毒作用的物质。这些物质都具有甾体骨架。从化学结构来看，此类抗生素含有共同的梭链孢烷骨架（图 1）。

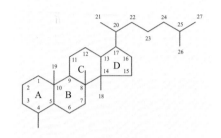

图 1　甾体类抗生素共有的梭链孢烷骨架

梭链孢酸类化合物主要包括链孢菌（Fusidiumcoccineum）产生的夫西地酸、头孢霉菌属（Cephalosporium sp.）产生的头孢菌素 P$_1$ 等。此类化合物来源于真菌培养。这类抗生素主要抗革兰阳性菌。第一个被发现的梭链孢酸类化合物是 1943 年发现的烟曲霉酸，又名蜡黄酸，由烟曲菌（Aspergillusjuraigatus）产生，是一种真菌毒素。1963 年发现了梭链孢酸，即夫西地酸，别名褐霉酸，是甾类抗生素中在临床上应用最重要的一种产品。夫西地酸又名抗生素 ZN-6、SQ-16603 等。夫西地酸对革兰阳性菌有较强的抗菌作用。

甾体类抗生素的抗菌机制是通过抑制核糖体的易位来干扰延长因子 G，阻止细菌蛋白质的合成而发挥抑菌作用。

多孔覃酸型的甾类抗生素是一类四环的三萜化合物，有羊毛甾烷骨架，都是从担子菌纲真菌产生的，已知的此类化合物的抗菌作用都较弱。多孔覃酸 A 对金黄色葡萄球菌的最小抑菌浓度是 1μg/ml，对大肠埃希菌是 10μg/ml。多孔覃酸 C 则对分枝杆菌属活性较强。

绿毛菌素类由绿色木霉菌（Trichodermaviride）、绿粘帚霉（Glilcladiumvirens）等产生，绿毛菌素、绿毛菌醇和去甲氧基绿毛菌素都具有稠合 1 个呋喃环的甾体骨架。绿毛菌素对真菌有很强的抑制作用。由渥曼青霉、露湿漆斑菌产生的渥曼青霉素及由绳状青霉、两形头曲霉产生的脱乙酰氧渥曼青霉素结构也与绿毛菌素相似。渥曼青霉素对白色念珠菌、真菌（热带假丝酵母）都有较强的活性。

天然的甾体类抗生素化学结构丰富，给我们在寻找新药、设计甾类新化合物方面以重要启示。在筛选甾体类化合物时，如能增加抗菌筛选模型，有可能发现新的有抗菌活性的甾体类化合物。

（游雪甫　卢　曦）

fūxīdìsuān

夫西地酸（fusidic acid）　从球形梭链孢菌（Fusidiumcoccineum）或某些头孢霉（Cephalosporium-spp）中获得的一种具有甾体骨架的抗生素。又称梭霉孢酸、褐霉素或甾酸霉素，属甾体类抗生素。夫西地酸由丹麦利奥（Leo）制药公司研发，20 世纪 60 年代上市。夫西地酸的化学结构与头孢菌素 P 相似，不是激素，分子式为 $C_{31}H_{48}O_6$，分子量为 516，结构式见图 1。

夫西地酸是抑菌性抗生素，对与皮肤感染有关的各种革兰阳性球菌尤其对葡萄球菌属（包括对其他抗菌药物耐药的金黄色葡萄球菌和凝固酶阴性菌株）有较强的抗菌作用，对链球菌属、肠球菌、白喉杆菌、梭状芽胞杆菌

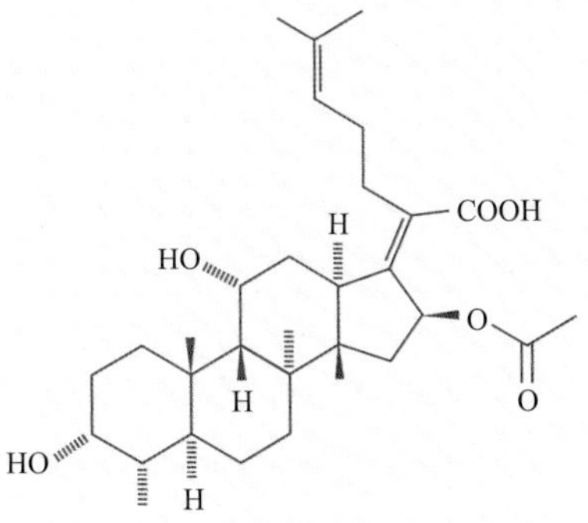

图 1　夫西地酸的结构式

属、奈瑟菌属以及结核分枝杆菌也有一定的抗菌作用，对脆弱类杆菌则作用较弱，经常以霜剂和滴眼剂中局部使用，也可以片剂或注射剂全身性应用。

该药用于治疗各种严重葡萄球菌属感染如菌血症、心内膜炎、骨髓炎、肺炎，以及甲沟炎、创伤合并感染、须疮、汗腺炎、红癣、毛囊炎、寻常痤疮、湿疹合并感染、溃疡合并感染等。夫西地酸对耐甲氧西林金黄色葡萄球菌有效，但由于单用易产生耐药性，治疗耐甲氧西林金黄色葡萄球菌感染时应与其他抗菌药如利福平或庆大霉素联用。夫西地酸还有免疫调节抗炎作用，这种免疫调节作用与抑制细胞因子的产生有关，能抑制白细胞的趋化性，抑制单核细胞的趋化反应，抑制细胞因子的分泌，不仅能直接杀灭细菌，还可迅速消除细菌及毒素所致组织水肿、渗出、变性、坏死等炎症反应。

该药作为一种高效、窄谱、针对革兰阳性球菌的抗菌药物，抗菌机制是通过抑制核糖体的易位干扰延长因子 G 而阻止细菌蛋白质的合成（延长因子 G 使 GTP 水解为 GDP），这种独特的作用机制避免了与其他抗菌药物的交叉耐药。

该药口服易吸收，空腹服用

0.5g，2～3 小时血药浓度可达 30μg/ml；每 8 小时 1 次重复给药，连续 4 天，血药浓度可达 50～100μg/ml。服用夫西地酸钠盐后的血药浓度高于服用游离酸。体内分布广泛，不易透过血脑脊液屏障，仅在脑膜炎时可见微量药物。血浆半衰期为 5～6 小时，血浆蛋白结合率高达 97%。皮肤表面应用时，渗透进入皮肤深层的量很低。但在皮肤病理条件下，易透入深层皮肤，进入感染病灶部位。尚无局部用药全身吸收的报道。该药在体内代谢，主要由胆汁浓缩和排泄。肾排泄量甚微（不足 1%）。主要代谢产物有葡萄糖醛酸结合物、二羧基代谢产物、羟基代谢物、3-酮基代谢产物等，部分代谢产物具有一定程度的抗葡萄球菌属活性。

不良反应常见轻度胃肠道反应。偶见皮疹、胆汁淤积性黄疸、肝功能改变和静脉注射可致静脉炎等。没有致畸作用，孕妇及哺乳期妇女用药安全性尚不明确，能透过胎盘屏障并能分泌入乳汁，孕妇及哺乳期妇女慎用。

（游雪甫　卢　曦）

kàngyànyǎngjūn yàowù

抗厌氧菌药物（anti-anaerobic agents）

对厌氧菌有抑制或杀灭活性的药物。厌氧菌是一类只能在低氧分压条件下生长而不能在空气和/或 10%二氧化碳浓度的固体培养基表面生长的细菌。在人体口腔、肠道、泌尿生殖道、呼吸道均有分布，是人体的正常菌群。按其对氧的耐受程度不同可分为专性厌氧、微需氧厌氧和兼性厌氧菌。厌氧菌可引起感染，导致气性坏疽、破伤风、肉毒中毒等。

常见抗厌氧菌药物有咪唑类的甲硝唑、替硝唑，林可霉素类

的克林霉素，酰胺醇类抗生素氯霉素，β-内酰胺类的替卡西林、哌拉西林、头孢西丁，β-内酰胺酶抑制剂克拉维酸、舒巴坦和他唑巴坦，大环内酯类的阿奇霉素、克拉霉素、非达霉素，碳青霉烯类的亚胺培南、美罗培南等。

甲硝唑是第一个有效的抗厌氧菌药，于 20 世纪 80 年代开发，属硝基咪唑类抗生素。

替硝唑（tinidazole）与甲硝唑同属硝基咪唑类，化学名为 2-甲基-1-[2-（乙基磺酰基）乙基]-5-硝基-1H 咪唑，结构式见图 1。替硝唑对原虫（溶组织阿米巴、阴道滴虫等）和厌氧菌有良好活性。对阿米巴和蓝氏贾第鞭毛虫的作用优于甲硝唑。该药对革兰阳性（G⁺）厌氧菌属（消化球菌属、消化链球菌属、乳杆菌属），梭状芽胞杆菌属和难辨梭菌等均有效，对脆弱类杆菌、梭杆菌属和费氏球菌属等革兰阴性（G⁻）厌氧菌的活性略高于甲硝唑。放线菌属和丙酸杆菌属等对替硝唑耐药。替硝唑与其他抗厌氧菌药物联合治疗临床上各种敏感厌氧菌（如脆弱类杆菌及其他类杆菌、消化球菌、梭状芽胞杆菌属、梭形杆菌等）所致败血症、呼吸道感染、腹腔盆腔感染等，亦可与氨基糖苷类等抗生素联合用于预防外科结肠、直肠手术、口腔外科及妇产科等的术后感染。

克林霉素（clindamycin）属于林可霉素类，是半合成抗生素，结构式见图 2。克林霉素抗菌谱

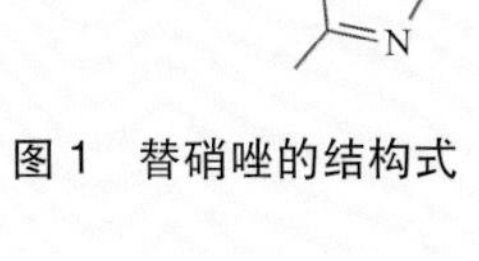

图 1　替硝唑的结构式

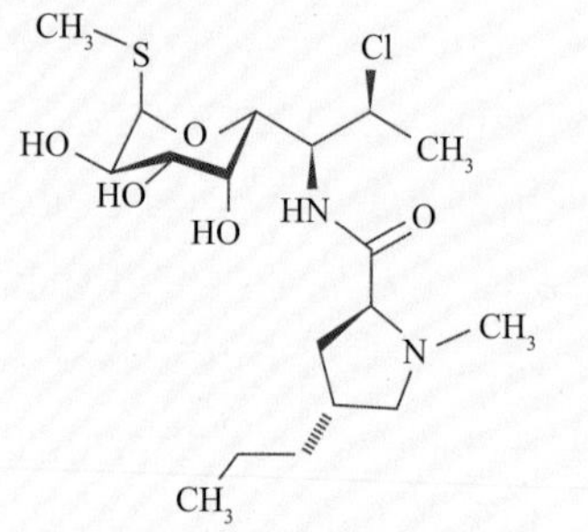

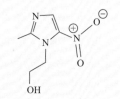

图 2 克林霉素的结构式

图 1 甲硝唑的结构式

广，可用于敏感需氧菌（包括葡萄球菌、链球菌等 G^+ 球菌属）、厌氧菌［包括类杆菌、梭杆菌属细菌等 G^- 菌］及疟疾的治疗。最严重的常见不良反应是难辨梭菌相关腹泻。虽然这种不良反应在多种抗生素治疗后均可出现，但克林霉素引起的该并发症尤为常见。

氯霉素于 1947 年从委内瑞拉链霉菌培养液中分离得到，抗菌谱广。对厌氧菌抗菌活性强，是对脆弱类杆菌等 G^- 厌氧菌活性最强的药物之一。不良反应较多。

β-内酰胺类的青霉素对 G^+ 厌氧菌如产气荚膜杆菌、破伤风杆菌、难辨梭菌、丙酸杆菌、乳酸杆菌等均有效。对脆弱类杆菌作用差。

大环内酯类常用作 G^+ 菌、G^- 球菌和厌氧球菌等感染的首选药。代表药物有阿奇霉素、克拉霉素和 2011 年美国食品药品管理局批准上市的非达霉素等。

（游雪甫 卢 曦）

jiǎxiāozuò

甲硝唑（metronidazole） 又名灭滴灵。是 5-硝基咪唑类化合物。同类药物还有替硝唑、尼莫唑和奥硝唑等。结构式见图 1。

该药的药理作用主要有抗阿米巴原虫、抗滴虫、抗蓝氏贾第鞭毛虫和抗厌氧菌作用。对阿米巴大滋养体有直接杀灭作用，对急性阿米巴痢疾和肠外阿米巴病效果显著。对肠腔内阿米巴小滋养体和包囊无明显作用。单用甲硝唑治疗阿米巴痢疾复发率高，需合用抗肠腔阿米巴药治疗。甲硝唑对阴道毛滴虫有直接杀灭作用，为阴道毛滴虫感染治疗的首选药，不会影响阴道内正常菌群的生长。对男性和女性泌尿生殖道毛滴虫感染者都有良好效果。甲硝唑是治疗蓝氏贾第鞭毛虫病最有效的药物，治愈率可达 90% 以上。

除用于抗滴虫和抗阿米巴原虫外，甲硝唑广泛地应用于抗厌氧菌感染，对厌氧性革兰阳性和阴性杆菌及球菌都有较强的抗菌作用。该药的硝基，在无氧环境中还原成氨基而显示抗厌氧菌作用，对需氧菌或兼性需氧菌则无效。对下列厌氧菌有较好的抗菌作用：类杆菌属（包括脆弱类杆菌）、梭形杆菌属、梭状芽孢杆菌属（包括破伤风杆菌）、部分真杆菌、消化球菌属和消化链球菌属等。

主要用于治疗或预防上述厌氧菌引起的系统或局部感染，如腹腔、消化道、女性生殖系、下呼吸道、皮肤及软组织、骨和关节等部位的厌氧菌感染，对败血症、心内膜炎、脑膜感染以及使用抗生素引起的结肠炎也有效。治疗破伤风常与破伤风抗毒素联用。还可用于口腔厌氧菌感染。

口服吸收良好（>80%），口服 250mg 或 500mg，1~2 小时血清药物浓度达峰值，分别为 6μg/ml 和 12μg/ml。静脉滴注甲硝唑 15mg/kg，以后每 6 小时滴注 7.5mg/kg，血浆药物浓度达稳态时峰浓度为 25μg/ml，谷浓度可达 18μg/ml。甲硝唑在人体内分布广泛，可进唾液、乳汁、肝脓肿的脓液中，也可进入脑脊液（正常人脑脊液中的浓度可达血液的 50%）。在体内，经侧链氧化或与葡萄糖醛酸结合而代谢，有 20% 药物则不经代谢。其代谢物也有一定活性。甲硝唑及其代谢物大量由尿排泄（占总量的 60%~80%），少量由粪排出（6%~15%）。$t_{1/2}$ 约为 8 小时。

不良反应少而轻，消化道反应最常见，包括恶心、呕吐、口干、食欲不振、偶见腹部绞痛、腹泻，一般不影响治疗；神经系统症状有头痛、眩晕、偶有感觉异常、肢体麻木、共济失调、多发性神经炎等，大剂量可致抽搐。少数病例发生荨麻疹、潮红、瘙痒、膀胱炎、排尿困难、口中金属味及白细胞减少等，均属可逆性，停药后自行恢复。甲硝唑干扰甲醛代谢，服药期间饮酒可出现急性甲醛中毒，引起腹部不适、恶心、呕吐、头痛、味觉改变等。急性中枢神经系统疾病患者禁用，肝、肾疾病患者应减量。动物实验证明，长期大剂量使用有致癌作用，对细菌有致突变作用，妊娠早期禁用。

（游雪甫 卢 曦）

fēidáméisù

非达霉素（fidaxomicin；difimicin） 从放线菌桔橙指孢囊菌（Dactylosporangium aurantiacum）发酵液中分离得到的、有十八元环结构的新型大环内酯类抗生素。

其分子式为 $C_{52}H_{74}C_{l2}O_{18}$，结构式见图1。

21世纪初，艰难梭菌感染（Clostridium difficile infection，CDI）发病率逐渐升高，在有些国家，艰难梭菌已成为医院获得性感染主要致病菌之一。经典药物治疗是采用万古霉素和/或甲硝唑，但随着耐药突变株出现，临床对其处理日益棘手。非达霉素是由浩鼎科技（Optimer）制药公司（加利福尼亚州圣地亚哥）研发的，美国食品药品管理局于2011年1月和2011年5月先后批准非达霉素作为孤儿药用于治疗儿童和成人艰难梭菌感染治疗。该药是已上市的唯一治疗艰难梭菌感染的药物。

该药抗菌谱窄，对革兰阳性（G^+）需氧与厌氧菌均有活性，包括肠球菌属、葡萄球菌属及艰难梭菌。对艰难梭菌的90%最低抑菌浓度为 $0.078\sim2.000\mu g/ml$，其50%最低抑菌浓度大大低于甲硝唑和万古霉素。主要代谢物OP-1118与原药的抗菌谱相似，但药理活性比非达霉素弱，最低抑菌浓度值高于原药4~6倍。

该药通过与RNA聚合酶结合抑制细菌增殖，大多数RNA酶由5个亚单位组成，由（α2ββ′ω）组成核心催化酶，另一个是亚单位，负责启动子识别。艰难梭菌中的σ亚单位不同于其他细菌株，体外研究中未见其与其他抗菌药物交叉耐药。

该药对艰难梭菌具有抗生素后效应，时间为 5.5~12.5 小时，远大于万古霉素（0~1.5小时），这种效应在非达霉素临床应用中起重要作用。非达霉素对艰难梭菌的自然突变率低，为（1.4~12.8）×10⁻⁹。主要由胃酸及肠微粒体酶通过4′位O-异丁酰酯水解而生成活性代谢物OP-1118，该反应发生于肠道内，不依赖肝CYP450酶。代谢物OP-1118比原药易吸收，故体循环中主要为OP-1118。该药主要通过粪便排泄（>92%），只有0.59%原型药通过尿液排出。

该药吸收差，应避免应用于全身感染，为避免耐药菌产生，应避免将其用于非艰难梭菌感染。其对人肠道正常菌群的影响远小于万古霉素。它不受年龄、性别、肾功能损害、肝功能损害的影响。与非达霉素相关的最常见不良反应（发生率>2%）为恶心、呕吐、腹痛、胃肠出血、贫血和中性粒细胞减少。其他不良反应包括胃肠道紊乱，如腹胀、腹部压痛、消化不良、吞咽困难、肠胃气胀、肠梗阻等，以及碱性磷酸酶活性升高、血液重碳酸盐减少、高血糖、代谢性酸中毒、药物性皮炎、皮疹等。非达霉素作为妊娠妇女的B级药物，若有指征可以服用。尚无研究评价非达霉素在人体乳汁中的变化过程，因此哺乳期妇女慎用。对于未成年患者，非达霉素的安全性和疗效尚不明确。

药物相互作用方面，虽然非达霉素及其代谢物OP-1118是细胞色素P450酶弱抑制剂，但与CYP底物华法林、奥美拉唑、咪达唑仑等合用时对这些药物无明显动力学改变。非达霉素是P-糖蛋白底物，也是其抑制剂，其代谢物OP-1118是P-糖蛋白底物，故与P-糖蛋白抑制剂环孢素合用时，有潜在相互作用。在服用非达霉素前1小时内使用环孢素可使非达霉素和代谢物OP-1118的峰浓度升高。

（游雪甫 卢曦）

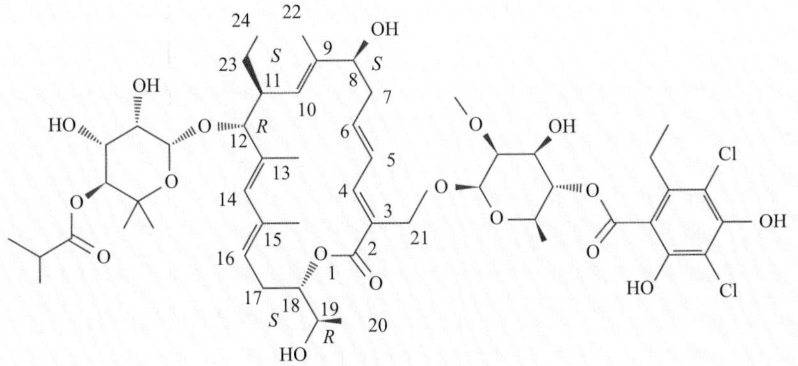

kàngjiéhé yàowù

抗结核药物（anti-tuberculosis drugs） 有杀死或抑制结核分枝杆菌（Mycobacterium tuberculosis）生长，并能有效治疗结核病（tuberculosis，TB）的抗细菌药物。包括来源于微生物代谢产物的抗生素和通过化学合成得到的药物。结核病是一种非常古老的疾病，是结核分枝杆菌引起可累及全身多重器官系统的慢性传染病，俗称"痨病"，已有几千年的历史。18世纪中叶，结核病在欧洲大肆流行，造成了人口锐减，引发巨大恐慌。由于对这一疾病缺乏科学理解和有效药物，20世纪30年代前治疗结核病主要采取休息、多吸新鲜空气和增加营养等提高抵抗力的卫生营养疗法，治愈率

图1 非达霉素的结构式

不足 20%，结核病的死亡率位居所有疾病前列；之后在上述营养疗法基础上，用物理方法压缩肺组织（肺空洞）促进病灶愈合，治愈率上升至 40% 左右。直到 20 世纪 40 年代，链霉素和对氨基水杨酸的问世，开启了结核病的化学治疗时代，结束了该病为不治之症的历史。此后陆续研制出多种新型抗结核药物，并成功应用于临床治疗，包括异烟肼、氨硫脲、吡嗪酰胺、乙硫异烟胺、丙硫异烟胺、乙胺丁醇、D-环丝氨酸、利福平、利福喷丁、利福布汀、卷曲霉素、环丝氨酸、吡啶霉素、卡那霉素、紫霉素、帕司烟肼以及某些对结核分枝杆菌有抑制活性的喹诺酮类抗菌药等。新型抗结核药物的应用，大大改善了结核病临床治疗的效果，治愈率提高到 90% 甚至 100%。但是，随着抗结核药物在临床的广泛使用，耐药结核分枝杆菌的出现和传播呈上升趋势，且陆续发现对多种抗结核药物兼具耐药性的菌株所致耐多药结核病和广泛耐药结核病。面对结核病耐药现象，新型抗结核药物的研究也取得了一系列进展，最显著的是贝达喹啉的出现，可极大缩短结核病的治疗周期，有效降低耐药菌出现的概率。

作用机制 不同抗结核药物有不同的化学结构。从化合物骨架结构类型上看，有些非常复杂（例如利福平、卷曲霉素和链霉素等），有些则非常简单（例如异烟肼和吡嗪酰胺等）。抗结核药物的分子量也大小不一，如环丝氨酸和利福平的分子量分别为 102.09 和 822.94。抗结核药物的作用靶点有很大差异。

已发现的抗结核药物作用靶点主要包括：结核分枝杆菌脂类、蛋白质、核酸、细胞壁等合成过程中的关键酶，以及吸收营养元素的载体蛋白。药物可通过一种或多种作用靶点发挥抗菌作用。其中，多靶点药物有异烟肼、吡嗪酰胺、乙胺丁醇等。

通过抑制和阻断细胞壁合成途径关键酶的活性、干扰蛋白质合成及蛋白间的相互作用、阻碍核酸代谢、降低细胞内的 pH、影响铁元素的吸收及抑制能量代谢等作用机制，影响细菌的生长代谢，抑制或杀灭结核分枝杆菌。不同作用机制的药物通过联合用药，可降低细菌耐药性的发生，为临床治疗提供更多选择，提高治愈率，控制结核病疫情。

常用药物 结核病临床治疗中，往往首选高活性和低毒性抗结核药物品种，这些药物被称为一线药物；而活性较弱或毒副作用较大的抗结核药物，通常不作为首选，在结核分枝杆菌对一线药物产生耐药性或患者服用一线药物产生严重不良反应时才使用，这些药物被称为二线药物。一线和二线药物的划分并非绝对，随着人们对抗结核药物认识的深入和用药观念的改变，原来的二线药物可划为一线药物。

一线抗结核药物 治疗结核病的首选，应用也最广泛，包括链霉素、利福平、异烟肼、乙胺丁醇和和吡嗪酰胺等。链霉素是开启结核病化学疗法时代的标志性药物，挽救了无数患者生命。其主要与细菌的核糖体 30S 亚单位特殊受体蛋白结合，干扰 mRNA 与 30S 亚单位间起始复合物的形成，抑制肽链的延长，影响蛋白质合成，导致细菌细胞膜通透性增加，细胞内生物大分子等重要物质外漏，最终抑制结核菌生长。链霉素难以穿透细胞膜，只能杀灭细胞外的结核菌。链霉素在低浓度下发挥抑菌作用，高浓度下发挥杀菌作用，但其难以穿透血脑屏障，且易产生外周和中枢神经毒性、肾毒性、心脏毒性，故限制了它的使用。尽管如此，链霉素仍属于一线抗结核药物。

二线抗结核药物 当结核分枝杆菌对一线药物产生耐药性或患者对用药产生严重不良反应时，作为后备药物的二线药物才会用于治疗。二线抗结核药物包括对氨基水杨酸、乙硫异烟胺、环丝氨酸、卷曲霉素、氨硫脲、卡那霉素、阿米卡星、利福喷汀、利福布汀、丙硫异烟胺等。对氨基水杨酸是最早发现的抗结核药物之一，作为对氨基苯甲酸的类似物，通过竞争性抑制叶酸合成发挥抑菌作用。单用对氨基水杨酸抑制结核分枝杆菌生长的能力较弱，但与异烟肼或链霉素合并使用可增强疗效、延缓耐药性发生。卡那霉素及其衍生物阿米卡星均为氨基糖苷类药物，作用机制是与 30S 亚单位核糖体结合，使 mRNA 密码误读，干扰蛋白质的合成而发挥抗结核作用。这两个药对耐链霉素的耐药菌株仍然有效。利福喷汀和利福布汀均为利福霉素的衍生物，前者为环戊哌利福霉素，后者是具有螺哌嗪基的利福霉素衍生物，作用机制与利福平相同，通过与 RNA 聚合酶的 β 亚基相互作用，抑制细菌 RNA 合成，对耐利福平的结核分枝杆菌仍有一定抑制作用。丙硫异烟胺为弱杀菌剂，作用机制尚不明确，可能对肽类合成具抑制作用，其对结核分枝杆菌的作用取决于感染部位的药物浓度，低浓度时仅具抑菌作用，高浓度具杀菌作用。这些二线抗结核药物常用于耐药结核病的治疗。

抗结核药物复合制剂　将两种及以上抗结核药物按一定剂量配方制成复合制剂，应用于结核病的治疗。主要包括：杀菌剂与抑菌剂、杀菌剂与增效剂等药物组合，两药或多药物复合。不同抗结核药物可用物理或化学组合等多种方式制备复合制剂。物理组合的复合制剂的药效仅仅是单药累加效应，目的是提高患者的依从性。化学组合的复合制剂不仅可提高依从性，也能起到增进药物疗效的作用。这种复合制剂可以方便患者足量规范服药，预防和减少耐药结核病的产生。

固定剂量复合制剂（fixed dose combination，FDC）属物理组合复合制剂，是根据化疗方案的要求将几种不同的抗结核药物按一定剂量配方制成复合的抗结核药片或胶囊，有利于患者的治疗管理、提高患者的用药依从性、防止单一药物治疗产生的耐药性。常用的有两药法：利福平+异烟肼，异烟肼+乙氨丁醇；三药法：利福平+异烟肼+吡嗪酰胺，利福平+异烟肼+乙氨丁醇；四药法：利福平+异烟肼+吡嗪酰胺+乙氨丁醇。应用于临床的复方制剂主要包括：①杀菌剂加增效剂的复合制剂。通过利用脂质体或单克隆抗体作载体，使药物选择性作用于靶位，增加药物在病灶或细胞内的浓度，以增进疗效。脂质体包埋的异烟肼和利福平对结核病实验鼠有良好疗效；携有吞噬刺激素的利福平脂质体治疗结核病实验鼠，降低小鼠肺脏活菌数的效果明显优于利福平。②化学组合形式的复合制剂。对氨基水杨酸异烟肼片是这类药物的成功品种，其化学名为4-吡啶甲酰肼-4-氨基水杨酸盐，是异烟肼与对氨基水杨酸的化学分子结合形式，疗效不仅优于单剂异烟肼，亦明显优于以物理方式混合的异烟肼与对氨基水杨酸。对耐异烟肼和氨基水杨酸的菌株仍然有效，且毒性低、耐受性良好、耐药发生率低。

结核耐药与抗耐药结核的新型药物　伴随着抗结核药物的长期和广泛使用，耐单药、耐多药和广泛耐药菌株的检出率不断增加，结核病治疗面临巨大挑战。结核分枝杆菌对不同药物的耐药机制各异，多数研究报告提示耐药的发生主要与菌株基因突变有关：染色体上药物靶基因的1个或几个核苷酸突变（增加、缺失、替代），造成核苷酸编码错误致氨基酸错位排列，影响药物与靶位酶结合进而产生耐药。耐多药和广泛耐药现象则是结核分枝杆菌多个不同靶位基因相继发生突变累积造成。结核分枝杆菌耐药发生机制复杂，很多药物的相关研究仍处于探索中。

有学者认为，从已知抗菌药物品种中发现治疗耐药结核病的新药是一种不错的选择。例如喹诺酮类药物氧氟沙星、左氧氟沙星、司帕沙星、莫西沙星、加替沙星，以及卡那霉素衍生物丁胺卡那霉素（阿米卡星）等对耐药结核分枝杆菌有杀灭作用，适合作为二线药物用于治疗。新型抗结核药物的研制一直是重点。2013年底，一种全新药物贝达喹啉（TMC207）被批准用于结核病治疗。该药作用于分枝杆菌的ATP合成酶，对现有的耐药结核分枝杆菌有抑制作用，与已有抗结核药物无交叉耐药性，为耐药结核病的治疗提供了一种新的选择，该药物也是全球2014年之前近50年中问世的唯一全新化学结构的抗结核药物。

（肖春玲）

yiyānjīng

异烟肼（isoniazid）　俗称雷米封，又称异烟酰肼，曾称4-吡啶甲酰肼。全合成药物。有高度选择性的可有效杀灭结核分枝杆菌的抗结核药物。化学式为$C_6H_7N_3O$，分子量为137.14，白色晶体或结晶性粉末；无臭，味微甜而后苦；遇光渐变质。德国查尔斯大学化学系的汉斯·梅耶尔（Hans Meyer）和莫里（Josef Mally）于1912年合成，约40年后，罗氏公司和施贵宝公司、拜耳公司的研究人员分别独立发现了异烟肼有极强的抗结核分枝杆菌活性。临床试验在纽约于1952年开展，并于同年由罗氏公司首先在美国上市。

异烟肼的合成过程是将异烟酸溶解于水合肼中，加入上批粗制母液，减压蒸馏至79～82℃（13.3～14.7kPa）为止。升温至129～130℃，反应3小时。加入反应液一半量的母液稀释，加活性炭脱色，过滤。滤液冷却结晶，在10℃左右过滤，滤饼用粗制母液洗涤，得异烟肼粗品。然后经重结晶、活性炭脱色、过滤，干燥得到收率约为90%的成品。

该药有很强的抗结核活性，对结核分枝杆菌H37Rv的最低抑菌浓度为0.025～0.050mg/L。但它是前药，必须经细菌的过氧化氢-过氧化物酶激活成为活性型异烟肼才能发挥抗结核作用。异烟肼抗菌作用机制较复杂，活性型异烟肼通过共价键与细菌的β-酮脂酰载体蛋白合成酶形成复合体，抑制脂肪酸合成；或与细菌的辅酶结合，通过干扰结核分枝杆菌DNA和RNA的合成，发挥杀菌作用。代谢标记和蛋白质组学研究发现与异烟肼抗菌作用有关的靶标分子包括细菌的InhA、AcpM、

KasA、AhpC 和 Ag85 复合物等。异烟肼对结核分枝杆菌的抑制作用具高度选择性，可能与该菌有较高的过氧化氢-过氧化物酶活性和缺乏对异烟肼的外排机制有关；异烟肼穿透细胞的能力很强，可有效杀灭细胞内外代谢活跃以及持留的结核分枝杆菌。

该药是首选的一线抗肺结核药物，也用于其他结核病如结核性脑膜炎、胸膜炎和腹膜炎等的治疗。亦可用于治疗细菌性痢疾、百日咳和睑腺炎等感染性疾病。还是首个被发现有抗抑郁作用的药物，但因肝毒性较强而遭弃用。单独使用易产生耐药性，其耐药机制主要发生在过氧化氢-过氧化物酶、β-酮脂酰载体蛋白合成酶 InhA 及相关基因的突变，为预防和延缓耐药性的产生，常需和其他抗结核药物联合应用。

该药分子量小，口服吸收快而高，1~2 小时血药浓度达峰值，生物利用度高达 90%，口服 3mg/kg，1~4 小时血药浓度可达 0.6~3.4μg/ml，6 小时后下降至 0.2μg/ml，24 小时在血中仍可测到。最常见的不良反应包括肝损害、胃肠道症状（如食欲不振、恶心、呕吐、腹痛、便秘等）、过敏性皮疹、血液系统症状（如因贫血、白细胞减少和嗜酸粒细胞增多、血痰、咯血、鼻出血和眼底出血等）、内分泌失调（男子女性化乳房、泌乳、月经不调和阳痿等）、中枢症状（头痛、失眠、疲倦、记忆力减退、精神兴奋、易激惹、欣快感、反射亢进、幻觉、抽搐、排尿困难和昏迷等）以及周围神经炎（表现为肌肉痉挛、四肢感觉异常、视神经炎和视神经萎缩等）。与维生素 B$_6$ 合用可防止药物与神经系统反应，不宜与香豆素类抗血凝药、某些抗癫痫药、降压药、抗胆碱药、三环抗抑郁药以及抗酸药尤其是氢氧化铝同服。

（肖春玲　杨延辉）

bèidákuílín

贝达喹啉（bedaquiline）

又称 TMC207，曾称 R207910。二芳基喹啉类全合成抗结核药。化学式为 $C_{32}H_{31}BrN_2O_2$，分子量 555.51，白色固体。是 1963 年利福平问世以后的 50 年间，发现并进入临床的唯一新结构、新机制的抗结核药物。是 2005 年用耻垢分枝杆菌进行的抗结核药物高通量筛选研究时发现，2012 年 12 月，美国食品药品管理局批准该药上市，用于治疗耐多药肺结核病。

临床上使用的是贝达喹啉的富马酸盐，即富马酸贝达喹啉。其合成过程依据起始原料不同而异，一般先经偶合反应得到立体异构体混合物，再利用手性有机磷控制结晶化，继而纯化得到立体异构体并形成富马酸盐晶体，最后研磨获得终产品。

该药对结核分枝杆菌 H37Rv 的最小抑菌浓度为 0.06μg/ml（0.03~0.12μg/ml），与现有抗结核药物无交叉耐药，对多药耐药和广泛耐药菌株有良好抑制作用。体外实验条件下，贝达喹啉对大多数分枝杆菌有良好抗菌活性，但对棒状杆菌和幽门螺杆菌的杀菌作用极弱，对葡萄球菌属、粪肠球菌和大肠埃希菌无抗菌活性。通过对贝达喹啉耐药突变菌株进行全基因组测序，发现分枝杆菌的三磷酸腺苷合成酶 C 亚基是贝达喹啉的作用靶点。其作用机制是通过抑制 ATP 合成酶质子泵的活性影响细菌的 ATP 合成，最终阻断能量供应，发挥抑菌、杀菌作用。贝达喹啉还能有效杀灭处于持留状态的结核分枝杆菌，可

有效缩短结核病的治疗周期。

该药进入临床用于肺结核治疗不久，已分离到一些获得性耐药菌株，主要涉及两方面耐药机制：①编码 ATP 合成酶 C 亚基的基因 atpE 发生突变。②外排泵基因的转录抑制因子发生突变。

该药为时间依赖性杀菌剂，服药 5.5 小时血药浓度达到峰值。以每日 1 次，50、150、400mg 剂量服用 14 天，平均血药浓度分别达到 0.33、1.00、2.20μg/ml。有效半衰期为 24 小时。最常见不良反应包括肝毒性、心电图 Q-T 时间延长、潜在的心律失常和细胞磷脂蓄积。因半衰期长，部分不良反应可持续至停药后。该药由细胞色素 P450 同工酶 CYP3A4 代谢，因此对经该酶代谢或活化的其他药物如利福平等产生影响。

有安全性研究显示贝达喹啉给药组的小鼠死亡率高于安慰剂组，表明使用贝达喹啉治疗结核病有可能导致死亡风险增加，这也使得该药作为一线药物面临巨大的伦理挑战。该药被列为二线抗结核药物，故临床医师在开出处方前须认真衡量贝达喹啉用药产生的获益及可能的风险。

（肖春玲　杨延辉）

lìfúpíng

利福平（rifampicin）

又称甲哌利福霉素、利福霉素 B 二乙基胺、利福米特、利米定。化学式为 $C_{43}H_{58}N_4O_{12}$，分子量 822.94；橙红色片状结晶或砖红色结晶粉末。为地中海链霉菌产生的利福霉素 B/SV 的衍生物。属半合成药物。在结构与功能上均与利福霉素相近，是一种高效低毒的广谱抗生素。1963 年问世，1967 年在意大利首先生产并上市。

该药以利福霉素 B/SV 为原料，通过进一步合成得到的半合

成抗生素。合成过程：先将利福霉素 SV 氧化成利福霉素 S，再与甲醛、叔丁胺进行甲酰化反应生成 3-甲酰基叔丁胺利福霉素 S，然后用维生素 C 还原、与 1-甲基-4-氨基哌嗪缩合而得利福平。小鼠口服利福平的吸收效果优于利福霉素 B/SV。

该药对结核分枝杆菌、麻风分枝杆菌、革兰阳性球菌均有较强的抗菌作用。对结核分枝杆菌抗菌活性强，为一线抗结核药物，体外对 H37Rv 菌株的最低抑菌浓度为 $0.05 \sim 0.50 \mu g/ml$。其作用机制是结合于细菌的 DNA 依赖性 RNA 聚合酶 β-亚单位，抑制细菌的 RNA 合成起始阶段，阻断 mRNA 合成，中止 DNA 和蛋白质的合成而发挥抗菌效应。对快速生长和持留状态的结核分枝杆菌均产生杀灭作用。利福平与利福霉素类其他品种存在交叉耐药性，但与其他类别抗生素间无交叉耐药性。部分细菌因 RNA 聚合酶 β-亚单位中与利福平结合的保守序列存在天然变异，故对该药天然不敏感。而原本敏感的细菌，使用利福平后产生耐药性，主要源于 RNA 聚合酶 β-亚单位的编码基因发生突变。基因突变一般集中在编码该亚单位氨基酸序列第 507 ~ 533 位的 27 个氨基酸（81bp）区域，这一突变区域又称为利福平耐药决定区。单独使用利福平易产生耐药性，与其他药物联用有助于延缓耐药性发生。

该药平为广谱抗生素，除治疗肺结核、结核性脑膜炎和麻风病等分枝杆菌感染性疾病，也可与万古霉素（静脉给药）、红霉素联用分别治疗耐甲氧西林葡萄球菌和肺炎军团病菌引起的严重感染。还可治疗金黄色葡萄球菌、肺炎球菌、李斯特菌属、嗜血杆菌属等细菌感染引起的肺炎、沙眼、角膜炎、结膜炎、咽炎、扁桃体炎、胆汁性瘙痒、皮肌炎、褥疮、痤疮、脂溢性皮炎等疾病。亦用于肠球菌和脑膜炎球菌所致感染的治疗。

该药口服易吸收，口服后 1.5 ~ 4.0 小时血药浓度达峰值，蛋白结合率为 80% ~ 91%，药物血浆消除半衰期为 3 ~ 5 小时，多次给药后可加快消除，消除半衰期可缩短至 2 ~ 3 小时。组织穿透力强，给药后可广泛分布于人体组织或体液中（包括脑脊液），可进入细胞、结核病灶、痰液、唾液，可透过胎盘屏障和血脑屏障。当患者脑膜存在炎症时脑脊液内药物浓度增加。经肝脏代谢，主要通过胆汁排泄。服药后尿便、唾液、痰液、泪液等可呈橘红色。

常见不良反为肝转氨酶活性升高、消化道反应（如厌食、恶心、呕吐、上腹部不适、腹泻等）、肝毒性引起肝肿大和黄疸。大剂量间歇疗法后偶现"流感样症状群"、急性溶血或肾功能衰竭。偶见凝血时间缩短、头痛、眩晕、视力障碍等。也可导致血胆红素增多、白细胞和血小板减少、齿龈出血和感染、伤口愈合延迟等不良反应。还会对用药患者的部分实验室检查，如抗球蛋白试验、磺溴酞钠试验、依据颜色测定的尿液分析试验、血清尿酸、叶酸与维生素 B_{12} 浓度测定等产生干扰。可诱导肝微粒体酶，改变肝代谢活性，影响其他药物的代谢及血药水平，故合用其他药物时应适当调整给药方案。

（肖春玲　杨延辉）

juǎnqūméisù
卷曲霉素（capreomycin）从 *Streptomyces capreolus* 中分离得到的多肽类抗生素。又称结核霉素、卷须霉素。属多肽类抗生素。化学式为 $C_{25}H_{46}N_{14}O_{12}S$，分子量 766.78，其硫酸盐为白色至淡黄色粉末。发现于 1960 年，1963 年应用于临床治疗细菌感染，1979 年作为二线药物用于结核病治疗。

该药的作用机制尚不明确，有研究显示它与核糖体 70S 亚基结合而抑制蛋白质合成。但该药物对持留期的结核分枝杆菌同样有效，提示其可能存在核糖体以外的其他作用靶点，具体机制尚待研究。单独使用极易产生耐药性，只能与其他抗结核药物（例如异烟肼、对氨基水杨酸钠和乙胺丁醇等）合用。与其他氨基糖苷类抗生素（例如链霉素、卡那霉素和紫霉素等）存在部分交叉耐药性，但与异烟肼、对氨基水杨酸、环丝氨酸、乙硫异烟胺和乙胺丁醇均无交叉耐药性。结核分枝杆菌对卷曲霉素产生耐药性与编码核糖体 16SrRNA 的基因 *rrs* 及编码核糖体甲基转移酶的 *tlyA* 基因发生突变有关。一些 *tlyA* 基因缺失的细菌对该药有天然耐药性。

该药可用于肺结核的治疗。其体外抗结核活性强于卡那霉素和紫霉素，但不及链霉素。口服吸收差，主要经肌内注射给药。肌内注射后 1 ~ 2 小时达血药最高浓度，血消除半衰期为 3 ~ 6 小时。可穿过胎盘，但不能透入脑脊液，在尿液中浓度高。在体内主要经肾小球滤过以原药形式排出，12 小时内经尿排出给药量的 50% ~ 60%，少量药物经胆汁排出。肾功能损害患者药物清除半衰期延长，在血清中产生蓄积。最常见的不良反应为肾毒性和耳毒性，对第Ⅷ脑神经有损害，产生一定神经肌肉阻滞效应。偶见皮疹、瘙痒和皮肤红肿等变态反应。与巴龙霉素等氨基糖苷类、两性霉素 B、万古霉素、杆菌肽、环孢素、卡氮芥、顺铂、布美他尼、依他尼酸或呋塞米合用，可能加重耳毒性、肾毒性和神经肌肉阻滞效应，发生听力减退，停药后仍可能发展至永久性耳聋。与抗组胺药布克力嗪、赛克力嗪、美克洛嗪、曲美苄胺以及吩噻嗪类、噻吨类药物合用可能掩盖该药引起的耳鸣、头昏或眩晕等耳毒性症状。与抗神经肌肉阻断药合用可拮抗后者对骨骼肌的作用。与甲氧氟烷或多黏菌素类合用可增加肾毒性或神经肌肉阻滞作用。与阿片类镇痛药合用可能叠加两者的中枢呼吸抑制作用。毒副作用限制了它在临床的使用，仅作为二线药物，用于一线药物治疗失败或因毒性反应、出现结核菌耐药性而不适用一线抗结核药的患者。

（肖春玲　杨延辉）

yǐ'àndīngchún

乙胺丁醇（ethambutol）　化学式为 $C_{10}H_{24}N_2O_2$，分子量为 204.31，其盐酸盐为白色粉末。化学合成抗结核药物。属乙二胺衍生物。1961 年首次报道，1966 年首次用于结核病的治疗。

该药为一线抗结核药物，可有效抑制活跃生长期结核分枝菌的生长繁殖，但对静止期分枝杆菌几乎无作用。其抑制结核分枝杆菌 H37Rv 的最低抑菌浓度为 $0.5\sim5.0\mu g/ml$。作用机制主要是通过特异性抑制分枝杆菌的阿拉伯糖基转移酶活性，干扰细菌细胞壁中阿拉伯聚糖合成，影响细胞壁合成，最终破坏细胞壁的屏障功能发挥抗结核作用。还可与二价金属离子（如 Mg^{2+}）结合，干扰菌体 RNA 的合成抑制结核分枝杆菌的生长代谢。除自身具有

抑菌作用外，还可增强亲脂性药物如利福平的抗菌活性。与其他抗结核药物间无交叉耐药现象，对耐链霉素、异烟肼的结核分枝杆菌仍然有效。且单独使用乙胺丁醇治疗结核病，其诱导耐药菌株的速度慢于其他抗结核药物。结核分枝杆菌对乙胺丁醇的耐药主要由于阿拉伯糖基转移酶编码基因 embCAB 操纵子发生突变所致。其中，embB 基因编码一个糖基转移酶，该基因突变可使糖基转移酶结构发生改变，影响乙胺丁醇和糖基转移酶的结合而产生耐药。乙胺丁醇通常与利福平、异烟肼等联用治疗各种类型的结核病。口服后生物利用度为 $75\%\sim80\%$，血液达峰时间为 $2\sim4$ 小时。在体内各组织中（除脑脊液外）分布广泛，主要富集于红细胞（胞内可达血药浓度的 $2\sim3$ 倍）、肾、肺、唾液和尿液中，但胸腔积液、腹水中浓度极低。不能渗入正常脑膜，但结核性脑膜炎患者脑脊液中可检测到微量药物。表观分布容积为 $1.6\sim3.9L/kg$，蛋白结合率为 $10\%\sim30\%$。$10\%\sim20\%$ 在肝脏代谢，通过肾小球过滤和肾小管分泌两种途径排出，给药后 50% 药物以原型在 24 小时内经肾排出，$8\%\sim15\%$ 为无活性代谢物，肾清除率为 $5.93\sim8.45ml/min\cdot kg$。在粪便中以原型药排出 $20\%\sim22\%$。乳汁中的药物浓度与母体血药浓度相当。可经血液透析和腹膜透析清除。血浆药物消除半衰期为 $2.5\sim4.0$ 小时，肾功能减退者可延长至 $7\sim15$ 小时。最常见不良反应包括恶心、呕吐、食欲不振、腹胀、腹泻等胃肠道刺激及变态反应。少见畏寒、关节肿痛、病变关节表面皮肤发热拉紧感、肝损伤引起的转氨酶活性升高等。

偶见皮疹、脱发、关节痛、痤疮。极少见下肢麻木、针刺感、烧灼痛、周围神经炎所引起的手足软弱无力、头痛、抑郁、幻觉、不安、失眠等精神症状。

（肖春玲　杨延辉）

bǐqínxiān'àn

吡嗪酰胺（pyrazinamide；PZA）　又称异烟酰胺、氨甲酰基吡嗪、吡嗪甲酰胺。化学式为 $C_5H_5N_3O$，分子量为 123.11，结构类似烟酰胺，白色或类白色结晶性粉末，无臭或几乎无臭，味微苦。一种化学全合成抗结核药物。1954 年开发为抗结核药，可有效杀灭结核分枝杆菌，缩短结核病治疗周期，属一线抗结核药物，也是抑制吞噬细胞内结核分枝杆菌活性最佳的药物。

该药的合成途径：首先将邻苯二胺与乙二醛缩合形成苯并吡嗪，再将芳香环部分进行氧化生成杂环羧酸，随后通过酯化反应进行脱羧得到酯，最后对合成的酯进行氨解作用得到吡嗪酰胺。

该药在体外对结核分枝杆菌并无明显抑制活性，但其体内抗结核作用机制非常独特。先通过渗透作用进入吞噬细胞再进入结核分枝杆菌体内，被细菌 pncA 基因编码的酰胺酶转化为吡嗪酸。吡嗪酸一方面可将结核分枝杆菌胞外酸性环境中的质子带入胞内，导致细胞质酸化、破坏膜电位并影响跨膜转运，杀灭细菌；另一方面，能够同人体内的核糖体蛋白 S1 结合，抑制蛋白质的反式翻译过程，阻遏核糖体蛋白 S1，抑制结核分枝杆菌生存所需的其他蛋白的合成而抑制结核分枝菌的生长繁殖。基于上述细胞内抑菌的特殊机制，吡嗪酰胺可将 $9\sim12$ 个月的常规抗结核病疗程缩短数

个月。于吡嗪酰胺在结构与烟酰胺类似，可通过取代结核菌体内的烟酰胺而干扰脱氢酶的作用，妨碍结核分枝杆菌对氧的利用，最终影响细菌的正常代谢，造成其死亡。

该药在 pH 为 5.0～5.5 间杀菌作用很强，但在 pH 为 7 时抗菌活性显著降低。吞噬细胞内 pH 往往偏小，故吡嗪酰胺是最佳的吞噬细胞内抗结核药物。吡嗪酰胺与其他抗结核药无交叉耐药性。单用易产生耐药性。高达 99.9% 的耐吡嗪酰胺结核分枝杆菌菌株存在 pncA 突变，rpsA 和 panD 的基因突变也可导致吡嗪酰胺耐药。少量吡嗪酰胺耐药菌株中上述 3 个基因并未发生突变，提示吡嗪酰胺还可能存在其他的抗菌作用机制或耐药机制。

该药是一种仅对分枝杆菌有效的抗结核药物，抗结核活性比异烟肼、利福平、链霉素弱，但比对氨基水杨酸、紫霉素、环丝氨酸要强，在缩短肺结核化学治疗时间中有独特作用。几乎从不单用，常与异烟肼或利福平等抗结核药物联合应用，有明显协同作用。已被公认为短程化学治疗中三联或四联方案的组成药物之一。由于对细胞内的结核分枝杆菌有效，在减少结核病复发中发挥重要作用，是短程疗法的重要药物。在强化治疗阶段可彻底消灭结核分枝杆菌。

口服吡嗪酰胺，可在胃肠道完全、迅速吸收。血浆蛋白结合率约为 50%，血浆药物半衰期为 9～10 小时。口服 1g 剂量，2 小时后血药峰浓度可达 45mg/L，15 小时后药物浓度仍在 10mg/L 水平。用药后，药物可广泛分布至全身组织和体液中，可透过血脑屏障，在肝、肺、脑脊液中的药物浓度与血药浓度相近。主要经肝代谢，水解成具有抗菌活性的吡嗪酸，再羟化成为无活性的代谢物，经肾小球滤过排泄。血液透析 4 小时可使血液中吡嗪酸的浓度降低 50%～60%。70% 的该药代谢物约在 24 小时内排出，4%～14% 以原形药形式经尿排出。

最常见不良反应为肝损害，可引起转氨酶活性升高、肝肿大，长期大剂量应用可发生中毒性肝炎，甚至造成肝细胞坏死。在常规剂量下较少发生肝损害。老年人、酗酒和营养不良者肝损害的发生率增加。也可引致高尿酸血症、痛风样症状或者关节痛（波及手、足关节等）。消化道反应主要为食欲不振、胃肠不适、恶心、腹痛、严重时呕吐，偶尔可引起消化道溃疡。偶见低色素性贫血与溶血反应。亦可见异常乏力或软弱、畏寒、发热、皮疹和光敏反应等。对乙硫异烟胺、异烟肼、烟酸或类似结构药物过敏患者可能也会出现过敏现象。

（肖春玲 杨延辉）

D-huánsī'ānsuān

D-环丝氨酸 （D-cycloserine）

淡紫灰链霉菌（Streptomyces lavendulae；也称淡紫灰放线菌，Actinomyces lavendulae）和兰花链霉菌（S. orchidaceus）产生的肽类广谱抗生素。后由化学方法合成。临床主要作为二线抗结核药物使用。又称东方霉素、杀疠霉素、氧霉素、噁唑霉素、太素霉素。化学式为 $C_3H_6N_2O_2$，分子量 102.09，白色或淡黄色结晶性粉末，无臭，味苦，有吸湿性。1955 年发现并用于临床。

该药可通过微生物发酵法或化学合成法制备。发酵法通过淡紫灰链霉菌发酵、提取、分离、纯化获得；化学合成法是 β-氨基氧丙氨酸乙酯二盐酸盐与氢氧化钾反应环合后制备而成，或者以 L-丝氨酸为起始原料，通过酯化、氯代、环合等步骤制得。

该药对包括结核分枝杆菌在内的多种分枝杆菌、革兰阳性菌、革兰阴性菌，立克次体和部分原虫均有抑制作用。其抗结核分枝杆菌 H37Rv 的最低抑菌浓度为 4～32μg/ml。结构与 D-丙氨基酸类似，抗菌作用机制是竞争性抑制细菌细胞质中 L-丙氨酸消旋酶活性，使 L-丙氨酸不能转化为 D-丙氨酸，同时抑制 D-丙氨酸合成酶活性，使两个 D-丙氨酸分子不能连接，阻碍 N-乙酰胞壁酸五肽形成，干扰细菌胞壁交联结构的形成，最终使细胞壁缺损而发挥抗菌作用。与异烟肼和链霉素等抗结核药物相比活性较弱，需与其他抗结核药物联合使用。同异烟肼和链霉素等抗结核药物比较，结核分枝杆菌不易对 D-环丝氨酸产生耐药性。对体外诱导获得的耐 D-环丝氨酸菌株进行研究，发现耐药株中主要是谷氨酸脱羧酶和 D-丙氨酸消旋酶发生突变。卡介苗对 D-环丝氨酸天然耐药，主要与其丙氨酸转运体 CycA 的编码基因存在突变有关。与其他抗结核药之间无交叉耐药性，对链霉素、对氨基水杨酸钠、异烟肼、紫霉素耐药的结核分枝杆菌菌株仍有效。临床主要将其用于耐药结核分枝杆菌所致感染和肺外结核病的治疗。

该药口服吸收迅速，血浆药物浓度达峰时间为 3～4 小时。在体内分布甚广，药物吸收后迅速分布于全身组织和体液，在脑脊液、胸腔积液、胎盘血、母乳中药物浓度与血浆浓度相仿，腹腔积液、胆汁、痰、羊水、肺组织和淋巴组织中均有药物，血浆半衰期为 2~10 小时。服药后 2~6 小时排出最多，72 小时后 65% 以原药由尿排出，其余 35% 在体内代谢分解。在尿液中药物高度浓缩，治疗尿道结核无须给予大剂量，肾功能不全者可在体内产生蓄积。

不良反应为中枢神经反应，常见头痛、眩晕、嗜睡、行为异常、精神抑郁、定向或记忆障碍、震颤、抽搐、烦躁不安、惊厥或昏迷。D-环丝氨酸为中枢神经系统中 N-甲基-D-天冬氨酸受体的甘氨酸结合位点激动剂，因此可诱发精神病性反应，长期服用可出现精神障碍和自杀倾向。偶见心力衰竭加重、发热、恶心、呕吐、腹痛、天冬氨酸或丙氨酸转氨酶升高为特征的肝功异常等。与异烟肼和乙硫异烟胺联合应用，对中枢神经系统会发生累加性影响，加大神经毒性。

（肖春玲　杨延辉）

yǐliúyìyān'àn
乙硫异烟胺（ethionamide）

又称 2-乙基吡啶-4-硫代甲酰胺氨甲酰基吡嗪、吡嗪甲酰胺。化学式为 $C_8H_{10}N_2S$，分子量为 166.24，黄色晶体粉末。乙硫异烟胺是一种能抑制分枝菌酸和肽类合成的二线抗结核药物，与丙硫异烟胺同属烟酰胺衍生物，1960 年问世以来一直用于抗结核治疗。

乙硫异烟胺的合成：在三乙醇胺存在的情况下，向 2-乙基氰基吡啶中添加硫化氢制备获得。该药对结核分枝杆菌有抑、杀菌作用，作用方式取决于感染部位的药物浓度，低浓度时抑菌，高浓度时杀菌。作用机制可能是通过抑制分枝菌酸和肽类的生物合成对结核分枝杆菌产生抑、杀菌作用。与丙硫异烟胺间存在部分

交叉耐药。很少单独使用，常与其他抗结核药联用。结核分枝杆菌对乙硫异烟胺的主要耐药机制包括：细菌中催化激活乙硫异烟胺的蛋白编码基因 ethA 突变、转录调节器 TetR/CamR 家族阻遏蛋白编码基因 ethR 突变、inhA 基因突变或过表达。对某些异烟肼、链霉素和对氨基水杨酸的耐药菌株仍有效，尽管其副作用明显，但仍用作治疗复发或耐多药结核病者的基本药物。

该药口服易吸收，吸收率达 80% 以上，蛋白结合率约为 10%。给药后 1~3 小时血药浓度可达峰值，有效血药浓度可持续 6 小时，血浆消除半衰期约为 3 小时。分布于全身体液，可透过胎盘屏障。在组织中和脑脊液内浓度与血药浓度接近。主要经肝代谢，由肾排出，原药和活性代谢物分别约占给药量的 1% 和 5%，其余均为无活性代谢产物。

不良反应较多，主要为胃肠道反应、周围神经炎、肝损害，偶见精神障碍。胃肠道反应为消化功能紊乱如恶心、呕吐、腹痛、腹泻、厌食、胃部不适、口腔内有金属或硫磺异味。药物性肝损害，转氨酶活性升高，并可发生黄疸，故每月应测肝功能 1 次。少见糙皮病症状、精神抑郁、视力障碍和头痛、末梢神经炎、低血糖、月经失调、男性乳房增生、阳痿、脱发、关节疼痛、皮疹、痤疮及光敏性皮炎等。大剂量可引起直立性低血压。不良反应以 6 岁以下儿童为主，占 60% 以上，类型及临床表现呈多样化。

与 D-环丝氨酸同服可增加中枢神经系统反应发生率，尤其是全身抽搐症状。与其他抗结核药合用可能加重乙硫异烟胺的不良反应。乙硫异烟胺为维生素 B_6 的

拮抗剂，合用可增加其肾脏排泄。不可与对氨基水杨酸同时使用。

（肖春玲　杨延辉）

ānliúniào
氨硫脲（thioacetazone）

一种与对氨基水杨酸钠结构相似、能抑制结核分枝杆菌生长繁殖且不受血清影响的二线抗结核或麻风病治疗药。又称硫脲胺、硫醋腙、氨苯硫脲、结核胺。化学式为 $C_{10}H_{12}N_4OS$，分子量为 236.29，淡黄色结晶或结晶性粉末，无臭，味微苦。自 1951 年开发以来一直用于抗结核治疗。

该药有较强抗结核活性，对结核分枝杆菌 H37Rv 的最低抑菌为 1mg/L，作用弱于对氨基水杨酸钠，碱性液条件下抗菌活性稍强。通过抑制分枝杆菌核酸合成并与铜离子生成一种活性复合物，阻碍结核分枝杆菌的细胞壁合成，而发挥抗菌作用。单用该药 4~6 个月，约 30% 的结核分枝杆菌可产生耐药性。细菌对氨硫脲产生耐药主要与分枝菌酸合成必须的甲基转移酶编码基因 mmaA4 发生突变及编码 FAS-II 脱水酶复合物的操纵子 hadABC 过表达有关。常与异烟肼、链霉素及对氨基水杨酸钠合用。主要用于治疗对异烟肼和链霉素耐药的各类结核病，如淋巴结、支气管、喉及肠等黏膜结核、浸润型肺结核等。亦用于对氨苯砜不能耐受的麻风病患者或结核样麻风病患者。

该药口服吸收良好，给药后 4~5 小时达到血药峰浓度，血浆消除半衰期约为 12 小时，经肾排泄，原药约 20% 随尿排出，肾功能衰竭者可在体内发生蓄积。

不良反应多见胃肠道反应（食欲不振、恶心、呕吐和便秘等）、水肿、溶血性贫血、白细胞减少和粒细胞缺乏等，肝肾损害

多见蛋白尿、红细胞尿及血中尿素氮含量升高等。偶见骨髓抑制、关节痛、皮肤瘙痒、皮疹、剥脱性皮炎、头痛、头昏、眩晕、共济失调及视物模糊。与乙硫异烟胺或丙硫异烟胺合用可能发生致死性剥脱性皮炎，应避免与这两个药物联用治疗同时患有获得性免疫缺陷综合征的结核病患者。与链霉素合用可加重对前庭的毒性作用；与氨基比林、氯霉素等同时使用可增加造血系统毒性。与乙硫异烟胺或丙硫异烟胺有单向交叉耐药性，即对氨硫脲耐药的菌株通常对乙硫异烟胺或丙硫异烟胺仍敏感，而对乙硫异烟胺或丙硫异烟胺耐药的菌株则往往对本药不敏感。与异烟肼合用，可防止耐异烟肼菌株的发生；少量硫酸铜可增加疗效。

（肖春玲 杨延辉）

pàsīyānjǐng

帕司烟肼（pasiniazid） 又称对氨基水杨酸异烟肼、百生肼。属于复合制剂类抗结核药物。化学式为 $C_{13}H_{14}N_4O_4$，分子量 290.27，为黄色结晶性粉末；常制成黄色片剂。传统的抗结核药物异烟肼和对氨基水杨酸共价结合后得到的二线抗结核药物。

该药是将异烟肼与对氨基水杨酸按 1∶1 的比例进行共价结合形成的异烟肼对氨基水杨酸盐复合物。其抗结核活性优于异烟肼，动物实验显示，帕司烟肼比同剂量异烟肼抗感染治疗效果高 5 倍；抗结核活性也优于不形成共价键结合的同剂量异烟肼与对氨基水杨酸联用的复合制剂。帕司烟肼（每日 10mg/kg）的治疗效果显著优于异烟肼（每日 20mg/kg）+对氨基水杨酸（每日 200mg/kg）的物理混合制剂。这是由于作为乙酰化底物的对氨基水杨酸的存在，

有效地延缓和阻滞了异烟肼在体内的乙酰化过程，减少了低活性的乙酰异烟肼的生成，使得较长时间内维持较高水平异烟肼血药浓度。该药不仅提高了抗菌活性，也降低了异烟肼代谢产物乙酰肼的肝毒性，对于体内乙酰化代谢通路较活跃的患者更是如此。帕司烟肼的毒性低，耐受性好，耐药发生率低。该药与其他抗结核药联合，用于治疗各型肺结核、支气管内膜结核及肺外结核；并可作为与结核病治疗相关手术的保护药，还可用于预防长期或大剂量接受皮质激素、免疫抑制剂治疗中出现的结核病感染及复发。

帕司烟肼的抗结核作用机制与异烟肼相同。

帕司烟肼口服后经胃肠道迅速吸收，分布于全身组织和体液，易透过血脑屏障。在体内逐渐分解释放出异烟肼和对氨基水杨酸，大部分在肝脏中经乙酰化失活的代谢物，主要经肾排泄。以血中异烟肼为检测指标，最大血药达峰时间约为 3.4 小时，消除半衰期约为 6.8 小时。

该药可引起胃肠道反应（恶心、呕吐、食欲不振、腹胀和腹泻等）、贫血、嗜酸性粒细胞增多、白细胞减少、头晕、头痛、失眠、发热、皮疹、恶心、乏力、黄疸、周围神经炎、视神经炎、口周面部和四肢皮肤发麻、皮疹、周身性红斑狼疮样反应、剥脱性皮炎、肝损害、血管神经性水肿、鼻炎及药热等。偶见一过性氨基转移酶活性升高、高尿酸血症、急性横纹肌溶解。但胃肠道反应、肝功能损害和白细胞减少等不良反应的发生率显著低于异烟肼。抗酸药（如氢氧化铝）可抑制本药的吸收。它可增强香豆素类抗凝血药、抗癫痫药、降压药、抗

胆碱药、三环类抗抑郁药的药理作用。

（肖春玲）

kàngzhēnjūn yàowù

抗真菌药物（antifungal drugs） 能杀灭真菌或抑制真菌生长繁殖，而防治真菌感染的药物。真菌感染主要分为浅部感染（俗称癣病）与深部感染两大类，后者包括皮下组织及全身真菌感染。全身真菌感染侵犯内脏、骨骼和中枢神经系统，是最严重的感染，可危及生命。真菌感染通常由致病性和条件致病性真菌所引起，后者对正常人群不致病，只有在机体免疫力降低或菌群失调时才引起感染，因此也称为机会致病菌。常见的致病性真菌包括引起深部感染的申克孢子丝菌（Sporotrichum schenckii）、巴西副球孢子菌（Paracoccidiodies brasiliensis）、粗球孢子菌（Coccidides immitis）、荚膜组织胞浆菌（Histoplasma capsulatum），以及引起浅部感染的皮肤癣菌等；条件致病菌主要包括念珠菌（Candida）、隐球菌（Coptococcus）、曲菌（Aspergillus）、毛霉菌（Mucor）等属的真菌，临床深部感染多为此类真菌所导致，其中以白色念珠菌（Monilia albicans 或 Candida albicans）引起的感染最常见。

分类 根据其化学结构特征，抗真菌药物可以分为多烯类、唑类、烯丙胺类和棘白菌素类等类型。人们一直致力于寻找各种结构类型的抗真菌药物。灰黄霉素是 1939 年从灰黄青霉菌（Penillicilium griseofulvum）中分离的第一个抗真菌抗生素，并于 1958 年成为首个被用于临床的抗真菌药物。唑类化合物于 1944 年被证明有抗真菌作用。制霉菌素是 1950 年从土壤诺尔斯链霉菌（Streptomyces *noursei*）的发酵产物中发现的第一种抗霉菌药物。两性霉素 B 是 1956 年从结节链霉菌（*Streptomyces nodosus*）的培养液中分离获得并于 1960 年应用于临床。咪康唑和克霉唑在 1969 年被应用于临床；酮康唑口服制剂 1981 年在美国获批准上市；同年，第一个烯丙胺类药物萘替芬进入了临床试验。1985 年以后，美国德克萨斯大学安德森癌症中心开发了多烯类药物的脂质体制剂。第一个棘白菌素类药物西洛芬净于 1987 年被发现。氟康唑和伊曲康唑 1990—1992 年开始在美国用于临床，而第二代三唑类抗真菌药物则是 1993—1995 年被报道。第二个烯丙胺类药物特比萘芬与两性霉素 B 脂质体制剂于 1995—1996 年上市。棘白菌素类药物卡泊芬净与米卡芬净分别于 2001 年及 2002 年上市，而阿尼芬净则于 2006 年获得美国食品药品管理局批准。

作用机制　常用抗真菌药物的作用机制主要包括：①作用于真菌细胞膜，主要影响真菌细胞膜麦角固醇合成（如唑类、烯丙胺类和吗啉类），以及损害细胞膜的脂质结构和功能（如多烯类）。②作用于真菌细胞壁，主要影响壳多糖合成酶，抑制甘露聚糖和甘露聚糖-蛋白质复合体，抑制葡聚糖的合成等。③干扰真菌核酸的合成，如氟胞嘧啶能干扰嘧啶的代谢、RNA、DNA 和蛋白质的合成。④其他作用机制，抑制真菌蛋白质的合成（粪壳菌素）、抑制真菌细胞有丝分裂（灰黄霉素）等。

耐药机制　真菌的耐药机制主要包括：①对多烯类药物。真菌对多烯类的耐药性与细胞内麦角甾醇的含量减少有关。两性霉素 B 的作用机制是能与真菌细胞膜上的麦角甾醇、磷脂结合形成稳定的复合物，通常情况下，麦角固醇生物合成基因（*ERG*2 或 *ERG*3）的基因突变导致细胞膜上主要甾醇成分改变，被其他甾醇所代替而导致细胞膜上总麦角甾醇含量降低，因缺乏两性霉素 B 的结合位点产生耐药性。②对唑类药物。真菌对唑类药物的耐药机制包括药物作用的靶位点的改变、细胞内药物的累积减少、代谢途径的改变以及真菌生物膜的形成。③对棘白菌素类药物。转膜葡聚糖合成酶白质家族是 β-（1,3）-d-葡聚糖合成酶的一个亚基，某些白色念珠菌的转膜葡聚糖合成酶蛋白家族基因发生点突变，降低了该酶对药物的敏感度。真菌耐药性已成为深部真菌感染治疗的一个日益严峻的问题，主要通过联合用药来增加疗效，减少产生耐药菌株；提高患者的免疫功能；避免盲目的预防性用药；研制针对新作用靶位点的药物；改进原有药物的剂型；监测药物的耐药情况等一系列方式解决这一问题。

获得途径　抗真菌药物主要通过微生物发酵、化学全合成、对已知药物的结构修饰等途径获得。临床上使用的药物主要为多烯类、唑类、烯丙胺类和棘白菌素类。

临床耐药情况　抗真菌药物在临床上的广泛使用，导致了日益严重的耐药性，大大限制了抗真菌药物的临床应用。1980 年首次报道念珠菌对酮康唑产生耐药性后，有关真菌耐药性的报道越来越多。曾有研究发现从临床分离的 851 株白色念珠菌中，有 37.2%对氟康唑耐药，47.6%对伊曲康唑耐药。真菌对两性霉素 B 的原发耐药发生率低，但肿瘤患者由于使用细胞毒性药物化学治疗、免疫抑制治疗等手段，真菌感染后易对两性霉素 B 产生耐药，而新型隐球菌继发对两性霉素 B 耐药偶见于严重的免疫功能损伤患者。假丝酵母菌对唑类的耐药发生率较高，如最常见的获得性免疫缺陷综合征患者口腔念珠菌感染。20 世纪 90 年代早期引入氟康唑治疗获得性免疫缺陷综合征后，口腔念珠菌感染很快出现了耐氟康唑的菌株。此外，唑类耐药还常见于氟康唑的累计使用剂量超过 10g 的患者。唑类药物耐药的报道还见于反复感染的外阴念珠菌病患者，而且非白色假丝酵母菌感染引起耐药的比例有所增加。常见的耐药非白色念珠菌包括光滑念珠菌、热带念珠菌、克柔念珠菌和近平滑念珠菌。伊曲康唑在临床应用的时间相对较短，并且以口服为主，故耐药的报道相对较少，但在免疫缺陷患者中，已分离出耐伊曲康唑的念珠菌、烟曲菌、新型隐球菌。伊曲康唑对耐氟康唑的念珠菌和烟曲菌的最低抑菌浓度明显升高，说明在唑类药物之间存在交叉耐药的可能性。

（车永胜　李二伟　刘玲）

duōxīlèi kàngzhēnjūn yàowù

多烯类抗真菌药物（polyene antifungal drugs）　具有多烯结构特征、防治真菌感染的一类抗生素。广泛用于治疗致病性真菌侵犯皮下组织、黏膜和内脏，感染器官所引起的真菌感染性疾病（深部真菌感染）。代表性的药物有两性霉素 B、制霉菌素、美帕曲星和克念菌素。

药物发现史　该类药物的发展始于制霉菌素的发现。1950 年，伊丽莎白（Elizabeth）和雷切尔（Rachel）从土壤微生物诺尔斯链霉菌（*Streptomyces noursei*）中分离出一种有抗真菌活性的四烯类化合物并命名为制霉菌素，该化合物对白色念珠菌、新型隐球菌、荚膜组织胞浆菌、皮炎芽生菌和曲菌等均有良好的拮抗作用，并于 1954 年在美国上市。1955 年，百时美施贵宝药品药物研究所从结节链霉菌（*Streptomyces nodosus*）中发现了一种七烯类化合物并命名为两性霉素 B，其结构与制霉菌素类似，但抗真菌谱更广，可作为全身或深部真菌感染的首选药物，但两性霉素 B 显著的毒、副作用限制了其临床应用。为了降低其毒性、同时保留其广谱抗真菌活性，人们开始研发两性霉素 B 的新剂型。两性霉素 B 的脂质体制剂于 1983 年研制成功并进行了用于治疗真菌感染的动物实验。1988 年上市的两性霉素 B 的脂质复合体制剂具有较优的治疗指数。在脂质体中，药物可被定向输送到真菌细胞壁，并与细胞膜中的麦角甾醇发生作用，降低了高剂量使用时对哺乳动物细胞的毒性。1994 年以来，两性霉素 B 剂型的开发又取得了新进展，如胶质分散体和纳米制剂等剂型。美帕曲星是金色链霉菌（*Streptomyces aureofaciens*）产生的多烯类抗生素帕曲星，经过甲基化反应得到的抗深部真菌感染的药物，其作用类似于两性霉素 B，对白色念珠菌疗效显著。克念菌素是球孢放线菌（*Streptomyces globisporus*）产生的七烯类抗真菌抗生素，与美帕曲星的结构具有较高的相似度，对念珠菌的作用最强，对曲菌、隐球菌、孢子丝菌等也有明显的抑制作用。

作用机制　通过其分子结构中疏水的双键与真菌细胞膜上的麦角固醇结合，形成甾醇-多烯复合物，使细胞膜脂质双层发生去极化，形成多孔状，引起细胞膜通透性增强，致使细胞内多种小分子物质外漏，引起真菌细胞的死亡。

耐药情况　尽管两性霉素 B 和制霉菌素等多烯类抗真菌药物已在临床上使用 50 多年，但相对其他类抗真菌药物，其耐药菌的出现频率较低。制霉菌素的抗菌作用与真菌菌体的生长速率有关，即菌体的生长速率愈快，药物与菌体细胞膜结合的亲和力愈大，其细胞膜被破坏的速度也愈快，由于快速生长的真菌细胞需要合成大量的细胞膜，使药物有更多的机会与靶位结合而发生作用。而耐药菌的生长速率则比敏感菌株慢得多，药物与耐药菌细胞膜结合的亲和力就会减小，使抗真菌药物难以发挥药效。人们在研究对数生长期（微生物以指数形式数量增殖时期）和静止期（微生物停止增殖时期）的白色念珠菌对两性霉素 B 的敏感性时也有同样的发现。此外，人们还发现当耐药菌在不含制霉菌素的培养基上繁殖几代后，对药物的耐受性又逐渐消失，这可能是由于真菌细胞又产生了对制霉菌素具有高亲和力的甾醇的缘故。对于产生这种耐药性的分子遗传学机制，还缺乏明确的解释。

（车永胜　李二伟　刘玲）

liǎngxìngméisù B

两性霉素 B（amphotericin B）

从委内瑞拉奥理诺科河谷的结节链霉菌（*Streptomyces nodosus*）发酵产物中发现的结构复杂的七烯大环内酯类抗生素。又称二性霉素 B、节丝霉素 B、两性霉素 B、两性霉素乙、芦山霉素、庐山霉素、异性霉素。结构式见图 1。1955 年由百时美施贵宝药品药物研究所发现。橙黄色针状或柱状结晶，无臭无味。不溶于水、无水乙醇、醚、苯及甲苯，微溶于二甲基甲酰胺，溶于二甲基亚砜、丙酮。熔点大于 170℃。有引湿性，在日光下易被破坏失效。该化合物的结构中还存在 1 个半缩醛与 1 个 3-氨基-D-海藻糖单元。该药物有抗真菌谱广、活性强的特点，对新型隐球菌、白色念珠菌、组织胞浆菌、球孢子菌以及酿酒酵母菌等均有显著的拮抗作用，是治疗深部真菌感染的重要药物。但使用中也表现出多种毒副作用，不仅可使患者出现寒战、高热、头痛、呕吐等症状，还可导致肝肾功能受损，甚至衰竭，

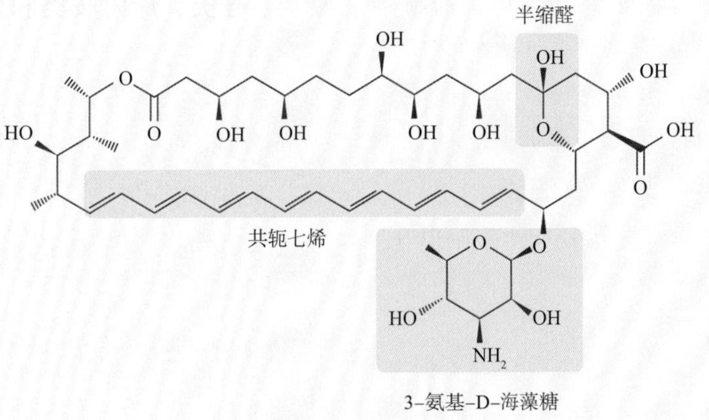

图 1　两性霉素 B 的结构式

以及导致低钾血症以及发生正常红细胞性贫血等。可与肾上腺皮质激素、洋地黄苷、氟胞嘧啶等药物联用，但不宜与氨基糖苷类、抗肿瘤药、卷曲霉素、多黏菌素类、万古霉素等加重肾毒性的药物联用。

为降低毒性，提高用药剂量和临床疗效，两性霉素 B 的脂质体制剂于 1983 年研制成功，两性霉素 B 的脂质复合体制剂与两性霉素 B 的胶质分散体制剂也分别于 1988 年及 1994 年投入临床使用。与传统制剂相比，与脂质体结合的两性霉素 B 不仅容易被网状内皮系统摄取，更易被选择性地转移至真菌细胞，减少被人体细胞的摄取，增加药物的抗真菌疗效并减少不良反应，特别是明显降低药物的肾毒性。但此类制剂的价格昂贵，尚缺乏临床应用经验，两性霉素 B 脂质复合体制剂和两性霉素 B 胶质分散体的应用对象多为对两性霉素 B 无效或不能耐受的深部真菌感染病例（大部分为念珠菌和曲菌感染）。两性霉素 B 脂质体制剂是临床应用较多的药物，但病例多集中于粒细胞减少的发热患者的经验性治疗。有限的临床资料显示，两性霉素 B 脂质体制剂的抗真菌效果与两性霉素 B 相当，但肾毒性明显减少。虽然有关两性霉素 B 脂类制剂效果的临床试验结果尚未报道，但对药物分布的研究表明，两性霉素 B 脂质复合体制剂在肺组织中的分布浓度高于传统两性霉素 B 制剂和脂质体制剂，提示对于肺部真菌感染可能更适合选用脂质复合体制剂。

（车永胜 李二伟 刘 玲）

zhìméijūnsù

制霉菌素（nystatin） 从土壤微生物诺尔斯链霉菌（*Streptomy-ces noursei*）的发酵产物中发现的第一个有共轭多烯的大环内酯类抗生素。淡黄色或浅褐色粉末，有谷物香味及引湿性。性质不稳定，极微溶于水，略溶于乙醇、甲醇，不溶于丙酮、乙醚及三氯甲烷。在微碱性介质中稳定，在 pH 为 9~12 时不稳定。多聚醛制霉菌素钠盐可溶于水。制霉菌素暴露在热、光、空气或潮湿状态下会变质。结构式见图 1。

该药是 1950 年由美国的布朗（Brown）和哈森（Hazen）发现的第一个抗霉菌抗生素。其化学结构与 1955 年发现的两性霉素 B 相似，都含有 1 个半缩醛与 1 个 3-氨基-D-海藻糖单元，但前者的内酯环上含有共轭双烯与四烯结构，而后者则在相同的位置上含有共轭七烯单元。二者在酯羰基与半缩醛之间碳链上的羟基取代方式有所区别。由于结构类似，制霉菌素与两性霉素 B 有相同的抗真菌作用机制，即通过与真菌细胞膜上的甾醇结合形成多烯复合物，使细胞膜脂质双层发生去极化，形成多孔状，增大了细胞膜的通透性，导致重要的细胞内容物漏失，引起真菌细胞死亡。

该药有广谱抗真菌作用，对念珠菌属的抗菌活性尤为显著，对新型隐球菌、曲菌、毛霉菌、小孢子菌、荚膜组织浆胞菌、皮炎芽生菌及皮肤癣菌等菌株也具有不同程度的抑制作用。口服吸收较差，口服给药后胃肠道不吸收，给常用口服剂量的药物后血药浓度极低，几乎全部服药量自粪便排出，故对全身性真菌感染无治疗作用。局部外用亦不被皮肤和黏膜吸收，注射用药则肾毒性大，故临床不应用。主要用于治疗口腔、消化道、阴道及皮肤、黏膜的念珠菌感染。常见不良反应包括低血钾（25%）、肾功能损害等。快速静脉滴注给药可能导致寒战、发热、呼吸困难，偶尔伴有皮疹、肝功能损害，但通常不影响治疗效果，无需停药。治疗真菌感染的注意事项是：有制霉菌素过敏史者禁用；混悬液室温下不稳定，应新鲜配制；孕妇及哺乳期妇女慎用；5 岁以下儿童不宜使用；对全身性真菌感染无治疗作用。

改变药物剂型可降低制霉菌素的毒、副作用。一个成功的例子是将游离制霉菌素包裹在多层脂质中，研制出注射用的制霉菌素脂质体。该剂型药物在降低肾毒性的同时仍保留了抗真菌活性，对治疗泌尿系统真菌感染具有优

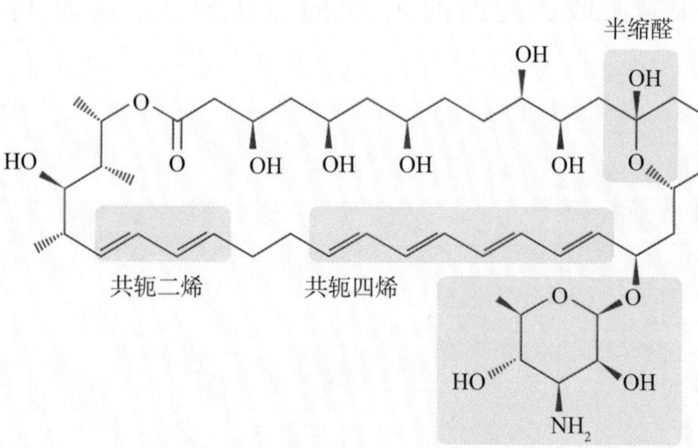

图 1 制霉菌素的结构式

势。在临床上用于治疗两性霉素B不能耐受或顽固的侵袭性曲菌病，该剂型药物已取得了较好的疗效。

（车永胜　李二伟　刘玲）

美帕曲星（mepartricin）

美帕曲星的前体是从链霉菌 *Streptomyces aureofaciens* 的发酵产物中发现的含有共轭多烯的大环内酯类抗真菌抗生素帕曲星，后者经甲基化反应后，制得美帕曲星。又称克霉灵、甲帕霉素、甲帕曲星、孟曲星等。结构式见图1。结构中含有多烯类大环内酯抗真菌药物特征性的共轭多（七）烯、半缩醛以及3-氨基-D-海藻糖结构单元，还含有对氨基芳香酮基团。

作用机制与同类抗真菌药物两性霉素B与制霉菌素类似，都是通过与真菌细胞膜的甾醇结构结合而破坏细胞膜的通透性而杀死真菌细胞。

该药是治疗深部真菌感染的药物，对白色念珠菌有较强抑制作用。口服制剂有两种，一种是与十二烷基硫酸钠组成的复合片，另一种是不含十二烷基硫酸钠的片剂。十二烷基硫酸钠可促进美帕曲星透过肠膜吸收进入血液，被吸收的药物在肾内的浓度较高，并由尿液排泄，治疗阴道真菌感染效果较好；未被吸收的药物则由粪便排出体外。美帕曲星可用于治疗白色念珠菌所致阴道炎和肠道疾病，也可用于阴道或肠道滴虫病的治疗。美帕曲星与其他多烯类大环内酯抗真菌药物一样，服用后不被吸收，并可在肠道内与肠肝循环中的固醇类物质，如雌激素、雄激素和胆固醇等形成不被吸收的复合物，随粪便排出体外，阻断这些物质的重吸收，使体内雌激素的水平下降。血浆雌激素水平下降后，雄激素与雌激素比值再平衡和雌激素成分的再平衡，导致了前列腺中形成二氢睾酮的胆固醇原料减少，减少了对前列腺增生上皮的刺激作用。因此，美帕曲星可用于治疗前列腺增生症及其主要症状，如排尿困难、夜尿、尿频、尿滴沥等。患者服用该药物后，客观指标和自觉症状都能得到明显的改善。

美帕曲星服用后不被吸收，只在肠道起作用，因此该药物对肝、肾功能、造血系统、心血管系统，以及内分泌系统均未表现出任何的影响，也不影响消化道内菌群的平衡及功能，可以长期服用。但是，服用美帕曲星的患者中约有 2%~8% 出现轻微的胃肠道反应，如胃部烧灼感和消化不良（4.5%）、恶心（1.7%）、腹泻（0.6%）、便秘（0.3%）、腹痛（0.3%），以及其他反应（0.6%）。美帕曲星不良反应轻微，一般不需要特殊处理，对少数不能耐受的患者可以对症处理，但对美帕曲星过敏者及孕妇不宜服用。

（车永胜　李二伟　刘玲）

克念菌素（cannitracin）

球孢链霉菌（*Streptomyces globisporus*）产生的多烯大环内酯类抗真菌抗生素。白黄色粉末；不溶于水、乙醇、丙酮，易溶于吡啶、二甲基甲酰胺、二甲基亚砜；密度为 $1.6\sim1.8g/cm^3$，熔点>160℃（分解）；遇酸碱物质、光、热易变质。结构式见图1。

其化学结构中除含有代表性的共轭多烯、半缩醛以及3-氨基-D-海藻糖结构单元外，还包括对氨基芳香铜结构，与同为链霉菌来源的抗真菌药物帕曲星（美帕曲星的前体）的结构具有较高相似度。克念菌素与其他多烯类大环内酯抗真菌药物有相同的作用机制。

该药对念珠菌的作用最强，对曲菌、新型隐球菌、孢子丝菌等也有明显的抑制作用。口服吸收较差，仅供外用及局部用药。主要用于治疗前列腺肥大症及呼吸道、眼部、口腔、阴道等部位的真菌感染。口服该药物会引起轻度胃肠道消化道局部刺激。主

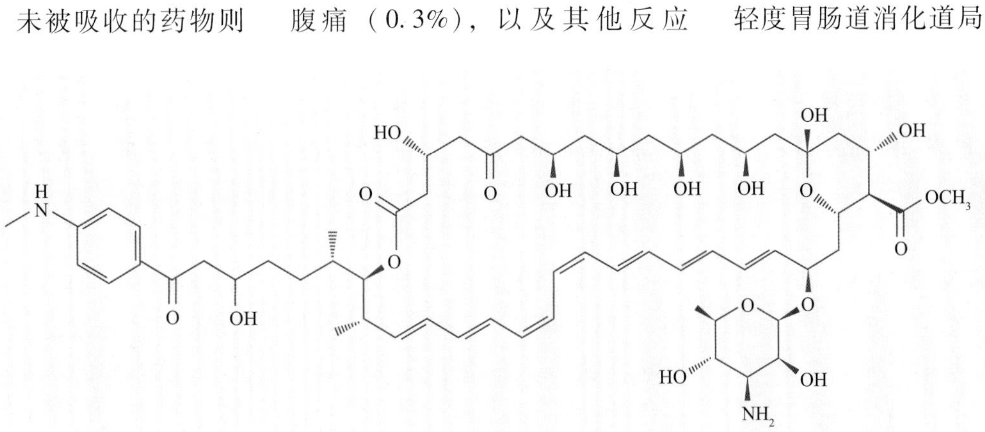

图1　美帕曲星的结构式

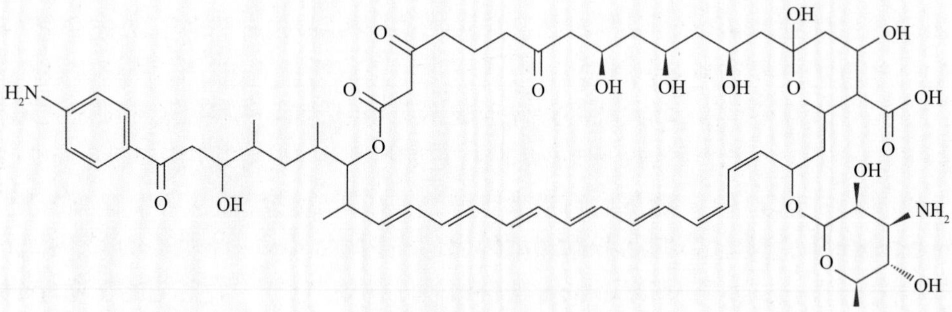

图 1　克念菌素的结构式

要采用气雾吸入的方法治疗呼吸道真菌感染、片剂治疗阴道感染。采用 0.5mg/ml 滴眼给药的方式治疗真菌性角膜炎、0.05% 溶液局部给药治疗皮肤真菌感染。对铜绿假单胞菌及假单胞菌属其他引起的创面、尿路以及眼、耳、气管等部位感染也有疗效，也可用于败血症、腹膜炎的治疗。对大肠埃希菌、肺炎克雷伯菌，以及流感嗜血杆菌、肠杆菌属、沙门菌属、志贺菌属、百日咳杆菌、巴斯德菌属和弧菌属等革兰阴性菌也显示了不同程度的抗菌作用。但变形杆菌属、奈瑟菌属、沙雷菌属、普鲁威登菌、革兰阳性菌和专性厌氧菌均对克念菌素不敏感。

细菌对克念菌素与多黏菌素 E 之间有交叉耐药性，但对克念菌素与其他类抗菌药物之间则没有发现交叉耐药性。由于口服不吸收，克念菌素注射后主要由尿排出，但在 12 小时内仅排出很少量，以后达到 20~100μg/ml 的浓度，在停药后 1~3 天内，继续有药物排泄。

不良反应主要包括：皮肤症状，如皮疹、紫癜、瘙痒等（共约 2%）；消化道症状，如腹泻、恶心、呕吐、味觉改变、黄疸以及药物性肝炎等（共约 2%）；局部刺激症状，如血栓性静脉炎；

注射部位肿胀（共约 2.4%）。也可引起神经系统症状、阴道炎、口腔损害、乏力、眩晕、出血等。使用注意事项为：克念菌素与青霉素类之间不存在交叉变态反应，但对于青霉素过敏者及过敏体质者仍应慎用；对肝的毒性不大，但对肝功能已受损的患者应观察其动态变化；对肾损害较重，个别病例可死亡，因此肾功能不全者应减量；静脉注可引起呼吸抑制，一般不用该种给药方式。

（车永胜　李二伟　刘玲）

zuòlèi kàngzhēnjūn yàowù

唑类抗真菌药物（azole antifungal drugs）　一类人工合成的广谱抗真菌药物。1969 年，第一个唑类广谱抗真菌药物克霉唑问世，主要用于治疗局部浅表真菌病或皮肤黏膜念珠菌病，但可引起皮疹、荨麻疹、脱皮、刺痛、肿胀等诸多皮肤刺激症状。同年，又合成与克霉唑活性相似，对念珠菌属、隐球菌属均有疗效的咪康唑（miconazole），用于治疗肠道念珠菌感染（口服）、皮肤癣菌或念珠菌属引起的皮肤黏膜感染（外涂）及阴道真菌感染（洗剂）。咪康唑可导致静脉炎、恶心、呕吐、发热、心律失常等症状。益康唑（econazole）为咪康唑的脱氯衍生物，具有广谱强效抑菌活性，对念珠菌、着色真菌、球

孢子菌、组织浆胞菌、孢子丝菌等属真菌感染均有疗效，局部用药可治疗皮肤和阴道念珠菌感染、皮肤癣病等。1978 年，人们研制了酮康唑，并通过结构改造于 1984 年发现了对深部和浅表真菌感染均有疗效的伊曲康唑。1985 年，氟康唑问世，并被广泛用于临床。

2002 年，新一代三唑类广谱抗真菌药物伏立康唑在欧盟和美国获批上市，并于 2004 年在中国上市。伏立康唑用于治疗侵袭性曲菌病、氟康唑耐药念珠菌引起的严重侵袭性感染，以及由足放线菌属和镰刀菌属等少见菌属引起的进行性且危及生命的感染，但对接合菌属，如毛霉菌和根霉菌无抗菌活性。伏立康唑已被多个国家的抗感染指南推荐作为治疗侵袭性曲菌病的一线用药。三唑类药物普沙康唑（posaconazole）分别于 2005 年和 2006 年在欧洲和美国上市，但尚未在中国上市。该药对曲菌、念珠菌、接合菌等属菌株感染均有疗效，但对克柔念珠菌、光滑念珠菌及耐氟康唑和伊曲康唑的念珠菌作用较弱。拉夫康唑（ravuconazole）是处于粪便临床试验阶段的三唑类药物，它比伊曲康唑、氟康唑等的抗菌谱更广，对念珠菌、曲霉菌、放线菌、镰刀菌、球孢子

菌、组织胞浆菌等属菌株以及其他的酵母和霉菌均具有抑制活性。

通过选择性抑制真菌细胞色素 P450 依赖酶，14α-羊毛脂醇去甲基酶（CYP51），阻止细胞膜主要成分麦角甾醇的合成，增加细胞膜的通透性，引起细胞死亡。克霉唑、酮康唑、咪康唑、益康唑、氟康唑、伊曲康唑、伏立康唑、普沙康唑与拉夫康唑均为广谱抗真菌药物，对白色念珠菌、着色真菌、球孢子菌、组织胞质菌、孢子丝菌等属和新型隐球菌等有较强的抑制作用，对曲菌也有一定的抗菌活性，但对毛霉菌无效。

该类药物的毒性较大，可导致胃肠道紊乱、恶心、呕吐，并有因肝毒性而致死的报道，对血液及中枢神经系统也有毒性。注射过程中可引发寒战、高热、过敏反应、心律不齐，静脉给药可导致血栓性静脉炎。

（车永胜 李二伟）

tóngkāngzuò

酮康唑（ketoconazole） 又称酮基咪唑。化学名称为1-乙酰基-4-¦4-〔2-（2,4-二氯苯基）-2-（1H-咪唑-1-甲基）-1,3-二氧戊环-4-甲氧基〕苯基¦-哌嗪，结构式见图1。类白色结晶性粉末，无臭、无味，在三氯甲烷中易溶，在甲醇中溶解，在乙醇中微溶，在水中几乎不溶。熔点为 147~151℃。

该药是第一个可口服的合成咪唑类抗真菌药物，其结构中含有 1 个咪唑环和 1 个哌嗪环，对念珠菌、着色真菌、球孢子菌、组织胞浆菌、孢子丝菌属及毛发癣菌等均有抗菌作用。作用机制是通过选择性抑制真菌细胞色素 P450 的活性，干扰细胞膜内麦角固醇的合成，增加细胞膜的通透性，而引起细胞死亡。酮康唑在临床上用于治疗深部和浅部真菌感染，包括胃肠道真菌感染、局部用药无效的阴道白色念珠菌病、皮肤真菌感染、白色念珠菌病、球孢子菌病等，对手癣、足癣、皮肤癣、体癣、股癣、鹅口疮、花斑癣及皮肤念珠菌病等均有疗效。酮康唑洗剂作为皮肤外用药，主要用于治疗和预防由马拉色菌引起的各种感染，如花斑癣、脂溢性皮炎和头皮糠疹（头皮屑），并能迅速缓解由脂溢性皮炎和头皮糠疹引起的脱屑和瘙痒。酮康唑在胃酸内溶解吸收，胃酸酸度降低时可使其吸收减少，因此餐后服用可使其吸收增加，生物利用度可达到 75%。在体内被吸收后分布广泛，其分布范围包括关节液、唾液、胆汁、尿液、肌腱、皮肤软组织、粪便等。酮康唑不易穿透血脑脊液屏障，在大多数情况下，脑脊液中的药物浓度 < 1mg/L。与血清蛋白的结合率为 90% 以上。部分药物在肝内代谢，降解为无活性的咪唑环和哌嗪环。代谢产物及原型药物主要由胆汁排泄，经肾排出的药量仅占给药量的 13%，其中有 2%~4% 为原型药物。可以透过血胎盘屏障，亦可分泌至乳汁。

外用酮康唑引起的不良反应：①红斑、灼热、瘙痒、刺痛或其他刺激症状，毛囊炎，皮肤萎缩变薄，以及毛细血管扩张等。②皮肤干燥、多毛、萎缩纹、感染发生率增加等。③长期用药可引起皮质功能亢进症，表现为多毛、痤疮、满月脸、骨质疏松等症状。④偶尔可以引起变态反应性接触性皮炎。口服酮康唑的副作用包括：①肝毒性。可引起血清氨基转移酶（丙氨酸氨基转移酶和天冬氨酸氨基转移酶）活性可逆性升高，偶尔有发生严重肝毒性者，主要为肝细胞型，发生率约为 0.01%，临床表现为黄疸、尿色深、粪色白、异常乏力等，通常停药后可恢复，但也有死亡病例；儿童中亦有肝炎病例发生。②胃肠道反应。常见副作用为恶心、呕吐及食欲不振。③男性乳房发育及精液缺乏，该副作用与酮康唑抑制睾酮和肾上腺皮质激素合成有关。

（车永胜 李二伟 张 杨）

kèméizuò

克霉唑（clotrimazole） 分子中含有 1 个氯代苯环和两个苯环的吡咯类广谱抗真菌药物。又称克罗确松、抗真菌 1 号、抗真菌 I 号、氯曲马唑、三苯氯甲咪唑、氯苯甲咪唑、三苯甲咪唑、杀癣净。化学名称为1-（（2-氯苯基）二苯甲基）-1H-咪唑；白色粉末或无色结晶性粉末；熔点为 147~149℃；溶于无水乙醇、丙酮、三氯甲烷，几乎不溶于水；无臭，无味，在酸溶液中迅速分解；结构式见图1。克霉唑盐酸盐熔点为 159℃。

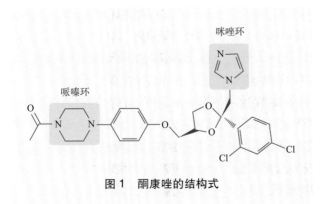

图 1 酮康唑的结构式

（标注：哌嗪环、咪唑环）

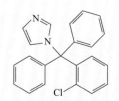

图 1　克霉唑的结构式

该药对红色毛癣菌、石膏样毛癣菌、新型隐球菌、曲菌、藻菌、白色念珠菌等，均有显著的抑制作用；对申克孢子丝菌、皮炎芽生菌、粗球孢子菌、组织浆胞菌等也有一定抗菌活性，但对某些暗色孢科、毛霉菌属等菌株的抑制作用较差。通过抑制细胞色素 P450 依赖性酶——羊毛甾醇 14-α-脱甲基酶而达到抑菌作用。克霉唑适用于局部浅表真菌感染或皮肤黏膜念珠菌感染，对白色念珠菌所致皮肤念珠菌病和外阴阴道炎，由红色毛癣菌、须癣毛癣菌、絮状表皮癣菌和犬小孢子菌所致体癣、股癣、足癣，以及糠秕马拉色菌所致花斑癣，均有疗效，也可用于治疗甲沟炎、须癣和头癣。临床上使用克霉唑引起的副作用主要包括皮疹、荨麻疹、水疱、灼热、瘙痒、脱皮、发红、刺痛、肿胀等皮肤刺激症状。不可与制霉菌素合用。应用于临床的制剂类型包括软膏、溶液剂、阴道片、栓剂等。

克霉唑的抗真菌作用机制是通过干扰细胞色素 P450 的活性，抑制真菌麦角固醇等固醇的生物合成，损伤真菌细胞膜并改变其通透性，以致重要的细胞内物质外漏；可抑制真菌的三酰甘油和磷脂的生物合成；也可抑制氧化酶和过氧化酶的活性，引起细胞内过氧化氢积聚导致细胞亚微结构变性和细胞坏死。

（车永胜　李二伟　张　杨）

fúkāngzuò

氟康唑（fluconazole）　一类结构中含有两个三唑环的广谱抗真菌药物。化学名称为 2-（2,4-二氟苯基）-1,3-双（1H-1,2,4-三唑-1-基）-2-丙醇，结构式见图 1。1980 年被首次研制成功并获得批准上市。白色或类白色结晶或结晶性粉末，无臭或微带特异臭，味苦；易溶于甲醇，溶于乙醇，微溶于二氯甲烷、水或醋酸，不溶于乙醚中；熔点为 137～141℃。

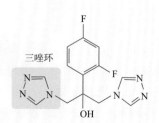

图 1　氟康唑的结构式

氟康唑为三唑类抗真菌药物，其作用机制与其他氮唑类抗真菌药物相同，通过竞争性抑制真菌细胞膜中麦角固醇的生物合成而抑制或杀灭真菌。治疗深部真菌感染特别是白色念珠菌及新型隐球菌感染有显著疗效，不仅是临床上用于治疗深部真菌感染的重要手段之一，也是治疗多种真菌感染的一线药物之一。主要用于治疗阴道念珠菌病、鹅口疮、萎缩性口腔念珠菌病、真菌性脑膜炎、肺部真菌感染、腹部感染、泌尿系统感染以及皮肤真菌感染。口服及静脉注射氟康唑可用于治疗人和各种动物的真菌感染，如念珠菌感染（包括免疫正常或免疫受损的人和动物的全身性念珠菌病）、新型隐球菌感染（包括颅内感染）等。抗菌谱较广，还对包括马拉色菌、小孢子菌属、毛癣菌属、表皮癣菌属、皮炎芽生菌、粗球孢子菌及荚膜组织胞浆菌、斐氏着色菌、卡氏枝孢霉等有拮抗作用。氟康唑的体外抗菌活性明显低于酮康唑，但其体内抗菌活性明显高于其体外作用。有吸收迅速完全、组织分布广、口服生物利用度高、药物相互作用少等特点。氟康唑与血浆蛋白的结合率低，大部分药物以原型药的形式从尿液中排出，有较长的半衰期，可以透过血脑屏障。

该药与其他的抗真菌药物如酮康唑、两性霉素 B 等相比，毒副作用较小，引起的不良反应症状也较少。是水溶性药物，其不良反应以引起消化系统症状为主，常见的主要包括：①消化道反应。表现为恶心、呕吐、腹痛或腹泻等。②过敏性反应。可表现为皮疹，偶尔发生严重的剥脱性皮炎（常伴随肝功能损害）、渗出性多形红斑等。③肝毒性。可发生轻度一过性血清氨基转移酶活性升高，偶尔出现肝毒性症状，尤其易发生于有严重基础疾病（如获得性免疫缺陷综合征和癌症）的患者。④头晕、头痛等症状。⑤某些患者，尤其是有严重基础疾病的患者，可能出现肾功能异常。⑥偶尔发生周围血象一过性中性粒细胞减少和血小板减少等血液学检查指标改变，尤其易发生于有严重基础疾病的患者。

（车永胜　李二伟　张　杨）

yīqǔkāngzuò

伊曲康唑（itraconazole）　又称依他康唑。分子式为 $C_{35}H_{38}Cl_2N_8O_4$，分子量为 705.63，熔点为 166℃。结构式见图 1。化学合成的三唑类抗真菌药物。临床上使用的药物是其结构中二氧戊烷环上 4 个顺式异构体的混合物。在二氯甲烷中易溶，在四氢

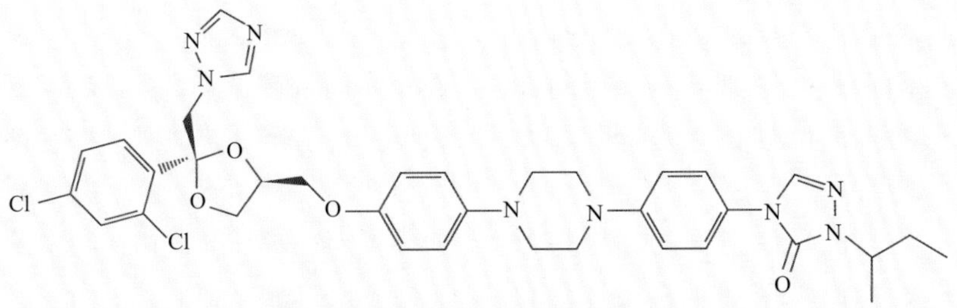

图 1　伊曲康唑的结构式

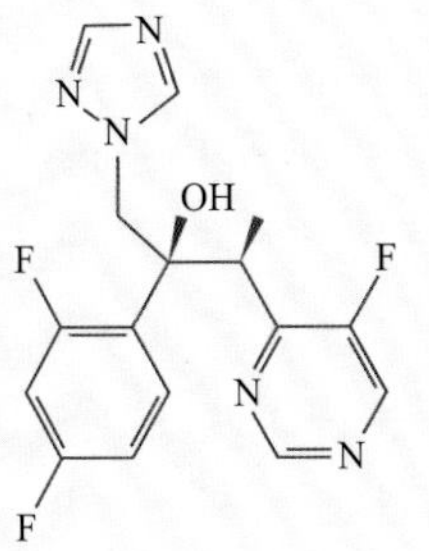

图 1　伏立康唑的结构式

呋喃中略溶，在水、甲醇或乙醇中几乎不溶。主要剂型包括胶囊剂、口服溶液剂和静脉注射剂。1992 年 9 月，伊曲康唑胶囊获得美国食品药品管理局批准，在美国上市，次年在中国上市。口服液、注射液分别于 1997 年和 1999 年在美国上市，并于 2003—2004 年开始在中国上市。已广泛用于治疗多种真菌感染性疾病。

该药的抗菌谱与氟康唑相似，作用机制是通过干扰真菌细胞膜的重要成分麦角甾醇生物合成而发挥抗真菌作用，对深部真菌感染如曲菌病、隐球菌性脑膜炎和浅表真菌如手癣、甲癣均有治疗作用。胶囊剂已在临床应用多年，主要用于治疗浅表真菌感染，治疗白色念珠菌感染的口腔牙龈炎的疗效与口服液一致，且副作用较少。但胶囊剂吸收不规则，血药浓度波动大，使其应用受到限制。1992 年以来，开发了口服溶液剂和静脉注射剂。口服液在空腹情况下吸收更好，更适用于治疗口腔和面颊部黏膜的真菌感染。在肠道中，由于渗透作用会引起轻微的腹泻等胃肠道症状，但无须特别处理。口服液比胶囊更适合儿童，而静脉注射剂常用于高危患者。不同制剂可联合使用治疗真菌感染，通常先用伊曲康唑注射液达到较高的血药浓度，再用口服溶液或胶囊剂维持。胶囊

剂治疗浅表、皮下真菌感染的效果显著，口服液与静脉注射剂对全身性真菌感染的治疗效果较好。伊曲康唑为不溶于水的亲脂性药物，其溶解度是吸收的限速步骤，食物对伊曲康唑有增溶作用，禁食状态比餐后给药生物利用度降低 40%。在体内有非线性药动学过程，患者长期或大剂量使用可能引起药物蓄积而产生毒副作用。

利福平与苯妥英可明显降低伊曲康唑的口服生物利用度，当与诱酶药物共同服用时应监测血浆浓度。该药物与华法林及地高辛有相互作用，这些药物与该药物同服时，应减少剂量。在血浆结合方面，该药物与丙咪嗪、普萘洛尔、地西泮、西咪替丁、吲哚美辛、甲苯磺丁脲和磺胺二甲基嘧啶之间无相互作用。不良反应常为胃肠道不适，如恶心、食欲不振、腹痛和便秘。较少见的副作用包括头痛、可逆性肝酶活性升高、月经紊乱、头晕和变态反应（如瘙痒、红斑、风团和血管性水肿）。

（车永胜　李二伟　刘玲）

fúlìkāngzuò

伏立康唑（voriconazole）　在氟康唑结构基础上研究开发的新型广谱抗真菌药物。为新一代三唑类广谱抗真菌药物。分子式为 $C_{16}H_{14}F_3N_5O$，分子量为 349，结构式见图 1。辉瑞公司研发，有抗

菌谱更广、抗菌效力强、毒性低等特点。2002 年被美国食品药品管理局批准上市，主要用于治疗侵袭性曲菌病、念珠菌引起的严重侵袭性感染等。主要剂型包括白色冻干粉剂及片剂。

该药的抗真菌作用机制是通过抑制细胞色素 P450 依赖性 14-α-固醇去甲基酶的活性，抑制功能性真菌膜的形成和维持真菌生长的甾醇的生物合成，使细胞膜合成受阻，细胞破裂死亡。对念珠菌的抑制活性比氟康唑高 8~130 倍，对耐氟康唑的菌株，如克柔念珠菌、近平滑念珠菌等也非常有效；对新型隐球菌的抑制活性也优于氟康唑和伊曲康唑，并且对临床上难以治疗的烟曲菌感染具有良好的疗效，是临床上治疗侵袭性曲菌病的首选药物。伏立康唑的代谢有可饱和性，所以其药动学呈非线性，暴露药量增加的比例远远大于剂量增加的比例。鉴于伏立康唑药动学的复杂性，故临床上应结合患者情况及相关指南进一步规范使用，并建议通过监测患者血药浓度，及时调整用药剂量，提供个体化用药方案。

和其他唑类抗真菌药一样，伏立康唑与特非那定、阿司咪唑、西沙比利喹诺酮类药物有相互作用；与其他唑类药物不同的是，伏立康唑与雷尼替丁、西咪替丁

没有药物相互作用，也不影响地高辛的药动学性质。常见的不良反应主要包括发热、腹痛、头痛、寒战、胸痛、低血压、静脉炎、恶心、呕吐、腹泻、血小板减少、贫血、白细胞减少、全血细胞减少、头昏、幻觉、抑郁、焦虑、急性肾功能衰竭和血尿等。症状一般出现在初始用药的1周内，随着改变用法用量，上述症状可逐渐减轻或者消失。也可引起电解质紊乱，如低钾、低镁和低钙血症等。不良反应多为可逆，无须停药。

(车永胜 李二伟 张 杨)

xībǐng'ànlèi kàngzhēnjūn yàowù

烯丙胺类抗真菌药物（allyla-mine antifungal drugs）

基于杂环螺旋萘类化合物衍生出来的一类高效、低毒的抗真菌药物。是一类新的抗真菌药物，远比咪唑类抗真菌药物及灰黄霉素的毒性小。抗菌谱包括曲菌、念珠菌和申克孢子丝菌。

1981年，人们发现了第一个烯丙胺类抗真菌药物——萘替芬。1985年，该药物相继在法国、奥地利、马来西亚和新加坡等国获批准上市。由于萘替芬只能外用，不能口服，人们对其结构进行了改造，采用叔丁基乙炔基替换了其结构中侧链上的苯基，制备了继萘替芬后又一个烯丙胺类抗真菌药物特比萘芬，并于1991年首次在英国上市。特比萘芬是治疗皮肤真菌感染的一个突破性进展，与萘替芬相比，口服和局部外用该药物均有疗效。特比萘芬对表皮真菌和曲菌的抑制活性强于萘替芬、酮康唑、伊曲康唑、益康唑及灰黄霉素，有治愈率高、疗程短、复发率低、亲脂性强、疗效迅速、安全性高和使用方便等特点。1992年，第三个烯丙胺类抗真菌药布替萘芬（butenafine）研制成功，该药物具有广谱、高效等特点，对皮肤真菌、曲霉菌的抗菌活性比克霉唑强，但对念珠菌的抗菌活性比克霉唑和联苯苄唑弱。

该类抗真菌药物的作用机制是通过抑制真菌的角鲨烯环氧化酶，阻断真菌细胞麦角固醇的合成，破坏其细胞膜的生成。真菌与哺乳动物中角鲨烯环氧化酶的氨基酸序列的差异可能是烯丙胺类抗真菌药物选择性的分子基础。该类药物结构的侧链部分和角鲨烯环氧化酶的亲脂性位点结合，致使角鲨烯环氧化酶的构象发生改变而失活，由此引起角鲨烯积累和麦角固醇缺乏。角鲨烯积累使细胞膜渗透性增加，导致了真菌细胞死亡。烯丙胺类药物广泛应用于治疗浅部真菌感染，如皮肤和指甲真菌感染，不用于深部真菌感染。

该类药物主要作用于真菌细胞的角鲨烯环化酶，并不抑制细胞色素 P450 酶，故口服给药时可降低肝毒性和不良反应发生率。口服特比萘芬最常见的不良反应为食欲不振、消化不良、恶心、轻微腹痛、皮疹、荨麻疹等。外用烯丙胺类抗真菌药物仅有极少数产生局部刺激、发红、瘙痒及接触性皮炎等症状。尽管临床上使用特比萘芬治疗真菌感染的效果不甚理想，但尚未发现真菌对其产生耐药性。不过，已有念珠菌对氟康唑产生耐药性，以及对特比萘芬产生交叉耐药性的报道，也已经发现了一些对该类药物产生耐药性的不同种类的真菌。

代表性的烯丙胺类抗真菌药物有萘替芬、特比萘芬与布替萘芬。

(车永胜 李二伟 刘 玲)

nàitìfēn

萘替芬（naftifine）

第一个烯丙胺类外用抗真菌感染的药物。又称奈夫替芬、奈替芬。分子式为 $C_{21}H_{21}N$，分子量为287，为无色黏稠液体，沸点为 162～167℃。结构式见图1。萘替芬和含氯化氢的异丙醇溶液相互作用时发生反应，可以得到盐酸萘替芬，其熔点为177℃（经丙醇重结晶）。萘替芬的化学结构中含有萘环和烯丙胺结构单元，属于烯丙胺类抗真菌药物。1981年发现。有广谱抗真菌活性，局部用药的耐受性良好，无全身毒性，对皮肤癣菌感染有良好疗效。

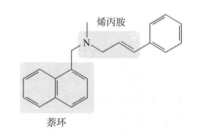

图1 萘替芬的结构式

该药的作用机制是通过选择性抑制真菌角鲨烯环氧化酶，干扰真菌细胞壁中麦角固醇的生物合成，影响真菌细胞的脂质代谢，使真菌细胞损伤或死亡而起到抑制真菌细胞生长或杀灭作用。还有一定的抗炎作用。比其他抗真菌药物的起效更快。对炎性或湿疹性皮肤真菌感染的治疗，单独使用萘替芬与唑类衍生物联用皮质甾类药物相比，有同样疗效。盐酸萘替芬又称桂萘甲胺、萘替芬、或盐酸萘桂胺，是医院皮肤科治疗真菌感染的常用药物之一，对毛癣菌、小孢子菌、絮状表皮癣菌等属的皮肤真菌均具有杀菌作用，对马拉色菌属、念珠菌属及其他酵母菌具有抑菌作用，并对革兰阳性及革兰阴性细菌也具有局部的杀菌作用。适用于治疗敏感真菌所致皮肤真菌病，如体股癣、手足癣、头癣、甲癣、花斑癣、浅表念珠菌病以及皮肤皱褶部的擦烂性真菌病等。健康人皮肤外用1%盐酸萘替芬软膏，有3%~6%的药物被吸收，在单剂量给药的24小时内，皮肤表层的萘替芬浓度就足以抑制皮肤癣菌的生长。在人体的各个器官中，肝中的萘替芬分布量最高，其次是在肾和脾中。由其化学结构特征所决定，萘替芬有高亲角质性和亲脂性，可在脂肪组织中蓄积，并缓慢释放、代谢和排泄。在人体内主要通过苯环和萘环氧化以及N-去烷基化等方式被代谢，至少可转化成3种代谢产物，但其代谢产物都不具抗真菌活性。体内药物有40%~60%以原型药和代谢产物的形式排泄到尿中，其余部分则经胆汁排泄到粪便中。皮肤外用萘替芬的半衰期为2~3天。

患者对萘替芬局部应用的耐受性良好，未见全身副反应的报道。临床试验中确有少数患者发生过轻、中度局部刺激（灼热、刺痛、瘙痒等），但只有极少数患者需要中断治疗。

（车永胜 李二伟 张 杨）

tèbǐnàifēn

特比萘芬（terbinafine） 又称坦平那芬、雷舒、疗霉素。分子式为 $C_{21}H_{25}N$，分子量为291，结构式见图1。白色结晶或类白色粉末，熔点为195~198℃。对皮肤癣菌的疗效高、毒性低，临床上用其盐酸盐，即盐酸特比萘芬，为国家二类抗真菌药物，有霜剂及口服剂型。特比萘芬的化学结构中也含有萘环和烯丙胺结构单元。

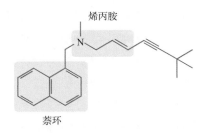

图 1 特比萘芬的结构式

1992年获得美国食品药品管理局批准上市的烯丙胺类广谱抗真菌药物。1999年后转为非处方药品。口服用于治疗一些霉菌病、孢子丝菌病及着色芽生菌病，外用乳膏/喷雾剂用于治疗浅表真菌引起的皮肤、指甲感染，包括毛癣菌、小孢子菌、表皮癣菌等属真菌引起的体癣、股癣、足癣、甲癣，以及皮肤白色念珠菌感染。

其作用机制是通过抑制真菌麦角甾醇合成过程中的角鲨烯环氧化酶，使角鲨烯在真菌细胞中蓄积，破坏真菌的膜结构，使其中主要成分如磷脂及蛋白质的合成与转换功能明显减退，膜功能的降低导致真菌死亡。

该药口服吸收较好，50~750mg剂量时药动学呈线性关系。单剂量口服2小时内血浆中药物浓度达到峰值，吸收与分布半衰期分别为0.8、4.6小时。高亲脂性的特比萘芬被吸收后很快弥散于真皮内，并集中于亲脂性的角质层内，从皮脂中排除。在肝脏内被代谢生成15种失活的产物，其中N-去甲基特比萘芬、羟化特比萘芬、N-去甲基羟化特比萘芬、羧化特比萘芬和N-去甲基羧化特比萘芬等5种主要代谢产物通过侧链的去甲基和/或羟化作用以及进一步的氧化作用形成。体内药量70%以上经肾排泄，原型

药物在尿液中仅占微量，并与5种代谢产物共占肾排泄的25%，说明5种代谢产物在经肾排出之前又经过进一步代谢。也可经胆汁排泄及乳汁分泌，但不经汗腺排泄。血浆稳态浓度无年龄依赖性改变，但在肝功能或肾功能受损的患者中，清除率可能会降低，引起血浆中药物水平升高。肝病患者的特比萘芬清除率降低约50%。

不良反应常为轻中度，最常见的是胀满感、食欲降低、消化不良、恶心、轻微腹痛和腹泻等胃肠道症状，皮疹、荨麻疹等轻微的皮肤反应，以及关节痛、肌痛等骨骼肌反应。但随着临床应用日益广泛，发生不良反应的报道也在增多，如肝胆疾病、味觉丧失、中性粒细胞计数下降、肾功能障碍、腮腺肿大等，但症状较轻微且多为可逆性。动物实验证明特比萘芬对小鼠无致畸作用。一般认为特比萘芬不影响细胞色素氧化酶P450，因此与其相互作用的药物较少，但最近报道特比萘芬可抑制CYP2D6，同经其代谢的其他药物合用应注意。

（车永胜 张 杨）

āmòluófēn

阿莫罗芬（amorolfine） 又称吗啉罗芬、罗每乐、罗噻尼尔。分子式为 $C_{21}H_{35}NO$，分子量为317，结构式见图1。无色或近乎无色的澄明液体。盐酸阿莫罗芬为白色固体，熔点为217~219℃。

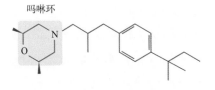

图 1 阿莫罗芬的结构式

其结构中含有吗啉环，属苯丙基吗啉类衍生物，化学结构特征与唑类、烯丙胺类，以及多烯大环内酯类抗真菌药物均明显不同，是一种全新化学结构类型的抗真菌药物。罗氏公司（Roche）开发，并于1991年获批准上市的外用抗真菌药物。有抗菌谱广、渗透能力强的特点，常用剂型包括阴道栓剂、霜剂、指甲水等。

该药的抗真菌作用机制主要是抑制真菌细胞膜上麦角固醇的生物合成。在麦角固醇的生物合成途径中，能抑制次麦角类固醇转化成麦角固醇所需的还原酶和异构酶，造成次麦角类固醇蓄积以及麦角类固醇大量减少，导致细胞膜的结构和功能受损而杀伤真菌细胞。也可造成异常壳多糖（旧称几丁质，下同）沉积，导致真菌细胞生长障碍。作为吗啉衍生物，阿莫罗芬还能抑制角鲨烯环氧化酶、烟酰胺腺嘌呤二核苷酸氧化酶和琥珀细胞色素C还原酶，有极高的体外药理活性。施用抑菌浓度的阿莫罗芬对细胞呼吸、DNA、RNA、蛋白质，以及碳水化合物等的合成并无影响。体内活性优于萘替芬、克霉唑、奥昔康唑以及酮康唑。体外抗真菌谱较广，主要包括对皮肤癣菌、丝状真菌、酵母菌、壳蠕孢菌以及糠秕马拉色菌属等菌株的抑制作用，对皮肤癣菌病，特别是对甲癣有特效，是理想的局部抗真菌药物。

体外药动学研究表明，5%阿莫罗芬二氯甲烷或乙醇指甲油可在24小时内穿透指甲，指甲最上层的药物浓度约为最下层的100倍。单次使用指甲油5~25小时后药物流量达到最大值，并且发现二甲基亚砜可增加阿莫罗芬的穿透性。在选用猪蹄角模拟人指甲进行穿透研究时发现，7天后应用剂量的阿莫罗芬中有1.8%在甲下部位出现。经皮吸收试验表明，单次外用0.25%阿莫罗芬乳膏，经皮下吸收的药量不超过用药量的10%。盐酸阿莫罗芬搽剂可渗透指甲板并在其中弥散，根除甲板内及甲板下的真菌，并作用持久。局部外用该药物所致全身吸收很少，即便连续用药1年，血浆中的药物浓度仍然低于检测水平。在少数情况下，涂施后药物后会引起甲床周围皮肤出现局部轻微烧灼感、瘙痒、红斑、脱屑和疼痛，但无须停药。

（车永胜 李二伟 张杨）

jíbáijūnsùlèi kàngzhēnjūn yàowù

棘白菌素类抗真菌药物

（echinocandin antifungal drugs）

一类以真菌细胞壁为靶点的新型多肽类抗真菌药物。已有卡泊芬净、米卡芬净和阿尼芬净等3种药物成功应用于临床。其中，卡泊芬净于2001年被美国食品药品管理局（FDA）批准上市，是第一个用于临床的棘白菌素类抗真菌药物。卡泊芬净对念珠菌属菌株有强抑制活性，美国抗感染协会2009年颁布的念珠菌病治疗指南中，推荐其作为念珠菌菌血症非粒细胞缺乏的成人一线用药及念珠菌菌血症粒细胞缺乏的一线用药。但是，卡泊芬净尚未开展作为侵袭性曲菌病初始治疗的研究，所以在2008年颁布的美国抗感染协会曲菌病治疗指南中，推荐卡泊芬净只作为治疗对其他药物治疗无效或不能耐受的难治性侵袭性曲菌病的药物。米卡芬净，2002年在日本上市，随后于2005年经美国FDA认证，获准在美国上市。米卡芬净仅被批准用于治疗食管念珠菌感染、骨髓移植及获得性免疫缺陷综合征患者中性粒细胞减少症的预防治疗。阿尼芬净于2006年获得美国FDA批准上市，主要用于治疗食管或其他形式的念珠菌感染，对唑类和多烯类耐药的念珠菌属也有很强的抗菌作用。

该类抗真菌药物属真菌细胞壁生物合成抑制剂。真菌细胞壁由 β-（1,3）-D-葡聚糖和壳多糖等成分组成，在维持细胞生长和正常生理功能中起重要作用。β-（1,3）-D-葡聚糖合成酶位于细胞膜，可催化生成非竞争性抑制 β-（1,3）-D-葡聚糖，参与真菌细胞壁生物合成。棘白菌素类抗真菌药物的作用机制是通过抑制真菌细胞壁 β-（1,3）-D-葡聚糖合成酶，干扰细胞壁的生物合成，破坏细胞壁的完整结构，使细胞渗透压失衡，最终导致真菌细胞溶解死亡。哺乳动物细胞无细胞壁，缺乏 β-（1,3）-D-葡聚糖合成酶。因此，发展以真菌细胞壁为靶点的抗真菌药物可降低药物对人类机体的不良反应，而且该类药物对真菌细胞具有较高的特异性，与现有的其他类型的抗真菌药物之间不易存在交叉耐药性。棘白菌素类抗真菌药物引起不良反应的发生率较低，主要包括头痛、发热、肝损害、静脉炎、组胺释放、溶血、红斑等。多肽类药物常见的生物学作用是促进组胺释放，动物实验中静脉给予或大剂量的棘白菌素类药物，可见组胺释放反应，而且与给药间隔也有关。

棘白菌素类抗真菌药物中的代表药物除上面提及的卡泊芬净、米卡芬净、阿尼芬净外，还包括多氧霉素D、尼克霉素Z、灰黄霉素，以及5-氟胞嘧啶等。

（车永胜 李二伟 刘玲）

kǎbófēnjìng

卡泊芬净（caspofungin） 一种半合成的十六环脂肽类化合物。属棘白菌素类抗真菌药物。分子式为 $C_{52}H_{88}N_{10}O_{15}$，分子量为 1092，白色或类白色固体，亲脂性较好，水溶性不佳。在空气中易潮湿，在高温高湿度条件下不稳定，易分解。结构式见图1。

该药是基于真菌来源活性次级代谢产物肺念菌素 B_0（pneumocandin B_0）的分子骨架结构，经过结构改造而制备的十六环脂肽类抗真菌药物。肺念菌素 B_0 是从丝状真菌 *Glarea lozovensis* 的发酵产物中发现的强活性抗真菌脂肽类次级代谢产物，但由于该化合物有一定溶血性质，需通过化学修饰才能用于人体。2001年，美国默克公司成功开发了该药物，并由美国食品药品管理局（FDA）批准上市，成为第一个用于临床的棘白菌素类抗真菌药物，主要用于难治性或不能耐受其他药物的侵袭性曲菌病和念珠菌血症等重症霉菌感染性疾病。其抗真菌作用机制是通过非竞争性抑制真菌细胞壁的 β-（1,3）-D-葡聚糖合成酶，干扰细胞壁糖苷的生物合成，破坏细胞壁的完整结构，导致真菌细胞死亡。卡泊芬净只特异性针对真菌细胞壁，而哺乳动物无细胞壁，该药物具有良好的疗效和耐受性，发生毒性作用及与其他类抗真菌药物之间出现交叉耐药性的可能性均较低。

该药主要用于治疗对其他治疗无效或不能耐受的侵袭性曲菌病、粒缺伴发热患者的疑似真菌感染、口咽及食管念珠菌病，以及侵袭性念珠菌病，包括中性粒细胞减少症及非中性粒细胞减少症患者的念珠菌血症。其口服的生物利用度较差，采用静脉给药。进入血液后大部分与血浆蛋白结合，主要在肝通过水解和 N-乙酰化作用缓慢代谢，消除半衰期为 9~10 小时，对中度肝功能不全的患者要降低剂量，少部分在肾上腺和脾脏代谢。单剂给药后前2天，药物排出很少，5~6 天后在尿和粪便中排出达到峰值，其中约 1.4% 以原型药的形式从尿液中排出。

常见不良反应为发热、寒战及静脉注射部位的刺激反应、静脉输注并发症、血栓性静脉炎。使用注意事项为：①对该药任何成分过敏的患者禁用，有肝病或肝损害、脊髓抑制、肾功能不全的患者慎用。②美国 FDA 将其归为 C 类妊娠用药，不推荐用于孕期前3个月，除非针对需要挽救生命的重症患者。③动物实验发现，在大鼠的乳汁中可测得该药，但是否能由人乳汁分泌尚不清楚，接受本药治疗的妇女不应哺乳。④该药尚未在儿童患者中进行过研究，故不推荐18岁以下患者使用。⑤该药尚无药物过量的报告，已使用过的最大剂量为 100mg，在5名单次使用过此剂量的患者中一般耐受性良好。⑥该药不能通过透析清除。⑦该药不得与含葡萄糖的输液配伍使用。

（车永胜 李二伟 刘玲）

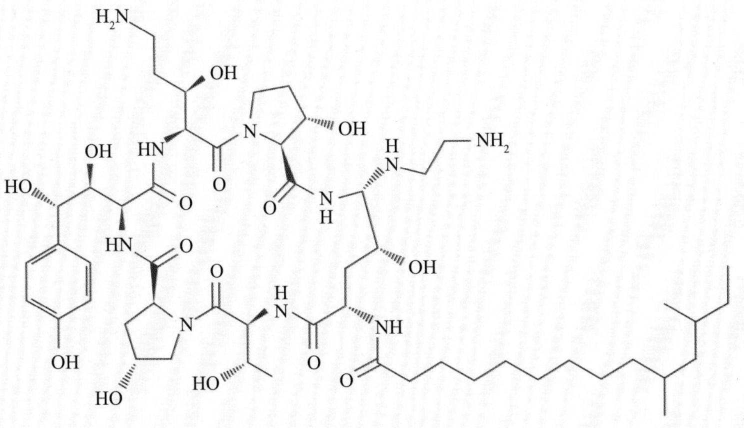

ā'nífēnjìng

阿尼芬净（anidulafungin） 棘白菌素类抗真菌药物，一种半合成的十六环脂肽类化合物。淡黄色无定形粉末，熔点为 223~226℃，闪点为 847℃，相对密度为 $1.47g/cm^3$，分子式为 $C_{58}H_{73}N_7O_{17}$，分子量为 1140。为水溶性药物，在 25℃ 的溶解度为 83g/L。结构式见图1。

该药是与卡泊芬净有相似化学结构的十六环脂肽类天然产物的衍生物，同样是基于棘白菌素类真菌次级代谢产物的基本骨架，经过化学修饰与改造获得的第三代棘白菌素类半合成抗真菌药物。2006年获美国食品药品管理局批准上市。静脉输注给药。获准应用的具体适应证包括食管念珠菌感染（念珠菌病）、血流念珠菌感染（念珠菌血症）和其他一些念珠菌感染形式，包括腹内脓肿和腹膜炎等。对肺曲菌感染的防治，能提高实验动物的生存率，改善肺功能。对于两性霉素 B 敏感和耐药的烟曲菌感染，阿尼芬净可降低真菌的残留量，提高实验动物生存率。与其他棘白菌素类抗

图1 卡泊芬净的结构式

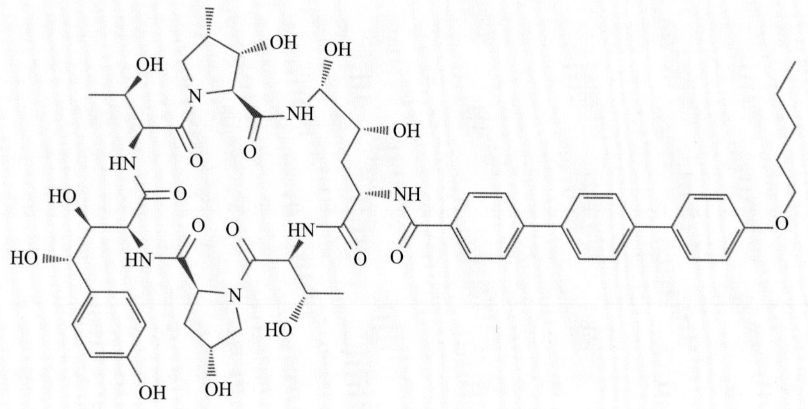

图 1　阿尼芬净的结构式

真菌药物相似，阿尼芬净口服生物利用度为 2% ~ 7%，限制了该药的胃肠道给药，临床上常用冻干粉针剂静脉输注给药的方式。抗真菌作用机制与其他棘白菌素类药物相似，都是通过非竞争性抑制真菌细胞壁中的 β-（1,3）-D-葡聚糖合酶的活性，抑制真菌细胞壁生物合成。

临床前研究证实阿尼芬净不仅有强体内外抗真菌活性，而且与现有药物不存在交叉耐药性。它通过一系列生物转化，在血浆中缓慢降解，而非代谢。超过 90% 的阿尼芬净在血液中缓慢化学降解，被非特异性肽酶作用形成开环产物。半衰期约为 24 小时，而其降解产物半衰期约为 4 天。降解不经细胞色素 P450 酶系统代谢，在尿中极少出现药物或降解产物。降解产物则经胆汁由粪便排泄。对任何程度肝损伤患者，使用阿尼芬净都不需要调整剂量。连续用药 2~3 周后，肝功能不良发生率低。肾功能不全的患者也不需调整剂量。不仅治疗播散性念珠菌感染的疗效显著，而且有很好的耐受性。健康受试者单剂量可接受 130mg，食管念珠菌或侵入性念珠菌感染的患者，采用多剂量给药，对 50~100mg/d

的剂量具有很好的耐受性。

阿尼芬净能被很好耐受，不良反应发生率较低。最常报告的不良反应是轻度腹泻、肝酶活性值轻度升高，以及静脉炎或血栓性静脉炎、头痛、呕吐和发热等。

（车永胜　李二伟　刘玲）

duōyǎngméisù D

多氧霉素 D（polyoxin D）一种核苷肽类农用杀菌剂。又称多抗菌素、多抗霉素、多效霉素。分子式为 $C_{17}H_{23}N_5O_{14}$，分子量为 521，结构式见图 1。极性较强，在水中的溶解度很高，不溶于丙酮、三氯甲烷、苯、乙醇、己烷、甲醇等有机溶剂。呈弱碱性，在 pH 为 1~8 的水溶液中比较稳定，但当 pH>8 或 <1 容易降解。多氧霉素的结构中存在 1 个肽键与 1 个核苷结构，并含有 α-氨基，其茚三酮反应呈阳性，核苷骨架的存在使其紫外最大吸收波长处于 262nm 左右。多氧霉素是一类结构很相似的多组分抗生素，含 A ~ N 共 14 种不同同系物的混合物。

该药的抗真

菌作用机制是通过竞争性抑制壳多糖合成酶干扰真菌细胞壁形成。壳多糖是真菌细胞壁的重要组成部分，尿苷二磷酸-N-乙酰胺基葡萄糖是合成壳多糖的重要底物，可在壳多糖合成酶的作用下合成壳多糖。多氧霉素的结构与尿苷二磷酸-N-乙酰胺基葡萄糖酰似，可通过竞争性抑制作用干扰真菌细胞壁形成，导致原生质体由于胞内外渗透压的差异而裂解。

多氧霉素最初是 1965 年从日本熊本县阿苏地区土壤可可链霉菌变种（*Streptomyces cacaoi var. asoeinsis*）的发酵产物中获得的次级代谢产物。中国科学院微生物研究所的科研人员于 1967 年在安徽合肥市郊土壤中分离到另一株多氧霉素产生菌——金色产色链霉菌（*Streptomyces aureochromogenes*）。日本从 20 世纪 60 年代以来开始在农业生产上大规模推广应用多氧霉素，是使用范围最广、开发最成功且未产生耐药性的重要农用抗生素之一。普朗克公司开发并于 1979 年获登记的广谱保护性杀菌剂，对链格孢属、葡萄孢属、核盘菌属等真菌引起的植物病害有很好的防治效果，如对瓜果蔬菜的猝倒病、立枯病、灰霉病、叶霉病、白粉病、炭疽病、茎枯病、枯萎病、黑斑病等多种由病原真菌引起的病害；对防治水稻纹枯病、稻瘟病、大小

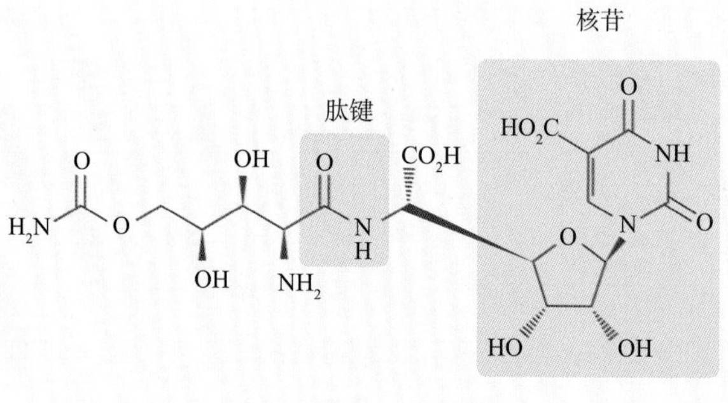

图 1　多氧霉素的结构式

麦枯纹病、白粉病等病害也有明显效果；并对苹果斑点落叶病、梨黑斑病、瓜类枯萎病、草莓灰霉病、烟草赤星病有特效。该药还含有植物生长所必需的氨基酸、核苷酸等生物营养成分，能促进作物生长和增产。

多氧霉素 D 锌盐是一种新型的广谱杀菌剂，于 2008 年在美国登记，用于食用作物的真菌病害防治。鉴于农作物和哺乳动物体内不存在壳多糖，所以多氧霉素对脊椎动物和哺乳动物具有非靶标生物安全性。美国国家环境保护局放宽了其在所有食品中多氧霉素的残留限量标准，并批准多氧霉素 5%悬浮剂型的登记申请。其中，TAVANO5%SC 杀菌剂用于葡萄和小型水果包括草莓，OSO5%SC 杀菌剂用于柑橘、葫芦、水果、叶类蔬菜、马铃薯及其他多种作物。2012 年 9 月，《美国联邦法规》TITLE 21 §180.1285 进行了部分修订，提出对农药多氧霉素 D 锌盐的残留限量豁免条件要求：作为杀真菌剂可用于所有食品类商品，在遵循良好农业规范的情况下使用，可免除残留限量要求。

（车永胜 李二伟 张 杨）

níkèméisù Z
尼克霉素 Z（nikkomycin Z）

从链霉菌 *Streptomyces tendae* 的发酵液中分离的活性次级代谢产物。其结构中除存在 1 个肽键与 1 个核苷结构单元外，还含有 1 个吡啶环，在结构类型上属核苷肽类。又称尼柯霉素、华光霉素。分子式为 $C_{20}H_{25}N_5O_{10}$，分子量为 495，结构式见图 1，属于核苷肽类化合物。盐酸尼克霉素为白色至浅黄色无定形粉末，熔点为 166～168℃，可溶于水和吡啶，但不溶于丙酮、乙醇和非极性溶剂，在pH 为 3～5 的酸性溶液中稳定，在碱性环境下迅速降解。

尼克霉素 Z 与壳多糖合成酶的天然底物尿苷二磷酸-N-乙酰胺基葡萄糖有相似结构，并且是壳多糖合成酶的竞争性抑制剂，能抑制壳多糖在真菌细胞中的合成。壳多糖的缺少最终导致真菌细胞渗透性溶解，因而它可以竞争性地抑制真菌、昆虫、酵母（包括人体致病菌白色念珠菌）的壳多糖合成酶，表现出抗真菌以及杀虫的活性。尼克霉素 Z 对哺乳动物、植物等无毒或毒性极低，并且在自然界中容易被降解，被公认是一种很有应用前途的杀虫、杀菌农用抗生素。体外试验和动物实验结果均证明其对壳多糖二态真菌和皮炎芽酵母都具有显著的体内外活性，但对白色假丝酵母药、新型隐球菌和荚膜组织胞浆菌仅表现出中等程度的体外抑制作用。尼克霉素 Z 与氟康唑或伊曲康唑联用，在体外对白色假丝酵母菌、新型隐球菌和烟曲霉，在体内对组织胞浆菌均显示出协同作用，其抗真菌活性比单用时强，同时还有报道它和葡聚糖抑制剂如阜孢霉素 B 睫状真菌素等联用有协同效应。但也有药物联用显示拮抗效应。尼克霉素 Z 对鼠的球孢子菌病、网状内皮细胞真菌病和酵母菌病都有很好的疗效。尼克霉素 Z 在农业上不仅适用于苹果、柑橘、山楂叶螨，茄子、菜豆、黄瓜二点叶螨等病害的防治，还可用于防治西瓜枯萎病、炭疽病、韭菜灰霉病、苹果枝叶腐烂病、水稻穗颈病、番茄早疫病、白菜黑斑病、大葱紫斑病、黄瓜炭疽病和棉苗立枯病等病害。

该药用于人体的药动学参数也已经确定。单次口服给药 2 小时后，血药浓度达到峰值，250～500mg 剂量时的药动学参数呈线性关系。单次口服给药 1000mg 时，其相对生物利用度为 62%～70%；而在单次口服给药 1500～2000mg 时，其相对生物利用度则为 42%～47%。由于剂量不同，尼克霉素 Z 半衰期为 2.1～2.5 小时不等。有口服和静脉滴注两种剂型。虽然在早期工作中已经完成了尼克霉素 Z 用于治疗粗球孢子菌感染的临床研究，但由于其细胞壁渗透性差，在动物模型中的应答不一致，或是在小鼠体内及兔血浆中药物很快发生降解等诸多因素，导致它的体外活性难以转化为体内活性。由于尼克霉素 Z 的抗菌谱较窄，使其临床应用开发受到限制。

（车永胜 张 杨）

huīhuángméisù
灰黄霉素（griseofulvin）

从灰黄青霉菌的培养液中分离得到的一种含氯的抗真菌药物。分子式为 $C_{17}H_{17}ClO_6$，分子量为 352.77，化学结构式见图 1，其结构中无游离羧基或氨基，整个分子呈中性，属芳香族衍生物类抗生素。白色或类白色结晶性粉末，无臭，味微苦，熔点为 218～224℃。可溶于丙酮、无水乙醇、三氯甲烷、

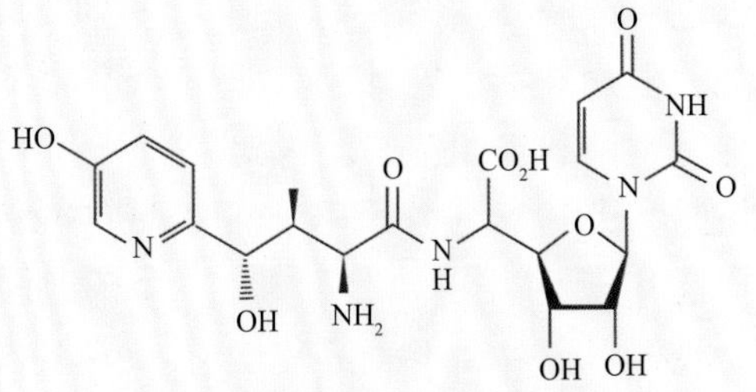

图 1 尼克霉素 Z 的结构式

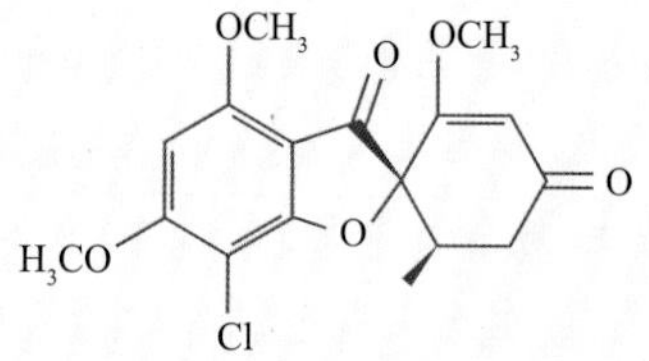

图 1　灰黄霉素的结构式

乙酸乙酯，易溶于二甲基甲酰胺，在水中极微溶解。

该药是 1939 年由奥克斯福德（Oxford）等从灰黄青霉（*Penicillium griseofulvum*）的菌丝体中首次分离得到，此后从黑青霉菌（*Penicillium nigricans*）、荨麻青霉（*Penicillium urticae Bainier*）和展青霉菌（*Penicillium patulum*）等多种其他青霉的发酵物中也获得了该化合物。1960 年，中国医学科学院医药生物技术研究所（原中国医学科学院抗生素研究所）试制成功了灰黄霉素。1973 年，福建师范大学吴松刚教授从厦门土壤中分离了一株灰黄霉素产生菌，经人工定向诱变获得了高产突变株，并通过提高发酵培养基中氯化物浓度的方法，将含氯灰黄霉素的发酵效价提高到 34.5%，大大降低了生产成本。

该药的抗真菌作用机制可能和其结构与鸟嘌呤相似有关，能竞争性地抑制鸟嘌呤进入 DNA 分子，干扰真菌 DNA 合成而抑制其生长，并能与微管蛋白结合，抑制真菌的有丝分裂。它对所有浅部真菌，包括小孢子菌、毛发癣菌、红色癣菌和表皮癣菌均有抑制作用，但念珠菌、隐球菌、曲菌、孢子丝菌和组织胞浆菌等对其不敏感。从 1958 年开始用于临床，广泛用于治疗头癣、须癣、体癣、股癣、足癣和甲癣等皮肤和角质层的真菌感染。在水中的溶解度低，影响了其吸收和疗效。

通过对灰黄霉素的超细化处理，使之达到亚微米级甚至纳米级，以提高溶解度。有文献报道了通过超临界反溶剂过程微粉化灰黄霉素，或制备用生物可降解材料包埋灰黄霉素形成药物微球的方法。

该药口服吸收因制剂不同而异，微粒剂型口服后吸收 25%~70%，超微粒剂型口服后则几乎全部吸收。血清蛋白结合率约为 80%。药物被吸收后沉积在皮肤、毛发和甲的角质层内，并与其角蛋白相结合，口服数小时后就可以在皮肤角质层中测出，仅有小部分分布在体液和其他组织中。主要在肝内代谢为 6-去甲灰黄霉素及其葡萄糖醛酸化产物，血液消除半衰期为 14~24 小时，仅有不到 1% 的药物以原型从尿液中排出，而 16%~36% 的药物以原型从粪便排出。

不良反应主要为：①神经系统。头痛、嗜睡、乏力等，偶有眩晕、共济失调和周围神经炎等症状发生。②消化系统。少数出现上腹不适、恶心或腹泻，一般为轻度可耐受。③变态反应。约 3% 发生皮疹，偶发血管神经性水肿、持续性荨麻疹、剥脱性皮炎，少数发生光感性皮炎。④偶尔导致周围血象白细胞减少、肝毒性及蛋白尿。与乙醇同时服用可致心动过速和潮红；与巴比妥类共用可降低疗效；与香豆素类抗凝药共用可使其抗凝作用减弱。卟啉症、肝功能衰竭、孕妇及对青霉素及其衍生物过敏者禁用。

（车永胜　李二伟　张　杨）

5-fúbāomìdìng

5-氟胞嘧啶（5-flucytosine）

又称安确治、氟胞嘧啶、安拉喷、5-氟胞嗪、5-氟氧胺嘧啶、5-氟胞苷。化学名称为 4-氨基-5-氟-2（1*H*）-嘧啶酮，分子式为 $C_4H_4FN_3O$，分子量为 129.09；结构式见图 1。白色结晶性粉末，无臭，溶于水，在 pH 6~8 时较稳定，遇冷析出结晶，遇热可部分转变为 5-氟尿嘧啶。化学合成的氟代嘧啶类抗真菌药物。

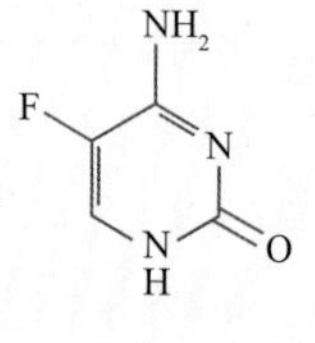

图 1　5-氟胞嘧啶的结构式

1957 年，海德尔伯格（Heidelberger）等在寻找抗肿瘤药物的过程中合成了一系列氟代嘧啶类化合物，其中 5-氟尿嘧啶具有较强的抗肿瘤作用，但其类似物 5-氟胞嘧啶并未显示所期望的活性。1963 年发现该化合物对白色念珠菌和新型隐球菌感染具有强抑制作用，1967 年首次用于治疗真菌感染，1972 年罗氏公司推出的药物在美国上市。

该药的作用机制是通过真菌细胞的渗透酶系统进入细胞内，转化为氟尿嘧啶后替代尿嘧啶进入真菌 DNA 中，引起 RNA 的遗传密码错误，最终破坏真菌蛋白质的合成；也能转化为单磷酸 5-氟脱氧尿嘧啶而抑制真菌的 DNA 合成。该药的抗真菌谱较窄，仅对念珠菌、隐球菌和着色真菌有效，对少数曲菌有一定的抗菌活性。在国外作为治疗严重全身性白色念珠菌及隐球菌感染的首选药物，用于真菌性髓膜炎、呼吸道感染及黑色真菌症的治疗。单独使用容易诱导耐药，临床上多与作用于细胞膜的其他抗真菌药物联合使用。与两性霉素 B 合用时，两性霉素 B 对 5-氟胞嘧啶引起的变异耐药菌株仍然有疗效，而且两者合用在治疗念珠菌及隐球菌感染中可起到协同作用，在治疗白色念珠菌感染时尤为明显。协同作用的机制可能是 5-氟胞嘧啶比两性霉素 B 更容易透入体液而使抗感染的效果更明显，而两性霉素 B 使 5-氟胞嘧啶渗入真菌酸性沉淀物的比率增加，因此两药合用起增效作用的机制主要是改变了真菌细胞膜的通透性而增强了 5-氟胞嘧啶的渗入。研究发现 5-氟胞嘧啶与氟康唑也有协同作用。

该药口服吸收完全、迅速，生物利用度为 76%~89%，口服 2g 后，在 2~4 小时内血药峰浓度达到 30~40μg/ml；静脉滴注 2g 后，血药峰浓度可以达到 50μg/ml，血清蛋白结合率为 2.9%~4.0%。吸收后广泛分布于肝、肾、脾、心、肺等组织中，也可进入关节腔、腹腔和房水中，并可以透过血脑屏障进入脑脊液。血浆消除半衰期为 3~6 小时，但对肾功能不全者，其半衰期明显延长。约有 90% 的药物以原型由肾小球滤过自尿液排出，可经血液透析或腹膜透析排出体外。

不良反应有：①消化道反应。恶心、呕吐、腹泻等。②肝毒性。大多为表现为轻度转氨酶或碱性磷酸酶等活性升高，个别可引起肝肿大甚至坏死。③血液系统。可引起白细胞及血小板减少，偶发严重的全血细胞减少、骨髓抑制和再障性贫血。④中枢神经系统。幻觉、头痛、眩晕。⑤变态反应。可出现皮疹、嗜酸性粒细胞增多等。肝肾功能受损者、有血液系统疾病者、骨髓抑制者慎用。应用时应定期检测周围血血象、肝肾功能及尿常规。在动物试验中具有致畸作用，孕妇慎用。

（车永胜　李二伟　张杨）

kàngjìshēngchóng kàngshēngsù
抗寄生虫抗生素（antiparasitic antibiotics）　能杀灭、驱除、预防寄生于宿主（人、动物、植物）体内外各种寄生虫的微生物次级代谢产物及其结构修饰物和衍生物。寄生虫有两大类：原虫和蠕虫。种类繁多。它对人体健康和畜牧业、种植业的发展均会产生严重的危害。包括抗生素在内的化学药物在寄生虫病防治中发挥了重要作用。根据其化学结构特征将常用的抗寄生虫抗生素分为：氨基糖苷类抗生素、大环内酯类抗生素和聚醚类抗生素等类型。

研发简史　潮霉素 B 是 1953 年从吸水链霉菌（Streptomyces hygroscopicus）中发现的氨基糖苷类抗寄生虫抗生素，与潮霉素 B 结构类似的、活性相近的越霉素 A 于 1965 年被报道；另一个重要的氨基糖苷类抗生素——巴龙霉素是 1956 年被发现，也是来源于链霉菌（Streptomyces krestomuceticus）。阿维菌素是 20 世纪 70 年代从阿维链霉菌（Streptomyces avermitilis）的发酵培养液中提取出来的大环内酯类抗生素，伊维菌素是阿维菌素的第二代衍生物，它最早于 1981 在法国上市，引发了动物寄生虫病化学治疗的革命；多拉菌素是阿维菌素的第三代衍生物，由基因重组的阿维链霉菌产生，它是阿维菌素 B$_1$ 的 C-25 位的短碳链被环己烷取代后的产物，多拉菌素 1993 年在巴西和南非上市，1996 年在美国获批上市；爱普诺霉素是阿维菌素 B$_1$ 的 C-4 位上的 OH 被—NHCOCH$_3$ 取代后的产物，它 1997 年在美国获批上市；塞拉菌素是多拉菌素的衍生物，1999 年在美国获批上市，它与多拉菌素最大的不同之处就是 C-5 位存在肟基。其他重要的大环内酯类抗寄生虫抗生素包括米尔贝霉素类和多杀菌素抗生素。20 世纪 80 年代初米尔贝霉素被开发成兽用抗寄生虫抗生素，有多个商业化产品上市，80 年代中期，米尔贝霉素 D 在日本上市；莫西菌素是成分单一的大环内酯类药物，1990 年在阿根廷上市；米尔贝肟 1990 年在美国上市。多杀菌素产生菌（Saccharopolyspora spinosa）在 1982 年分离得到，1989 年确定了其中含量最高、活性最好的化合物 spinosyn A 的化学结构，并于 1997 年、2007 年和 2011 年分别被美国食品药品管理局批准为农作物、动物和人用药物。莫能菌素是第一个上市的聚醚类抗球虫抗生素，1967 年从链霉菌（Streptonyces cinnamonesis）的培养物中获得，并于 1971 年上市；拉沙菌素于 1976 年在美国上市；马杜霉素于 1989 年在美国上市；森杜霉素于 1994 年在美国获批；海南霉素是中国自主研发的抗球虫新兽药，1993 年获得国家新兽药证书。

作用机制　常用抗寄生虫抗生素的作用机制为：①作用于核糖体，抑制蛋白合成（如潮霉素、越霉素、巴龙霉素）。②作用于谷氨酸门控氯离子通道，引起氯离子通透性增加，干扰神经信号传递，导致寄生虫麻痹死亡（阿维菌素类、米尔贝霉素类抗生素）。③和 Na$^+$、K$^+$、Ca^{2+}、Mg^{2+} 等阳离子进行可逆性结合，通过改变球虫细胞内渗透压来杀虫（莫能菌素等聚醚类抗生素）。④其他作用机制，如多杀菌素作用于烟型胆碱受体和 γ-氨基丁酸受体，克林霉素作用于寄生虫的质体样细胞器。

耐药现象 抗寄生虫抗生素的密集使用导致寄生虫产生药物压力，使得耐药正变得越来越普遍，尤其是马、牛、羊的蠕虫耐药，以及禽类的球虫耐药特别明显，人用的巴龙霉素、伊维菌素也有耐药现象出现。尽管对寄生虫耐药的理解有较大的进展，但其耐药机制仍有许多问题难以回答。总的来说其耐药机制包括减少药物摄入、增加药物的代谢和药物作用靶点的突变。如寄生虫微管蛋白、P-糖蛋白、ABC转运蛋白等的改变导致伊维菌素耐药。为了减少和延缓寄生虫抗生素的耐药，需要使用穿梭、轮换用药和联合用药等措施合理用药。

获得途径 抗寄生虫抗生素是通过微生物发酵、对已知药物的结构修饰等途径获得的。

应用 抗寄生虫抗生素在动物寄生虫病防治上使用广泛。阿维菌素类和米尔贝霉素类是广谱驱线虫药，同时对体外的节肢动物也有很好的杀灭作用，是使用广泛的体内外驱虫药，低毒、高效、广谱。多杀菌素是绿色广谱生物杀虫剂，也用于人头虱感染治疗和牛的体外寄生虫及绵羊的蝇和虱子防治。莫能菌素、盐霉素等聚醚类抗生素被广泛用作抗球虫药，莫能菌素揭开了抗球虫药的新篇章。盐霉素还被用于提高反刍动物的饲料吸收率。潮霉素B和越霉素A主要用于猪及家禽蛔虫病、线虫病的治疗。巴龙霉素用于治疗肠阿米巴病，隐孢子虫病等，也用于治疗皮肤利什曼病。尤其是因为良好的耐受性、有效性及低成本等优势被世界卫生组织列为治疗内脏利什曼病的基本药物。伊维菌素因对盘尾丝虫病、淋巴丝虫病有良好的疗效，被世界卫生组织纳入盘尾丝虫病

和淋巴丝虫病全球消灭计划，在治疗盘尾丝虫病、淋巴丝虫病方面发挥了重要作用。莫西菌素被批准用于治疗12岁及以上患者的盘尾丝虫病（河盲症）。四环素类抗生素可用于梨形虫（焦虫）、滴虫及阿米巴原虫的治疗；多烯类抗生素，曲古霉素也可用于滴虫和阿米巴原虫的治疗，两性霉素B脂质体安必素可用于抗锑性利什曼患者的治疗，多烯酸烟曲霉素也可用于阿米巴原虫病和微孢子虫病的治疗；林可霉素类抗生素克林霉素和喹啉合用可用来治疗严重的巴贝斯原虫病，克林霉素也是治疗犬、猫弓形虫病的首选药物。

(孙承航)

ānjītánggānlèi kàngjìshēngchóng kàngshēngsù

氨基糖苷类抗寄生虫抗生素

（ aminoglycoside antiparasitic antibiotics） 由氨基糖和氨基环醇通过糖苷键连接而成，能杀灭、驱除、预防寄生于宿主（人、动物、植物）体内外各种寄生虫的药物。其中用于抗寄生虫的主要有：潮霉素B、越霉素A和巴龙霉素，它们均为链霉菌的发酵产物。潮霉素B是1953年发现的氨基糖苷类抗生素，主要用于猪及家禽蛔虫病、线虫病的治疗；越霉素A也属氨基糖苷类抗生素，最早于1965年报道，其平面结构与潮霉素B相同，只是立体结构稍有差别，活性与潮霉素B一致，也具有驱蛔虫和线虫的作用，还具有抗锥虫活性。1956年发现的巴龙霉素是另一个用于寄生虫病防治的氨基糖苷类抗生素。巴龙霉素最初是作为抗感染抗生素使用，由于头孢类抗生素和喹诺酮类抗感染药的出现，以及自身毒性的原因，临床主要用于口服治

疗肠阿米巴病、隐孢子虫病等，也用于治疗皮肤利什曼病。在东非及南亚等地区的临床使用表明，巴龙霉素和葡萄糖酸锑钠联用有更好的治疗效果，2007年印度批准其为抗内脏利什曼原虫药物。巴龙霉素有良好的耐受性、有效性及低成本等优势，被世界卫生组织列为治疗内脏利什曼病的基本药物。

潮霉素B、越霉素A和巴龙霉素都是通过作用于核糖体，抑制蛋白合成来达到抗寄生虫目的。潮霉素B在细菌和真核生物中都能有效地抑制核糖体的信使RNA和转运RNA易位，在多聚核糖体翻译过程中抑制新生肽链的合成；巴龙霉素通过作用于利什曼原虫的线粒体和细胞质核糖体来发挥治疗作用。寄生虫对氨基糖苷类抗生素也易产生耐药性，在耐药机制研究中，利什曼原虫对巴龙霉素的耐药研究得较多，包括增加细胞膜的通透性，降低细胞内巴龙霉素的累积；增加蛋白磷酸酶2A和ABC转运载体（多药耐药相关蛋白）的表达；药物外排的增加；对宿主防御机制耐受性的加强等。因此需要采用联合用药等措施以降低耐药发生率及提升治疗效果。例如，治疗利什曼原虫病可采用巴龙霉素和五价锑化合物（葡萄糖酸锑钠、锑酸葡甲胺）、巴龙霉素和米替福新、巴龙霉素和两性霉素B等联用。氨基糖苷类抗生素的主要毒性为耳毒性和肾毒性，耳毒性可损伤前庭、耳蜗等内耳结构，导致听觉障碍以及恶心、呕吐、眩晕、平衡失调等不良反应；肾毒性可引起蛋白尿、血尿以及肾功能不全导致的尿量变化，肾毒性是可逆的，停药后可恢复。

(孙承航)

bālóngméisù

巴龙霉素（paromomycin）

来源于链霉菌的氨基糖苷类抗生素。分子式为 $C_{23}H_{45}N_5O_{14}$，分子量为 615.65，结构式见图 1，白色无定形粉末，碱性，吸湿性强，易溶于水，不溶于甲醇、丙酮、三氯甲烷。对大部分革兰阴性菌和一部分革兰阳性菌有抗菌活性，还罕见地具有抗原虫和绦虫活性。

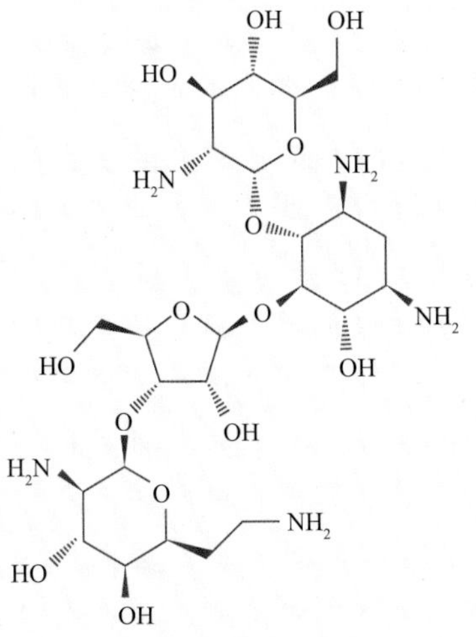

图1 巴龙霉素的结构式

该药是 1956 年从链霉菌（*Streptomyces krestomuceticus*）中分离到的，在 20 世纪 80 年代，头孢类和喹诺酮类药物上市前，巴龙霉素注射液曾广泛作为抗感染抗生素使用。巴龙霉素主要口服给药，用于治疗阿米巴痢疾、隐孢子虫病等，也用于治疗皮肤利什曼病。巴龙霉素再次引起关注是 2007 年印度批准其为治疗内脏利什曼病药物。

该药的抗菌作用机制是抑制细菌蛋白质的合成，其作用位点是细胞 30S 核糖体亚单位即 16S rRNA 的 A 位点，引起 mRNA 发生错译，干扰蛋白质的合成，杀死细菌。其抗寄生虫作用机制是综合作用的结果，巴龙霉素可能通过作用于利什曼原虫的线粒体和细胞质核糖体而产生杀虫效果。寄生虫对巴龙霉素也易产生耐药性，因此需要采用联合用药等措施来提升疗效，降低耐药发生率。治疗内脏利什曼病可采用两性霉素 B 脂质体和巴龙霉素、米替福新和巴龙霉素等药物组合。

巴龙霉素口服吸收很少，大部分自粪便排出。肌内注射，0.5~1.5 小时达到血浆峰浓度，肌内注射 15mg/kg，1 小时后的血浆浓度是 18.3~20.5μg/ml，24 小时后血浆浓度是 1.31~4.53μg/ml，成人和小孩，男性和女性之间没有发现差异；吸收和消除半衰期分别为 0.33 小时和 2.62 小时。巴龙霉素在体内可分布于骨、关节液、腹膜液，几乎不进入中枢神经系统，血浆蛋白结合率也极低，在支气管分泌液中有少量分布。同其他氨基糖苷类抗生素一样，其毒副作用主要是耳毒性，肾毒性。就治疗内脏利什曼病而言，对于听力系统和肾功能正常的人群，其毒性反应的发生率很低，没有肾毒性被报道，耳毒性也罕见（低于 1%），肝毒性也少见（<1%）。巴龙霉素不能与强利尿药（如依他尼酸和呋喃苯胺酸）合用，否则可使血药浓度增加，毒性增强。治疗内脏利什曼病有良好的耐受性、有效性及低成本等优势，巴龙霉素被世界卫生组织列为治疗内脏利什曼病的基本药物。

（孙承航）

dàhuánnèizhīlèi kàngjìshēngchóng kàngshēngsù

大环内酯类抗寄生虫抗生素（macrolide antiparasitic antibiotics）

有十六元大环内酯结构的，能杀灭、驱除、预防寄生于宿主（人、动物、植物）体内外各种寄生虫的药物。

该类抗寄生虫抗生素的环上有独特的取代基侧链，C-17 到 C-28 位有螺缩酮，C-2 到 C-8 位为六氢吡喃并呋喃。根据 C-13 位是否有 1 个双糖基，可以分为阿维菌素类和米尔贝霉素类。阿维菌素类有 1 个双糖基，而米尔贝霉素类没有。大环内酯类抗寄生虫抗生素是广谱驱线虫药，同时对体外的节肢动物也有很好的杀灭作用，是使用广泛的体内外驱虫药。驱虫机制为作用于谷氨酸门控氯离子通道，引起氯离子通透性增加，干扰神经信号传递，导致寄生虫麻痹死亡。

该素类抗生素包括阿维菌素、伊维菌素、多拉菌素、依普菌素、塞拉菌素等。阿维菌素是 20 世纪 70 年代由日本北里研究所和美国默克公司合作从阿维链霉菌的发酵培养液中提取出来的。伊维菌素是阿维菌素的衍生物，1981 率先在法国上市，其低毒、高效、广谱的特性，引发了动物寄生虫病化学治疗的一场革命；伊维菌素对盘尾丝虫病、淋巴丝虫病也有良好的疗效，1988 年被世界卫生组织纳入盘尾丝虫病全球消灭计划，1999 年纳入淋巴丝虫病消灭计划，在治疗盘尾丝虫病、淋巴丝虫病方面发挥了重要作用。多拉菌素由基因重组的阿维链霉菌产生，它与伊维菌素的主要差别是 C-25 位的氢被环己基取代，同伊维菌素相比，其抗寄生虫范围更广，预防寄生虫感染的有效时间也更长，1993 年在巴西和南非上市，1996 年被美国食品药品管理局（FDA）批准用作牛的体内外驱虫药；爱普诺菌素在肌肉组织和牛奶中的残留量低，1997 年被美国 FDA 批准用作肉牛和奶牛的体内外驱虫药，是阿维菌素类中可用于奶牛和肉牛的药物，爱普诺菌素不能进入乳汁中，是唯一可用于泌乳期奶牛的大环内酯类药物。塞拉菌素和多拉菌素产生菌相同，塞拉菌素同其他阿维菌素类抗生素的最大区别是C-5位的取代基为肟基，塞拉菌素1999年被美国FDA批准用作猫和狗的驱虫药，是第一个具有抗犬体内外寄生虫活性的大环内酯类药物，对柯利牧羊犬也无毒性，是一种优良的宠物用抗寄生虫药物。

另一类重要的大环内酯类抗寄生虫抗生素是米尔贝霉素类。米尔贝霉素是在1973年发现的，最早作为农用杀虫剂使用，80年代开发成兽用抗寄生虫抗生素，已发现数十种该类抗生素，并且有多个商业化产品，包括米尔贝霉素D、莫西菌素、米尔贝肟等。其中最常用的是莫西菌素。米尔贝霉素D在20世纪80年代中期在日本作为狗的抗寄生虫抗生素使用，但并未在世界范围内得到推广，已退出市场。莫西菌素是奈马菌素的衍生物，是成分单一的大环内酯类药物，1990年在阿根廷上市，其对线虫和节肢动物，在极低的剂量下就有很好的抗虫活性。米尔贝肟是米尔贝霉素A_3和A_4的C-5位肟衍生物，米尔贝霉素A_4肟不得低于80%，A_3肟不得超过20%；米尔贝肟1990年在美国上市，主要用作犬的寄生虫病防治药物，而且对伊维菌素过敏的牧羊犬也是安全的。米尔贝霉素系列产品由瑞士诺华制药厂和日本三共株式会社生产，尤其是原料药：米尔贝霉素A_3和A_4，只有日本三共株式会社生产。中国开发的农用抗生素-梅岭霉素也是米尔贝霉素类似物。

被广泛使用的高效、低毒农用抗生素多杀菌素也开始应用于人头虱感染治疗。多杀菌素也应用于牛的体外寄生虫及绵羊的蝇和虱子防治。多杀菌素是刺糖多孢菌（*Saccharopolyspora spinosa*）的发酵产物，也属大环内酯类，但和阿维菌素及米尔贝霉素类不同，多杀菌素的母核结构由包括大环内酯环在内的4个环并合而成，在环上还连有两个糖基。

（孙永航）

yīwéijūnsù
伊维菌素（ivermectin）
来源于阿维链霉菌（*Streptomyces avermitilis*）的阿维菌素衍生物。又称依维菌素，属大环内酯类广谱驱虫抗生素。由22,23-二氢阿维菌素B_{1a}（>80%；分子量874）和22,23-二氢阿维菌素B_{1b}（<20%；分子量860）组成的混合物。其结构式见图1。白色结晶粉末、无味，易溶于丙酮、乙酸乙酯、甲醇、乙醇，几乎不溶于水。1981由美国默克公司率先在法国上市，其低毒、高效、广谱的特性引发了动物寄生虫病化学治疗的一场革命，并在1985年开发成为农用杀虫剂；1987年默克公司进一步

开发为治疗盘尾丝虫病的药物，1998年伊维菌素被批准为治疗淋巴丝虫病的药物，并被世界卫生组织纳入盘尾丝虫病和淋巴丝虫病全球消灭计划的主要药物，发挥了重要的作用，威廉·C·坎贝尔教授领导的团队因为在伊维菌素和阿维菌素药物开发的贡献，于2015年和阿维菌素的共同发现者日本北里研究所的大村智教授一起获得了2015年的诺贝尔生理学或医学奖。

该药作用于谷氨酸控制的Cl^-离子通道，增强神经膜对Cl^-的通透性，同时能作为γ-氨基丁酸的激动剂引发神经递质γ-氨基丁酸的释放，引起线虫及节肢动物麻痹、死亡。吸虫和绦虫由于缺乏谷氨酸控制的Cl^-通道，不利用γ-氨基丁酸作为外周神经递质，伊维菌素对吸虫和绦虫无驱杀作用；同时由于家畜和其他经济动物的外周神经传递介质主要是乙酰胆碱，而伊维菌素又不能穿透血脑屏障，进入具有γ-氨基丁酸受体的中枢神经系统，因此伊维菌素在推荐剂量下对宿主动物无毒，但柯利犬由于基因突变而对伊维菌素敏感，不能用于其

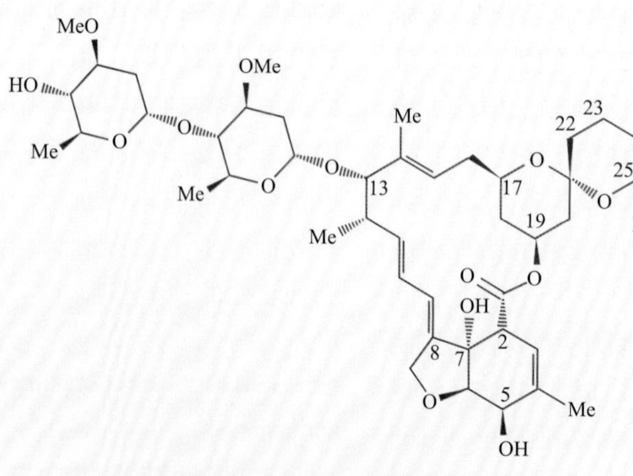

R=CH_2CH_3：22,23-二氢阿维菌素B_{1a}（>80%）；
R=CH_3：22,23-二氢阿维菌素B_{1b}（<20%）。
图1 伊维菌素的结构式

的驱虫。伊维菌素在人体内抗盘尾丝虫病和淋巴丝虫病的作用机制还未完全阐明，但普遍认为同伊维菌素破坏微丝蚴逃避人体免疫系统的能力有关。

该药在世界范围内的广泛使用，寄生虫不可避免地会对其产生耐药性，绵羊捻转血矛线虫是最早报道对伊维菌素产生耐药的寄生虫。但是犬的心丝虫和马的类圆线虫还没有耐药性的报道，更重要的是没有确切的证据表明人的盘尾丝虫已对伊维菌素产生耐药性。该药需要采取减少耐药性产生和发展的措施，合理用药，延缓伊维菌素的使用寿命。

该药除用于治疗人盘尾丝虫病和淋巴丝虫病外，也用于人的类圆线虫病、虱病、腭口线虫病、蝇蛆病、疥疮等寄生虫病的治疗。2012 年美国食品药品管理局（FDA）批准伊维菌素洗剂作为一种新剂型局部使用治疗 6 个月以上的幼儿至成人的头虱侵染。2014 年美国 FDA 批准伊维菌素霜（含 10mg/g 伊维菌素）用于酒渣鼻红斑痤疮炎症性病变的治疗。

（孙承航）

duōshājūnsù

多杀菌素（spinosad） 大环内酯类绿色广谱生物杀虫剂。又称多杀霉素。1982 年美国礼来公司科学家从维尔京群岛上的一个废弃甘蔗酿酒厂附近所采集的土壤中分离得到多杀菌素产生菌刺糖多孢菌（*Saccharopolyspora spinosa*）NRRL-18395，该菌株产生一系列由 4 个环组成的化合物，1989 年确定了其中含量最高、活性最好的 spinosyn A（A83543 A）的化学结构，并将其与次要组分 spinosyn D（A83543 D）的混合物称为多杀菌素。spinosyn A 的含量为 85%～90%，spinosyn D 的含量

为 10%～15%。spinosyn A 分子式为 $C_{41}H_{65}NO_{10}$，分子量为 731.98，熔点为 84.0～99.5；spinosyn D 分子式为 $C_{42}H_{67}NO_{10}$，分子量为 746.00，熔点为 161.5～170.0；结构式见图 1。浅灰白色固体，具有类似于轻微陈腐泥土的气味，易溶于甲醇、乙醇、乙酸乙酯、乙醚、丙酮，微溶于水。1990 年，陶氏化学公司和礼来公司共同出资组成美国陶氏益农公司，开发多杀菌素，并于 1997 年经美国食品药品管理局（FDA）批准上市，用于防治棉花田的鳞翅目害虫。因为多杀菌素高效的杀虫特性和良好的环境兼容性，1999 年荣获美国总统绿色化学挑战奖。与多杀菌素相比，第二代多杀菌素——乙基多杀菌素的最大特点是能有效防治水果和坚果等作物害虫，尤其是对苹果蠹蛾（梨果类果树上一种棘手的主要害虫）有特效。乙基多杀菌素于 2008 年再次获得美国总统绿色化学挑战奖。

该药独特的化学结构决定了其具有独特的杀虫机制。尽管作用机制并未完全阐明，但已有的研究表明，和传统有机磷以及拟除虫菊酯类杀虫剂作用于乙酰胆碱酯酶和 Na^+ 通道不同，多杀菌素作用于烟型胆碱受体，并且其在烟型胆碱受体上的作用位点同吡虫啉等烟碱类杀虫剂也不一样；此外，该药同时也作用于 γ-氨基丁酸受体。独特的作用机制导致其不易产生耐药性，并且与现有的杀虫

剂不产生交叉耐药性。从进化论观点来看，同其他的杀虫药一样，昆虫对多杀菌素产生抗药性是必然的结果。在一些未进行抗性管理、作物生长期短的农业发达地区，已有害虫对多杀菌素产生抗药性的报道，如东南亚的泰国及美国夏威夷等地的甜菜夜蛾和小菜蛾等。为延缓抗药性，针对重要农业害虫，依据作物和地理环境等因素制定抗性管理计划是必须的。

该药对鳞翅目害虫有高度选择性，但对一些重要的有益昆虫和哺乳动物、鸟类则毒性相对较低，对水生动物也只有轻微或中等毒性，但多杀菌素直接喷射对蜜蜂高毒，因此，蜜源作物花期禁用，并注意对周围蜂群的影响。慢性毒性试验表明，多杀菌素对哺乳动物无致癌、致畸、致突变和神经毒性，是新一代绿色农药，能快速通过光和微生物降解，对环境不会造成污染。

2003 年美国 FDA 批准美国礼来公司将多杀菌素应用于牛的体外寄生虫，在澳大利亚也被注册用于绵羊的蝇和虱子防治。2011 年美国 FDA 批准多杀菌素的外用混悬液用于 4 岁及以上患者的头虱感染治疗，这表明多杀菌素在

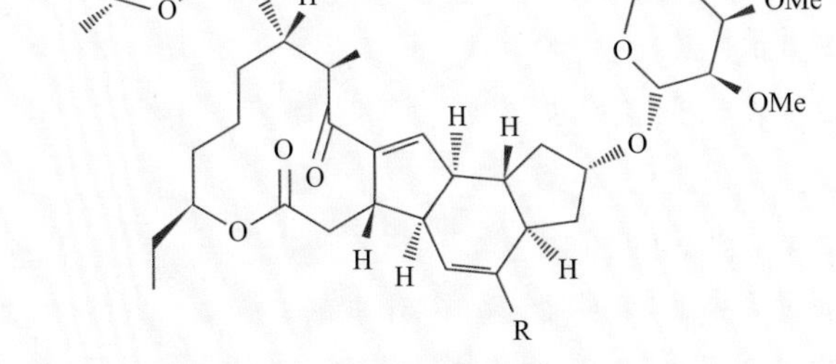

R=H：spinosyn A（85%～90%）；
R=Me：spinosyn D（10%～15%）。

图 1 多杀菌素的结构式

人、畜的寄生虫防治方面也已取得进展。

(孙承航)

jùmǐlèi kàngjìshēngchóng kàngshēngsù

聚醚类抗寄生虫抗生素

(polyether antiparasitic antibiotics) 链霉菌发酵产生的、分子中有多个环醚结构，能够杀灭、驱除、预防寄生于宿主（人、动物、植物）体内外各种寄生虫的药物。又称离子载体类抗生素(ionophore antibiotics)。20 世纪70 年代，该类抗生素的问世揭开了抗球虫药的新篇章。作为动物药及添加剂使用的聚醚类抗球虫抗生素主要有莫能菌素、盐霉素、拉沙菌素、那拉菌素（也称为甲基盐霉素）、马杜霉素、森杜霉素，以及中国自主研发的海南霉素。按结合阳离子的类型分为一价和二价离子型，其中拉沙菌素是二价离子型，其他均为一价离子型。莫能菌素是第一个上市的抗球虫药，1967 年由美国礼来公司的科学家从链霉菌的培养物中获得，并于 1971 年在美国上市。莫能菌素在上市后的 40 多年里在世界上被广泛使用。盐霉素是从白色链霉菌发酵液中分离得到的，1974 年由日本科学家最先报道，之后一直被用于防治家禽的球虫病及提高反刍动物的饲料吸收率。拉沙菌素是美国硕腾公司生产的抗球虫药，1976 年美国食品药品管理局（FDA）批准拉沙菌素上市。拉沙菌素是聚醚类抗生素中毒性最小的，但鸡服用后要大量饮水。那拉菌素，是 20 世纪 80 年代中期由美国礼来公司开发的，1988 年美国 FDA 批准其上市，与化学合成药尼卡巴嗪合用抗球虫效果好。马杜霉素是美国硕腾公司生产的抗球虫药，1989 年上市，杀虫效果最好，但毒性大，安全范围窄。森杜霉素是 1994 年由辉宝公司开发，作为鸡的饲料添加剂用于预防球虫病。海南霉素是中国批准上市的抗球虫新兽药，1993 年获得国家兽药证书，该产品毒性大，限用于肉鸡。此外，聚醚类抗生素还有抗非洲锥虫、利什曼原虫、疟原虫、巴贝斯虫、弓形虫、新孢子虫、隐孢子虫、肉孢子虫、刺激隐核虫和血吸虫的活性。

聚醚类抗生素的作用机制是在溶液中通过氢键形成中心为氧原子，外侧为烷基链的大环结构，这种空间结构能与 Na^+、K^+ 等有重要生理作用的阳离子络合，形成可逆的络合物。携带阳离子的络合物自由出入细胞膜，使细胞内外的离子浓度发生急剧改变，导致细胞外的水分因细胞内渗透压增大而过多地进入细胞，产生一系列细胞毒效应，包括使细胞膨胀、变形，细胞膜破损，以及球虫因外排多余的细胞内离子而造成细胞能量耗尽等，达到杀死球虫或抑制其发育的目的。该类抗生素一般吸收不佳，排泄较快。也已产生耐药性，但可通过停药或轮换用药，降低或延缓耐药的发生，恢复其敏感性。

尽管聚醚类抗生素作为一类高效、广谱的抗球虫药在世界范围内广泛使用，但在使用过程中，动物中毒事件时有发生。中毒原因主要为使用剂量过大，在饲料中添加时混合不均，或和其他药物联用引起。中毒表现为腹泻、厌食、肢体乏力的共同症状。因为无特效解毒剂，应注意预防。

(孙承航)

mònéngjūnsù

莫能菌素

(monensin) 从肉桂地链霉菌（*Streptonyces cinnamonesis*）的培养物中分离得到的聚醚类离子载体抗生素。又称莫恩菌素、瘤胃素（rumensin），一般指的是莫能菌素 A。纯品为白色或类白色粉末，易溶于甲醇、乙醇、三氯甲烷等有机溶剂，在水中几乎不溶；熔点为 103～105℃。是第一个上市的抗生素类抗球虫药。1967 年发现，1971 年由美国礼来（Lilly）公司生产上市，上市后 40 多年的时间里作为首选的抗球虫药，在世界上被广泛使用。分子式为 $C_{36}H_{62}O_{11}$，分子量为 670.87，结构式见图 1。商业化产品为其钠盐。

该药含多个环醚基和 1 个羧基，在溶液中通过氢键形成中心为氧原子，外侧为烷基链的大环结构，这种空间结构能与 Na^+、K^+ 等有重要生理作用的阳离子络合，形成可逆的络合物。比较一致的观点是，可逆的络合物使这些阳离子自由出入细胞膜，使细

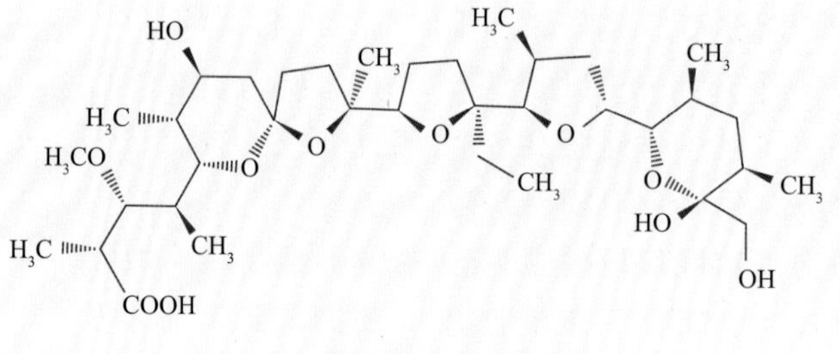

图1 莫能菌素 A 的结构式

胞内外的离子浓度发生急剧改变，致使孢子和裂殖子中的离子大量积累，导致细胞外的水分因细胞内渗透压增大而过多地进入细胞，产生一系列细胞毒效应，包括使细胞膨胀、变形，细胞膜破损，以及球虫因外排多余的细胞内离子而造成细胞能量耗尽等，达到杀死球虫或抑制其发育的目的。可杀死球虫生活周期中的早期孢子和第一代及第二代裂殖子。与细菌对抗生素会产生耐药性一样，球虫也会对莫能菌素产生耐药性，并且对同类结构的抗生素会产生交叉耐药，需要使用穿梭和轮换用药方案，联合用药方案等措施合理用药，延长莫能菌素的使用寿命。

在推荐剂量下，莫能菌素对动物是安全的，但由于使用剂量过大、在饲料中混合不均匀、用于敏感动物（如马）或与其他药物联合应用而产生中毒的情况也时有发生。中毒表现为饮食缺乏、腹泻，多种动物出现肢体无力和步态不稳等症状。在动物组织中的代谢及其残留也已进行了广泛研究。口服的莫能菌素吸收后随胆汁经粪便排出体外，在组织中没有检测到药物残留。在美国甚至没有规定针对莫能菌素单一用药的停药期。排泄到土壤中的莫能菌素很快进行生物降解，因此莫能菌素是绿色无污染的抗球虫药。

该药还能提高牛羊猪的饲料利用率和增重速度，并能降低采食量，被广泛用做肉牛、羊、猪的生长促进剂。禁止用于马属动物，马属动物对莫能菌素十分敏感，马的半数致死量为 2~3mg/kg（饲粮）；长期添加会延缓鸡的生长，因此在养鸡中也只作为抗球虫药使用，不能作为生长促进剂

长期使用。欧盟已于 2006 年禁止其用于食品动物。

（孙承航）

抗病毒药物（antiviral drugs）

能够用于预防或治疗病毒感染的药物。按其作用机制可大致分为 3 类。

直接或间接作用于病毒而杀灭或抑制病毒的药物 这类药物主要是直接作用于与病毒复制紧密相关的病毒或宿主的重要蛋白，干扰病毒复制中的重要环节例如病毒吸附、穿入细胞、生物合成以及释放等重要步骤，达到抗病毒效果的药物。

受体/配体抑制剂（receptor/ligand antagonists） 病毒感染细胞最初的步骤是病毒表面蛋白特异性地识别并吸附于特定的细胞受体。这类药物能模拟病毒的表面蛋白与病毒竞争性地结合宿主细胞表面的受体或模拟宿主细胞表面的受体分子，特异性地中和或封闭病毒的表面蛋白，阻止病毒识别、吸附宿主细胞而达到抗病毒效果的药物。例如，抗人类免疫缺陷病毒-1 药物中的马拉维若，它作用于人类免疫缺陷病毒-1 感染所必需的宿主细胞表面的辅助受体分子 CCR5，从而抑制人类免疫缺陷病毒-1 病毒的吸附。

穿入/进入抑制剂（entry inhibitor） 病毒特异性地识别并吸附于特定的宿主细胞后需要通过一定的途径进入细胞，能够阻止这一过程的抗病毒药物被称为穿入抑制剂。例如，人类免疫缺陷病毒-1 是通过其包膜蛋白与细胞膜的融合进入宿主细胞的，这个过程是需一些宿主细胞表面的受体分子参与，如 CD4 和 CCR5，针对这些受体分子的抑制剂，能够阻止病毒的穿入。例如，恩夫

韦肽作用于宿主细胞的 CD4 分子，是人类免疫缺陷病毒-1 的穿入抑制剂。

脱壳抑制剂（uncoating inhibitor） 病毒在进入宿主细胞后需要脱去包裹在病毒基因组外面的衣壳蛋白以便进行病毒基因组的复制，能够阻断这一过程的药物被称为脱壳抑制剂。例如：抗流感病毒的药物金刚烷胺和金刚乙胺其原理就是通过阻止流感病毒的脱衣壳过程达到抗病毒的目的。

病毒编码的聚合酶抑制剂 很多病毒自身携带有用于其基因组合成的酶类。例如，流感病毒的 RNA 聚合酶、人类免疫缺陷病毒-1 的逆转录酶等。这些病毒编码的合成酶与宿主细胞编码的合成酶有较大的差异，可作为抗病毒治疗的靶点。这一类药物又分为核苷类和非核苷类抗病毒药物。

核苷类抗病毒药物药物分子或药物分子的代谢产物以核苷或核苷酸类似物的形式出现，它们可以取代正常的核酸分子在病毒基因组的复制过程中掺入病毒新合成的 RNA 或 DNA 中，从而阻止了病毒的复制。例如，抗病毒药物利巴韦林的代谢产物是嘌呤核糖核苷酸的类似物，它可在多种 RNA 病毒的合成过程中参入病毒 RNA 链，阻止病毒的复制。

非核苷类抗病毒药物能非竞争性地结合并抑制病毒的核酸聚合酶活性的抗病毒药物。例如，治疗人类免疫缺陷病毒-1 的非核苷类逆转录酶抑制剂奈韦拉平，可结合于逆转录酶活性中心的口袋结构，致使该酶的结构发生改变并丧失了酶活性，抑制了病毒的复制。

蛋白酶抑制剂（protease Inhibitors） 许多病毒都编码一些较大的前体蛋白，这些前体蛋白

需要病毒自己编码蛋白酶进一步切割才能产生有功能的成熟蛋白，最终在病毒的复制中承担相应的功能。而蛋白酶抑制剂则能抑制病毒编码蛋白酶的活性，使病毒无法形成成熟的病毒颗粒。例如，丙型肝炎病毒的蛋白酶抑制剂特拉普韦，就是通过以上途径抑制丙型肝炎病毒复制的。

整合酶抑制剂（integrase inhibitors）　一些病毒，尤其是逆转录病毒，在复制过程中需先通过逆转录合成病毒 DNA 中间体，再整合入宿主细胞的基因组而产生原病毒，再以原病毒为模板转录生成病毒基因组 RNA。病毒编码的整合酶负责病毒 DNA 整合过程。整合抑制剂可使该酶丧失活性，最终导致病毒复制流产。抗人类免疫缺陷病毒-1 药物雷特格韦就是一种有效的整合酶抑制剂。

反义核酸抑制剂（antisense Inhibitors）　这一类药物是一段与病毒基因组相匹配的 RNA 或 DNA，用于干扰或降解病毒的 RNA 或影响其翻译过程。用于治疗巨细胞病毒性视网膜炎的药物福米韦生就是这类药物。

病毒释放抑制剂（release inhibitors）　病毒的释放是病毒复制的最后一个阶段，抑制这一阶段可成功地减少成熟病毒颗粒的释放而影响病毒的复制。抗流感药物奥司他韦的代谢产物奥司他韦羧酸是流感病毒颗粒表面的神经氨酸酶的抑制剂，而神经氨酸酶可降解呼吸道细胞表面糖蛋白中的唾液酸，帮助病毒颗粒的释放。

抗病毒免疫系统激活剂　这一类抗病毒药物不直接攻击病毒，而是激活人体的免疫系统攻击它们。这一类抗病毒药物的作用是广谱的，而不是针对某一个或某一类病毒。这一类药物的代表是干扰素。它主要是通过细胞表面受体作用使细胞产生抗病毒蛋白，从多个方面抑制病毒的复制。这类药物一般是联合其他的抗病毒特效药一起施用。例如：在对丙型肝炎病毒感染的治疗过程中就有利巴韦林、特拉普韦和干扰素的联合用药，以提高抗病毒效果。

能减轻病毒感染所致过度免疫损伤的药物　有些特殊病毒的感染会引起机体过度免疫反应而造成严重的自身免疫损伤，甚至危及生命。在这样的情况下，需要使用减轻过度免疫损伤的药物配合特效抗病毒药物治疗。这类药物往往是免疫抑制剂，例如在严重急性呼吸综合征的治疗过程中糖皮质激素的使用。

（岑　山　李晓宇）

kàngbìngdú yàowù bànshù yǒuxiào nóngdù

抗病毒药物半数有效浓度

（50% effective concentration of antiviral drugs，EC_{50}）　能引起 50% 最大效应的抗病毒药物的浓度。EC_{50} 用来表示在细胞水平抑制 50% 的病毒复制时抗病毒药物的浓度，如抑制病毒引起的细胞病变、抑制病毒的 DNA/RNA 和蛋白水平或病毒复制酶的活性。EC_{50} 也可用于抗病毒药物在无细胞生化反应体系中对病毒复制酶活性、病毒表面糖蛋白与受体的结合能力等。EC_{50} 的计算可用 Reed-Muench 法或 Logit 法等方法。

（蒋建东　李玉环）

kàngbìngdú yàowù bànshù dúxìng nóngdù

抗病毒药物半数毒性浓度

（50% cytotoxic concentration of antiviral drugs，CC_{50}）　抗病毒药物对半数体外培养的细胞产生毒性作用所需的浓度。药物对细胞毒性通常可用细胞病变 CPE、MTT、CCK-8、台盼蓝染色等方法测定抗病毒药物处理后细胞的存活，进而采用 Reed-Muench 法或 Logit 法等方法计算 CC_{50}。

对细胞毒性的研究是为排除药物的抗病毒活性可能由其对细胞毒性所致，用于抗病毒活性研究的药物浓度要低于无毒浓度 CC_0。

（蒋建东　李玉环）

kàngbìngdú yàowù xuǎnzé zhǐshù

抗病毒药物选择指数（selective index of antiviral drugs，SI）

体外细胞水平进行抗病毒药物研究时，抗病毒药物半数毒性浓度（CC_{50}）与半数有效浓度（EC_{50}）的比值。SI 值越大越好，表明抗病毒药效并非药物对细胞的毒性所致，但表征细胞水平的半数毒性浓度与半数有效浓度比值的 SI 数值大并不能代表药物的安全性，药物的安全性需要通过系统的安评实验判断。

（蒋建东　李玉环）

kàngbìngdú yàowù bànshù yǒuxiào jìliàng

抗病毒药物半数有效剂量（50% effective dose of antiviral drugs，ED_{50}）

引起 50% 病毒感染的动物个体产生抗病毒作用的药物剂量。抗病毒作用的检测指标可以是动物的存活率、存活时间、体重减轻、发病评分等，也可以是受累器官组织的脏器指数（器官组织重/体重）、病毒载量、病理检查等。ED_{50} 的计算可以采用 Reed-Muench 法或 Logit 法等方法。

（蒋建东　李玉环）

bìngdú gǎnrǎn bànshù zhìsǐliàng

病毒感染半数致死量（median lethal dose of virus infection，LD_{50}）

在规定时间内，通过指定感染途径，使一定体重或年龄的某种动物半数（50%）死亡所需的最小病毒量。然而，病毒对实验动物的致病作用不一定都以死亡为标志。例如，以感染发病作指标，则可以半数感染量（infectious dose 50%，ID_{50}）测定；此外，当实验的材料是鸡胚时则用鸡胚半数致死量（embryo median lethal dose，ELD_{50}）或鸡胚半数感染量（embryomedian infective dose，EID_{50}）表示；实验的材料是细胞时则用半数组织培养感染量表示。

病毒感染半数致死量的计算可用 Reed-Muench 法、Logit 法或 Bliss 法等方法。

（蒋建东　李玉环）

bànshù zǔzhī péiyǎng gǎnrǎnliàng
半数组织培养感染量（50% tissue culture infective dose，$TCID_{50}$）

使 50%培养细胞发生细胞病变（cytopathic effect，CPE）的病毒量。又称 50%组织细胞感染量。通常用终点滴定法测定，此方法适用于所有可以引起 CPE 的病毒，终点滴定法只能估计病毒的含量及感染力强弱，不能测定准确的感染性病毒颗粒的数量。

方法：用无血清培养基或磷酸盐缓冲液将病毒悬液作 10 倍系列稀释，即 10^{-1}、10^{-2}……每个稀释度取 100μl 加入铺满单层细胞的 96 孔细胞培养板中，设置空白细胞培养对照，37℃吸附一定的时间（根据不同病毒特点）后，弃病毒液并加入病毒维持液，置 37℃ 5% CO_2 培养箱中培养。每个稀释度至少 4 孔，接种的孔数越多所得病毒滴度越准确。光学显微镜下每日观察细胞病变，并记录细胞病变孔数，直到细胞病变不再发展时为止。观察特征细胞病变：-（0）为无 CPE；+

（1）为 0~25%的细胞出现 CPE；++（2）为 25%~50%细胞出现 CPE；+++（3）为 50%~75%细胞出现 CPE；++++（4）为 75%~100%的细胞出现 CPE。抗病毒药研究多用 Reed-Muench 法计算 $TCID_{50}$，而且常规药效学实验一般用 $100TCID_{50}$ 感染量进行药物抗病毒活性的筛查。计算公式为：

$$logTCID_{50} = 高于50\%的病毒稀释度的对数 + 距离比例 \times 稀释系数的对数$$

（蒋建东　李玉环）

bìngdú dīdù
病毒滴度（virus titer）

单位体积中病毒颗粒的数量。病毒滴度可以代表病毒的毒力或病毒的效价。

根据不同需要病毒滴度可以用多种方法测定，定量逆转录聚合酶链反应或定量聚合酶链反应可测定病毒的基因组（RNA/DNA），血凝素分析可进行病毒定量，血清学分析如酶联免疫吸附测定方法可测定病毒的蛋白，这些方法均属于化学/物理学方法，测定得到的病毒滴度是感染性和非感染性病毒颗粒的总和；病毒感染性分析是测定病毒液中有感染能力能够产生子代病毒的病毒颗粒，灭活（非感染性）病毒颗粒不计算在内，将连续稀释病毒液接种细胞培养物、鸡胚或实验室动物后检测病毒复制，可以通过定量分析如蚀斑形成单位、荧光病灶等的数量，也可以根据终点稀释实验中病变的有无来判断。

实际上一些动物病毒的病毒颗粒/蚀斑形成单位即总的病毒颗粒/感染性病毒颗粒的比值差别非常大，塞姆利基森林病毒的比值为 1~2，流感病毒的比值为

20~50，单纯疱疹病毒的比值为 50~200，而乳头状瘤病毒的比值可达 10 000。

也有些病毒不能形成蚀斑、细胞病变，在鸡胚和动物上也不致死，难以区分感染性和非感染性病毒颗粒。

（蒋建东　李玉环）

gǎnrǎn fùshù
感染复数（multiplicity of infection，MOI）

病毒感染时病毒与细胞数量的比值。即平均每个细胞感染病毒的数量。传统的 MOI 概念起源于噬菌体感染细菌的研究，噬菌体的数量单位为蚀斑形成单位。一般认为 MOI 是一个比值，没有单位，其实其隐含的单位是蚀斑数/细胞数，后来 MOI 被普遍用于病毒感染细胞的研究。

由于病毒的数量单位有不同的表示方式，使 MOI 产生了不同的含义。能产生细胞裂解效应的病毒，如单纯疱疹病毒等，习惯上仍用 pfu 表示病毒数量，因此其 MOI 的含义与传统的概念相同。而对于不能产生细胞裂解效应的病毒如慢病毒等，采用转导单位（transducing units，TU）、滴度（integration units，IU）、病毒颗粒（viral particles，VP）或基因组数量（vector genome，VG）表示病毒数量，因此其 MOI 就有了不同含义。

MOI 的测定原理是基于病毒感染细胞是一种随机事件，遵循泊松（Poisson）分布规律，可计算出感染一定比例的培养细胞所需的感染复数。

（蒋建东　李玉环）

bìngdú zhì xìbāo bìngbiàn xiàoyìng
病毒致细胞病变效应（cytopathic effect，CPE）

体外实验中，病毒感染易感宿主细胞并在宿主细胞内大量增殖，最终导致

贴壁细胞变圆，坏死，从瓶壁脱落等现象。通过普通光学显微镜可以观察到大部分病毒所引起的CPE，而有些病毒引起的CPE需要固定染色后才能在光镜下可见。有的病毒只在某些宿主细胞中才会引起CPE，还有一些病毒感染宿主细胞后不会引起CPE。

CPE主要表现：①整个细胞都发生改变。有两种情况，一种是胞核及整个细胞都发生肿胀，胞质呈颗粒样变化，胞膜边缘不整齐；另一种是，整个细胞皱缩，变圆直至碎裂、脱落等，多见于肠道病毒、痘病毒、呼吸病毒、鼻病毒、科萨奇病毒。②细胞发生聚合。如腺病毒。③细胞融合形成合胞体。即多数细胞发生相互融合而形成"巨细胞"，但各个细胞核仍然能分辨清楚，如副黏病毒、疱疹病毒。④细胞仅产生轻微病变，如正黏病毒、狂犬病毒、冠状病毒、逆转录病毒以及沙粒病毒。

CPE的评分标准：−（0）为无CPE；+（1）为0~25%的细胞出现CPE；++（2）为25%~50%细胞出现CPE；+++（3）为50%~75%细胞出现CPE；++++（4）为75%~100%的细胞出现CPE。

（蒋建东　李玉环）

shíbān xíngchéng dānwèi

蚀斑形成单位 （plaque-forming unit，PFU）

测定单位体积内病毒颗粒数量的一种方法。一个蚀斑代表一个病毒体的繁殖后代品系。这是较精准的测定感染性病毒颗粒的方法。将适当稀释的病毒悬液接种敏感的单层细胞，感染后在单层细胞上覆盖含琼脂糖或甲基纤维素的营养液，病毒在细胞内增殖后，由于固体介质的限制，只能感染和破坏邻

近的细胞，形成一个局限性的肉眼可见的退化细胞区，这就是蚀斑。经中性红或结晶紫染色，蚀斑区形成不染色区域，方便观察与统计。

（蒋建东　李玉环）

kàngliúgǎn bìngdú yàowù

抗流感病毒药物 （anti-influenza virus drugs）

一类用于预防和治疗流感病毒感染的药物。抗流感病毒药物可减轻流感的临床症状并将病程缩短1~2天，还可预防流感引发的严重并发症如肺炎等。

流感病毒属正黏病毒科单股负链RNA病毒。A型流感病毒有脂双层膜，膜内包含8条负链RNA节段。每个节段连接1个病毒RNA依赖的RNA聚合酶蛋白三聚体（由PA、PB1、PB2这3个蛋白组成），并包裹多个核壳蛋白，形成病毒核糖核蛋白复合体，M1蛋白与病毒核糖核蛋白复合体的核心部分连接。磷脂双酯层的外层嵌合了多个糖蛋白血凝素、糖蛋白神经氨酸酶和少量的离子通道蛋白M2，流感病毒还包括两个非结构蛋白NS1和NS2，其中糖蛋白神经氨酸酶和M2是直接抗病毒药物的主要靶点。

至2016年5月已批准上市用于临床的抗流感病毒药物分为3类，它们均是针对病毒靶点的。①M2离子通道抑制剂，包括金刚烷胺和金刚乙胺，分别于1966年、1987年上市，它们能阻滞病毒M2离子通道进而阻止流感病毒在宿主细胞内脱衣壳。这些药物的大量使用导致流感病毒很快对其产生耐药。B型（乙型）流感病毒缺乏M2蛋白，所以金刚烷类药物只适用于A型（甲型）流感病毒。②第二类药物为神经氨酸酶抑制剂，如奥司他韦、扎

那米韦、帕拉米韦和拉尼米韦，这些药物是唾液酸的类似物，可与病毒糖蛋白神经氨酸酶蛋白结合而干扰新合成的流感病毒颗粒从感染的细胞中释放。扎那米韦和奥司他韦被世界卫生组织推荐为人禽流感预防和治疗的储备药品。③第三类药物为流感病毒RNA聚合酶抑制剂，可抑制流感病毒的复制过程。如2014年3月在日本批准上市的法匹拉韦。除针对以上靶点的药物被应用之外，还有很多针对其他病毒靶点如糖蛋白血凝素、核壳蛋白、NS1以及针对宿主靶点的新型抗流感药物处于研发阶段。此外，前苏联和中国还批准了阿比多尔用于A、B型流感病毒等引起的上呼吸道感染，阿比多尔可能通过抑制流感病毒复制的多个步骤发挥抗流感病毒的作用，既有直接抗病毒作用还可通过作用于宿主发挥抗病毒作用。

在中国，中药的应用源远流长，已批准多种中药品种用于流感等病毒引起的上呼吸道感染，如小青龙合剂、抗病毒口服液、莲花清瘟胶囊、板蓝根颗粒等作为多组分联合的药物，复方中药通常会显示出广谱抗病毒活性，它们的作用机制涉及直接抗病毒作用和免疫系统调节，传统中药相对于已有的单一病毒靶点药物有较大的优势。但很多传统中药的有效成分未完全阐明，需要阐明其发挥作用的组分，进一步优化化合物组合达到更好的治疗效果。

流感病毒的高度易突变性导致的耐药问题是直接针对病毒靶点的抗流感病毒药物面临的重大挑战。大多数抗流感病毒药物对B型流感病毒疗效较差甚至根本无效，这些均是需要解决的问题。

（蒋建东　李玉环）

神经氨酸酶抑制剂 (neura- minidase inhibitors) 一类作用于病毒神经氨酸酶的抗流感药物。对流感病毒 A、B 型流感均有抑制作用。有疗效好、副作用较少和耐药性相对较低的特点，是抗流感病毒的主要药物。

流感病毒表面的 2 个糖蛋白血凝素和神经氨酸酶均识别宿主细胞的唾液酸。神经氨酸酶负责切断病毒的血凝素与宿主细胞之间连接的唾液酸残基，促进子代病毒从感染细胞中的释放。感染新的细胞。神经氨酸酶还可清除新装配的病毒表面的唾液酸残基，防止病毒之间因血凝素与唾液酸的相互作用而发生聚集。

随着流感病毒神经氨酸酶蛋白的纯化成功和晶体结构的解析完成，靶向流感病毒神经氨酸酶抑制剂成功设计并开发成药物。1969 年，迈因德尔（Meindl P）等研制出第一个流感病毒神经氨酸酶抑制剂唾液酸类似物（DANA），它能抑制病毒复制，但效力及特异性均不高，未应用于抗流感。1993 年，冯·伊茨斯坦（Von Itzstein）等人在研究神经氨酸-唾液酸晶体结构基础上，对 DANA 进行改造，用碱性的胍基替代 DANA 的 4-OH，设计了扎那米韦，它是第一个批准用于临床的神经氨酸酶抑制剂，截至 2015 年 9 月批准的流感病毒神经氨酸酶抑制剂有扎那米韦、磷酸奥司他韦、帕拉米韦和那尼纳米韦。其中，磷酸奥司他韦于 1999 年被美国食品药品管理局批准上市，是第一个口服有效的神经氨酸酶抑制剂。那尼纳米韦干粉吸入剂于 2010 年 10 月在日本上市，是一种长效神经氨酸酶抑制剂。

抗病毒药物面临的最大挑战之一就是耐药，流感病毒神经氨酸酶抑制剂也不例外，其耐药毒株中以 N1 亚型最多，N2 亚型也有报道，乙型流感的耐药比例远较甲型少。耐神经氨酸酶抑制剂药物以奥司他韦最为常见，扎那米韦和帕拉米韦耐药毒株也有报道，但检出率明显低于奥司他韦。H1N1 的奥司他韦耐药株的突变位点为神经氨酸酶 H274Y，该耐药毒株对扎那米韦敏感，表明并不与扎那米韦发生交叉耐药。

（蒋建东 李玉环）

奥司他韦（oseltamivir） 一种可口服用于流感病毒防治的神经氨酸酶抑制剂。磷酸奥斯他韦是其前药。磷酸奥司他韦为白色至黄白色粉末，水中溶解度 0.686mg/ml，分子式 $C_{16}H_{28}N_2O_4 \cdot H_3PO_4$，分子量 410.4，结构式见图 1。

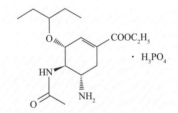

图 1 磷酸奥司他韦的结构式

作用机制 磷酸奥司他韦的代谢产物奥司他韦羧酸能竞争性地与流感病毒神经氨酸酶的作用位点结合，选择性的抑制其活性。流感病毒颗粒黏附在宿主细胞表面，在已感染的宿主细胞内则可干扰流感病毒从细胞中释放，这样均可使流感病毒颗粒在细胞表面聚集成簇从而阻止流感病毒的扩散。所有 A 型和 B 型流感神经氨酸酶的活性部位结构均由高度保守的 11 个氨基酸排列而成，活性部位的任何变异均会使流感病毒活性降低，其耐药选择性和诱导性低。该药还有高度特异性，对其他病毒、细菌或哺乳动物的神经氨酸酶没有明显抑制作用。

临床应用 磷酸奥司他韦用于治疗甲型 H1N1 流感，能显著提高患者病毒消除率，明显缩短疾病持续时间，快速缓解症状，并且安全、耐受性良好。磷酸奥司他韦推荐剂量为 75mg，每天两次，口服 5 天，需在发病 48 小时内用药。有肾功能障碍者，肌酐清除率＜30ml/min，建议调整剂量。磷酸奥司他韦作为神经氨酸酶抑制剂也成为世界卫生组织唯一推荐用于治疗 H5N1 感染的药物。常见药物不良反应为轻度变态反应，胃肠道反应、头晕、头痛等。反应均为一过性或耐受性较好，无须减量或停药。

（蒋建东 李玉环）

扎那米韦（zanamivir） 一种特异性流感病毒神经氨酸酶抑制剂。曾用名 GG167。属直接抗病毒药物，用于治疗和预防流感 A 和 B 病毒引起的流感感染。白色至类白色粉末，易溶于水，微溶于甲醇，不溶于乙醚。分子式为 $C_{12}H_{20}N_4O_7$，分子量为 332.3，结构式见图 1。

作用机制 扎那米韦通过与神经氨酸酶的活性位点结合抑制

图 1 扎那米韦的结构式

流感病毒从感染细胞中释放，使其无法感染其他细胞，达到抑制流感病毒作用。是慢结合酶底物可逆性竞争性抑制剂，这种抑制模式只见于 A 型、B 型流感病毒神经氨酸酶，对流感 A 型病毒选择性强于 B 型病毒。4 位胍基能与酶活性中心的谷氨酸 119 和谷氨酸 227 结合，使其对流感病毒神经氨酸酶有更强的亲和力和选择性。对流感病毒神经氨酸酶的亲和力比对人神经氨酸酶的亲和力高百万倍，因此安全系数较高。

临床应用 该药适用于治疗感染 A 型或 B 型流感病毒的成年患者及 12 岁以上的青少年患者。对伴有哮喘的儿童，扎那米韦并不能减少流感样症状的持续时间。扎那米韦也不能减少流感引起的肺炎或其他并发症，对有慢性呼吸道疾病的患者需慎用扎那米韦，因其可增加支气管痉挛的风险。

扎那米韦经生产厂家提供的特殊吸入装置吸入呼吸道。用于成年患者和 12 岁以上的青少年患者，每天两次，间隔约 12 小时。每次 10mg，分两次吸入，连用 5 天。随后数日，两次的服药时间应尽可能保持一致，该药对哮喘或慢性阻塞性肺疾病无效，甚至可能引起危险。患者出现的其他不良反应包括头痛、腹泻、恶心、呕吐、眩晕等。

（蒋建东　李玉环）

palāmǐwéi

帕拉米韦（peramivir）　新颖的环戊烷类流感病毒神经氨酸酶抑制剂。曾用名 RWJ-270201、BCX-1812，用于甲型和乙型流感病毒的防治。是带有 1 个胍基基团和亲脂性侧链的环戊烷衍生物，分子式 $C_{15}H_{28}N_4O_4 \cdot 3H_2O$，分子量 328.45，结构式见图 1。

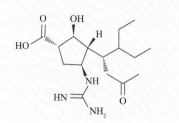

图 1　帕拉米韦的结构式

作用机制 该药是在分析唾液酸、扎那米韦、奥司他韦与神经氨酸酶的相互作用机制及构效关系的基础上设计并合成的环戊烷衍生物，与环连接的基团有亲水的羧基和胍基，以及疏水的异戊基和乙酰氨基，4 个极性不同的基团分别作用于流感病毒，神经氨酸酶结构中不同的活性位点区域，能强烈抑制神经氨酸酶的活性，阻止子代病毒颗粒在宿主细胞的复制和释放，有效地预防流感和缓解流感症状。

临床应用 该药用于治疗急性感染甲、乙型流感病毒及高致命性流感病毒感染均有效。注射液疗效优于磷酸奥司他韦，能有效对抗耐奥司他韦的流感病毒，适应流感危重患者和对其他神经氨酸酶抑制剂疗效不佳患者的救治，有起效快、作用时间长的特点。患者应在首次出现症状 48 小时以内使用，临床使用剂量为：普通患者 300～600mg，静脉滴注，1 次给药；重症患者 300～600mg，静脉滴注，每天 1 次，可连用 1～5 天。儿童通常情况下建议 10mg/kg 体重，1 次给药；也可以根据病情，连续重复给药 1～5 天；单次最大剂量为 600mg，可根据年龄和症状适当减量。常见的不良反应有恶心、呕吐、腹泻、腹痛、头痛、头晕、失眠、胃肠不适、疲乏、咳嗽、鼻塞、咽痛。

（蒋建东　李玉环）

liúgǎn bìngdú lízǐtōngdào zǔduànjì

流感病毒离子通道阻断剂（influenza virus ion channel blockers）　一类作用于流感病毒 M2 离子通道的抑制剂，仅对 A 型流感病毒有效。包括金刚烷胺和金刚乙胺，是最早被美国食品药品管理局（FDA）批准的抗流感药物。

M2 是流感病毒表面的一个重要的膜蛋白，有离子通道活性，M2 离子通道激活后，大量 H^+ 离子进入病毒粒子，随着病毒粒子内环境的酸化，流感病毒 RNPs 与 M1 解离，进而完成脱衣壳过程。M2 离子通道被阻断后，H^+ 无法进入病毒粒子，阻止了病毒粒子脱衣壳，抑制了流感病毒复制。M2 离子通道是抗流感药物研发的重要靶标。

最具代表性的 M2 离子通道抑制剂为金刚烷胺和金刚乙胺，金刚烷胺在 1966 年被批准作为流感预防药，并于 1976 年被批准用于治疗所有 A 型流感。金刚乙胺则 1987 年由瑞士罗氏公司首先开发上市并于 1993 年被美国 FDA 批准上市。金刚乙胺的抗病毒作用比金刚烷胺强 4～6 倍，副作用也小于金刚烷胺。该类药物主要抑制流感病毒复制的早期阶段，在流感早期应用该类药物效果较好。

金刚烷胺的广泛使用致流感病毒耐药现象严重。多数金刚烷胺耐药株由单个氨基酸突变引起，全世界约 90% 的金刚烷胺耐药病毒株都有 S31N（丝氨酸-天冬氨酸）突变，该突变点是决定流感病毒对金刚烷胺产生耐药的关键位点；M2 蛋白跨膜区中 26、27、30 和 31 位点的 4 个氨基酸的点突变也是流感病毒对金刚烷胺及金刚乙胺耐药的重要原因。M2 离子通道抑制剂引发的耐药问题严重，迫切需要研发新型的抗流感病毒药物。对现有药物进行结构改造、发现新的药物作用靶点以及寻找新的天然药物是今后的重要发展方向。

（蒋建东　李玉环）

jīngāngwán'àn

金刚烷胺（amantadine）

一种特异性的针对流感病毒 M2 离子通道蛋白的抑制剂。又称金刚胺、三环癸胺。属直接抗病毒药物，主要预防和治疗普通季节性 A 型流感病毒的感染，但由于耐药性的快速形成使药物使用非常有限。白色结晶粉末，溶于有机溶剂，不溶于水，分子式 $C_{10}H_{17}N$，分子量 151.25，结构式见图 1。

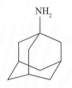

图 1　金刚烷胺的结构式

作用机制　该药作用于病毒表面四聚体跨膜蛋白 M2 离子通道，阻碍 H^+ 由酸化的内体通过 M2 离子通道进入流感病毒颗粒内部，使病毒内部 pH 无法降低，不能诱导酸性条件依赖的糖蛋白血凝素构象的改变，阻碍流感病毒外膜与内吞体膜的融合，使流感病毒多聚酶复合体无法脱衣壳进入胞质。在流感病毒复制晚期，金刚烷胺会使高尔基体管腔内 pH 降低，诱导糖蛋白血凝素在成熟前发生构型改变，减少感染性流感病毒颗粒释放。

临床应用　该药用于 A 型流感流行期间高危人群的预防用药。有片剂和糖浆剂型，推荐剂量为 10 岁以下儿童 5mg/（kg·d），每天 1～2 次，用量不超过150mg/d；10 岁以上者剂量为 100mg，每天 2 次。金刚烷胺刺激体内儿茶酚胺释放，可引起中枢神经系统的副作用，如头晕、焦虑或抑郁、失眠、易激惹、共济失调等。金刚烷胺的滥用，导致几乎所有流感病毒均对其耐药，临床使用此药物。

（蒋建东　李玉环）

liúgǎn bìngdú RNA jùhéméi yìzhìjì

流感病毒 RNA 聚合酶抑制剂

（influenza virus RNA-dependent RNA polymerase inhibitors）　一类通过抑制 RNA 聚合酶而阻止流感病毒复制的抗流感药物。RNA 聚合酶抑制剂作为具有新型作用机制的抗流感药物，对解决流感病毒耐药性问题有重要意义。

流感病毒 RNA 聚合酶是 PA、PB1 和 PB2 这 3 个亚基组成的复合体，分子量约为 250。RNA 聚合酶参与流感病毒转录和复制过程，即包括病毒 mRNA 的合成及病毒 RNA 的复制。在核内，PB2 亚基与宿主 pre-mRNAs 的 5' 端帽子结合，并由 PA 亚基的核酸内切酶结构域将帽子的 10～13 个核苷酸片段切割下来作为引物，随后由帽子 RNA 片段的 3' 端起始病毒 mRNA 的转录。在病毒 RNA 复制阶段，RNA 聚合酶以病毒 RNA 作为模板合成其互补链 cRNA，接下来再以 cRNA 链作为模板合成病毒 RNA。RNA 聚合酶高度保守，且有复制酶活性和核酸内切酶活，成为备受关注抗流感病毒药物的理想靶点。

根据 RNA 聚合酶的活性，流感病毒 RNA 聚合酶抑制剂主要分为抑制复制酶活性的化合物和抑制核酸内切酶活性的化合物两大类。抑制复制酶活性的化合物包括核苷类和非核苷类。其中核苷类中，2-FDG 是较早的报道具有流感病毒 RNA 聚合酶抑制活性的化合物，特异性的作用于聚合酶 PB1 亚基活性位点，而法匹拉韦是 2014 年 3 月已在日本上市的抗流感药物，作为嘌呤类似物，竞争性的抑制流感病毒 RNA 聚合酶的活性。另外，抑制复制酶活性的非核苷类化合物如生物碱 THI 和抑制内切酶活性的化合物如 flutimide、BMY-27709 正处于研发中。

耐药株的大量出现限制了 M2 离子通道抑制剂和部分神经氨酸酶抑制剂的应用，因此，加速开发高效特异的 RNA 聚合酶抑制剂对于流感病毒的防控具有重要的意义。

（蒋建东　李玉环）

fǎpǐlāwéi

法匹拉韦（favipiravir）

一种病毒 RNA 聚合酶抑制剂。曾用名 T-705。属直接抗病毒药物，2014 年 3 月在日本批准用于治疗新发或复发的流感感染。白色至类白色粉末，易溶于二甲基亚砜和乙醇，可溶于水，分子式为 $C_5H_4FN_3O_2$，分子量为 157.10，结构式见图 1。

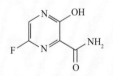

图 1　法匹拉韦的结构式

作用机制　该药是一种广谱 RNA 依赖的 RNA 病毒抑制剂，为嘌呤类似物，可被宿主细胞激酶磷酸化生成有生物活性的法匹拉韦呋喃核糖基-5'-三磷酸肌醇（法匹拉韦 RTP），病毒 RNA 聚合酶错误的识别法匹拉韦 RTP，使法匹拉韦 RTP 插入病毒 RNA 链或与病毒 RNA 聚合酶结构域结合，阻碍病毒 RNA 链的复制和转录。嘌呤或嘌呤核苷可降低法匹拉韦的活性，表明法匹拉韦在病毒RNA复制中作用类似于嘌呤或嘌呤核苷。法匹拉韦作用于病毒复制的早中期，不影响流感病毒的吸附和释放。法匹拉韦仅抑制病毒RNA聚合酶的活性，不影响细胞DNA或RNA的合成，故其对病毒RNA聚合酶有高度选择性。

临床应用 该药不仅对季节性流感病毒有效，而且对猪源性流感病毒，以及高致病性禽流感的各种流感病毒均显示抗病毒活性，并且对现有的耐药株未显示明显的交叉耐药性。临床上，法匹拉韦仅用于治疗其他抗流感病毒药治疗无效或效果不足的流感感染患者。用药方式和剂量为患者第1天服用2次，每次1600mg，第2~5天每日2次，每次600mg，且应在流感症状出现后尽早给药。临床上法匹拉韦的不良反应包括血尿酸增加、腹泻、中性粒细胞计数减少、肝功能损伤等。

(蒋建东 李玉环)

kàng rénlèi miǎnyì quēxiàn bìngdú yàowù

抗人类免疫缺陷病毒药物

(anti-human immunodeficiency virus drug) 一类用于治疗人类免疫缺陷病毒（human immunodeficiency virus，HIV-1）感染的药物。该类药物主要通过影响HIV-1病毒复制周期中的某一个环节发挥其效用。人类免疫缺陷病毒是获得性免疫缺陷综合征的病原体，该病毒属于逆转录病毒科的慢病毒属。HIV-1的基因组RNA编码的9个蛋白包括了组成其病毒颗粒的结构蛋白、逆转录酶以及复制过程中所必需的辅助蛋白。HIV-1病毒具有3个特点：①由于该病毒所编码的逆转录酶保真度较差，该病毒的变异性较强。②它所感染的是细胞表面具有

CD4受体的T淋巴细胞，即辅助淋巴细胞。③它在复制过程中需要先通过逆转录合成病毒DNA中间体并整合入宿主细胞的基因组而产生原病毒，再以原病毒为模板转录生成病毒基因组RNA。

基于以上3点，针对HIV-1的疫苗的研发一直没有成功，控制获得性免疫缺陷综合征主要靠抗病毒药物。已有的抗病毒药物主要是针对该病毒复制的特点，阻断其复制周期中的不同环节，通过协同用药达到控制细胞内病毒增殖的目的。按照这个原则，抗HIV-1药物共分为6类：①蛋白酶抑制剂。HIV-1病毒所编码的Gag以及Gag-pol蛋白，需要其自己编码蛋白酶进一步切割才能产生有功能的酶和结构蛋白，最终在病毒的复制中承担相应的功能。②非核苷类逆转录酶抑制剂。能够非竞争性地结合并抑制病毒逆转录酶活性的抗病毒药物。③核苷类逆转录酶抑制剂。药物分子或药物分子的代谢产物以核苷或核苷酸类似物的形式出现，它们可以取代正常的核酸分子在病毒基因组的复制时参入新合成的病毒DNA中，阻止了HIV-1的DNA链的合成。④融合抑制剂。HIV-1病毒特异性地识别并吸附于CD4$^+$细胞后需要通过一定的途径进入细胞，能够阻止这一过程药物被称为融合抑制剂。⑤CCR5阻断剂。能模拟HIV-1的表面蛋白与其竞争性地结合宿主细胞表面的CCR5受体，阻止HIV-1病毒识别、吸附宿主细胞的药物。已上市的CCR5阻断剂是马拉维若。⑥整合酶抑制剂。HIV-1在复制过程中需要先通过逆转录合成病毒DNA中间体，该中间体能整合入宿主细胞的基因组从而产生原病毒，再以原病毒为模板转

录生成HIV-1基因组RNA。

(岑 山 李晓宇)

dànbáiméi yìzhìjì

蛋白酶抑制剂

(protease inhibitors，PIs) 人类免疫缺陷病毒所编码的Gag以及Gag-pol蛋白。需要其自己编码的蛋白酶进一步切割才能产生有功能的酶和结构蛋白，最终在病毒的复制中承担相应的功能。HIV-1蛋白酶抑制剂可有选择性地高效抑制HIV-1病毒编码的蛋白酶活性，使病毒无法有效地产生成熟的酶和结构蛋白，阻止病毒形成成熟的病毒颗粒。与核苷衍生物不同，HIV-1蛋白酶抑制剂不需经过代谢而直接作用于靶点。已上市的蛋白酶抑制剂类药物有阿扎那韦、达芦那韦、福沙那韦、茚地那韦、奈非那韦、利托那韦、沙奎那韦和替拉那韦。

(岑 山 李晓宇)

ānruìnàwéi

安瑞那韦

(amprenavir) 抗人类免疫缺陷病毒（HIV-1）蛋白酶抑制剂药物。英国葛兰素史克公司推出，1999年4月被美国食品药品管理局批准上市。HIV-1病毒编码的Gag以及Gag-pol蛋白，需要其自己编码蛋白酶进一步切割才能产生有功能的酶和结构蛋白蛋白，最终在病毒的复制中承担相应的功能。安瑞那韦抑制病毒编码蛋白酶的活性，从而使病毒无法形成成熟的病毒颗粒。结构式见图1。

不良反应包括：28%的概率发生潮红，15%~16%的概率会发生胃肠道不良反应，如恶心、呕吐、胃痉挛、腹泻等。其他的不良反应包括抑郁、情绪紊乱、味觉紊乱等。2004年底，安瑞那韦停止生产，其替代品为福沙那韦。

(岑 山 李晓宇)

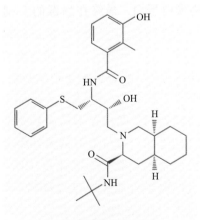

图 1　安瑞那韦的结构式

nàifēinàwéi

奈非那韦（nelfinavir，NFV）
人类免疫缺陷病毒（HIV-1）蛋白酶抑制剂药物。阿古朗制药（Agouron Pharmaceuticals）推出1997年3月被美国食品药品管理局获准上市。HIV-1 病毒所编码的 Gag 以及 Gag-pol 蛋白，需要其自己编码蛋白酶进一步切割才能产生有功能的酶和结构蛋白，最终在病毒的复制中承担相应的功能。奈非那韦抑制病毒编码的蛋白酶活性，从而使病毒无法形成成熟的病毒颗粒。有 1% 的服药者会产生胰岛素抵抗、高血糖、脂肪代谢障碍、胀气、腹泻、疲劳等副作用。结构式见图 1。

图 1　奈非那韦的结构式

（岑　山　李晓宇）

lìtuōnàwéi

利托那韦（ritonavir）　人类免疫缺陷病毒（HIV-1）蛋白酶抑制剂。艾伯维公司（AbbVie Inc）开发。1996 年 3 月美国食品药品管理局批准上市。HIV-1 病毒所编码的 Gag 以及 Gag-pol 蛋白，需要其自己编码蛋白酶进一步切割才能产生有功能的酶和结构蛋白，最终在病毒的复制中承担相应的功能。利托那韦抑制病毒编码蛋白酶的活性，从而使病毒无法形成成熟的病毒颗粒。利托那韦的副作用有乏力、腹泻、恶心、呕吐、头晕、失眠、出汗以及胰岛素抵抗等问题。结构式见图 1。

图 1　利托那韦的结构式

（岑　山　李晓宇）

yìndìnàwéi

茚地那韦（indinavir）　拟肽类强效人类免疫缺陷病毒（HIV-1）蛋白酶抑制剂。分子式为 $C_{36}H_{47}N_5O_4$，分子量为 613.79。最初由瓦卡（Vacca）等合成，后由德国默克公司开发，于 1996 年经美国食品药品管理局（FDA）批准上市。截至 2000 年底，已在 80 多个国家和地区使用，广泛用于获得性免疫缺陷综合征患者的治疗。

该药通过与 HIV-1 蛋白酶的活性部位可逆性结合，发挥竞争性抑制作用，阻碍病毒前体多聚蛋白的裂解并干扰子代病毒颗粒成熟，达到抗病毒的目的。茚地那韦对 HIV-1 和 HIV-2 的蛋白酶均具有抑制作用，但对 HIV-1 的选择性约是 HIV-2 的 10 倍。口服后能被人体迅速吸收，0.8 小时达到血药浓度峰值，口服生物利用度为 60%，多次给药无药物蓄积作用，主要由肝细胞色素酶 CYP3A4 代谢，约 20% 经肾排泄。

1997 年美国 FDA 将其临床应用范围扩大为 1 岁以上儿童 HIV 感染者和获得性免疫缺陷综合征患者，可与另外两种 HIV-1 逆转录酶抑制剂齐多夫定和拉米夫定联合用药，能使 HIV-1 感染者延缓发展为获得性免疫缺陷综合征，并使其死亡率降低 50% 以上。该药与 CYP3A4 的抑制剂（如特非那定、西沙必利、阿司咪唑、三唑仑、咪达唑仑等）或诱导剂（如利福平、苯巴比妥、苯妥英、卡马西平、地塞米松等）同时应用可致药物血药浓度升高或下降，合用时应慎重并及时调整剂量。多数与茚地那韦有关的不良反应是轻微的，包括恶心、腹泻、疲乏、头痛、高胆红素血症、脂肪代谢障碍等。服用茚地那韦有发生肾结石的报道，对急性发作期的患者可暂停或中断治疗。

（岑　山　张永欣）

luòpǐnàwéi

洛匹那韦（lopinavir）　第二代人类免疫缺陷病毒 1 亚型（HIV-1）蛋白酶抑制剂。在获得性免疫缺陷综合征治疗领域得到广泛应用。分子式为 $C_{37}H_{48}N_4O_5$，分子量为 628.80。联合低剂量利托那韦复合片剂于 2000 年被美国食品药品管理局批准上市，其疗效可靠、副作用少、受食物影响小，作为抗 HIV-1 的一线或二线治疗药物。

该药主要通过肝细胞色素酶 CYP3A4 代谢，单独使用其血浆浓度中等。与利托那韦合用利托那韦可抑制 CYP3A4 活性，降低洛匹那韦的代谢速度，显著增加其血浆浓度。与利托那韦合用时，洛匹那韦的半衰期为 5~6 小时。该药的吸收受食物的影响，与食物同服可增加生物利用度和稳定血药浓度。

该药是高度特异的 HIV-1 蛋白酶抑制剂，通过竞争性结合 HIV-1 蛋白酶，阻碍前体多聚蛋白的裂解，导致不成熟的、无传染性的病毒颗粒形成，达到抑制 HIV 复制目的。该药在 0.5nmol/L 浓度时可抑制 93% 的野生型 HIV-1 蛋白酶活性，比利托那韦的活性约强 10 倍。雅培公司开发的洛匹那韦和低剂量利托那韦的二联复方，在临床上表现出良好的抑制病毒疗效，特别是对发生耐药初治失败的 HIV-1 患者的抗病毒治疗发挥了重要作用。该方案的优点包括：效果明显、副作用少、服用方便、依从性好。洛匹那韦/利托那韦是 CYP3A4 的抑制剂，与主要通过 CYP3A4 代谢的药物合用，可增加这些药物的血浆浓度，延长其作用时间和增加副作用，需谨慎用药或调整药物剂量。利福平是 CYP3A4 的诱导剂，可增强洛匹那韦在肝的代谢，导致其抗病毒活性丧失和产生耐药性。机体对该药的耐受性较好，最常见的副作用是腹泻，最重要的实验室异常是总胆固醇和三酰甘油增多。部分患者可能出现胰腺炎。洛匹那韦对由人乳头状瘤病毒引起的宫颈癌有防治作用，可选择性杀死感染的癌前病变细胞，且对正常细胞无不良影

响，但其临床应用尚有待进一步评价。

（岑　山　张永欣）

shākuínàwéi
沙奎那韦（saquinavir）　第一个被美国食品药品管理局批准上市的人类免疫缺陷病毒 1 亚型（HIV-1）蛋白酶抑制剂。分子式为 $C_{38}H_{50}N_6O_5$，分子量为 670.84。自 1989 年合成后，由瑞士罗氏公司开发，于 1995 年 12 月经过加速审批程序批准上市。

该药的血浆蛋白结合率 >98%，生物利用度较低，约为 4%。药物吸收不良、肝或小肠微粒体中 CYP3A4 酶对药物代谢的增强均可降低沙奎那韦的生物利用度。该药主要通过肝细胞色素 P450 介导的特异同工酶 CYP3A4 代谢，只有 1% 通过肾排除。

该药是 HIV-1 蛋白酶底物类似物，它的肽衍生结构模拟 N 端脯氨酸酰胺键，可被 HIV-1 蛋白酶裂解，阻止蛋白酶作用于 HIV-1 前体多聚蛋白，干扰子代病毒颗粒成熟，达到抑制 HIV-1 复制的目的。这种肽衍生结构极少被哺乳动物的天冬氨酸蛋白酶识别，因而对 HIV-1 蛋白酶具有选择性抑制作用。沙奎那韦可作用于 HIV-1 和 HIV-2，也可作用于慢性感染细胞以及对逆转录酶抑制剂产生抗性的 HIV-1 毒株。机体对沙奎那韦的抗药性稍强于其他蛋白酶抑制剂，临床中发现在用药 5 个月的患者中出现了极少的对该药敏感性降低的 HIV-1 变种。为避免产生耐药性，减少毒副作用，临床上常使用二药或三药联用提高疗效。沙奎那韦与扎西他宾联用，可使 HIV 感染患者的死亡率减少 60% 以上。沙奎那韦与齐多夫定和拉米夫定三药联用也有协同作用，显示出很高的治疗指数，

可使血液中的病毒载量减少 99%。患者对沙奎那韦的耐受性较强，适宜长期用药，常见的副作用有腹泻、腹痛、疲劳、恶心、头痛和出疹，实验室检查未发现有药物特异性改变，但可见转氨酶、胆红素、肌酸激酶、葡萄糖等的改变以及白细胞减少。

（岑　山　张永欣）

dìruìnàwéi
地瑞那韦（darunavir）　基于结构设计的方法改进而来的第二代非肽类人类免疫缺陷病毒 1 亚型（HIV-1）蛋白酶抑制剂。为含有联四氢呋喃亚结构的磺胺类衍生物。分子式为 $C_{27}H_{37}N_3O_7S$，分子量为 547.66。强生公司冰岛分公司蒂博泰克（Tibotec）研发，2006 年 6 月经美国食品药品管理局批准上市。

该药单剂量（600mg）口服的绝对生物利用度为 37%，同时给与利托那韦（100mg）的绝对生物利用度提高到 82%，临床常常是两药联合应用。主要经肝细胞色素酶 CYP3A4 代谢，可产生至少 3 种活性代谢产物，终末半衰期为 15 小时。该药有全新的分子结构，能与 HIV-1 蛋白酶的保守残基相结合，可将病毒耐药的发生概率降至最低。尚无研究表明地瑞那韦对肝病患者有不良影响。

该药与其他 HIV-1 蛋白酶抑制剂一样，可选择性抑制感染细胞内 HIV-1 前体多聚蛋白的裂解，阻止子代病毒颗粒成熟。晶体学研究表明，地瑞那韦与底物包膜完全匹配，可与蛋白酶活性中心形成紧密连接，对野生型 HIV-1 蛋白酶甚至多重耐药的 HIV-1 蛋白酶都具有极强的亲和力。该药必须与低剂量的利托那韦或其他抗艾滋病药物结合使用，以提高药效，适用于感染了人类获得性

免疫缺陷病毒但服用现有抗逆转录病毒药物未见疗效的患者。还可用于抑制耐药型 HIV-1 病毒，对临床上已经发现的绝大部分抗性突变体有很好的抑制活性，70%抗替拉那韦的耐药株对地瑞那韦仍然具有敏感性。地瑞那韦不能与某些抗癫痫药物（卡马西平、苯巴比妥、苯妥英），抗菌药物（利福平）和中药制剂（圣约翰草）等同时使用，因为这些药物会导致其血药浓度显著减低，影响疗效。常见的不良反应是头痛、恶心、鼻咽炎、腹泻、高胆固醇与高血糖值等，并且 7%的患者用药后还会出现不同程度的皮疹。

（岑 山 张永欣）

替拉那韦（tipranavir）
tìlā'nàwéi

全球首个非肽类人类免疫缺陷病毒 1 亚型（HIV-1）蛋白酶抑制剂。分子式为 $C_{31}H_{33}N_2O_5F_3S$，分子量为602.66。2005 年 6 月获美国食品药品管理局批准上市。

该药是一个具有口服活性的选择性 HIV-1 蛋白酶抑制剂。它对 HIV-1 的实验室毒株及临床分离株包括其他蛋白酶抑制剂的耐药株均表现出强效活性。体外平均90%的抑制浓度为 0.16μmol/L。

单独用药易产生耐药性，可与其他抗逆转录病毒药物联合应用。主要经肝细胞色素酶 CYP3A4 代谢，利托那韦能抑制该酶活性，可显著提高普拉那韦的血药浓度。高脂肪饮食有助于药物的吸收。

该药有全新的结构，属非肽类的二氢吡喃酮类 HIV-1 蛋白酶抑制剂，可以对所有肽类蛋白酶抑制剂的耐药株发挥有效的抑制作用。通过与 HIV-1 蛋白酶活性中心竞争性结合，抑制感染细胞内 HIV-1 前体多聚蛋白的裂解，

阻止子代病毒颗粒的成熟。替拉那韦的非肽类结构在与耐药株的蛋白酶变异体结合时更有灵活性，而且也有利于延缓 HIV-1 耐药性的产生。由于存在肝毒性反应，替拉那韦一般只用于对其他蛋白酶抑制剂耐药的患者或晚期获得性免疫缺陷综合征患者的应急治疗。Ⅱ期临床试验显示替拉那韦与另一种蛋白酶抑制剂利托那韦联用有良好的安全性和耐受性，可用于那些已经接受抗逆转录病毒治疗或感染多药耐药 HIV毒株且病毒仍在体内进行复制的成年获得性免疫缺陷综合征患者。最主要的不良反应为剂量依赖性肝毒性反应以及转氨酶活性升高，因此服用替拉那韦的患者有必要在给药前以及治疗过程中常规进行肝功能检查。部分患者服药时曾经出现过轻中度皮疹。替拉那韦还有抑制血小板凝集的作用，出血风险比较高的患者慎用。

（岑 山 张永欣）

夫沙那韦（fosamprenavir）
fūshānàwéi

拟肽类人类免疫缺陷病毒 1 亚型（HIV-1）蛋白酶抑制剂前体。分子式为 $C_{25}H_{36}N_3O_9PS$，分子量为585.61。英国葛兰素史克公司和美国威泰克斯（Vertex）公司共同开发，于 2003 年 10 月经美国食品药品管理局（FDA）批准上市。

该药水溶性好，单剂量口服后，1.5~4.0 小时达到血药浓度峰值，高脂饮食对其片剂吸收无影响。体外蛋白结合率约为90%，主要与 A1 酸糖蛋白结合。口服进入肠道后，可被肠道上皮细胞中的磷酸酯酶迅速水解为安普那韦，发挥抗病毒作用。该药主要通过肝细胞色素 P450 介导的特异同工

酶 CYP3A4 代谢，两种代谢产物分别为四氢呋喃和氨基苯的氧化物。血浆消除半衰期约 7.7 小时。

该药是 HIV-1 蛋白酶抑制剂安普那韦的前体药物，本身在体外不具或仅具极微的抗病毒活性。进入肠道被水解为安普那韦后，安普那韦可与 HIV 蛋白酶的活性位点竞争性结合，阻碍病毒前体多聚蛋白的裂解，干扰子代病毒颗粒的成熟，达到抑制 HIV-1 复制目的。夫沙那韦与利托那韦联合用药，可用于治疗初次接受治疗的成年 HIV-1 感染者，降低血液内病毒负荷，增加 $CD4^+$ 细胞数。夫沙那韦的活性代谢产物安普那韦主要经肝脏 CYP3A4 代谢，对其有诱导作用，因此与CYP3A4 的底物、诱导剂、抑制剂合用应谨慎用药。与磷酸二酯酶抑制剂（西地那非、他达拉非和伐地那非）合用可引起低血压、视觉改变及阴茎异常勃起。一般的不良反应为腹泻、恶心、头痛及转氨酶活升高等。美国 FDA 警告该药可导致获得性免疫缺陷综合征患者发生心肌梗死和血脂异常。并且在临床试验中，该药可引发重度致命性皮肤反应，包括渗出性多形红斑，如患者在治疗中出现严重皮疹伴全身症状，应停止用药。

（岑 山 张永欣）

阿扎那韦（atazanavir）
āzhā'nàwéi

新型氮杂多肽类人类免疫缺陷病毒（HIV）蛋白酶抑制剂。分子式为 $C_{38}H_{52}N_6O_7$，分子量为 704.86。美国百时美施贵宝公司研制开发，2003 年 6 月首次在美国获批上市。

该药口服后吸收良好且迅速，与食物同服的生物利用度为 60%。进餐时服药可提高该药的生物利用度，减少血药浓度的波动。在

血液中与白蛋白和 α_1 酸性糖蛋白的结合率约为86%。药物穿透力强，易透入精液和脑脊液。毒性较低，浓度达到抗HIV活性浓度的6500倍以上才会出现细胞毒性。不易产生耐药性。主要通过肝细胞色素P450介导的特异同工酶CYP3A4代谢，代谢产物经胆管清除，只有极少量通过肾排除。

该药是高选择性的HIV-1蛋白酶抑制剂，在HIV感染的细胞内，通过竞争性结合HIV蛋白酶，阻断裂解病毒gag和gag-pol基因编码的病毒前体多聚蛋白，干扰子代病毒颗粒的成熟而发挥强效的抗HIV活性。阿扎那韦与利托那韦合对初次治疗或曾接受过其他抗逆转录病毒药物治疗的患者，可减少其血液中的病毒负荷并增加 $CD4^+$ 细胞的数量。该药对CYP3A4酶有中度抑制作用，与经CYP3A4代谢的药物有潜在药物相互作用。与CYP3A4抑制剂利托那韦联用，可使其体内滞留时间增加3倍。酮康唑和克拉霉素对其血药浓度影响甚微。常见的不良反应有恶心、感染、头痛、呕吐、腹泻、腹痛、嗜睡、失眠和发热。阿扎那韦对脂质参数如三酰甘油和胆固醇的影响极小，引起的脂质升高明显低于其他蛋白酶抑制剂如奈非那韦以及利托那韦和沙奎那韦联用，能降低HIV患者患心血管疾病的风险性。但该药可竞争性抑制尿苷二磷酸葡糖醛酸基转移酶，导致轻至中度高胆红素血症，停药后症状可消失。

（岑　山　张永欣）

hégānlèi nìzhuǎnlùméi yìzhìjì

核苷类逆转录酶抑制剂（nucleoside reverse transcriptase inhibitor，NRTI）

能有效抑制病毒核酸由RNA逆转录为DNA的脱氧核苷酸类似物。核苷类逆转录酶抑制剂属抗病毒药物，可通过化学合成和结构优化的方法获得。

研发历程　该类药物是最先问世、开发品种较多的一类药物，临床证实对人类免疫缺陷病毒（HIV）复制有很强的抑制作用。1987年第一个抗HIV的药物——抗逆转录酶药物齐多夫定（zidovudine，AZT）被批准用于治疗获得性免疫缺陷综合征。齐多夫定最初是1964年由密歇根癌症研究所的化学家霍洛维茨合成，原本是作为抗肿瘤药物研发的，但发现对小鼠肿瘤无效后被放弃。后来经过科学家对化合物的不断筛选后，由英国威尔康公司开发上市。1990年齐多夫定又被批准用于预防性治疗。1995年齐多夫定成为三重疗法即"鸡尾酒疗法"的基本药物之一。自齐多夫定上市以来，抗人类免疫缺陷病毒药物已发展到几十个品种，已向美国食品药品管理局申请的新药有100个之多，抗人类免疫缺陷病毒药物的发展，也带动了其他抗病毒药物的开发，挽救了许多患者的生命。

作用机制　该类药物结构与核苷类似，为双脱氧核苷衍生物，可与细胞内核苷竞争性地结合逆转录酶，终止逆转录反应。该类药首先进入被感染的细胞，然后磷酸化形成具有活性的双脱氧核苷三磷酸化合物，竞争性抑制HIV病毒逆转录酶，由于在结构上3′缺乏羟基，当它们结合到前病毒DNA链的3′末端时，不能再进行5′-3′磷酸二酯键的结合，终止了病毒DNA链的延长。此类药物通过阻断病毒RNA基因的逆转录，即阻断病毒的双股DNA的形成，使病毒失去复制的模板，抑制HIV的复制。该类药与HIV逆转录酶亲和力远比与细胞内正常DNA聚合酶亲和力强，因此产生治疗作用。

临床应用　该类药用于治疗获得性免疫缺陷综合征（AIDS）及其相关综合征，对治疗HIV感染/AIDS有一定效果，可降低死亡率及机会性感染率，但都不能治愈AIDS。核苷类逆转录酶抑制剂联用，副作用大，易出现交叉耐药。HIV耐药变异株的出现是患者临床上抗病毒治疗失败的主要原因。由于耐药基因突变主要是针对核苷类逆转录酶抑制剂以及非核苷类逆转录酶抑制剂，而对蛋白酶抑制剂耐药临床上比较少见，建议更换药物治疗组合时多考虑选用含有增强作用的蛋白酶抑制剂。

分类　已经被批准用于临床的NRTI有8种，包括7种核苷逆转录酶抑制剂和1种核苷酸逆转录酶抑制剂。核苷逆转录酶抑制剂如齐多夫定、地丹诺辛、扎西他滨、司他夫定、拉米夫定、阿巴卡韦和恩曲他滨以及富马酸替诺福韦二吡呋酯。这些药物可单独使用或与其他HIV-1抑制剂组合使用。其中，齐多夫定为天然胸腺嘧啶核苷的合成类似物，其 3′-羟基（—OH）被叠氮基（ $—N_3$ ）取代。恩曲他滨是胞嘧啶的核苷类似物，是拉米夫定的5′-氟取代衍生物。富马酸替诺福韦二吡呋酯系替诺福韦的前药，经口服后迅速水解为替诺福韦。替诺福韦可被细胞内的腺苷酸激酶磷酸化成为单磷酸，然后被快速转化为活性二磷酸形式。替诺福韦二磷酸盐通过竞争性地与天然底物5′-脱氧腺苷三磷酸结合而抑制HIV-1逆转录酶的活性，并在与DNA整合后阻止DNA链延长从而发挥抗病毒作用。

（岑　山　李泉洁）

qíduōfūdìng

齐多夫定（zidovudine；ZDV）

以胸苷等为原料人工合成的具有抗病毒活性的核苷类逆转录酶抑制。又称叠氮胸苷（azidothymidine，AZT），是第一个用于治疗人类免疫缺陷病毒（HIV）感染的药物。胸腺嘧啶的脱氧核糖环上的3-羟基转化为叠氮基团后就形成了齐多夫定，化学式为 $C_{10}H_{13}N_5O_4$，摩尔质量为267.242g/mol。最初由密歇根癌症研究所的化学家霍洛维茨于1964年合成，原本是作为抗肿瘤药物研发的，但发现对小鼠肿瘤无效后被放弃。后来经过科学家对化合物的不断筛选，由英国威尔康公司开发上市。1987年3月20日，美国食品药品管理局批准齐多夫定用于治疗获得性免疫缺陷综合征。

叠氮基团会增加齐多夫定的脂溶性，使它可轻易扩散进入受病毒感染的细胞并穿过血脑屏障。在受病毒感染的细胞内被细胞胸苷激酶磷酸化为三磷酸齐多夫定，后者能选择性抑制HIV逆转录酶。脱氧核糖环3位上是叠氮基，不是胸腺嘧啶上的对应的羟基，它不能和下一个核酸形成磷酸键，于是终止了在宿主DNA上复制病毒的RNA基因，达到阻止病毒复制的目的。齐多夫定在活化的细胞内的抗HIV活性显著强于静止细胞，对人体细胞DNA聚合酶作用很小，不会抑制人体细胞的增殖。

齐多夫定并不能杀灭病毒，即使在很高的剂量下也只能延缓疾病进展和病毒复制。长期使用会使HIV逆转录酶变异而耐药。为缓解耐药，一般推荐齐多夫定与其他抗病毒药物联用，如蛋白酶抑制剂或者非核苷类逆转录酶抑制剂。最常见的副作用是对骨髓的抑制，主要表现为贫血和白细胞减少。治疗期间要注意检查血常规。齐多夫定有一定的骨骼肌和心肌毒性，会引起恶心、呕吐、头痛、肌肉痛等。由于齐多夫定是经临床试验证实的能有效阻断母婴传播的药物，亦可用于HIV阳性妊娠妇女及其新生儿。

（岑　山　李泉洁）

ēnqūtābīn

恩曲他滨（emtricitabine；FTC）

化学合成类核苷胞嘧啶，核苷类逆转录酶抑制剂。对人免疫缺陷病毒（HIV）亚型1、亚型2及乙型肝炎病毒（HBV）均有良好的抗病毒活性。其化学结构与其他核苷类药物的最大的区别在于其5碳位置上的氟基，分子式为 $C_8H_{10}FN_3O_3S$，分子量为247.248 g/mol。由美国吉利德科学（Gilead Sciences）公司研制，2003年7月2日获美国食品药品管理局批准用于治疗HIV感染。

抗病毒机制是通过体内多步磷酸化形成有细胞活性5′-三磷酸盐，5′-三磷酸盐通过与天然的5-磷酸胞嘧啶竞争性地掺入病毒DNA合成的过程中，最终导致其DNA链断裂，竞争性地抑制HIV-1逆转录酶和HBV-DNA聚合酶活性。恩曲他滨对HIV-1、HIV-2和HBV有特异性的抗病毒活性，其抗病毒活性是拉米夫定的 4～10 倍。

该药的毒性较小，其安全性明显优于拉米夫定，尤其对儿童患者有较好的疗效和安全性。恩曲他滨分别与核苷逆转录酶抑制剂、非核苷逆转录酶抑制剂、蛋白酶抑制剂联用有协同作用。最常见的不良反应有头痛、腹泻、恶心和皮疹，程度从轻到中等严重。患者还可能出现有肝毒性或乳酸性酸中毒的较严重副作用。主要经肾排泄，故肾功能不全患者应减量。老年人在选择剂量时应谨慎。可根据其肝、肾、心脏功能的衰退、伴发的疾病以及其他药物治疗的影响，酌情减量服用。一般不推荐儿童、孕妇和哺乳期妇女使用。

（岑　山　李泉洁）

dìdánuòxīn

地达诺辛（didanosine；ddI）

以肌苷等为原料人工合成的具有抗病毒活性的核苷类逆转录酶抑制剂。又称惠妥滋、去羟肌苷，化学式为 $C_{10}H_{12}N_4O_3$，摩尔质量为236.227g/mol。莫里斯·罗宾斯教授于1964年首次合成，是2′,3′-双脱氧腺苷（dideoxyadenosine，ddA）的前体药。1991年10月9日，经美国食品药品管理局批准，成为美国第二个治疗人类免疫缺陷病毒（HIV）感染的药物。通常与其他抗逆转录病毒药物联用治疗HIV感染和获得性免疫缺陷综合征（AIDS）。

该药通过干扰和抑制病毒逆转录酶而阻止病毒的复制，作用机制与齐多夫定相似，但比齐多夫定有更高活性和选择性。在病毒感染细胞内，被细胞激酶磷酸化后形成有活性的代谢物5′-三磷酸双脱氧腺苷（ddA-TP），ddA-TP是一种选择性很强的逆转录酶抑制剂，通过与天然形成的腺苷竞争，与不断生长的病毒DNA链结合，抑制病毒聚合酶并终止DNA链延伸，抑制HIV复制。

该药吸收迅速，口服给药后一般在 0.25～1.50 小时内达血药峰浓度。严重毒性是胰腺炎，其他重要的毒性还有乳酸性酸中毒，脂肪变性重度肝肿大，视网膜病变和和视神经炎，以及外周神经病变。地达诺辛对齐多夫定已产生耐药性的 HIV 变异株可能有效，临床上常用于不能耐受齐多夫定、齐多夫定治疗无效或无症状 HIV 感染的 AIDS 患者。在临床试验中，发生率较高的不良反应有腹泻、恶心、呕吐、腹痛、发热、头痛和皮疹。乙醇（酒精）可加重地达诺辛的毒性，因此饮酒时应避免使用地达诺辛。为避免药物毒性重叠，不推荐与扎西他滨和司他夫定同时服用。

（岑　山　李泉洁）

zhāxītābīn

扎西他滨 （zalcitabine；ddC）

人工合成的有抗病毒活性的胞嘧啶核苷类似物。又称双脱氧胞苷，结构中糖部分的 3′-羟基基团被替换为氢，化学式为 $C_9H_{13}N_3O_3$，分子量为 211.218。属核苷类逆转录酶抑制剂。杰罗姆·霍维茨于 20 世纪 60 年代首次合成，随后被美国国家癌症研究所发展为抗人类免疫缺陷病毒（HIV）药物。1992 年 7 月 19 日经美国食品药品管理局批准作为单一疗法使用，成为第三种治疗 HIV 感染的药物。1996 年又被批准可与齐夫多定合用。

该药有抗 HIV-1 和 HIV-2 病毒的活性。在 T 细胞以及其他 HIV 靶细胞中，经去氧胞苷激酶作用转化为单磷酸扎西他滨，然后在其他细胞酶的作用下进一步代谢成有活性的三磷酸双去氧胞嘧啶核苷（ddCTP），竞争性地抑制 HIV 逆转录酶，终止病毒 DNA 的延伸，干扰病毒的 DNA 合成。

扎西他滨的口服吸收率超过 80%，主要由肾代谢排出。主要毒副作用是导致周围神经病变的轴索变性，无明显血液系毒性，偶尔会导致血小板或中性粒细胞减少。临床上主要用于不能耐受齐多夫定治疗的获得性免疫缺陷综合征及相关综合征患者。与齐多夫定合用对 HIV 有相加或协同作用，并可阻止耐药病毒株的出现及减少毒性反应。拉米夫定能显著抑制扎西他滨在细胞内的磷酸化，因此两药不宜一起使用。扎西他滨不应与其他可以引起外周神经病变药物，诸如去羟肌苷和司他夫定合用。治疗初期最常见的副作用是恶心和头痛，主要的不良反应为足和腿外周神经病变、口炎、皮疹，严重的可引起胰腺炎。因此有胰腺炎病史的患者在使用扎西他滨时需高度重视。

（岑　山　李泉洁）

sītāfūdìng

司他夫定 （stavudine；d4T）

以 β-胸苷等为起始原料人工合成的有抗病毒活性的核苷类逆转录酶抑制剂。结构及作用与齐多夫定和去羟肌苷相似，化学式 $C_{10}H_{12}N_2O_4$，摩尔质量 224.213 g/mol。杰罗姆·霍维茨于 20 世纪 60 年代合成，随后被发展成为抗人类免疫缺陷病毒（HIV）药物。1994 年 7 月 24 日经美国食品药物管理局批准，成为上市的第四种抗逆转录病毒药物。

该药是胸苷类似物，对 HIV 的复制有抑制作用。渗透入细胞后被细胞激酶磷酸化后形成有活性的代谢物三磷酸司他夫定。三磷酸司他夫定能抑制 HIV 逆转录酶，作用机制包括与自然底物三磷酸脱氧胸苷竞争，以及掺入病毒 DNA，终止 DNA 链的延长。对 HIV 有抑制活性，对齐多夫定产生耐药性的 HIV-1 病毒株也有抑制作用，但对乙型肝炎病毒和致病性杆菌无抑制作用。临床上适用于不能耐受齐多夫定和地达诺辛或经二者治疗无效的获得性免疫缺陷综合征患者。齐多夫定可以抑制司他夫定的细胞内磷酸化，因此不能与齐多夫定同时服用。

与其他的核酸类药物相比，司他夫定有生物利用度高、患者个体之间的用药差异性较小等优点。对司他夫定进行的群体药动学分析结果显示，在一定的剂量范围内，司他夫定有良好的药动学特性。口服后在胃肠道易吸收，血浆药物浓度达峰时间 0.5～1.5 小时，生物利用度 > 80%。齐多夫定对正常人的骨髓粒细胞、吞噬细胞的细胞毒性比齐多夫定小 20～100 倍，主要不良反应为剂量依赖性感染末梢神经病变。患者还可出现肝毒性及胰腺炎、贫血、恶心、头晕等不良反应。司他夫定与其他有相似毒性的药物合用时，其不良反应比单用司他夫定更易发生。例如，与去羟肌苷合用时，胰腺炎、外周神经病变和肝功能异常的发病率会增加。

（岑　山　李泉洁）

ābākǎwéi

阿巴卡韦 （abacavir；ABC）

从多种碳环核苷类衍生物中挑选出来的有抗病毒活性的核苷类逆转录酶抑制剂。是一种新的碳环 2′-脱氧鸟苷核苷类药物，化学式为 $C_{14}H_{18}N_6O$，摩尔质量为 286.332g/mol。英国的葛兰素韦康（Glaxo-Wellcome）公司研发，1998 年 12 月 18 日经美国食品药品管理局批准上市。有良好的抗人类免疫缺陷病毒（HIV）活性，交叉耐药性较小，与拉米夫定、齐多夫定联用有协同作用，是治疗获得性免疫缺陷综合征"鸡尾酒疗法"的重要成分之一。

与其他核苷类逆转录酶抑制剂一样，阿巴卡韦是一个无活性的前药，在人体内被细胞激酶转化为有活性的代谢产物三磷酸卡波韦。该代谢产物是 2′-脱氧鸟苷三磷酸酯（dGTP）的类似物，通过两种途径发挥抑制 HIV 逆转录酶的作用：①竞争性地抑制 dGTP 结合进入核酸链。②通过阻止新碱基的加入而有效地终止 DNA 链的合成。

该药口服给药有很高的生物利用度（83%），能透过血脑屏障，使脑脊液中的 HIV-1RNA 水平降低。主要由肝代谢，服用剂量中约 2% 以原型经肾清除。在临床前的毒理学研究中，阿巴卡韦可引起大鼠和猴肝重量的增加，其临床相关性还不清楚，亦没有证据表明阿巴卡韦有肝毒性。尚未观察到阿巴卡韦的自动诱导代谢或诱导其他药物经肝脏代谢。阿巴卡韦有很好的耐受性，临床上常与其他抗病毒药物联用治疗 HIV 感染。例如与奈韦拉平和齐多夫定联合使用时有协同作用，与去羟肌苷、扎西他滨、拉米夫定和司他夫定联合使用时有相加作用。

常见的不良反应包括胃肠道症状（恶心、呕吐、腹泻或腹痛），嗜睡和不适。在临床研究中约 3% 的患者出现变态反应（发热或皮疹），在一些病例中该变态反应甚至是致命的。因此，对阿巴卡韦过敏或对阿巴卡韦片中任何成分过敏的患者禁用此药物。阿巴卡韦还严禁用于严重肝功能受损患者。

（岑 山 李泉洁）

fēihégān nìzhuànlùméi yìzhìjì

非核苷逆转录酶抑制剂

（non-nucleoside reverse transcriptase inhibitor，NNRTI） 一类通过与人类免疫缺陷病毒（HIV）逆转录酶聚合位点附近的疏水结合口袋结合而发生作用的药物小分子。与核苷类逆转录酶抑制剂相区别，为非核苷类化合物，与核苷类逆转录酶抑制剂的广谱抗 HIV 活性不同的是，NNRTI 选择性地抑制 HIV-1 逆转录酶，通常对 HIV-2 和其他核酸酶没有活性，对齐多夫定等核苷类逆转录酶抑制剂耐药株有效，有较好的耐受性和安全性，在抗病毒药物的研究开发中有重要意义。其缺点是本身易产生耐药性，因此通常不单用，而是几种 NNRTI 联用或与核苷类逆转录酶抑制剂联用。

研发历程 NNRTI 的发展起始于 20 世纪 90 年代初发现的有抗病毒活性的羟乙氧基）甲基]-6-（苯硫）胸腺嘧啶类化合物乙米韦林和 4H-甲基咪唑苯二氮草酮类衍生物替韦拉平。乙米韦林由日本三菱化学发明，美国三角制药公司开发。临床前研究和初步临床试验数据表明，乙米韦林有强效体外抗 HIV 活性，且与叠氮胸苷、司他夫定和拉米夫定等许多抗 HIV 的主要药物联用产生协同作用，能持久性地完全抑制病毒的复制。第一代 NNRTI 的共同特点是容易产生耐药性，包括 1996 年获准上市的奈韦拉平（德国勃林格殷格翰开发）和 1997 年获得批准的地拉韦啶（意大利法玛西亚普强公开发），虽然它们的抗 HIV 活性高，毒性低，但很容易产生 HIV 变异株，出现耐药性。第二代 NNRTI 中的代表性化合物是 1998 年获得美国食品药品管理局批准的依法韦仑（美国杜邦公司开发），不但对原生型 HIV 效果突出，对已经耐 NNRTI 的多种病毒也有较好的生物活性，使用剂量为每次 200mg，每日 3 次。另一个有开发前景的化合物是美国百时美施贵宝公司开发的埃法韦仑衍生物 DPC083，它对于许多耐 NNRTI 的 HIV-1 病毒都有效。

作用机制 HIV-1 逆转录酶是一个异二聚体，由 p66 和 p51 两个亚单位组成。p51 的多肽序列与 p66 的前 440 个序列相同，它们分别构成了两个亚单位的聚合酶结构域。聚合酶结构域因构象类似于人的右手，又被分为"手指""手掌""拇指"和"连接"等 4 个亚结构域。尽管 p66 和 p51 有着相同的氨基酸序列，两者在空间构象上却有着显著的差异。p66 的各亚结构域共同构成一个模板引物结合的凹槽，引物的 3′OH 末端位于靠近聚合活性位点含有 Asp110、Asp185、Asp186 的部位。p51 没有模板-引物结合的凹槽，另外，它的活性部位序列被埋藏于别的序列中，不能发挥催化活性。因此每个 p66/p51 异二聚体只有一个有功能的聚合酶活性部位，它位于 p66 上。奈韦拉平结合于 p66 上含有 Asp110、Asp185、Asp186 的 β 片层顶端的袋状结构中，Tyr181 和 Tyr188 的侧链与奈韦拉平相接触。

尽管 NNRTI 在结构上各不相同，但它们与 HIV-1 逆转录酶的作用都遵循同一模式，都结合于 HIV-1 逆转录酶上一个非底物结合的变构部位。这一结合部位与底物结合部位相距很近，但有明显的区别。这两个结合部位不仅在空间上接近，功能也相关。由于芳香族氨基的影响（Tyr 181、Tyr 188、Phe 227、Trp 229 和 Tyr232），NNRTI 的结合部位为疏水的袋状结构。4 种 NNRTI 与 HIV-1 逆转录酶结合复合物的晶体结构显示，结合是疏水性的相互作用，这种疏水作用是由酶的构象与化合物的构象发生互补性重排产生。实验结果显示 NNRTI 能使 p66 中含有催化活性的天冬氨酸残基（Asp110，Asp185 和

Asp186）所在的 β 片层发生重新定位，重新定位后的催化活性部位的构象酷似 p51 中的催化部位的构象，这种构象是没有活性的，提示 NNRTI 是通过改变催化部位的构象来抑制逆转录酶的活性。NNRTI 与逆转录酶结合时能形成一种蝴蝶状的构型，这一构型正好嵌入逆转录酶上变构部位的袋状结构中。构型的分子刚性可以影响 NNRTI 对逆转录酶的亲和力。

NNRTI 类药物在与 HIV-1 逆转录酶作用后可在很短的时间内引发逆转录酶作用位点处表面氨基酸序列点突变或多点同时突变，导致耐药性的产生。HIV-1 逆转录酶氨基酸序列中 A 98S、L 100I、K 101E、K 103N、V 106A、V 108I、V 179D、Y 181C、Y 188 C/H、G 190A/E、P 225H、P 227L、P 236 L 等部位的突变与耐药性产生有关，最常见的突变点是 K 103N 和 Y 181C。

药物品种　美国食品药品管理局批准的非核苷类逆转录酶抑制剂共 5 个：奈韦拉平、地拉韦啶、依非韦仑、依曲韦林和利匹韦林。其中奈韦拉平、地拉韦啶属第一代 NNRTI。逆转录酶与奈韦拉平结合物的晶体结构显示该药位于酶活性中心附近的疏水区，其与 p66 亚单位的 Tyr 181 和 Tyr 188 相结合，并诱导逆转录酶的构型转变，该药的蝴蝶样构型及构型的可塑性在这一过程中起决定作用。地拉韦啶与逆转录酶的结合不同于其他 NNRTI，它不是完全而是大部分位于袋状结构中，其中一部分由疏水的袋中伸入溶液中，与逆转录酶主链上的 Pro 236 发生强烈的疏水作用。依非韦仑为第二代抑制剂，它是一个苯并六元杂环类化合物，这两类

抑制剂都已使用超过 10 年且产生了稳定的耐药病毒株。而依曲韦林和利匹韦林属于第三代非核苷类逆转录酶抑制剂，在临床治疗中占有重要地位。

（岑 山　周金明）

nàiwéilāpíng
奈韦拉平（nevirapine）

抗人类免疫缺陷病毒（HIV）的四氢咪唑苯并二氮杂䓬酮类非核苷逆转录酶抑制剂。又称那韦拉平、奈伟拉平、奈韦那平、萘韦拉平。分子式为 $C_{15}H_{14}N_4O$；分子量为 266.3；外观性状为白色或类白色结晶体，无臭；水（pH 中性）中溶解度约为 0.1mg/ml，在 pH < 3 时易溶。常用剂型为片剂。奈韦拉平是第一个用于治疗 HIV 的非核苷逆转录酶抑制剂，由德国勃林格殷格翰公司研发，1996 年在美国首次上市。通过与 HIV 的逆转录酶直接连接，阻止 HIV 复制，减少体内的病毒数量，对分娩时未使用抗逆转录病毒治疗的孕妇，可预防 HIV-1 的母婴传播。

药理作用　该药与 HIV-1 逆转录酶直接结合，并通过破坏该酶的催化位点阻断 RNA 和 DNA 依赖的 DNA 聚合酶的活性。该药不与底物或三磷酸核苷产生竞争，且对 HIV-2 病毒的逆转录酶及真核细胞 DNA 聚合酶（如人类聚合酶 α、β、γ 或 δ）无抑制作用。

药动学　口服给药迅速从胃肠道吸收，生物利用率约 90%，血浆蛋白结合率约 60%，脑脊液浓度约为血浆中的 45%。该药可以透过胎盘，并可经乳汁少量排泄。经细胞色素 P450 酶代谢，与葡萄糖醛酸结合并从尿中排出是奈韦拉平的主要代谢途径。

不良反应与毒性　该药最常见的不良反应是皮疹，偶有严重的肝细胞毒性反应和肝衰竭。其

他常见的副作用有恶心、发热、头痛等。对儿童患者，除粒细胞减少更常见外，常见的不良反应与成人一致。在致癌性研究中，奈韦拉平增加实验鼠的肝肿瘤发生率。生殖毒性研究提示，在雌鼠接受奈韦拉平曲线下面积为衡量指标剂量达到全身分布时，其生育力受到损害，这一剂量与奈韦拉平用于人体的推荐剂量相当。

耐药性　在体外，病毒对奈韦拉平能迅速发生耐药性；在体内，耐药性发生在单剂量疗法的 1 个月后。此耐药性是病毒逆转录酶的突变作用所致，突变常在 103、106、108、181、188 和 190 处，其中 181 处突变与耐药性相关性最强。此药与核苷类逆转录酶抑制剂之间没有交叉耐药性，但与其他非核苷类逆转录酶抑制剂有交叉耐药性。

临床应用　奈韦拉平可用于感染及人类获得性免疫缺陷综合征的治疗与预防。用法用量：成人，每天 1 次、每次 200mg，连用 2 周后改为每天 2 次、每次 200mg，并同时使用至少两种以上的其他抗逆转录病毒药物；2.2 个月到 8 岁的儿童，每次 4mg/kg、每天 1 次，连用 2 周后改为每日 7mg/kg、分 2 次给药；3.8 岁或以上的儿童，每次 4mg/kg、每天 1 次，连用 2 周后改为每次 4mg/kg、每天 2 次。所有患者每天的总剂量不得超过 400mg。用于预防 HIV 母婴传播：马上分娩的孕妇为单剂量 200mg；新生儿出生后 72 小时内，按 2mg/kg 口服 1 次。

注意事项　接受奈韦拉平或其他任何抗逆转录病毒药物治疗的患者，均可能继续发生机会性感染和 HIV 相关疾病，这些患者仍然需要具有对 HIV 相关性疾病

治疗经验的内科医师密切观察。长期疗效尚不清楚。奈韦拉平治疗并未显示可以减少 HIV-1 传染给其他人的危险性。如果患者正在接受由 CYP3A 或 CYP2B 代谢的药物治疗，若开始合用奈韦拉平，前者药物剂量需要调整。酮康唑和奈韦拉平不应被合用。

（岑 山 周金明）

yīqǔwéilín
依曲韦林（etravirine）

抗人类免疫缺陷病毒（HIV）的二芳基嘧啶类非核苷逆转录酶抑制剂。分子式为 $C_{20}H_{15}BrN_6O$；分子量为 435.28；外观性状为白色至灰白色固体；密度为 $1.57g/cm^3$；熔点为 265℃。常用剂型为片剂。由蒂博特克（Tibotec）公司研发，曾用代号为 R-165336 和 TM125。2008 年 1 月 18 日获得美国食品药品管理局批准上市。

药理作用　该药是 HIV-1 非核苷类逆转录酶抑制剂，它能直接与逆转录酶结合，并且通过分裂酶的催化部位而阻滞 RNA 依赖和 DNA 依赖 DNA 聚合酶的活性。对人类 DNA 聚合酶 α、β 和 γ 无抑制作用。体外研究依曲韦林对 HIV-1 O 族隔离群有明显的抗病毒活性。

药动学　该药口服后达峰时间约 2.5~4.0 小时，其体内吸收不受雷尼替丁或奥美拉唑等抗酸药的影响。与餐后给药相比，空腹口服的药物浓度-时间曲线下面积降低约 50%；在体内主要与白蛋白和 α-1 酸糖蛋白结合，血浆蛋白结合率为 99.9%。主要经肝药酶 CYP3A4、CYP2C9、和 CYP2C19 代谢，其主要代谢产物的药理活性比原型药至少低 90%。单剂量口服 800mg，93.7% 从粪排除，1.2% 从尿排泄，肾功能不全者不必调整用量。平均消除半衰期为（41±20）小时。18~77 岁人群药动学差异不明显。<17 岁的儿童及孕妇的安全性用药有待评估。

不良反应　最常见的是皮疹、腹泻和恶心。其他还有疲劳、头痛、高血压，极少数（<2%）服用者出现了心脏和精神方面的异常（如癫痫发作及神经质或意识错乱）。感染了分枝杆菌或巨细胞病毒及患有肺炎或肺结核，使用依曲韦林时患免疫重建综合征的可能性较大。

耐药性　该药比传统的第一代 NNRTI 药物有更高的耐药基因屏障。来自依曲韦林治疗抗逆转录病毒治疗经治患者效果演示的研究数据显示，该药抗病毒应答疗效下降的变异有 17 种，但影响其疗效大幅下降需要 3 个或 3 个以上的变异存在。因此，一些患者若出现 3 种甚至更多的依曲韦林耐药性突变，会导致 HIV-1 对依曲韦林的敏感性下降。

临床应用　主要用于与其他抗逆转录病毒药物联合治疗经其他药物治疗失败的成年 HIV 感染者。依曲韦林剂型为片剂，推荐剂量为每天 400mg，分两次餐后给药，空腹服用，其药物浓度-时间曲线下面积将下降 50%，必须饭后服用。依曲韦林在水中可保持稳定，可作为儿童或有吞咽困难的患者用药的参考。

注意事项　肝病（乙肝或丙肝）患者及孕妇慎用。HIV 感染女性应避免母乳喂养。依曲韦林潜在的药物相互作用较多。它是肝药酶 CYP3A4、CYP2C9 和 CYP2C19 的底物。上述 3 种肝药酶的诱导剂或抑制剂与依曲韦林合用可能影响其疗效或发生不良反应。

（岑 山 周金明）

lìpǐwéilín
利匹韦林（rilpivirine）

抗人类免疫缺陷病毒（HIV）的二芳基嘧啶类非核苷逆转录酶抑制剂。曾用编号 R278474、TMC278。分子式为 $C_{22}H_{18}N_6$。分子量为 366.42。白色至灰白色固体粉末。密度为 $1.27g/cm^3$。熔点为 245℃。常用剂型为片剂。美国蒂博特克治疗学（Tibotec Therapeutics）公司研究开发，2011 年 5 月 20 日经美国食品药品管理局批准上市。

药理作用　该药与其他抗逆转录病毒药物联合用于对从未进行过抗逆转录病毒治疗的 HIV-1 感染成年患者的首次治疗。利匹韦林通过非竞争抑制 HIV-1 逆转录酶而抑制病毒复制，具体位点为作用于 HIV-1 逆转录酶的变构疏水性结合口袋，但它不会抑制人体细胞的 DNA 聚合酶 α、β 和 γ。

药动学　该药主要经胃肠道吸收，与健康成人相比，HIV-1 感染患者的吸收较差。单剂量服用 25mg，达峰时间为 4 小时，0~24 小时药物浓度-时间曲线下面积为（2397±1032）ng·h/ml。血浆蛋白结合率为 99.7%，主要经 CYP3A4 代谢。85% 经胃肠道排泄，其中原型占 25%；6.1% 经尿排泄，全部为代谢产物。血浆半衰期为 34~55 小时。绝对生物利用度尚不明确，空腹服用的生物利用度比与餐同服低 40%，和只含蛋白质的饮食同服与和正常饮食同服相比，生物利用度低 50%，所以应在饭中服用，以促进吸收。

不良反应　初次服用者，至少有 2% 有轻中度（≤2 级）不良反应，如恶心、呕吐、腹痛、皮疹、头痛、头晕、抑郁、失眠、谵妄、疲劳。其他还有肌酐、丙氨酸转移酶、总胆红素、总胆固醇和低密度脂蛋白增多，以及出现与精神性疾病有关的不良反应。不到2%的的患者出现中等强度及以上（≥2级）的不良反应，包括腹泻、胆囊炎、胆石症、食欲降低，嗜睡、睡眠障碍、焦虑，系膜增生性肾小球肾炎。约2%患者因不良反应停止治疗。停药最常见的原因是精神障碍（1%），因皮疹而停药约占0.1%。

耐药性 在55组含非核苷类逆转录酶抑制剂耐药相关突变株的HIV-1/HXB2 SDMs中，有相对较小的比例（36%）对利匹韦林产生耐药性。与依非韦仑治疗失败的患者相比，利匹韦林治疗失败的患者对非核苷逆转录酶抑制剂产生了更强的交叉耐药性，因此利匹韦林可以作为其他非核苷逆转录酶抑制剂治疗失败后的替代药物。

临床应用 该药用于治疗感染HIV-1的成年患者，一般与其他类型抗艾滋病药合用。利匹韦林的推荐剂量为每次25mg，每日1次，餐后口服。

注意事项 情绪低落、抑郁、烦躁、消极、企图自杀的发生率为8%，多数为轻度或中度因抑郁症停药患者约占1%，有严重抑郁症状的患者应立即寻求医疗评估，确定症状与服用利匹韦林的相关性，再决定是否继续治疗。利匹韦林由CYP3A4代谢，CYP3A抑制剂可能会使利匹韦林的血药浓度升高，但合用时无须调整剂量。CYP3A4强诱导剂则使利匹韦林的血药浓度降低，可能导致疗效降低以及耐药性。质子泵抑制剂使胃内pH升高，从而降低利匹韦林的血药浓度，不建议同时服用。

（岑 山 周金明）

地拉韦啶（delavirdine） 抗人类免疫缺陷病毒（HIV）的双杂环芳烃取代的哌嗪类非核苷逆转录酶抑制剂。分子式为$C_{22}H_{28}N_6O_3S$；分子量为456.56；白色或类白色结晶性粉末，无臭，有引湿性；密度为$1.388g/cm^3$；熔点为226~228℃。常用剂型为甲磺酸盐分散片。美国法玛西亚普强（Pharmacia & Upjohn）制药公司开发，1997年4月获美国食品药品管理局的加速批准，是第二个被用于HIV感染的非核苷类逆转录酶抑制剂药物。

药理作用 该药为HIV-1的非核苷类逆转录酶抑制剂，通过直接与逆转录酶结合抑制RNA和DNA依赖的DNA聚合酶活性。不与模板、引物或脱氧核苷三磷酸盐竞争，对HIV-2逆转录酶和人DNA聚合酶α、β或δ无抑制作用。对HIV-1的0类亦无抑制作用。

药动学 该药口服可被迅速吸收，约1小时左右血浆中的浓度达到高峰，平均峰浓度为(35 ± 20) μmol/L。食物不影响血药浓度-时间曲线下面积及谷浓度，但可使最大血药浓度的几何平均值下降约25%。饭前或饭后服用均可。血浆蛋白结合率高，与清蛋白，结合率约为98%。主要由细胞色素P450 3A（CYP3A）代谢，CYP2D6也可代谢，其主要代谢途径是N-去烷基化和吡啶羟基化，消除药动学呈非线性，半衰期平均5.8小时。能降低CYP3A的活性，抑制自身代谢，也能降低CYP2C9、CYP2D6和CYP2C19的活性，但是停药1周后可恢复。

不良反应 主要为头痛、疲乏、恶心、呕吐、腹痛、腹泻、消化不良及氨基转移酶、总胆红素轻度或中度增加（通常不伴临床症状，不需中断治疗）、肝衰竭、皮疹。对内分泌/代谢的影响为脂肪重新分布所引起的向心性肥胖、颈部脂肪增多（水牛背）、颜面和外周消瘦等。对泌尿系统的影响为蛋白尿、血清肌酸酐轻度增加。还会造成粒细胞减少、血红蛋白减少、血小板减少。在大鼠、小鼠、兔子、狗和猴子的多种器官及组织内观察到了药物毒性，对狗，最强的药物毒性是坏死性脉管炎，此时血药最低浓度是人类要求剂量下预计血药浓度-时间曲线下面积的7倍。

耐药性 该药单用很快产生耐药性，故应与其他抗HIV药合用。与奈韦拉平联用可能产生交叉耐药性，但与HIV蛋白酶抑制剂或核苷类逆转录酶抑制剂发生交叉耐药性的可能性则很小。

临床应用 该药至少应同两种以上其他抗HIV-1药物合用治疗HIV-1感染。推荐剂量为每次400mg，1天3次，口服。若服用药液，可将4片100mg片剂放入至少100ml水中，溶解后立即服用。

注意事项 对此药或阿替韦啶过敏者慎用。孕妇用药应权衡利弊，建议妊娠早期妇女延迟或停止治疗，直至妊娠第10~12周。HIV感染妇女联合治疗期间发现妊娠时，建议继续治疗，但应监测并发症和毒性。既往有肝病者慎用，中度肝病患者应考虑调整剂量。与本药产生相互作用的药物较多，用药前请参考药品说明书给药。

（岑 山 周金明）

依非韦仑（efavirenz） 抗人类免疫缺陷病毒（HIV）的苯并六

元杂环类非核苷逆转录酶抑制剂。又名依法韦仑。分子式为 $C_{14}H_9ClF_3NO_2$；分子量为 315.68；白色或类白色结晶粉末，密度为 $1.53g/cm^3$，熔点为 $139 \sim 141℃$。常用剂型为片剂和胶囊剂。

药理作用 口服有效，可在逆转录酶抑制剂三联疗法中用于 HIV-1 感染患者。它对 HIV-1 病毒有良好的抑制作用，但对 HIV-2 病毒无活性。通过与 HIV-1 逆转录酶上的特定位点可逆性结合，终止 RNA 和 DNA 依赖性 NDA 聚合酶的活性，阻止病毒复制。

药动学 口服吸收好，5 小时血浆浓度达峰值。主要与人血浆蛋白中的清蛋白高度结合（结合率为 99.50% ~ 99.75%）。主要通过肝微粒体细胞色素 P450 酶系统代谢，代谢产物为葡萄糖醛酸结合物。CYP3A4 及 CYP2B6 是依非韦仑代谢过程中主要的同工酶，后者对依非韦仑的代谢速度较前者快。经多次给药，其对酶的诱导半衰期为 40 ~ 55 小时。随尿排泄，大约占给药剂量的 14% ~ 34%。

不良反应 发生率为 1.5%，常见为鼻腔症状，其他还可发生头痛、胃肠道反应（腹泻、恶心、呕吐）、支气管炎、咳嗽、鼻窦炎、耳鼻喉感染和眩晕。少数可发生不适、虚弱、发热、腹痛、肌痛、关节痛和荨麻疹。无致畸或致癌作用，对生殖系统也无影响。

耐药性 耐药屏障低，临床应用不久即出现耐药突变株，尤其当存在持续病毒复制时。HIV-1 基因组单个碱基突变可使依非韦仑半数抑制浓度增加 100 倍，使其抗病毒活性大大下降。已知依非韦仑相关的耐药突变有 K10 3N、L100I、V106M、V108I、Y181C/I、Y188/L、G190A/S、P225H 等，其中 K1 03N 及 Y181C 最常见。

临床应用 该药与其他病毒逆转录酶抑制剂联合使用，用于 HIV-1 感染患者的治疗。成人 600mg/d，1 日 1 次。

注意事项 应按照 1 日 1 次的处方用药，以减少病毒复制和出现耐药菌株。不能单独作为治疗药物使用。轻至中度肝功能不全者、乙型或丙型肝炎患者应检测肝酶，如转氨酶活性升高达正常值的 5 倍，则考虑停药。严重肾功能不全者，应密切监测。有精神病史和药物滥用倾向者慎用。

相互作用 可与特非那定、阿司咪唑、西沙必利、咪达唑仑、三唑仑、CYP34A 酶诱导剂或底物、葡萄果汁、茚地那韦、利托那韦、沙奎那韦、利福平、克拉霉素、口服避孕药、苯妥英、苯巴比妥等发生相互作用。

（岑　山　周金明）

zhěnghéméi yìzhìjì

整合酶抑制剂（human immunodeficiency virus integrase inhibitors） 在人类免疫缺陷病毒（HIV）复制过程中，通过抑制催化病毒 DNA 和宿主染色体整合的必需酶而抑制 HIV 复制的一类药物。

发现历程 早期整合酶抑制剂的设计和发现都集中在直接抑制酶的活性上。二酮酸类化合物是第一个被证明可以特异性地阻碍链转移的化合物。它能与整合酶的催化核心区域 DDE 基序上的二价金属结合，使其处于一个非活性的状态，阻止了催化域上的活性位点与宿主 DNA 结合，选择性抑制了链转移的过程。二酮酸类化合物是整合酶抑制剂的雏形，它推动了第一代整合酶抑制剂的发现。美国默克公司通过对一个超过 250 000 个具有二酮酸类似结构的小分子化合物库进行随机筛选，得到了一类分子量<500 的具有抑制 HIV 整合酶链转移活性的化合物 L-731988 和 L-708906，对链转移的半数抑制浓度分别为 133nmol/L 和 300nmol/L。随后，各大制药公司以二酮酸类衍生物作为基础对结构进行优化。以二酮酸电子等排体作为基础，经过多年侧链基团的改造摸索，2007 年默克公司从具 N-甲基嘧啶母核结构的化合物不断进行结构优化最终得到雷特格韦，获得美国食品药品管理局（FDA）上市批准，成为第一个上市的 HIV 整合酶抑制剂药物。作为有全新作用机制的抗 HIV 新药，它显著改善原有抗 HIV 效果，并成为逆转录酶抑制剂的治疗补充方案。继雷特格韦之后，第一代整合酶抑制剂又添了新成员——由吉利德科学公司主导研发的埃替格韦，于 2012 年被美国 FDA 批准上市，和雷特格韦类似，也是一类整合酶链转移抑制剂。埃替格韦是由喹诺酮类抗菌药的结构发展而来，更有可能具有较好的药动学性质。在细胞实验中对整合酶链转移的半数抑制浓度为 7.2nmol/L。埃替格韦具有 3-羧酸喹诺酮结构，虽然不属于典型的二酮酸类结构，但是可归纳为二酮酸的电子等排体。第二代整合酶链转移抑制剂包括杜鲁特韦和比克替拉韦，分别于 2013 年及 2018 年被美国 FDA 批准上市，对整合酶链转移的半数抑制浓度分别为 2.7nmol/L 和 7.5nmol/L。这类药物可抑制大多数雷特格韦耐药突变体。2020 年由葛兰素史克公司研发的整合酶药物卡博特韦在加拿大上市，它是一种肌内注射给药的长效药物，抑制 HIV 整合酶链转移反应的半

数抑制浓度可达 3nmol/L。

作用机制 HIV 病毒 DNA 整合分为两个步骤：①3′加工。指整合酶通过在宿主细胞质中和病毒 DNA 及其他因子结合，形成一个前整合复合体，然后在 3′末端切下两个核苷酸，暴露出游离的羟基。②链转移过程。指前整合复合体通过核孔运输进入宿主细胞核，在整合酶的催化作用下，切下宿主染色体 5′端的两个核苷酸，病毒 DNA 的 3′端游离羟基和宿主染色体 5′端以共价键的形式连接起来，并在宿主修复酶的作用下形成完整的双链 DNA。整合过程是 HIV 生命周期的关键步骤。病毒 DNA 在整合酶的催化下插入宿主染色体内，可利用宿主细胞基因复制的功能和原料完成自身的复制和感染。整合酶由 3 个部分组成，分子量为 32 000。包括 N 端区域，催化核心区域和 C 端区域。其中 N 端区域由第 1~49 位氨基酸残基组成，能与锌离子形成配合物，对酶与病毒 DNA 形成稳定复合物起关键作用。催化核心区域由第 50~212 位氨基酸残基组成。其中天冬氨酸 D64、D116、谷氨酸 E152 形成 DDE 基序，可结合 1 个或 2 个二价金属阳离子（Mg^{2+}/Mn^{2+}）成为酶的活性中心。C 端区域由 213~288 位氨基酸残基组成，形成的二聚体可与 DNA 非特异性结合。因为整合酶只存在于病毒中，哺乳动物类均无结构类似的酶，因此整合酶成为十分有前景的抗 HIV 药物设计的靶标。已上市的整合酶抑制剂类药物都可以特异地抑制链转移的过程。

耐药性 第一代整合酶抑制剂有较低的耐药性屏障。雷特格韦的耐药性突变通常发生在 Y143、Q148、N155 这 3 个氨基酸位点，其中 Y143 位突变只有在雷特格韦中发现，其他整合酶抑制剂中均无报道，T66 及 E92 位突变也偶有发生。埃替格韦最常见的耐药性突变发生在 T66 及 E92 位点上，Q148 及 N155 位的突变也可降低埃替格韦的药效。第一代整合酶抑制剂的低遗传屏障和高交叉耐药的特点促使科学家研发出了第二代整合酶抑制剂。度鲁特韦常见的耐药性突变是 R263K。而这一突变对病毒自身的复制也有比较大的负面影响，只能导致较低的耐药性的发生。比克替拉韦由于上市时间较晚，关于其耐药性研究还比较少，只在体外组织培养中发现了 R293K 的耐药性突变。

临床应用 雷特格韦对初次治疗及接受过治疗的患者都有良好的安全性和疗效，甚至对一些不能接受其他药物治疗的患者也能抑制其体内病毒的繁殖。雷特格韦可作为利托那韦等蛋白酶抑制剂或依非韦伦等逆转录酶抑制剂的替代品，被作为一线抗 HIV 病毒药物应用于临床治疗。在公开的药物指导方案中，雷特格韦+替诺福韦酯/恩曲他滨作为优先采用的一线治疗方案被推荐。埃替格韦相比起雷特格韦，有单片也有复方制剂，通常也与替诺福韦酯/恩曲他滨及增效剂可比司他（cobicista）联用以获得更好的治疗效果，因为在孕妇体内的血药浓度低，故不推荐孕妇使用。杜鲁特韦和比克替拉韦因为有较高的耐药屏障和良好的药效，可以作为雷特格韦和埃替格韦耐药后的替代方案。妊娠期服用杜鲁特韦的孕妇，婴儿有出现神经管缺陷风险，因此杜鲁特韦不推荐孕妇使用。比克替拉韦亦可与替诺福韦酯/恩曲他滨联用，不可与利福平合用，长期用药经验尚少。

（岑 山 丁寄蔵）

léitègéwéi

雷特格韦（raltegravir；RAL）

从具有 N-甲基嘧啶母核结构的化合物不断化得到的第一个整合酶链转移抑制剂。化学名为 N-(2-(4-(4-氟苄基氨基甲酰基)-5-羟基-1-甲基-6-氧代-1,6-二氢嘧啶-2-基)丙-2-基)-5-甲基-1,3,4-噁二唑-2-甲酰胺，化学式为 $C_{20}H_{21}FN_6O_5$，分子量 444.42，结构式见图 1。由美国默克公司（Merck）研发，2007 年 10 月 12 日获美国食品药品管理局批准。

药理作用 该药可能会阻止疱疹病毒的复制。对人类内源性逆转录病毒也有抑制作用。

药动学参数 该药可通过口服、静脉注射、肌内注射等方式给药，口服给药剂量根据患者的年龄、性别、体重等因素而异，一般给药剂量为每次 100~600mg，每天 2 次。有几种不同的可用剂型，包括薄膜包衣片、咀嚼片和口服混悬剂。固定剂量（FDC）

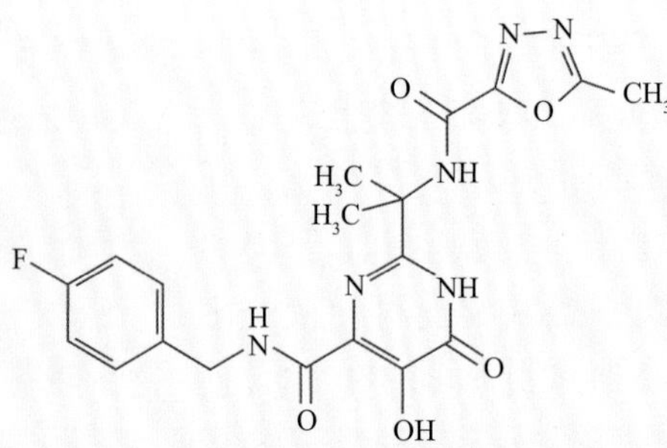

图 1 雷特格韦的结构式

复方药物（MK-0518B）是含有雷特格韦的一种新剂型。

该药对整合酶链转移的半数抑制浓度为 2～7nmol/L，体外抗病毒活性实验在 10% 的牛血清和 50% 人血清中的 95% 抑制浓度分别为 19nmol/L 和 33nmol/L。

临床药效学 在作为组合治疗一部分的药物的研究中，24 周和 48 周时，雷特格韦展示出类似依非韦伦有效而持久的抗逆转录病毒活性，且以更快的速度使血清中的 HIV-1 RNA 含量低于检测水平。治疗 24 周和 48 周后，雷特格韦不会导致血清中总胆固醇、低密度脂蛋白胆固醇和三酰甘油水平的升高。

耐药性 该药有较低的基因屏障，容易产生耐药性突变，并且在第一代链转移抑制剂之间存在较强的交叉耐药性。一项小型的临床 Ⅱ 期试验表明：雷特格韦与地瑞拉韦/利托那韦以口服每日 1 次 800/100mg 的剂量联合用药，会发生耐药性突变。而在其他的多项临床研究中，雷特格韦在未经抗逆转录病毒治疗的患者群体中，发生耐药性突变的患者占比为 17%～33%，在经过抗逆转录病毒治疗的患者群体中，发生耐药性突变的患者占比为 21%～64%。已经被证实的有 3 个途径的耐药突变：分别为 Y143、Q148 和 N155。与雷特格韦耐药性有关的突变还有 L74M、E92Q、T97A、E138A、E138K、G140A、G140S、G163R 和 S230R。双突变会使耐药性大幅增加。

不良反应 常见不良反应包括腹泻、恶心、头痛、鼻咽炎、疲劳、上呼吸道感染、支气管炎、发热、呕吐等。已报道有严重、潜在危及生命及致命的皮肤反应，包括史蒂文斯-约翰逊综合征、变态反应及中毒性表皮坏死松解症。如果出现严重过敏症、严重皮疹（全身症状性皮疹）或肝脏转氨酶水平升高，应立即停止雷特格韦及其他可疑制剂。

药物相互作用 在药物相互作用方面，和铝镁抗酸剂会导致雷特格韦的血药水平降低。与尿苷二磷酸葡糖转移酶 1A1 的强诱导剂如利福平合用时，也会降低雷特格韦的血浆浓度。

（岑 山 丁寄葳）

āitìgéwéi

埃替格韦（elvitegravir；EVG）

第一个喹诺酮类整合酶链转移抑制剂。化学名为 6-[（3-氯-2-氟苯基）甲基]-1-[（2S）-1-羟基-3-甲基丁-2-基]-7-甲氧基-4-氧代-1,4-二氢喹啉-3-羧酸，化学式为 $C_{23}H_{23}ClFNO_5$，分子量 447.9，熔点 93～96℃，外观为白色或淡黄色结晶粉末，20℃ 时水中溶解度低于 0.3mg/ml，结构式见图 1。

日本烟草（Tobacco）公司研制、美国吉利德科学公司（Gilead Sciences）开发由酮-烯醇酸类化合物发展而来。2012 年 8 月 27 日获美国食品药品管理局批准。其用法为：每日 1 次，其中包含 150mg 的 EVG，150mg 可比司他（cobicistat，COBI），200mg 的恩曲他滨和 300mg 替诺福韦诺福韦酯（TDF），其中可比司他作为 EVG 的增效剂。

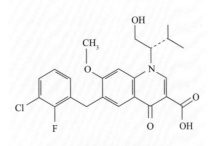

图 1 埃替格韦的结构式

临床药效学研究 以利托那韦增效的 EVG（EVG/r，50mg 组，125mg 组），与利托那韦增效的蛋白酶抑制剂+优化背景疗法（其成分为核苷类逆转录酶抑制剂，或与恩夫韦肽合用）相比，在 16～24 周时，125mg 剂量组表现出明显更优的抗病毒效果，50mg 剂量组也表现出非劣效性。EVG 临床应答的持续时间和背景方案的其他药物活性有关，和其他抗人类免疫缺陷病毒（HIV）药物类似，EVG 单一治疗会引起病毒载量的快速反弹，所以应采取 EVG 和其他药物联用达到最佳应答。一组由 71 名初治 HIV 感染患者参与的临床 Ⅱ 期随机实验表明：[EVG+可比司他+恩曲他滨+富马酸替诺福韦酯] 复方片剂和 [依法韦仑+恩曲他滨+富马酸替诺福韦酯] 复方片剂治疗 48 周，EVG 组的 HIV RNA 水平下降地更快，与药物相关的中枢神经系统及精神方面的不良事件发生率更低。

耐药性 EVG 具有中等的基因屏障较易产生耐药性突变，和雷特格韦类似，已经被证实的有 3 个途径的耐药突变：分别为 Y143、Q148 和 N155，与雷特格韦存在很大重合的交叉耐药性，因此雷特格韦为基础药物的给药方案失效的患者不能再用 EVG 为基础药物的方案治疗。体外细胞传代培养发现 T66I 和 E92Q 耐药性突变，这两个突变可使 EVG 的敏感性增加 10～30 倍。其他与 EVG 有关的耐药性突变包括：H51Y、T66K、T97A、F121Y、S147G、S153Y 和 R263K，双突变会使耐药性大幅增加。埃替格韦/可比司他/恩曲他滨/替诺福韦诺福韦酯联合应用，在第 96 周发现主要突变类型为 T66I、E92Q、

N155H 和 Q148R。

副作用与不良反应 副作用可能包括：肾功能受损，骨矿物质密度降低，机体脂肪再分布和积蓄，免疫重建综合征等，最常见的药物不良反应是恶心和腹泻。

药物相互作用 EVG 主要经细胞色素 P450 CYP3A 酶代谢（葡萄糖苷酸化为次要代谢径），故与 CYP3A 抑制剂利托那韦合用时其血药浓度显著增大，消除半衰期明显延长（由 3.5 小时延长至 9.5 小时）。利托那韦增效 EVG 核苷逆转录酶抑制剂（如齐多夫定、地达诺新、司他夫定、阿巴卡韦）以及非核苷逆转录酶抑制剂（如依曲韦林）之间不存在临床相关的药物相互作用，故这些药物可以合用而无须调整给药剂量。

(岑 山 丁寄蔵)

dùlǔtèwéi

度鲁特韦（dolutegravir；DTG）

又称多替拉韦。化学名为 (4R, 12aS)-N-[（2, 4-二氟苯基）甲基]-3, 4, 6, 8, 12, 12a-六氢-7-羟基-4-甲基-6, 8-二氧代-2H-吡啶并[1′, 2′：4, 5]吡嗪并[2, 1-b][1, 3]噁嗪-9-甲酰胺。化学式为 $C_{20}H_{19}F_2N_3O_5$，分子量 419.4。结构式见图1。由英国制药巨头葛兰素史克与日本盐野义制药公司（Shionogi）合作开发的第二代整合酶抑制剂，2013 年 8 月 12 日获美国食品药品管理局批准。

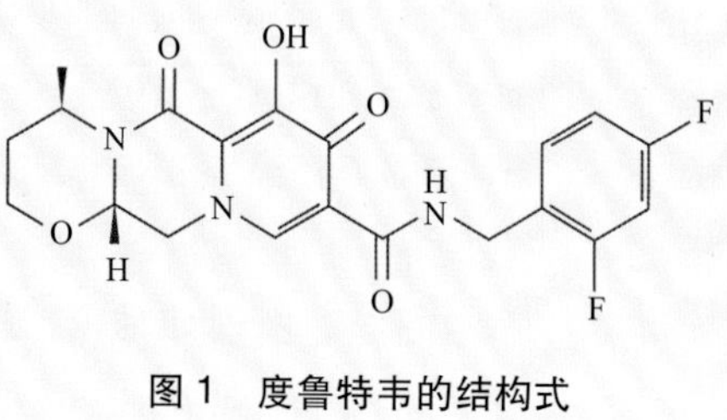

图1 度鲁特韦的结构式

临床药效学 ①在未经抗逆转录病毒疗法治疗的患者群体中，一项随机双盲对照研究显示，度鲁特韦与替诺福韦、恩曲他滨合用，与依非韦伦-阿巴卡韦-拉米夫定合用相比，在 48 周病毒载量抑制率分别为 88% 和 81%，度鲁特韦药效学上的优越性在第 144 周依然存在。而在另一个临床研究中，有 822 例未经治疗的 HIV 感染随机分为两组，分别服用度鲁特韦 50mg 和雷特格韦 400mg，并与阿巴卡韦和拉米夫定或恩曲他滨/替诺福韦联合治疗，48 周时，含度鲁特韦和雷特格韦方案分别有 88% 和 86% 患者 HIV-1 RNA 含量<50 拷贝/毫升。②在至少对两种抗逆转录病毒药物失效但没有经过整合酶抑制剂治疗的患者群体中，一项随机实验显示，度鲁特韦与雷特格韦相比，48 周后，度鲁特韦治疗方案病毒抑制率为 71%，而雷特格韦为 64%。度鲁特韦方案的优越性与背景方案无关，且度鲁特韦更不容易产生耐药突变。

耐药性 在细胞株传代选择实验中，发现最多的耐药性突变是 R263K，但与野生型病毒株相比，也只有中等强度的耐药性，大约是野生株的 2.3 倍。生化实验表明，R263K 可减少链转移活性和病毒的复制能力。R263K 在几个经过抗逆转录病毒治疗但未经整合酶抑制剂治疗的患者临床研究中也被发现。H51Y、G118R 和 F121Y 耐药性突变也有发现，但这些突变会极大地削弱病毒自身的繁殖能力。

毒理 临床前毒性研究显示，度鲁特韦没有基因毒性和致癌毒性；大于临床剂量（50mg，1 日 2 次）27 倍时，没有明显的生育和遗传毒性或发育迟缓，没有母体毒性、发育毒性或致畸毒性。度鲁特韦妊娠期用药等级为 B 级。因为良好的耐受性，度鲁特韦可与替诺福韦诺福韦酯/恩曲他滨联用于获得性免疫缺陷综合征暴露前预防。

药物相互作用 对度鲁特韦没有明显影响的药物包括美沙酮、咪达唑仑、利匹韦林、含诺孕酯和炔雌醇的口服避孕药、阿扎那韦、地瑞那韦、依曲韦林、福沙那韦、利托那韦和特拉匹韦等。应在服用含阳离子抗酸药或泻药、硫糖铝、口服铁补充剂、口服钙补充剂或缓冲药物前 2 小时或后 6 小时服用度鲁特韦。度鲁特韦引起药物相互作用的概率小，但研究预计度鲁特韦与 UGT1A 和 CYP3A 的诱导剂如依非韦伦、抗艾滋病新药膦沙那韦、利托那韦或已用整合酶链转移抑制剂治疗过的受试者使用利福平、替拉那韦/利托那韦可能有相互作用。因此，度鲁特韦与强效诱导剂同服可导致暴露量及治疗效果降低，建议接受强效诱导剂抗病毒药物治疗的患者，度鲁特韦 50mg，1 日 2 次；禁止与多非利特同时服用。

(岑 山 丁寄蔵)

rónghé yìzhìjì

融合抑制剂（fusion inhibitors）

在人类免疫缺陷病毒（HIV）进入宿主细胞时，可抑制 gp41 介导的细胞膜和病毒包膜融合过程的一类多肽、蛋白分子或小分子化合物。这类物质以恩夫韦肽为代表，包括 T-1249、西夫韦肽和 5-螺旋等。

作用机制 HIV 进入靶细胞

的过程分为 3 个步骤：①HIV-1 表面的包膜糖蛋白亚基 gp120 和靶细胞的 CD4 受体结合，使病毒附着于宿主细胞上。②gp120 再与细胞的辅助受体结合（包括 CCR5 和 CXCR4 两种）。③跨膜亚基 gp41 的构象发生改变，其 N 段的融合肽插入到宿主细胞膜内，启动病毒包膜与宿主细胞膜的融合，将病毒内容物释放到宿主细胞内。针对这 3 个步骤，HIV 进入抑制剂可以分为：黏附抑制剂、辅助受体抑制剂和融合抑制剂 3 种。而融合抑制剂按照针对的靶点区段不同，又分为 N 肽融合抑制剂、C 肽融合抑制剂和融合肽抑制剂。

研发简史 21 世纪初，随着对膜融合过程理解加深和 gp41 功能研究深入，以 gp41 为靶标的融合抑制剂不断被发现。gp41 包括 3 个组成部分：胞外区、融合肽和胞内区。在胞外区存在两个与膜融合密切相关的结构域：N 末端重复序列和 C 末端重复序列，两者可相互作用，形成核心结构六螺旋体，拉近细胞膜和病毒包膜的距离从而促进融合。

上市的融合抑制类药物有恩夫韦肽，由瑞士罗氏公司和美国三菱（Trimeris）公司共同开发，2003 年 3 月获美国食品药品管理局批准。它的作用机制是模拟 C 末端重复序列结构和功能，竞争性地结合 N 末端重复序列，抑制膜融合核心结构六螺旋体的形成，属第一代 C 肽类融合抑制剂。然而恩夫韦肽不久被发现产生了耐药性，N 末端重复序列区段的第 36~45 位氨基酸发生突变可能会使病毒逃逸恩夫韦肽的作用，由于体内生物利用度低，半衰期短，价格昂贵，剂型不便捷，患者很难坚持按时皮下注射等因素，需

要发现新的融合抑制剂作为补充和替代。

继恩夫韦肽后，罗氏公司和三菱公司再度开发出第二代 C 肽融合抑制剂 T-1249。T-1249 是个嵌合型的 39 肽，它在恩夫韦肽的基础上，对 C 末端重复序列区域残基进行修饰改造，使其螺旋性和稳定性得到进一步加强，既提高了耐药性屏障，又提高了与 N 末端重复序列的结合活性。然而由于制剂限制和新的耐药性突变出现（G36D，N43K）等问题，T-1249 于 2004 年停止了临床研究。

接着，采用理性设计的方法，又有一批 C 肽融合抑制剂出现，包括 T-1144，T-2635、T-267221、T-267227，具有更好的活性、耐药性、生物利用度和药动学特性。

中国自主研发的西夫韦肽（sifuvirtide）是第三代 C 肽融合抑制剂，已经通过临床 II 期实验。通过将谷氨酸和赖氨酸残基引入形成盐桥，并且在肽链的 N 末端加入丝氨酸，达到增加 α 螺旋的稳定性和提高多肽的抗融合活性的目的。西夫韦肽以 N 末端重复序列的疏水口袋区为其主要作用靶点，它的效价比恩夫韦肽高 20 倍，并且对恩夫韦肽耐药毒株有很好的抑制效果。II 期临床试验结果表明：西夫韦肽的安全性和耐受性都良好，其每日 1 次 20mg 的单药治疗效果相当于同类药物恩夫韦肽每日 100mg 的药效。值得关注的是，已知 D36G＋A50V、N43D、V38M、V38M＋N43T＋A50V 等突变在多轮感染中可以使恩夫韦肽的敏感性增加 10.7～84.5 倍，而这些突变对西夫韦肽的敏感性没有影响，可见西夫韦肽比恩夫韦肽有更好的耐药性。

除了 C 肽融合抑制剂，也有

一些 N 肽融合抑制剂陆续被发现。N 肽融合抑制剂的设计可以从两个方面入手：①与 C 末端重复序列结合抑制核心结构六螺旋体形成。②与 N 末端重复序列形成异源三聚体从而破坏自身 N 末端三聚体的形成。第一个研究的 N 肽融合抑制剂是 DP-107，虽然展现了一定的抗融合活性，但活性比恩夫韦肽低了 1000 多倍，且单一的 N 肽溶解性差极易聚集。

随后，鲁特（Root）等人设计出了一种重组表达的小分子蛋白 5-螺旋。它是基于六螺旋束晶体结构设计的由 220 个氨基酸组成的多肽。可在溶液中形成稳定的 α 螺旋结构，有很强的抑制 HIV 融合的能力，半数抑制浓度值为 13nmol/L。

根据 gp41 融合肽设计出了一系列以融合肽为靶标的融合抑制剂。融合肽是指 gp41 N 末端由约 23 个氨基酸组成的高度疏水区域，在病毒包膜与宿主细胞膜融合过程中起着关键作用。膜融合初期，gp120 分别与靶细胞表面 CD4 受体和辅助受体结合，导致 gp41 的构象发生改变，其 N 端融合肽暴露出来，插入宿主细胞膜并锚定其中，是融合过程的第一步。病毒抑制肽（VIRIP）可以通过特异性地结合融合肽，抑制膜融合的过程。融合肽区域有高度的保守性，因此以融合肽作为靶标设计的多肽可有很好的耐药性，VIRIP 来源于天然的 20 个氨基酸，研究者还发现引入修饰过的非天然氨基酸如 D 型氨基酸，可创造出活性更高的融合肽抑制剂。如韦尔奇（Welch）等人报道了 D 型环 15 肽，发现其三聚体抑制 HIV 融合的半数抑制浓度值可以达到 250pmol/L。

除了单一功能的融合抑制剂，

纽约血液中心的研究人员还发明了一种双功能分子 2DLT，它将 CD4 分子的前两个结构域和 T-1144 通过 35 个衔接肽连接起来，与恩夫韦肽相比有以下的优势：①永久性灭活 HIV 病毒粒子，使其远离靶细胞。②高稳定性和更长的半衰期。③重组蛋白的生产比多肽合成成本大为降低。类似地，美国加州大学发明了一种偶联了辅助受体 CCR5 抑制分子和 gp41 抑制分子的双功能多肽：5P14-linker-C37。它包含 CCR5 结合蛋白 5P14-RANTES，一个衔接肽和 C 肽 PBD C37，针对 R5 嗜性的 HIV 病毒半数抑制浓度可以低至 0.004nmol/L。

肽类抑制剂的生物利用度低，剂型不方便，开发小分子口服药物也是方向之一。由于 N 端三聚体有个疏水性口袋，一些关键氨基酸对这个疏水口袋至关重要。因此设计小分子化合物特异性地结合这些关键氨基酸，理论上也可以起到抑制膜融合的作用。根据这个原理，研究者研究了一系列小分子化合物，如德布纳特（Debnath）通过分子对接技术虚拟筛选得到的 ADS-J1 和 ADS-J2。卡特里茨基（Katritzky）报道的呋喃衍生物 11a-o。弗雷（Frey）应用基于蛋白靶标的高通量筛选方法发现的化合物 5M038、5M041 及 6M007。李皇（Lee-Huang）等报道了两种天然小分子化合物橄榄苦苷（oleuropein, Ole）和羟基酪醇（hydroxytyrosol, HT），它们能够与 N 端三聚体的疏水口袋结合，抑制 HIV-1 复制，半数抑制浓度分别为 73nnol/L 和 68nnol/L，抑制 6 螺旋体的形成的半数有效浓度分别为 66nnol/L 和 58nnol/L。

（岑 山 丁寄藏）

恩夫韦肽（enfuvirtide） 结构式为：CH$_3$CO-Tyr-Thr-Ser-Leu-Ile-His-Ser-Leu-Ile-Glu-Glu-Ser-Gln-Asn-Gln-Gln-Glu-Lys-Asn-Glu-Gln-Glu-Leu-Leu-Glu-Leu-Asp-Lys-Trp-Ala-Ser-Leu-Trp-Asn-Trp-Phe-NH$_2$。化学式为 C$_{204}$H$_{301}$N$_{51}$O$_{64}$，分子量 4492，白色或灰白色非晶型固体，在纯水中几乎不溶，在 pH7.5 的缓冲液中溶解度达 82 ~ 142g/ml。美国三菱（Trimeris）公司与瑞士罗氏（Roche）公司合作完成的第一个 HIV 融合抑制剂，是一段人工合成的 36 个氨基酸组成的链状多肽，它可以阻止病毒与 T 细胞表面受体结合，抑制人类免疫缺陷病毒（HIV）进入宿主细胞。2003 年 3 月 13 日获美国食品药品管理局批准。

作用机制 HIV 病毒进入宿主细胞需自身的 gp41 糖蛋白与 T 细胞表面的 CD4 受体结合，而恩夫韦肽通过模拟 gp41 亚单元的 HR2 的结构，可与 gp41 亚单元的 N 末端重复序列结合，并阻止病毒和细胞膜融合所需 gp41 的构象变化。恩夫韦肽对不同亚型 HIV-1 均有效，但是对 HIV-2 没有抑制作用。

制备 恩夫韦肽可用多肽固相合成法进行生产。其原料为以高分子树脂为载体，依次接入目标化合物中相应的氨基酸，再通过裂解去掉高分子树脂，所得粗品用高效液相色谱法纯化，得到产品。

临床应用 该药经皮下注射给药，成人剂量为每天 180mg，分 2 次给药。两项多中心临床Ⅲ期试验的结果表明，持续 24 周的强化预治疗，该药安全有效。到第 24 周时，接受恩夫韦肽联用优化治疗方案组中，患者的 HIV RNA 水平有效地减少了，而 HIV-1 感染患者的免疫状况得到了增强；有很好的安全性和耐受性，对成人及儿童患者均适合。缺点是体内药动学性质较差，再加上合成成本高，给药方式不便捷，一定程度上限制了其临床应用。

耐药性 该药自 2003 年应用于临床治疗后，已报道 HIV 对恩夫韦肽可产生耐药性，其耐药发生趋势较为肯定的是 gp41 区 36 ~ 45 位氨基酸（GIVQQQNNLL）的改变。其他一些 Env 突变，甚至是 gp120 的氨基酸变异，也会导致 HIV-1 对恩夫韦肽的逃逸。除病毒因素外，细胞辅助受体表达水平也会影响对恩夫韦肽的敏感性。细胞表面 CCR5 高水平表达会引起 HIV 迅速融合，缩短恩夫韦肽作用于 gp41 的时间，而携带 Δ32-CCR5 的感染者似乎更容易被恩夫韦肽抑制。但由于恩夫韦肽作用的靶点是 gp41 蛋白，和其他已知的抗 HIV 药物不一样，不存在交叉耐药。

不良反应 与恩夫韦肽治疗相关的常见的药物不良反应（患者≥1%）包括（但不限于）：注射部位局部反应、疼痛和不适、结节、红斑、紫癜、囊肿、腹泻、结膜炎、胰腺炎、周围神经病变、失眠、抑郁症、咳嗽、呼吸困难、食欲减退、关节痛、感染（包括细菌性肺炎）等。各种变态反应很少发生（0.1% ~ 1%），其症状包括皮疹、发热、恶心、呕吐、发冷、寒战、低血压、肝转氨酶活性升高；并可能有更严重的反应，包括呼吸窘迫、肾小球肾炎和/或变态反应。

药物相互作用 与大多数多肽类药物相似，恩夫韦肽发生代谢性药物间相互作用的可能性很小。

（岑 山 丁寄藏）

C-C qūhuàyīnzǐ shòutǐ 5 yìzhìjì

C-C 趋化因子受体 5 抑制剂

（inhibitors of C-C chemokine receptor 5） 一类以细胞表面趋化因子受体（C-C chemokine receptor 5，CCR5）为靶点的具有抗人类免疫缺陷病毒 1 型（HIV-1）活性的化合物。CCR5 是 HIV-1 入侵宿主细胞过程中起到关键作用的主要辅助受体之一，人类中 CCR5 等位基因缺失的纯合子人群对 HIV-1 感染具有高度抗性，即使是杂合子人群，抗 HIV-1 感染的能力也强于正常人，同时并未出现异常的生理现象。因此，CCR5 成为了抗 HIV 药物研究的最理想的靶标之一。

作用机制 CCR5 属 G 蛋白偶联的跨膜受体超家族，有调控 T 细胞和单核-巨噬细胞系的迁移、增殖与免疫的功能。它由 352 个氨基酸残基组成，基本结构主要包括细胞外的 N-末端区域、3 个胞外环、跨膜区、3 个胞内环以及细胞内的 C-末端区域，其中 N-末端和第二个胞外环区域是 CCR5 与 HIV-1 相互作用的关键区域。在 HIV-1 入侵宿主细胞过程中，病毒表面的 gp120 与细胞表面 CD4 受体结合，可引起自身构象变化并暴露出可被 CCR5 识别的位点，与 CCR5 结合，促使另一包膜糖蛋白 gp41 发生构象变化，驱动病毒膜与细胞膜进行融合，使 HIV-1 进入宿主细胞。当 CCR5 抑制剂存在时，通过下调细胞表面 CCR5 的表达或阻断 CCR5 与 gp120 的结合，有效抑制 HIV-1 的入侵过程，起到预防和控制病毒感染的作用。

分类 已通过多种方法产生一系列能阻断 HIV-1 与辅助受体 CCR5 相互作用的化合物。CCR5 抑制剂可分为下列 4 类。

CCR5 趋化因子天然配体及其衍生物 β趋化因子作为 CCR5 的天然配体是 HIV-1 受体天然的抑制剂，在一定程度上可保护细胞免受 HIV-1 的感染。该类 CCR5 抑制剂主要以调节正常 T 细胞激活性低分泌因子（reduced upon activation, normal T cell expressed and secreted factor, RANTES）和巨噬细胞炎症蛋白-1α（macrophage inflammatory protein-1α, MIP-1α）为代表，其由于生产成本高、口服生物利用度差等不足极大地限制了应用。RANTES 为天然β趋化因子配体，能与 gp120 竞争结合 CCR5 辅助受体而抑制 HIV 的感染。但是，它能引起 CCR5 介导的下游信号调控而产生严重的副作用。通过对 RANTES 的 N-末端进行修饰，去除其信号转导功能，保留了与 CCR5 的结合能力获得了氨基氧戊烷 RENTES 和 N-壬酰基 RANTES，两者均能在纳摩尔/升的水平抑制 R5 嗜性病毒的复制。C1. C5-RANTES 是将野生型的 1 位和 5 位的半胱氨酸替换为丝氨酸，成为第一个不具竞争性抑制功能但仍维持高度抗 HIV 活性的 RANTES 衍生物。此外，以 RANTES 为基础的修饰衍生物还有甲硫氨酸 RANTES，PSC-RANTES 等，其中以 PSC-RANTES 特异性阻断 HIV-1 的作用最强，其抗病毒能力是氨基氧戊烷 RANTES 的 50 倍左右。研究发现几乎所有 RANTES 修饰物均有使 CCR5 受体内源化并调控细胞表面的 CCR5 表达量的作用，抑制 HIV 病毒的复制。MIP-I 和 MIP-II 与 MIP-1α 有 25% ~ 40% 氨基酸的相似性，有拮抗 HIV-1 入侵有关的辅助受体的作用。

非肽类小分子化合物 以非肽类小分子 CCR5 抑制剂的研究占居主导地位，它们有生产成本低、口服生物利用度良好、无潜在炎症应答效应等优点而倍受青睐，一系列小分子 CCR5 抑制剂并有望发展成为治疗型抗病毒药物，其主要有 TAK-779、TAK-220、 TAK-652、 SCH-351125（SCH-C）、SCH-417690（SCH-D）、GW873140、马拉韦罗、NIBR1282 和 AMD3451 等。TAK-779 是日本武田公司研发的第一种 CCR5 的非肽类小分子抑制剂，属季铵衍生物，有很强的 CCR5 拮抗作用，可阻止 CCR5 介导的钙离子信号传导；还能抑制利用 CCR5 进行膜融合的 R5 型 HIV-1 在外周血单个核细胞中的增殖，起到抗 HIV-1 作用。虽然 TAK-779 没有显示出任何毒性，但口服生物有效性较低限制了它进一步发展。TAK-779 的改进型 TAK-652 和 TAK-220 均显示出较高的抗病毒活性，均已进入临床试验阶段。SCH-351125（SCH-C）是美国先灵葆雅公司开发的小分子肟哌啶类化合物，是第一个进入临床的高特异性小分子 CCR5 抑制剂。但因高浓度时有延长心脏 Q-T 间期的副作用，对其进行结构改造后获得的 CH-417690（SCH-D），具有比 SCH-351125 高 10 倍的生物活性。有很好的药动学特性，100% 的生物药效率，84% 的药物结合率，而且不会引起对肝酶类的抑制反应，已进入了临床 III 期试验。GW873140 是英国葛兰素史克公司开发的一种螺环二酮哌啶类小分子，能有效阻断 gp120 与 CCR5 复合物的形成，有效抑制 HIV-1 活性。虽然该化合物在啮齿动物动物中具有较好地口服药效性，但在 III 期临床试验中可发生严重的肝毒性反应。马拉韦罗是辉瑞公司开发的一种萘啶酰胺类化合物，浓度纳摩尔/升时便能发挥抗病毒作用。在临床试验中展示出良好的口服药效性，2007 年 8 月被美国食品药品管理局批准上市，成为第一个用于治疗的辅助受体阻断剂，与其他种类抗逆转录病毒药物联用，用于治疗 CCR5 嗜性的 HIV-1 阳性且对其他 HIV 药物耐药的成年患者。NIBR1282 是诺华公司开发的选择性 CCR5 拮抗剂，在多种动物模型中表现出良好的口服药效性，且在 10μmol/L 剂量下未产生对心脏的副作用。AMD3451 是第一个 CCR5 与 CXC 趋化因子受体 4（CXCR4）的共同抑制剂，对不同病毒嗜性的细胞均有较强的抗病毒活性。

单克隆抗体　CCR5 单克隆抗体作为抑制剂，有人体对药物的不适应性，潜在的变态反应，不能使辅助受体内源化，易产生耐药株及中和抗-抗体的缺点，但是它也有高特异性，较长的胞质半衰期，不会干扰小分子抑制剂的结合等优势。由 CytoDyn 公司开发的勒伦利马（PRO140）为鼠源的抗 CCR5 单克隆抗体，结合于横跨 CCR5 多个胞外区的复杂表位上，是另一个有希望的大分子 CCR5 抑制剂。PRO140 对趋化因子信号转导无明显抑制，但是能阻断 gp120 与 CCR5 的相互作用。具有高度的靶标特异性，很少产生抗性病毒株，潜在副作用少，给药频率更低等优点使 PRO140 成为非常有治疗前景的药物。2006 年美国食品药品管理局授予 PRO140 治疗 HIV 感染的快速通道资格。2012 年进行了 PRO140 皮下注射的 II 期和 III 期研究。截至 2019 年，PRO140 联合标准抗逆转录病毒药的临床 III 期关键性试验已完成，作为每周 1 次的单药疗法处于 II b/III 期研究中。

肽类化合物　CCR5 肽类抑制剂能与 CCR5 特异性结合，副作用小，安全性好，但有不稳定易被降解的缺点。T 肽来源于 gp120 的 V2 区 8 肽（185～192 位氨基酸），能选择性地作用于 CCR5 受体以抑制 HIV-1 R5、X4/R5 双嗜性毒株的侵入。T 肽对单核-巨噬细胞中 HIV-1 R5 毒株复制的抑制率超过 90%，还能防止 HIV 对中枢系统的感染和由此导致的神经元损伤。S 肽是基于 CCR5 的 N-末端 22 个氨基酸的修饰性多肽，通过干扰 gp120 与 CCR5 的结合而阻断 HIV-1 的侵入。

辅助受体 CCR5 是抗 HIV-1 感染的重要靶点，CCR5 抑制剂可有效抑制 HIV-1 感染和复制，但是耐药病毒株的产生仍然是抑制剂发展面临的挑战。针对辅助受体多位点的抑制剂以及联合用药研究将有助于对 HIV 感染的治疗。

（岑　山　王　静）

mǎlāwéiluó

马拉韦罗（maraviroc）　通过高通量筛选方法结合经典药物设计理论对先导化合物进一步结构改造获得的有抗人类免疫缺陷病毒（HIV）活性的非肽类小分子化合物。曾称 UK-427857。属趋化因子受体 CCR5 小分子阻断剂，通过阻止 HIV 与辅助受体 CCR5 的相互作用抑制 HIV 对宿主细胞的入侵。马拉韦罗为萘啶酰胺类化合物，为口服片剂，化学式为 $C_{29}H_{41}F_2N_5O$，分子量为 513.67。最初被命名为 UK-427857，由辉瑞制药公司的英国实验室而来，纳摩尔每升浓度即能发挥抗病毒作用。2007 年获得美国食品药品管理局的优先审批资格，同年 8 月被批准上市，成为第一个用于 HIV 治疗的 CCR5 抑制剂。

CCR5 主要表达于记忆性静止期 T 淋巴细胞、单核细胞、未成熟的树突状细胞等的细胞膜上，是大多数 HIV 病毒株进入宿主细胞所必需的辅助受体。马拉韦罗是 CCR5 受体的负向变构调节剂，可结合于 CCR5 受体的细胞外侧袋状结构内，阻断 HIV 的 gp120 与 CCR5 的结合，导致膜融合过程无法进行，阻止病毒对宿主细胞的入侵。与之前使用的 HIV 治疗药物作用机制完全不同，马拉韦罗不是与病毒蛋白相互作用，而是靶向人体宿主细胞表面的受体，这为出现耐药性的 HIV 患者提供了新的选择，同时也能有效降低抗性病毒株的出现概率。尽管马拉韦罗通过抑制多种天然趋化因子配体，如巨噬细胞炎症蛋白-1α、巨噬细胞炎症蛋白-1β 和 T 细胞激活性低分泌因子来抑制 CCR5 的某些下游信号通路，但并不会引发细胞内钙离子的释放或 CCR5 的内化，这表明它是缺乏 CCR5 激动剂活性的，是一种功能性的 CCR5 拮抗剂。

该药只对 R5 嗜性 HIV-1 毒株发挥抑制作用（90% 抑菌浓度为 2nmol/L），用药之前需要进行病毒嗜性测定。临床 III 期的疗效试验结果显示，受试者血浆中 HIV-1 的 RNA 水平比对照组低 2 倍以上，HIV-1 RNA 水平低于 50 拷贝/毫升的受试者人数比安慰剂组高两倍以上，且在马拉韦罗组 CD4 细胞数更高，其中各组中不良事件发生频率相似。经过 96 周的治疗马拉韦罗仍能持续引起病毒学应答。该药是一种耐受性良好且安全性高的药物，可与其他药物合用治疗人类免疫缺陷综合征，增加了临床高效抗逆转录病毒治疗的药物选择性。

在对抗 HIV 时，最棘手的问题就是抗病毒药物抗性。针对马拉韦罗药物，HIV 也存在一定的逃逸机制。马拉韦罗不能抑制 CXCR4 或 CXCR4/CCR5 嗜性的 HIV 进入宿主细胞，长期使用马拉韦罗可能诱发 R5 嗜性的病毒株向 X4 嗜性的病毒株转变。马拉韦罗是与 CCR5 直接作用的，而与之相关的病毒蛋白 gp120 和 gp41 可能会发生突变。有报道称病毒 gp120 的 V3 区突变可形成马拉韦罗的抗性病毒株，使其能应用已经结合马拉韦罗的 CCR5 辅助受体进入细胞。

（岑山 王静）

kàngpàozhěn bìngdú yàowù

抗疱疹病毒药物（anti-herpes virus drug）

一类用于预防和治疗疱疹病毒感染的药物。包括全身用药和局部用药。

疱疹类病毒属疱疹病毒科，为有膜双链 DNA 病毒，由外膜、核衣壳、皮质层和核酸组成。感染细胞时，病毒外膜突起的糖蛋白与易感细胞膜结合后，经细胞融合或胞饮方式进入细胞，病毒核酸脱衣壳后，进入细胞核内进行复制，复制完成后通过核膜进入胞质后释放，并进一步感染其他细胞。人类共有 8 种疱疹病毒，包括人类单纯疱疹病毒 1 型（human herpes virus 1，HSV-1）、人类单纯疱疹病毒 2 型（HSV-2）、水痘-带状疱疹病毒（VZV）、巨细胞病毒（CMV）、人类疱疹病毒 6 型（HHV-6）、人类疱疹病毒 7 型（HHV-7）、EB 病毒和人类疱疹病毒 8 型（HHV-8）。

人类首次感染疱疹病毒后，病毒基因将终生存在。疱疹病毒可侵犯人体多种组织，引起皮肤、黏膜、淋巴、生殖系统和神经系统或肝、肺等脏器感染。疱疹病毒原发感染后，常无症状，为隐匿状态。在机体免疫力低下时，病毒基因被激活，引起复发感染。包括唇疱疹、眼角膜炎、生殖器疱疹、单纯疱疹性脑炎和全身性单纯疱疹病毒感染。有些疱疹类病毒感染还可以引发肿瘤，如 EB 病毒引起的 Burkitt 淋巴瘤、疱疹病毒 8 型引发的卡波西肉瘤。

研发历史 自 1962 年第一个抗单纯疱疹病毒药物碘苷用于治疗单纯疱疹角膜炎以后，已发展了 10 多种抗疱疹类病毒药物。其中，20 世纪 80 年代初疱疹病毒 DNA 聚合酶的强抑制剂阿昔洛韦的上市，因其高效低毒的特性，被誉为抗病毒药物发展史的里程碑。

分类 治疗局部和全身性疱疹类病毒感染的药物主要分为两类。

核苷类抗疱疹病毒药物 第一代核苷类药物包括碘苷、曲氟尿苷、安西他滨以及阿糖腺苷，曾用于治疗单纯疱疹病毒 1、2 型引起的角膜炎或脑炎，由于毒性大，已基本不用。第二代核苷类药物阿昔洛韦于 1982 年在美国批准上市，是第一个开环核苷类的药物，可选择性抑制疱疹病毒和水痘-带状疱疹病毒，因耐药性而很少应用，但仍作为金标准对照药用于临床试验。第三代抗疱疹病毒核苷类药物包括伐昔洛韦、更昔洛韦、缬更昔洛韦、喷昔洛韦、泛昔洛韦以及西多福韦。伐昔洛韦为阿昔洛韦的前药，1995 年美国食品药品管理局批准生产口服制剂，其口服生物利用度高于阿昔洛韦；更昔洛韦对巨细胞病毒的抑制作用强，活性优于阿昔洛韦 10 倍以上；缬更昔洛韦为更昔洛韦的前药，是更昔洛韦的缬氨酸酯，在肠道内水解为更昔洛韦，生物利用度高，口服吸收良好；喷昔洛韦为选择性长效疱疹病毒抑制剂，是阿昔洛韦和更昔洛韦的类似物；由于口服生物利用度低，临床主要外用治疗单纯疱疹病毒和水痘-带状疱疹病毒感染；泛昔洛韦是喷昔洛韦的二己酸化代谢产物，口服迅速转化为喷昔洛韦，血浓度高，生物利用度高；西多福韦是第一个被批准的开环核苷磷酸长效抗疱疹类病毒药物，抗病毒谱广。

非核苷类抗疱疹病毒药物 非核苷类药物包括福米韦生、膦甲酸钠、酞丁安和 N-22 烷醇。福米韦生是第一个反义寡核苷酸药物，可与巨细胞病毒 DNA 片段序列互补，结合后使其失去感染性；膦甲酸钠为焦磷酸类似物，可非竞争性的抑制病毒 DNA 聚合酶和逆转录酶，阻断病毒复制，对巨细胞病毒、单纯疱疹病毒、EB 病毒、水痘-带状疱疹病毒、人类疱疹病毒-8 等有较强抑制作用，主要用于对核苷类药物耐药或过敏的感染者及获得性免疫缺陷综合征患者的巨细胞病毒视网膜炎；酞丁安是中国开发的第一个抗疱疹病毒和乳头状瘤病毒的化学合成药，外用治疗带状疱疹、生殖器疱疹和尖锐湿疣；N-22 烷醇主要用于口面部疱疹的局部治疗，2000 年批准其外用霜剂，非处方药。

发展现状 上述抗疱疹类病毒药物只对唇疱疹、疱疹性角膜炎、生殖器疱疹、水痘、带状疱疹有效和与获得性免疫缺陷综合征并发的巨细胞病毒视网膜炎有效，由于耐药性和不能清除潜伏感染，致使疱疹感染反复复发。为克服这些缺点，寻找新型复制酶作为药物靶点，成为研发的趋势。例如，已进入临床试验的氨基噻唑衍生物 AIC316（BAY57-1293）和 BILS179-BS 是以病毒解旋酶/引物酶复合物为靶点的抗病毒药，对阿昔洛韦和可溶性聚四氟乙烯敏感的和耐药的单纯疱疹病毒1和单纯疱疹病毒2型病毒及牛疱疹病毒和假狂犬病毒有很好的抗病毒作用。

除针对 DNA 复制相关酶开发新型的抗疱疹病毒药物外，从干扰病毒吸附、进入、脱壳、转录后修饰、蛋白合成、病毒装配和释放等多个环节入手寻找新的靶点也是治疗疱疹病毒感染的新思路。

（蒋建东　李玉环）

āxīluòwéi

阿昔洛韦（aciclovir）

一种合成的开环的嘌呤核苷类似物，属于直接的抗病毒药物。又称阿昔洛维、开糖环鸟苷、开糖环鸟苷、羟乙氧甲鸟嘌呤、无环鸟嘌呤核苷、无环鸟嘌呤、无环鸟苷等。白色结晶性粉末，微溶于水，分子式 $C_8H_{11}N_5O_3$，分子量 225.21，结构式见图1。作用于病毒的 DNA 聚合酶，用于治疗单纯疱疹病毒和水痘-带状疱疹病毒引起的感染。

该药体外对单纯性疱疹病毒、水痘-带状疱疹病毒、巨细胞病毒等具抑制作用。进入疱疹病毒感染的细胞后，在单纯疱疹病毒胸苷激酶（TK 酶）的作用下转化为单磷酸盐形式，再经细胞鸟苷酸激酶磷酸化为二磷酸化合物，最

后再由细胞激酶三磷酸化为三磷酸化合物。三磷酸无环鸟苷是抗病毒的活性物质，通过抑制病毒 DNA 聚合酶阻止病毒 DNA 的合成，终止病毒 DNA 链的延伸。由于细胞胸苷激酶转化阿昔洛韦为单磷酸盐化合物的能力远低于病毒胸苷激酶，阿昔洛韦对细胞毒性小。

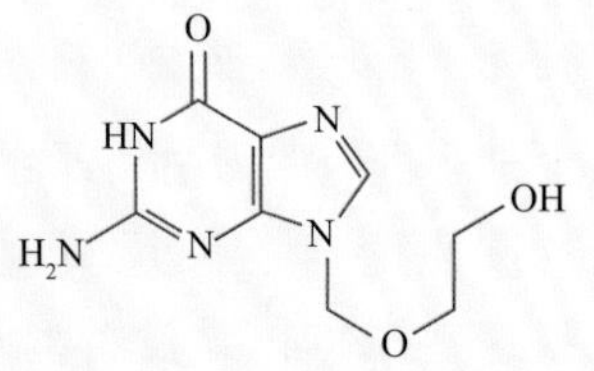

该药有片剂、针剂、眼膏和软膏等剂型，用于防治单纯疱疹1型和2型病毒的皮肤或黏膜感染，还可用于水痘-带状疱疹病毒感染。口服生物利用度差，片剂每日需口服 800mg，5 次；针剂静脉滴注 5mg/kg，每 8 小时 1 次，1周。其水溶性差，避免快速滴入或静脉推注，否则发生肾小管内药物结晶，引起肾功能损害。膏剂局部用药，成人与小儿每 3 小时 1 次，每日 6 次，1 周。滴眼液每次 1~2 滴，每日 3~5 次，愈后再用 3 日，共 5 日。3%眼膏局部外用治疗眼角膜炎和视网膜炎每日 5 次、1 周有效。阿昔洛韦已发生耐药性，对多种病毒感染需增加药量，多数已改用其衍生物伐昔洛韦或泛昔洛韦。阿昔洛韦最常见不良反应为注射部位的炎症或静脉炎、皮肤瘙痒或荨麻疹。

（蒋建东　李玉环）

gēngxīluòwéi

更昔洛韦（ganciclovir）

鸟嘌呤核苷类似物。是抗巨细胞病毒的首选药物。属直接的抗病毒药物。主要用于预防及治疗免疫功能缺陷患者的巨细胞病毒感染。又称羟甲基无环鸟苷、丙氧鸟苷、苷昔洛韦。曾用名 DHPG。白色结晶粉末，微溶于水，分子式为 $C_9H_{13}N_5O_4$，分子量为 255.21，结构式见图1。

该药是一种 2'-脱氧鸟嘌呤核苷酸的类似物，对巨细胞病毒的

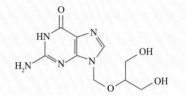

图1　更昔洛韦的结构式

抑制作用是细胞 UL97 基因编码的蛋白激酶同系物磷酸转移酶将更昔洛韦转化成单磷酸盐形式，再通过细胞激酶进一步磷酸化成二磷酸盐和三磷酸盐，更昔洛韦三磷酸可竞争性地结合到巨细胞病毒 DNA 聚合酶上，抑制病毒 DNA 的合成，终止病毒核酸的延伸。在巨细胞病毒感染的细胞内三磷酸化的更昔洛韦比非感染细胞内高 100 倍，提示该药有一定的选择性。对单纯疱疹病毒和水痘-带状疱症病毒的抑制作用与阿昔洛韦相似，在单纯疱疹病毒胸苷激酶（TK 酶）的作用下转化为单磷酸盐形式，再经细胞鸟苷酸激酶磷酸化为二磷酸化合物，最后再由细胞激酶三磷酸化为三磷酸化合物。三磷酸无环鸟苷是抗病毒的活性物质，通过抑制病毒 DNA 聚合酶阻止病毒 DNA 合成，终止病毒 DNA 链的延伸。

该药盐酸盐水溶性好，可静脉滴注预防及治疗免疫功能缺陷患者的巨细胞病毒感染，如获得性免疫缺陷综合征者、接受化学治疗的肿瘤患者、使用免疫抑制剂的器官移植患者。巨细胞病毒视网膜炎患者眼内植入更昔洛韦，效果优于注射，毒性稍小。应用存在一定不良反应，如骨髓抑制和肝功能损害。更昔洛韦与抑制细胞快速分裂复制的药物同时使用可产生协同效应；与氨苯砜、戊烷脒、氟胞嘧啶、长春新碱、长春花碱、阿霉素、两性霉

素、三甲氧基氨嘧啶以及一些核苷类药物合用，可增加副作用的发生。获得性免疫缺陷综合征患者同时使用更昔洛韦和齐多夫定，大多会出现严重的白细胞减少。

（蒋建东　李玉环）

fáxīluòwéi

伐昔洛韦（valacyclovir）

鸟嘌呤类核苷类药物。又称万昔洛韦、维昔洛韦、缬昔洛韦。是一种前药，阿昔洛韦酯化物，在体内通过首过效应被酯酶转化为阿昔洛韦。用于治疗单纯疱疹病毒和水痘-带状疱疹病毒引起的带状疱疹、皮肤感染、脑炎和疱疹性角膜炎。白色至类白色结晶性粉末，易吸潮，无臭无味，易溶于水，微溶于甲醇、二甲基亚砜，不溶于乙醇、丙酮。分子式 $C_{13}H_{20}N_6O_4$，分子量 324.34，结构式见图 1。

该药为阿昔洛韦的前药，比阿昔洛韦有更高的生物利用度。前者在体内通过首过效应被酯酶转化为阿昔洛韦。后者在单纯疱疹病毒胸苷激酶（TK 酶）的作用下转化为单磷酸盐形式，再经细胞鸟苷酸激酶磷酸化为二磷酸化合物，最后再由细胞激酶三磷酸化为三磷酸化合物。三磷酸无环鸟苷是抗病毒活性物质，通过抑制病毒 DNA 聚合酶阻止病毒 DNA 的合成，终止病毒 DNA 链延伸。细胞胸苷激酶转化阿昔洛韦为单磷酸盐化合物的能力远低于病毒胸苷激酶，因此对细胞毒性小。

该药适用于治疗单纯疱疹病

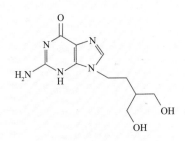

图 1　喷昔洛韦的结构式

毒引起的口腔和生殖器疱疹，也可降低复发性单纯疱疹病毒感染患者的传染性。对于水痘-带状疱疹病毒引起的感染，该药的剂量需达到每次 1000mg，每天 3 次，持续 7 天。还可阻止器官移植过程中的巨细胞病毒感染。也可用于预防免疫力低下患者的疱疹病毒感染。伐昔洛韦有 250mg、500mg 和 1g 3 种规格的片剂，其活性形式为盐酸阿昔洛韦，无明显毒副作用，且无明显耐药性。

（蒋建东　李玉环）

pēnxīluòwéi

喷昔洛韦（penciclovir）

鸟嘌呤类核苷类药物。又名哌昔洛韦、戊昔洛韦、喷昔洛维。属直接抗病毒药，用于治疗单纯疱疹病毒和水痘-带状疱疹病毒感染。白色至类白色结晶性粉末，无臭，味微苦，可溶于水和二甲基亚砜。分子式为 $C_{10}H_{15}N_5O_3$，分子量为 253.26，结构式见图 1。

该药为长效抗疱疹病毒药物，作用机制与阿昔洛韦相同。喷昔洛韦被疱疹病毒特异性的胸苷激酶转化为单磷酸化合物，再由细胞激酶转化为二磷酸和高浓度的活性三磷酸形式，活性的三磷酸化合物抑制病毒 DNA 聚合酶阻止病毒 DNA 的合成，终止病毒 DNA 链延伸。喷昔洛韦三磷酸化合物在感染的细胞内半衰期长达 7~14 小时，而阿昔洛韦仅 1 小时。

该药口服吸收差，生物利用度低，主要外用治疗口唇、面部疱疹及生殖器疱疹等；静脉滴注可治疗带状疱疹。可局部和静脉给药，1% 喷昔洛韦乳膏每 2 小时外用 1 次，连用 4 天；喷昔洛

韦 5mg/kg，每 8~12 小时静脉滴注 1 次，连用 7 天。不良反应有头痛、恶心、腹泻，偶有局部灼热、刺痛、瘙痒及麻木。

（蒋建东　李玉环）

tàidīng'ān

酞丁安（ftibamzoneointmen）

中国首创的缩胺硫脲类抗疱疹病毒的化学合成药。又称增光素、酚丁胺。属直接的抗病毒药物，用于治疗单纯疱疹、带状疱疹和尖锐湿疣。黄色结晶性粉末，无臭，味微苦，难溶于水，可溶于乙醇和二甲基亚砜，分子式为 $C_{14}H_{15}N_7O_2S_2$，分子量为 377.45，结构式见图 1。

该药可抑制单纯疱疹病毒 1 型和 2 型以及水痘-带状疱疹病毒 DNA 和早期蛋白质合成的核酸合成，但其具体作用机制尚未完全阐明。水溶性差，口服不吸收。已被批准的剂型均为外用剂型。软膏外用治疗带状疱疹、生殖器疱疹和尖锐湿疣。也可用于

图 1　伐昔洛韦的结构式

图 1　酞丁安的结构式

治疗浅部真菌感染，如体癣、股癣、手足癣等，外涂于患处，早晚各 1 次，体股癣连用 3 周，手足癣连用 4 周。

(蒋建东　李玉环)

xīduōfúwéi
西多福韦 (cidofovir)

一种胞嘧啶核苷膦酰基甲醚衍生物。又称西地福韦。属直接抗病毒药物，主要用于巨细胞病毒感染的治疗。白色晶体粉末，易溶于水，分子式为 $C_8H_{14}N_3O_6P$，分子量为 279.19，结构式见图 1。

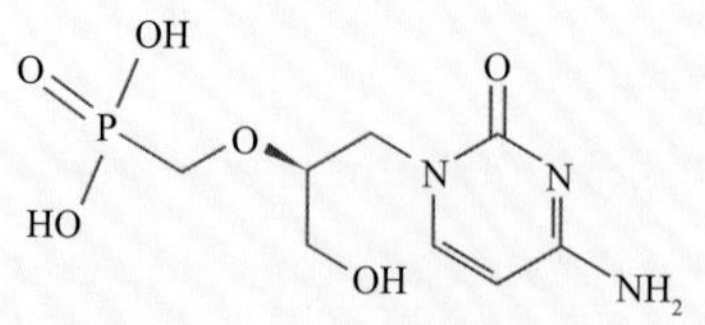

图 1　西多福韦的结构式

该药是开环核苷酸类似物，属开环核苷磷酸酯。在细胞胸苷激酶的作用下转化为活性代谢物单磷酸酯、二磷酸酯和与磷酸胆碱的加成物。西多福韦二磷酸酯通过抑制巨细胞病毒的 DNA 聚合酶，竞争性地抑制脱氧胞嘧啶核苷 -5′-三磷酸酯整合入病毒的 DNA，减缓 DNA 的合成，并使病毒 DNA 失去稳定性，抑制病毒的复制。西多福韦二磷酸有一定选择性，其对病毒 DNA 聚合酶抑制作用远远高于对人 DNA 聚合酶的抑制。

该药被批准用于获得性免疫缺陷综合征患者的巨细胞病毒性视网膜炎，对某些耐更昔洛韦或膦甲酸的病毒株表现出抑制活性，并且对单纯疱疹病毒、水痘-带状疱疹病毒、人类乳头状瘤病毒等也有很强的抑制活性。西多福韦口服生物利用度低，主要是静脉注射和外用。对治疗巨细胞病毒感染视网膜炎的人类免疫缺陷病毒感染者静注西多福韦 5mg/kg，每周 1 次，共两周，以后每 2 周 1 次，治疗效果显著。每 1~2 周静脉注射或肌内注射 1 次，数周，用于治疗巨细胞病毒感染。外用制剂西多福韦对治疗人类免疫缺陷病毒感染者与免疫功能正常的尖锐湿疣也有效。西多福韦最常见不良反应为蛋白尿、血清肌酸酐增多、中性白细胞减少、发热和酸中毒等肾相关毒性。

(蒋建东　李玉环)

kàngyǐxíng gānyán bìngdú yàowù
抗乙型肝炎病毒药物 (anti-hepatitis B virus drug)

一类在人体内有抑制乙型肝炎病毒 (hepatitis B virus，HBV) 增殖作用的药物。临床应用于慢性乙型肝炎患者的抗病毒治疗。

作用机制　HBV 为 DNA 病毒，属嗜肝 DNA 病毒科，基因组为长约 3.2kb 的部分双链环状 DNA，其长链为负链，长度固定，短链为正链，长度为负链的 50%~100%。HBV 基因组负链上有 4 个相互重叠的开放读码框架，分别为编码表面抗原的 S 区、核心抗原和 e 抗原的 C 区、DNA 聚合酶的 P 区和 X 蛋白的 X 区。嗜肝 DNA 病毒为一类非常独特的病毒，在其病毒颗粒中虽然包装着 DNA 基因组，但其复制更类似于逆转录病毒，所不同的是其基因组 DNA 无须整合到细胞染色体中，而是以共价闭合环状的附加体形式存在于感染的细胞核中，这是抗 HBV 药物难于清除 HBV 的根本原因。HBV 在肝细胞内复制是一个多环节、多步骤的过程，其中，HBV 编码的 DNA 聚合酶是 HBV 复制的关键病毒蛋白，具有多种重要的酶活性，包括病毒 DNA 复制的引物作用、DNA 聚合酶活性、逆转录酶活性以及核糖核酸酶 H (RNaseH) 活性等，也是临床应用的抗 HBV 药物的主要靶点。其他复制环节和病毒蛋白也可作为抗 HBV 药物研发的策略。

分类　根据药物作用机制，抗 HBV 药物可分为两类：一类是宿主靶向抗病毒药物，它通过调控宿主细胞内与病毒复制相关的因子 (如基因、小分子或蛋白) 间接发挥抗病毒作用，如干扰素、苦参素等；另一类是直接抗病毒药物，能直接与病毒蛋白靶点相互作用，抑制病毒蛋白的功能，阻断病毒的复制，达到抑制病毒增殖的作用，起到抗病毒治疗的效果，如核苷类似物拉米夫定等。

研发历史　1991 年，干扰素 α-2b 首先被批准用于抗 HBV 的治疗，2005 年批准了长效干扰素，即聚乙二醇化的干扰素，其优点是可保护干扰素以减少抗体、阻止蛋白质降解、降低给药频率和延长药物半衰期以提高疗效，但干扰素对不同 HBV 基因型的抗病毒治疗效果差异较大。1998 年，核苷类似物拉米夫定被批准用于抗 HBV 治疗，拉开了直接抗病毒药物的研发时代。随后，阿德福韦酯、恩替卡韦、替比夫定和替诺福韦酯相继被批准用于抗 HBV 的治疗，但这些药物均为核苷类似物，主要是抑制 HBV DNA 聚合酶的功能，而对肝细胞核中的 HBV 共价闭合环状 DNA 没有直接抑制和清除作用，因此，抗病毒治疗效果有明显局限性，需要长期治疗，不能轻易停药，停药后易复发，还可能发生病毒变异导致耐药产生，药物治疗也不能彻底阻断疾病进展，不能杜绝肝细胞癌的发生。这类药物抗 HBV 治疗的优点是口服方便、抑制病毒复制的效果快速而明显，通过抗病毒治疗可使处于不同阶段的慢性乙型肝炎患者减缓疾病进展，减少肝硬化、肝细胞癌的发生，减少终末期肝病患者的并发症、延长生存期、提高生存质量。因此，核苷类药物是慢性乙型肝炎患者主要的抗病毒治疗手段。

耐药性 随着抗病毒治疗药物的广泛应用，HBV 变异耐药成为困扰临床医师的重大难题，也是对抗病毒药物研发人员的大挑战。由于 HBV DNA 聚合酶在逆转录复制过程中缺乏严格的校正作用，易致逆转录过程中核苷酸错配，引起病毒基因突变，使药物敏感性降低或无效，病毒又活跃起来，导致患者病情反复，严重的还可能会导致病情恶化。同时，药物之间的交叉耐药也会给患者的后续治疗增加很大难度。不同的核苷类似物有不同耐药率和耐药特点，要根据患者和病毒感染情况，综合考虑，合理选择抗病毒药物。

不良反应 核苷类药物通过抑制乙肝病毒复制，给慢性乙型肝炎病毒感染者带来的益处非常明显，但药物不良反应亦不可忽视。核苷类药物在单独或与其他抗逆转录病毒药物合用时，已经有乳酸性酸中毒和重度的脂肪性肝肿大，包括死亡病例的报道。慢性乙型肝炎患者停止抗 HBV 治疗后，包括恩替卡韦在内，已经发现有重度急性肝炎发作的报道。对那些停止抗 HBV 治疗的患者的肝功能情况应从临床和实验室检查等方面严密监察，并且至少随访数月。如必要，可重新恢复抗 HBV 治疗。

（蒋建东　彭宗根）

lāmǐfūdìng

拉米夫定（lamivudine）一种能够特异性抑制乙型肝炎病毒

（HBV）DNA 聚合酶活性的胞嘧啶脱氧核苷类似物。又称 3TC。属直接抗病毒药物，用于 HBV 复制活跃和伴炎症活动的慢性乙型肝炎患者的抗病毒治疗。制剂包括拉米夫定片、拉米夫定胶囊或拉米夫定口服溶液。白色至灰白色的结晶体，分子式 $C_8H_{11}N_3O_3S$，分子量 229.3，溶于水，结构式见图 1。

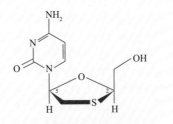

图 1　拉米夫定的结构式

该药是人工合成的胞嘧啶脱氧核苷类似物，在细胞内通过磷酸化成为有活性的拉米夫定三磷酸盐，主要与 HBV DNA 聚合酶的天然底物脱氧胞嘧啶核苷三磷酸竞争，掺入新合成的 HBV DNA 链中，抑制 RNA 和 DNA 依赖的 HBV 逆转录酶活性，导致 DNA 链终止，发挥抑制 HBV 复制的作用。对哺乳动物细胞内的 α、β 和 δ DNA 聚合酶的抑制作用较弱，因此特异性好。在 HBV 病毒感染的原代肝细胞和 HBV DNA 转染的人类肝细胞株 2.2.15 和 HB611 中抑制 HBV 复制的作用强，半数有效浓度为 0.01～5.60 μmol/L。临床上用药后常出现耐药并随着治疗时间的延长耐药率逐渐升高导致治疗无效或反弹，5 年内高达 80% 的患者出现耐药。与其他针对 HBV DNA 聚合酶的核苷类似物存在交叉耐药。

该药用于治疗慢性乙型肝炎。空腹或进餐时服用，每天 1 次，1

次 1 片（100mg），儿童酌减，肾病患者要作适当的剂量调整。临床应用可明显降低 HBV DNA 水平，乙肝 e 抗原血清学转换率随治疗时间延长而提高。治疗前谷丙转氨酶水平较高者，其乙肝 e 抗原血清学转换率较高。慢性乙型肝炎伴明显肝纤维化和代偿期肝硬化患者经拉米夫定治疗 3 年可延缓疾病进展、降低肝功能失代偿及肝细胞癌的发生率。失代偿期肝硬化患者经拉米夫定治疗后也能改善肝功能，延长生存期。用拉米夫定治疗后的最常见的不良反应有上呼吸道感染样症状和腹泻。

（蒋建东　彭宗根）

tìnuòfúwéizhǐ

替诺福韦酯（tenofovir disoproxil fumarate）一种特异性抑制乙型肝炎病毒（HBV）DNA 聚合酶活性的脱氧腺苷类似物。常用其富马酸盐，常用剂型为片剂。属直接抗病毒药物，用于 HBV 复制活跃并伴炎症活动的成人或 12 岁以上未成年人的慢性乙型肝炎患者的抗病毒治疗。替诺福韦酯富马酸盐是一种白色至灰白色的晶状体，分子式 $C_{19}H_{30}N_5O_{10}P\cdot C_4H_4O_4$，分子量 635.52，可溶于水，结构式如图 1。

替诺福韦酯富马酸盐是人工合成的腺苷单磷酸的无环核苷膦酸二酯类似物，是替诺福韦的前药，在体内水解为替诺福韦发挥抗病毒作用。替诺福韦在细胞内通过磷酸激酶的作用磷酸化成为具有活性的替诺福韦双磷酸盐，主要与 HBV DNA 聚合酶的天然底物脱氧腺苷三磷酸竞争，掺入新合成的 HBV DNA 链中，导致 DNA 链合成终止，发挥抑制 HBV 复制的作用。但替诺福韦酯的双磷酸盐对人类细胞的 α 和 β DNA

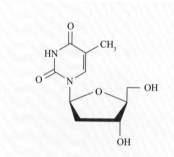

图1 替诺福韦酯的结构式

聚合酶和线粒体的 γ DNA 聚合酶有弱的抑制作用。替诺福韦在 HBV DNA 转染的人类肝细胞 HepG2.2.15 细胞系中抑制 HBV 复制作用强，半数有效浓度为 $0.14 \sim 1.50 \mu mol/L$。替诺福韦与恩替卡韦、拉米夫定和替比夫定无拮抗作用，替诺福韦对大部分拉米夫定、阿德福韦、恩替卡韦和替比夫定耐药病毒仍然有抑制作用。治疗 4 年内耐药率低。

该药用于治疗慢性乙型肝炎。空腹或进餐时服用，每天 1 次，1 次 1 片（300mg）。中度以上肾病患者要作适当的剂量调整，不推荐在 12 岁以下患者中使用。替诺福韦酯与阿德福韦酯结构相似，肾毒性较小，临床应用后明显抑制 HBV 的复制和谷丙转氨酶复常，其抑制作用优于阿德福韦酯，耐药率也明显降低。替诺福韦酯治疗后常见的不良反应为无力、恶心、鼻咽炎、腹痛、腹泻、头痛、眩晕、虚弱、背痛、皮疹等。

（蒋建东　彭宗根）

tìbǐfūdìng

替比夫定（telbivudine）　一种特异性抑制乙型肝炎病毒（HBV）DNA 聚合酶活性的胸腺嘧啶脱氧核苷类似物。又称特必夫定。属直接抗病毒药物，常用剂型为片剂，用于 HBV 复制活跃、血清氨基转移酶（谷丙转氨酶或谷草转氨酶）持续升高或肝脏组织学有活动性病变的成人慢性乙型肝炎患者的抗病毒治疗。白色至微黄色粉末，分子式为 $C_{10}H_{14}N_2O_5$，分子量为 242.23，溶于水，微溶于乙醇，结构式见图1。

图1 替比夫定的结构式

该药是人工合成的胸腺嘧啶脱氧核苷类似物，在细胞内通过磷酸激酶的作用磷酸化成为有活性的替比夫定三磷酸盐，与 HBV DNA 聚合酶的天然底物三磷酸胸腺嘧啶脱氧核苷竞争，掺入新合成的 HBV DNA 链中导致 DNA 链终止，发挥抑制 HBV 复制的作用。替比夫定三磷酸盐同时抑制 HBV DNA 第一链和第二链的合成，但对细胞的 α、β 和 δ DNA 聚合酶和线粒体的 γ DNA 聚合酶抑制作用较弱，特异性强。在鸭乙型肝炎病毒感染的鸭肝细胞中和 HBV 病毒表达的人类肝细胞株 2.2.15 中抑制 HBV 复制的半数有效浓度为 $0.2 \mu mol/L$ 左右。

在细胞培养中，替比夫定与阿德福韦联用有相加作用。HBV NDA 聚合酶氨基酸突变可能会导致替比夫定临床治疗无效或反弹，2 年内近 25% 的患者出现耐药。替比夫定与其他针对 HBV DNA 聚合酶的核苷类似物存在交叉耐药。

该药用于治疗慢性乙型肝炎。空腹或进餐时服用，每天 1 次，肾病患者要作适当的剂量调整。临床应用替比夫定能有效抑制 HBV 复制、谷丙转氨酶复常和改善肝组织学，且效果优于拉米夫定，而耐药发生率则低于拉米夫定。最常见的不良反应有肌酸激酶活性升高、恶心、腹泻、疲劳、肌痛和肌病。

（蒋建东　彭宗根）

ādéfúwéizhǐ

阿德福韦酯（adefovir dipivoxil）　一种特异性抑制乙型肝炎病毒（HBV）DNA 聚合酶活性的脱氧阿糖腺苷类似物。常用剂型为片剂和胶囊剂。属于直接抗病毒药物，用于 HBV 复制活跃并伴有血清氨基转移酶（谷丙转氨酶或谷草转氨酶）持续升高或伴炎症活动的 12 岁以上的慢性乙型肝炎患者的抗病毒治疗。白色至灰白色的粉末，分子式 $C_{20}H_{32}N_5O_8P$，分子量 501.48，可溶于水，结构式见图1。

该药是人工合成的脱氧阿糖

图1 阿德福韦酯的结构式

腺苷单磷酸的无环核苷类似物，是阿德福韦的前体，在体内水解为阿德福韦发挥抗病毒作用。阿德福韦在细胞内通过磷酸化成为具有活性的阿德福韦二磷酸盐，主要与 HBV DNA 聚合酶的天然底物脱氧腺苷三磷酸竞争，掺入新合成的 HBV DNA 链中，导致 DNA 链合成终止而发挥抑制 HBV 复制的作用。阿德福韦二磷酸盐在体外抑制 HBV DNA 聚合酶的抑制常数为 $0.1\mu mol/L$，但对人体细胞内的 α 和 γ DNA 聚合酶的抑制作用较弱，因此特异性强。阿德福韦在 HBV DNA 转染的人类肝细胞系中抑制 HBV 复制的作用强，半数有效浓度为 $0.2 \sim 2.5\mu mol/L$。阿德福韦与拉米夫定联用具有相加的抗病毒作用。阿德福韦酯用药后常出现耐药并随着治疗时间的延长耐药率逐渐升高导致治疗无效或反弹，5 年内近 29% 的患者出现耐药。阿德福韦对部分拉米夫定耐药病毒仍然有抑制作用，但 1 年内有近 20% 的患者出现耐药。阿德福韦与其他针对 HBV DNA 聚合酶的核苷类似物存在交叉耐药。

该药用于治疗慢性乙型肝炎。空腹或进餐时服用，每天 1 次，1 次 1 片（10mg），肾病患者应适当的调整剂量，不推荐 12 岁以下患者使用。口服可明显抑制 HBV DNA 复制、促进谷丙转氨酶复常、改善肝组织炎症坏死和纤维化。联合拉米夫定，对于拉米夫定耐药的慢性乙型肝炎能有效抑制 HBV DNA、促进谷丙转氨酶复常，且联合用药者能降低阿德福韦酯的耐药发生率。对发生拉米夫定耐药的代偿期和失代偿期肝硬化患者，联合阿德福韦酯治疗均有效。常见不良反应有虚弱、头痛、腹痛、腹泻、恶心、消化不良、胀气、肌酐增多和低磷酸盐血症。

（蒋建东 彭宗根）

ēntìkǎwéi

恩替卡韦（entecavir） 一种特异性抑制乙型肝炎病毒（HBV）DNA 聚合酶的鸟嘌呤核苷类似物。常用剂型为片剂、胶囊剂和分散片。属直接抗病毒药物，用于 HBV 复制活跃、血清氨基转移酶类（谷丙转氨酶或谷草转氨酶）活性持续升高或肝组织学显示有活动性病变的 2 岁以上的儿童和成人慢性乙型肝炎患者的抗病毒治疗。白色至灰白色粉末，分子式 $C_{12}H_{15}N_5O_3 \cdot H_2O$，分子量 295.3，微溶于水，结构式见图1。

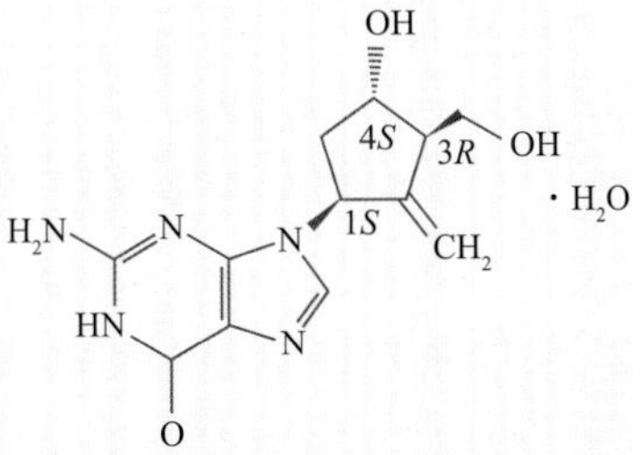

图 1 恩替卡韦的结构式

该药为鸟嘌呤核苷类似物，在细胞内能通过磷酸激酶的作用磷酸化成为有活性的恩替卡韦三磷酸盐，与 HBV DNA 聚合酶的天然底物三磷酸脱氧鸟嘌呤核苷竞争，而发挥抑制 HBV 复制的作用。恩替卡韦三磷酸盐能抑制 HBV DNA 聚合酶的所有 3 种活性：引物作用、前基因组 mRNA 逆转录成负链和 HBV DNA 正链的合成。恩替卡韦三磷酸盐对细胞的 α、β 和 δ DNA 聚合酶和线粒体的 γ DNA 聚合酶抑制作用较弱，因此特异性强。在转染了野生型 HBV 的人类肝细胞 HepG2 中，恩替卡韦抑制 HBV DNA 合成

的半数有效浓度值为 4nmol/L。细胞试验分析显示，恩替卡韦抑制拉米夫定耐药的病毒株的活性降低 $8 \sim 30$ 倍，如果多位点氨基酸突变可能会导致恩替卡韦抑制 HBV 复制作用进一步降低（>70 倍）。临床上恩替卡韦用药后出现的耐药率相对较低，$3 \sim 6$ 年内仅有 1.2% 的患者出现耐药，但治疗拉米夫定耐药患者后的耐药性较高，6 年内高达 57% 的患者出现耐药。恩替卡韦与其他针对 HBV DNA 聚合酶的核苷类似物存在交叉耐药。

该药用于治疗慢性乙型肝炎。空腹（餐前或餐后至少 2 小时）服用，成人和 16 岁以上青年，口服每天 1 次，每次 0.5mg，根据患者的身体状况和病毒的情况作适当的剂量调整。治疗后能抑制 HBV DNA 复制、谷丙转氨酶复常并伴肝组织学改善。对达到病毒学应答者，继续治疗可保持较高的 HBV DNA 抑制效果。拉米夫定治疗失败患者使用恩替卡韦亦能抑制 HBV DNA、改善生物化学指标，但疗效较初治者明显降低，且病毒学突破发生率明显增高。最常见的不良反应有头痛、疲劳、眩晕、恶心和转氨酶升高，还要注意停药有时会出现肝脏病情加重现象。

（蒋建东 彭宗根）

kàngbǐngxíng gānyán bìngdú yàowù

抗丙型肝炎病毒药物（anti-hepatitis C virus drug） 一类在人体内有抑制丙型肝炎病毒（hepatitis C virus，HCV）增殖作用的药物。临床应用于慢性丙型肝炎患者的抗病毒治疗。

HCV 是有包膜的单股正链 RNA 病毒，属黄病毒科嗜肝病毒属，基因组全长约为 9.6kb，主要在肝细胞中复制，能编码一个约

3000 个氨基酸残基组成的多聚蛋白前体，在细胞和病毒编码的酶类作用下剪接成为 3 个结构蛋白（病毒核心蛋白 core，囊膜蛋白 E1 和 E2）和 7 个非结构蛋白（NS1、NS2、NS3、NS4A、NS4B、NS5A 及 NS5B）。结构蛋白为组成病毒颗粒的蛋白。非结构蛋白参与病毒的复制，其中，NS3 蛋白有蛋白水解酶的作用，催化 HCV 编码的多聚蛋白裂解成熟为 NS3、NS4A、NS4B、NS5A 和 NS5B 等非结构蛋白，其催化反应需 NS4A 蛋白的辅助作用；NS5A 蛋白参与了 HCV 多种蛋白的成熟和 RNA 复制过程，也是病毒粒子组装所必需；NS5B 蛋白为病毒 RNA 依赖的 RNA 聚合酶，为病毒基因组复制所必需。这 3 个蛋白是病毒复制过程中的关键酶，也是直接抗病毒药物的主要靶点。

研发历史 20 世纪 90 年代初，干扰素 α 首先被批准用于慢性丙型肝炎患者的抗病毒治疗，但总体有效率较低。随后批准利巴韦林与干扰素联合用于抗 HCV 治疗，这也是国际上长期以来广泛用于抗 HCV 治疗的标准疗法，但这一疗法的治疗效果仍然有限，并且有很多不良反应，药物的抗病毒作用机制也不是很清楚。直至 2011 年，针对 HCV NS3 蛋白酶的抑制药物用于临床，揭开了抗 HCV 药物研发的新时代，已有多个抗 HCV 药物用于临床。

作用机制 根据药物的抗病毒作用机制，抗 HCV 药物可分为两类。①以病毒蛋白为靶的直接抗病毒药物。根据药物作用的靶点再进行相应的分类：以 HCV NS3/4A 蛋白酶为靶点的蛋白酶抑制药物，如特拉匹韦、博赛匹韦和西咪匹韦；以 NS5B 聚合酶为靶点的 RNA 聚合酶抑制药物，如

索非布韦；以 NS5A 蛋白为靶点的抑制药物，如达拉他韦；还有正在研发的以病毒编码的其他蛋白为靶点的药物。直接抗病毒药物直接与病毒蛋白靶点相互作用，抑制病毒蛋白的功能，阻断病毒的复制，达到抑制病毒增殖的作用，起到抗病毒治疗的效果。通常这类药物的抗病毒作用强，见效快，疗程较短，但其缺点是易产生耐药，且对耐药病毒无效，也不宜单独用于临床治疗。②以宿主蛋白为靶的宿主靶向药物。宿主靶向药物是通过调控宿主细胞内的与病毒复制相关的因子（如基因或蛋白）而间接发挥抗病毒的作用，如干扰素、利巴韦林和苦参素。这类抗病毒药物的抗病毒作用机制尚不完全清楚，且存在明显的人群或个体的差异，但这类药物与直接抗病毒药物联合使用有利于提高总体疗效，减少耐药，对部分耐药病毒仍然有效。这类药物由于作用机制具有多样性，还有广谱抗病毒的作用，也属广谱抗病毒药物。

耐药机制 HCV 有 7 个基因型近 70 个亚型，不同基因型或亚型编码的病毒蛋白存在氨基酸序列差异，这是导致直接抗病毒药物只针对某些基因型有效而对其他基因型无效的原因。由于 HCV 编码的 NS5B 聚合酶是 RNA 依赖的 RNA 聚合酶，缺乏校正功能，导致病毒复制可能产生随机突变，使新合成的病毒蛋白氨基酸序列发生改变，导致病毒蛋白与直接抗病毒药物的相互作用减弱或消失，药物不能抑制病毒复制，而发生病毒耐药，导致治疗无效或反弹。

药物联用 病毒复制是一个多环节、多步骤的过程，为了增强抗病毒效果，常组合多个不同

作用靶点和作用机制的药物成为复方药，如来迪派韦索磷布韦片、Viekira Pak 和奥比帕利复合片等。由于联合了多个不同作用靶点和作用机制的药物，能同时多环节地抑制病毒的复制，起到协同抗病毒的作用，极大地提高了药物治疗的总体有效率，也不易产生耐药，这类复方药物是抗 HCV 药物未来发展的趋势之一。

(蒋建东 彭宗根)

bósàipǐwéi

博赛匹韦（boceprevir） 特异性的丙型肝炎病毒（HCV）蛋白酶抑制剂。又称波普瑞韦、伯赛匹韦、博赛泼维、伯克匹韦、波西匹韦。曾称 SCH-503034。属于直接抗病毒药物，与聚乙二醇干扰素 α 和利巴韦林联合使用，用于初始治疗和曾经用干扰素和利巴韦林治疗无效的 HCV 基因 1 型感染的慢性丙型肝炎。博赛匹韦是一种白色至灰白色无定形粉末，分子式 $C_{27}H_{45}N_5O_5$，分子量 519.7，易溶于甲醇、乙醇和异丙醇等有机溶剂，微溶于水。结构式见图 1。

作用机制 该药的分子是一种类似肽类的结构，其抗病毒作用机制与特拉匹韦的抗病毒作用机制类似，通过 α-酮酰胺功能基团可逆性的共价结合 HCV NS3 蛋白酶活性位点丝氨酸（S139），使酶活性丧失，从而抑制 HCV 在感

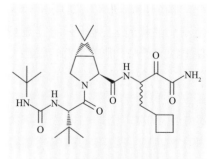

图 1 博赛匹韦的结构式

染宿主细胞内复制。体外生化分析显示，它抑制 HCV 基因 1a 型和 1b 型 NS3/4A 蛋白酶活性的抑制常数为 14nmol/L。对基因 2 型和 3a 型 NS3/4A 蛋白酶的抑制活性降低 2~3 倍。在 HCV 亚基因组复制子细胞培养系统中，它抑制基因 1b 型 HCV 复制的半数有效浓度（EC_{50}）约为 200nmol/L，但抑制基因 1a 型和 2a 型 HCV 复制的活性降低近 2 倍。与干扰素联用具有叠加效应。HCV NS3/4A 蛋白酶的氨基酸突变可致博塞匹韦的抗病毒活性降低。在体外生化和复制子细胞培养系统中分析显示单个氨基酸突变可致博塞匹韦的抗病毒活性降低 2~15 倍以上。在临床上，如果发生氨基酸突变，常导致博塞匹韦临床治疗无效。但博塞匹韦与干扰素或利巴韦林之间没有交叉耐药性。

临床应用　该药适用于 HCV 基因 1 型感染的慢性丙型肝炎患者的抗病毒治疗。与聚乙二醇干扰素 α 和利巴韦林联用，治疗有肝代偿功能且 18 岁以上（含 18 岁）的成人患者，包括初始治疗或用聚乙二醇干扰素 α 和利巴韦林联用治疗失败的肝硬化患者。它不能单独用药治疗，只能与聚乙二醇干扰素 α 和利巴韦林联用。对此前服用包括博塞匹韦或其他 HCV NS3/4A 蛋白酶抑制剂治疗无效的患者，暂不推荐使用博塞匹韦。口服，每天 3 次，每次 4 片（800mg），进餐时服用，连续用药 28~48 周。治疗 12 周后效果不佳或治疗 24 周后仍可检测到 HCV RNA 时应停止用药。博塞匹韦联合聚乙二醇干扰素 α 和利巴韦林治疗的最常见的不良反应是疲劳、贫血、恶心、头痛和味觉异常。

（蒋建东　彭宗根）

tèlāpǐwéi

特拉匹韦（telaprevir）　一种特异性的丙型肝炎病毒蛋白酶抑制剂。又称特拉普韦、特拉瑞韦、特拉泼维、替拉瑞韦。曾用名 VX-950。属直接抗病毒药物，与干扰素 α 和利巴韦林联合使用，用于丙型肝炎病毒（HCV）基因 1 型感染的慢性丙型肝炎患者的抗病毒治疗。白色至灰白色粉末，分子式 $C_{36}H_{53}N_7O_6$，分子量 679.85，微溶于水，结构式见图 1。

作用机制　该药的分子是一种类似肽类的结构，与 HCV 编码的多聚蛋白中的肽类片段可逆性竞争抢占 HCV 编码的复制关键酶丝氨酸蛋白酶（NS3/4A）的底物结合位点，使蛋白酶的水解功能失效，阻止病毒编码的多聚蛋白成为成熟型的非结构蛋白，抑制病毒复制。在体外生化酶学测试中，特拉匹韦对基因 1a 型、1b 型、2 型、3a 型和 4a 型的 HCV NS3/4A 蛋白酶有较强的抑制作用，半数抑制浓度约为 20nmol/L。在 HCV 复制子细胞培养评价系统中，它也显示出较强的抑制 1a 和 1b 型 HCV 复制的作用。但长期服用特拉匹韦后，原药物敏感的 HCV 会出现耐药突变，并导致特拉匹韦的抗病毒活性降低数倍至数百倍。在细胞培养试验中，用特拉匹韦引起 NS3 蛋白酶氨基酸突变后，并不影响干扰素和利巴韦林的抗病毒药效，也不影响其他有不同作用机制的直接抗病毒药物（例如 NS5B 聚合酶抑制药物）的敏感性。

临床应用　该药应与聚乙二醇干扰素 α 和利巴韦林联合用于初始治疗或曾经用干扰素类药物治疗过的 HCV 基因 1 型感染的慢性丙型肝炎。它不能单独用于治疗 HCV 感染。口服，每天 3 次，每次 2 片（750mg），进餐时服用，连续用药 12 周。然后根据患者的治疗情况再连续用药 12 周或 36 周。大部分对联合方案有良好早期应答的患者可采用 24 周疗程，而不是采用以往聚乙二醇干扰素 α 和利巴韦林的联合标准治疗时建议的 48 周。尽管特拉匹韦与聚乙二醇干扰素 α 和利巴韦林联合治疗有较好的疗效，但合用会增强聚乙二醇干扰素 α 和利巴韦林联用的不良发应。最常见的不良反应包括皮疹、瘙痒、贫血、恶心、呕吐、腹泻、味觉异常和疲劳。皮疹可能很严重，一旦患者出现严重皮肤反应，尤其是全身性皮疹，或是严重的进展性皮疹，必须停药，并停用其联用药物聚乙二醇干扰素和利巴韦林。

（蒋建东　彭宗根）

xīmīpǐwéi

西咪匹韦（simeprevir）　一种特异性的丙型肝炎病毒（HCV）蛋白酶抑制剂。又称西美瑞韦、

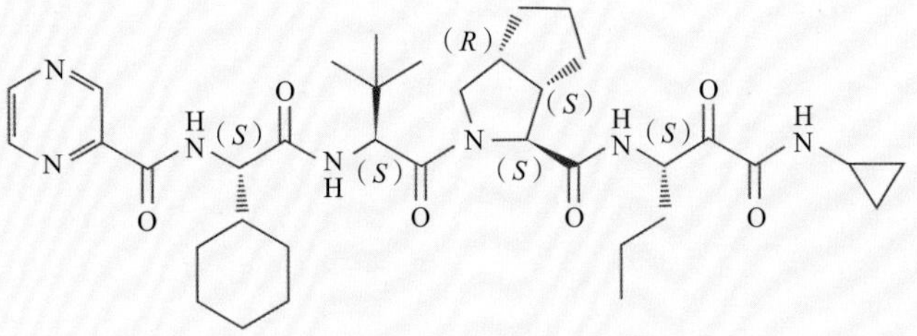

图 1　特拉匹韦的结构式

司美匹韦、西美普韦、波西匹韦。曾称 TMC435。西咪匹韦属于直接抗病毒药物，用于 HCV 基因 1 型感染的慢性丙型肝炎患者的抗病毒治疗。白色至类白色粉末，分子式 $C_{38}H_{47}N_5O_7S_2$，分子量 749.96，不溶于水，难溶于乙醇，微溶于丙酮，可溶于二氯甲烷，易溶于如四氢呋喃和 N,N-二甲基甲酰胺等有机溶剂。结构式见图 1。

作用机制 该药是有大环类结构的 HCV NS3/4A 蛋白酶抑制剂，与博赛匹韦或特拉匹韦相比，与 NS3 蛋白酶的结合特性更强，能更强抑制 NS3 酶蛋白的功能而抑制 HCV 的复制。体外生化分析显示，西咪匹韦抑制 HCV 基因 1a 亚型和 1b 亚型 NS3/4A 蛋白酶活性的抑制常数分别为 0.5nmol/L 和 1.4nmol/L。在 HCV 亚基因复制子细胞培养系统中，西咪匹韦抑制 HCV 基因 1b 亚型复制的半数有效浓度值为 9.4nmol/L，对 Q80K 突变株 NS3/4A 蛋白酶活性的抑制作用降低 8 倍以上。西咪匹韦与干扰素、利巴韦林、NS5A 抑制剂和 NS5B 聚合酶抑制剂等无拮抗作用。

HCV 编码的 NS3 蛋白酶氨基酸突变可致该药的抗病毒活性降低。在体外生化和复制子细胞培养系统中分析显示，单个氨基酸突变可致西咪匹韦的抗病毒活性降低 2~50 倍，多氨基酸联合突变时有可能将更加降低西咪匹韦的抗病毒活性。西咪匹韦与博塞匹韦或特拉匹韦间有交叉耐药现象，源于它们有共同的耐药突变位点。

临床应用 该药适用于治疗 HCV 基因 1 型感染的慢性丙型肝炎。与聚乙二醇干扰素 α 和利巴韦林联用，治疗代偿性肝病（患者的肝仍能工作），包括肝硬化以及初始治疗或以前接受聚乙二醇干扰素 α 或利巴韦林治疗但没有效果的成人肝炎患者。它不能作为单独治疗用药，只能与聚乙二醇干扰素 α 和利巴韦林联用。强烈建议筛选 HCV 基因 1a 亚型感染患者在基线时病毒是否存在 NS3 Q80K 多态性，对有被 HCV 基因 1a 亚型含 Q80K 多态性的 HCV 感染应考虑另外治疗。口服，每天 1 次，1 次 1 片，进餐时服用，连续用药 12 周，然后再用聚乙二醇干扰素 α 和利巴韦林联用治疗 12 周或 36 周。西咪匹韦与聚乙二醇干扰素 α 和利巴韦林联用治疗的常见不良反应为皮疹（包括光敏感）、瘙痒和恶心。因安全性数据不够充分因此不能建议东亚血统患者以及有中度或重度肝损伤患者用药剂量。西咪匹韦与胺碘酮及抗病毒药物索非布

韦合用会增加严重症状性心动过缓及肝功能衰竭的风险。

（蒋建东 彭宗根）

suǒfēibùwéi
索非布韦（sofosbuvir） 一种特异性的针对丙型肝炎病毒（HCV）NS5B 聚合酶的核苷类抑制剂。又称索磷布韦、索菲布韦、索氟布韦、索福布韦。曾称 GS-7977、PSI-7977。属直接抗病毒药物，用于慢性丙型肝炎患者的抗病毒治疗。白色至类白色结晶固体，分子式 $C_{22}H_{29}FN_3O_9P$，分子量 529.45，微溶于水。结构式见图 1。

作用机制 该药是 HCV 复制过程中所必需的 HCV NS5B 聚合酶抑制剂，为核苷酸前体药，在细胞内代谢为具有药理活性的尿苷三磷酸类似物（GS-461203），通过 NS5B 聚合酶掺入新合成的 HCV RNA 链中，作为肽链合成终止因子，终止 HCV RNA 链的延伸而抑制 HCV 的复制。它不是人类 DNA 和 RNA 聚合酶抑制剂，也不是线粒体 RNA 聚合酶抑制剂，因此特异性强。体外生化分析显示，GS-461203 抑制重组 HCV 基因 1b、2a、3a 和 4a 亚型的 NS5B 聚合酶活性的半数抑制浓度为 0.7~2.6μmol/L。在 HCV 复制子细胞培养系统中，它对 HCV 基因 1a、1b、2a、2b、3a、4a、5a 或 6a 亚型抑制作用的半数有效浓度为 0.014~0.110μmol/L。在嵌合临床分离株的 NS5B 的复制子中，对 HCV 基因 1a、1b、2 和 3a 亚型抑制作用的半数有效浓度中位值为 0.029~0.102μmol/L。在感染性 HCV 细胞培养系统中，索非布韦抑制 HCV 基因 1a 和 2a 亚型的半数有效浓度值分别为 0.03μmol/L 和 0.02μmol/L。在复制子细胞中，它联合干扰素或利

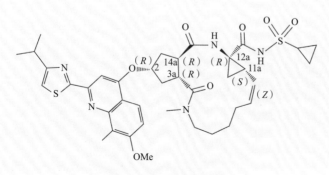

图 1 西咪匹韦的结构式

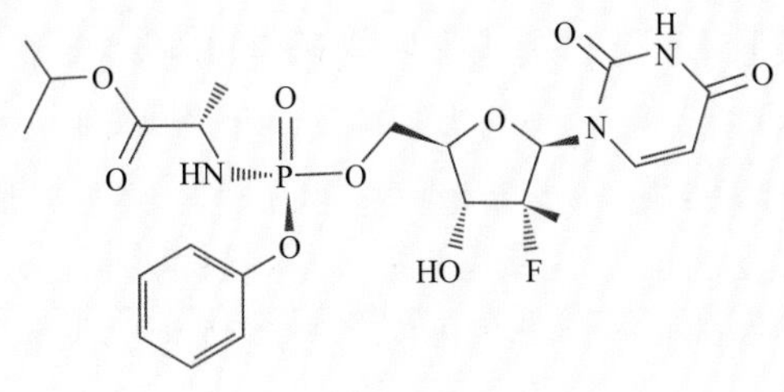

图 1　索非布韦的结构式

巴韦林对降低 HCV RNA 水平无拮抗作用。在体外生化和复制子细胞培养系统中分析显示，S282T 的突变导致索非布韦的抗病毒活性降低 2~18 倍，也降低 HCV 病毒的复制能力。体外生化分析也显示 S282T 的突变降低 GS-461203 抑制 NS5B 聚合酶活性。它对利巴韦林、NS3/4A 蛋白酶抑制剂、NS5B 非核苷类抑制剂和 NS5A 抑制剂的耐药突变 HCV 病毒有效。临床上，L159F、S282T/R、C316N 和 L320F 突变可能导致索非布韦无效。

临床应用　该药适用于治疗 HCV 基因 1、2、3 或 4 型感染的慢性丙型肝炎，包括符合米兰（Milan）标准（等待肝移植）的肝癌患者及 HCV/HIV-1 合并感染的肝炎患者。口服，每天 1 次，每次 1 片，空腹或进餐时服用均可。不宜单独用于治疗慢性丙型肝炎患者。索非布韦联合聚乙二醇干扰素 α 和利巴韦林用于治疗 HCV 基因 1 和 4 型感染的慢性丙型肝炎。索非布韦联合利巴韦林

用于治疗 HCV 基因 2 和 3 型感染的慢性丙型肝炎。连续用药 12 周或 24 周。不建议在有严重肾受损或肾病终末期患者中使用。索非布韦联合利巴韦林治疗的常见不良反应为疲乏和头痛，而索非布韦与聚乙二醇干扰素 α 和利巴韦林联合治疗的常见不良反应为疲乏、头痛、恶心、失眠和贫血。

（蒋建东　彭宗根）

láidípàiwéisuǒlínbùwéi

来迪派韦索磷布韦（ledipasvir and sofosbuvir）

丙型肝炎病毒（hepatitis C virus，HCV）NS5A 抑制剂雷迪帕韦（ledipasvir）和 HCV NS3/4A 蛋白酶抑制剂索非布韦固定剂量组合而成的复方片剂。用于 HCV 基因 1 型感染的慢性丙型肝炎患者的抗病毒治疗。雷迪帕韦的分子式 $C_{49}H_{54}F_2N_8O_6$，分子量为 889.00，结构式见图 1；索非布韦是一种白色至类白色结晶固体，分子式 $C_{22}H_{29}FN_3O_9P$，分子量 529.45，微溶于水。

该药由雷迪帕韦和索非布韦这两种作用机制不同的直接抗病毒药物组成。其中雷迪帕韦是一种对病毒 RNA 复制所必需的 HCV NS5A 抑制剂，对 HCV 基因 1 型的抑制活性较好，对其他基因型

的抑制活性相对较弱。在细胞培养中，Y93H 和 Q30E 突变导致 1000 倍以上地降低雷迪帕韦的抗 HCV 活性。索非布韦是 HCV NS5B 聚合酶的核苷类似物抑制剂。两者没有交叉耐药，联合使用也无拮抗作用，但仍然会诱导出两者都耐药的病毒，导致来迪派韦索磷布韦治疗无效或反弹。

该药用于治疗包括有肝硬化的 HCV 基因 1 型感染的慢性丙型肝炎，但不建议在有严重肾受损或肾病终末期患者中使用。口服，每天 1 片，空腹或进餐时服用均可，连续用药 12 周或 24 周。最常见的不良反应包括疲劳和头痛。

（蒋建东　彭宗根）

àobǐpàlì liánhé dásàibùwéi

奥比帕利联合达塞布韦（Viekira Pak）

丙型肝炎病毒（HCV）NS5A 抑制剂奥比他韦、HCVNS3/4A 蛋白酶抑制剂帕利匹韦、CYP3A 抑制剂利托那韦的复方片剂和 HCV NS5B 非核苷类抑制剂达塞布韦片剂组成，专用于治疗 HCV 基因 1 型感染的新药。单用或与利巴韦林联合用于 HCV 基因 1 型感染的慢性丙型肝炎患者的抗病毒治疗。

理化性质　Viekira Pak 由奥比他韦、帕利匹韦和利托那韦固定剂量的组合片与单独的达沙布韦成药片共包装。两种片剂都是口服用药，奥比他韦、帕利匹韦、利托那韦和达塞布韦的结构式、

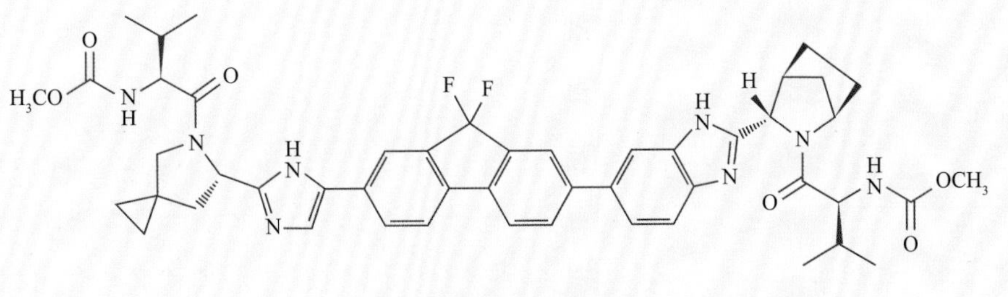

图 1　雷迪帕韦的结构式

分子式、分子量以及剂量见表1。

作用机制 Viekira Pak 由 3 种作用机制不同且无交叉耐药特征的直接抗病毒药物奥比他韦、帕利匹韦和达塞布韦及一种 CYP3A 代谢酶的抑制剂利托那韦组成，能在病毒复制的多个环节发挥抑制作用。其中奥比他韦是一种对病毒 RNA 复制和病毒粒子组装所必需的 HCV NS5A 的抑制剂。帕利匹韦是一种 HCV 复制所必需的 HCV NS3/4A 蛋白酶的抑制剂。达塞布韦是一种病毒基因组复制所必需的由 NS5B 基因编码的 HCV RNA 依赖 RNA 聚合酶的非核苷类抑制剂。这 3 种抑制剂单独在细胞培养内都有较强的抑制 HCV 复制的作用，但相应的

表 1　Viekira Pak 的组成成分

药物名称	结构式	分子式	分子量	剂量
奥比他韦		$C_{50}H_{67}N_7O_8 \cdot 4.5H_2O$（水合物）	975.20（水合物）	12.5mg
帕利匹韦		$C_{40}H_{43}N_7O_7S \cdot 2H_2O$（水合物）	801.91（水合物）	75mg
利托那韦		$C_{37}H_{48}N_6O_5S_2$	720.95	50mg
达塞布韦		$C_{26}H_{26}N_3O_5S \cdot Na \cdot H_2O$（盐，水化物）	533.57（盐，水化物）	250mg

HCV 编码的氨基酸突变会导致数倍或数千倍的耐药。三者没有交叉耐药，联合使用也无拮抗作用，但仍然会低频率地出现三者都耐药的病毒，这也是临床上少数患者用 Viekira Pak 治疗无效或反弹的原因。利托那韦是代谢酶 CYP3A 的抑制剂，单独没有抑制病毒复制的作用，但能阻断帕利匹韦经由 CYP3A 的代谢从而提高帕利匹韦在血浆中的浓度，达到增强抗病毒的作用。

临床应用 Viekira Pak 单用或与利巴韦林联合用于治疗包括有代偿性肝硬化的 HCV 基因 1 型感染的慢性丙型肝炎，但不建议在失代偿肝硬化患者中使用，治疗其他基因型 HCV 感染的疗效也不确定。奥比他韦、帕利匹韦和利托那韦固定剂量组合片每天早上 2 片，达塞布韦片为早晚各 1 片，进餐时服用，连续用药 12 周或 24 周。最常见的不良反应是疲劳、恶心、瘙痒、其他皮肤反应、失眠和乏力。

（蒋建东　彭宗根）

奥比帕利片（technivie）　丙型肝炎病毒（HCV）NS5A 抑制剂奥比他韦、HCV NS3/4A 蛋白酶抑制剂帕利匹韦和 CYP3A 抑制剂利托那韦组成的复方制剂。与利巴韦林联合用于 HCV 基因 4 型感染的无肝硬化的慢性丙型肝炎患者的抗病毒治疗。奥比帕利片为

由奥比他韦、帕利匹韦和利托那韦固定剂量组合的片剂。奥比他韦、帕利匹韦和利托那韦的理化特性见 Viekira Pak。

奥比帕利片由两种作用机制不同且无交叉耐药特征的直接抗病毒药物奥比他韦和帕利匹韦及一种代谢酶抑制剂利托那韦组成，能在病毒复制的多个环节起到抗病毒的作用。其中奥比他韦是一种对病毒 RNA 复制和病毒粒子组装所必需的 HCV NS5A 的抑制剂。帕利匹韦是一种催化由 HCV 编码的多聚蛋白水解为成熟的非结构蛋白 NS3、NS4A、NS4B、NS5A 和 NS5B 以及对病毒复制所必需的 HCV NS3/4A 蛋白酶的抑制剂。这两种抑制剂单独在细胞培养内都有较强的抑制 HCV 复制的作用，但病毒编码的氨基酸突变可致数倍或数百倍的耐药，多位点突变还可能导致上万倍的耐药。二者没有交叉耐药，联合使用也无拮抗作用，但仍然会诱导出现二者都耐药的病毒，这也是临床上用奥比帕利片治疗后少数患者无效或反弹的原因。利托那韦是代谢酶 CYP3A 的抑制剂，没有抗病毒的作用，但阻断帕利匹韦经由 CYP3A 的代谢从而提高帕利匹韦在血浆中的浓度，达到增强抗病毒的作用。

该药与利巴韦林合用治疗无肝硬化的 HCV 基因 4 型感染的慢性丙型肝炎，每天早上 2 片，进

餐时服用，连续用药 12 周。在不能服用或耐受利巴韦林的初始治疗患者中，可考虑单独用奥比帕利复合片治疗 12 周。不建议在有中度以上肝损伤（Child-Pugh B）患者中使用，在有严重肝损伤的患者中禁用。最常见的不良反应是乏力、疲劳、恶心和失眠。

（蒋建东　彭宗根）

达拉他韦（daclatasvir）　一种特异性的丙型肝炎病毒（HCV）NS5A 抑制剂。又称达卡他韦，曾称 BMS-790052。属直接抗病毒药物，与索非布韦联合用于 HCV 基因 3 型感染的慢性丙型肝炎患者的抗病毒治疗。二盐酸盐，呈白色至黄色，易溶于水，分子式 $C_{40}H_{50}N_8O_6 \cdot 2HCl$，分子量为 738.88（游离碱），结构式见图 1。

作用机制　该药结合至 HCV 编码的非结构蛋白 5A 的 N 端致使 NS5A 蛋白结构发生改变，导致 NS5A 蛋白的功能受到干扰，而抑制病毒 RNA 的复制和病毒颗粒的组装，起到抑制病毒增殖的作用。在嵌合 HCV 基因 3a 亚型 NS5A 的 HCV 复制子细胞培养系统中，达拉他韦抑制病毒复制的作用强，但 NS5A 氨基酸突变可致达拉他韦抑制病毒复制的作用降低 60 至数千倍。在复制子细胞培养系统中，达拉他韦对其他 HCV 基因型，如 1a、1b、2、4、5 和 6 型都有较强的抑制病毒复制

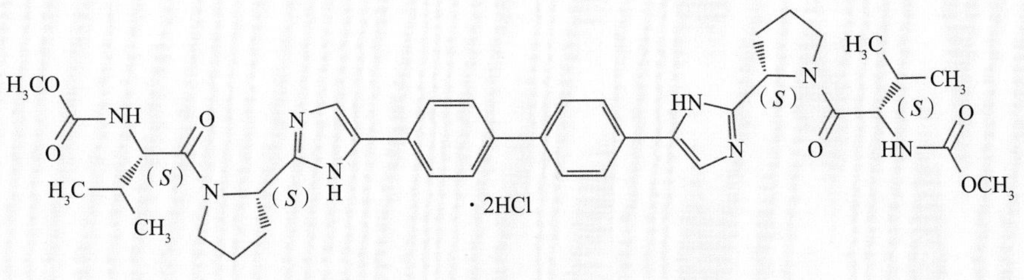

图 1　达拉他韦的结构式

的作用，与干扰素 α、HCV NS3/4A 蛋白酶抑制剂、HCV NS5B 核苷类似物抑制剂和 HCVNS5B 非核苷类似物抑制剂无拮抗作用。临床上，NS5A 氨基酸突变可致治疗无效。

临床应用　达拉他韦与索非布韦联合用于 HCV 基因 3 型感染的慢性丙型肝炎患者的抗病毒治疗，但在有肝硬化的患者中，疗效会降低。口服，每天 1 次，1 次 1 片（60mg 片剂），空腹或进餐时服用，连续用药 12 周。达拉他韦主要经 CYP3A 代谢，与强 CYP3A 抑制剂联用应减低剂量，而与中度 CYP3A 诱导剂联用则需适当增加药物剂量，不能与强 CYP3A 诱导剂联用。达拉他韦与索非布韦联用最常见不良反应为头痛和疲乏。

（蒋建东　彭宗根）

guǎngpǔ kàngbìngdú yàowù

广谱抗病毒药物（broad-spectrum antiviral drug）

一类在细胞培养或人体内有抑制多种病毒增殖（包括感染或复制）作用的药物。临床应用于多种病毒感染性疾病的治疗。

作用机制　该药药物通常能够抑制多种类型病毒的增殖，其作用机制可能是通过调节影响病毒复制的宿主因子或宿主信号通路或免疫反应因子或免疫调节因子。这类药物也通常是宿主的靶向药物。病毒感染后常导致宿主细胞成分的高表达（如病毒复制的辅助因子）或下调作用（如病毒复制的限制性因子），有利于病毒自身完成增殖。同一类型的病毒有相同的复制过程，不同类型病毒也可能存在相同或相似的复制过程，病毒在复制过程中可能涉及相同的细胞成分，针对这种细胞成分的药物就可以同时抑制

多种病毒而成为广谱抗病毒药物。相反，直接抗病毒药物由于其靶点为某种病毒编码的特定的蛋白或基因，因病毒结构的特异性和复制策略的高度差异性，这类药物只针对这种特定的病毒有效，而对其他病毒无抑制作用。不同种类病毒蛋白也可能存在相似的功能或复制过程，如逆转录病毒科的人类免疫缺陷病毒编码的逆转录酶和嗜肝病毒科的乙型肝炎病毒编码的 DNA 聚合酶都有逆转录过程，因此针对这一复制酶的药物也有一定广谱抗病毒的特性，但这种广谱性不如宿主靶向药物。

广谱抗病毒药物通常具有不同的抗病毒作用机制。这类药物的药理作用广泛，作用机制多样，可通过诱导抗病毒蛋白发挥直接抗病毒的作用，也可通过调节宿主免疫发挥间接抗病毒的作用，可以相同或不同的作用机制抑制不同病毒的增殖。

代表药物　代表性药物如利巴韦林、干扰素和氧化苦参碱等。利巴韦林是第一个合成的有广谱抗病毒活性的核苷类药物，广泛用于临床治疗多种病毒性感染性疾病，干扰素是另一个具有广谱抗病毒活性的药物，为基因工程多肽类药物，而苦参素则是中国开发的具有广谱抗病毒活性的药物。

优缺点　广谱抗病毒药物用于临床抗病毒治疗有明显优势，如对合并感染可降低治疗复杂度以及避免药物相互作用、能有效控制新发和突发病毒感染、尚未有快速诊断时可供选择、对多种病毒和同一病毒不同基因型有效以及不易引起耐药等。在病毒性疾病发病率高、流行范围广、变异可能性大、传播快等情况下，尤其在没有抵御病毒性疾病特效药物的情况下，对广谱抗病毒药

物有着广泛需求。

广谱抗病毒药物也有缺点：①可能存在人群差异，会导致药物在特定人群中治疗无效。②毒性问题。因为针对宿主细胞成分可能会引起相关不良反应，尤其是需要长期给药的情况下，尽管某些宿主靶点是病毒复制所必需而非人体生存所必需的，但由于体内可能存在一定的同源性蛋白，导致药物产生不良反应。

（蒋建东　彭宗根）

lìbāwéilín

利巴韦林（ribavirin）

一种能够抑制多种病毒复制的鸟嘌呤核苷类似物。又称病毒唑、三唑核苷、三氮唑核苷、三氮唑核苷。属广谱抗病毒药物，用于治疗多种病毒引起的感染性疾病。白色结晶状粉末，易溶于水，微溶于无水乙醇。分子式 $C_8H_{12}N_4O_5$，分子量 244.21，结构式见图 1。

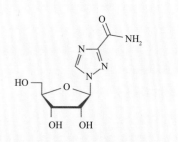

图 1　利巴韦林的结构式

该药是人工合成的鸟嘌呤核苷类似物，有广谱抗病毒特点，对多种 DNA 病毒和 RNA 病毒的复制均有抑制作用。已有 30 多年的历史，但其抗病毒的作用机制仍不清楚。利巴韦林有多种抗病毒机制，一般认为利巴韦林以原型或其磷酸化的形式起作用，以直接和间接机制抑制病毒复制。间接机制包括通过抑制肌苷单磷酸脱氢酶降低胞内鸟嘌呤核苷三磷酸的含量，或通过维持 1 型 T

辅助细胞的免疫应答；直接机制包括抑制 RNA 成帽作用（多数细胞 RNA 和部分病毒 RNA 的 5' 末端具有 7-甲基鸟苷的帽子结构，是 RNA 的稳定和翻译所必需）、直接抑制病毒聚合酶活性或通过参入新合成的病毒基因。不管直接机制或间接机制，都通过多种机制作用在病毒复制的多个环节：通过降低胞内鸟嘌呤核苷三磷酸或以类似帽子结构掺入抑制病毒基因转录；通过抑制鸟嘌呤核苷三磷酸的合成或直接竞争抑制基因成帽；通过结合活性位点或降低鸟嘌呤核苷三磷酸的合成直接抑制 RNA 的合成；通过非特异性掺入 RNA 中导致死性突变；或通过增强抗病毒免疫反应阻止病毒传播或致病。

该药于 20 世纪 70 年代用于临床，剂型有注射剂、片剂、口服液和气雾剂等，主要用于治疗慢性丙型肝炎病毒、呼吸道合胞病毒和出血热病毒感染。它也用于防治流感、副流感、甲型和乙型肝炎、麻疹、腮腺炎、水痘、单纯疱疹、带状疱疹、病毒性眼角膜炎、疱疹性口腔炎、小儿腺病毒肺炎等。该药有较强的致畸作用，故禁用于孕妇和备孕妇女；主要不良反应是溶血性贫血，在口服治疗最初 1~2 周内出现血红蛋白、红细胞及白细胞减少，其中约 10% 的患者可能伴随心肺副作用。其他常见不良反应有疲倦、头痛、虚弱、乏力、胸痛、发热、寒战、流感样症状、眩晕、食欲减退、恶心呕吐、腹泻、失眠、抑郁、鼻炎、皮疹、瘙痒、味觉异常、听力异常、肝功能异常。

（蒋建东 彭宗根）

gānrǎosù

干扰素（interferon） 一类有广谱抗病毒活性的蛋白质。其活性的发挥受到细胞基因组的调节和控制，并涉及细胞内核酸和蛋白质的合成。属广谱抗病毒药物，可用于治疗多种病毒感染性疾病。

理化特性 干扰素的本质是一类小分子蛋白质，由病毒和其他种类的干扰素诱导剂，刺激网状内皮系统（人体免疫系统的一种）、巨噬细胞、淋巴细胞以及体细胞所产生的分子量为 15 000~27 600 的蛋白质或带有糖基的糖蛋白。根据干扰素的来源、生物学性质及活性可分为 I 型、II 型和 III 型干扰素。I 型干扰素包括 α、β、κ、ω、ε、τ 和 δ 干扰素；II 型干扰素即 γ 干扰素；III 型干扰素又称 λ 干扰素。用于临床的干扰素是通过基因工程技术获得的重组人 α、β 和 γ 干扰素。其中 α 干扰素由 156~166 个氨基酸组成，分子量为 19 000~27 000；β 干扰素含有 166 个氨基酸，分子量约为 20 000；γ 干扰素是二聚体的糖蛋白，每个亚单位含有 146 个氨基酸。为延长干扰素的半衰期和减少用药次数和提高疗效，干扰素常被聚乙二醇化、人血清清蛋白融合化和脂质体化，修饰为聚乙二醇干扰素、人血清清蛋白融合干扰素和干扰素脂质体，即俗称长效干扰素。

作用机制 干扰素的抗病毒作用机制比较复杂，可分为直接作用和间接作用。在直接抗病毒作用中，干扰素通过与被病毒感染细胞的细胞膜上的干扰素受体结合并激活和诱导被感染细胞合成多种抗病毒蛋白，如 2'-5'寡腺苷酸合成酶、蛋白激酶、磷酸二酯酶和抗黏液病毒 A 等，抑制病毒的穿入、脱衣壳、转录、翻译、基因组复制、装配和释放等多个可能的步骤，最终抑制病毒的复制。间接抗病毒作用主要是通过免疫调节，干扰素通过增强细胞膜上人类白细胞表面主要组织相容性抗原（HLA 类型 I 和类型 II）的表达，使免疫活性细胞如细胞毒性 T 淋巴细胞易于识别和杀伤病毒感染的细胞，同时通过细胞因子网络调节白介素 1、白介素 2 和肿瘤坏死因子等细胞因子水平，促进细胞毒 T 淋巴细胞增殖，激活免疫活性细胞如自然杀伤细胞、K 细胞和巨噬细胞的免疫活性，杀伤病毒感染的细胞，使病毒得以清除。干扰素的抗病毒作用具有 5 个特性：①间接性，激发细胞内一系列信号传导过程，诱导产生多种蛋白质介导不同的抗病毒机制。②广谱性，对多数病毒都有一定抑制作用，但对不同科的病毒，作用途径不一样。③种属特异性，一般在同种属细胞中活性高，在异种属细胞中可能无效。④发挥作用迅速，在感染的起始阶段，在体液免疫和细胞免疫发生作用之前，干扰素发挥重要作用。⑤多环节抑制，抗病毒作用可发生在病毒繁殖周期的 1 个或多个步骤，主要取决于病毒的性质和感染细胞的类型，既能中断受染细胞中的病毒增殖又能限制病毒扩散。

临床应用 干扰素广泛用于抗病毒治疗，包括人乳头瘤状病毒所致尖锐湿疣、乙型肝炎病毒和丙型肝炎病毒所致慢性病毒性肝炎、单纯疱疹病毒所致角膜炎、鼻病毒所致上呼吸道感染、水痘-带状疱疹病毒所致带状疱疹等。干扰素还用于治疗多毛细胞白血病、恶性黑色素瘤、滤泡型淋巴瘤、获得性免疫缺陷综合征相关的卡波西肉瘤、复发型多发性硬化症、肝癌等肿瘤和自身免疫性疾病。但部分患者因产生抗干扰素的抗体导致干扰素无效。不良反应较多，最常见的有流感样综合征，特别是发热、头痛、寒战、肌痛和乏力等。还可出现骨髓抑制以及精神抑郁。

(蒋建东　彭宗根)

yǎnghuà kǔshēnjiǎn

氧化苦参碱（oxymatrine）从豆科槐属植物苦参中提取的有四环喹嗪啶类结构的生物碱。又称苦参素。属广谱抗病毒药物，可用于治疗多种病毒感染性疾病。白色至灰白色的结晶状粉末，溶于水和甲醇、乙醇和三氯甲烷等有机溶剂，难溶于乙醚，分子式$C_{15}H_{24}N_2O_2$，分子量264.36，结构式见图1。

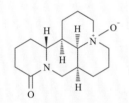

图1　氧化苦参碱的结构式

作用机制　氧化苦参碱有抑制多种病毒复制的作用，包括抑制乙型肝炎病毒、丙型肝炎病毒、柯萨奇病毒和水痘-带状疱疹病毒等，但抗病毒机制不清楚。氧化苦参碱通过降低宿主细胞内组成型热休克蛋白70（HSP70）水平达到抑制病毒复制作用。氧化苦参碱还可通过免疫调节而发挥间接抗病毒的作用，在病毒复制的多个环节抑制病毒复制。由于氧化苦参碱的药理作用广泛，通过抗氧化和自由基、影响炎症因子的分泌和细胞死亡等途径发挥抗炎、抗肿瘤、抗过敏和对心肌缺血和梗死有保护作用，从而起到对症辅助治疗作用。

临床应用　该药主要用于慢性病毒性肝炎（包括慢性乙型肝炎和慢性丙型肝炎）的治疗和肿瘤放射治疗、化学治疗减少或其他原因引起的白细胞减少。氧化苦参碱在降低病毒复制的同时，还有保肝、降酶和抗肝纤维化的作用。联合其他抗病毒药物可以减少病毒的耐药性、提高疗效、降低单用药物的不良反应和提高患者的耐受能力，对已发生病毒耐药的患者也有一定的疗效。还用于治疗水痘-带状疱疹病毒感染性疾病。不良反应发生率低，最常见的有恶心、呕吐、口苦腹泻、上腹不适或疼痛，偶见皮疹、胸闷、发热，症状一般可自行缓解。

(蒋建东　彭宗根)

kàngzhǒngliú kàngshēngsù

抗肿瘤抗生素（anticancer antibiotics）　微生物产生的有抗肿瘤活性的化学物质。抗肿瘤抗生素是抗肿瘤药物的一部分，但从来源上说有别于化学合成、植物或其他来源的抗肿瘤药物。抗肿瘤抗生素的研究是在抗感染抗生素研究的基础上发展起来的，20世纪40年代青霉素在治疗细菌感染性疾病中取得惊人的效果，50年代又发现了链霉素和氯霉素等。在50年代初，科学家们从微生物代谢产物中筛选抗肿瘤物质，随后发现了丝裂霉素C，1962年发现了博来霉素，1975发现了阿克拉霉素，后来研发了博来霉素衍生物匹来霉素，吡柔比星（吡喃阿霉素），都已在临床用于治疗癌症。还分离了司加林（精胍菌素），具有免疫抑制活性以及抗肿瘤活性。1976年筛选获得了乌苯美司（贝他定），为氨肽酶B抑制剂，它结合位于免疫细胞膜的氨肽酶并调节免疫应答，用于急性非淋巴细胞白血病的治疗。微生物代谢产物成为了抗癌药物的

一个重要来源。已报道的有抗肿瘤活性的微生物代谢产物有500余种，其中不少有临床应用价值。抗肿瘤抗生素的发展使抗生素的研究早已突破了抗菌范围。阿霉素、丝裂霉素、博来霉素（争光霉素）、放线菌素D（更生霉素）、红比霉素（正定霉素），以及中国的平阳霉素等已成为肿瘤治疗中常用的药物，抗肿瘤抗生素在肿瘤化学治疗中起十分重要的作用。

分类　早期发现的抗肿瘤抗生素大多为细胞毒类药物，常以化合物的结构特征进行分类。随着分子生物学、分子肿瘤学和分子药理学的发展，肿瘤的本质得到进一步阐明，抗肿瘤药物的研究已经从传统的细胞毒药物转向针对发病机制的多环节作用的新型抗肿瘤药物发展，以肿瘤发生、发展、转移等有关的基因、酶、受体、信号转导分子等为筛选靶点，建立新的抗肿瘤药物的筛选模型。利用这些靶点筛选模型，从微生物代谢产物中寻找到许多具有生物活性的新型抗肿瘤抗生素，主要根据其作用功能的不同进行分类。

多肽和蛋白类　①放线菌素族。天然的放线菌素间的相互差别仅在于环肽链上氨基酸之组列，它们都含有L-苏氨酸和甲氨基乙酸，已发现的放线菌素至少有50种以上，如放线菌素D、放线菌素C和更新霉素均属此类抗肿瘤抗生素。②喹喔啉族。分子均由喹喔啉与多肽构成，性质上与放线菌素接近。属这一族的抗生素有醌霉素A、B、C，丙霉素A、B、C，放线菌白素（1954年发现）。其中醌霉素A就是棘霉素或左霉素。③蒽霉素族。蒽霉素有抗菌，抗肿瘤和抗原虫等活性。与蒽霉素结构相关的抗生素有茅

屋霉素和西伯利亚霉素，具有抗肿瘤，抗病毒和抗菌活性。④福来霉素族。福来霉素（腐草霉素）是一族常以部分饱和铜螯合物形式出现的含硫糖多肽类抗肿瘤抗生素。这些糖肽类抗生素包括博来霉素、平阳霉素、博安霉素、匹来霉素等共有 13 种组分，分为 A 和 B 两组，即 A1～A7 以及 B1～B6。⑤蛋白类。蛋白类抗生素有酸性蛋白质、碱性蛋白质、色素蛋白质（含发色团辅基）、黑蛋白质（呈黑色）以及杂类蛋白质等五类。研究较多的有新制癌菌素（1965 年），大分子霉素（1968 年）、力达霉素（1988 年）等。

多聚糖类 微生物来源多糖大致可分为两类：类脂多糖体和植物性多糖体。类脂多糖体是一种与内脂体结合的多糖体复合物。这类多糖呈细胞毒性，其抗肿瘤活性是由于提高了非特异性的防御反应。植物性多糖体包括云芝多糖、猪苓多糖、茯苓多糖等。

抗代谢类 ①抗核苷代谢类。为多种微生物产生的无色化合物，与腺嘌呤核苷的碱基或核糖部分的结构上存在微小差异，能以不同方式干扰和抑制核酸的生物合成。如桑霉素和块霉素（杀结核菌素），有抗肿瘤和抗病毒作用，曾在临床试用。它们是腺嘌呤核苷类似物。嘧啶核苷的类似物有小豆霉素、5-氮杂胞苷。属核苷抗代谢物的还有氨酰核苷类抗生素，如嘌呤霉素。②抗谷氨酰胺代谢。重氮丝氨酸是抗谷氨酰胺代谢的抗生素，抑制肿瘤增殖用于治疗白血病，一般认为这是由于在嘌呤合成上阻抑谷氨酰胺的酰氨基转换所致。③抗天冬氨酸代谢。该类抗肿瘤抗生素与L-天冬氨酸对抗而抑制核苷的生物合成。丙氨菌素干扰腺苷的从头合成，对急性淋巴细胞白血病和非小细胞肺癌有抑制作用。④L-天冬酰胺酶和L-谷氨酰胺酶。L-天冬酰胺酶能使L-天冬酰胺分解为L-天冬酸和氨，抑制L-天冬酰胺不能合成或合成能力很差，而又不能以 L-天冬氨酸代替的肿瘤细胞。

色素类 在抗肿瘤抗生素中色素类占有重要的地位，其中很多有临床使用价值，但一般毒性较强。它们大多有多环的色素团或其糖苷的分子结构。①金霉酸族。包括金霉酸、油霉素、色霉素、橄榄霉素、光神霉素等，并以第一个发现的金霉酸命名该族抗生素。②紫红霉素族。又称蒽环类抗生素，意大利的柔毛霉素是该族中最重要的抗生素，法国称红比霉素，故又称为道诺霉素，苏联称红宝霉素，中国称正定霉素。另外，还有阿霉素（亚德里亚霉素）、洋红霉素、阿克拉霉素 A 等。③丝裂霉素族。丝裂霉素分子中同时存在着氮丙啶、氨甲酰和（氨基）醌 3 个活性基团，人们对于结构与活力关系研究兴趣浓厚。已有大量衍生物被制备，但尚未有重大突破，有临床价值的是丝裂霉素 C。④链黑霉素族。链黑霉素是从链霉菌中分离得到的一种咖啡色至黑色的片状结晶抗生素，含有氨基醌结构。⑤多色霉素族。多色霉素族抗生素由一系列有含氮氢醌结构的指示剂类物质组成，一般在酸性中呈黄色，在碱性中呈紫色。

蛋白酶类抑制剂 ①蛋白激酶抑制剂。主要是蛋白激酶 C 和酪氨酸蛋白激酶抑制剂。蛋白激酶 C 抑制剂有星孢菌素、RK-1049、UCN-01 等。酪氨酸蛋白激酶抑制剂有 paeciloquinones A～F 和 BE-23372M，还有金雀异黄素、尔斯他汀、大黄酸和教酒菌素等。薰草菌素 A 是从链霉菌中发现的，除锈霉素 A1979 年从链霉菌发酵液中分离获得。②DNA 拓扑异构酶抑制剂。拓扑异构酶 I 抑制剂有化合物 UCE6 和 UCE1022，它们的作用与喜树碱相似。拓扑异构酶 II 抑制剂包括蒽环类抗生素柔红霉素、阿霉素等，以及松脂、克罗菌素等。③法尼基转移酶抑制剂。微生物来源的该类抑制剂有肽西那敏、安卓斯汀和手霉素及其相关化合物 actinoplanic 酸和 barceloneic 酸。④芳香酶抑制剂。包括 TAN-931、FR901537 和 SNA-60-367。⑤谷胱苷肽转移酶抑制剂。包括 TA-3037A 和 benastatin A～D。⑥DNA 回旋酶抑制剂。如螺昆霉素，对 DNA 回旋酶有抑制作用，并进一步通过抑制 DNA 合成发挥抗肿瘤作用。

肿瘤转移抑制剂 ①肿瘤细胞黏附阻断剂。包括德拉霉素、细胞抑素（链霉菌）、matlystatins 以及 macrosphelide A 和 B。②血管生成抑制剂。包括夫马菌素、FR-111142、除锈霉素 A、TAN-1120、TAN-1323 C 和 D、米诺霉素、星孢菌素、精胍菌素等。

受体阻断剂 ①雄激素受体阻断剂。如 WB2838 以及 WS9761 A 和 WS9761 B 等。②雌激素受体阻断剂。R1128 A、B、C、D 具有三苯乙烯结构，PF1092 A-C 是非甾体类孕甾酮受体阻断剂。

诱导剂 ①集落刺激因子诱导剂。leustroducsins A～C 和 TAN-1511 A～C 能诱导集落刺激因子产生，增强机体抗肿瘤免疫功能的作用。②分化诱导剂。有阿霉素、阿克拉霉素、放线菌素、金雀异黄素、伊屋诺霉素、麻西罗霉素、缪雪太霉素、麦考酚酸、吡咯霉素、醌霉素、泰托霉素等。③凋亡诱导剂。cytotrienin A 具有诱导细胞凋亡的作用。

免疫增强剂 从微生物次级代谢产物中发现的免疫增强剂较少，乌苯美司是低分子二肽化合物，有抑制多种蛋白酶活性及提高免疫细胞功能的免疫增强作用。

其他类 ①抗癌霉素族。抗癌霉素来源于链霉菌，1953 年日本报道，在分子末端存在着活性的甲烯基是这一族抗生素的特征。②链脲霉素族。链脲霉素是一种微生物来源的烷化剂，其结构是 D-葡萄糖胺的 N-甲基-N-亚硝基脲衍生物。③烯二炔类。它有独特的烯二炔结构、新颖的作用机制和强烈的生物学活性。已发现的烯二炔类抗生素包括：加里奇霉素、埃斯帕霉素、达萘霉素、新制癌菌素、卡达西丁和力达霉素等。

获得途径 不同的抗肿瘤抗生素来源于不同的产生菌。①放线菌素族抗生素、西伯利亚霉素来源于放线菌。喹喔啉族、蒽霉素、茅屋霉素和福来霉素来源于链霉菌。蛋白类大分子化合物有 30 余种，来源于不同的链霉菌株。②多聚糖类抗生素中的类脂多糖体主要是革兰阴性菌的内毒素，通常存在于细胞壁上；植物性多糖体从担子菌等微生物代谢产物中分离得到，多半存在于子实体中。③抗代谢类抗生素桑霉素、块霉素、小豆霉素和嘌呤霉素由链霉菌产生；重氮丝氨酸可从链霉菌发酵液中提取获得，也可由化学方法合成；丙氨菌素由放线菌产生；L-天冬酰胺酶仅来源于大肠埃希菌，L-谷氨酰胺酶来源于假单胞菌。④色素类抗生素金霉酸族由放线菌产生；紫红霉素族、丝裂霉素 C、链黑霉素

和多色霉素来源于链霉菌属的次级代谢产物。⑤抗癌霉素和链脲霉素是从链霉菌中分离获得的次级代谢产物；烯二炔类抗生素都由放线菌产生。⑥蛋白酶抑制剂星孢菌素、薰草菌素 A 和除锈霉素 A 从链霉菌发酵液中分离获得；paeciloquinones、UCE1022 和 TAN-931 由类青霉菌产生；BE-23372M、克罗菌素和 barceloneic 酸来源于真菌；化合物 UCE6 和 actinoplanic 酸由放线菌产生；松脂、阿霉素、肽西那敏等由链霉菌产生。⑦德拉霉素和细胞抑素来源于链霉菌，macrosphelide A 和 B 来源于真菌；夫马菌素来源于烟曲菌，FR-111142 来源于真菌，TAN-1120、TAN-1323 C 和 D 来源于链霉菌。⑧WB2838 来源于假单胞菌，WS9761 A 和 B 来源于链霉菌；R1128 A、B、C、D 来源于链霉菌，PF1092 A~C 来源于真菌。⑨leustroducsins A~C 和 TAN-1511 A~C 来源于链霉菌；cytotrienin A 和乌苯美司来源于放线菌。

临床应用 不同抗肿瘤抗生素对肿瘤类型具有一定的选择性。①放线菌素 D（更生霉素）可用于治疗绒癌、肾母细胞癌、横纹肌肉瘤、睾丸肿瘤、恶性淋巴瘤，提高肿瘤对放射治疗的敏感性。主要毒副作用为胃肠道反应和骨髓抑制。②糖肽类抗肿瘤抗生素主要用于治疗头颈部鳞癌、阴道癌、食管癌、恶性淋巴瘤、睾丸肿瘤等。主要毒副作用是胃肠道反应、皮肤反应、肺毒性。其优点是不抑制骨髓和免疫系统。中国研制的平阳霉素为 A5 组分，肺毒性较轻，对乳腺癌也有疗效。③新制癌菌素是含 109 个氨基酸的蛋白质，用于急性粒细胞白血病、急性淋巴细胞白血病、胰腺

癌等，主要毒副作用是骨髓抑制，肝功能损害，可能出现变态反应。④5-氮杂胞苷主要用于急性非淋巴细胞性白血病，亦用于乳腺癌、肠癌、黑色素瘤、儿童白血病等。不良反应有骨髓抑制、胃肠道反应、肝功能损害等。用药期间注意肝功及血象。⑤临床上重氮丝氨酸对霍奇金淋巴瘤病和儿童急性白血病等有短暂疗效，治疗绒毛膜上皮癌也有价值。⑥门冬酰胺酶用于急性淋巴细胞白血病，对儿童急性淋巴细胞性白血病治疗率达 50%~60%。副作用是严重免疫抑制，并容易产生耐药性。L-谷氨酰胺酶对实验肿瘤有一定抑制作用，因为 L-谷氨酰胺是肿瘤细胞的必需氨基酸。L-谷氨酰胺酶若与 L-天冬酰胺并用疗效更显著。⑦光神霉素对黑色素瘤和淋巴瘤有一定缓解作用，还使睾丸胚胎癌长期缓解。光神霉素、色霉素和橄榄霉素的抗肿瘤作用相似，有交叉耐药性。⑧红比霉素用于急性淋巴细胞白血病和急性粒细胞白血病。阿霉素有较广的抗癌谱，除用于白血病外，也可用于膀胱癌、乳腺癌、胃癌、肺癌、甲状腺癌、成骨肉瘤等。副作用主要是胃肠反应、骨髓抑制、心脏毒性。洋红霉素和阿克拉霉素 A 的心脏毒性较低。⑨丝裂霉素 C 临床用于胃癌、乳腺癌、肺癌、结肠直肠癌、胰腺癌等。副作用为胃肠道反应、骨髓抑制。丝裂霉素分子中的氮丙啶与氨甲酰基有烷化功能，被视为抗生素中的双功能基团的烷化剂。其主要作用是使互补的 DNA 双键之间形成交联，抑制 DNA 而不直接影响 RNA 的蛋白质合成。⑩链黑霉素选择性抑制 DNA 的合成，主要用于缓解霍奇金淋巴瘤和其他恶性肿瘤。⑪多色霉素族抗生素一

般对实验肿瘤有较强的抑制作用，但应用受过高毒性的限制。多色霉素也是核酸合成抑制剂。⑫抗癌霉素早期曾在日本用于治疗霍奇金淋巴瘤及多种恶性肿瘤。⑬链脲霉素生物学特性是能特异地损伤胰岛 β 细胞，临床上用于胰小岛细胞癌的治疗，效果显著。⑭烯二炔类抗生素的主要生物活性是对多种肿瘤细胞有强烈的杀伤作用，且作用迅速，活性比一般抗肿瘤药物强得多。除新制癌菌素外，它们对肿瘤细胞的杀伤作用浓度在 pg/ml 水平，主要通过诱导 DNA 断裂而发挥效力。⑮芳香酶的功能是催化雄激素转化为雌激素，是一种依赖于雌激素的肿瘤发展的危险因素，在乳腺癌患者的治疗中，用芳香酶抑制剂去除雌激素是一种有效的治疗方法。⑯谷胱甘肽转移酶对抗肿瘤药耐药的肿瘤细胞去毒过程起着重要的作用，其活力与细胞对药物的耐受性成正比，谷胱甘肽转移酶抑制剂可克服肿瘤细胞对药物的耐受性。⑰乌苯美司对多种肿瘤患者有免疫治疗作用，能缓解急性白血病、恶性黑色素瘤、肺癌、胃癌、头颈部癌和食管癌等。⑱光神霉素毒性较强，能引起胃肠道、骨髓、皮肤、肝肾等系统的副作用，主要毒性表现为出血性症状。抗肿瘤抗生素大多为细胞毒类药物，有相似的毒副作用，包括能引起胃肠道、骨髓、皮肤、肝肾等系统的副作用。

（邵荣光）

ēnhuánlèi kàngzhǒngliú kàngshēngsù

蒽环类抗肿瘤抗生素（anthracycline anticancer antibiotics） 一类来源于波赛链霉菌（*Streptomyces peucetius*）的化学治疗药物。20 世纪 50 年代末至 60 年代初，蒽环类抗生素在各种药物实验室获得分离和研究。最突出的是米兰的法米特利亚（Farmitalia）实验室和巴黎的罗纳普朗克（Rhone-Poulenc）实验室。意大利首先开始在临床研究柔红霉素和阿霉素，法国也发起柔红霉素的临床研究。随后这些抗生素及其新结构化合物的研究在美国、德国、苏联和日本的不同实验室迅速兴起，并最终被引入临床试验。法国和美国推动了蒽环类抗生素的进一步发展，美国国家癌症研究所主要赞助发起阿霉素的临床研究，在乳腺癌、卵巢癌、恶性淋巴瘤、小细胞肺癌、生殖细胞瘤和肉瘤等治疗中获得令人瞩目的效果。阿霉素的成功使柔红霉素及其第二代衍生物得到进一步发展。

蒽环类抗生素能够治疗的癌症种类比任何其他类型的化学治疗药物都多，并且使用它们的化学治疗是最有效的抗癌疗法之一；可用于治疗的癌症包括白血病、淋巴瘤、乳腺癌、子宫癌、卵巢癌和肺癌等。作为抗生素，蒽环类药物也有抗菌活性，但由于毒性过大，它们从未被用于治疗细菌感染。这类药物的主要副作用是心脏毒性，限制了它们的进一步使用。其他副作用包括骨髓抑制、呕吐、脱发等。

作用机制、构效关系及耐药性 蒽环类抗生素的作用机制主要有 8 种：①通过嵌入 DNA 双链的碱基之间，形成稳定复合物，抑制 DNA 与 RNA 合成，阻止癌细胞的分裂。②诱发自由基生成，导致 DNA 损伤和脂质过氧化。③与 DNA 结合、烷基化和交联，进一步抑制 DNA 复制。④干扰 DNA 解旋或 DNA 链分离和解旋酶活性。⑤抑制 II 型拓扑异构酶，影响 DNA 超螺旋转化成为松弛状态，使拓扑异构酶 II 的复合物在 DNA 链断裂之后更稳定而阻碍 DNA 复制与转录。⑥螯合铁离子之后促进破坏 DNA 和细胞膜的自由基的生成。DNA 的嵌入，抑制合成大分子。⑦直接影响细胞膜。⑧DNA 损伤应答诱导的细胞死亡。

自蒽环类抗生素被证明有抗肿瘤活性以来，已有 1000 多个有丰富生化特性的类似物被发掘，许多类似物具有生物活性。蒽环类抗生素对有些肿瘤无效，这些肿瘤有耐药性。产生耐药性的主要原因：一是肿瘤细胞表面膜渗透性糖蛋白（P-gp）的过度表达；二是 DNA 拓扑异构酶 II 质和量的改变。

典型药物品种 典型的蒽环类抗生素有：柔红霉素（道诺霉素）、多柔比星（阿霉素）、阿柔比星、表柔比星（表阿霉素）、伊达比星、戊柔比星（仅用于治疗膀胱癌）、米托蒽醌（属衍生物蒽醌类）等。蒽环类抗生素基本结构的修改可保留生物活性，改善毒性，无交叉耐药性。表柔比星有独特的代谢途径，与阿霉素比较有更快的血浆清除率和较低的毒性，但抗肿瘤活性相似。伊达比星能延长在血浆中的保留时间，有与阿霉素相等的细胞毒活性，对急性髓细胞性白血病、多发性骨髓瘤、非霍奇金淋巴瘤和乳腺癌有效，对阿霉素耐药的乳腺癌也有效。依索比星几乎没有心脏毒性。阿克拉霉素 A 及其相关化合物麻西霉素有细胞毒和促分化双重作用。美诺立尔不具与阿霉素交叉耐药或心脏毒性。蒽环类相关的米托蒽醌有不同的作用机制，对急性白血病和乳腺癌有很好的疗效。安吖啶是另一种蒽环类抗生素，主要对急性白血病有较好疗效。蒽环类抗生素较小的修改对其生物活性的影响较大，这些复杂的分子结构修饰保留了无限的潜力。

（邵荣光）

duōróubǐxīng

多柔比星（doxorubicin；adriamycin）

蒽环类抗肿瘤抗生素。又称阿霉素、羟基道诺霉素、羟基柔红霉素、羟基红比霉素、羟基正定霉素、亚德里亚霉素等。化学名称为(8S, 10S)-10-[(3-氨基-2, 3, 6-三去氧基-α-L-来苏己吡喃基)-氧]-6, 8, 11-三羟基-8-羟基乙酰基-1-甲氧基-7, 8, 9, 10-四氢并四苯-5, 12-二酮。橙红色疏松块状物或粉末，无臭味，易溶于水，水溶液较稳定，微溶于甲醇，几乎不溶于丙酮、乙醚或三氯甲烷，在碱性溶液中迅速分解。分子式为 $C_{27}H_{29}NO_{11}$，分子量为 543.52，结构式见图1；其化学结构与道诺霉素相似。

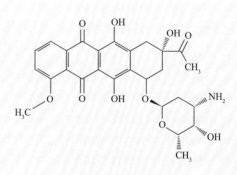

图1　多柔比星的结构式

该药于1967年从道诺霉素产生菌波赛链霉菌青灰突变株（*Streptomyces peucetius* var. caesius）发酵液中分离获得。可抑制 DNA 和 RNA 的合成，有强烈的细胞毒性作用。阿霉素抗瘤谱较广，对多种肿瘤均有作用，属周期非特异性药物，对各种生长周期的肿瘤细胞都有杀灭作用。对机体可产生广泛的生物化学效应。

该药口服不吸收，也不适合肌内或皮下注射，仅供静脉给药。血浆蛋白结合率较低，静脉注射后在血浆中很快消失，被全身组织迅速摄取，主要分布于心、肾、肝、脾、肺组织，但不能透过血脑屏障。药物通过主动转运进入细胞，大部分集中于细胞核；细胞对药物主动转运的抑制是造成耐药的主要机制。主要在肝内代谢，代谢产物为阿霉素醇，以及与心脏毒性有关的代谢产物脱氧配基；主要经胆汁排泄，代谢产物50%为原药，23%为阿霉素醇，仅5%~10%在6小时内由尿排出，半衰期为12.0~18.5小时，肝功能不全将导致排泄更慢。

该药抗瘤谱较广，临床上用于治疗急性淋巴细胞白血病、急性粒细胞性白血病、霍奇金淋巴瘤和非霍奇金淋巴瘤，头颈部肿瘤、乳腺癌、肺癌、卵巢癌、软组织肉瘤、成骨肉瘤、横纹肌肉瘤、尤文肉瘤、肾母细胞瘤、神经母细胞瘤、膀胱癌、甲状腺癌、绒毛膜上皮癌、前列腺癌、睾丸癌，也可用于肝癌、胃癌、卵巢癌、宫颈癌、多发性骨髓瘤、胰腺癌等。

主要的毒性反应：恶心、呕吐和食欲减退；脱发，白细胞和血小板减少；延缓性心脏毒性，表现为心律失常，严重者可出现心力衰竭；少数患者可见发热，出血性红斑及肝功能损害。药物溢出血管外可引起组织溃疡及坏死；部分患者可能发展为肢端红肿症，为手掌或脚掌上的皮肤出疹、肿胀、疼痛和红斑。

注意事项：在医师指导下使用，用药期间应严密监测血象、肝功能和心电图的变化；防止药物静滴漏出血管外，避免引起组织损害和坏死；不能与肝素合并使用，以免产生沉淀；严格控制用药总量，成人可按每平方米体表面积计算用量，不得超过550mg。及早应用维生素 B_6 和辅酶 Q_{10} 可减低其对心脏的毒性。

（邵荣光）

róuhóngméisù

柔红霉素（rubidomycin；daunomycin；daunorubicin）

柔红霉素从天蓝淡红链霉菌（*Streptomyces coeruleorubidus*）发酵液中分离获得的蒽环类抗肿瘤抗生素。又称红比霉素、道诺霉素、正定霉素、佐柔比星、柔毛霉素等。化学名称为10-[(3-氨基-2, 3, 6-三去氧基-α-L-来苏己吡喃基)-氧]-7, 8, 9, 10-四氢-6, 8, 11-三羟基-8-乙酰基-1-甲氧基-5, 12萘二酮；红色疏松块状物或粉末，易溶于水和甲醇，微溶于乙醇，几乎不溶于乙醚。分子式为 $C_{27}H_{29}NO_{10}$，分子量为527.52，结构式见图1。

作用机制　细胞生长抑制和细胞毒作用，包括插入 DNA 引起

图1　柔红霉素的结构式

的大分子生物合成抑制,自由基形成诱导 DNA 损伤或脂质过氧化;直接与 DNA 结合、交联和烷基化,干扰 DNA 解旋或 DNA 链分离和解旋酶活性,以及抑制拓扑异构酶引发 DNA 损伤,最后诱导细胞死亡。

该药口服不吸收,也不适合肌内注射或鞘内注射,仅供静脉注射给药。不能透过血脑屏障。给药后 40~45 分钟内即在肝内代谢成有抗癌活性的柔红霉素醇,并与该药物原型一起分布至全身,主要分布在肾、脾、肝和心脏,半衰期($t_{1/2\alpha}$)为 45 分钟。排泄比较缓慢,半衰期($t_{1/2\beta}$)为 18.5 小时,而柔红霉素醇为 26.7 小时,其他代谢产物为 50~55 小时。血药浓度持续时间较长,经尿排泄约为 25%,为具抗癌活性的代谢物,经肝排泄者则达 40%。

该药主要用于急性粒细胞性白血病,急性淋巴细胞白血病、单核细胞性和粒-单核细胞性白血病,以及慢性粒细胞性白血病,红白血病,恶性淋巴瘤;对神经母细胞瘤、横纹肌肉瘤和肾母细胞瘤等肿瘤也有良好的疗效。无论是单一使用或与其他抗肿瘤药物合用,柔红霉素均适用于治疗急性粒细胞性白血病的各个分期,亦用于治疗早幼粒细胞性白血病,对急性淋巴细胞性白血病缓解率很高,但其副作用大,多只适用于对其他药物已产生耐药的患者。

主要毒副作用:骨髓抑制和心脏毒性。常见的是脱发,但治疗停止后可恢复正常。给药后可出现口腔炎,其特点是溃烂区域疼痛,特别是在舌两侧有舌下黏膜区域。可出现消化道症状如恶心、呕吐、腹泻,注射柔红霉素发生外渗则致严重坏死。用小静脉注射或同一条静脉重复多次注射,可造成静脉硬化症。

注意事项:每个患者需要注射药物的次数不同,应根据各自对药物的反应和耐受性,以及血象和骨髓象调整剂量,也要考虑与其他抗癌药物合用时的剂量调整。柔红霉素因有增加心脏毒性作用的危险,不适用于有心脏病史的患者,以及有严重或潜在心脏病的患者,也不提倡用于有严重感染的患者。无论成人或儿童,总剂量不能超过 20mg/kg,肝功能不良者应减量,避免增加药物毒性。柔红霉素不可与肝素混合,以免发生沉淀。柔红霉素可与其他抗白血病药物合用,但切不可用同一只针管混合这些药物。

(邵荣光)

biǎoróubǐxīng

表柔比星(epirubicin) 蒽环类抗肿瘤抗生素阿霉素的差向异构体,是氨基糖上 C-4′位羟基差向异构化的半合成衍生物。又称表阿霉素、表比星、表柔霉素等。化学名称为(7S,9S)-9-羟乙酰基-4-甲氧基-7,8,9,10-四氢-6,7,9,11-四羟基-7-O-(2,3,6-三去氧基-3-氨基-α-L-阿拉伯吡喃糖基)-5,12-萘二酮;微带橙红色的疏松块状物;分子式为 $C_{27}H_{29}NO_{11}$,分子量为 543.52,结构式见图 1。

该药与阿霉素相比较,疗效相等或略高,但其毒性尤其是心

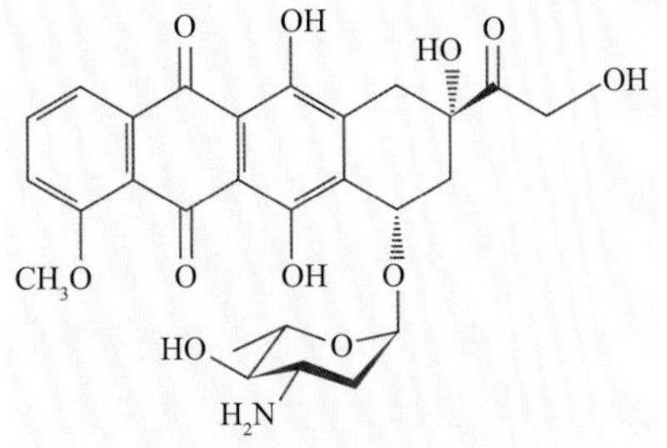

图 1 表柔比星的结构式

脏毒性较小。其作用机制是直接嵌入 DNA 碱基对之间,抑制 DNA 和 RNA 的合成,以及干扰转录过程,阻止 mRNA 的形成和蛋白质合成。对拓扑异构酶也有抑制作用,为细胞周期非特异性药物,对多种移植性肿瘤有显著抑制作用。

该药组织分布广泛,体内代谢和排泄比阿霉素快,血浆半衰期为 30~40 小时,主要在肝代谢,经胆汁排泄。48 小时内约 10% 的给药量由尿排出,4 天内约 40% 的给药量由胆汁排出,该药不通过血脑屏障。对有肝转移和肝功能受损者,该药在血浆中的浓度维持时间较长,应适当减小剂量。肾功能正常与否对本药的药动学特性影响不大。单独用药时,成人 1 次给药剂量为 60~90mg/m²,联合化疗时,每次 50~60mg/m² 静脉注射。

主要用于治疗白血病,恶性淋巴瘤,多发性骨髓瘤,以及乳腺癌、肺癌、胃癌、肝癌、卵巢癌、结直肠癌、软组织肉瘤、恶性黑色素瘤等。可单独或联合其他药物治疗早期乳腺癌患者和转移性疾病。

不良反应与阿霉素相似,但程度较低,尤其是心脏毒性和骨髓抑制毒性。主要不良反应是剂量限制性的骨髓抑制和累积剂量相关的心脏毒性。其他不良反应主要有局部黏膜炎,表现为胃炎伴糜烂、舌两侧及舌下腺炎等,还有胃肠功能紊乱,表现为恶心、呕吐和腹泻等,偶尔有发热、寒战及荨麻疹等。

注意事项:不能用于因化学治疗或放射治疗造成显著骨髓抑制的患者,以及已用大剂量蒽环类药物治疗者,也不能用于近期或既往有心脏病史者。该药的肝

清除量较高，适用于局部化学治疗如肝动脉插管给药或腹腔内化学治疗。孕期、哺乳期妇女和对多柔比星过敏者以及经足量多柔比星或表柔比星治疗者禁用。<2岁幼儿和>60岁老人慎用，若用，剂量应减少。该药可致心肌损伤、心力衰竭，在每个疗程前后都应检查心电图。该药经肝脏系统排泄，故肝功能不全者应减量慎用，以免蓄积中毒，也不能与肝素合用。

（邵荣光）

阿克拉霉素

āikèlāméisù

阿克拉霉素（aclacinomycin；aclarubicin；aclacinon）1975年从加利利链霉菌（*Streptomyces galilaeus*）的发酵产物中分离获得的第二代蒽环类抗肿瘤抗生素。又称阿卡拉霉素、阿克拉鲁比西、阿柔比星、阿拉霉素、阿那霉素、安乐霉素。化学名称为（1*R*,2*R*,4*S*）-2-乙基-1,2,3,4,6,11-六氢-2,5,7-三羟基-6,11-二氢-4-[[2,3,6-三脱氧-4-*O*-[2,6-二脱氧-4-*O*-[（2*R*,6*S*）-四氢-6-甲基-5-氧-2*H*-吡喃-2-基]-α-L-来苏己吡喃糖基]-3-（二甲氨基）-α-L-来苏己吡喃糖基]-氧]-1-并四苯羧酸甲酯。黄色或淡橙黄色的疏松块状物或结晶性粉末，溶于三氯甲烷或乙酸乙酯，不溶于正己烷、乙醚或石油醚。分子式为 $C_{42}H_{53}NO_{15}$，分子量为811.87，结构式见图1。

作用机制　嵌入细胞的DNA上，而抑制DNA等生物大分子的合成，特别对RNA合成的抑制作用强。为细胞周期非特异性药，在 G_1 晚期和S晚期阻断细胞周期。对各种移植性动物肿瘤如腹水癌、肺癌、肉瘤、黑色素瘤和乳癌等均有较强的抗瘤活性。

药物代谢　动物静脉注射阿克拉霉素后，血药浓度迅速减少，药物迅速随血液分布到各器官，组织中的药物水平比血液中的水平高100~1000倍。在肝和其他器官中迅速代谢，转变成活性糖苷代谢物和无活性的无糖配基代谢物。活性代谢物主要分布在肺、脾和淋巴结。非活性代谢物主要分布于肝、胰腺和肾。代谢物主要由尿及粪的排泄。

临床应用　主要用于急性白血病、恶性淋巴瘤，以及胃癌、肺癌、乳腺癌和卵巢癌等实体肿瘤。对血液系统肿瘤的有效率分别是急性白血病36.2%、恶性淋巴瘤53.3%，对实体瘤的有效率分别为胃癌18.6%、肺癌18.2%、乳腺癌29.4%和卵巢癌35.5%。对阿霉素、柔红霉素耐药的肿瘤也有效，并且脱发、口腔炎等均较轻。该药的肝清除量较高，适用于局部化学治疗如肝动脉插管给药或腹腔内化学治疗，用于治疗原发性肝细胞癌等。

不良反应　心脏毒性远低于阿霉素，无显著的免疫抑制和骨髓抑制作用。动物实验有一定的心脏毒性和骨髓抑制作用，但作用可逆。不良反应主要有：心脏毒性，可出现心动过速、心律失常，偶有严重者出现心力衰竭；骨髓抑制，为白细胞、血小板减少、贫血和出血；胃肠反应，为恶心、呕吐、厌食、口腔炎或腹泻。其他不良反应可见发热、皮疹、脱发、色素沉着、肝肾功能损害和生殖毒性等。

注意事项　包括：老年、肾功能不全、水痘和骨髓抑制患者慎用。心功能异常或有心功能不全病史的患者、对该药有严重过敏史者禁用，肝病、肾病、骨髓功能受损或合并感染患者及孕妇、小儿慎用。用药期间应严密监测血象、肝、肾功能和心电图变化。不能作皮下或肌内注射，静脉注射时要避免药液外渗。

（邵荣光）

糖肽类抗肿瘤抗生素

tángtàilèi kàngzhǒngliú kàngshēngsù

糖肽类抗肿瘤抗生素（glyco-peptide anticancer antibiotics）糖和多肽连接而成的抗肿瘤微生物次级代谢产物。主要是博来霉素类抗生素。博来霉素是日本微生物化学研究所Umezawa研究小组于1966年发现的一种抗肿瘤抗菌剂，最初从轮枝链霉菌（*Streptomyces verticillus*）中分离获得。1973年由施贵宝公司开发成为抗癌药物，被美国食品药品管理局批准上市，用于治疗鳞状细胞癌、生殖细胞肿瘤和淋巴瘤等。

平阳霉素是1969年由中国医学科学院医药生物技术研究所学者从浙江省平阳县土壤产生菌中分离获得的抗肿瘤抗生素，是博来霉素类的新产品。博来霉素是含有13种组分的复合物，而平阳霉素为单一组分。1978年平阳霉

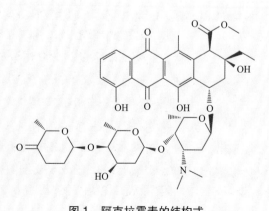

图1　阿克拉霉素的结构式

素进入临床应用，1994 年进入中国国家基本药物目录，并被收载于《中华人民共和国药典》，已成为中国临床较常用的抗癌药物。

博来霉素是糖肽类抗生素。这类抗生素还有匹来霉素、利来霉素、平阳霉素、博安霉素等，各组分有共同的母核即博来霉酸，彼此间差别在于末端胺的不同（图 1）。博来霉素的主要组分为 A_2，其次为 B_2 组分，其他组分<5%（如 A_5 约 1%，A_6 痕量）。中国产平阳霉素为单一组分 A_5，博安霉素为单一组分 A_6。匹来霉素是用博来霉素酸经半合成方法制得的衍生物。

作用机制 主要是引起 DNA 单链和双链断裂，表现为染色体缺失和断片，对 RNA 链不会引起断裂。其机制是博来霉素与金属离子（铁或铜）螯合生成复合物嵌入 DNA，首先是博来霉素的胺末端的三肽与 DNA 的鸟嘌呤结合，同时末端胺也参与对 DNA 的结合，其次是博来霉素-金属离子复合物导致超氧或羟自由基的生成，引起 DNA 链断裂。

构效关系 该药至少包含 4 个功能结构域，包括金属结合结构域，提供金属离子的配位点和 O_2 的激活，并最终介导 DNA 断裂。双噻唑和 C-末端取代基结构域，参与博来霉素与多聚核苷酸的亲和，以及选择性 DNA 断裂。金属结合结构域和双噻唑基团之间的连接区域，不仅提供金属结合位点与 DNA 结合位点的连接，对博来霉素的 DNA 裂解效率也非常重要。糖基团结构域，参与细胞识别、吸收和金属离子配位。

耐药性 该药对不同结构类型的抗肿瘤药物一般没有交叉耐药性，包括蒽环类、长春新碱类、秋水仙碱类、鬼臼毒素类等化学治疗药物。对同一家族药物如博来霉素 B_2、匹来霉素等有交叉耐药性，主要是 DNA 修复酶活性增加。耐药性还与博来霉素水解酶有关，该酶在皮肤和肺中活性较低，是博来霉素引起肺特异性损失的主要原因。

典型药物品种 主要有博来霉素、匹来霉素（又称培洛霉素、丙胺博来霉素等）、平阳霉素和博安霉素等。主要适应证为头颈部鳞状细胞癌，包括鼻咽、上腭、舌、唇、喉部等肿瘤；皮肤鳞状细胞癌，包括躯干、四肢、皮肤、

外阴、阴茎、阴囊、肛周等肿瘤，以及宫颈、食管、肺等部位的鳞状细胞癌。对睾丸肿瘤、甲状腺癌、前列腺癌、脑肿瘤、银屑病等也有效。还应用于对其他药物耐药或晚期复发的恶性淋巴瘤患者。有一定放射增敏效应，在放射治疗前、中给药可以提高疗效。博来霉素类的特点是治疗剂量一般无骨髓抑制作用，也不抑制免疫系统，常与其他抗肿瘤药物合并应用。主要毒副作用是可能引起肺炎样病变和肺纤维化，一般毒副作用有恶心、呕吐、食欲不振、发热和皮肤反应等。

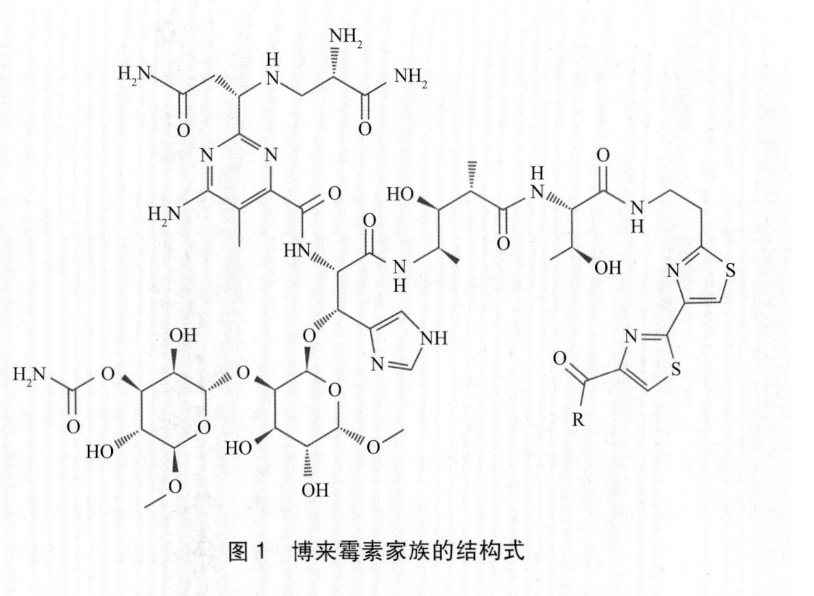

（邵荣光）

bóláiméisù

博来霉素（bleomycin） 最初从轮枝链霉菌（*Streptomyces verticillus*）发酵液中分离获得一组糖肽类抗肿瘤抗生素。主要为博来霉素 A_2 和 B_2 等，约含 13 种成分。又称争光霉素。主要成分为博来霉素 A_2，化学名称为 N1-[3-(二甲基磺基)-丙基]-博来霉素酰胺。白色或淡黄色粉末，含铜离子时为淡蓝或蓝绿色。易溶于水和甲醇，微溶于乙醇，不溶于丙酮、乙酸乙酯、乙醚等有机溶剂，吸湿性强，吸潮后不影响疗效。分子式为 $C_{55}H_{84}N_{17}O_{21}S_3$；分子量为 1415.55，化学结构式见图 1，主要作用机制是抑制胸腺嘧啶核掺入 DNA，与 DNA 结合使之破坏、分解，能与铜或铁离子络合，使氧分子转成氧自由基，使 DNA 单链断裂，阻止 DNA 复制，干扰细胞分裂繁殖。属周期非特异性药物，作用于细胞 S 期、G_2 和 M 期，延缓 S/G_2 边界期及 G_2 期时间。抗瘤谱较广，包括皮肤癌、头颈癌、食管癌、肺癌、宫颈癌、阴茎癌，恶性淋巴瘤及其他脑瘤、甲状腺癌、恶性黑色素

图 1 博来霉素家族的结构式

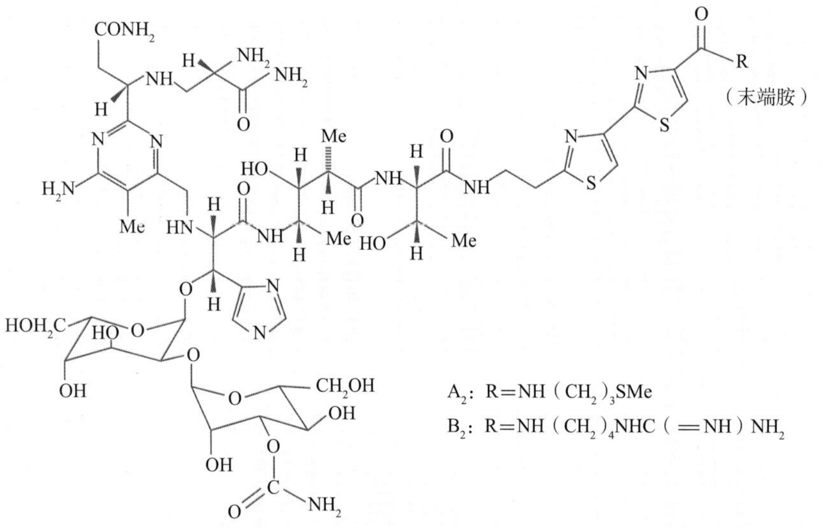

A_2: R=NH(CH$_2$)$_3$SMe

B_2: R=NH(CH$_2$)$_4$NHC(=NH)NH$_2$

（末端胺）

图 1　博来霉素的结构式

癌、睾丸瘤、纤维肉瘤等。

该药口服吸收不良，需通过肌内或静脉注射等途径给药。注射给药后，在血中消失较快，血浆半衰期通常<2 小时。广泛分布于肝、脾、肾、骨髓和小肠等组织中，尤以皮肤和肺较多。部分药物可透过血脑屏障，血浆蛋白结合率仅为 1%。由于代谢药物的水解酶在肝、肾等正常组织中含量丰富，博来霉素能被迅速失活，在肺和皮肤中缺乏，易在肺和皮肤中出现毒性，其毒性大小取决于肺和皮肤中的药量。主要由肾消除，24 小时内排出 50%~80%。

肺和皮肤缺乏博来霉素水解酶，博来霉素诱导的毒性主要发生在这些器官。主要为肺毒性，导致非特异性肺炎和肺纤维化，表现为呼吸困难、咳嗽、啰音、间质水肿等。常见的不良反应有恶心、呕吐、食欲减退、口腔炎、皮肤反应、药物热、脱发、色素沉着、指甲变色、指趾红斑、硬结、肿胀及脱皮等。其他还可出现肿瘤局部疼痛、头痛、头部沉痛感、恶性腹泻、残尿感等。

该药为广谱抗肿瘤药。常用于治疗头颈部鳞状细胞癌，子宫颈癌，生殖细胞瘤，卡波济肉瘤和淋巴瘤等，包括头颈部、皮肤、食管、肺部、宫颈、阴茎和甲状腺等癌肿，以及恶性淋巴瘤等。对脑瘤、恶性黑色素瘤和纤维肉瘤等也有一定疗效。

注意事项：孕妇（特别是妊娠初期）及哺乳期妇女谨慎给药。70 岁以上老年患者、肺功能损害、肝肾功能损害者慎用。该药总剂量>400mg 可致严重的与剂量相关的肺纤维化。用药过程中应随时注意肺部纤维化，定期进行肺功能或肺影像检查，当发现肺部异常时应立即停止给药，并给予激素、酌情加抗生素以及对症治疗。

(邵荣光)

píngyángméisù

平阳霉素（pingyangmycin；bleomycin A$_5$）　从中国浙江省平阳县土壤轮枝链霉菌平阳变种菌株（*Streptomyces verticillus* var. *pingyangensis*）培养液中分离得到的抗肿瘤抗生素。又称博来霉素 A$_5$、争光霉素 A$_5$。化学名称为 N'-[3-[(4-氨基丁基)氨基]丙基]博来霉素酰氨[N'-(3-((4-aminobutyl)amino)propyl) bleomycinamide]。白色疏松块状物或无定形固体，几乎无臭，引湿性强。易溶于水和甲醇，微溶于乙醇，在丙酮、三氯甲烷和乙醚中几乎不溶。分子式为 C$_{57}$H$_{89}$N$_{19}$O$_{21}$S$_2$。分子量为 1440.58，结构式见图 1。

平阳霉素是博来霉素 A$_5$ 的单一成分，对鳞癌有较好疗效，肺毒性较低。该药与博来霉素的作用相近，主要抑制胸腺嘧啶核苷掺入 DNA，与 DNA 结合使之破坏，还能使 DNA 单链断裂，并释放出部分游离核碱，破坏 DNA 模版，阻止 DNA 的复制，促使癌细胞变性、坏死。对小鼠结肠癌、食管癌和肺癌的抗肿瘤作用均强于丝裂霉素和博来霉素。为细胞周期非特异性药物，有抗肿瘤活性强、抗瘤谱广、见效快、疗程短、副作用轻、对造血和免疫功能基本无损害等特点。

该药口服无效，应静脉注射或肌内注射。静脉注射后 30 分钟血药浓度达最高峰，以后迅速下降，广泛分布于全身各组织，以肝、脾、肾、皮肤、肺中较多，很少透过血-脑屏障。在组织中经酰胺酶水解而失活，经肾排泄，在 24 小时内由尿中排出 25%~50%。连续静脉滴注 4~5 日，每日 30mg，半衰期为 1.3~8.9 小时；快速滴注半衰期为 0.4~4.0 小时，3 岁以下小儿半衰期为 0.9~3.0 小时。

不良反应：主要有发热、胃肠道反应（恶心、呕吐、食欲不振等）、皮肤反应（色素沉着、角化增厚、皮炎、皮疹等）、脱发、肢端麻痹和口腔炎症等。肺部症状（肺炎样病变或肺纤维化）出现率低于博来霉素。

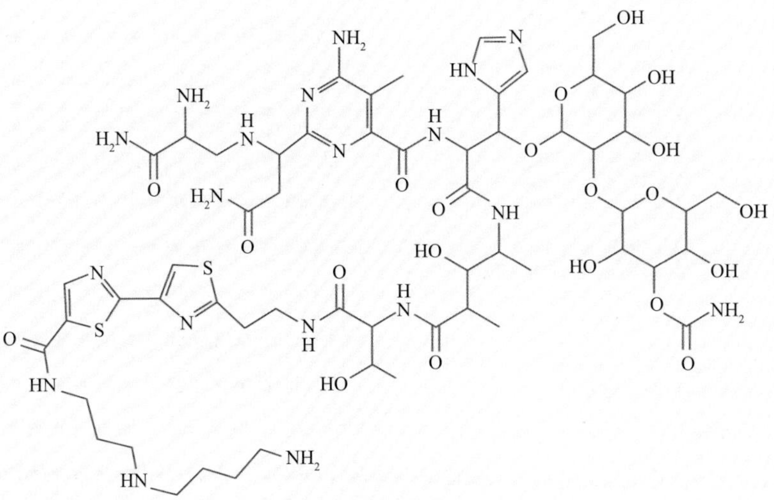

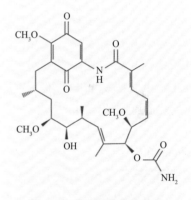

图 1 平阳霉素的结构式

临床应用：头颈部恶性肿瘤（唇癌、舌癌、齿龈癌、鼻咽癌等），也用于治疗皮肤癌、食道癌、乳腺癌、宫颈癌、阴茎癌、外阴癌、恶性淋巴肿瘤和坏死性肉芽肿等，对肝癌也有一定疗效。局部用药对血管瘤、淋巴管瘤、鼻息肉、翼状胬肉、银屑病、白癜风、扁平疣、尖锐湿疣有显著疗效。

注意事项：出现高热、间质性肺炎、气急、呼吸困难、过敏性休克者，应立即停药，并积极对症处理。本药与博来霉素相比引起化学和性肺炎或肺纤维变的机会较小，但用药期间应注意检查肺部，如出现肺炎样变应停药，必要时用泼尼松、抗生素治疗。有肺、肝、肾功能障碍的患者、孕妇及 60 岁以上伴肺部疾患者慎用。对博来霉类抗生素有过敏史的患者禁用。

（邵荣光）

běnkūnlèi kàngzhǒngliú kàngshēngsù
苯醌类抗肿瘤抗生素（benzo-quinone anticancer antibiotics）
一类母核中含苯醌结构的有抗肿瘤活性的抗生素。已上市的有丝裂霉素 C，尚未上市但比较有影响力的有格尔德霉素（geldanamycin，GA）及其衍生物 17-烯丙胺-l7-脱甲氧格尔德霉素（17-ally-laminol7-demethorygeldanamycin，17-AAG），还有除莠霉素 A 和麦克菌素等。

丝裂霉素 C，1956 年由日本科学家波田（Hata）从放线菌 *Streptomyces Caespitosus* 培养液中分离获得。可直接作用于 DNA，与 DNA 双链发生交联或导致 DNA 发生断裂，破坏 DNA 的结构和功能，并可抑制 DNA 的合成。它的抗癌谱很广，能抗多种癌症，作用迅速，但治疗指数不高，毒性较大。主要用于各种实体肿瘤如胃癌、结肠癌、肝癌、胰腺癌、非小细胞肺癌、乳腺癌和癌性胸、腹水等的临床治疗。

格尔德霉素（结构式见图1），l970 年日本科学家德波尔（DeBoer）等人从吸水链霉菌 *Streptomyces hygroscopicus* 中发现。其具有抗菌、抗原虫、抗肿瘤及抗病毒作用；能特异性地结合于热休克蛋白 90（HSP90）的 ADP/ATP 结合区域，HSP90 是分子伴侣，它对很多关键蛋白的正确折叠有重要作用，其活性被格

尔德霉素抑制后，会影响肿瘤发生、细胞周期、增殖、存活、死亡、血管生成等一系列作用，起到抗肿瘤的作用。但它有明显的肝毒性，科学家们对其进行了结构改造，其中较成功的就是 17-AAG。17-AAG 又名坦螺旋霉素（tanespimycin）（结构式见图 2），最早于 1998 年见于文献，它保持了 HSP90 的特异性抑制，降低了副作用，对某些类型白血病、肾癌等有良好效果，在进行临床 II 期试验之后，于 2010 年因为成本等原因中止临床试验。

除莠霉素（herbimycin）A（结构式见图 3）于 1979 年由日本科学家奥穆拉（Omura）等从链霉菌中分离得到。麦克菌素（macbecin）（结构式见图 4）是

图 1 格尔德霉素的结构式

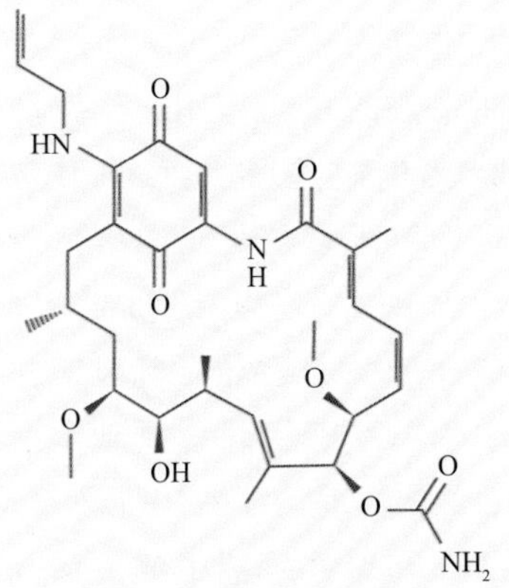

图 2 17-AAG 的结构式

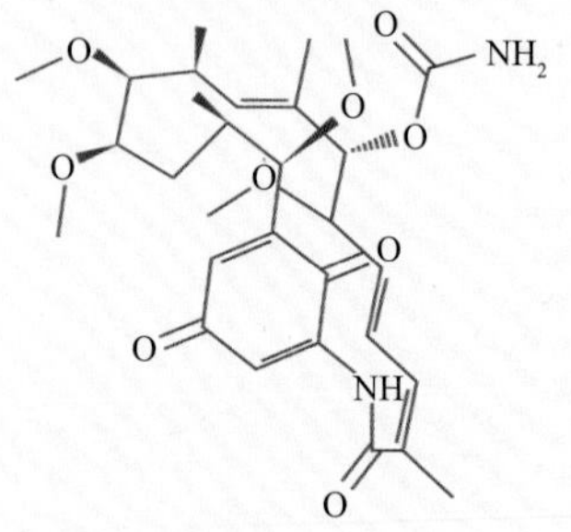

图3 除莠霉素 A 的结构式

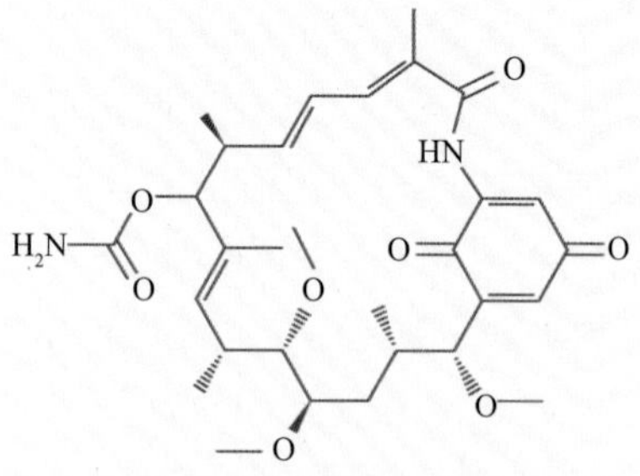

图4 麦克菌素的结构式

1980 年由日本科学家谷田（Tani-da）等人从放线菌中分离出来，虽然结构与格尔德霉素不同，但也能特异性抑制 HSP90 的活性而起到肿瘤抑制的作用。

（邵荣光）

sīliè méisù C

丝裂霉素 C（mitomycin C）

苯醌类抗肿瘤抗生素。又称自力霉素、密吐霉素、嘧吡霉素，1956 年日本科学家波田（Hata）从放线菌 Strtomyces Caespitosus 培养液中分离获得。对实体瘤有广谱而强效的杀伤作用，具有良好抗肿瘤活性，20 世纪 60 年代应用于临床。蓝紫色有光泽结晶或结晶性粉末，无臭。能溶于甲醇、丙酮和乙酸乙酯等有机溶剂，微溶于苯、乙醚和四氯化碳，不溶于石油醚，易溶于水，性质稳定，在酸性和碱性溶液中易失活，非常耐热。分子式为 $C_{15}H_{18}N_4O_5$，分子量为 334.33，结构式见图1，

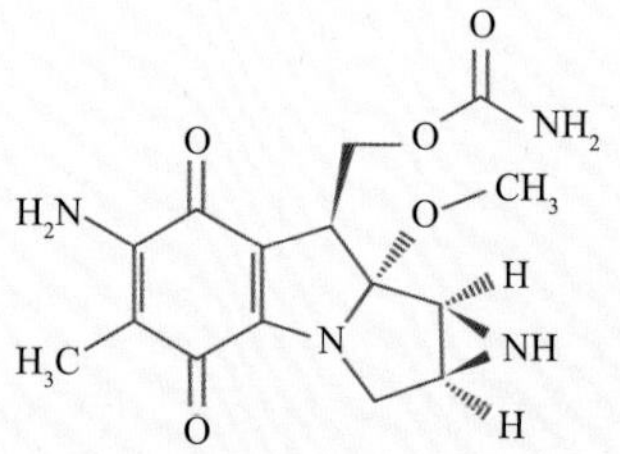

图1 丝裂霉素 C 的结构式

CAS 登记号为 50-07-7。

作用机制 该药经酶活化使其分子中醌还原，然后甲氧基丧失，生成双功能或三功能烷化剂，烷化作用导致 DNA 发生单链断裂；也可与 DNA 分子的双螺旋形成交联，破坏 DNA 的结构和功能。这两种作用都最终导致增殖期细胞的 DNA 复制的抑制，也可作用于静止期细胞。丝裂霉素 C 的结合能力随 DNA 中 G-C 含量增加而增强。其最明显的作用是抑制 DNA 从头合成，已经修复的 DNA 的合成不受抑制。在较高浓度下抑制 RNA 合成，对 DNA 聚合酶无明显影响。经还原后产生自由基，引起 DNA 断裂。

临床应用 该药是一种广谱抗肿瘤抗生素，对多种癌症有治疗作用，作用迅速，但治疗指数不高，毒性较大。主要用于各种实体肿瘤如胃癌、结肠癌、肝癌、胰腺癌、非小细胞肺癌、乳腺癌和癌性胸腔积液和腹水。还可用于多种眼科手术如青光眼滤过性手术，主要目的是阻止手术区的血管再生，抑制术后滤过道的纤维细胞增生和瘢痕化，保持滤过道通畅，提高手术成功率。

药物代谢 静注给药 10~20mg/m²，血浆内半衰期为 30~45 分钟，尚未确定人体内的代谢产物。在肌肉、心脏、肺和肾分布较多。很少通过血脑屏障。肝、脾、心、肾等组织可使其失活。

毒副作用与注意事项 该药毒性较大，副作用也较多，尤其对造血系统的抑制特别严重，绝大多数患者达到有效的总剂量时，白细胞也会显著减少，似乎必须用到副作用和毒性出现的剂量，否则就不能有明显疗效。用药过程中，每周最少检查血象 1 次，当白细胞减少至 $3 \times 10^9/L$ 左右，则必须立刻停药。为防白细胞减少，可合并使用皮质激素和输血。值得注意的，不少患者有出血倾向，在皮下或肠内、鼻腔以及肿瘤组织周围都有淤血斑点。当药物总量达到 40~50mg 时，更应密切观察白细胞数及出血现象。尚有食欲不振、恶心、呕吐、腹泻、发热、倦怠等不良反应。注射局部可有静脉炎，如漏到血管外，可引起组织坏死破溃。少数患者可出现肝、肾功能障碍，有时可有口腔炎、乏力及脱发等。美国资料报告，有部分患者在用药后发生循环衰竭猝死。

该药可能会扰乱女性月经周期以及抑制男性精子产生，亦可能会伤害胎儿，治疗期间应避免妊娠。易受感染，应尽量避免出入公共场所并预防感冒。易患口腔发炎、疮及刺痛感觉，口腔清洁需彻底。

（邵荣光）

jīnméisuānlèi kàngzhǒngliú kàngshēngsù

金霉酸类抗肿瘤抗生素（staphylococcus acid anticancer antibiotics）

一类有抗肿瘤活性的具有相同三环核并连有 5 个糖基修饰基团的芳香聚酮类化合物。包括色霉素、色霉素 A_3、橄榄霉素等。色霉素也叫阿布拉霉素，光神霉素也叫普卡霉素，与橄榄霉素属于金霉酸类抗肿瘤抗生素，

其分子中都有 1 个苷元发色团和 5 个附着中苷元上的糖环，A-B 两个糖环与 C-D-E 3 个糖环相对附着。这几个药物在 Mg^{2+} 的介导下形成二聚体，然后嵌入到富含 G/C 序列的被拓宽的 DNA 小沟中。

1953 年从泥质链霉素 *streptomyces argillaceus* 培养液中分离得到金霉酸，1960 年从放线菌属 *Streptomyces tanashiensis* 培养液中分离得到普卡霉素，经结构研究，证实两者为同一物质。中国 1966 年从放线菌中分离出光辉霉素，结构研究证实即为普卡霉素（光神霉素）。光神霉素是一种 RNA 合成抑制剂，它可通过结合染色质富含 G/C 的启动子结构域，相对特异性地阻止转录因子 Sp1 结合到启动子区，抑制基因的转录，尤其是原癌基因如 *c-myc* 等转录。对各期增殖细胞有杀伤作用，为细胞周期非特异性药物。光神霉素主要用于睾丸胚胎细胞癌，但由于它有相当的毒性，而又有其他有效的药物（如顺铂、博来霉素、长春碱）可用，故为治疗睾丸癌的次选药物。其他如脑胶质细胞瘤、脑转移癌、恶性淋巴瘤、绒毛膜上皮癌、乳腺癌等也均有一定疗效。肿瘤导致的高钙血症与高钙尿症，也有其他药物替代。国外还将其应用于佩吉特病、白血病等的治疗。

色霉素 A_3（chromomycin A_3）是从灰色链霉菌发酵液中分离得到的，也有研究表明它能与 DNA 鸟嘌呤结合，抑制依赖 DNA 的 RNA 聚合酶，抑制 RNA 聚合酶。它被用于胃癌等治疗。毒副作用有胃肠道反应、口腔炎、肾功能损害等。常用其注射剂，注射区会有疼痛、坏死发生。

橄榄霉素 A 是从 *Streptomyces alivoreticuli* 产生菌的发酵液中分离得到的。临床上用于治疗播散性睾丸肿瘤、淋巴上皮癌，神经纤维肉瘤和黑色素瘤等。

上述各种抗生素的化学结构见图 1。

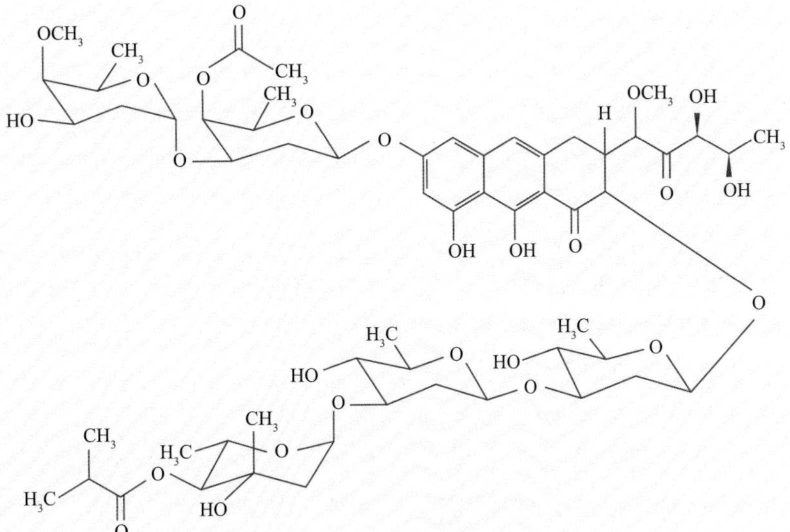

(邵荣光)

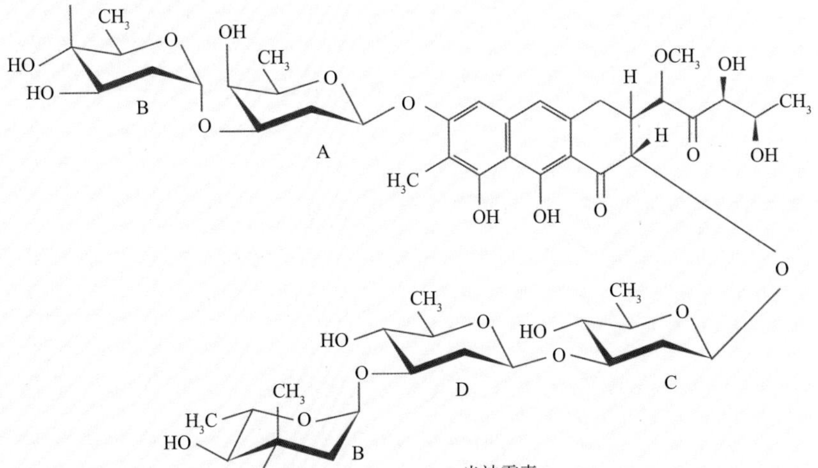

图 1 光神霉素、色霉素 A_3、橄榄霉素 A 的化学结构

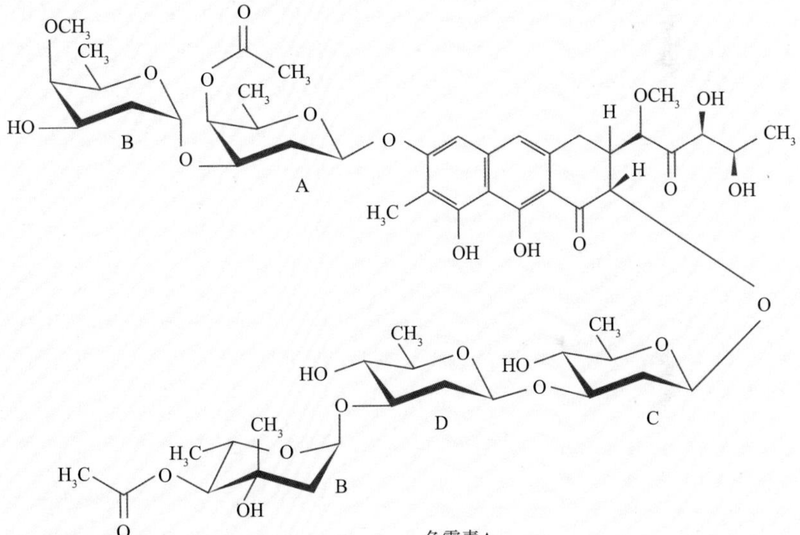

guāngshénméisù

光神霉素（mithramycin）

一种可抑制 RNA 合成的抗肿瘤抗生素。又称光辉霉素（guanghuimycin）、普卡霉素、普芳拉星。黄色粉末，可溶于水、乙醇、乙酸乙酯。熔点为 180～183℃，CAS 号 为 18378-89-7。分子量为 1085.15，分子式为 $C_{52}H_{76}O_{24}$。由放线菌 Streptomyces plicatus 产生。1953 年从泥质链霉菌 streptomyces argillaceus 培养液中分离得到金霉酸，1960 年从放线菌属 Streptomycestanashiensis 培养液中分离得到普卡霉素，经结构研究，证实两者为同一物质。中国 1966 年从放线菌中分离出光辉霉素，结构研究证实即为普卡霉素（光神霉素）。1960 年，由 Rao 等人发现其对 HeLa 细胞和腺癌 755 细胞有抑制作用。1966 年约翰（John）等研究表明，光神霉素能抑制 RNA 合成。1991 年布卢姆（Blume）等人进一步证实，其主要通过选择性抑制转录因子 Sp1 与 DNA 的结合，发挥抑制转录的作用。2000 年由于临床应用更加有效的替代药物，光神霉素作为药品正式停产。

作用机制　该药是一种 RNA 合成抑制剂，可通过结合染色质富含 G/C 的启动子结构域，相对特异性地阻止转录因子 Sp1 结合到启动子区，抑制基因的转录，尤其是原癌基因如 *c-myc* 等转录。对各期增殖细胞有杀伤作用，为细胞周期非特异性药物。同时，有研究表明其能增强 TRAIL 诱导的细胞死亡，以及协同贝伐单抗发挥抗血管生成作用。

该药可降低血清中的钙含量，机制未明，有可能是通过抑制维生素 D 或甲状腺旁素对破骨细胞的影响导致的，这导致其在肿瘤治疗时会有可能产生血钙过低的副作用。

临床应用　该药主要用于睾丸胚胎细胞癌，但它有相当的毒性，又有其他有效药物（如顺铂、博来霉素、长春碱）可用，故为治疗睾丸癌的次选药物。其他如脑胶质细胞瘤、脑转移癌、恶性淋巴瘤、绒毛膜上皮癌、乳腺癌等也均有一定疗效。肿瘤导致的高钙血症与高钙尿症，也有其他药物替代。国外还将其应用于佩吉特病、白血病等的治疗。

药物分布与药动学　该药在库普弗细胞、肾小管细胞以及骨表面容易积累，也在骨形成的活跃区域积累，并能通过血脑屏障进入脑脊液。药物的主要排出途径是肾。静脉注射 1mg 光神霉素，血浆浓度在最初 3 小时的半衰期为 1 小时，以后则下降较慢；注射后 2 小时内有 27% 从尿中排出，注射 4 小时后血浆浓度与脑脊液浓度平衡。间日给药的毒性反应（特别是出血）较每天给药为轻，在肝、肾中浓度较高，排出体外较快。

副作用及注意事项　血钙降低，可观察到腹部或肌肉绞痛。常见胃肠道反应有食欲减退、恶心、呕吐等，少数会有消化道出血（可观察到流血或有黑色、柏油样便；咯血）。肝毒性（可观察到眼球或皮肤发黄）；骨髓抑制：主要使血小板及白细胞减少。凝血障碍，导致鼻血、点状出血（皮肤上的红色小点）以及牙龈出血等，白细胞减少和凝血障碍可致更容易出现细菌感染、恢复缓慢等。注射部位经常发生疼痛、红肿、皮疹。少数患者有嗜睡、发热、面部水肿、痤疮样皮疹、无力、头痛、疲惫虚弱和抑郁。对肝、肾功能不良的患者，用药应十分谨慎。动物实验表明其可明显抑制精子的产生，妊娠妇女及婴儿慎用。

（邵荣光）

fàngxiànjūnsù D

放线菌素 D（actinomycin D; cosmegen; meractinomycin）

从链霉菌属分离得到的由杂环和氨基酸构成的一个抗肿瘤抗生素。又称更生霉素（kenshengmycin）。1954 年从微小链霉素（Streptomyces parvullus）发酵液中分离，中国从产黑色链霉菌 No.1799（Streptomyces melanochromogenes No.1779）中也分离得到放线菌素 D，并定名更生霉素。于 20 世纪 60 年代应用于临床肿瘤化学治疗，是最早应用于临床的抗肿瘤抗生素之一。鲜红色结晶或淡橙红色结晶性粉末，无臭，有引湿性，遇光及热不稳定，几乎不溶于水（但在 10℃ 水中溶解）；分子式为 $C_{62}H_{86}N_{12}O_{16}$，分子量为 1255.4，结构式见图 1。

作用机制　该药 D 分子中含有 1 个苯氧环结构，通过它连接两个等位的环状肽链。它能与 DNA 结合并抑制 RNA 的合成。结合方式可能是通过其杂环嵌入 DNA 的碱基对之间，而其肽链则位于 DNA 双螺旋的小沟内，此肽链可与 DNA 分子的脱氧鸟嘌呤发挥特异性相互作用，使其嵌入

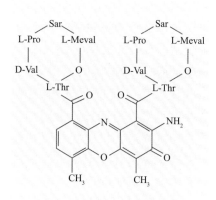

图 1　放线菌素 D 的结构式

DNA 双螺旋的小沟中，与 DNA 形成复合体，阻碍 RNA 多聚酶的功能，抑制 RNA 特别是 mRNA 的合成。高浓度时则同时影响 RNA 与 DNA 合成。属周期非特异性药物，G_1 期尤为敏感，阻碍 G_1 期进入 S 期。

临床应用　该药的抗瘤谱较窄，可用于实体瘤的联合化疗方案。如与长春新碱、阿霉素合用，治疗肾母细胞瘤；与氟尿嘧啶合用治疗绒毛膜上皮癌及恶性葡萄胎；与环磷酰胺、长春碱、博来霉素、顺铂合用，治疗睾丸瘤；与阿霉素、环磷酰胺、长春新碱合用，治疗软组织肉瘤、尤因肉瘤；也可用于治疗恶性淋巴瘤的联合化疗方案。还可与放射治疗合用，提高肿瘤对放射治疗的敏感性。

药物代谢　该药一次静脉注射给药后迅速分布至各组织，广泛与组织结合，但不易透过血脑屏障。其半衰期为 36 小时，在体内代谢的量很小，原药 10% 由尿排出，50% 由胆道排出。

副作用　该药毒副作用较大，胃肠道反应较重，如恶心、呕吐、食欲不振、腹胀、腹泻等，少数口腔溃疡、骨髓抑制、白细胞和血小板减少、脱发、皮炎等；可加强放射治疗对组织的损害。静脉注射可引起静脉炎，漏出血管可引起疼痛、局部硬结及溃破。对妊娠者可引起畸胎，长期应用可抑制睾丸或卵巢功能，引起闭经或精子缺乏。还有肝毒性，可引起肝细胞脂肪浸润伴肝肿大。

（邵荣光）

dàhuánnèizhǐlèi kàngzhǒngliú kàngshēngsù

大环内酯类抗肿瘤抗生素

（benzoquinone anticancer antibiotics）　一类化学结构均有 1 个大内酯环为共同核心的、有良好肿瘤抑制作用的抗生素。

该类抗生素被广泛应用于抗感染领域。西罗莫司于 1975 年发现，是最先发现的大环内酯类抗生素，主要应用其抗真菌活性，1977 年发现其具有免疫抑制作用。随着 PI3K/AKT/mTOR 信号通路中肿瘤靶向治疗研究中的兴起，靶向 mTOR 的西罗莫司及其衍生物依维莫司被发现有良好的抗肿瘤活性。相较于西罗莫司，依维莫司的免疫抑制作用较弱，而抗肿瘤活性较强，并最终于 2009 年由美国食品药品管理局（FDA）批准上市用于晚期肾细胞癌的临床治疗。埃博霉素（epothilone）是一类大环内酯类化合物，由波拉格（Bollag）等人于 1995 年首次报道，从黏细菌亚目的纤维堆囊菌菌株发酵液中分离得到埃博霉素 A 和 B。它们具有的类似紫杉醇微管蛋白聚合和抑制微管解聚的活性，使它成为了新一代抗有丝分裂药物，其作用机制与紫杉醇类药物类似，可与微管蛋白结合导致癌细胞无法顺利进行有丝分裂，使癌细胞死亡。埃博霉素在抗肿瘤谱、抗肿瘤活性、安全性、水溶性及合成方法等方面均优于紫杉醇，有望发展成为比紫杉醇更有效的抗肿瘤药物。至少有 6 种埃博霉素类化合物被批准进入了临床试验，2007 年美国 FDA 批准施贵宝公司的伊沙匹隆上市应用于晚期乳腺癌治疗。

其他应用于抗感染的大环内酯类抗生素，如红霉素、克拉霉素等也发现有抗肿瘤活性，有抑制血管生成、肿瘤细胞侵袭转移等作用，并且联合应用时有改善耐药等作用，临床试验提示其对多发性骨髓瘤、胃癌、淋巴瘤等可能有治疗作用。

（邵荣光）

yīshāpǐlóng

伊沙匹隆 （ixabepilone；azaepothilone B）

埃博霉素 B 半合成的衍生物，是一种类似紫杉醇抑制微管解聚活性的大环内酯类抗肿瘤化学治疗新药。曾用代号 BMS-247550。透明油状、冻干后为白色絮状粉末，溶于水，化学式为 $C_{27}H_{42}N_2O_5S$，分子量为 506.70，CAS 登录号为 NO. 219989-84-1，结构式见图 1。施贵宝公司研发生产。2001 年初次见于文献，2007 年美国食品药品管理局批准其单药或与卡培他滨联合用于治疗蒽环类、紫杉烷衍生物和卡培他滨治疗无效的转移性或局部进展的晚期乳腺癌。

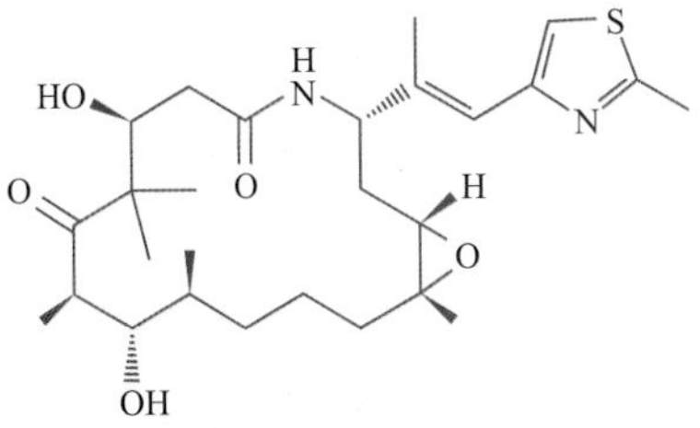

图 1　伊沙匹隆的结构式

作用机制　该药是微管微丝类药物，其作用机制和紫杉醇相同，可与微管蛋白结合而导致癌细胞不能顺利有丝分裂，最终使肿瘤细胞死亡。伊沙匹隆与紫杉醇的微管结合位点不同，杀伤肿瘤细胞所需剂量很低，该药促进微管聚合能力为紫杉醇的 2 倍，在极低浓度下即有杀灭肿瘤细胞的作用。更重要的是，它对肿瘤耐药机制敏感程度较低，不易与其他药物产生交叉耐药，可用于对紫杉醇或其他化疗药物不敏感的肿瘤患者。

临床应用　该药是一种微管抑制剂，与卡培他滨合用于蒽环类抗生素和紫杉烷治疗失败后的转移或局部恶性乳腺癌；也可单独用于蒽环类、紫杉烷和卡培他滨治疗失败后的转移或局部恶性乳腺癌。

不良反应 在 3~4 级毒性反应中以中性粒细胞减少发生率最高（54%）。周围神经病变也是很常见的副作用，虽然少见，但可能会观察到感觉减退和感觉异常等严重的副作用（手足麻木和刺痛）。感觉丧失、麻木和刺痛感、走路困难可能会持续整个治疗过程，若继续治疗，副作用可能越来越严重，需要减少剂量。还有虚弱、肌肉和关节疼痛、脱发、恶心呕吐、白细胞计数偏低等较常见的副作用。不常见的副作用（10%~29% 的发生率）有口腔溃疡、腹泻、肌肉和骨骼疼痛、食欲减退、便秘、腹部疼痛、头痛等。

（邵荣光）

xīluómòsī

西罗莫司（sirolimus） 从吸水链霉菌 *Streptomyees hygroscopicus* 发酵液中提取得到的大环内酯类抗生素。西罗莫司有亲脂性，易溶于乙醇、三氯甲烷、丙酮等有机溶剂，微溶于水，不溶于乙醚。分子量 914.2，分子式 $C_{51}H_{79}NO_{13}$，结构式见图 1。西罗莫司于 1975 年分离得到，1977 年发现其具有免疫抑制作用，1999 年被美国食品药品管理局批准用于临床防治肾移植排斥反应。随后研究发现，它可有效抑制肿瘤的发生、增殖及转移，有明确的肿瘤治疗效果。

该药进入细胞后，能选择性地与细胞质中广泛存在的一种称为他克莫司结合蛋白（FKBP）的小分子蛋白质结合，形成复合物 RAP-FKBP，该复合物能与细胞质中的雷帕霉素靶蛋白（mammalian target of rapamycin，mTOR）发生作用，产生一系列的免疫抑制、肿瘤抑制作用，包括细胞周期、蛋白翻译、血管生成、能量合成与利用等方面的抑制作用。

该药应用于接受肾移植的患者，预防器官排斥。尚并未被批准用于临床抗肿瘤研究，但有较多临床试验正在进行中或已经完成。临床前研究则持续了很多年，不断探讨了它在各种类型的肿瘤治疗的药效和分子机制，不少有很好的效果。虽然临床试验发现西罗莫司并不能有效抑制胰腺癌的发展，但随后的深入研究发现，如果用它治疗因 PTEN 基因错误而引发的胰腺癌的小鼠，则可以有效阻断癌细胞的扩散和发展，提示如果进一步的临床试验针对 PTEN 突变型的胰腺癌患者，有可能会有明确的效果。

该药常见的副作用有淋巴囊肿、外周性水肿、腹痛、腹泻、低血钾、乳酸脱氢酶活性升高、痤疮、尿路感染等，在较高剂量时还会经常发生贫血、高胆固醇血症、血小板减少症、高三酯血症（高脂血症）等。对其过敏的患者、孕妇及哺乳期妇女不应使用。

（邵荣光）

yīwéimòsī

依维莫司（everolimus；RAD001） 大环内酯类抗肿瘤抗生素。又称依维莫斯。因依维莫司是西罗莫司（雷帕霉素）的衍生物，故又称40-O-（2-羟乙基)-雷帕霉素或40-O-（2-羟乙基)-西罗莫司。沸点为 998.7℃（760mmHg），闪点为 557.8℃（蒸气压 0mmHg，25℃），分子量为 958.224，分子式为 $C_{53}H_{83}NO_{14}$，CAS 号为 159351-69-6；结构式见图 1。1997 年见于文献报道，作为西罗莫司的类似物用于免疫抑制的研究。2009 年被美国食品药品管理局批准用于治疗舒尼替尼或索拉非尼治疗失败的晚期肾细胞癌。

该药是一种 mTOR 的抑制剂，它可以与蛋白 FKB12 结合，进一

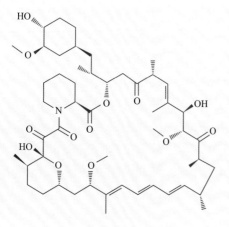

图1　西罗莫司的结构式

图1　依维莫司的结构式

步与 mTORC1 蛋白复合物相互作用而抑制其下游通路，导致细胞增殖和糖酵解相关蛋白及通路的表达或活性改变，造成肿瘤细胞增殖抑制，它能抑制血管新生相关细胞因子如血管内皮生长因子等的水平，实现其抗肿瘤作用。

该药可用于器官移植时抑制排异作用，也可用于靶向肿瘤治疗；还可用于舒尼替尼或索拉非尼治疗失败的晚期肾细胞癌，和需治疗但无法根治性手术切除的伴结节性硬化的室管膜下巨细胞型星形细胞瘤；用于其他类型癌症的 mTOR 抑制靶向治疗，如胃癌、肝癌、乳腺癌、淋巴瘤等，正在研究中。

此外，研究发现某些患者对依维莫司的治疗较敏感，可能是患者基因组中包含的 1 个 TSC1 突变导致其对依维莫司作用的时间延长。对患者进行 TSC1 突变检测有可能增强依维莫司的治疗效果。

该药用于晚期肾细胞癌的最常见不良反应（发生率 ≥30%）是咽炎、感染、无力、疲乏、咳嗽和腹泻。用于室管膜下巨细胞型星形细胞瘤的最常见不良反应（发生率≥30%）是咽炎、上呼吸道感染、鼻窦炎、中耳炎和发热。除随时监测临床症状或影像学改变并采取相应处理之外，还应注意避免应用于接种活疫苗的患者及妊娠妇女。

（邵荣光）

xī'èrquēlèi kàngzhǒngliú kàngshēngsù

烯二炔类抗肿瘤抗生素

（enedinye anticancer antibiotics） 一类含有烯二炔活性中心结构的高效抗肿瘤天然产物。1965 年日本学者首先从链霉菌 *Streptomyces carzinostaticus* var. E-41 中发现了该类抗生素新制癌菌素，此后又陆续发现了许多烯二炔类抗肿瘤抗生素，1985 年日本学者从放线菌 *Actinomadura verrucosospora* 中发现了 esperamicins，1987 年美国学者从小单孢菌 *Micromonospora Echinospora* spp. Calichensis 中发现了加里奇霉素，1988 年中国学者从链霉菌 *Streptomyces globisporus* C1027 中发现了力达霉素，1989 年日本学者从小单孢菌 *Micromonospora chersina* M956-1 中发现了 dynemicins，1991 年日本学者从放线菌 *Actinomadura madurae* H710-49 中发现了 maduropeptin，1991 年印度学者从放线菌 *Actinomycete* ATCC 53650 中发现了可达菌素（kedarcidin），1996 年美国学者从海鞘 *Polysyncraton lithostrotum* 中发现了 namenamicin，1998 年日本学者从链霉菌 *Streptomyces* sp. AJ9493 中发现了 N1999A2，2003 年日本学者从海鞘 *Didemnum proliferum* 中发现了 shishijimicins，2005 年加拿大学者从链霉菌 *Streptomyces cyanogenus* 中发现了 uncialamycin，2006 年美国学者从海洋放线菌 *Salinispora pacifica* 中发现了烯二炔环化物 cyanosporasides。

作用机制 该类抗肿瘤抗生素是活性最强的抗肿瘤物质之一，它有独特的分子结构、新颖的作用机制和强烈的生物活性。该抗生素不直接引起 DNA 的断裂，需要有一个激活过程，使其分子结构转变成活性游离基中间体，再夺取 DNA 脱氧核糖上的氢，引起 DNA 链断裂。烯二炔类抗生素与 DNA 的作用过程有 3 步：药物与 DNA 的结合，药物的活化和诱导 DNA 链的断裂。烯二炔类抗生素与 DNA 的结合具有一定特异性，主要结合在 DNA 的小沟，结合位点也有选择性，如新制癌菌素主要结合在富含 T 和 A 碱基的双链 DNA，加里奇霉素和可达菌素主要结合在 TCCT 位点，力达霉素对 GTTAT 有选择性作用。

构效关系 烯二炔是该类抗生素共有的结构部分，是裂解 DNA 的活性中心，是保持高活力必须的结构部分，烯二炔芳构化后其活力就会大幅度下降。而其它结构部分不尽相同，各自发挥功能。烯二炔类抗生素可分成两种类型：九元环烯二炔类（如新制癌菌素、可达菌素、maduropeptin 和力达霉素等），十元环烯二炔类（加里奇霉素、esperamicins、dynemicins、namenamicin 和 shishijimicin 等）。九元环烯二炔抗生素都由 1 个蛋白质和 1 个含九元环烯二炔的发色团以非共价健结合而成，抗肿瘤活性部分是发色团，蛋白质没有抗肿瘤活性，但有稳定和保护发色团活性的作用。九元环烯二炔类抗生素唯一例外的是 N1999A2，它可不依赖于辅基蛋白而以发色团的形式单独存在。十元环烯二炔类抗生素没有蛋白部分，但稳定性比九元环烯二炔类抗生素更强。

耐药性 该类抗肿瘤抗生素对肿瘤细胞有强烈的杀伤作用，且作用非常迅速，除新制癌菌素外，活性比一般抗肿瘤药物强 1000 倍以上，体内对移植性肿瘤如白血病、肉瘤、黑色素瘤和肝癌等有显著疗效。由于其独特的分子结构和作用机制，烯二炔类抗生素与其他抗癌药物没有交叉耐药性。

典型药物品种 已在临床研究的该类抗生素有新制癌菌素、加里奇霉素和力达霉素。新制癌菌素已在临床应用，主要用于白血病、胃癌、胰腺癌等的治疗。日本山之内制药开发了衍生物净司他丁斯酯，为新制癌菌素与苯乙烯-马来酸酐共聚物所形成的结合物，主要用于肝癌、脑瘤、结肠癌、直肠癌和胃癌的治疗。加里奇霉素抗体偶联药物吉妥珠单抗已于 2000 年经美国食品药品管理局批准上市，主要用于治疗 60 岁或以上、CD33 阳性的急性髓细胞白血病首次复发且不适宜接受其他细胞毒性药物化学治疗的患者。但令人遗憾的是由于临床效果不明显，并存在安全隐患，美国辉瑞制药公司在 2010 年将麦罗塔撤出北美市场。力达霉素（原名 C-1027）尚在进行临床试验研究。力达霉素由 1 个发色团和 1 个酸性蛋白构成，发色团含有 1 个九元环烯二炔核心结构，蛋白部分由 110 个氨基酸组成；浅黄色冷冻干燥品，易溶于水，不溶于有机溶剂，如甲醇、丙酮等，对紫外光和热较敏感。力达霉素对肿瘤细胞有很强的杀伤作用，可作为高效"弹头"药物，其抗体偶联物对移植于裸鼠的人肝癌、胃癌等均有显著疗效。

（邵荣光）

新制癌菌素（neocarzinostatin; zinostatin）

xīnzhì'áijūnsù

从链霉菌变种 *Streptomyces carzinostaticus* var. F-41 中分离获得、具有抗革兰阳性细菌及抗肿瘤活性的抗生素。又称新制癌素、净司他汀、净司他汀斯酯。分子由 1 个发色团和 1 个蛋白多肽以非共价键结合而成，发色团的化学名称为（4S, 6R, 11R, 12R）-11-［α-D-2V6-双脱氧基-2-（甲氨基）吡喃半乳糖苷］-4-［（4R）-2-氧-1,3-二氧戊环-4-基］-5-氧杂三环-［8,3,0,0^{4,6}］十三烷-1（13）,9-二烯-2,7-二炔-12-基-2-羟基-7-甲氧基-5-甲基萘-1-羧酸酯；

分子式为 $C_{35}H_{33}NO_{12}$，分子量为 659.64，结构式见图 1。多肽由 113 个氨基酸组成，还含有 2 个分子内二硫键。白色粉末，易溶于水，不溶于一般有机溶剂。在 pH 为 5 的溶液中稳定，对许多蛋白酶及核酸酶稳定，对紫外线不稳定。

作用机制　最小抑菌浓度< 0.25μg/ml，对小鼠腹水型肉瘤与白血病等有抑制作用。作用机制是选择性地切断 DNA 链，抑制 DNA 合成，对 RNA 及蛋白质的合成影响较小。分子量较大，不能透入细胞内而是与细胞膜上的受体结合并与之起反应，发色团进入细胞产生细胞毒作用。主要作用于 G$_2$ 期，对 S 期细胞作用较小。

药物代谢　该药小鼠静脉注射后，很快为肾组织所摄取，其次为皮肤、肌肉、胃、胸腺、肺及胰腺。在肿瘤组织中无特殊积聚；脑脊液浓度为血浆的 16%。兔静脉注射后，主要分布在肾、皮肤、胃、胰腺、肺和肌肉，并很快从尿中排泄（80%），血浆半衰期为 7 分钟，2 小时后血中即找不到药物。肿瘤患者静脉注射后，25 分钟内在肿瘤组织中的药物浓度高于在血液中的浓度，并保持一段较长的时间。血药浓度衰减呈二房室开放模型，$t_{1/2\alpha}$ 为 5.5～15.5 分钟，$t_{1/2\beta}$ 为 43～103 分钟，肾功能不良时 $t_{1/2\beta}$ 延长到 143～299 分钟。

临床应用　广泛用于治疗急性粒细胞性白血

病、急性淋巴细胞性白血病、原发癌与转移癌。对急性白血病、单核细胞白血病、红白血病、胰腺癌、上颌窦癌、妇科癌症和皮肤癌有一定疗效，对肝癌、胃癌、恶性黑色素瘤、膀胱癌等也有一定疗效。新制癌菌素对急性白血病具有良好的疗效，既往未治者完全缓解率为 30%，有更多的部分有效率可以获得。与阿糖胞苷、柔红霉素和强的松联用，完全有效率为 78.6%。胃癌的有效应为 8.5%，胰腺肿瘤有效率为 14.7%。其衍生物净司他汀斯酯为净司他汀与苯乙烯-马来酸酐共聚物所形成的结合物，动脉内制剂用于抗肝癌，静脉注射用于抗脑瘤的治疗，还用于抗结肠、直肠和胃癌的治疗。

不良反应　包括骨髓抑制（白细胞、血小板减少，贫血），胃肠道反应（食欲不振、恶心、呕吐、腹泻），肝肾功能损害（偶见转氨酶活性升高，蛋白尿），变态反应（发热、皮疹、药物性红斑、偶见过敏性休克），以及其他反应（全身乏力，口腔炎）。最常见的副作用为食欲缺乏、恶心和呕吐。

注意事项　包括：在用新制

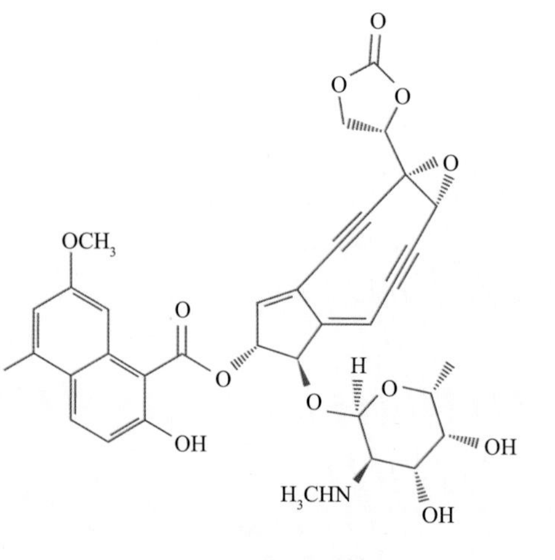

图 1　新制癌菌素的结构式

癌菌素治疗过程中应注意血象变化，胃肠道反应明显及出现变态反应者应暂停使用或对症处理，为防止发生过敏性休克，宜先从小剂量试验开始，用药前适当给于异丙嗪。净司他汀斯酯为油性混悬液，若漏出注射部位，可能引起栓塞。对该类药物严重过敏者、重症甲状腺疾病患者禁用，妊娠或可能妊娠的妇女及哺乳妇女禁用，消化性溃疡、严重肝功能障碍患者应慎用。

(邵荣光)

pēnsītātīng

喷司他汀（pentostatin；deoxy-coformycin）

一种极强的腺苷脱氨酶抑制剂。又称脱氧柯福霉素、去氧助间型霉素等。化学名为为(*R*)-3-(2-脱氧基-*β*-D-赤呋喃戊糖基)-3,6,7,8-四氢咪唑并[4,5-D][1,3]二氮杂䓬-8-醇。用甲醇水溶液获得的白色结晶，易溶于水，易吸湿。分子式为$C_{11}H_{16}N_4O_4$，分子量为268.2，结构式见图1。

作用机制 该药于1974年从抗生链霉菌 Streptomyces antibioticus 中分离获得。生产方法有发酵法和合成法，以发酵法更经济。参与嘌呤补救代谢途径，可使腺苷脱氨变成次黄苷，该酶为淋巴细胞正常功能所必需。喷司他汀与腺苷脱氨酶的亲和力很高，抑制腺苷脱氨酶的活性，使细胞脱氧腺苷三磷酸水平增高，后者通过抑制核糖核苷酸还原酶阻断DAN合成。还能抑制RNA合成和增强对DNA的损伤，对淋巴细胞等有细胞毒作用。可抑制脾细胞和T细胞白血病细胞白介素-2 mRNA的合成，有免疫抑制作用。

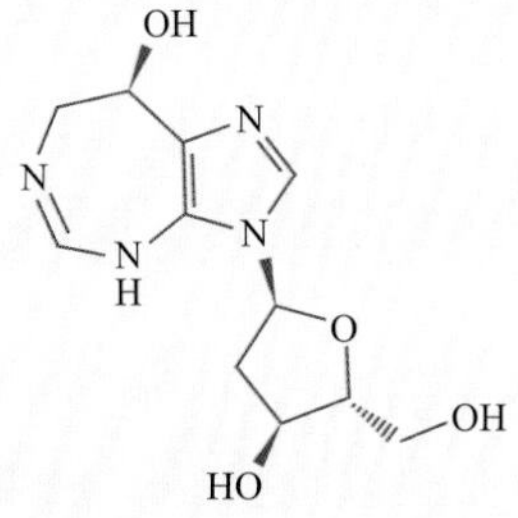

药物代谢 静脉注射喷司他汀后迅速分布于机体组织，平均稳态分布容积为$20.1L/m^2$，分布相为30~85分钟，血浆消除半衰期为3.0~9.6小时。主要由肾排泄，24小时内有50%~96%的药物以原型由尿中排出。原型药物的终末相半衰期为3~15小时，静注喷司他汀$250\mu g/kg$，连续4~5天后，血浆浓度范围为12~36nmol/L。喷司他汀能穿过血脑屏障，静注后2~4小时脑脊液中药物浓度为血药浓度的10%~12%。

临床应用 主要用于对毛细胞白血病的治疗，推荐剂量为每2周静脉注射$4mg/m^2$，如无毒性反应，应继续治疗到完全缓解。也可每日注射$5mg/m^2$，连用3~5天，也可隔日注射$4mg/m^2$。喷司他汀对毛细胞白血病有良好的疗效，其中完全有效率为60%，部分有效率为84%~90%，10年生存率约为80%。同时还能应用于α干扰素非应答的患者，其补救率为74%~86%。也用于慢性淋巴细胞白血病，尽管喷司他汀对慢性淋巴细胞白血病有一定的疗效，但一般被用作二线药物，主要用于复发的晚期慢性淋巴细胞白血病患者。可与化疗和/或单克隆抗体（利妥昔单抗）联合治疗慢性淋巴细胞白血病。

不良反应 常见的不良反应为骨髓抑制，为剂量限制性毒性，主要为白细胞与淋巴细胞减少，16%~25%严重缺乏，其中25%~70%威胁生命。中枢神经系统副作用亦常见，包括疲倦、头痛，不适，抑郁，甚至昏睡、昏迷。用喷司他汀治疗肿瘤患者，发生机会感染为8%~58%。毛细胞白血病机会感染发生率为3%~6%，常为致死性感染。其他不良反应有恶心、呕吐、皮疹。还可引起轻中度的肝毒性、肾功能损害，可出现高尿酸血症。偶见关节痛、肌痛、角结膜炎、皮疹、带状疱疹等。剂量$>4mg/m^2$，还可能会出现嗜睡、昏迷、癫痫发作、血尿、血肌酐升高等症，甚至出现急性肾功能衰竭。

注意事项 使用喷司他汀期间应定期检查血象，若发生严重毒副作用，则应停药并对症处理。与干扰素无交叉耐药性，但两者同用是否能提高疗效尚无定论。喷司他汀与其他抗肿瘤药物联合应用时可能会产生严重的毒副作用。与两性霉素B联用可产生肾毒性、低血压、支气管痉挛，与环磷酰胺合用可产生心脏毒性，与氟达拉滨合用可产生肺毒性。喷司他汀与阿糖腺苷联用将同时增强两药的不良反应。

(邵荣光)

miǎnyì tiáojié wēishēngwù yàowù

免疫调节微生物药物（immunomodulatory microbial drugs）

一类通过增强或削弱、调节机体免疫功能而发挥治疗作用的微生物药物。能有效地保证机体对抗原刺激产生最合适的反应，维持机体的自身稳定、平衡。分为两类：抑制与免疫有关细胞的增殖和功能，降低机体免疫反应的药物称为免疫抑制剂；促进低下的免疫功能恢复正常或防止免疫功能降低的药物称为免疫增强剂。免疫反应是机体排除外来物质（如细菌、病毒、移植器官等）的

图1 喷司他汀的结构式

重要防御机制。免疫调节是指在免疫反应中，各种免疫细胞与各种细胞因子间存在着的刺激或抑制、正向或负向两方面作用构成的相互制约的调节网络，完成对抗原的识别和反应。

免疫调节微生物药物在临床上广泛应用于肿瘤、器官移植、类风湿性关节炎等的治疗，有里程碑式意义的免疫调节微生物药物主要包括：环孢素、西罗莫司、他克莫司、吗替麦考酚酯、咪唑立宾和乌苯美司等。

随着医学发展，人类越来越认识到机体免疫功能在人类健康中的重要性。免疫亢进或免疫低下都能造成严重的身心疾病。免疫调节微生物药物首先是一种药物，药物就有适应证和毒副作用，所以必须根据机体的免疫状态以及临床医师的指导才能够用药。

（朱宝泉 林军）

miǎnyì yìzhìjì

免疫抑制剂 （immunosuppressant）

一类能抑制免疫反应的药物统称。其抑制淋巴细胞增殖、分化，并影响淋巴细胞的功能，抑制机体异常免疫反应。

分类 分为以下几类：①肾上腺糖皮质激素，如泼尼松、甲泼尼龙。是临床应用较多的激素类免疫抑制剂，其药理作用较好，药效持续时间较长，可治疗哮喘，并能治疗移植排斥等自身免疫疾病。大量服用糖皮质激素，能导致骨质疏松症、糖尿病、青光眼等疾病。②抗代谢类药物，如吗替麦考酚酯、硫唑嘌呤和咪唑立宾等。硫唑嘌呤（azathioprine，AZA）是嘌呤类似物的免疫抑制剂，其代谢后生成活性产物6-巯基嘌呤，抑制嘌呤的生物合成，抑制 DNA、RNA 以及蛋白质合成，最终抑制淋巴细胞增殖反应，延缓器官移植排斥反应。硫唑嘌呤不仅用于预防器官移植的排斥反应，还可用于一些自体免疫性疾病的治疗，包括类风湿性关节炎、天疱疮、炎性肠病、溃疡性结肠炎、多发性硬化症、自体免疫性肝炎、过敏性皮肤炎、重症肌无力等。硫唑嘌呤的不良反应包括骨髓抑制、肝毒性、胃肠道毒性以及诱发肿瘤危险、引起粒细胞缺乏及血小板数量下降等。③钙调磷酸酶抑制剂，如环孢素和他克莫司等。环孢素是 1969 年从真菌培养液中分离出来的含 11 个氨基酸的环肽，1978 年被用于临床器官移植预防排斥反应获满意效果，它的问世是现代器官移植的一座里程碑。作为微生物产生的第一个真正用于临床器官移植并一直沿用的免疫抑制剂，环孢素的应用极大地提高了肾、心、肝、胰和骨髓在常规基础上移植的成功率。④西罗莫司及其衍生物，如西罗莫司和依维莫司等。西罗莫司，又名雷帕霉素，属于大环内脂类免疫抑制剂。依维莫司（everolimus），是西罗莫司的衍生物，由诺华公司研制开发，临床上主要用于预防肾移植和心脏移植手术后的排异反应。2003年，依维莫司在瑞典被批准用于治疗器官移植后排异反应并推向市场。依维莫司应用范围较广，可用于治疗成年人肾脏和心脏手术后的排异、晚期肾癌、室管膜下巨细胞性星形细胞瘤伴结节性脑硬化和治疗外科手术无法切除或已扩散到身体其他部位的进展性胰腺神经内分泌肿瘤。最常见的不良反应包括上呼吸道感染、鼻窦和耳部感染、口腔溃疡等。⑤植物真菌组分及其衍生物，如芬戈莫德。芬戈莫德（fingoli-mod），又称 FTY720，日本三菱（Mitsubishi）制药公司研制，是将子囊菌冬虫夏草的有效成分多球壳菌素结构改造而成，后期全球经营权转让给瑞士诺华公司，并于 2010 年 9 月 21 日获得 FDA 批准上市，成为首个可口服给药的用于治疗复发缓解型多发性硬化症的新型免疫抑制剂。芬戈莫德的化学结构与作用机制均不同于已有的免疫抑制剂，它可使外周血中的 T、B 淋巴细胞数减少，对移植物的攻击减弱，不影响自然杀伤细胞、粒细胞及单核细胞功能。器官移植的动物实验和临床Ⅲ期临床试验均显示其强大的免疫抑制活性和独特的药理作用，不仅能预防排斥反应的发生，还可逆转已经发生的排斥反应。⑥单克隆抗体类药物，由骨髓瘤细胞与产生特异性抗体的 B 细胞融合形成的杂交瘤细胞产生，有不断增殖并不断产生特异性抗体的功能，它不仅可用于临床诊断，还是对治疗某些肿瘤和器官移植排斥反应的靶向药物。这类制品有很强的选择性，不良反应较小。

临床应用 主要应用于器官移植抗排斥反应，以及治疗一些自身免疫性疾病（如类风湿性关节炎、系统性红斑狼疮、皮肤真菌病、强直性脊柱炎、膜肾球肾炎、炎性肠病和自身免疫性溶血性贫血）等。

免疫抑制剂除在器官移植、自身免疫性疾病治疗等方面发挥着不可替代的作用外，在肿瘤治疗等其他方面也体现出其自身的价值。随着免疫学不断发展，免疫抑制剂的研究不断取得进展，相信会有更多具高效、低毒、高选择性的新型免疫抑制剂应用于临床，为更多的器官移植患者和自身免疫性疾病患者提供安全、有效的治疗手段。

（朱宝泉 林 军）

环孢素（cyclosporine A，CsA）

调节淋巴细胞功能的免疫抑制剂。原称环孢菌素 A，又称环孢素 A（ciclosporin A）、环孢多肽 A、环孢霉素 A。属免疫抑制剂类药物。是 11 个氨基酸组成的环肽，其分子式为 $C_{62}H_{111}N_{11}O_{12}$，分子量为 1202.61；白色或类白色粉末，无臭无味，在甲醇、乙醇或乙腈中极易溶解，在乙酸乙酯中易溶，在丙酮或乙醚中溶解，在水中几乎不溶。

环孢素发现于 1969 年，1976 年瑞士首次报道了由多孔木霉（*Tolypocladiuminflatum*）和光泽柱孢菌（*Cylindrocarpon lucidum*）产生的环孢素。此后，又陆续报道了数十株产生菌，如茄病镰刀菌（*Fusarium solani*）和侵管新赤壳菌（*Neocosmosporavarinfecta*）等。

环孢素主要作用机制如下：①特异性地抑制辅助性 T 淋巴细胞活性，促进抑制性 T 淋巴细胞增殖。②抑制 B 淋巴细胞活性。③选择性抑制 T 淋巴细胞所分泌的白介素-2、干扰素-γ。④抑制体内抗移植物抗体的产生，有抗排异反应作用。

口服环孢素主要在小肠吸收，不同个体的生物利用度差异较大，平均为 30%，但随着治疗时间延长和药物剂量增大而增加。环孢素口服后，药物浓度到达峰值的时间为 3~4 小时，与血浆蛋白的结合率高达 90%左右，在组织中的半衰期超过 24 小时。在肝代谢，经胆道排泄至粪便中排出，仅有少量经肾排泄。

主要毒性：①肾毒性，可导致肾小球血栓、肾小管阻塞、线粒体肿胀、蛋白尿、管型尿等；偶有高尿酸血症、高血钾、血清肌酐增加、尿素氮增加、少尿或无尿。②肝毒性，可致低蛋白血症、高胆红素血症、血清碱性磷酸酶和乳酸脱氢酶活性升高。③神经系统毒性，常表现为运动性脊髓综合征、小脑性共济失调、震颤、感觉异常等。④胃肠道反应，常见有食欲缺乏、恶心、呕吐等。静脉给药时，罕见有严重变态反应，如胸面部潮红、呼吸困难、哮喘、心悸等，一旦出现上述症状，应立即停药并进行抗休克急救。

1978 年环孢素首次应用于临床，1983 年美国食品药品管理局批准其用于临床肾移植，极大地提高了肾、心、肝、胰和骨髓在常规基础上移植的成功率。还对自身免疫性疾病，如风湿性关节炎、银屑病、哮喘、溃疡性结肠炎等有疗效，对再生障碍性贫血、特发性血小板减少性紫癜、白血病等血液系统疾病也有一定疗效。

除糖皮质激素外，环孢素应避免与其他任何免疫抑制剂合用，凡影响肝酶活性的药物都影响其代谢，有增加其毒性的危险。使用环孢素时，禁用钙剂与增钙剂，也不可接种疫苗。长期与糖皮质激素合用可诱发糖尿病、高血压、溃疡病及骨质疏松症等，且可增加环孢素的毒性。

（朱宝泉 林 军）

雷帕霉素（rapamycin）

大环内酯类免疫抑制剂。雷帕霉素的分子式为 $C_{51}H_{79}NO_{13}$，分子量为 914.18；白色固体结晶，熔点为 183~185℃，溶解于甲醇、乙醇、丙酮、三氯甲烷等有机溶剂，极微溶于水，几乎不溶于乙醚。

1975 年加拿大艾尔斯特（Ayerst）实验室从太平洋复活节（Easter）岛土壤样品中分离到了能产生雷帕霉素的吸水链霉菌 *Streptomyces hygroscopicus*。起初，雷帕霉素被作为一种抗真菌药物研究，1977 年才发现其有免疫抑制作用，1989 年开始作为治疗器官移植排斥反应的新药试用。1999 年，美国食品药品管理局批准其作为一种安全性较高的药物应用于肾移植排斥反应。

作用机制 该药进入细胞内与免疫抑制结合蛋白结合形成复合体，通过哺乳动物雷帕霉素靶蛋白影响核糖体功能，抑制蛋白质合成，阻止 T 细胞和 B 细胞的活化、增殖，最终实现抑制免疫反应目的。

药物代谢 该药口服后，1.5~2.0 小时药物浓度达到峰值，片剂和口服溶液的生物利用度分别为 27%和 15%，半衰期为 62 小时，高脂饮食可影响其吸收。药物吸收入血后，95%分布于红细胞内，血浆中含量只占 3%，游离状态存在的药物极少。临床雷帕霉素血药浓度通过全血标本检测。主要经细胞色素 P450 系统代谢，并经胆汁排出，对细胞色素 P450 系统有影响的药物，可对雷帕霉素的药动学产生影响。

毒副作用 与环孢素相比，雷帕霉素口服液的剂量更小（每次仅需服 2~3mg）、抗排异作用更强，肾脏毒性较低，副作用更少。上市以后，迅速成为世界各地器官移植者的常用口服免疫抑制剂。主要毒副作用有移植术后愈合不良、高脂血症和血糖升高、头痛、恶心、头晕，鼻出血和关节疼痛等。

临床应用 该药适用于接受肾移植的患者，预防器官排斥，尤其适用于因溶血性尿毒症而进行肾移植者。可单独使用，也可与钙调磷酸酶抑制剂（如他克莫司和环孢素）合用，与吗替麦考酚酯合用。建议雷帕霉素与环孢素和皮质类固醇联合使用，不推荐用于肝移植和肺移植。服用该药可致伤口愈合障碍及血小板减少，一些器官移植中心并不在移植手术后立即使用雷帕霉素，而是在术后数周或数月才开始使用。雷帕霉素及其衍生物作为极有前途的新型强效免疫抑制药物，一直是药物研究的热点。雷帕霉素对心血管、自身免疫性及神经变性疾病具有潜在的治疗作用，被称为多功能药物。雷帕霉素衍生物也是抗肿瘤治疗药物重要的候选开发品种。

注意事项 雷帕霉素有可能增加患者对感染的易感性，并有可能增加发生淋巴瘤和其他恶性肿瘤（尤其是皮肤癌）的机会。高脂血症患者、13岁以下儿童、孕妇慎用。用药过程中应注意检查血常规、血糖、血脂及肝、肾功能。该药产生骨髓抑制，可出现血小板和白细胞计数减少、血红蛋白减少等骨髓抑制的表现，这种变化有剂量依赖性，降低剂量或停止用药后可恢复正常。

（朱宝泉 林军）

tākèmòsī

他克莫司（tacrolimus；FK506）大环内酯类免疫抑制剂。又称富吉霉素、藤毒素。化学名称为17-烯丙基-1,14-二羟基-12-[2-（4-羟基-3-甲氧基环己基）-1-甲基乙烯基]-23,25-二甲氧基-13,19,21,27-四甲基-11,28-二噁-4-氮杂环[22.3.1.04,9]二十八环-18-烯-2,3,10,16-四酮，分子式为 $C_{44}H_{69}NO_{12}$，分子量为804.02。在常温下为无色晶体，熔点127~129℃，溶于甲醇、乙醇、丙酮、乙酸乙酯、三氯甲烷或乙醚，难溶于己烷或石油醚，不溶于水，在不同贮存条件下稳定性都较高。

该药于1984年首次从筑波链霉菌 *Streptomyces tsukubaensis* 的代谢产物中提取获得，属于23元大环内酯类抗生素。有高度免疫抑制作用，其活性在体外及体内实验中都已被证实。主要抑制有排斥作用的细胞毒性淋巴细胞的生成，抑制T细胞的活化作用以及T辅助细胞依赖B细胞的增生作用，也可抑制如白介素-2、白介素-3及γ-干扰素等淋巴因子的生成与白介素-2受体的表达，达到免疫抑制的药效。

该药口服给药后由胃肠道吸收，1~3小时达血中最高浓度。肝移植患者在口服给药后，大部分患者在3天后药物浓度达到稳定状态。进食含中等脂肪含量食物后，口服生物利用度降低。半衰期长且不固定，由肝代谢后清除。在健康志愿者中，半衰期约为43小时，在儿童和成年肝脏移植者，平均半衰期分别为12.4小时和11.7小时，在成年肾移植者，平均半衰期为15.6小时。

该药预防及治疗器官移植后排斥反应方面优于环孢素和西罗莫司等免疫抑制剂，但临床应用时仍会发生一些不良反应，如肾毒性、神经毒性、高血压、移植后糖尿病等。

该药有免疫抑制药效强、用药剂量低、急性排异反应发生率低等优点，在心、肺、肠、骨髓等移植中应用有很好的效果。在治疗特应性皮炎、系统性红斑狼疮、自身免疫性眼病等自身免疫性疾病中也发挥积极作用。

对该药或其他大环类药物已知过敏者、孕妇、对聚乙烯氢化蓖麻油或类似结构化合物已知过敏者禁用。服用他克莫司后，应经常进行肾功能检测。2岁以下，EB病毒抗体阴性的儿童患者发生淋巴细胞增生症的危险性高。不能与环孢素合用。他克莫司与视觉及神经系统紊乱有关，服用他克莫司并已出现上述不良作用的患者，不应高空作业、驾车或操作危险机械，此种影响可能会因饮酒而加重。

（朱宝泉 林军）

mǎtìmàikǎofēnzhǐ

吗替麦考酚酯（mycophenolate mofetil，MMF）麦考酚酸的2-吗啉代乙基酯类衍生物，在体内脱酯化后形成有免疫抑制活性的代谢产物麦考酚酸。麦考酚酸又名霉酚酸，属免疫抑制剂类药物，化学名称为[E-4-甲基-6-（1,3-二氢-7-甲基-4-羟基-6-甲氧基-3-氧代-5-异苯并呋喃基）-4-己烯酸]，分子式为 $C_{17}H_{20}O_6$，分子量320.34，乳白色粉末，溶于甲醇、乙醇，微溶于醚、三氯甲烷，难溶于苯、甲苯，几乎不溶于冷水。

来源及作用机制 麦考酚酸是灰绿青霉（*Penicillium glaucum*）、短密青霉（*P. brevicompactum*）、葡枝青霉（*P. stoloniferum*）、娄地青霉（*P. roqueforti*）和鲜绿青霉（*P. viridicatum*）等微生物产生的次级代谢产物，可从微生物发酵液中分离纯化得到。麦考酚酸是高效、选择性、非竞争性、可逆的次黄嘌呤单核苷酸脱氢酶抑制剂，可抑制T、B细胞中嘌呤的合成，对增殖的淋巴细胞有很高的选择性作用，还能通过直接抑制B细胞增殖阻止抗体的形成，发挥免疫抑制作用。

药物代谢 在不同移植群体均可发现个体之间麦考酚酸药动

学的巨大差异，患者血清蛋白水平、肝肾功能、体质量、合用免疫抑制药物、药物代谢酶及转运蛋白基因多态性、移植术后时间等因素均可引起本药的药动学变异。无论口服或静脉给药，麦考酚酸均能快速且广泛地被机体吸收，肝是其主要代谢场所。麦考酚酸在肝内通过葡糖醛酸转移酶，代谢成麦考酚酸葡糖苷酸，失去药理活性。麦考酚酸葡糖苷酸虽然在药理学上是非活性的，但其大部分分泌入胆汁，并进入小肠，可在肠道中再次水解为麦考酚酸而发挥作用。最后，通过肾小管分泌排泄入尿液。

不良反应 该药的最大的优点是无明显的肝肾毒性。常见不良反应主要有：①胃肠道反应，表现为恶心、呕吐、腹泻、腹痛等，减少剂量即可减轻。②贫血和白细胞减少，多为轻度，通常发生在服药后的 30~120 天，大部分患者在停药 1 周后可得到缓解。③可能诱发肿瘤，有致畸作用。

临床应用 该药作为主要免疫抑制剂已被广泛应用于预防、治疗移植器官急性排异反应。主要用于肾、肝及心移植，能显著减少急性排斥反应。无明显肝、肾毒性，可用于基础肝、肾功能不良的器官移植患者，降低肝、肾毒性的发生率。也可用于自身免疫性疾病的治疗，对银屑病和类风湿性关节炎疗效较好，对系统性红斑狼疮血管炎、重症免疫球蛋白 A 肾病也有一定疗效。

注意事项 对麦考酚酸或吗替麦考酚酯发生变态反应的患者不能使用。作为联合应用免疫抑制药物时，有增加淋巴瘤和其他恶性肿瘤（特别是皮肤癌）发生的危险，这一危险性与免疫抑制的强度和持续时间有关。免疫系统过度抑制也可能导致对感染的易感性增加。

相关药物 除了吗替麦考酚酯以外，麦考酚酸钠是麦考酚酸的另外一种重要的衍生物，于 2004 年通过美国食品药品管理局认证。临床结果表明，患者对吗替麦考酚酯的顺应性不理想，最常见的是胃肠道反应，也可出现白细胞减少或某些感染的发生。与之相比，麦考酚酸钠是通过抑制肌苷-磷酸脱氢酶起作用，有更好的耐受性，需要给药的单位剂量比麦考酚酯小，使患者更易接受，提高患者的顺应性。

（朱宝泉 林 军）

mīzuòlìbīn

咪唑立宾（mizoribine） 一种水溶性的免疫抑制剂。又称布雷青霉素、咪唑糖苷、优青糖苷。化学名称为 5-羟基-1-β-D-呋喃糖基-1H-咪唑-4-羧酰胺，分子式为 $C_9H_{13}N_3O_6$，分子量为 259.22，白色、微带黄白色的结晶性粉末，无臭，在水或二甲基亚砜中易溶，在甲醇、乙醇、乙醚或三氯甲烷中几乎不溶，熔点约为 198℃。

该药是 1971 年从布雷正青霉（*Eupenicilliumbrefeldianun*）的培养液中分离出来的一种咪唑类核苷。在细胞内磷酸化后才能发挥作用，由腺苷激酶分解成为有活性的单磷酸化形式，抑制次黄嘌呤核苷酸脱氢酶和单磷酸鸟嘌呤核苷合成酶，减少鸟苷酸合成，使 RNA、DNA 合成减少，抑制淋巴细胞增殖和抑制抗体产生，发挥免疫抑制作用，延长器官移植后的生存时间。

该药为亲水性化合物，口服吸收迅速，主要在胃肠吸收，受血液中胆汁酸和胆盐抑制。口服生物利用度较低，个体差异大，口服后血药浓度达到峰值的时间为 3~4 小时。在体内各组织中分布广泛，比血中浓度高，尤以肾、胃中浓度最高。咪唑立宾不易通过血脑屏障，但可透过胎盘屏障，少量向乳汁移动，主要以原型药经肾排泄，其排泄率受肾功能影响。口服用药时既要考虑肾功能的影响，也要考虑胃肠道吸收功能的影响。

该药不在肝代谢，几乎没有肝毒性。不良反应与其抑制核酸合成的作用密切相关，主要有：①消化系统症状，如腹痛、食欲不振等，停止服药后该症状逐渐消失。②感染，如肺炎、脑膜炎、败血症、带状疱疹等。③治疗剂量下有致畸和致染色体突变作用，妊娠期和哺乳期妇女禁用。④骨髓抑制，主要有白细胞减少、血小板减少、红细胞减少、红细胞比容降低等。⑤变态反应，如皮疹等。⑥血浆尿酸增加。⑦偶见急性肾功能衰竭。

1984 年，该药获日本厚生省批准用于肾移植术后排异反应的预防及治疗狼疮性肾炎、类风湿性关节炎、肾病综合征及系统性红斑狼疮等。1991 年，在日本临床肾移植中开始应用，已成为肾移植后的常规免疫抑制药物。1999 年，获中国批准用于抑制肾移植时的排斥反应。

对咪唑立宾过敏者，白细胞计数低于 3×10^9/L 的患者，以及孕妇、哺乳期妇女禁用。骨髓抑制者、术后伴有细菌或病毒感染、有出血倾向、肝肾功能不全者均应慎用。

（朱宝泉 林 军）

miǎnyì zēngqiángjì

免疫增强剂（immunopotentiator） 一类能增强机体免疫力反应的化合物总称。可分为储存性免疫增强剂和中枢性免疫增强剂两大类。储存性免疫增强剂能增强机体的抗原性，或延长抗原的储存和释放时间，持续刺激机体增强免疫应答；中枢性免疫增强剂能刺激一种或多种免疫活性细胞加速成熟与增殖，或作用于某些淋巴细胞的亚群而间接发挥作用。临床上常用的微生物来源的免疫增强剂有乌苯美司等。微生物产生的大分子产物如结核菌素、多糖和细胞壁组分已是众所周知的免疫增强剂。乌苯美司的临床使用吸引了更多的研究者们关注从微生物产生的小分子次级代谢产物中开发新的免疫增强剂的研究。

具免疫增强功能的多糖种类很多，包括细菌脂多糖、云芝多糖和香菇多糖等。①细菌脂多糖（lipopolysaccharides，LPS）是亲脂又亲水的聚阴离子分子，对体液免疫和细胞免疫都有辅助作用，可引起动物特异性应答。②云芝多糖是从担子菌纲多孔菌科云芝属真菌云芝或其培养的菌丝中提取的具有多种药理作用的多糖类物质，是良好的生物效应调节剂，有明显的抗肿瘤、免疫调节、促进多种细胞因子的产生、抗损伤、促进受损肝细胞恢复和改善某些老年性疾病症状等作用。③香菇多糖（lentinan）是从人工培养的伞菌科真菌香菇子实体中提取、分离、纯化获得的均一组分的多糖，能恢复或加强宿主对淋巴胞、激素及其他生物活性因子的反应，通过刺激免疫活性细胞的成熟、分化和繁殖，使机体的淋巴细胞大量增加。也能激活补体系统的经典途径或变更途径，或增加巨噬细胞非特异性免疫力，并增加中性粒白细胞对肿瘤的浸润，促使宿主因癌症及感染而引起的体内平衡失调尽快恢复。

免疫增强剂在医疗、保健方面的作用越来越受到重视，相信随着研究不断深入，免疫增强剂会对人们的健康起到越来越重要的作用。

（朱宝泉 林军）

wūběnměisī

乌苯美司（ubenimex） 可促进宿主细胞免疫功能和增强机能抗癌能力的免疫增强剂。又称苯丁抑制素（bestatin）。化学名称为 $N-[(2S,3R)-4-苯基-3-氨基-2-羟基丁酰]-L-亮氨酸$，分子式为 $C_{16}H_{24}N_2O_4$，分子量为308.38，白色粉末。

该药是 1976 年从橄榄网状链霉菌（Streptomyces olivoreticuli）的培养液中分离而得到的一种低分子二肽化合物，是第一个作为免疫增强剂用于临床的微生物产生的小分子次级代谢产物。1987年乌苯美司胶囊正式在日本上市，1998 年在中国上市。

该药有抑制肿瘤细胞表面氨基肽酶 B、N 和亮氨酸氨基肽酶的作用，能干扰肿瘤细胞的代谢，抑制肿瘤细胞增生，使肿瘤细胞死亡，并激活人体细胞免疫功能，刺激细胞因子的生成和分泌，促进抗肿瘤效应细胞的产生和增殖，有促进宿主细胞免疫功能和增强抗癌作用的双重功效。口服吸收良好、迅速，1 小时后血药浓度达峰值，约有 15% 在肝中被代谢为羟基乌苯美司，80%~85% 以原型药随尿液排出。服用乌苯美司偶有皮疹、瘙痒、头痛、面部水肿以及一些消化道反应，如恶心、呕吐、腹泻、软便。个别服用者可出现轻度转氨酶活性升高，一般在口服过程中或停药后消失。有促进宿主细胞免疫功能和增强抗癌作用的双重功能，用于抗癌化疗、放疗的辅助治疗；也可应用于白血病、多发性骨髓瘤、骨髓增生异常综合征、造血干细胞移植以及其他实体瘤的治疗。

（朱宝泉 林军）

wéishēngsù

维生素（vitamin） 人和动物生长发育和代谢所必需的一类微量有机物质。这类物质由于在体内不能合成或合成量不足，人和动物为维持正常的生理功能必须从食物中获得。维生素在生物体内的作用不同于糖类、脂肪和蛋白质，既不参与构成人体细胞，也不为人体提供能量。绝大多数的维生素是作为酶的辅酶或辅基的组成部分在体内物质代谢中发挥作用。

维生素都是小分子有机化合物，在结构上无共同性，有脂肪族、芳香族、脂环族、杂环和甾类化合物等。通常根据其溶解性分为脂溶性和水溶性两大类。脂溶性维生素有 A、D、E、K，水溶性维生素有 B、C 等。

维生素 B_6、K 等能由动物肠道内的细菌合成，一般情况下合成量可满足动物的需要；动物细胞可将色氨酸转变成烟酸（一种B 族维生素），但生成量不能满足需要；除灵长类及豚鼠以外，其他动物都可自身合成维生素 C。植物和多数微生物大都能自己合成所需要的维生素，一般不需要再从外界摄取。

人体犹如一座复杂化工厂，不断进行各种生化反应，反应过程与酶的催化作用密切相关，很多酶活性的发挥需要辅酶或辅基参加。许多维生素是酶的辅酶或者是辅酶的组成分子，是维持和调节机体正常代谢的重要物质。

维生素在体内的含量很少，每天的需要量以毫克计算，但不可或缺，一旦缺乏就会引发相应的维生素缺乏症，对人体健康造成损害。如果长期缺乏某种维生素，就会引起生理功能障碍而发生疾病，维生素缺乏的原因有：食物摄取不足或营养不平衡，如食物种类单一、储存方法不当、烹饪所致破坏等；消化系统疾病或其他营养物失衡等导致对维生素的吸收利用降低，如摄入脂肪量过少会影响脂溶性维生素的吸收；特殊时期对维生素需要量相对较高，如妊娠和哺乳期妇女、生长期儿童、特殊工种和特殊环境下的人群等；不合理使用药物所致对维生素的需要量增加或维生素的吸收障碍等。

维生素按用途可分为治疗用维生素和营养补充用维生素两大类产品。用于治疗的维生素类药物主要用于预防和治疗各种维生素缺乏症所致疾病和作为某些疾病的辅助治疗。一般根据维生素的缺乏症，用单品种、按治疗剂量的方式选择和使用，如维生素 A 用于治疗夜盲症；维生素 B_1 用于脚气病；维生素 B_3 用于糙皮病；维生素 C 用于坏血病；维生素 D 用于佝偻病等。营养补充用维生素主要应用于饮食不平衡的人群，通常采用多品种、小剂量、经常或连续服用的方式，有利于吸收和利用，用于全面补充各种维生素。滥用维生素也可引起毒性反应。

（张　华）

wéishēngsù A

维生素 A（vitamin A）

有脂环结构的不饱和一元醇。包括动物性食物来源的维生素 A_1、A_2 两种。又称视黄醇。维生素 A_1（结构式见图 1）存在于哺乳动物及咸水鱼的肝脏中，而维生素 A_2 存在于淡水鱼的肝脏中。维生素 A_2 的生理活性只有 A_1 的一半，通常所说的维生素 A 主要是指维生素 A_1。维生素 A 属于脂溶性维生素，分子式为 $C_{20}H_{30}O$，分子量 286.4516，熔点为 $62 \sim 64℃$，沸点为 $137 \sim 138℃$。

公元前 3000 多年前，古埃及人就发现了一些食物可治疗夜盲症，公元 7 世纪时，中国唐代医药学家孙思邈在《千金要方》中阐述了用动物肝可治疗夜盲症，1909 年英国生物学家霍普金斯和施特普发现了维生素 A。1931 年瑞士科学家卡勒从鱼肝油中分离得到了维生素 A 的纯品并确定了其化学结构。

该药有多种生理功能，对视力、生长、上皮组织及骨骼的发育等都是必需的。维生素 A 是构成视觉细胞中感受弱光的视紫红质的组成成分，维生素 A 缺乏的最初和最常见的症状是暗适应能力下降，严重时可致夜盲，即在暗光下无法看清物体。维生素 A 缺乏还可造成机体免疫功能降低、骨骼生长发育受阻、记忆力减退、头发干枯易脱落等多种症状。

该药的主要来源途径为动物性食品，其中肝、乳制品及蛋黄中的含量较多。胡萝卜、绿叶蔬菜、玉米等植物性食品中含量较高的 β-胡萝卜素，在人体小肠黏膜酶的作用下也可以转化生成维生素 A。维生素 A 可从动物组织中提取获得，但资源相对分散，提取步骤相对繁杂，成本较高，商品维生素 A 都是通过化学合成的方法生产的。

正常成人每日维生素 A 的生理需求量为 2600 ~ 3300 单位（U）。常用的为口服软胶囊，每粒含维生素 A 5000 单位，用于治疗维生素 A 缺乏症，如夜盲症、干眼病、角膜软化症和皮肤粗糙等，应按推荐剂量使用，不可超量服用。该药作为脂溶性维生素，其吸收需要脂肪的参与，进入消化道后，在小肠与胆汁酸脂肪分解产物一起被乳化，由肠黏膜吸收。在体内的半衰期为 128 ~ 154 天。

该药使用过量常常可以发生蓄积中毒，成人过量摄入维生素 A 会出现皮肤干燥、脱屑和脱发等症状，长期大剂量摄入会严重危害健康。婴幼儿过量的一般性症状可表现为烦燥不安和厌食，也可造成肝脏损坏，导致转氨酶活性增高等症状。一旦发生中毒，应当立即停用，及时就医，症状可在 1 ~ 2 周内消失。

（张　华）

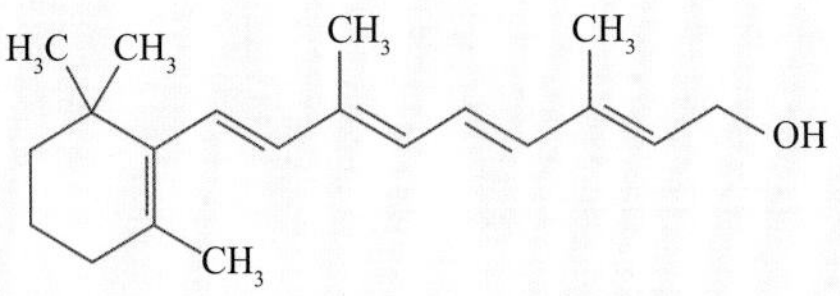

wéishēngsù B_1

维生素 B_1（vitamin B_1）

又称硫胺素（thiamine）、抗神经炎维生素、抗脚气病维生素，是维生素 B 家族中最早被发现的。白色晶体，常以其盐酸盐的形式出现。溶于水，微溶于乙醇、三氯甲烷，熔点为 $245 \sim 250℃$。分子式为 $C_{12}H_{16}N_4OS$（·HCl），分子量 300.81，结构式见图 1。在酸性溶液中很稳定，在碱性溶液中易分解变质。在有氧化剂存在时容易被氧化产生脱氢硫胺素，后者在有紫外光照射时呈现蓝色荧光，故应置于遮光、阴凉处保存，不

图 1　维生素 A_1 的结构式

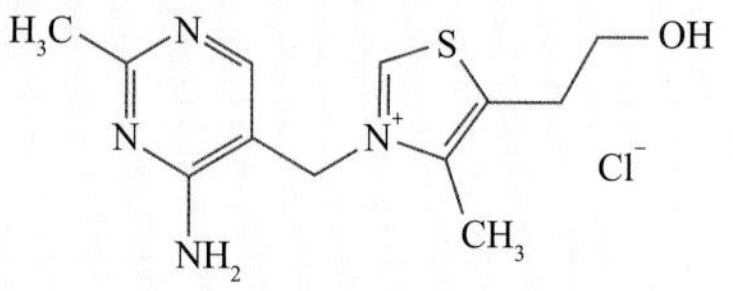

图1 维生素 B_1 的结构式

宜久贮。

早在公元 7 世纪，中国名医孙思邈在其所著的《千金要方》中就对维生素 B_1 缺乏所致的脚气病有过详细描述，提出可用谷皮煎汤治疗（谷皮中含有丰富的维生素 B_1）。1926 年在爪哇工作的两位荷兰科学家从米糠中成功分离出了维生素 B_1 的纯品。

维生素 B_1 主要存在于种子胚芽和外皮中，米糠、麸皮、黄豆、酵母、瘦肉等食物中含量丰富。进入人体后，在焦磷酸硫胺素激酶的作用下，与三磷酸腺苷结合形成焦磷酸硫胺素，是其在体内发挥生理功能的主要形式。维生素 B_1 在糖代谢、帮助消化和维持肌肉、神经组织的正常功能方面具有重要的作用。人体代谢所需要的维生素 B_1 只能依赖食物补充，补充的途径主要是依赖谷类食物。加工过程中的过度研磨和多次淘洗可使维生素 B_1 丢失，导致摄入不足。

维生素 B_1 缺乏可导致脚气病，出现多发性神经炎、皮肤麻木、心力衰竭、四肢无力、下肢肿胀等症状，严重的情况下会出现神经麻痹。食用富含维生素 B_1 的花生和糙米粗粮可有效预防脚气病的发生。成人每天维生素 B_1 的需求量为 1.3～1.4mg/d。维生素 B_1 作为水溶性维生素，很容易通过尿液和汗腺排出体外，几乎没有人体中毒的病例。

药用维生素 B_1 均是通过化学合成的方法生产的，主要用于预防和治疗维生素 B_1 缺乏症，如脚气并神经炎、消化不良等，有片剂和注射剂两种剂型。国家药用推荐剂量的维生素 B_1 几乎无毒性，过量使用可出现头痛、疲倦、烦躁、食欲减退、腹泻、水肿。维生素 B_1 片遇碱性药物如碳酸氢钠、枸橼酸钠等可发生变质，不宜与含鞣质的中药和食物合用。

（张 华）

wéishēngsù B_2
维生素 B_2（vitamin B_2） 又名核黄素（riboflavin）。1879 年英国著名化学家布鲁斯发现牛奶的上层乳清中存在着一种黄绿色的荧光色素，他们用各种方法提取，试图发现其化学本质但都没有成功。1933 年，美国科学家哥尔倍格等从 1000 多千克牛奶中得到了 18mg 的这种物质，后来人们因为其分子式上有一个核糖醇，命名为核黄素。维生素 B_2 的分子式为 $C_{17}H_{20}N_4O_6$，分子量为 376.37，结构式见图 1；微溶于水，在 27.5℃ 下溶解度为 12mg/100ml，可溶于氯化钠溶液，易溶于稀的氢氧化钠溶液；在强酸溶液中稳定、耐热、耐氧化，光照及紫外照射可引起不可逆的分解。

维生素 B_2 是辅酶的组成成分，参与糖、蛋白质、脂肪的代谢，有维持人体正常视觉功能和促进生长的作用，在体内以黄素

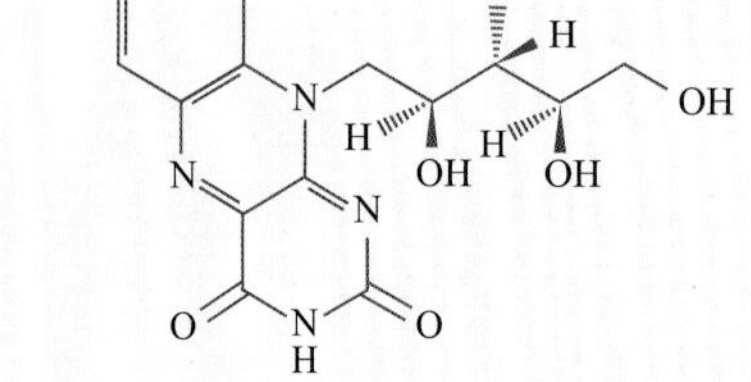

图1 维生素 B_2 的结构式

单核苷酸和黄素腺嘌呤二核苷酸的形成存在。维生素 B_2 是生物体内一些氧化还原酶（黄素蛋白）的辅基，有氧化型和还原型两种形式，在生物体内氧化还原过程中起传递氢的作用。维生素 B_2 主要参与的生化反应有：呼吸链能量产生、氨基酸和脂类的氧化、嘌呤碱转化为尿酸、芳香族化合物的羟化、蛋白质与某些激素的合成以及铁的转运、储存及动员，参与维生素 B_9、吡哆醛、尼克酸的代谢等，能促进糖、脂肪和蛋白质的代谢，对维持皮肤、黏膜和视觉的正常功能均有一定的作用。

维生素 B_2 主要是通过微生物发酵的方法生产获得的。在各类食品中广泛存在，但通常动物性食品中的含量高于植物性食物。酵母、动物肝脏和肾脏、蛋黄、奶及大豆中均含量丰富。许多绿叶蔬菜和豆类含量也较多，谷类和一般蔬菜中含量较少。

维生素 B_2 作为水溶性维生素，很容易被消化和吸收，膳食中的大部分维生素 B_2 和蛋白质结合存在，进入体内后，在胃酸的作用下，与蛋白质分离，在上消化道转变为游离型维生素 B_2 后，在小肠上部被吸收。身体贮存维生素 B_2 的能力有限，不会在体内过量储存和蓄积，因此需要通过饮食来补充和供给。一般情况下，成人对维生素 B_2 的正常需求量为 1.2～1.5mg/d。维生素 B_2 缺乏会造成皮肤粗糙并易引发脂溢性皮炎、口角炎、痤疮、角膜血管增生等症状。

维生素 B_2 有注射剂和片剂两种药物剂型，用于预防和治疗维生素 B_2 缺乏症，如口角炎、唇干裂、舌炎、阴囊炎、结膜炎、脂溢性皮炎等。在正常肾功能状态下口服维生素 B_2 几乎不产生毒

性，服用后尿呈黄色，但不影响继续用药。

（张　华）

wéishēngsù B₃
维生素 B₃（vitamin B₃）

又称烟酸（nicotinic acid）或维生素PP，是人体必需的 13 种维生素之一。1932 年人类成功地从酵母中分离得到了维生素 B₃，1937 年开始用提取得到的烟酸治疗糙皮病并获得成功。维生素 B₃ 的分子式为 $C_6H_5NO_2$，分子量为 123.11，结构式见图 1；熔点为 236～239℃，溶于水及乙醇。烟酸在人体内可转化为烟酰胺，后者是辅酶Ⅰ和辅酶Ⅱ的组成部分，参与体内生物氧化过程，缺乏时产生糙皮病，其症状包括皮炎、舌炎、食欲缺乏、烦躁失眠、感觉异常等。烟酸和烟酰胺的性质比较稳定，酸、碱、氧、光或加热条件下不易被破坏。一般加工烹调损失很小，但会随水流失。

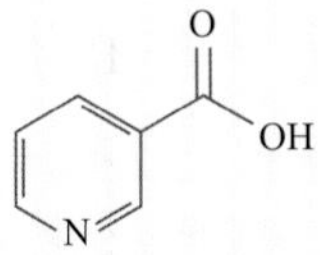

图 1　维生素 B₃ 的结构式

烟酸及烟酰胺在食物中广泛存在，其中植物性食物中存在的主要是烟酸，动物性食物中存在的主要是烟酰胺。烟酸和烟酰胺在肝、肾、瘦畜肉、鱼以及坚果类中含量丰富。乳、蛋中所含的色氨酸在人体内也可转化为烟酸。

烟酰胺与核糖、磷酸、腺嘌呤组成脱氢酶的辅酶，包括烟酰胺腺嘌呤二核苷酸（nicotinamide adenine dinucleotide，NAD⁺；又称辅酶Ⅰ）和烟酰胺腺嘌呤二核苷酸磷酸（nicotinamide adenine di-nucleotide phosphate，NADP⁺；又称辅酶Ⅱ），其还原形式分别为NADH 和 NADPH，烟酰胺辅酶是电子载体，在各种酶促氧化-还原反应中起着重要的作用。NAD⁺ 或 NADP⁺ 在氧化途径（分解代谢）中是电子受体，而 NADH 或 NAD-PH 在还原途径（生物合成）中是电子供体，参与体内脂质代谢，组织呼吸的氧化过程和糖类无氧分解的过程。烟酸有较强的扩张周围血管的作用，临床上用于头痛、偏头痛、耳鸣、内耳眩晕症以及糙皮病等的治疗。烟酸作为医药中间体，可用于异烟肼、烟酰胺及烟酸肌醇酯等的生产。

成人对维生素 B₃ 的正常需求量为 12～15mg/d。一般情况下不易发生烟酸缺乏症，在以玉米为主食的地区，由于玉米中的烟酸为结合型，不易被吸收利用，且玉米中色氨酸少，不能满足人体合成烟酸的需要，这些地区的人容易产生烟酸缺乏症。某些胃肠道疾患和长期发热等会使烟酸吸收不良或消耗增多，也可诱发烟酸缺乏。长期过量饮酒也可导致人体烟酸及前体色氨酸的摄取不足，出现烟酸缺乏症。人体缺乏烟酸时可产生糙皮病，主要表现为皮炎、舌炎、腹泻及烦躁、疲劳乏力和失眠、记忆力差等症状。烟酸是相对稳定的维生素，即使经烹调及储存亦不会大量流失而影响其效力。

工业上，维生素 B₃ 都是通过化学合成的方法生产的。有注射剂和片剂两种药物剂型，常用的维生素 B₃ 片每片含维生素 B₃ 50mg，用于预防和治疗烟酸缺乏症，如糙皮病等。在肾功能正常时按要求服用维生素 B₃ 片几乎不会发生毒性反应，大剂量用药可导致腹泻、头晕、乏力、皮肤干燥、瘙痒、眼干燥、恶心、呕吐、胃痛、高血糖、高尿酸、心律失常、肝毒性反应。

（张　华）

wéishēngsù B₅
维生素 B₅（vitamin B₅）

在动植物中广泛分布，故又称泛酸（pantothenic acid）。人体必需的 13 种维生素之一，是由 β-丙氨酸通过肽键与 α、γ-二羟基 β，β′-二甲基丁酸缩合而成的一种有机酸。纯的泛酸为黏稠的黄色油状物，易溶于水，其主要药物存在形式为泛酸钙（calcium panto-thenate）。泛酸钙的分子式为 $C_{18}H_{32}CaN_2O_{10}$，分子量为 476.54，化学名（R）-N-（3,3-二甲基-2,4-二羟基-1-氧代丁基）-3-丙氨酸钙盐，结构式见图 1。泛酸钙的性状为白色粉末，在水中易溶，在乙醇中极微溶解，在三氯甲烷或乙醚中几乎不溶。

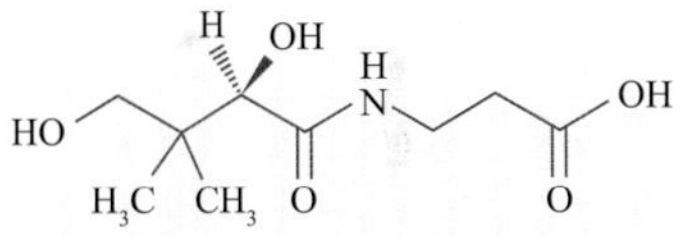

图 1　维生素 B₅ 的结构式

1931 年，科学家林格罗斯等人利用不完全饲料喂鸡，发现所喂养的鸡出现了像癞皮症一样的皮肤病，1933 年，美国化学家威廉等人将一种成分尚不清楚的酵母生长因子命名为"泛酸"，1939 年确认该物质能够治疗鸡癞皮症。1940 年人工合成了泛酸并进一步了解了它在体内的营养作用。1950 年，德国生物学家李普曼等人证明泛酸是辅酶 A 的组成部分之一，由此揭开了泛酸在生物体内作用的详细情况。

维生素 B₅ 作为辅酶 A 的组成

部分，只有其右旋体才具有正常的生物活性。维生素 B_5 在体内广泛参与蛋白质、脂肪、糖的新陈代谢。在人体内的抗体合成以及维护头发、皮肤、血液健康和正常生理功能方面也具有重要的作用，与维生素 C 合用有助于播散性红斑狼疮的治疗。此外，维生素 B_5 也是营养补充剂，主要用于医药、食品添加剂及饲料添加剂。

泛酸在酵母、肝、肾、蛋、小麦、米糠、花生和豌豆中含量丰富。泛酸是食物中分布很广的一种维生素，其缺乏症在人群中较为罕见。特殊情况下的不良饮食习惯和过于偏食所导致的营养失衡可导致维生素 B_5 的缺乏。人体缺乏维生素 B_5 可造成生长迟缓和停止，消化系统功能失常和肝功能障碍，出现血糖过低、持续倦怠、眩晕和头痛、记忆力减退、口疮、舌炎及对称性皮肤炎等症状。此外，维生素 B_5 缺乏还会影响到抗体的形成，造成免疫力低下并易发生过敏。

成年人体每天需要的泛酸的量为 5mg。作为水溶性维生素的泛酸可经肾排出体外，通常不会在人体内蓄积而发生过量现象，有关过量摄入泛酸产生副作用的报道很少。

工业上，维生素 B_5 主要是通过化学合成的方法生产，作为药品的维生素 B_5 有片剂和针剂两种剂型，主要用于维生素 B 缺乏症及周围神经炎、手术后肠绞痛等。服用维生素 B_5 可以缓解人体的紧张状态，过敏症患者、关节炎患者、手足常感到刺痛的人可以考虑适当补充维生素 B_5。

（张 华）

wéishēngsù B_6

维生素 B_6（vitamin B_6） 又称吡哆素（pyridoxine）。维生素 B_6

是吡哆类物质的通称，包括：吡哆醇，分子式为 $C_8H_{11}NO_3$，结构式见图 1；吡哆醛，分子式为 $C_8H_9NO_3$；吡哆胺，分子式为 $C_8H_{12}N_2O_2$，均属于吡啶衍生物。无色晶体，易溶于水及乙醇，在酸溶液中稳定，在碱溶液中易破坏，吡哆醇耐热，吡哆醛和吡哆胺不耐高温。

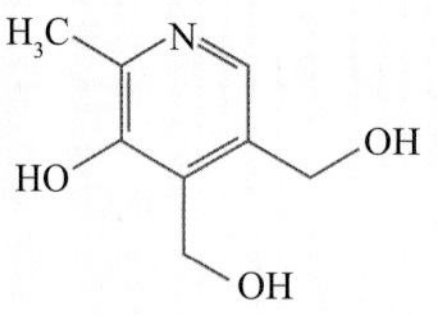

图 1 维生素 B_6 的结构式

1926 年，科学家们研究发现当饲料中缺乏某种因子时，大鼠会患皮炎症。1934 年，匈牙利医生发现了这种对鼠的皮炎有治疗作用的化学物质并将其命名为吡哆醇（维生素 B_6）。1938 年研究者从鼠脑中分离得到了维生素 B_6，1939 年其化学结构被确定并进行了人工合成。

维生素 B_6 的食物来源很广泛，动物性、植物性食物中均含有，在酵母菌、肝脏、谷粒、肉、鱼、蛋、豆类及花生、蔬菜和坚果类中含量较高。动物性来源的食物中维生素 B_6 的生物利用率优于植物性来源的食物。

维生素 B_6 为人体内某些辅酶的组成成分，参与多种代谢反应，尤其和氨基酸代谢有密切关系；同时，在机体合成血红素的过程中也具有重要的作用；参与多种神经递质和功能性多肽的合成，在维持脑细胞和神经代谢方面发挥着重要的作用，可缓解人的抑郁情绪；在保护皮肤、黏膜和头发健康方面也具有重要的作用。

血管内皮细胞受损，被认为

是动脉硬化的早期病理现象，这种改变影响血管内皮细胞的许多功能，包括通透性、附着性、运动、细胞增生与物质生成的能力等，维生素 B_6 的活化型式磷酸吡哆醛，具有保护血管内皮细胞，减少内皮细胞受活化血小板损伤、抑制血小板凝集与血液凝固的作用，对糖尿病患者血管并发症的治疗也有一定的作用。

许多食物中都含维生素 B_6，人体肠道中的细菌也能合成一些，一般情况下不容易出现缺乏症状。虽然严重的维生素 B_6 缺乏已经较罕见，但也会有轻度缺乏的情况发生，包括过量摄入蛋白质（对维生素 B_6 的需求量也相应增加）、服用某些可与维生素 B_6 发生作用的药物（如口服避孕药物、抗结核药物异烟肼、抗哮喘药物茶碱等）、大量饮酒（可影响到人体对维生素 B_6 的吸收）、特定的身体状态（如妊娠后 3 个月、哺乳期的妇女、吸收功能偏低的老年人等）。维生素 B_6 缺乏表现的症状有食欲不振、食物利用率低、失重、呕吐等。严重缺乏时会有粉刺、贫血、关节炎、忧郁、头痛、掉发、学习障碍、衰弱等症状。

成年人体每天需要的维生素 B_6 的量为 1.2～1.5mg。作为水溶性维生素的维生素 B_6 在吸收后 8 小时之内会被排出体外，通常不会在人体内蓄积而发生过量现象。

工业上，维生素 B_6 均是通过化学合成的方法生产的。作为药品的维生素 B_6 有片剂和针剂两种剂型，其适应证是用于维生素 B_6 缺乏的预防和治疗，防治异烟肼中毒；也可用于妊娠放射病及抗癌药所致的呕吐、脂溢性皮炎等。维生素 B_6 可以与 B_1、B_2、烟酰胺组成复合维生素注射液，用于 B 族维生素缺乏症的补充以及营养不良、糙皮病、食欲不振等。维生素 B_6 在肾功能正常时，按要求服用维生素 B_6 几乎不产生毒性，但长期、过量应用可致严重的周围神经炎、出现神经感觉异常、步态不稳、手足麻木等症状。

（张 华）

维生素 B_9（vitamin B_9） 又称蝶酰谷氨酸。最初从肝中分离得到，后来又发现其在绿叶中含量很丰富，故又称叶酸（folic acid）。由 2-氨基-4-羟基-6-甲基蝶啶、对氨基苯甲酸和 L-谷氨酸 3 部分组成（图 1）。橘黄色的粉末结晶物质，不溶于乙醇、乙醚和其他有机溶剂，仅部分溶解于热水，属水溶性 B 族维生素。叶酸在新鲜水果、蔬菜、肉类食品中含量丰富，食物中的叶酸若长时间烹煮，可损失 50%~90%。1945 年，美国化学家安吉尔等人完成了对其结构的测定解析和人工合成。

维生素 B_9 存在于几乎所有的生物体中，在十二指肠及近端空肠部位吸收后，经门静脉进入肝脏，在肝内二氢叶酸还原酶的作用下，转变为有活性的四氢叶酸。体内的维生素 B_9 大部分贮存在肝脏内，储存量为 5~20mg。在体内主要被分解为蝶呤和对氨基苯酰谷氨酸，血浆半衰期约为 40 分钟，主要经尿和粪便排出。由胆汁排至肠道中的维生素 B_9 可再被吸收，形成肝肠循环。

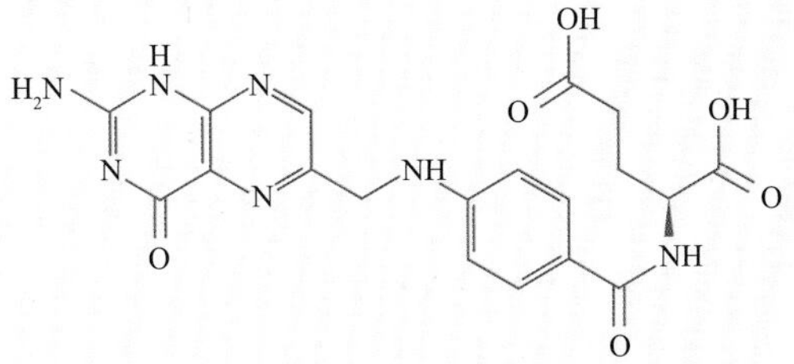

维生素 B_9 虽然在体内的存量很少，但参与了许多体内的生化反应，是机体细胞生长繁殖所必需的物质，主要包括：作为体内生化反应中一碳单位转移酶系的辅酶起一碳单位传递体的作用，在蛋白质、核酸的合成及各种氨基酸的代谢过程中发挥重要作用。维生素 B_9 与维生素 B_{12} 共同促进红细胞的生成和成熟，是制造红血球不可缺少的物质。

维生素 B_9 缺乏的主要原因包括摄入量低、食物烹饪过程中的损失、消化道吸收差等因素。此外，吸烟、经常大量饮酒及服用某些药物（如抗惊厥药、口服避孕药等）也可影响维生素 B_9 的吸收。维生素 B_9 缺乏可引起多种生长发育和代谢方面的疾病，包括机体免疫力下降易患病、神经衰弱和失眠健忘、巨幼细胞性贫血、白细胞和血小板减少以及食欲减退、腹胀、腹泻及舌炎等症状。婴儿、青少年和孕妇特别容易受到维生素 B_9 缺乏的影响。维生素 B_9 是胎儿生长发育不可缺少的营养素，孕妇缺乏维生素 B_9 可导致体重偏低、出现胎儿畸形的概率增加，在怀孕前 3 个月内缺乏维生素 B_9，有可能引起胎儿神经管发育缺陷。妇女在孕前和孕早期及时补充维生素 B_9，可有效预防大部分神经管畸形的发生。人体缺少维生素 B_9 可导致巨幼细胞性贫血、白细胞和血小板减少。长期饮酒造成的慢性酒精中毒也会影响到人体对维生素 B_9 的吸收，同时，酒精（乙醇）对肝细胞的毒性作用也会影响到人体肝肠循环的功能。

成人维持正常生理功能对维生素 B_9 的最低需求量为 $60\mu g/d$，每天的服用量应控制在 $1000\mu g$ 以下为宜。中国营养学会推荐的育龄妇女维生素 B_9 的摄入量为 $400\mu g/d$，孕妇为 $600\mu g/d$。

工业上，维生素 B_9 均是通过化学合成的方法获得，有片剂和注射剂两种常用剂型，其主要的适应证是各种原因引起的维生素 B_9 缺乏及维生素 B_9 缺乏所致的巨幼红细胞贫血；妊娠期、哺乳期妇女预防给药；慢性溶血性贫血所致的维生素 B_9 缺乏。

维生素 B_9 是水溶性维生素，在肾功能正常的患者中，很少发生中毒反应，但长期大剂量服用可能产生毒性作用。在补充维生素 B_9 的人群中偶尔可见变态反应，变态反应严重的症状主要包括皮疹、瘙痒、肿胀、头晕、呼吸困难等。个别人长期大量服用维生素 B_9 可出现厌食、恶心、腹胀等胃肠道症状，出现黄色尿。

（张 华）

维生素 B_{12}（vitamin B_{12}） 因分子中含有氰和大约 4.5% 的钴，故又称氰钴胺素或钴胺素。维生素 B_{12} 水溶性维生素家族中的重要一员，也是唯一含金属元素的维生素，其因含钴而呈现红色。维生素 B_{12} 为含有 3 价钴的多环系化合物，4 个还原的吡咯环连在一起构成了 1 个咕啉大环（与卟啉相似），是维生素 B_{12} 分子的核心；分子式为 $C_{63}H_{88}CoN_{14}O_{14}P$，分子量为 1355.37，结构式见图 1；易溶于水和乙醇，在 pH 4.5~5.0 弱酸条件下稳定，遇强光或紫外线易被破坏，在强酸（pH<2）或碱性溶液中易分解。虽然遇热时可在一定程度上被破

图 1 维生素 B_9 的结构式

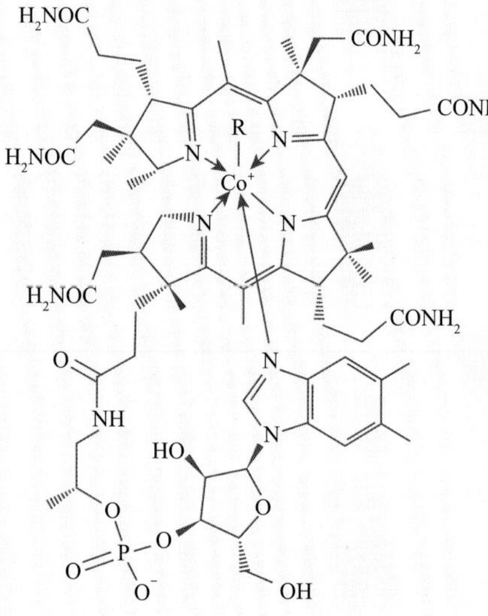

图 1　维生素 B_{12} 的结构式

坏，但短时间高温加热损失不大，普通烹调过程损失量约为 30%。

1926 年美国哈佛医学院的迈诺特和默菲报道了对于恶性贫血症的患者在食物中每天补充一些肝，可使患者的红细胞恢复到正常水平。此后，利用肝浓缩物挽救了许多贫血患者的生命。1948 年，美国和英国学者分别从肝浓缩物中分离出一种红色晶体并将它命名为维生素 B_{12}，这种化合物对于恶性贫血症的治疗有非常显著的作用。1955 年英国牛津大学的霍奇金等确定了其化学结构。

自然界中的维生素 B_{12} 大都由微生物制造合成，通过微生物发酵法工业化生产的大多数维生素 B_{12} 产品被用于医用制剂和动物饲料添加剂。人类日常需要的维生素 B_{12} 通常从动物性食物中获得，其中肝脏的含量最高，其次是肾、心、瘦肉等，在蔬菜等植物性食物中的含量则很少，豆制品经发酵会产生一部分，人体肠道细菌也可合成一部分。食物中的维生素 B_{12} 通常与蛋白质结合，进入人体消化道后，在胃酸、胃蛋白酶及胰蛋白酶的作用下，

维生素 B_{12} 被释放并与胃黏膜细胞分泌的一种糖蛋白内因子（IF）结合形成维生素 B_{12}-IF 复合物然后在回肠被吸收。人体维生素 B_{12} 主要储存在肝脏中但贮存量很少，仅 $2 \sim 3mg$。维生素 B_{12} 主要通过尿液排出，部分从胆汁排出。

维生素 B_{12} 参与体内甲基转换及维生素 B_9 代谢，促进 5-甲基四氢叶酸转变为四氢叶酸。缺乏时，可导致 DNA 合成障碍，影响红细胞的成熟；还可促使甲基丙二酸转变为琥珀酸，参与三羧酸循环。此作用关系到神经髓鞘脂类的合成及维持有髓神经纤维功能完整，维生素 B_{12} 缺乏症的神经损害可能与此有关。维生素 B_{12} 缺乏的症状主要有：人体红细胞的合成障碍，造成恶性贫血；脊髓变形，神经和周围神经退化；从甲基四氢叶酸上转移甲基基团的活动减少，使维生素 B_9 变成不能利用的形式，导致维生素 B_9 缺乏症；还可导致头痛、注意力不集中和记忆力下降、消化不良、易腹泻及其他多种症状。

成人对维生素 B_{12} 的日常需求量很少，每天仅需要约 $3\mu g$，只要饮食正常，一般不会发生维生素 B_{12} 的缺乏，但少数营养吸收不良和长期严格素食的人，有可能导致维生素 B_{12} 的缺乏，老年人和胃切除患者胃酸过少可引起维生素 B_{12} 的吸收不良。人体补充和吸收维生素 B_{12} 也应适量，

过量可使心绞痛病情加重，还可导致维生素 B_9 缺乏等副作用。有些患者对维生素 B_{12} 有变态反应，出现哮喘、湿疹、面部水肿、寒战等过敏症状，甚至出现过敏性休克，使用时应注意。维生素 B_{12} 为抗贫血药，有注射剂和片剂两种常用的药物剂型，主要用于巨幼红细胞性贫血的治疗，也可用于神经炎的辅助治疗。

（张　华）

wéishēngsù C

维生素 C（vitamin C）　一种含 6 个碳原子的酸性多羟基化合物（烯醇式己糖酸内酯）。分子式为 $C_6H_8O_6$，又称 L-抗坏血酸（ascorbic acid）。分子量为 176.1，结构式见图 1；熔点为 $190 \sim 192°C$。天然存在的抗坏血酸有 L-型和 D-型两种，只有前者才有生物活性。无色无臭的片状晶体，易溶于水，不溶于有机溶剂。在酸性环境中稳定，遇空气中的氧气以及热、光、碱性物质，特别是有氧化酶及痕量铜、铁等金属离子存在时易被氧化破坏。氧化酶一般在蔬菜中含量较多，故蔬菜储存过程中维生素 C 会有不同程度流失，但某些果实中含有的黄酮类物质，能使其保持稳定。于 1928 年匈牙利科学家首先从牛肾上腺、柑橘和甘蓝叶中分离得到，1933 年瑞士科学家完成了抗坏血酸的人工合成和结构测定。

该药 C 广泛分布于动植物中，仅有几种脊椎动物如人类和其他灵长类、豚鼠、某些鸟类和鱼类

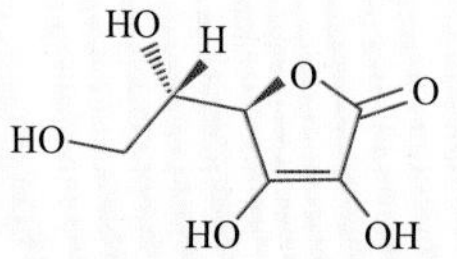

图 1　维生素 C 的结构式

不能自行合成，抗坏血酸是高等灵长类动物与其他少数生物的必需营养素，主要是这些生物体的肝内缺少体内合成抗坏血酸的一个关键酶：L-古洛糖酸-g-内酯氧化酶，不能使葡萄糖转化为抗坏血酸，必须从外界获取。

该药的主要食物来源是新鲜的蔬菜与水果，成人的正常日需求量为100mg。食物中的维生素C除少量通过口腔黏膜和胃部吸收外，大部分在小肠上方（十二指肠和空肠上部）被人体所吸收，再经由门静脉、肝静脉输送至血液，并转移至身体各部分的组织。

该药是人类所需要的最重要的维生素之一，作为体内一种强的抗氧化剂和还原剂，参与体内的多种生理生化反应过程，在生物氧化和还原作用以及细胞呼吸过程中起重要作用。它在体内的主要作用是：促进胶原蛋白合成，使皮肤光滑美白有弹性；保持血管的完整，防止牙龈出血；增强肌体对外界环境的抗应激能力和免疫力；改善铁、钙和维生素 B_9 的利用；改善脂肪和类脂特别是胆固醇的代谢，预防心血管病；可降低多种癌症的发病率，延长癌症患者的生命；抗氧化、抗自由基和解毒作用；预防贫血缓解疲劳。

该药缺乏时，可影响胶原蛋白合成和细胞间质物质的完整性，严重缺乏时可引发坏血病。成人表现为齿龈肿胀、出血，牙齿松动，关节及肌肉疼痛，毛囊角化等，儿童表现为发育迟缓，骨骼发育不全，皮下出血。还会导致贫血，伤口难愈合，机体的解毒能力下降，免疫力降低，易产生疲劳。大规模的维生素C缺乏病已比较少见，但在婴幼儿和老年人中仍有发生。长期不吃新鲜果蔬者，常会发生维生素C缺乏症。

该药的工业化生产方法主要是微生物两步发酵法，药用维生素C的常用剂型为片剂，主要用于预防和治疗坏血病，也可用于各种急慢性传染疾病及紫癜等的辅助治疗。

长期大剂量服用维生素C（每日 2~3g）可引起停药后坏血病，偶可引起尿酸盐、半胱氨酸盐或草酸盐结石，过量服用（每日用量1g以上）可引起腹泻、皮肤红而亮、头痛、尿频（每日用量600mg以上时）、恶心呕吐、胃痉挛。

（张 华）

wéishēngsù D

维生素 D（vitamin D） 类甾醇衍生物，其家族共有 5 种化合物，其中最重要的成员是麦角钙化（甾）醇（即维生素 D_2，结构式见图1）和胆钙化（甾）醇（即维生素 D_3，结构式见图2）。因其有抗佝偻病作用，又称抗佝偻病维生素。白色、结晶状、无气味的物质，不溶于水，可溶于脂肪和脂溶性溶剂。它是维生素家族中最稳定的成员，有一定的抗酸碱抗氧化的能力。

1824 年人类就已经发现鱼肝油可用于治疗佝偻病，但直到20

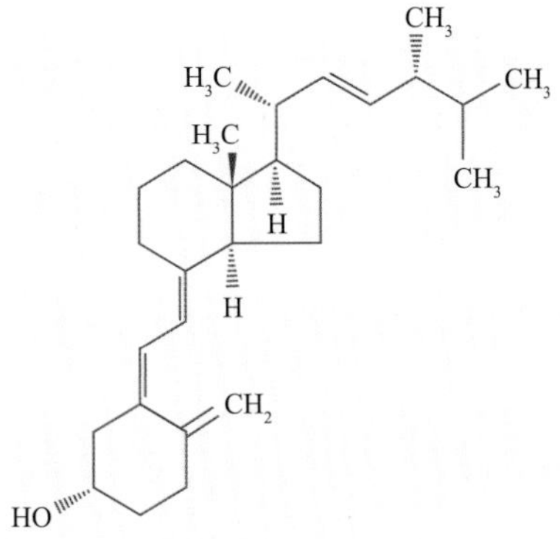

图1 维生素 D_2 的结构式

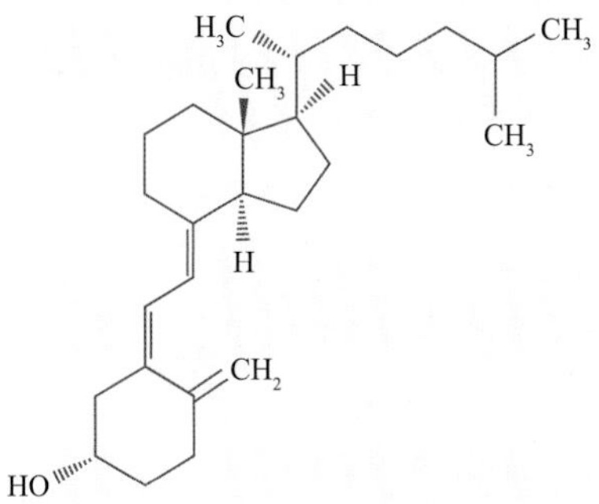

图2 维生素 D_3 的结构式

世纪 30 年代前后，人类才最终认识到维生素 D 的缺乏是引起佝偻病的病因，并分离纯化和确认了维生素 D 的化学结构。

动物皮下的 7-脱氢胆固醇被称为维生素 D 原，经紫外线照射后可转化生成维生素 D_3，因此通常情况下，适当的日光浴就可以满足人体对维生素 D 的需求。作为一种脂溶性的维生素，维生素 D 在日常的膳食中必须有适量的脂肪助溶才能被人体吸收，吸收的部位主要在空肠与回肠，胆汁也可帮助维生素 D 的吸收。维生素 D 被人体内的维生素 D 结合蛋白（又称为转钙化蛋白）转运到肝后会被转化为 25-羟基维生素 D_3，然后被运送到肾，进一步转化为 1,25-二羟基维生素 D_3，它是维生素 D 在体内最有效的活性化合物，其主要的生理效应是提高血钙、血磷的浓度，有利于新骨的形成与钙化。

该药的作用主要是促进钙的吸收和维持骨骼的正常发育与功能，它通常被用来防治儿童的佝偻病和成人的软骨症，关节痛等疾病。患有骨质疏松症的人通过添加合适的维生素 D 和镁可有效提高钙离子的吸收。它对人体的免疫系统也有一定增强作用。维生素 D 的缺乏会导致少儿佝偻病和成年人的软骨病或骨质疏松。

佝偻病是一种足骨和肋骨等骨骼变形、弯曲的疾病，骨软化症多发生于妊娠多产的妇女及体弱多病的老年人，其常见的症状是骨痛、肌无力和骨压痛，骨质疏松症则是骨骼中形成空腔，因此很容易造成骨折。

2011 年，中华医学会在《原发性骨质疏松症诊治指南》中指出，钙剂和维生素 D 为骨健康的基本补充剂，且推荐成年人每日补充 200IU 维生素 D、老年人每日补充 400～800IU，而骨质疏松症患者还应同时接受药物治疗。成年人与儿童过量摄入维生素 D 均可引起中毒症状，中毒的症状和表现主要是高钙血症及由此引起的肾功能损害及软组织钙化。其早期的临床表现是食欲减退、恶心、呕吐、便秘、心律紊乱、肌肉和骨头疼痛等。晚期症状主要包括发痒、骨质疏松症、体重下降、肌肉和软组织石灰化等。

该药是人体所需要的一种重要维生素，海鱼和鱼卵、动物肝脏、蛋黄、奶油和奶酪等动物性食品中维生素 D 的含量较多，瘦肉、奶、坚果中含有微量的维生素 D。蔬菜、谷物及其制品和水果中维生素 D 的含量较少。只要人体接受足够的日光，体内就可以获得足够的维生素 D，保持经常和适当晒太阳的良好习惯，是人体获得维生素 D 的一个非常便捷的途径。

维生素 D 的工业化生产方法主要是从羊毛中提取胆固醇再经过化学合成的方法。常用的维生素 D 的药物制剂为滴剂，每粒含维生素 D 400U，用于预防和治疗维生素 D 缺乏症，如佝偻病等。长期过量服用，可出现中毒，早期表现为骨关节疼痛、肿胀、皮肤瘙痒、口唇干裂、发热、头痛、呕吐、便秘或腹泻、恶心等。

（张 华）

wéishēngsù E

维生素 E（vitamin E） 因与生育有关，故又称生育酚。天然的生育酚共有 8 种，在化学结构上均系苯骈二氢吡喃的衍生物，根据化学结构分为生育酚和三烯生育酚两类，每类又可以根据甲基的数目和位置的不同分为 α、β、γ、δ。其中 α-生育酚是自然界中分布最广含量最丰富活性最高的维生素 E 形式，其分子式为：$C_{29}H_{50}O_2$，分子量为：430.71，结构式见图 1。黄绿色，呈黏稠油状，是一种脂溶性维生素，不溶于水，溶于脂肪和乙醇等有机溶剂中，对热、酸稳定，对碱不稳定，对氧敏感，油炸烹饪时对维生素 E 有明显的破坏。

1922 年美国科学家伊万斯发现，一种脂溶性膳食因子对大白鼠的正常繁育必不可少，1924 年这种因子被命名为维生素 E，1936 年美国科学家分离获得了维生素 E 的结晶体，1938 年瑞士化学家卡拉完成了维生素 E 的人工合成。

该药极易被氧化，是哺乳动物体内最有效的抗氧化物质之一，可保护其他物质不被氧化，能对抗生物膜的脂质过氧化反应，保护生物膜的结构和功能的完整，延缓衰老。机体在代谢过程中会不断产生出自由基，包括：过氧化物自由基（ROO·）、超氧离子自由基（O_2^-·）、羟基自由基（OH·）等，维生素 E 能捕捉和消除体内的这些自由基。

该药能分别增加男性和女性体内雄性和雌性激素的分泌，促进男性精子生成和成熟，预防女性流产，在临床上常用于治疗先兆流产和习惯性流产。还能提高血红素合成过程中的关键酶 *d*-氨基-*g*-酮戊酸合成酶和脱水酶的活性，促进血红素的合成和延长红细胞的寿命。还在防治心脑血管疾病、肿瘤、糖尿病及其他并发症、中枢神经系统疾病、运动系统疾病、皮肤疾病等方面有广泛作用，可抑制眼晶状体内的脂过氧化反应，使末梢血管扩张，改善血液循环，对预防近视的发生和发展也有一定的作用。

成年人对维生素 E 的正常需求量为 14mg/d，婴幼儿根据年龄的不同需求量为 3～14mg/d。富含维生素 E 的食物主要有：果蔬、坚果、瘦肉、乳类、蛋类、压榨植物油、鱼肝油、小麦胚芽等。目前中国居民的膳食构成中，维生素 E 的摄入量普遍较高，如没有脂肪吸收障碍，一般不会发生维生素 E 缺乏。维生素 E 缺乏时，会使男性的睾丸萎缩影响精子的产生，女性则容易出现不孕、流产、痛经、更年期综合征加重等症状。维生素 E 缺乏会使人体免疫力下降，清除体内自由基的能力降低，可引起生物膜脂质的过

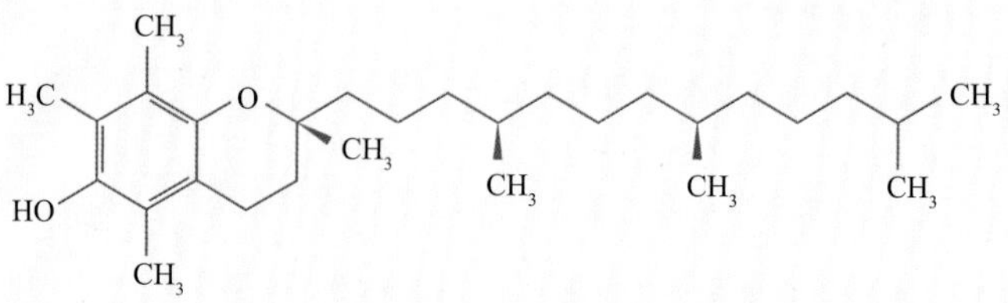

图 1 维生素 E（α-生育酚）的结构式

氧化，破坏细胞膜的结构和功能，形成脂褐素。滥用维生素 E 对身体不仅无益，而且有害，长期大剂量应用还会产生一定的毒副作用，可出现恶心、呕吐、眩晕、视物模糊、胃肠功能及性腺功能紊乱等症状。超量服用时还会诱发血栓性静脉炎、肺栓塞、下肢水肿、免疫力下降等问题，妨碍其他脂溶性维生素的吸收和功能。

该药有片剂、软胶囊、注射液等剂型，主要用于心、脑血管疾病及习惯性流产、不孕症的辅助治疗、皮肤干燥及因季节变化所引起的皮肤瘙痒症。维生素 E 工业化生产大都是通过合成的方法，天然维生素 E 可从富含维生素 E 的动植物中提取获得，其生物活性更符合人体的需要。

（张　华）

wéishēngsù H
维生素 H （vitamin H；biotin）
又称维辅酶 R （coenzyme R）。为哺乳动物所必需的营养素，也属于维生素 B 族（维生素 B_7）。维生素 H 是噻吩环和尿素结合而成的双环化合物，左侧链上有 1 分子戊酸，是一种水溶性维生素，分子式为 $C_{10}H_{15}N_2O_3S$，分子量为 244.3032，结构式见图1；熔点为 232～233℃；无色长针状结晶，极微溶于水 （22mg/100ml 水，25℃）和乙醇 （80mg/100ml，25℃），较易溶于热水和稀碱液，不溶于其他常见的有机溶剂；较为稳定，一般的烹饪损失不大，但强酸和强碱及氧化剂可使其失去活性。

1901 年，科学家怀尔德斯将酵母中自身营养所需的一种物质命名为"生物活素"，1936 年，德国科学家考勒和托尼斯首次从鸭蛋中分离出一种结晶物质并将其称作"维生素 H"并认为这种

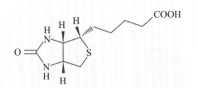

图1　维生素 H 的结构式

物质就是酵母生长所需要的"生物活性"因子。1942 年，美国生物化学家迪维尼奥确定了维生素 H 的化学结构，1944 年，美国学者哈里斯完成了维生素 H 的全合成。

该药在体内扮演酶的辅基的角色，是维持人体生长、发育和正常生理过程所必要的营养素，是糖、脂肪和蛋白质正常代谢不可或缺的物质。维生素 H 能促进脂肪及碳水化合物的分解，使它们加快转化成人体活动所需的能量，如体内维生素 H 数量不足，脂肪就会在体内蓄积并引起肥胖症。维生素 H 在体内还有助于维生素 B 族的利用并参与维生素 B_{12}、维生素 B_9、泛酸的代谢，促进尿素的合成与排泄，促进皮肤细胞的生长，维持皮肤的正常功能，保持皮肤的光泽，防止发生皮炎。适量补充维生素 H 有助于防治白发和脱发。此外，维生素 H 还能增强机体的免疫反应和感染的抵抗力。

该药的毒性很低，人体的需要量为 100～300μg/d，广泛存在于动物性和植物性食品中，在肝、肾、酵母、牛乳中含量较多，同时，肠道细菌也能合成一部分，因此，通常情况下，人体不会缺乏。维生素 H 在食物中与蛋白质结合在一起，在体内主要通过胃和肠道吸收，血液中 80% 以游离形式存在，分布于全身各组织，其中在肝，肾中含量较多，大部

分以原型通过尿液排出。

鸡蛋中存在的一种抗维生素 H 蛋白，能与维生素 H 结合，使其不能在肠道中被人体吸收，但加热处理后能被人体重新吸收，食用鸡蛋时一定要加热煮熟。维生素 H 缺乏时，会使人容易疲倦、肌肉疼痛，引起肤色暗沉、面色发青和引发皮肤炎，还会导致皮屑增多，容易脱发和引起少年白发；还能造成生殖功能衰退，骨骼生长不良，胚胎和幼儿生长发育受阻。需要补充维生素 H 的人群主要是：经常喜欢吃生鸡蛋和饮酒者，服用抗生素或磺胺药剂者。孕妇应在医师指导下合理补充。

工业上，维生素 H 均是由化学合成的方法生产获得。

（张　华）

wéishēngsù K
维生素 K （vitamin K）
一种由萘醌类化合物组成的能促进血液凝固的维生素。又称凝血维生素。1939 年，美国生物化学家多伊西从紫花苜蓿叶和腐败的鱼粉中分离出维生素 K，同年德国化学家菲泽完成了维生素 K 化学结构的测定和人工合成。

该药分为两大类：一类是脂溶性维生素 K，即从植物提取获得的维生素 K_1 和从微生物中提取获得的维生素 K_2；另一类是水溶性的维生素 K，通过人工合成获得，即维生素 K_3 和维生素 K_4。天然维生素 K_1（结构式见图1）和维生素 K_2（结构式见图2）都是 2-甲基-1,4-萘醌的衍生物，维生素 K_3 为 2-甲基-1,4-萘醌，维生素 K_4 为 2-甲基萘醌的含氮类似物即 4-亚氨基-2-甲基萘醌。维生素 K_1 为黄色油状物，维生素 K_2 为黄色晶体，均不溶于水，能溶于醚等有机溶剂。人工合成的

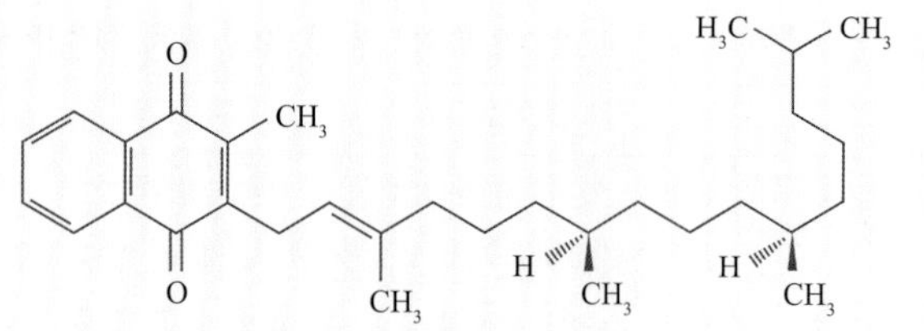

图1 维生素 K_1 的结构式

维生素 K_3 和维生素 K_4 为水溶性的维生素。维生素 K 的化学性质都比较稳定，耐酸、耐热，正常烹调中只有很少损失，但对光敏感，也易被碱和紫外线分解。

该药的主要生理功能是控制血液凝固，是 4 种凝血蛋白（凝血酶原、转变加速因子、抗血友病因子和司徒因子）在人体肝内合成所必需的物质。还参与体内骨骼的代谢和细胞内的生物氧化-还原反应。老年人的骨密度和维生素 K 呈正相关，经常摄入维生素 K 含量高的绿色蔬菜的妇女能有效降低骨折的危险性。

膳食中维生素 K 是脂溶性的维生素，其吸收需要胆汁协助由小肠吸收入淋巴系统，在正常情况下食物中约 40%～70% 的维生素 K 可被人体吸收利用。人工合成的水溶性维生素 K 不需要胆汁的协助就很容易被人体吸收，因此，在医疗上的应用更广泛。

人体对维生素 K 的需求量很少，对于维生素 K 的最低需求量尚无明确的公认标准，建议成人的日摄取量为 0.5～1.0μg/kg。维生素 K 在食物中广泛存在，人体内的肠道细菌也能合成维生素 K，成年人缺乏维生素 K 并不多见。

维生素 K 的缺乏常见于胆道梗阻、脂肪痢、长期服用广谱抗生素以及新生儿。新生儿维生素 K 缺乏的主要原因是胎盘转运维生素 K 的量少、初生时体内储存量低及体内肠道缺乏产生维生素 K 的菌群、母乳中维生素 K 含量低等多种因素综合作用的结果，使婴儿未成熟的肝不能合成正常数量的凝血因子，呈现低凝血酶原症。该病症常见于新生儿出生后的 2～5 日，病情轻微者 4～5 日后会自行停止出血，病情较重者可导致贫血甚至休克，威胁患者的生命。成人维生素 K 缺乏引起出血的原因大多发生于长期摄入维生素 K 含量低的膳食并服用抗生素的患者中，主要表现是继发性出血如伤口出血、皮下出血和中枢神经系统出血等，即便是轻微的创伤或挫伤也可能引起血管破裂，出现皮下出血以及肌肉、脑、胃肠道、腹腔、泌尿生殖系统等器官或组织出血或尿血、贫血甚至死亡。

该药不足可见于吸收不良综合征和其他胃肠疾病如囊性纤维化、口炎性腹泻、溃疡性结肠炎、节段性小肠炎、短肠综合征、胆道梗阻、胰腺功能不全等，以上情况均需常规补充维生素 K 制剂。即使进食大量富含天然维生素 K_1 的膳食也未发现有产生毒性的反应者，但服用超过药理剂量的维生素 K_2 可能导致新生儿的溶血性贫血、高胆红素血症和肝中毒，在成人则可诱发心脏病和肺病。

维生素 K_1 注射液可用于维生素 K 缺乏引起的出血，如梗阻性黄疸、胆瘘、慢性腹泻等所致出血，香豆素类、水杨酸钠等所致的低凝血酶原血症，新生儿出血以及长期应用广谱抗生素所致的体内维生素 K 的缺乏。

（张　华）

fǔméi

辅酶（coenzyme）　一类可将化学基团从一个酶分子转移到另一个酶分子上的有机小分子物质。辅酶是发挥酶活性作用不可或缺的一种辅助因子，在体内酶催化过程中起转移电子、原子和功能基团的作用。辅酶与酶蛋白的结合比较疏松，用透析的方法可将其与酶蛋白分开。除了辅酶外，酶的辅助因子还有辅基和金属离子。辅基是指那些与酶蛋白结合紧密、使用透析或者超滤的方法难以去除的有机小分子。不含辅基的酶蛋白称为脱辅基酶蛋白，没有催化活性，只有和辅基结合成为全酶，才有催化活性。

辅酶类化合物无法由人体合成，因此，必须通过饮食补充，

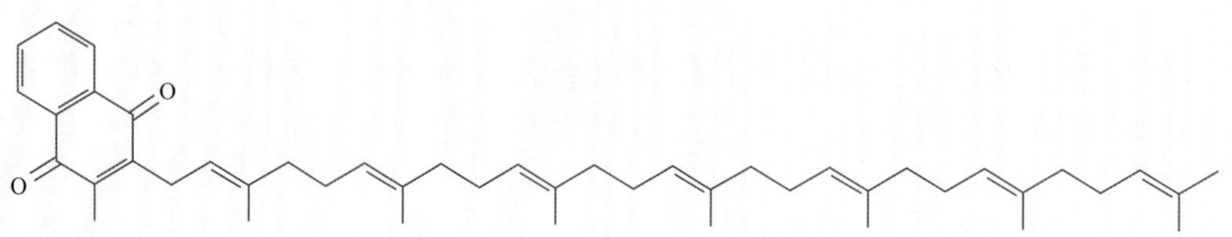

图2 维生素 K_2 的结构式

人体所需要的多个维生素类物质如维生素 B_1、维生素 B_2、维生素 B_3、维生素 B_5、维生素 B_6、维生素 B_9、维生素 B_{12}、维生素 H、硫辛酸等都属于辅酶（表1）。B族维生素成员组成了大部分重要的辅酶，其他重要的辅酶还有辅酶 Q、谷胱甘肽、维生素 K 族等。各种辅酶在生物体正常生长发育中发挥着各种不可替代的重要作用，使生命活动有序进行。

辅酶在酶反应过程中可与酶结合、分离并反复循环，反应后的辅酶可以被再生，以维持其浓度在一个稳定的水平上，辅酶的再生对于维持酶反应体系的稳定是非常必要的。辅酶在酶催化反应中其化学组分发生了变化，可以认为辅酶是一种特殊的底物或称为"第二底物"。不同的辅酶所携带和转移的化学基团也不同，例如：辅酶 A（coenzyme A，CoA）携带和转移乙酰基，叶酸携带和转移甲酰基。

（张 华）

liúxīnsuān

硫辛酸（thioctic acid） 以闭环二硫化物形式和开链还原形式两种结构混合物存在。这两种形式可通过氧化-还原循环相互转换。一般不游离存在，而是以其羧基同酶分子（如二氢硫辛酸乙酰转移酶）中赖氨酸残基的 $\varepsilon-NH_2$ 基以酰胺键共价结合，催化形成硫辛酰胺键的酶需要 ATP 的参与。硫辛酸是一种酰基载体，是丙酮酸脱氢酶和甘氨酸脱羧酶的辅酶，存在于丙酮酸脱氢酶和 α-酮戊二酸脱氢酶中，在 α-酮酸氧化作用和脱羧作用时行使偶联酰基转移和电子转移的功能。

硫辛酸可在水溶性和非水溶性环境下发挥抗氧化作用，增强动物骨骼肌和红细胞对葡萄糖的吸收，改善葡萄糖代谢，保护糖尿病患者的神经细胞，降低神经病变的发生率。此外，对其他多种慢性病，如心血管疾病、肝肾病变等也有一定的益处，对于酒精（乙醇）或化学毒性物质所造成的神经病变也有一定治疗效果。

自然界含硫辛酸较多的食物有肝、菠菜、花椰菜、马铃薯、肉类等，但在食物的加工过程中，硫辛酸容易被破坏。硫辛酸的常用剂型有注射剂和固体制剂（片剂和胶囊），临床上的适应证为糖尿病周围神经病变引起的感觉异常的治疗。

（张 华）

fǔméi Q

辅酶 Q（coenzyme Q，CoQ） 生物体内广泛存在的脂溶性醌类化合物。存在于线粒体内膜，是生物氧化呼吸链中不可缺少的氢递体。不同来源的辅酶 Q 的侧链异戊烯单位的数目有所不同，人类和哺乳动物是 10 个异戊烯单位，故称辅酶 Q_{10}（结构式见图1）。辅酶 Q_{10} 在体内呼吸链中质子移位及电子传递中起重要作用，是细胞呼吸和细胞代谢的激活剂，也是重要的抗氧化剂和非特异性免疫增强剂，为心肌提供充足氧气，预防突发性心脏病，尤其在心肌缺氧过程中发挥关键作用。辅酶 Q_{10} 是天然的抗氧化剂，可阻止自由基的形成，有助于维护免疫系统的正常运作及延缓衰老。

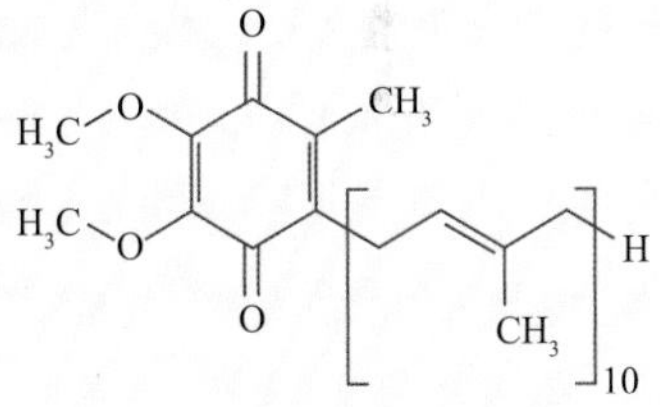

图1 辅酶 Q_{10} 的结构式

作为药品的辅酶 Q_{10} 有注射剂及片剂、胶囊 3 种剂型，用于下列疾病的辅助治疗：心血管疾病，如病毒性心肌炎、慢性心功能不全；肝炎，如病毒性肝炎、亚急性肝坏死、慢性活动性肝炎；癌症的辅助治疗，能减轻放射治疗、化学治疗等引起的某些不良反应。工业上，主要是通过微生物发酵法进行工业化生产。

（张 华）

表1 主要的可溶性维生素和相应的辅酶/辅基

名称	辅酶/辅基	主要功能
维生素 B_1（硫胺素）	TPP	α-酮酸氧化脱羧
维生素 B_2（核黄素）	FMN、FAD	氢载体
维生素 B_3（烟酸）	NAD^+、$NADP^+$	氢载体
维生素 B_5（泛酸）	CoA	酰基载体
维生素 B_6（吡哆醛、吡多胺）	磷酸吡哆醛（胺）	氨基酸转氨、脱羧、消旋
维生素 B_9（叶酸）	THFA	碳基团载体
维生素 H	维生素 H	羧化、脱羧、脱氢
硫辛酸	硫辛酰胺	酰基载体、氢载体
维生素 B_{12}（氰钴胺素）	5′-脱氧腺苷钴胺素	某些变位酶的辅酶-碳基团载体

注：TPP：硫胺素焦磷酸；FMN：黄素单核苷酸；FAD：黄素腺嘌呤二核苷酸；NAD^+：烟酰胺腺嘌呤二核苷酸；$NADP^+$：烟酰胺腺嘌呤二核苷酸磷酸；CoA：辅酶 A；THFA：四氢叶酸。

gǔguānggāntài

谷胱甘肽（glutathione，GSH）

乙二醛酶及顺丁烯二酸单酰乙酰乙酸异构酶的辅酶。是一种含γ-酰胺键和巯基的三肽，由谷氨酸、半胱氨酸及甘氨酸组成（结构式见图1），存在于几乎身体的每一个细胞中。

谷胱甘肽有还原型（G—SH）和氧化型（G—S—S—G）两种形式，可以通过谷胱甘肽还原酶的催化进行两种形式的互变，在生理条件下以还原型谷胱甘肽占绝大多数。谷胱甘肽的主要作用是保护一些蛋白质的巯基以维持它们的还原状态，还对生物体内产生的过氧化氢的还原起一定作用。谷胱甘肽具有抗氧化和解毒的作用，半胱氨酸上的巯基为其活性基团，易与某些药物（如对乙酰氨基酚）、毒素（如自由基、碘乙酸、芥子气、铅、汞、砷等重金属）结合，通过生物转化把机体内有害的物质转化为无害的物质，排出体外，发挥解毒的作用。此外，谷胱甘肽还能帮助保持正常的免疫系统的功能。

谷胱甘肽主要是通过微生物发酵的方法生产，临床上使用的药品有注射剂和片剂，主要的适应证为：①肝损伤。病毒性肝病、药物性肝病、中毒性肝损伤、脂肪肝、肝硬化等。②肾损伤。急性药物性肾损伤，尿毒症。③放化疗保护。④糖尿病。并发症，神经病变。⑤缺血缺氧性脑病。⑥各种低氧血症。即使大剂量、长期使用亦很少有不良反应。

（张　华）

ānjīsuān

氨基酸（amino acid）

一类含有氨基和羧酸的有机化合物。构成生物体蛋白质的基本单位，可按氨基连在碳链上的不同位置而分为α-氨基酸、β-氨基酸、γ-氨基酸等。第一个被发现的氨基酸是1806年从芦笋中分离得到的天冬氨酸，从各种生物体中发现的氨基酸已有180多种之多，其中来源于生物体蛋白质的氨基酸最为常见，共有20种，都呈现L-型的构型。

简写符号　氨基酸的名称常用3个字母的简写符号表示，有时也用单字母的简写符号表示，这两套简写符号见表1所示。

理化性质　氨基酸为无色晶体，熔点一般在200℃以上。作为两性电解质的氨基酸，在水中的溶解度差别很大，能溶解于稀酸或稀碱中，不溶于有机溶剂，α-氨基酸有酸、甜、苦、鲜4种不同味感。20种常见的氨基酸对可见光均无吸收能力，常见氨基酸中的酪氨酸、色氨酸和苯丙氨酸在紫外光区有明显的光吸收现象。由于大多数蛋白质中都含有这3种氨基酸，尤其是酪氨酸，因此，可以利用280nm波长处的紫外吸收特性来定量检测蛋白质的含量。所有的α-氨基酸均能与

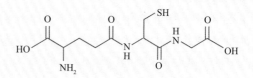

图1　谷胱甘肽的结构式

茚三酮发生颜色反应。除甘氨酸外，α-氨基酸的α-碳是1个手性碳原子，因此，α-氨基酸具有光学活性，比旋度是α-氨基酸的物理常数之一，也是鉴别各种氨基酸的依据之一。

分离和分析方法　主要基于氨基酸的酸碱性质和极性大小等特征，常用的方法有离子交换柱层析法、高效液相色谱法等，其中蛋白质中氨基酸的组成分析主要是应用高效液相色谱法对经过水解的蛋白质所得到氨基酸进行高效、灵敏、快速的定量分析，其简要的分析过程为：蛋白质在6mol/L的盐酸中于真空状态下经过110℃、24小时完全水解后得到的游离氨基酸，用异硫氰酸苯酯对水解得到的氨基酸进行衍生化后，再用高效液相色谱对衍生产物进行梯度洗脱和分离，通过外标法对每个氨基酸衍生物的含量进行测定，进而得知蛋白质样

表1　常见氨基酸的简写符号

名称	三字母符号	单字母符号	名称	三字母符号	单字母符号
丙氨酸	Ala	A	亮氨酸	Leu	L
精氨酸	Arg	R	赖氨酸	Lys	K
天冬氨酸	Asp	D	蛋氨酸	Met	M
半胱氨酸	Cys	C	苯丙氨酸	Phe	F
谷氨酰胺	Gln	Q	脯氨酸	Pro	P
谷氨酸	Glu	E	丝氨酸	Ser	S
组氨酸	His	H	苏氨酸	Thr	T
异亮氨酸	Ile	I	色氨酸	Trp	W
甘氨酸	Gly	G	酪氨酸	Tyr	Y
天冬酰胺	Asn	N	缬氨酸	Val	V

品中氨基酸含量的分析结果信息。

生理作用 氨基酸作为生命有机体的重要组成物质，在生物体内发挥着重要的作用。氨基酸在人体内的主要作用包括：合成人体所需的各种多肽和蛋白质；转变为人体所需的碳水化合物和脂肪；氧化成二氧化碳和水及尿素，为机体提供能量；代谢产生酸、激素、抗体、肌酸等含氮物质。

食物中的蛋白质并不能被人体直接吸收利用，必须在人体的消化道内经过多种蛋白酶的消化形成低分子的小肽和氨基酸后才能在小肠内被吸收。其中一部分氨基酸在肝内进一步代谢，合成人体所需要的蛋白质；另一部分氨基酸随血液分布到各个组织器官，用于合成各种特异性的组织蛋白质。在正常情况下，人体内的氨基酸处于动态平衡状态，餐后血液中的氨基酸水平会暂时升高，经过数小时后恢复到正常水平。

氨基酸在人体内通过代谢发挥的作用包括：①合成组织蛋白质。②生成各种酸、激素、抗体、肌酸等含氮物质。③转变为碳水化合物和脂肪。④氧化生成二氧化碳和水及尿素，产生能量。仅缺乏一种必需氨基酸，就可导致人体生理功能异常，影响机体代谢正常进行，导致疾病发生。

分类 微生物和植物能在体内合成所需要的所有氨基酸，而人体有一部分氨基酸不能在体内合成，从人体对氨基酸的需求和依赖程度，氨基酸可分为必需氨基酸、半必需氨基酸和非必需氨基酸。

必需氨基酸 人体不能合成或合成速度远不能适应机体的需要、必需通过食物摄取供给的氨基酸。对成人而言，必需氨基酸有8种，即：赖氨酸、色氨酸、苯丙氨酸、蛋氨酸、苏氨酸、亮氨酸、异亮氨酸、缬氨酸。组氨酸为婴幼儿所必需。

赖氨酸 在人体的生命活动中有重要生理功能，是合成大脑神经再生性细胞和核蛋白以及血红蛋白等重要蛋白质的必需氨基酸，有促进大脑发育、调节人体代谢平衡的作用。还有提高胃液分泌功效、提高钙吸收、加速骨骼生长等作用，对婴幼儿、孕妇的补充有重要意义。赖氨酸在谷类食物中的含量较低，在肉蛋和乳制品、豆类食物中含量较高。赖氨酸缺乏，可能出现食欲缺乏、营养型贫血、中枢神经受损、发育不良等症状。

色氨酸 有促进胃液及胰消化液的产生、促进睡眠、缓解偏头痛、缓和焦躁及紧张情绪的作用。主要食物来源为糙米、鱼类、肉类、牛奶、香蕉等。

苯丙氨酸 对肾及膀胱正常生理功能有一定保护作用；对消除抑郁情绪，改善记忆及提高思维敏捷性有一定作用。面包、豆类制品、脱脂牛奶、杏仁、花生、瓜子和芝麻等是苯丙氨酸的主要食物来源。

蛋氨酸 参与组成人体的血红蛋白、血清和组织等，有促进脾、胰及淋巴生理功能的作用；有帮助分解脂肪，预防脂肪肝、心血管疾病和肾疾病作用；有帮助消除体内重金属铅和其他有害物质的作用。主要食物来源是蛋、奶、豆类、鱼、肉、洋葱等。

苏氨酸 一种重要的营养强化剂，是协助蛋白质吸收、利用不可缺少的一种氨基酸；有恢复人体疲劳、增强免疫系统功能、促进生长发育的作用。主要食物来源是动物性食物等。

亮氨酸 在体内能较快分解转化为葡萄糖，对维持人体内正常的血糖水平有一定作用，可防止运动中的肌肉组织损伤和促进训练后的肌肉恢复，帮助机体对内脏脂肪的燃烧代谢。亮氨酸缺乏会出现类似低血糖的症状，如头痛、头晕、疲劳和易怒等。最好的食物来源包括糙米、豆类、肉类、坚果和全麦等。

异亮氨酸 有利于血红蛋白的形成，有稳定、调节血糖与热量利用的作用。由于异亮氨酸在肌肉中可以被代谢利用，提供运动时所需的能量、增强耐力，帮助治疗和修复肌肉组织，对于运动员有较重要的价值。异亮氨酸缺乏会使人感觉不适，导致类似低血糖症的症状。杏仁、腰果、肉类、扁豆、黑麦、大豆蛋白等食物的摄入可以补充异亮氨酸。

缬氨酸 与其他两种必需氨基酸亮氨酸和异亮氨酸一起，可促进身体正常生长和组织修复。同时，在人体进行激烈的体力活动时，缬氨酸还可为肌肉提供额外的能量供应。缬氨酸摄入不足时，大脑中枢神经系统的功能会发生紊乱，失调而出现四肢震颤。食物来源主要包括谷物、奶制品、蘑菇、花生、大豆蛋白和肉类。

半必需氨基酸 人和其他脊椎动物能合成，但合成量不能满足正常的需求，需要从食物中部分补充的氨基酸，主要包括精氨酸和组氨酸。半胱氨酸在体内可由蛋氨酸转化获得，如果膳食中能够提供足量的蛋氨酸，则人体可不需要对半胱氨酸进行额外的食物补充，所以半胱氨酸也被称为条件必需氨基酸或半必需氨基酸。

精氨酸 维持婴幼儿生长发

育必不可少的氨基酸，能催化体内鸟氨酸循环的进行，促进尿素的形成，使人体内的氨转变成无毒的尿素排出体外。精氨酸也是精子蛋白的主要成分，有促进精子生成、提供精子运动能量的作用，对精液分泌不足和精子缺乏引起的男性不育症有一定的作用。肉类、奶酪产品、花生及核桃等有较丰富的精氨酸。

组氨酸　对婴幼儿及动物的成长尤其重要。组氨酸的咪唑基能与 Fe^{2+} 或其他金属离子形成配位化合物，促进铁的吸收，用于防治贫血。组氨酸还能降低胃液酸度，缓和胃肠手术的疼痛，减轻妊娠期呕吐及胃部灼热感，抑制由自主神经紧张而引起的消化道溃疡。还可用于心脏病、风湿性关节炎等的辅助治疗。主要存在于香蕉、葡萄、肉类及奶类制品中。

半胱氨酸对人体毛发的生长发育有重要的作用，有促进细胞氧化还原、维持正常肝功能、中和毒素、促进白细胞增生的作用，对病后和产后继发性脱发症、慢性肝炎有一定辅助治疗作用。

非必需氨基酸　人（或其他脊椎动物）自己能由简单的前体合成，不依赖从食物中获得的氨基酸。包括：甘氨酸、丙氨酸、天冬氨酸、谷氨酸、丝氨酸、半胱氨酸、天冬酰胺、谷氨酰胺、脯氨酸、酪氨酸。

氨基酸组成的蛋白质是生命体内最重要的结构性物质和营养物质之一，氨基酸不仅提供了合成人体内蛋白质的重要原料，而且对促进生长，进行正常代谢、维持生命提供了物质基础。同样，如果人体内缺乏某些非必需氨基酸，也会产生机体代谢障碍。例如，精氨酸对形成尿素十分重要；

半胱氨酸摄入不足会引起胰岛素减少，血糖升高。

生产方法　1956 年日本首先采用微生物发酵法成功实现了谷氨酸的工业化生产，几十年来随着人工诱变育种、基因工程和代谢调控发酵技术的发展，使氨基酸发酵工业取得长足的进步，大部分氨基酸的工业化生产都是通过微生物发酵实现。

应用　工业化生产的氨基酸主要是用于食品补充剂、饲料添加剂、临床营养制剂以及氨基酸类药物等，例如，谷氨酸单钠盐和甘氨酸是用量最大的鲜味调味料。

在医药领域中的应用　氨基酸在医药上可用来制备复方氨基酸输液剂，若患者不能由口腔正常摄取食物，可通过输入氨基酸制剂改善营养状况，满足身体需要。氨基酸输液剂对维持危重患者的营养、抢救患者生命发挥着重要作用，是临床上常用的医药品种之一。氨基酸输液除了包含 8 种必需的氨基酸外，通常还包括多种非必需氨基酸。

氨基酸及其衍生物还可以用作药物使用，谷氨酸、精氨酸、天冬氨酸、胱氨酸等氨基酸可单独或与其他药物联合使用用于一些疾病的治疗，包括肝病、消化道疾病、脑病、心血管病、呼吸道疾病及用于提高肌肉活力、儿科营养和解毒等。谷氨酸及其衍生物可在一定程度上改进和维持脑部功能，用于治疗运动障碍、脑炎、肝昏迷等疾病。精氨酸、鸟氨酸、瓜氨酸对肝功能障碍、高氨血症等疾病具有治疗作用；组氨酸可扩张血管，用于心绞痛、心功能不全等疾病的治疗；蛋氨酸可用于治疗肝炎、肝硬化等疾病；赖氨酸、脯氨酸可作利尿剂；

苯丙氨酸有抗肿瘤作用；丝氨酸可用于治疗结核病。

在食品工业中的应用　维持人体正常新陈代谢所需要的 8 种必需氨基酸在动物来源食物蛋白中的比例与人体所需要的比例基本一致，而大多数植物来源食物蛋白中必需氨基酸往往会部分缺乏或与人体所需要的比例不相适应。通过在植物食品中强化添加一些氨基酸，可使其营养价值接近动物性蛋白的水平，例如，联合国粮农组织和世界卫生组织推荐的赖氨酸强化谷物，可在一定程度上解决一些发展中国家食物中蛋白质营养缺乏和营养失衡的问题。赖氨酸还能够促进钙的吸收和骨骼的生长，有益于婴幼儿的生长发育。

L-谷氨酸单钠盐又称作味精，是重要的鲜味剂，被广泛用作家庭、饮食业，以及食品工业的调味剂。甘氨酸呈甜味，在食品工业中可被用作甜味剂，用于酒类、清凉饮料、速食食品等的加工。L-天冬氨酸和苯丙氨酸缩合而成的天冬酰苯丙氨酸甲酯（即阿斯巴甜）的甜度是蔗糖的 150 倍，但热量又很低，可作为防龋齿食品的甜味剂，也可供糖尿病、肥胖症患者使用。

烘焙食品的香气主要来自氨基酸与糖反应生成的分解产物，在烘烤面包时添加脯氨酸可强化面包的香气，添加赖氨酸或丙氨酸可使面包具有蜂蜜香味，添加缬氨酸则会呈现芝麻香味。

氨基酸还可作为抗氧化剂，用于延长食品的保质期，其中胱氨酸、亮氨酸、色氨酸等可用于油脂储存过程中的抗氧化；脯氨酸、蛋氨酸与维生素 E 制成的复合抗氧化剂可防止虾、蟹的褪色和变黑；半胱氨酸盐酸盐可作为天然果汁的抗氧化剂。

在化学工业中的应用 聚合氨基酸有抗腐蚀、耐热、生物可降解性的特点，可作为"绿色塑料"用于食品包装、一次性餐具等。甘氨酸、丙氨酸、天冬氨酸、丝氨酸等可组合成皮肤的保湿因子用于化妆品的生产。

在饲料工业中的应用 饲料中的蛋白质大部分是植物蛋白，与动物蛋白质的氨基酸组成比例不一致，并不能被动物全部有效利用，根据饲料中所缺少的必需氨基酸的情况和比例进行有针对性的补充，可提高饲料中蛋白质的有效利用率和营养价值。氨基酸作为重要的饲料添加剂，可显著促进动物的生长发育，改善肉质，提高产奶、产蛋量，使饲料的营养价值得到充分的利用。

在农业中的应用 传统的化学除草剂有毒性大、残留时间长等缺点，氨基酸及其衍生物作为新型的除草剂日益受到重视，如硫代氨基酸可作为广谱除草剂。氨基酸及其衍生物还可作为植物生长的促进剂，如谷氨酸钠可促进大豆增产，半胱氨酸可刺激玉米生长，蛋氨酸盐酸盐是黄瓜、苹果、橙树的生长刺激剂。氨基酸及其金属盐类、聚合物、衍生物还可作为杀虫剂用于农业生产，如甘氨酸乙酯的二硫代盐酸盐可杀灭蚜虫和螨虫，甘氨酸、丙氨酸、半胱氨酸、苏氨酸等均有抑菌作用。

（张 华）

duōtáng

多糖（microbial polysaccharides） 大部分细菌、真菌、少量的放线菌和微藻等微生物在代谢过程中产生的对微生物有保护作用的生物高聚物。微生物多糖研究始于 20 世纪 50 年代，吉恩斯（Jeanes）等人首先筛选、获得了许多黄原胶的产生菌。1964年，原田等人从土壤中分离到产凝结多糖（热凝多糖）的细菌，后发现农杆菌（*Agrobacterium sp.*）也可产生该多糖。1978 年，美国人生产制造了产生于少动鞘脂类单胞菌（*Sphingomonaspaucimobilis*）的结冷胶。随后，小核菌葡聚糖、短梗霉多糖、透明质酸、壳聚糖等微生物多糖又相继被人们发现。21 世纪以来，又兴起一些新型微生物多糖如海藻糖、透明质酸、壳聚糖等的研究。

制备 微生物多糖在细胞内主要有 3 种存在形式：黏附在细胞表面，即胞壁多糖；分泌到培养基，即胞外多糖；构成微生物细胞的成分，即胞内多糖。其中的胞外多糖产生量大、易与菌体分离、可通过深层发酵实现工业化生产。一般微生物多糖的生产主要是利用淀粉等为碳源，经过微生物发酵生产，也有通过利用微生物产生的酶作用制成的。微生物多糖的发酵液较黏稠，收获时一般加入蒸馏水降低黏度，再透析除盐，离心去除菌体与杂质，加入有机溶剂沉淀多糖，得到多糖粗品。后者可通过阴离子或阳离子柱层析纯化，经冷冻干燥即得到多糖精品。将多糖精品进行凝胶过滤层析可判定分子量范围，通过元素分析可检测 C、H、O、N、S、P 等元素含量，通过红外光谱测定可确定键型与特征官能团，确定多糖类型。将多糖水解后进行高效液相色谱分析，可确定多糖中单糖组分的类型及所占比例，通过红外、色质联用与核磁共振进行精确分析可确定多糖分子结构。

微生物多糖的生物合成常因菌种不同而不同，有的合成于微生物的整个生长过程，有的合成于对数生长后期，有的则合成于静止期。它们种类繁多，可分为同型多糖和异型多糖，同型多糖指的由相同或不同的单糖或和其他基团在特定的酶催化下聚合而成。异型多糖如黄原胶、结冷胶的合成比同型多糖如右旋糖酐、果聚糖的合成复杂得多。其合成体系包括 5 个基本要素：糖基-核苷酸、酶系统、糖基载体脂（十一聚类异戊二烯醇磷酸脂）、糖基受体（引物）和酰基供体，其中的糖基-核苷酸为微生物提供活性的单糖并通过差相异构、脱氢、脱羧等反应提供多种单糖。

微生物胞外多糖的合成有依赖于糖基载体脂和不依赖于糖基载体脂两种合成模式。依赖于糖基载体脂的合成模式：单糖进入细胞后形成糖基-核苷酸，糖基-核苷酸将糖基顺序转移到糖基载体脂或在其上形成寡糖重复单位，然后糖基载体脂将糖基运往膜外释放，再在酶的作用下和受体聚合成胞外多糖，如黄原胶、结冷胶的合成等属于这种模式。不依赖于糖基载体脂的合成模式：单糖不进入细胞，它们在胞外酶的作用下直接聚合底物中的糖基为胞外多糖。合成过程中不需要糖基-核苷酸、糖基载体脂等物质。肠膜状明串珠菌合成的右旋糖酐就属于此种模式。

应用 微生物多糖广泛应用于食品工业，已获得工业生产与应用的主要有黄原胶、结冷胶、热凝胶、小核菌葡聚糖、短梗多糖等，它们有黏着性、稳定性、凝胶性、乳化性等特点，可作为食品添加剂、凝结剂、保鲜剂等。结冷胶是美国凯尔科（Kelco）公司开发的一种水溶性微生物胞外多糖，并于 1992 年被批准在食品中广泛使用，成为继黄原胶、热凝胶后第三种在食品中应用的微生物胞外多糖。结冷胶不仅是一种凝结剂，还有提供优良口感，改变食品组织结构、液体营养品的物理稳定性、食品烹调和贮藏时的持水能力等功能，广泛应用于糖衣、色拉调料、人造肠衣、果冻、果酱、馅料等食品。

真菌来源的微生物多糖由于具有安全性高、副作用小、理化特性独特等优点使其在医药领域具有巨大的应用潜力。大多数真菌多糖有抗肿瘤免疫调节、抗衰老、抗感染等生物学功能。灵芝、云芝、猴头等真菌多糖具有降血糖作用；虫草、灵芝、香菇、银耳、云芝、茯苓等真菌多糖可作为功能性食品的活性成分，起保健作用。

放线菌来源多糖的微生物如由红色诺卡菌均产生的红色诺卡菌细胞壁骨架制剂，菌体经破壁、提取后的冻干粉，主成分为诺卡菌酸、阿拉伯半乳糖聚糖和黏肽，是抗肿瘤佐剂，应用于控制各种肿瘤引起的胸腔积液、腹水和某些癌症的治疗。

此外，微生物多糖在环境污水处理中也大有用处。因多糖所带的负电荷基团可和二价阳离子结合而在生物絮凝和重金属处理中起非常重要的作用。拟盘多毛孢菌产生的胞外多糖每克可以吸附 120mg 铅（Ⅱ）或 60mg 锌（Ⅱ）。另外，红球菌产生的胞外多糖与一些矿物质加入到被油污染的海水中乳化油污，加快油污中多芳香烃的降解，经分析得出该多糖由 D-半乳糖、D-甘露糖、D-葡萄糖和 D-葡萄糖醛酸以 1:1:1:1 的摩尔比构成，并含有少量的八癸酸和棕榈酸。

21 世纪初，人们对海洋真菌、放线菌等产生的多糖给予很大的关注。新型微生物多糖产品的开发、市场拓展以及应用领域扩大，取决于微生物多糖产生菌菌种选育、对多糖化学结构性能和多糖生物代谢途径的认识以及发酵工艺的优化。筛选优质多糖产生菌并利用现代生物技术构建具有多种优异性能的基因工程菌与细胞工程菌，是微生物多糖产生菌菌种研究的发展方向。研究新型微生物多糖的化学结构与生物活性有助于微生物多糖在未来疾病防治与保健领域的应用，为开发绿色天然抗癌新药与新型免疫药品或保健品提供更多的选择。

（郑 卫）

jiélěngjiāo

结冷胶（gellan gum）

伊乐藻假单孢杆菌（*Pseudomonas elodea*）经有氧发酵产生的细胞外多糖。干粉呈米黄色，无特殊气味，不溶于冷水和非极性有机溶剂。分子量约为 50 万，由 4 个单糖分子组成的基本单元重复聚合而成。其基本单元是由 1,3-连接和 1,4-连接的 2 个葡萄糖残基组成，结构式见图 1。结冷胶具有良好的假塑性和流变性，在极低浓度下不需加热或稍加热即可形成凝胶；与其他食品胶有较好的相容性；有极好的风味释放性，赋予食品优越的呈味性能；有极好的热稳定性和耐酸、碱、酶性；其硬度、弹性和脆性易调节。由于结冷胶优越的凝胶性能，已逐步取代琼脂、卡拉胶的使用。结冷胶安全性好，广泛应用于食品领域，也用在非食品产业中，如微生物培养基，药物的缓慢释放等。结冷胶于 1978 年由美国凯可公司（Kelco Biopolymers）公司生产，1992 年获美国食品药品管理局认证，欧盟也于 1994 年将其正式列入食用安全代码表，中国于 1996 年批准其作为添加剂使用。《食品添加剂使用卫生标准》规定，可在各类食品中按正常生产需要适量使用。

（郑 卫）

yòuxuántánggān

右旋糖酐（dextran）

细菌产生的一种胞外多糖。如肠膜状明串珠菌（*Leuconostocmesenteroides*, L. M.）。右旋糖酐是种复合支链的葡聚糖为白色或类白色无定形粉末，无臭，无味，易溶于热水，不溶于乙醇，其水溶液为无色或微带乳光的澄明液体。右旋糖酐是分子式为 $(C_6H_{10}O_5)_n$ 的碳水化合物，通过微生物学和化学测定确证其结构是 D-葡萄糖由 α-D（1→6）相连的聚合物。右旋糖酐的理化性质因菌种不同，差异很

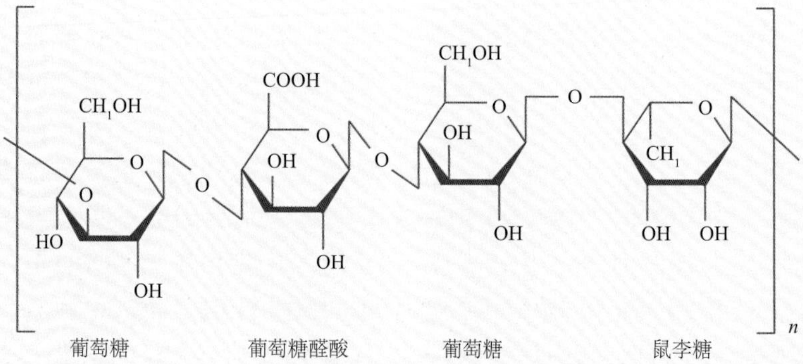

图 1 结冷胶的结构式

大。世界各国右旋糖酐产生菌多数采用美国 L. M. NRRL B-512 菌株，中国采用中国医学科学院血液学研究所分离的 L. M. -1226 菌株。两者所产的右旋糖酐，其 1,6 链均>90%，符合临床要求，且副反应小。

微生物产生的右旋糖酐粗品，其分子量高达几百万，不适宜于临床应用，一般需经酸水解，再用乙醇多级划分至有一定幅度分子量的右旋糖酐。根据不同分子量划分，有高分子右旋糖酐（分子量 10 万~20 万）、中分子右旋糖酐（分子量 6 万~8 万）、低分子右旋糖酐（分子量 2 万~4 万）和小分子右旋糖酐（分子量 1 万~2 万）。临床上常用的有中分子右旋糖酐，主要用作血浆代用品，用于出血性休克、创伤性休克及烧伤性休克等。低分子右旋糖酐和小分子右旋糖酐，能改善微循环，预防或消除血管内红细胞聚集和血栓形成等，亦有扩充血容量作用，但作用较中分子右旋糖酐短暂；用于各种休克所致微循环障碍、弥散性血管内凝血、心绞痛、急性心肌梗死及其他周围血管疾病等。

右旋糖酐主要通过肾脏排出体外，其排泄速度与分子量大小有关。进入人体 1 小时后，中右旋糖酐、低右旋糖酐和小分子右旋糖酐分别自尿中排出 30%、50%、70% 左右；24 小时后分别排出 60%、70%、80% 左右。主要剂型为注射剂，包括右旋糖酐 70、右旋糖酐 40、右旋糖酐 10。右旋糖酐 40、右旋糖酐 70 已被收入到农村牧区合作医疗基本药物目录。临床上输注右旋糖酐偶有变态反应如荨麻疹、皮肤瘙痒、发热、恶心、呕吐、喘息、关节痛、出血等，极个别的有血压下降、呼吸困难和胸闷。过敏性休克罕见。

（郑 卫）

xiānggūduōtáng
香菇多糖（lentinan） 从香菇子实体中提取的一种杂多糖。香菇多糖具有分支的 β-（1→3）-D-葡聚糖，主链由 β-（1→3）-连接的葡萄糖基组成，沿主链随机分布着由 β-（1→6）连接的葡萄糖基，呈梳状结构，分子式为 $(C_6H_{10}O_5)_n$，分子量为（40~80）万；灰白色粉末，大多为酸性多糖，溶于水、稀碱，尤其易溶于热水，不溶于有机溶剂，其水溶液呈透明黏稠状。属极性大分子化合物，其特定结构与免疫活性密切相关。增加多糖溶解度有利于提高其生理活性，中等分子量多糖的活性超过过高的或过低的分子量多糖。香菇多糖的提取多采用热水及稀碱溶液，避免在强酸、碱溶液中进行，否则极易造成多糖中糖苷键断裂及构象变化。常用的分离纯化方法一般经过沸水浸提、乙醇沉淀、透析及柱层析等步骤。

香菇多糖有广泛的生物学活性，免疫调节作用是其生物活性的重要基础。是典型的 T 细胞激活剂，促进白介素产生，还能促进单核巨噬细胞的功能，被认为是一种特殊免疫增强剂。它能识别脾及肝中抗原的巨噬细胞，促进淋巴细胞活化因子产生，释放各种辅助性 T 细胞因子，增强宿主腹腔巨噬细胞吞噬率。这些因子作用于淋巴细胞、肝细胞、血管内皮细胞后，产生许多有效免疫应答，同时导致胸腺内的前体 T 细胞趋于成熟、分化、增殖并向外周释放。可溶于热水的香菇多糖被证实有抗肿瘤活性，它虽无直接杀伤肿瘤的作用，但进入人体后诱导产生一种具有免疫活性的细胞因子，增强肌体免疫系统，对肿瘤细胞起防御与杀伤作用。通过激活巨噬细胞，增强抗体依赖性细胞诱导的细胞毒，发挥抗肿瘤活性；它还能使肿瘤部位的血管扩张和出血，导致肿瘤出血坏死和完全退化。它有抗病毒活性，含一种双链核糖核酸，能刺激人体网状细胞及白细胞释放干扰素，发挥抗病毒作用。它有抗感染作用，对艾贝尔森（Abelson）病毒、12 型腺病毒及流感病毒均有抑制作用，是治疗各种肝炎特别是慢性迁延型肝炎的良好药物。

该药糖已经在日本、中国等国上市。主要作为治疗肿瘤的辅助药物，与放射治疗、化学治疗、手术配合，用于不宜手术或复发的胃肠道肿瘤。香菇多糖加放射治疗、化学治疗可治疗小细胞肺癌、乳癌、恶性淋巴瘤等，可用于癌性胸腹水的治疗，也可用于乙型肝炎及获得性免疫缺陷综合征等抗病毒治疗。抗感染用于具有抗药性的肺结核，也用于治疗老年性慢性支气管炎。

（郑 卫）

língzhīduōtáng
灵芝多糖（ganoderma lucidum polysaccharide） 从担子菌纲多孔菌科 *Polyporaceae* 灵芝属真菌提取得到的多糖。是三股单糖链构成的、有螺旋状立体构形（三级结构）的葡聚糖，其立体构形与 DNA、RNA 相似，是一种大分子化合物，分子量从数千到数十万。不溶于高浓度的乙醇，微溶于低浓度的乙醇及冷水，在热水中能全部溶解。都存在于灵芝的细胞壁内壁，较难渗出，常采用超声波高频振荡使灵芝的结构层发生变化，扩大透析膜径，使细胞壁上的多糖尽快释放。已分离到的灵芝多糖有 200 多种,其中大部分为 β 型的葡聚糖分枝度高具有高的抑癌活性,少数为 α 型的葡聚糖没有药理活性。大多为异多糖,即除含有葡萄糖外,大多还含有少量阿拉伯糖、木糖、岩藻糖、鼠李糖、半乳糖、甘露糖等其他单糖。单糖间以 β-(1→3)、β-(1→6) 连接或者以 β-(1→3)、β-(1→4) 连接。灵芝多糖在水溶液中多糖链一般由三股单糖链组成,在氢氧化钠溶液中多糖链的三股糖链离解为单股单糖链。

不同菌种来源,不同方法提取的灵芝多糖,其结构不尽相同,活性也有差异,活性强弱与分子量、溶解度、黏度、多糖链的分支程度及支链上羟基取代的数量、糖苷键的类型及多糖的立体构型有关。灵芝多糖有广泛的药理活性,广泛用于医药、食品和化妆品行业。灵芝多糖能提高机体免疫力,提高机体耐缺氧能力,消除自由基,抑制肿瘤、抗辐射、提高肝、骨髓、血液合成 DNA、RNA、蛋白质的能力,延长寿命,还具有刺激宿主非特异性抗性、免疫特异反应以及抑制移植肿瘤生理活性的特性。对心血管疾病、气喘、过敏、神经衰弱、胃热等有显著效果。还具有降血压、降血脂、解血淤、改善血液循环、皮肤美容等作用。在抗肿瘤应用方面,基于灵芝多糖可提高机体免疫力,在癌症患者经放射治疗、化学治疗机体免疫力受损的情况下,可与放射治疗、化学治疗配合达到治疗的目的。还可抑制变态反应介质释放,阻断非特异性反应,因此又可抑制手术后癌症复发和转移。已投入使用的灵芝制剂有片剂、针剂、冲剂、口服液、糖浆剂和酒剂等,均取得了一定的疗效。其中灵芝多糖液和灵芝多糖软胶囊已作为保健食品在中国上市。

(郑卫)

wēishēngtài zhìjì

微生态制剂 (microecologics)

用微生态学原理,利用对宿主有益无害的益生菌或益生菌的促生长物质,经特殊工艺制成的制剂。又称微生态调节剂、活菌制剂(bigone)、生菌剂。已被应用于饲料、农业、医药保健和食品等各领域。在饲料工业中广泛应用的有植物乳杆菌、枯草芽胞杆菌等,在食品中广泛应用的有乳酸菌、双歧杆菌、肠球菌和酵母菌等。微生态制剂有双向调节作用,例如,健康人也可服用,腹泻患者可以服用,便秘患者也可以服用。

正常人体的胃肠道栖息着 400~500 种细菌(细菌、真菌、病毒),它们共同生长,相互依赖和制约,在人体构成胃肠道微生态平衡。在人的表皮和生殖道也栖息着大量微生物,构成表皮或生殖道的人体微生态系统平衡。若这种平衡被破坏,出现菌群失调,将会引起许多相关疾病。微生态制剂通过对失衡人体微生态系统的干预,既可防病治病,增进健康,又可以避免普通抗菌药物的使用对益生菌的杀灭。微生态制剂的主要功能包括平衡肠道菌群、保护肠黏膜、增强免疫、抑制或拮抗致病菌、抗肿瘤、保护肝、增加营养和降低血脂等。

分类 微生态制剂根据所含成分的属性可分为 3 类:益生菌、益生元、合生元。益生菌是指含生理性活菌,经口服或其他途径给药,可改善黏膜表面的微生物群或酶的平衡,或刺激机体特异性或非特异性免疫反应,提高益生菌定植力或机体免疫力的微生物制剂。益生菌制剂能通过宿主消化道屏障而存活,并能在宿主消化道定植发挥相应生理作用。如通过增加机体中抗体效价、巨噬细胞活性、杀伤性细胞和 T 细胞数量、干扰素水平等,增强机体免疫功能。益生菌代谢后还可降低肠道 pH,促进钙、铁和维生素 D 的吸收,并参与体内多种维生素(维生素 B、烟酸、维生素 B_9 等)合成与吸收,实现微生态保护、免疫增强和营养作用等。临床上常用的益生菌有乳酸杆菌、双歧杆菌、肠球菌和芽胞杆菌等。益生元是不被宿主消化的食物成分或制剂,主要包括各种低聚糖,如低聚麦芽糖、乳果糖、低聚半乳糖、低聚果糖和大豆低聚糖等。益生元能选择性刺激一种或几种生理性细菌在宿主肠道内定植、生长或增殖,通过这些生理性细菌的作用增进宿主的健康。合生元属益生菌和益生元的混合制剂,兼具益生菌和益生元的双重作用,是一类有开发前景的微生态制剂。

应用 微生态制剂临床上可用于治疗腹泻、肠应激综合征、炎症性肠病、幽门螺杆菌感染和细菌性阴道炎症等。

常用的微生态制剂有:①口服酪酸梭菌活菌片,能促进肠道有益菌群的增殖。②双歧杆菌活菌胶囊,口服后在肠道定植,阻止有害菌的入侵。③双歧杆菌乳杆菌三联活菌片。成分为长双歧杆菌、保加利亚乳杆菌、嗜热链球菌、促菌因子、低聚糖、脱脂奶粉,可直接补充正常生理性细菌,调节肠道菌群平衡,抑制并清除肠道中对人有潜在危害的菌类。④地衣芽胞杆菌活菌胶囊。⑤双歧杆菌三联活菌胶囊,含有双歧杆菌、嗜酸乳酸杆菌和粪链球菌。⑥乳酸菌素，由无菌鲜牛乳经生物发酵制成。⑦酪酸梭菌活菌胶囊和口服酪酸梭菌活菌散剂。可分泌肠黏膜细胞的重要营养物质酪酸，达到修复肠黏膜，消除肠道炎症，营养肠道的目的；并能促进双歧杆菌等肠道有益菌的生长，抑制痢疾志贺菌等肠道有害菌的生长，恢复肠道菌群平衡，减少胺、氨等有毒物质对肠黏膜的毒害，恢复肠道免疫功能和正常生理功能。⑧口服凝结芽胞杆菌活菌片。凝结芽胞杆菌TBC-169菌株，可分泌肠道蠕动，促进剂乳酸，促进肠道蠕动，加速排便。乳酸还是肠黏膜的营养物质，有修复肠黏膜、消除炎症的功能。同时凝结芽胞杆菌（*Bacillus coagulans*）能促进双歧杆菌等肠道有益菌生长，分泌抗菌凝固素，抑制肠道内变形杆菌属、志贺菌属等肠道有害菌，将氨、胺、粪臭素、吲哚等肠道毒素的产生减少 50% 以上，消除肠道毒素对肠的麻痹作用，避免肠道毒素吸入入血对肝、脑、皮肤等造成损伤，并能提高免疫功能，延缓衰老。同时凝结芽胞杆菌在肠道内产生促进营养物质消化吸收的酶以及多种维生素类营养物质。⑨复合乳酸菌胶囊。含乳酸杆菌、嗜乳酸杆菌和乳酸链球菌 3 种活乳酸菌。活乳酸菌能在肠内繁殖，产生乳酸，抑制肠道内腐败细菌的繁殖，调整肠道菌群，防止肠内发酵，减少胀气，有促进消化和止泻作用。很多微生态制剂在研制的时候含有肠球菌（金双歧不含有肠球菌），在选用的时候一定要注意。

（陈代杰）

yìshēngjūn

益生菌（probiotics） 定植于人体肠道、生殖系统，能产生确切健康功效而改善宿主微生态平衡、发挥有益作用的活性有益微生物的总称。主要有：酪酸梭菌、乳酸菌、双歧杆菌、嗜酸乳杆菌、放线菌、酵母菌等。

益生菌主要功能是调节胃肠道失调，对腹泻、便秘等肠道疾病感染及其并发症，有预防和治疗作用，对溃疡性结肠炎、肠易激综合征等有辅助治疗作用。①增强肠道免疫功能。益生菌对免疫应答的功效已得到了广泛研究，益生菌可同时促进有机体特异性和非特异性免疫反应。②抑制变态反应。益生菌能调节机体免疫反应、防止过敏性疾病发生、缓解遗传性变态反应。③保护心血管系统。乳杆菌及其代谢产物能够降低血清胆固醇，降低血压。

益生菌的作用机制至少有 4 种：①抑制致病菌生长，即与肠道上皮细胞结合竞争病原体附着位点或消耗其营养物质。②改善肠道屏障功能。③调节免疫系统，诱导保护性细胞因子并抑制炎性因子。④调节疼痛感觉，某种或某株的乳杆菌可诱导肠道上皮细胞阿片受体和大麻素受体的表达，介导肠道疼痛功能产生类阿片样作用。

随着益生菌制剂研究不断发展，其安全性问题也日渐凸显。益生菌作为微生态制剂应用的领域具有一定的特殊性，其潜在的安全问题不容忽视。主要包括以下方面：①感染能力。益生菌长期以来被认为"通常比较安全"，但从治疗作用考虑而选择的益生菌株通常对肠上皮细胞有较好的黏附能力，这一特性也可导致细菌易位的可能性增加。②变态反应。益生菌的免疫刺激和免疫调节作用有两面性，长期使用益生菌会引起肠道免疫系统改变，尤其是对新生儿和个别免疫功能低下或有缺陷者，也有报道益生菌还会影响妇女的正常妊娠，这些人群应慎用益生菌。③菌株携带耐药性基因。如果益生菌携带耐药基因，肠道内益生菌与病原菌间抗生素耐药性转移，会使感染变成一个严峻的问题。肠道正常菌之间及正常菌与致病菌之间存在耐药基因转移现象。

（陈代杰）

rǔgǎnjūn

乳杆菌（lactobacillaceae；*Lactobacillus*） 革兰阳性杆菌，无芽胞，细胞形态多样性，一般形成链杆状或球杆状，因能发酵糖类产生大量乳酸而得名。在自然界中分布广泛，有些菌株是人和动物口腔、肠道及阴道的正常菌群。

乳杆菌与人类饮食和健康息息相关，是现代食品、医药、农业中有重要经济价值的益生菌。应用较多的有植物乳杆菌（*L. plantarum*）、短乳杆菌（*L. breris*）、发酵乳杆菌（*L. fermentum*）、保加利亚乳杆菌（*L. bulgaricus*）、嗜酸乳杆菌（*L. acidophilus*）等。①植物乳杆菌与人类的生活关系密切，是一种常见于奶油、肉类及许多蔬菜发酵制品中的乳酸菌，能通过胃并定植于肠道发挥有益作用。它对肠道微生物有重要影响，无论在食品发酵，还是在工业乳酸发酵以及医疗保健等领域，都有广泛应用。②短乳杆菌是乳杆菌属的重要菌种，常被应用于食品发酵。有多种保健功能特性，已被用于食品和医药生产并取得了显著效益。③发酵乳杆菌为异型发酵乳酸杆菌，能代谢乳糖、半乳糖产生乳酸、乙酸、琥珀酸、乙醇等代谢产物。是传统发酵乳制品、肉制品、豆制品、蔬菜制品的优势微生物，在发酵食品的制作和功效方面发挥其特有的作用。在食品发酵过程中，发酵乳杆菌因其代谢产物丰富，比同型发酵乳酸杆菌，能赋予更丰富的感官感受，产品的风味也更独特。④保加利亚乳杆菌对人体有非常重要的保健作用。主要有促进有益菌的生长定植、清肠、抗腹泻，维持胃肠道健康，促进消化吸收的作用，增加免疫及抗癌、抗肿瘤等重要的生理功能。在食品发酵、工业乳酸发酵、饲料行业和医疗保健领域均有比较广泛的应用。⑤嗜酸乳杆菌在食品工业中应用最多的是发酵乳产品。用于普通的传统酸奶的发酵菌种主要是保加利亚乳杆菌、嗜热链球菌和嗜酸乳杆菌。嗜酸乳杆菌产酸和产黏能力强，但是风味差，与前两种菌结合使用，既能获得良好风味，又能发挥其生理功能使发酵乳具有很好的益生作用。嗜酸乳杆菌已用于酸奶、奶酪、酸奶油、马奶酒等常见的发酵乳制品。

（陈代杰）

shuāngqígǎnjūn

双歧杆菌 （bifidobacterium）

一类厌氧、无芽胞革兰阳性微生物。形态多变，包括短曲杆、棒状杆及 Y 形分叉杆。虽然在自然栖息状态下主要呈现杆状，但处于不适宜的环境时双歧杆菌常呈现分枝和多形现象。对氧十分敏感，对低 pH 耐性差，极易失活，最适 pH 为 6.5~7.0，最适生长温度 37~42℃。

双歧杆菌主要有以下生理功能：①营养作用。双歧杆菌可合成多种消化酶和维生素，如 B 族维生素、泛酸、维生素 B_9 以及维生素 H。可促进氨基酸、脂类和维生素的代谢，可促进蛋白质吸收，提高体内氮和蛋白质的蓄积，降低血氨浓度。②调节肠道菌群。双歧杆菌可防治便秘和胃肠障碍等，维护肠道正常菌群平衡，抑制病原微生物的生长。③降低胆固醇。双歧杆菌有降低人体血清胆固醇的作用。④抗肿瘤作用。人体肠道腐生菌在代谢中可产生许多致癌物质和致癌前体转化物，双歧杆菌可通过抑制腐生菌的生长和分解致癌物质而起到预防肠道癌症的作用。⑤延缓衰老。双歧杆菌能明显增加血液中超氧化物歧化酶的含量及其生物活性，有效促进机体内超氧化自由基发生歧化、封闭和降解，加速体内自由基的清除，将体内有害物质毒性降低 90%，抑制血浆脂质过氧化反应，延缓机体衰老。

许多以双歧杆菌为基础的微生态制剂已得到推广应用。在临床治疗方面，可用于治疗急性重症胰腺炎感染。对急慢性肝炎、肝硬化、新生儿母乳性黄疸、维生素 B 缺乏症等均有辅助治疗的作用。对有害菌无杀菌作用，只有抑菌作用，可抑制病原菌的生长繁殖，控制其数量，使益生菌本身同病原菌的斗争过程中占据数量上的优势，改善机体状况，其效果比较持久。双歧杆菌在食品工业中不能广泛应用，因为双歧杆菌为厌氧菌，所需条件要求较高，成本也较高，且其发酵后会释放出酸味。双歧杆菌主要应用于奶制品中，如双歧杆菌酸奶等。双歧杆菌也可用于保健食品的开发与应用，如预防高血压、动脉硬化和糖尿病等。双歧杆菌用于护肤品中也有一定营养作用。

（陈代杰）

tātīnglèi yàowù

他汀类药物 （statins） 一类来源于微生物次级代谢产物及生物转化或化学合成得到的羟甲基戊二酰辅酶 A 还原酶的抑制剂。羟甲基戊二酰辅酶 A 还原酶是内源性胆固醇合成限速酶，他汀类药物可抑制该酶的作用，使细胞内胆固醇合成减少，刺激低密度脂蛋白受体的合成，提高其对低密度脂蛋白微粒的摄取，降低血浆总胆固醇的浓度，起降血脂作用，属降血脂药物。

研究历史 20 世纪 70 年代初就开始了从合成化合物进行大量筛选羟甲基戊二酰辅酶 A 还原酶抑制剂研究，并逐步完善了筛选方法。1971 年，东京三共（Sankyo）公司的远藤章（Akira Endo）建立了筛选羟甲基戊二酰辅酶 A 还原酶抑制剂的体外方法，并率先从 6000 株丝状真菌液体培养基中筛选干扰胆固醇生物合成早期阶段的活性成分。1976 年，他和同事从桔青霉（Penicillium citrinum）培养基中分离到一种命名为美伐他汀的活性成分，可有效阻断羟甲基戊二酰辅酶 A 还原酶。与此同时，英国必成制药（Beecham）公司布朗（A. G. Brown）等从短密青霉菌（Penicillium brevicompactium）分离得到了作为抗真菌抗生素的康柏丁（结构式见图 1），实际上美伐他汀与康柏丁同质。远藤章进一步

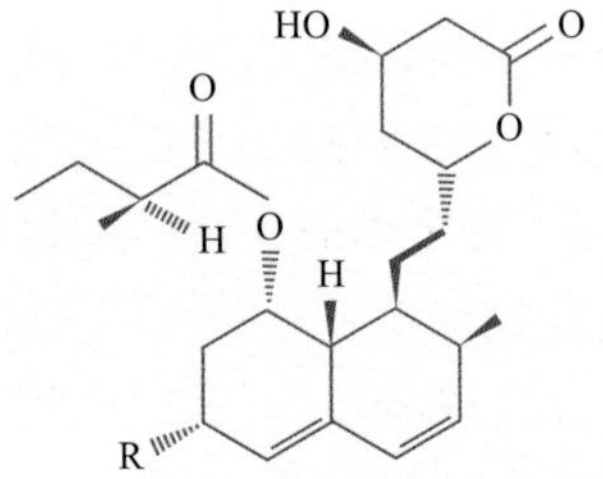

R=H，康柏丁
R=CH₃，洛伐他汀

图 1　康柏丁和洛伐他汀的结构式

分析发现，美伐他汀与羟甲基戊二酰辅酶 A 化学结构类似并与羟甲基戊二酰辅酶 A 强烈竞争羟甲基戊二酰辅酶 A 还原酶，起到竞争性抑制剂作用，进一步研究结果还显示美伐他汀可显著降低犬和猴体内血胆固醇水平且无明显毒性作用。1979 年，转入日本东京农工大学的远藤章还从红色曲霉菌（*Monascus rubber*）发酵液中分离得到主要活性成分 monocolin K，是康柏丁的 3 位甲基衍生物；默克（Merck）公司研究人员艾伯特（Alfred W. Alberts）领导的团队从不同真菌独立发现并鉴定了与 monacolin K 相同的化合物，他们称之为 mevinolin，随后更名为洛伐他汀。

远藤章和日本国立心血管中心山本亨（Akira Yamamoto）尝试给予胆固醇水平非常高的患者服用美伐他汀。1980 年，他们报道美伐他汀可平均减少患者体内血液中 27% 的低密度脂蛋白。1980 年直接从微生物次级代谢产物中获得的洛伐他汀（结构式见图 1），由美国默沙东公司开展了进一步的临床试验研究，发现其优异的降低血液中低密度脂蛋白胆固醇水平，并有较好的耐受性和较低的毒副作用，1987 年被美国食品药品管理局（FDA）正式批准成为第一个上市的 3-羟基-3-甲基戊二酰辅酶 A 还原酶抑制剂。抑制限速酶羟甲基戊二酰辅酶 A 还原酶则可抑制大部分内源性胆固醇的生成，起到降血脂的作用。

基于此类化合物与羟甲基戊二酰辅酶 A 还原酶抑制活性的构效关系研究，通过微生物转化及半合成方式获得辛伐他汀和普伐他汀两个品种。其中，辛伐他汀是美国默沙东制药公司利用水解

和酯化的方法将洛伐他汀的 α-甲基丁酸换为 α-二甲基丁酸，增加了水解稳定性和对靶酶的抑制活性。辛伐他汀于 1988 年被美国 FDA 批准上市。普伐他汀则是康柏丁的微生物转化产物，其内酯结构被水解，氢化萘共轭双键的 3 位被氧化成羟基，由日本三共制药公司和美国百时美施贵宝（Bristol-Meyers Squibb）公司联合开发，于 1989 年在日本上市，1991 年获得美国 FDA 批准上市。

在明确了这类化合物的结构与对羟甲基戊二酰辅酶 A 还原酶的抑制作用后，利用化学合成手段，不断有类似结构的新化学合成药物被研发出来。氟伐他汀是瑞士山道士（Sandaoz）公司于 1994 年上市的第一个全合成的代用品。其结构特征是保留了内酯结构部分，并成水解开环状的钠盐形式，其抑制酶的半数抑菌浓度为 8nmol/L 左右，强于天然产物形式的第一代他汀类药物。西伐他汀是由拜耳（Bayer）药厂和史克必成（SmithklineBeechcham）联合开发的于 1997 年上市的合成他汀类产品，后因能导致产生横纹肌溶解而致死，于 2001 年撤出市场。阿托伐他汀钙，是华纳-兰伯特公司与辉瑞共同研发的合成他汀类药物，于 1997 年在英国正式上市，2004 年，阿托伐他汀钙成为全球第一个销售额突破百亿美元的药物。瑞舒伐他汀钙，是阿斯利康（Astra-Zeneca）公司开发的有肝选择性的他汀类药物，于 2003 年在美国上市，由于其强效羟甲基戊二酰辅酶 A 还原酶的抑制活性，其降低低密度脂蛋白胆固醇和升高高密度脂蛋白胆固醇的活性高于已有的他汀类药物，其耐受性和安全性好，被称为"超级他汀"。匹伐他汀钙由日本

兴和（Kowa）公司开发，2003 年在日本上市，匹伐他汀有超强降低低密度脂蛋白胆固醇、三酰甘油和升高高密度脂蛋白胆固醇的能力，毒副作用比阿伐他汀发生的概率小。

作用机制　胆固醇是真核生物膜的成分，对细胞的生长和高等生物的活力都是必需的。但临床医学等研究证明血液中的高胆固醇水平可能是动脉粥样硬化和冠心病的主要原因。肝和肠黏膜是胆固醇合成的主要器官。胆固醇在体内的代谢受严格控制，机体胆固醇主要来源于自身合成，羟甲基戊二酰辅酶 A 还原酶是机体组织合成胆固醇的限速酶。其代谢调节非常精细。从乙酸为起始原料到合成胆固醇共有 26 步合成，由 β-羟基、β-甲基-戊二酸单酰辅酶 A 转变为甲羟戊酸是最关键的生理调节点，也是理想的抑制位点。

他汀类药物的结构与羟甲基戊二酰辅酶 A 还原酶的产物甲羟戊酸结构相似（图 2），也与其酶的底物相似，但与酶的结合力要强 10 000 倍以上，K_i 为 1nm 左右。他汀类化合物内酯形式无活性，一般在体内水解成游离酸形式起酶抑制作用。羟甲基戊二酰辅酶 A 还原酶抑制剂主要通过抑制甲羟戊酸的生成而阻断内源性胆固醇的合成，由于肝及细胞的胆固醇的量与肝脏及肝外组织细胞膜的低密度脂蛋白受体的活性与合成速度（表现为低密度脂蛋白的数量）成反比。内源性胆固醇合成下降，会刺激肝及外周组织细胞的低密度脂蛋白受体水平的提高，加速了血浆中低密度脂蛋白与极低密度脂蛋白残粒的清除，最终导致血浆中的总胆固醇下降、低密度脂蛋白胆固醇水平

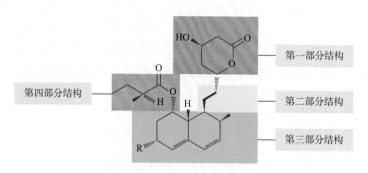

图2 他汀类药物的构效关系

下降以及三酰甘油下降，起到降血脂的用。

构效关系 此类药物的研发过程是通过对最先上市药物的结构与药效、毒性等生物活性的关系研究进行的。研究中发现他汀类化合物对羟甲基戊二酰辅酶A还原酶的抑制作用是可逆的，其结构中的内酯水解产物与羟甲基戊二酰辅酶A还原酶的底物可发生竞争性地与酶结合。而他汀类化合物与羟甲基戊二酰辅酶A还原酶的结合能力是其天然底物结合能力的10 000倍以上。他汀类分子均由4个部分组成：①内酯结构。②连接内酯和亲脂性部分的结构。③二环拼合的氢化萘环结构。④侧链酯结构。其中，第一部分是生物活性的中心结构。但内酯环必须在体内水解后才能起药效作用。连接内酯和亲脂性部分桥结构中的碳数为2个时活性最好。二环拼合的氢化萘环对于酶抑制活性是必需的。适当进行结构改造（如甲基取代），能增加化合物对酶的抑制活性。如洛伐他汀的酶抑制活性是康柏丁的2倍。第四部分对于增强酶抑制活性也是必需的，如将康柏丁的侧链酯部分去掉，对酶的抑制活性远比含有侧链酯部分的抑制活性低。在侧链脂肪酸上适当位置导入另外的脂肪侧链，可使化合物

对酶的抑制活性大大增强，如辛伐他汀的活性要比洛伐他汀活性强2.5倍。因此通过构效关系研究，使此类药物的品种不断增加。

临床应用 1987年以来本类药物主要用于除纯合子家族性高胆固醇血症外的任何类型高胆固醇血症，以及以血清总胆固醇水平升高为主的混合型高脂血症，均能收到良好的降血脂效果。常用剂量下，他汀类药物可使总胆固醇下降30%～40%，低密度脂蛋白胆固醇下降25%～50%，三酰甘油中度下降，高低密度脂蛋白有轻微上升。

到21世纪初，已经上市的他汀类药物有9种：洛伐他汀、普伐他汀、辛伐他汀、西伐他汀、匹伐他汀、氟伐他汀、阿托伐他汀钙、瑞舒伐他汀和匹伐他汀钙。其中，拜耳药厂的西伐他汀由于

与其他药物不适当的合并用药，造成患者严重的横纹肌溶解等毒副作用而致死，已经从市场上撤出。而辉瑞公司的阿托伐他汀2000～2011年的12年间位列全球销售额第一，最高达到年销售额138亿美元。

（司书毅）

āpkǎbōtáng

阿卡波糖（acarbose） 一种微生物来源的竞争性抑制α-葡萄糖苷水解酶口服降糖药。在肠道内降低多糖及蔗糖分解成葡萄糖，使糖的吸收相应减缓，可有使饭后血糖降低的作用。一般单用，或与其他口服降血糖药，或胰岛素合用。配合餐饮，治疗胰岛素依赖型或非依赖型糖尿病。化学名称为O-4,6-双脱氧-4[[(1S,4R,5S,6S)4,5,6-三羟基-3-（羟基甲基）-2-环己烯]氨基]-（-D-吡喃葡糖基（1→4）-O-)-D-吡喃葡糖基（1→4）-D-吡喃葡萄糖。CAS：56180-94-0，分子式为$C_{25}H_{43}NO_{18}$，分子量为645.6048，结构式见图1。

该药是1977年从游动放线菌发酵的代谢产物中获得的，由德国拜耳公司研制开发的第一个用于临床的α-葡萄糖苷酶抑制剂。阿卡波糖的制备过程与一般的抗生素发酵一样，但其发酵培养基

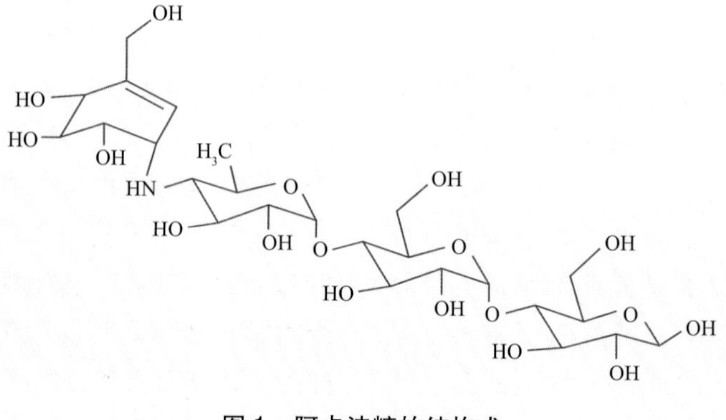

图1 阿卡波糖的结构式

对最后的产物影响很大，当培养基的碳源为 D-葡萄糖或麦芽糖，其产物为阿卡波糖，其对二糖酶有较强的抑制作用；如果碳源是淀粉，其发酵产物是阿卡波糖的类似物，主要表现为对淀粉酶有较强的抑制作用。阿卡波糖的化学结构比较复杂，工业化生产主要还是通过微生物发酵获得的。

已上市的可用微生物发酵制备的 α-葡萄糖苷酶抑制剂有 3 种，除了阿卡波糖外，还有米格列醇和伏格列波糖。米格列醇也是拜耳公司研制开发的 α-葡萄糖苷酶抑制剂，但由赛诺菲公司生产上市。米格列醇实际上是一种由微生物发酵得到的次级代谢产物后的半合成方法获得的衍生物，结构式见图2。伏格列波糖是日本武田药品公司研制的另一个 α-葡萄糖苷酶抑制剂，可通过微生物发酵产物得到有效霉素 A 后经生物转化为有效霉素烯胺，然后经化学合成改造后获得，也可直接通过发酵获得有效霉素烯胺，然后经化学合成改造后获得，结构式见图3。

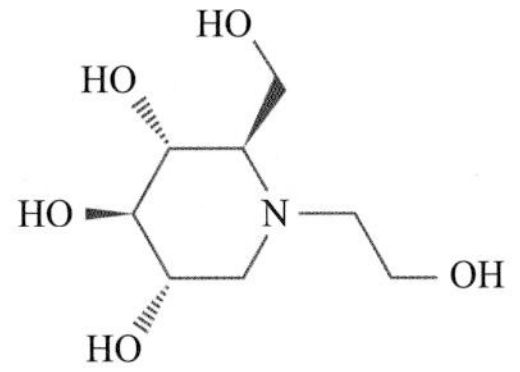

图 2　米格列醇的结构式

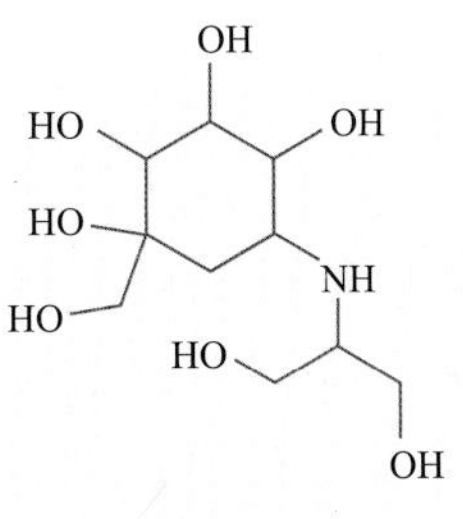

图 3　伏格列波糖的结构式

作用机制　该药主要是通过竞争性地抑制 α-葡萄糖苷酶，后者实际上是一类二糖及寡糖的降解酶，包括了蔗糖酶、麦芽糖酶、异麦芽糖酶、海藻糖酶等。食物中的淀粉（多糖）经口腔唾液、胰淀粉酶消化成含少数葡萄糖分子的寡糖以及双糖与三糖，进入小肠经 α-葡萄糖苷酶作用下分解为单个葡萄糖，为小肠吸收。在生理状态下，小肠上、中、下三段均存在 α-葡萄糖苷酶，在服用 α-葡萄糖苷酶抑制剂后上段可被抑制，而糖的吸收仅在中、下段，故吸收面积减少，吸收时间后延，从而有效降低糖尿病患者餐后血糖浓度峰值，达到控制血糖的目的，在长期使用后亦可降低空腹血糖，估计与提高胰岛素敏感性有关。

对于不同的 α-葡萄糖苷酶，这 3 种抑制剂的作用强度有所不同。米格列醇的抑制作用更为广泛，可抑制 α-1,6-糖苷酶海藻糖苷酶及乳糖酶，对蔗糖酶的抑制作用更强，而对 α-淀粉酶作用较弱。伏格列波糖对麦芽糖酶和蔗糖酶的抑制作用更强。

临床应用　α-葡萄糖苷酶抑制剂作为一类新型口服降糖药主要功效如下：①可显著降低糖耐量受损者发生 2 型糖尿病的危险。餐后血糖升高是糖耐量受损阶段糖代谢紊乱的主要标志，餐后高血糖的葡萄糖毒性可加重胰岛素抵抗及胰岛素分泌缺陷，当胰岛 β 细胞功能仅剩约 50% 时，出现空腹血糖升高，糖耐量受损者发展为 2 型糖尿病。因此，控制餐后高血糖是阻止糖耐量受损者发展为 2 型糖尿病的重要手段。②可显著降低糖尿病患者发生大血管病变的危险。餐后高血糖可引起血管收缩和通透性增加、血

管内皮细胞黏附性增加，造成血管损害，是糖尿病引发动脉粥样硬化等大血管病变的发病基础。控制餐后高血糖可显著降低患者发生大血管病变的危险。③可显著降低患者发生心血管并发症和死亡的危险。大量流行病学研究和临床试验证实，餐后高血糖是心血管并发症和死亡的高危因素。④还可降低餐后胰岛素水平，可增加胰岛素的敏感性。

作用特点　①抑制小肠上皮细胞表面的 α-糖苷酶。药物与酶的结合时间是 4~6 小时，此后酶的活性可恢复。②延缓碳水化合物的吸收，而不抑制蛋白质和脂肪的吸收。③一般不引起营养吸收障碍。④几乎没有对肝肾的副作用和蓄积作用。⑤主要降低餐后血糖。

适用人群　①1 型糖尿病患者。②通过饮食和运动治疗控制不佳的 2 型糖尿病患者。③单用二甲双胍或磺脲类药物控制不佳的 2 型糖尿病患者。④单用胰岛素控制不佳的 2 型糖尿病患者。⑤1 型糖尿病患者，可配合胰岛素治疗，能减少胰岛素用量，并可稳定血糖。

（司书毅）

luòfátātīng

洛伐他汀（lovastatin）　来源于微生物次级代谢产物的羟甲基戊二酰辅酶 A 还原酶抑制剂。第一个进入临床使用降胆固醇的他汀类药物。化学名称：(S)-2-甲基丁酸-(1S,3S,7S,8S,8aR)-1,2,3,7,8,8a-六氢-3,7-二甲基-8-{2-[(2R,4R)-4-羟基-6氧代-2-四氢吡喃基]-乙基}-1-酯，CAS 号为：75330-75-5，分子式为 $C_{24}H_{36}O_5$，分子量为404.54，结构式见图1。

1979 年，日本三共（sankyo）

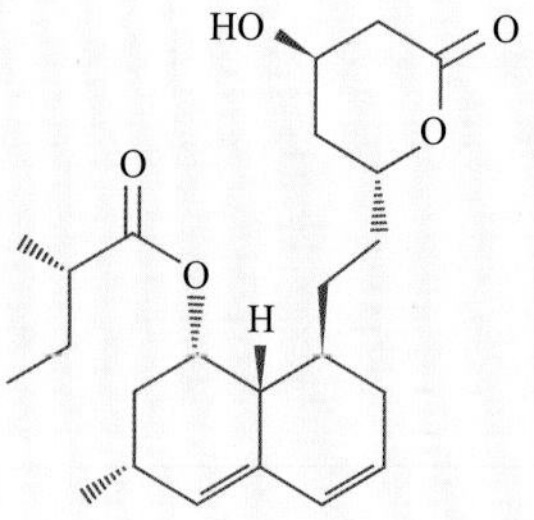

图 1 洛伐他汀的结构式

制药公司的远藤章（Akira Endo）首次从红色曲菌（Monascus rubber）发酵液中分离得到主要活性成分 monocolin K；1980 年，美国默沙东公司的艾伯特（Alfred W. Alberts）等从土曲菌（Aspergillus Terreus）中分离得到 mevinolin。

1987 年，洛伐他汀由美国食品药品管理局批准上市，用于家族性高胆固醇血症，也可用于治疗一般人群的高胆固醇血症。该类药物被世界公认为治疗高脂血症、防治动脉硬化、冠心病和脑血管病的首选药物。20 世纪 90 年代初进入世界十大畅销药行列，成为世人瞩目的重要药物。1994 年，默克公司宣布，在一项超过 4000 人参与的临床试验中，他汀类药物有效地将高血脂患者的心脏病发病率降低了 42%。

在体内竞争性抑制胆固醇合成过程中的限速酶羟甲戊二酰辅酶 A 还原酶，使胆固醇的合成减少，也使低密度脂蛋白受体合成增加，主要作用部位在肝，结果使血胆固醇和低密度脂蛋白胆固醇水平降低，对动脉粥样硬化和冠心病的防治产生作用。洛伐他汀还可降低血清三酰甘油水平和增高血高密度脂蛋白水平。在小鼠，给 3~4 倍人用剂量可以致癌，但在人类大规模长期临床试验中未见肿瘤发生增加。已有的研究未发现本品有致突变作用。

洛伐他汀口服吸收良好，但在空腹时吸收减少 30%。在肝内广泛首关代谢，水解为多种代谢产物，包括以 β-羟酸为主的 3 种活性代谢产物。洛伐他汀及 β-羟酸代谢物的蛋白结合率高达 95%，达峰时间为 2~4 小时，$t_{1/2}$ 为 3 小时。83% 从粪排出，10% 从尿排出。长期治疗后停药，作用持续 4~6 周。

临床主要有片剂和胶囊剂两种剂型，用于治疗高胆固醇血症和混合型高脂血症，口服剂量为 20mg/d，晚餐时顿服。调整剂量需间隔 4 周以上，最大量 80mg/d，每日 1~2 次，早晚餐服。使用免疫抑制剂的患者，最大量为 20mg/d，总胆固醇和低密度脂蛋白胆固醇降至 140mg/dl 和 75mg/dl 以下时可减量。

（司书毂）

pǔfátātīngnà

普伐他汀钠（pravastatin sodium）

由来源于微生物次级代谢产物的 compactin，经生物转化而得到 3 位羟基化内酯水解产物。普伐他汀钠是极性较强的羟甲基戊二酰辅酶 A 还原酶的抑制剂，本身为开环羟酸盐结构，在人体内无需转化即可直接发挥药理作用，且该结构具有亲水性，不易弥散至其他组织细胞，极少影响其他外周细胞内的胆固醇合成。是第三个进入临床使用的降胆固醇他汀类药物。原料纯品为白色或类白色结晶或粉末；无臭；有引湿性；在水和甲醇中易溶，在乙醇中溶解，在三氯甲烷中几乎不溶；化学名为（+）-（βR，δR, lS, 2S, 6S, 8S, 8αR）-1, 2, 6, 7, 8, 8a-六氢-β, δ, 6, 8-四羟基-2-甲基-1-萘庚酸钠盐，8-［（2S)-2-甲基丁酸酯］，分子式为 $C_{23}H_{35}NaO_7$，结构式见图 1。

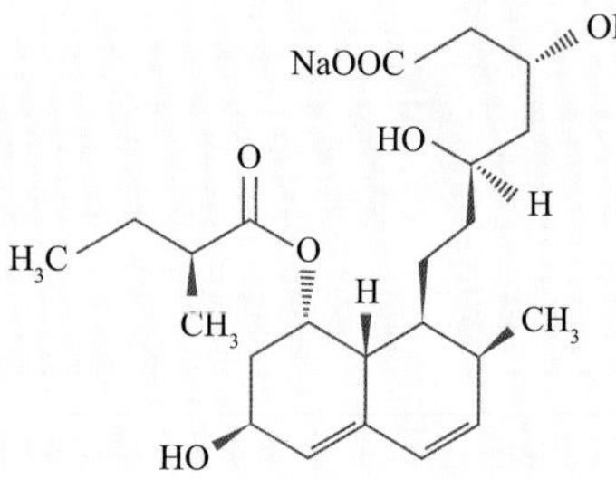

图 1 普伐他汀钠的结构式

该药由日本三共株式会社研制并开发上市。在同类他汀药物中有一定的治疗优势，它能有选择性地抑制人体内肝脏与小肠中的胆固醇合成，而在其他器官中分布极小。

作用机制 该药选择性作用于合成胆固醇的主要脏器肝和小肠，迅速且强力降低血清胆固醇值，改善血清脂质。通过两方面发挥其降脂作用：①可逆性抑制 3-羟基-3-甲基戊二酰辅酶 A 还原酶活性使细胞内胆固醇的量有一定程度的降低，导致细胞表面的低密度脂蛋白受体数的增加，加强了由受体介导的低密度脂蛋白胆固醇的分解代谢和血液中低密度脂蛋白胆固醇的清除。②通过抑制低密度脂蛋白胆固醇的前体——极低密度脂蛋白胆固醇在肝脏中的合成而抑制低密度脂蛋白胆固醇的生成。总胆固醇、低密度脂蛋白胆固醇及载脂蛋白 B 的升高可促使人体动脉粥样硬化的形成；降低高密度脂蛋白胆固醇与其转运复合物载脂蛋白 A 的水平，也与动脉粥样硬化形成相关。普伐他汀治疗后，可降低总胆固醇、低密度脂蛋白和载脂蛋白 B，并降低极低密度脂蛋白和甘油三酯，升高高密度脂蛋白及载脂蛋白 A，减少心血管疾病发病率。

临床应用 高脂血症、家族

性高胆固醇血症。经过长期观察，发现普伐他汀钠治疗是有利于减少心血管事件的发生及降低由于该事件所致死亡，但没有引起肿瘤发生和非心血管引起的死亡事件的增高。成人开始剂量为 10～20mg，1 日 1 次，临睡前服用。应随年龄及症状适宜增减，1 日最高剂量 40mg。

注意事项 ①与其他羟甲基戊二酰辅酶 A 还原酶抑制剂类似，普伐他汀钠可能升高碱性磷酸酶及转氨酶活性水平。②伴有活动性肝病或不明原因持续性转氨酶活性升高的患者禁用。③罕见引起横纹肌溶解伴继发于肌红蛋白尿的急性肾功能衰竭，可引起无并发症肌痛。④若患者出现急性或严重的会导致发生继发于横纹肌溶解的急性肾功能衰竭，如败血症、低血压、大手术、创伤；重症代谢性、内分泌疾病，电解质紊乱；未控制的癫痫等情况，暂停使用。⑤与氯贝特类药物合用时，临床上可能有肾功能异常，仅在临床确有必要时方可应用。⑥下述患者应慎重用药：有严重肝损害或既往史患者；有严重肾损害或既往史患者；正在服用贝特类药物（苯扎贝特等）、免疫抑制剂（环孢素等）、烟酸的患者。

（司书毅）

xīnfátātīng

辛伐他汀（simvastatin） 来源于微生物次级代谢产物的洛伐他汀经生物转化及半合成而得到的羟甲基戊二酰辅酶 A 还原酶的抑制剂。有比洛伐他汀更强的羟甲基戊二酰辅酶 A 抑制活性。是第二个进入临床使用降胆固醇的他汀类药物。化学名称：2,2-二甲基丁酸 -，1,2,3,7,8,8a - 六氢 - 3,7-二甲基-8-[2-(四氢-4-羟基-6-氧-2H-2-吡喃基)-乙基]-1-萘酯，结构式见图 1。默克（Merck）公司通过修饰得到辛伐他汀，于 1988 年在瑞典首发，1992 年被美国食品药品管理局批准上市，成为当时的首选降血脂药物。

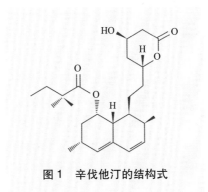

图 1 辛伐他汀的结构式

1994 年 4 月，发表在 *The Lancent* 的由默克制药公司赞助的"北欧辛伐他汀生存研究"，评估了冠心病患者应用辛伐他汀降低胆固醇水平后对死亡率和发病率的影响。试验采用随机、双盲、安慰剂对照研究，在涉及包括丹麦、芬兰、冰岛、挪威和瑞典在内的 5 个北欧国家，共有 4444 例 35～70 岁的男性和女性有心肌梗死病史或心绞痛病史，血清总胆固醇为 5.5～8.0mmol；入选患者在饮食控制的基础上随机分为辛伐他汀 20～40mg/d 的治疗组和安慰剂对照组。经过中位数 5.4 年的随访临床使用后，与安慰剂组比较，辛伐他汀治疗组患者的总胆固醇和低密度脂蛋白水平分别降低了 25% 和 35%，高密度脂蛋白升高了 8%，辛伐他汀治疗令心脏病患者的死亡率降低了 42%，使全因死亡率降低了 30%，未发现辛伐他汀使患者死于非心脏病的人数增加。此项临床试验第一次证明降低胆固醇能显著延长冠心病患者寿命，证明冠心病死亡率降低与胆固醇水平呈正相关，长期服用辛伐他汀等他汀类药物作为预防动脉粥样硬化导致的冠心病的二级预防安全有效。

临床应用：①该药可降低原发性高胆固醇血症患者的总胆固醇和低密度脂蛋白胆固醇。同时可升高高密度脂蛋白胆固醇并因此降低低密度脂蛋白胆固醇/高密度脂蛋白胆固醇以及总胆固醇/高密度脂蛋白胆固醇的比率。在合并患高胆固醇血症和高三酰甘油血症的患者，且高胆固醇血症为主要异常时，降低升高的胆固醇水平。②对冠心病患者，辛伐他汀适用于：减少死亡的危险性；减少冠心病死亡及非致死性心肌梗死的危险性；减少心肌血管再通手术（冠状动脉旁路移植术及经皮气囊冠状动脉成形术）的危险性；延缓动脉粥样硬化的进展，包括新病灶及全堵塞的发生。

（司书毅）

ātuōfátātīng

阿托伐他汀（atorvastatin） 依据洛伐他汀基本结构化学合成的强效羟甲基戊二酰辅酶 A 还原酶抑制剂。一般以钙盐形式使用，故称为阿托伐他汀钙。有比 Lovastatin 和 Simvastatin 更强的羟甲基戊二酰辅酶 A 还原酶选择性抑制活性，是第五个进入临床使用降胆固醇的他汀类药物。化学名称：[R-(R′,R′)]-2-(4-氟苯基)-β,δ-二羟基-5-(1-甲基乙基)-3-苯基-4-[(苯胺)羰基]-1-氢-吡咯-1-庚酸钙三水合物，分子式为 $(C_{33}H_{34}FN_2O_5)_2Ca \cdot 3H_2O$，分子量：1209.42，结构式见图 1。

研发历史 1981 年，罗斯（Bruce Roth）在罗切斯特（Rochester）大学从事他汀类药物研究，成功合成了与洛伐他汀结构相近

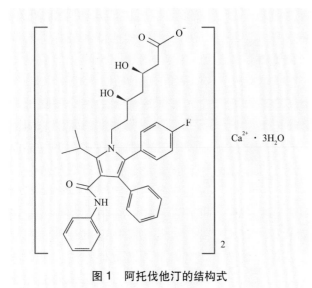

图 1 阿托伐他汀的结构式

的化合物，并引起了华纳-兰伯特公司（Warner-Lambert）的注意，随后，该公司邀请罗斯加盟了其分公司帕克-戴维斯（Parker-Davis）公司，任 18 名研究人员组成的抗动脉粥样硬化研究小组负责人。罗斯利用 3+2 环加成方法，于 1985 年 8 月首次成功合成阿托伐他汀分子。但动物实验表明，阿托伐他汀的功效并不比洛伐他汀更好。到了 1989 年，华纳-兰伯特公司陷入了巨大经济困难，公司几乎终止阿托伐他汀的研发计划。在罗斯和生物部负责人的一再恳求下，实验室领导克勒斯威尔（Ronald Cresswell）果断地拨出研究经费，临床试验表明，阿托伐他汀的功效大大超过动物实验结果，对人体使用最低 10mg/kg 剂量就能降低 38% 的胆固醇，远远超过同类药物最高剂量的水平。这样一个优异的临床试验结果，吸引了尚没有自己他汀类降血脂药物的辉瑞制药公司，两个公司一拍即合开始了阿托伐他汀的合作开发。1996 年两公司签订了合作协议。1997 年美国食品药品管理局（FDA）批准了阿托伐他汀上市。由于正值默克公司的临床试验揭晓，人们对患高脂血的危机意识和临床医生对他汀类药物的充分信赖，使阿托伐他汀钙在市场上取得了巨大的成功。1998 年的年销售额就达到了他汀类药物市场份额的 18%。1999 年，华纳-兰伯特公司与惠氏公司（Weyth）前身美国家庭用品公司（American home products）合并，辉瑞公司果断收购华纳-兰伯特公司。在其后的阿托伐他汀钙市场营销上更是不遗余力地加强对医生和公众的宣传力度，同时对销售人员进行高强度的培训。阿托伐他汀钙自 2000 年以来一直占据全球畅销药第一位，连续 12 年成为世界药品市场的最畅销药品，自 2004 年起连续 7 年年销售额在 100 亿美元以上，2006 年全球销售总额达到 138.33 亿美元，于 2010 年专利到期后，价格骤减，年销售额才逐渐降为前 10 名以外。

药理学特性 该药口服吸收后通过抑制羟甲基戊二酰辅酶 A 还原酶和胆固醇在肝脏的生物合成而降低血浆胆固醇和低密度脂蛋白水平水平，并能通过增加肝细胞表面低密度脂蛋白受体数目而增加低密度脂蛋白的摄取和分解代谢。阿托伐他汀也能减少低密度脂蛋白的生成及其颗粒数，还能降低某些纯合子型家族性高胆固醇血症的低密度脂蛋白胆固醇水平，而这一类型的人群对其他类型的降脂药物治疗很少有应答。阿托伐他汀能降低纯合子和杂合子家族性高胆固醇血症、非家族性高胆固醇血症以及混合性脂类代谢障碍患者的血浆总胆固醇、低密度脂蛋白胆固醇和载脂蛋白 B，还能降低极低密度脂蛋白胆固醇和三酰甘油水平，并能不同程度地提高血浆高密度脂蛋白胆固醇和载脂蛋白 A1 的水平。

药动学 口服吸收良好，因经肝内广泛首关代谢，绝对生物利用度较低，大约为 12%，在肝脏经细胞色素 P4503A4 代谢为多种活性代谢物。平均血浆半衰期大约为 14 小时，但由于其活性代谢物的影响，实际对羟甲基戊二酰辅酶 A 还原酶抑制作用的半衰期为 20~30 小时。蛋白结合率为 98%，大部分以代谢物的形式经胆汁排出。

临床应用 该药主要用于杂合子家族性或非家族性高胆固醇血症和混合性高脂血症，也用于纯合子高胆固醇血症。2007 年，美国 FDA 批准阿托伐他汀新增用于非致命性心梗、脑卒中、心脏手术、心衰和心脏病的胸部疼痛 5 个适应证，更进一步加大了阿托伐他汀在高脂血症治疗中的应用范围。成人常用量口服：10~20mg，每日 1 次，晚餐时服用。剂量可按需要调整，但最大剂量不超过每日 80mg。

不良反应 最常见的是胃肠道不适，其他还有头痛、皮疹、头晕、视物模糊和味觉障碍；偶可引起血氨基转移酶活性可逆性升高。需监测肝功能；罕见的不良反应有肌炎、肌痛、横纹肌溶解，表现为肌肉疼痛、乏力、发热，并伴血肌酸磷酸激酶活性升高、肌红蛋白尿等，横纹肌溶解可致肾功能衰竭，但较罕见。与免疫抑制剂、叶酸衍生物、烟酸、吉非罗齐、红霉素等合用可增加肌病发生的危险。

（司书毅）

ruìshūfátǎtīng

瑞舒伐他汀（rosuvastatin）

一般以钙盐形式使用，故又称瑞舒伐他汀钙。瑞舒伐他汀不仅能够强力抑制羟甲基戊二酰辅酶 A 还原酶，而且有肝细胞作用选择性，且其药动学性质优异，生物利用度较高，半衰期长，药物相互作用潜力较低，是较理想他汀类药物。化学名为双-［E-7-［4-(4-氟基苯基)-6-异丙基-2-［甲基(甲磺酰基)氨基]-嘧啶-5-基]($3R,5S$)-3,5-二羟基庚-6-烯酸]钙盐(2∶1)，分子式为（$C_{22}H_{27}FN_3O_6S$)$_2$·Ca，分子量为 1001.1470，结构式见图 1。

该药由日本盐野义研发，后转让给英国的阿斯利康公司，2002 年在欧洲荷兰率先上市，2003 年在美国上市，是第七个进入临床使用降胆固醇的他汀类药物。

该药的主要作用部位是肝——降低胆固醇的靶向器官。能增加肝低密度脂蛋白细胞表面受体数目，促进低密度脂蛋白的吸收和分解代谢，抑制极低密度脂蛋白的肝合成，由此降低极低密度脂蛋白和低密度脂蛋白微粒

的总数。降低低密度脂蛋白胆固醇、升高高密度脂蛋白胆固醇的作用优于其他各他汀类药物，包括公认为效力最强的他汀类药物。瑞舒伐他汀已在临床试验中显现，其作用起效时间快于阿托伐他汀，并可使明显更多的不同病型的血脂紊乱患者达到目标低密度脂蛋白胆固醇水平，临床意义重大。瑞舒伐他汀耐受性和安全性亦好，它无其他他汀类药物常有的肝毒性和肌毒性，其他不良反应表现也低于其他的他汀类药物。瑞舒伐伐他汀还有 1 日 1 次用药，且早、晚服用均可的特点，患者适应性佳。

适用于原发性高胆固醇血症（Ⅱa 型，包括杂合子家族性高胆固醇血症）或混合性脂血障碍（Ⅱb 型）患者在节食或锻炼疗法不理想时的辅助治疗。可降低升高的低密度脂蛋白胆固醇、总胆固醇、三酰甘油和载脂蛋白 B，增加高密度脂蛋白胆固醇。也适用于纯合子家族性高胆固醇血症患者，可单独使用或配合节食或其他降脂手段（如低密度脂蛋白去除法），其用量为每日 1 次，每次 10mg，大多数患者可控制在这一剂量。4 周后如有必要，可调整到每日 1 次，每次 20mg。患有严重高胆固醇血症（包括家族性高胆固醇血症）的患者，在使用上述剂量不足以达到治疗效果时，可调整到每日 1 次，每次 40mg。

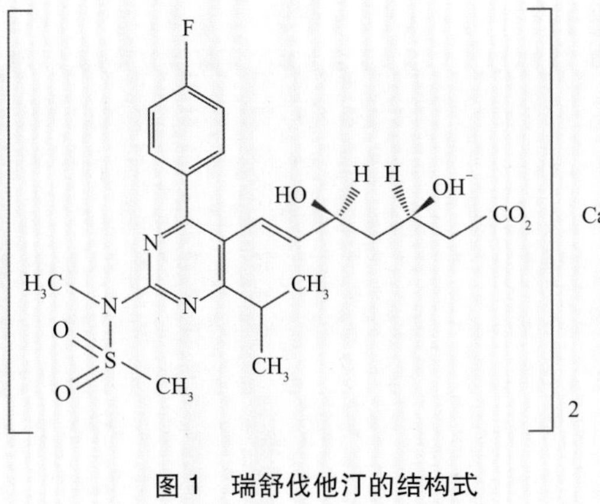

不良反应：①最常见的是胃肠道不适，其他有头痛、皮疹、头晕、视物模糊和味觉障碍。

②偶可引起血氨基转移酶活性可逆性升高，需监测肝功能。

（司书毅）

àolìsītā

奥利司他（orlistat）

毒三素链霉菌发酵产物利普司他汀还原制得的一种强效特异性胰脏及肠胃脂肪酶抑制剂。利普司他汀（结构式见图 1）是 1987 年首次报道的微生物次级代谢产物，其还原产物奥利司他（结构式见图 2），因具有优异的减肥作用 1999 年被美国食品药品管理局批准为肥胖病的长期治疗用药，为非处方减肥药物。化学名称为：（S)-2-甲酰胺-4-甲基-戊酸-（S)-1-｛［(2S,3S)-3-己基-4-氧代-氧杂环丁基]甲基｝十二烷基酯。分子式为 $C_{29}H_{86}NO_5$，分子量为 495.73。

奥利司他的作用机制是其 β-内酯环打开后酰化脂肪酶的关键丝氨酸而阻断脂肪酶水解三酰甘油成长链脂肪酸与甘油，阻断饮食中的脂肪、特别是游离脂肪酸及甘油单脂肪酸酯的吸收，起

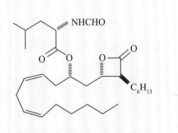

图 1　利普司他汀的结构式

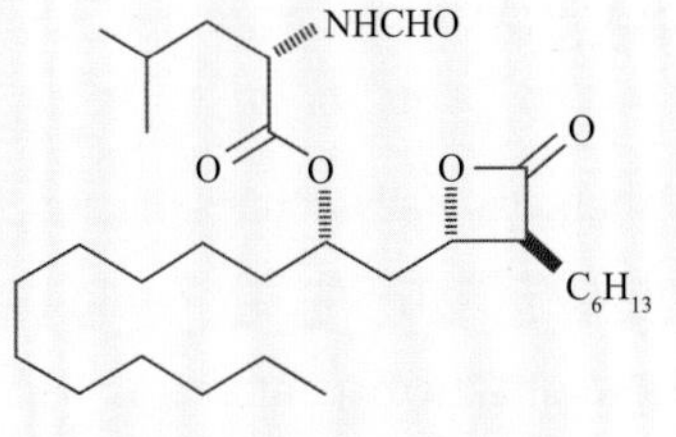

图 2　奥利司他的结构式

图 1　瑞舒伐他汀的结构式

到减肥作用。口服几乎不吸收，只有少量被吸收入血，其主要作用是在肠道限制肠道脂肪的吸收，可减少 36% 脂肪吸收。对随机双盲安慰剂对照试验，肥胖患者配合轻适度限制高能量饮食情况下，服用奥利司他经过 1 年每日口服 3 次，每次 120mg，餐时或餐后服用治疗，可实现稳定显著的减肥效果，一般减重 5%～10%，还可适度改善血脂水平。奥利司他只在胃肠道起作用，其主要不良反应为在脂肪过量饮食时的脂肪性腹泻，肠胃排气增多以及排便紧迫感等，但可耐受。在大部分的引起厌食症的减肥药相继撤市或不被推荐情况下，奥利司他不失为一种安全有效的减肥药，可用于对肥胖患者的减肥降体重，可减轻肥胖引起的各种疾病及危险因素。在中国进行的Ⅳ期临床试验显示，奥利司他在减轻体重的同时，能显著缩小腰围，腹内脂肪也有明显减少。随机双盲安慰剂对照试验证明奥利司他可改善 2 型糖尿病肥胖患者葡萄糖糖量和胰岛素敏感性。大量随机双盲对照试验证明，奥利司他可降低 2 型糖尿病肥胖患者的糖化血红蛋白水平，显著降低空腹血糖水平，改善血脂代谢状况。

脂肪酸合成酶中选择性硫脂酶抑制活性对于抗肿瘤有重要作用，因此，奥利司他又被认为是潜在的优良抗肿瘤药物。对脂肪酸合成酶的抑制可阻断内皮细胞的增殖和血管生成，发挥抗肿瘤作用。

（司书毅）

wēishēngwù yàowù chǎnshēngjūn

微生物药物产生菌 （microbial drugs producing strains）

能产生有临床应用价值药物及有潜在应用价值生理活性物质的微生物菌种资源。

分类 主要包括真细菌、放线菌和丝状真菌等，其中从放线菌中所发现的活性化合物最多（约占 70%），其次分别为真菌（约占 20%）和细菌（约占 10%）。第一个用于临床的抗生素青霉素是产黄青霉（*Penicillium chrysogenum*）产生的，1943 年美国加州大学伯克利分校博士赛尔曼·A·瓦克斯曼从灰色链霉菌（*Streptomyces griseus*）中分离得到链霉素，它是继青霉素后第二个生产并用于临床的抗生素，是抗结核分枝杆菌的特效药。应用于临床的微生物药物中，大部分来源于放线菌的次级代谢产物，如能产生 β-内酰胺类抗生素硫霉素的卡特利链霉菌 NRRL 8057 *Streptomyces cattleya* NRRL 8057，以及棒酸的带小棒链霉菌 CPCC 200224 *Streptomyces clavuligerus* CPCC 200224；产生氨基糖苷类抗生素庆大霉素的绛红色小单孢菌 CPCC 260014 *Micromonospora purpura* CPCC 260014、棘孢小单孢菌 NRRL 2985 *Micromonospora echinospora* NRRL 2985、新霉素的弗氏链霉菌 CPCC 200255 *Streptomyces fradiae* CPCC 200255、核糖霉素的核糖苷链霉菌 ATCC 21294 *Streptomyces ribosidificus* ATCC 21294、卡那霉素的卡那霉素链霉菌 CPCC 200328 *Streptomyces kanamyceticus* CPCC 200328 等，产生四环素类抗生素四环素和金霉素的生金色链霉菌 CPCC 200182 *Streptomyces aureofaciens* CPCC 200182；产大环内酯类抗生素红霉素的红色糖多孢菌 CPCC 200102 *Saccharopolyspora erythraea* CPCC 200102，螺旋霉素产二素链霉菌 ATCC 15154 *Streptomyces ambofaciensis* ATCC 15154；产生糖肽类抗生素万古霉素的东方拟无枝菌酸菌 M43-05865 *Amycolatopsis orientalis* M43-05865，替考拉宁的壁霉素游动放线菌 CPCC 203265 *Actinoplanes teicomyceticus* CPCC 203265，产生多烯类抗生素两性霉素的节状链霉菌 ATCC 14899 *Streptomyces nodosus* ATCC 14899，产生制霉菌素的诺尔斯链霉菌 ATCC 11455 *Streptomyces noursei* ATCC 11455；产生蒽环类抗生素道诺霉素的天兰淡红链霉菌 NRRL 3046 *Streptomyces coeruleorubidus* NRRL3046。多黏菌素类抗生素的产生菌多黏类芽胞杆菌 CPCC 100023 *Paenibacillu spolymyxa* CPCC 100023 则属于细菌，另外，抗肿瘤抗生素埃博霉素则是黏细菌中纤维堆囊菌（*Sorangiumcellulosum*）产生的。真菌也可产生多种活性的抗生素，如产生具有抗菌活性头孢菌素 C 的顶头孢霉 CPCC 400039（*Cephalosporium acremonium* CPCC 400039），免疫抑制剂环孢素的雪白白僵菌 CA411（*Beauveria bassiana* CA411），降脂药物洛伐他汀的土曲菌 CPCC 460001（*Aspergillus terreus*CPCC 460001）。

研究现状 微生物种类繁多，代谢可塑性强，其次级代谢产物的类药性、化学结构和生物活性的多样性是任何小分子化合物库都无法比拟的。已有 1500 万株微生物药物产生菌被分离出来，已分离和鉴定的微生物产物约 50 000 个，其中有各种生物活性的高达 22 500 个，直接作为临床药物和农牧业用药的实体达到 150 多个，微生物药物是临床用药中比例最大的药物。微生物有生长周期短、代谢易控制、菌种易选育及可通过大规模发酵实现工业化生产的优势。现代生物技术可有目的地对其生物合成进行改造，提高了生产能力，也更有利于合成出新的微生物药物。

早期研究的放线菌绝大多数为链霉菌，随着对微生物资源研究和利用的不断深入，人们对许多过去不常见的稀有放线菌、真菌也表现出了很大的兴趣并从中发现了许多新结构的活性化合物。20 世纪 90 年代以来，黏细菌（*myxobacteria*）以其产生化合物的结构新颖、种类多样、作用机制特殊而在药用微生物资源的研究中崭露头角，其产生抑菌活性物质的阳性率可以高达 96%，是一个非常有潜力的药用微生物资源。此外，对古菌、动植物共生或内生菌、难分离培养微生物和极端环境下生存的微生物所产生的活性物质的研究也越来越受到重视，微生物药物产生菌的范围也从最早的土壤放线菌扩展到了多种生境来源的古菌、真细菌、放线菌和丝状真菌等。

微生物药物产生菌的发现是多学科共同研究的结果，需经过"样品采集、微生物分离、微生物发酵、活性筛选、先导化合物发现、临床前评价、临床评价和开发研究"中的所有或部分环节，而大多数微生物药物产生菌的发现研究集中在先导化合物发现之前的各环节，主要包括微生物药物产生菌的分离、培养、分类鉴定、保藏、复壮、发酵条件优化、育种、基因组学、合成生物学等相关领域的研究。真正可以应用到工业生产上的微生物药物产生菌还需要进行诱变育种、扩大发酵条件优化和产物分离纯化条件优化等步骤。

（余利岩）

fàngxiànjūn

放线菌（actinobacteria）　一类单细胞微生物。无真正的细胞核，

属原核生物革兰阳性，其细胞 DNA 中（G＋C）含量为 50%～70%。其菌落边缘菌丝常呈放射状，故称之为放线菌。在 2012 年 5 月出版的《伯杰氏手册》第二版第 5 卷（放线菌专刊）对放线菌分类系统做出了重大调整，正式建立了放线菌门，包括 6 个纲、23 个目（含 1 个未确定目）、53 个科、222 个属、近 3000 个种，其分类阶元为细菌域、放线菌门，在门下为纲、目、科、属和种。不断有新的放线菌发现，这个数字也在不断变化。

发现过程　该菌最早是卡恩（Cohn，1875 年）自人泪腺感染中分离到一株丝状病原菌——链丝菌（*Streptothrix*）而发现。而后赫兹（Harz，1877 年）从牛颈肿病灶中分离到类似的病原菌，并命名为牛型放线菌（*Actinomyces bovis*）。但当时并未引起人们足够的重视，后来，瓦克斯曼（Waksman）从土壤中分离出链霉菌（*Streptomyces*），从中发现链霉素并获得诺贝尔奖后，才引起广泛的关注。因绝大多数放线菌有发育良好的菌丝体，19 世纪以前人们曾将放线菌归于真菌中。随着科学的发展及新技术的应用，人们的认识逐渐深入，才将放线菌列于细菌之中。

分类学　放线菌在微生物中的地位因分类学家的观点而不同。克拉西里尼科夫（Krasil'nikov）首先将放线菌放在植物界、原生植物门、裂殖菌纲中。后有人认为把无真正细胞核的放线菌放在植物界不妥，因此将其列入动物界和植物界之外的原生生物界内。1968 年默里（Murray）提出原核生物界和真核生物界之后，放线菌被归于原核生物界。1978 年，吉本斯（Gibbens）和默里根据细

胞壁的有无和细胞壁的性质建议将原核生物界分为：薄壁菌门，包括革兰阴性细菌；厚壁菌门，包括革兰阳性菌；疵壁菌门，包括无肽聚糖细胞壁的细菌；柔膜菌门，包括无细胞壁的枝原体类细菌。放线菌包括在厚壁菌门。

在 1989 年版的《伯杰氏系统细菌学手册》中，放线菌被划分于原核生物界厚壁菌门分枝菌纲放线菌目。

1997 年斯塔克布兰特（Stackebrandt）等通过 16S rRNA 基因序列分析，提出了放线菌纲（Actinobacteria）这一新的分类等级，并将放线菌纲分成了 5 个亚纲：放线菌亚纲（Actinobacteridea）、酸微菌亚纲（Acidimicrobiadea）、红杆菌亚纲（Rubrobacteriadea）、红蝽菌亚纲（Coriobacteriadea）、球杆菌亚纲菌纲（Sphaerobacteridae）。后根据 16S rRNA 基因系统进化树分枝模型推断，又将高 G＋C 含量（55%～79%）的革兰阳性细菌作为细菌域中主要门之一，即放线菌门（Actinobacteria）。放线菌门的建立受到了 16S rRNA 基因和 23S rRNA 基因系统发育数据、特定保守蛋白序列的插入缺失、特征性的基因排列顺序等证据的支持，它与其他 23 个门的区别在于：细胞色素 C 氧化酶 1 亚基氨基酸的缺失，CTP 合成酶及谷氨酰－tRNA 合成酶氨基酸的插入普遍存在于这类菌的蛋白质中，及 23S rRNA 插入序列的存在。在第二版《伯杰氏系统细菌学手册》第 5 卷中，将放线菌门分为 6 个纲，即放线菌纲（Actinobacteria）、腈基降解菌纲（Nitriliruptoria）、酸微菌纲（Acidimicrobia）、红蝽菌纲（Coriobacteria）、红杆菌纲

（Rubrobacteria）及嗜热油菌纲（Thermoleophilia）。其中放线菌纲是放线菌门中最庞大的一个纲，包括 16 个目、43 个科、203 个属。产生抗生素的链霉菌属（Streptomyces）、马杜拉菌属（Actinomadura）、小单孢菌属（Micromonospora）、游动放线菌属（Actinoplanes）、拟无枝酸菌属（Amycolatopsis）、糖多孢菌属（Saccharopolyspora）以及益生菌双歧杆菌属（Bifidobacterium）和部分致病的分枝杆菌属（Mycobacterium）均隶属于放线菌纲。

放线菌细胞的结构与细菌相似，都具备细胞壁、细胞膜、细胞质、拟核等基本结构。放线菌的孢子在某些方面与细菌的芽胞有相似之处，都属于内源性孢子，但细菌的芽胞仅是休眠体，不具有繁殖作用，而放线菌产生孢子则是一种繁殖方式。放线菌细胞壁的结构组成与革兰阳性细菌相似，其主要成分为肽聚糖，既有 N-乙酰葡萄糖胺和 N-乙酰胞壁酸借助 β-1,4 糖苷键连接成链状结构，再由胞壁酸上的短肽侧链进一步交联成为立体网格分子。除极个别的例外，放线菌的革兰染色结果一般都为阳性。

放线菌分类学在近百年的历史中经历了巨大的发展和变化，由当初的经典分类（表观分类）发展到化学分类，又从化学分类发展到分子分类及多相分类。采用多相分类方法对放线菌进行物种的鉴定，通常以分子系统学为核心，综合多种不同的信息，包括表型、基因型和系统发育信息，来研究菌种在微生物分类系统中的位置。表型特征主要包括形态特征、培养特征、生理生化特征和细胞化学组分。基因型特征主要包含 16S rRNA 基因信息以及某些看家基因的信息、基因组 G+C 含量以及基因分析为基础的系统发育关系。

分布 放线菌在自然界中分布很广，主要以孢子或菌丝状态存在于土壤、空气和水中，尤其是含水量低、有机物丰富、呈中性或微碱性的土壤中数量最多。土壤特有的泥腥味，主要是放线菌的代谢产物所致。放线菌是革兰阳性或者革兰变性的需氧菌、兼性厌氧菌或厌氧菌。大多数是化能异养，多为腐生，少数寄生。极端生态环境，如高温、低温、高压、酸碱盐及营养贫乏极限等环境中有放线菌生存。放线菌在植物、动物和人体肠道等生境中也有分布。

相关药物 放线菌与人类的生产和生活关系极密切，能降解土壤中大量和不同种类的有机化合物，对有机物的矿化有重要功能。一些种类的放线菌还能产生各种酶制剂（蛋白酶、淀粉酶、和纤维素酶等）、维生素（B_{12}）和有机酸等。弗兰克菌属（Frankia）是非豆科木本植物根瘤中有固氮能力的内共生菌。放线菌还可用于甾体转化、烃类发酵、石油脱蜡和污水处理等方面。少数放线菌也会对人类构成危害，引起人和动植物病害。放线菌对人类最突出的贡献在于其产生次级代谢产物的能力。从放线菌发现的生物活性物质大约有 12 000 种，占整个天然生物活性物质的 50% 左右，其中从链霉菌一个属就发现近万种。临床和农业上使用的 150 多种抗生素中，有 100~120 种是放线菌产生的。例如，放线菌产生的有抗细菌活性的药物包括链霉素、庆大霉素、新霉素、巴龙霉素、卡那霉素、托普霉素、大观霉素、小诺米星、西索米星、红霉素、竹桃霉素、柱晶白霉素、交沙霉素、螺旋霉素、四环素、土霉素、金霉素、氯霉素、新生霉素、磷霉素、环丝氨酸、万古霉素、去甲基万古霉素、替加环素、利福霉素等。放线菌产生的抗真菌抗生素，如两性霉素 B、克念菌素、制霉菌素、金褐霉素等。放线菌还可产生抗肿瘤抗生素，如道诺霉素、阿霉素、阿克拉霉素、新制癌菌素、力达霉素（C-1027）、丝裂霉素、博来霉素、平阳霉素、博安霉素、放线菌素 D、链黑菌素、链脲菌素、卡里奇霉素等。放线菌还可产生有治疗作用的生物活性物质，其中具代表性的酶抑制剂有：有免疫调节作用的乌苯美司、藤霉素（FK-506）、雷帕霉素等，用于糖尿病治疗的阿卡波糖等。放线菌产生的药物对推动医疗保健事业的发展做出了不可磨灭的贡献。

（余利岩 张玉琴）

liànméijūnshǔ

链霉菌属（*Streptomyces*） 放线菌门放线菌纲（亚纲）放线菌目链霉菌亚目链霉菌科中的一个属。包括了 782 个生效描述种、38 个亚种，如白色链霉菌，灰色链霉菌和卡那霉素链霉菌等，是放线菌门中最庞大的一个属。链霉菌属不仅广泛分布于有机物丰富、酸度和含水量适中的土壤中，也存在于极端环境、植物组织以及海洋等环境中。链霉菌属多数营好氧性腐生生活，为非致病菌，但也有少数与动、植物疾病相关。

链霉菌在培养基上能够形成肉眼可见菌落，多数菌落小而致密、干而不透明，生长初期表面光滑、边缘整齐、颜色单调、不易挑起，继而发展成绒毛状、粉状，菌落正反面颜色往往不同，在不同培养基上的菌落颜色也不尽相同。菌丝有基内菌丝和气生菌丝的分化，菌丝通常无横隔，不断裂。多数种的气生菌丝常分化成链状孢子，孢子链直或柔曲或螺旋或兼而有之。孢子不游动，外包薄层纤维鞘。孢子多数有颜色，表面光滑或多刺或有疣、凸起等饰物。

链霉菌细胞壁化学成分为细胞壁Ⅰ型，以左旋二氨基庚二酸和甘氨酸为特征性组分；糖型C（无特征性糖），磷酸类脂类型为Ⅱ型。主要的甲基萘醌为MK-9（H_6、H_8），一些种也含有MK-9（H_4）。基因组DNA中（G+C）摩尔百分比含量为67%~78%。链霉菌属的典型种为白色链霉菌。

放线菌最重要的作用是可以产生抗生素，而链霉菌属则是放线菌中产生抗生素种类和数量最多的一个属。链霉菌属中的菌种可产生抗细菌抗生素：如头霉素C、硫霉素等β-内酰胺类抗生素；棒酸、橄榄酸等β-内酰胺酶抑制剂；链霉素、新霉素、巴龙霉素、卡那霉素、托普霉素、大观霉素等氨基糖苷类抗生素；四环素、土霉素、金霉素等四环素类抗生素；红霉素、竹桃霉素、柱晶白霉素、交沙霉素、螺旋霉素等大环内酯类抗生素；氯霉素、新生霉素、磷霉素和环丝氨酸等。可产生多烯类抗真菌抗生素：如两性霉素B、克念菌素、制霉菌素、金褐霉素等。还可产生抗肿瘤抗生素，如道诺霉素、阿霉素、阿克拉霉素等蒽环类抗生素；新制癌菌素、力达霉素（C-1027）、丝裂霉素等烯二炔类抗生素以及放线菌素D、链黑菌素、链脲菌素等其他抗肿瘤药物。还可产生如乌苯美司、藤霉素（FK-506）、雷帕霉素等其他生理活性物质。

尽管已从链霉菌中发现了大量抗生素，但随着人们对其基因组以及抗生素生物基因簇更为深入的认识，链霉菌仍可作为结构新颖、活性独特的化合物的微生物来源之一。除抗生素之外，链霉菌属菌种还可产生酶、有机酸、氨基酸、维生素、甾体、生物碱等多种活性物质。

（余利岩）

稀有放线菌（rare actinomycetes） 除链霉菌以外的放线菌类群。这是一种俗称，不是一种分类单位。根据休伯特（Hubert A. Lechevalier）等最早的概念稀有放线菌是指那些用传统方法分离时，分离频度远低于链霉菌的放线菌。包括马杜拉菌属（Actinomadura）、小单孢菌属（Micromonospora）、游动放线菌属（Actinoplanes）、拟无枝酸菌属（Amycolatopsis）和糖多孢菌属（Saccharopolyspora）等菌属。与链霉菌属的菌株相比，稀有放线菌一般有以下特征：生长速度较慢，营养需求较复杂，比较缺乏孢子分化的能力，不易稳定保存。

该药广泛存在于土壤、植物及水生环境、高低温环境、酸碱性环境等样品中，其中土壤是放线菌最主要的分离源，由于链霉菌是其优势菌群，过去常用的传统稀释涂布平板法主要分离的放线菌是较常见的链霉菌。大多数稀有放线菌的分离必须用特殊的有高度选择性的分离条件才能分离到。该菌的分离常用预处理和选择性培养基相结合的分离方案。例如，小坂（Wakisaka）等人设计了一种将土样进行碱处理和使用含有衣霉素的固体培养基相结合的独特方法分离小单孢菌。为分离游动放线菌，可将土壤样品

进行预处理，将土样浸泡于饱和的硫酸镁盐溶液中，再洗去镁盐，干燥土样。将经过干湿处理后的土样涂布于壳多糖琼脂上，可得到大量游动放线菌。由于Cl^-是游动放线菌孢囊孢子的有效诱导剂，可将土样放入小平皿中，加水淹没，28℃培养1小时，用一支内有KCl溶液的毛细管插入土样，利用这种生化趋化性分离游动放线菌。

该菌可用多相分类方法进行物种的鉴定，通常以分子系统学为核心，综合多种信息，包括表型、基因型和系统发育信息，来研究菌种在微生物分类系统中的位置。表型特征主要包括形态特征、培养特征、生理生化特征和细胞化学组分。基因型特征主要包含16S rRNA基因信息及某些看家基因信息、基因组G+C含量以及DNA-DNA杂交结果。系统发育在微生物分类研究中通用的是以16S rRNA基因分析为基础的系统发育关系。

自发现链霉素以来，已从放线菌中发现了大量抗生素，其中链霉菌是主要产生菌。但是，随着研究工作深入开展，在链霉菌中发现新抗生素的概率在逐渐减少，人们开始从稀有放线菌中寻找新抗生素。稀有放线菌是生物活性物质的重要产生菌，其代谢产物的结构类型主要包括大环内酯类、蒽环类、氧杂蒽酮类、聚酮类、生物碱、氨基糖苷类、安莎类、寡糖类、肽类和核苷类等。例如，小单孢菌属菌种产生的庆大霉素、卡那霉素、新霉素B、小诺米星、西索米星和抗肿瘤抗生素卡里奇霉素等；糖多孢菌属菌种产生的红霉素、红诺霉素B、多杀菌素A和D等；游动放线菌属菌种产生的替加环素以及糖尿

病治疗药物阿卡波糖；拟无支酸菌属菌种产生的利福霉素和万古霉素等。随着筛选分离方法的改进及对基因组和抗生素生物基因簇更为深入的认识，更多稀有放线菌将被分离出来，其将仍可作为结构新颖、活性独特的化合物的微生物来源之一。

（余利岩　张玉琴）

xiǎodānbāojūnshǔ

小单孢菌属　（*Micromonospora*）

放线菌门放线菌纲放线菌目小单孢菌科中的一个属。是小单孢菌科的模式属，包括了 63 个生效描述种，其中亚种 7 个，是稀有放线菌中较大的属，其模式种为青铜小单孢菌（*Micromonospora chalcea*）。

该菌属为革兰阳性菌，主要分布于腐质丰富的土壤及水生环境，如堆肥、厩肥、湖底、海底等，在河流或湖泊的沉积物中出现的频率高于在土壤环境，对自然界中的纤维素、壳多糖、木质素的分解起作用。小单孢菌属中的大多数种为好氧型腐生菌。小单孢菌属菌种能产生多种生物活性物质，少数的种可能致病。

该菌属中温菌，最适生长温度为 20～40℃。不抗酸。菌落小，直径一般 2～3μm，通常橙色、黄色或红色，边有深褐黑色、蓝色，表面覆盖一层粉末状的孢子。基内菌丝体有分支不断裂，直径 0.2～0.6μm，在基丝上着生短孢子梗，在梗上有一个孢子或呈葡萄状。孢子成串或沿菌丝分散生长。孢子无鞭毛不游动，圆形或椭圆形。其直径 1.0μm，表面光滑，带刺或瘤状。孢子层通常褐色至黑色，黏液状。一般不产生气丝，若有也是生长发育不完全的菌丝。

该菌属细胞壁化学组分Ⅱ型，

含 meso-DAP 与甘氨酸，也有含 meso-DAP 和 3-OH-DAP。全细胞水解物含 D 型糖，包括木糖、阿拉伯糖。磷酸类脂PⅡ型，含磷脂酰乙醇胺（PE）。甲基萘醌：MK-9（H_4），MK-9（H_4，H_6）及 MK-12（H_4，H_6，H_8）。3b 型脂肪酸。一般分解蛋白质、淀粉以及纤维素、壳多糖、木聚糖的能力强。基因组 DNA 中（G+C）摩尔百分比含量为 71%～73%。

该菌属是除链霉菌属外的医学与工农业重要微生物资源之一，其产生的生物活性物质仅次于占放线菌总数量 95% 的链霉菌，位居稀有放线菌首位。能产生化学结构类型丰富多样的生物活性物质，如氨基糖苷类、大环内酯类、安莎类、蒽环类、多肽类、核苷类和醌类等已在链霉菌中发现的几乎所有的化学结构类型，这些代谢产物有抗细菌、抗真菌、抗病毒、抗寄生虫、抗肿瘤等生物活性以及抑制许多人体重要的生理过程关键酶，其中多个抗生素已经广泛应用于临床，如棘孢小单孢菌（*Micromonospomechinospora*）和绛红小单孢菌（*Micromonospora purpurea*）产生的具有广谱抗菌活性的氨基糖苷类抗生素庆大霉素；相模湾小单孢菌（*Micromonospora sagamiensis*）产生的小诺米星和因约小单孢菌（*Micromonospora inyonensis*）产生的西索米星都是氨基糖苷类抗生素，其抗谱和抗菌机制与庆大霉素相似，但与其他的氨基糖苷的交叉耐药性较轻。小单孢菌属菌种能产生链霉菌属或其他稀有放线菌所产生的部分抗生素和生理活性物质，如阿普利亚小单孢菌（*Micromonospora peucetia*）能产生广泛用于抗肿瘤治疗的蒽环类抗生素阿霉素、利福霉素；小单孢菌（*Micromono-*

spora rifamycinica）可产生抗结核药物利福霉素；酒红小单孢菌（*Micromonosporaro saria*）产生大环内酯类抗生素罗沙米星。令人注目的是小单孢菌产生的有些化学结构类型尚未在链霉菌中发现，如氨基糖苷类的庆大霉素、西索霉素，寡糖类的晚霉素以及烯二炔类的卡利奇霉素等。有的小单孢菌还能产生维生素 B。小单孢菌属作为主要的稀有放线菌，在医药与工农业微生物资源的开发与应用上有极重要的地位。

（余利岩　王　浩）

yóudòngfàngxiànjūnshǔ

游动放线菌属　（*Actinoplanes*）

隶属于放线菌门放线菌纲（亚纲）放线菌目小单孢菌亚目小单孢菌科。已发现有 40 个生效描述种，如菲律宾游动放线菌（*Actinoplanes philippinensis*）、橘橙色游动放线菌（*Actinoplanesa uranticolor*）、四川游动放线菌（*Actinoplanes sichuanensis*）等。游动放线菌属菌种（游动放线菌）广泛分布在世界各地的所有类型的土壤中，它们的丰度与土壤类型、土壤 pH、有机物含量相关。从植物、动物、沉积物以及河流和湖泊水等样品中也可分离得到游动放线菌。游动放线菌是典型的好氧腐生微生物，有降解多种有机质的能力。

该菌属菌落表面光滑水渍状或中心略突起，突起部位颜色深，或中心略皱缩，菌落边缘菌丝纤细，在显微镜下清楚可见菌落表层或边缘附有球形或瓶状孢囊。游动放线菌的菌丝生长良好，基内菌丝体分支，直径 0.2～1.5μm，通常无气生菌丝体。大部分游动放线菌属基内菌丝颜色鲜艳，有些种产生可溶性色素。孢囊着生在基内菌丝体的孢囊梗上或菌丝顶部、球形、裂叶形、瓶状、掌状、酒瓶状或不规则，大小不等，直径 3~5μm。孢囊成熟时分化为孢囊孢子，孢子一般呈不规则排列或直行排列，但也有例外，如直线游动放线菌（Actinoplanes rectilineatus）的孢囊、孢子呈直链排列。成熟后由孢囊壁上小孔或孢囊壁部分溶解而释放出来。孢囊孢子为球形、椭圆型，极少数呈杆状，直径 0.5~1.5μm，孢囊孢子有周生鞭毛或极生鞭毛，能游动。此外还有分生孢子。

细胞壁Ⅱ型，含 meso-DAP 和甘氨酸，有些菌还含有 3-（OH）-DAP；全细胞糖 D 型，即含有木糖，有的还含有半乳糖和阿拉伯糖。肽聚糖 Alγ 型。特征性的磷酸类脂为磷脂酰乙醇胺，为磷酸类脂 PⅡ 型。主要的甲基萘醌有 MK-7（H₄）、MK-9（H₄）、MK-10（H₄）。脂肪酸有 iso 和 anteiso 饱和或不饱和型。DNA 的（G+C）摩尔百分比含量含量为 72%~73%。生长温度通常为 20~40℃，50℃以上不生长。游动放线菌属的典型种为菲律宾游动放线菌（Actinoplanes philippinensis）Couch 1950。

该菌属是抗生素的重要来源，从该属中发现的抗生素至少有 150 种，大致可分为放线菌素类、氨基酸类、核苷类、吩嗪类、多烯类、脂肽类和蒽环类等，从该属菌种还发现了酶抑制剂等生物活性物质。例如，中国报导的第一个新抗生素——创新霉素就是从济南游动放线菌中发现的。抗耐药菌的糖肽类抗生素替考拉宁是替考游动放线菌（Actinoplanes teichomyceticus）产生的。产紫游动放线菌能产生萘醌类抗生素绛红霉素和八烯新抗生素八霉素，

具有抗革兰阳性细菌和肿瘤的活性。利古里亚游动放线菌产生一种肽类抗生素花园霉素，抑制革兰阳性细菌，保护小鼠抗溶血链霉菌感染，毒性很低。德干高原游动放线菌产生的闰年霉素能强烈抑制革兰阳性菌，并对厌氧菌和奈瑟菌也有活性。日本游动放线菌产生一种脂肽类抗生素 antibiotic 41012，有抗革兰阳性菌活性。

（余利岩 王浩）

níwúzhīsuānjūnshǔ

拟无枝酸菌属（Amycolatopsis）

放线菌门放线菌纲放线菌目假诺卡菌科中的一个属。包括了 68 个生效描述种，其中亚种 4 个，是稀有放线菌中较大的属，其模式菌株为东方拟无枝酸菌（Amycolatopsisorientailis）。拟无枝酸菌属为革兰阳性菌，广泛分布于土壤及河湖等底泥环境中，极端生境如海洋、盐湖、碱地等以及动植物内也常有发现。拟无枝酸菌属能产生多种生物活性物质，如作为抗击革兰阳性细菌感染最后一道防线的临床药物万古霉素等。

该菌属不抗酸，中温好气菌。基丝多分支，直径为 0.5~2.0μm，有时略折曲。横隔断裂成立方体，不运动。气生菌丝有或无，如有气丝也断裂成四方体或是卵圆形节段或类孢子结构的链，产生柱形偶尔卵状的分生孢子，呈柔曲长链。无内生孢子、菌丝束。对溶菌酶敏感。对诺卡菌-红球菌复合体、糖单孢菌和干草小多孢菌的特异性噬菌体不敏感。

该菌属细胞壁化学组分为Ⅳ型，含有 meso-DAP；全细胞水解物糖型 A，含阿拉伯糖、半乳糖。无枝菌酸。磷酸类酯 PⅡ 型，即

含有磷脂酰乙醇胺（PE）和果胶甲酯酶（PME）；甲基萘醌主要为 MK-9（H₂、H₄）。脂肪酸为 3f。基因组 DNA 中（G+C）摩尔百分比含量为 66%~69%。

拟无枝酸菌属能产生多种类型的抗生素，如糖肽类抗生素万古霉素、安莎类抗生素利福霉素等。万古霉素是临床上很重要的抗生素，由东方拟无枝酸菌（Amycolatopsisorientalis）产生，其抗菌谱较窄但是抗菌活性强，由于其肾毒性和耳毒性往往作为最后一道防线药物使用。它还能产生一系列的糖肽类抗生素，如作为动物饲料添加剂的阿伏帕星由科罗拉多拟无枝酸菌（Amycolatopsis coloradensis）产生，抗感染药物瑞斯托菌素由苍黄拟无枝酸菌（Amycolatopsis lurida）产生。利福霉素 S 是从地中海拟无枝酸菌（Amycolatoposismediterranei）中分离到的第一个用于临床治疗的利福霉素，其主要作用是抗革兰阳性菌和结核分枝杆菌，是治疗结核病的第一线药物。拟无枝酸菌属中发现的抗生素还有 kigamicin 等，kigamicin 能抑制包括耐甲氧西林金黄色葡萄球菌在内的革兰阳性细菌，还有抗肿瘤作用。科学家还从产万古霉素的东方拟无枝酸菌中分离到了一个新的抗生素 ECO-0501，对包括耐甲氧西林金黄色葡萄球菌、耐万古霉素肠球菌在内的革兰阳性致病菌有强抑制作用。拟无枝酸菌属生物活性物质都是从普通生境拟无枝酸菌中分离得到，极端生境拟无枝酸菌的相关产物较少报道。而极端生境微生物的研究已经是全球热点，极端生境拟无枝酸菌中新结构化合物的开发值得期待。

（余利岩 王浩）

zhíwù nèishēngjūn

植物内生菌（endophytic microbe） 在其生活史的某一段时期或生活史的全部，生活在活的植物组织内，并对植物组织没有引起明显病害症状的菌。包括在生活史的某一阶段营腐生生活的菌、对宿主暂时没有伤害的潜伏性病原菌和一些与植物共生的菌根菌。

德国学者德巴利（de Bary）于1866年首先提出植物内生菌（endophyte）的概念，"endo-"意为"内部的"，"phyte"意为"植物"，是指生活在植物组织内的菌，用以区分生活在植物表面的表生菌（epiphyte）。美国学者卡罗尔（Carroll）于1986年定义植物内生菌为生活在活的植物地上组织内，并不引起明显植物病害症状的菌，突出强调内生菌与植物的互惠共生关系，不包含植物致病菌和菌根菌。瑞士学者彼得里尼（Petrini）于1991定义植物内生菌为在其生活史中的某一段时期或生活史的全部，生活在活的植物组织内，并对植物组织没有引起明显病害症状的菌，包括在生活史中的某一阶段营腐生生活的菌、对宿主暂时没有伤害的潜伏性病原菌和菌根菌。美国学者比尔斯（Bills）于1996提出植物内生菌包括内外生菌根菌、杜鹃菌根菌和假菌根菌。大家普遍接受彼得里尼于1991提出的内生菌概念。

植物内生菌包括植物内生细菌（endophytic bacteria）和植物内生真菌（endophytic fungi）。植物内生细菌是指在其生活史中的某一段时期或生活史的全部，生活在活的植物组织内，并没有引起植物明显病害症状的细菌。植物内生真菌是指在其生活史中的某一段时期或生活史的全部，生活在活的植物组织内，并没有引起植物明显病害症状的真菌。

内生菌广泛存在于植物组织内，有丰富的物种多样性。具有两种传播途径，即通过植物种子的垂直传播和通过侵染植物组织的水平传播。内生菌具有促进植物营养吸收，提高植物抗干旱和病虫害等功能。内生菌产生多种生物活性化合物和药物，例如，来源于红豆杉的内生真菌（*Taxomyces andreanae*）产生抗癌药物紫杉醇。2009年，中国的丁钢等从植物内生真菌石楠拟盘多毛孢 *Pestalotiopsis photiniae* 分离到6种化合物 photinides A~F，可抑制人肿瘤细胞株 MDA-MB-231 的生长。2011年，中国的李剑等从内生真菌条纹拟盘多毛孢 *Pestalotiopsis virgatula* 分离得到3种结构化合物 virgatolides A~C，对 HeLa 细胞有毒性作用。2013年，中国的罗辑等从内生真菌 *Microsphaeropsisarundinis* 分离到的化合物 Arundinols B 对人肿瘤细胞系 T24 和 A549 具有细胞毒性。

（郭良栋）

máoméishǔ

毛霉属（*Mucor*） 接合菌门毛霉亚门毛霉目毛霉科的一个属。模式种为高大毛霉 *Mucor mucedo* Fresen.，据第十版《真菌字典》（2008）记载该属有50个分类单元。毛霉属真菌产生无囊托的孢子囊，孢子囊球形或近球形，孢囊梗简单或分支，从基质上直接长出，不产生匍匐茎和假根。已知的接合孢子有基本对等、方向相反的无附属物的配囊柄。毛霉腐生，广泛分布于酒曲、植物残体、腐败有机物、动物粪便和土壤中。毛霉能糖化淀粉并能生成少量乙醇，产生蛋白酶，有分解

大豆蛋白质的能力，中国多用来做豆腐乳、豆豉，往往也是酒曲成分之一。大多数毛霉难以在37℃左右生长，因此不能感染人和温血动物，但是一些耐热的种类，如印度毛霉菌（*M. indicus*）可成为动物的机会致病菌。有些毛霉可用于制药工业，如易脆毛霉（*M. fragilis*）用于生产关键药剂鬼臼毒素和山柰酚，卷曲毛霉（*M. circinelloides*）经基因改造后构建细胞工厂，用于生产药用十八碳四烯酸。

（郭良栋）

qīngméishǔ

青霉属（*Penicillium* Link） 子囊菌门散囊菌纲散囊菌目发菌科的一个属。其名称来自拉丁语 penicillus，意为小刷和画笔，1809年由林克（Link）第一次提出属名，模式种为扩展青霉（*Penicilliumexpansum*）。据第十版《真菌字典》（2008年）记载，青霉属有304个分类单元，多为腐生菌，是自然界分布最普遍的腐生菌种类之一。青霉属菌丝细，具隔膜，色淡或无色透明，较少有色，产生大量的不规则分枝，形成不同致密程度的菌丝体；菌落边缘规则，少数不规则；分生孢子梗发生于埋伏型菌丝、基质表面菌丝或气生菌丝；孢梗茎较细，常具隔膜，某些种在其顶端呈现不同程度的膨大，在顶部或顶端产生帚状枝，壁平滑或粗糙；帚状枝有单轮生、双轮生、三轮生、四轮生和不规则；产孢细胞瓶梗相继产生，彼此紧密、不紧密或近于平行，瓶状、披针状、圆柱状和近圆柱状，通常直而不弯，顶端的梗茎明显或不明显；分生孢子是向基的瓶梗孢子，单孢，小，球形、近球形、椭圆形、近椭圆形、卵形或有尖端，圆柱

状和近圆柱状者少，壁平滑、近于平滑、不同程度的粗糙，形成干链，菌落表面形成不同的颜色，如绿色、蓝色、灰色、橄榄色，褐色者少，颜色往往随着菌龄的增加而变得较深或较暗。青霉属的有性型只包括正青霉属（Eupenicillium F. Ludw.）。

该属真菌最知名的应用性代谢物是青霉素，此外还可生产灰黄霉素等多种抗生素，柠檬酸、葡萄糖酸等多种有机酸化合物，纤维素酶、脂肪酶、蛋白酶、淀粉酶、β-葡萄糖苷酶、木聚糖酶、果胶酶等多种酶制剂，在医药以及发酵工业中应用十分广泛。青霉属真菌也广泛参与食品发酵过程，如在西方的多种干酪、意式香肠，以及中国的黄酒和面酱黄酱的生产工艺中都有青霉属真菌的应用。青霉属也是严重的污染菌之一，可导致食品、饲料、水果、种子、药材和烟草发生霉变，毁坏织物、皮革、档案、图书、纸张，腐蚀工业器材、原料和仪器设备，造成不同程度的经济损失。青霉属真菌也是实验室的污染源之一。青霉属真菌也是条件致病菌，侵害抵抗力减弱的人群和动物。如分离于竹鼠的马尔尼菲青霉（P. marnneffei）可感染人体，引起肺、肝、肾、骨骼、皮肤、脑膜及心包的疾病，还有可引起食管、胃等黏膜上皮的充血糜烂、增生，甚至发生癌前病变的草酸青霉（P. oxalicum），引起肺部和脑部感染的皮落青霉（P. crustosum），引起系统感染的斜卧青霉（P. decumbens）等。青霉菌也可产生多种毒素，包括具有强烈肾毒性和致癌的赭曲霉毒素，已报道产毒素的青霉有50多个种，主要毒素包括圆弧偶氮酸、黄天精、橘霉素、棒曲霉素、黄绿青霉素、青霉酸、红色青霉毒素、赭曲霉毒素 A、PR 毒素等。

（郭良栋）

qūméishǔ
曲霉属（*Aspergillus* P. Micheli）

属子囊菌门散囊菌纲散囊菌目发菌科的一个属。1729 年由米歇利（Micheli）描述，现模式种为灰绿曲霉（*Aspergillusglaucus* (L.) Link），据第十版《真菌字典》（2008 年）记载，有 266 个分类单元，是自然界分布最普遍的腐生菌种类之一。曲霉属因具有头状结构的分生孢子头，形状酷似洒圣水用的洒水器（aspergillum）而得名。曲霉属成员可产生大量的分生孢子和具有多种多样的生化活性，适应高温或高渗透压，在不同的环境和基物上生长，是土壤和大气微生物区系的正常组成部分，并参与自然界物质的分解过程；许多种具有重要的经济意义，少数种可使动物致病或寄生于昆虫。多数曲霉在生活史中只具有无性阶段，部分曲霉具有有性型。菌丝无色透明或呈明亮的颜色；分生孢子梗茎以大体垂直的方向从特化的厚壁的足细胞生出，光滑或粗糙，通常无隔膜；顶端膨大形成顶囊，具不同形状，从其表面形成瓶梗，或先产生梗基，再从梗基上形成瓶梗，最后由瓶梗产生分生孢子。分生孢子单胞，具不同形状和各种颜色，光滑或具纹饰，连接成不分枝的链。由顶囊到分生孢子链构成不同形状的分生孢子头，显现不同颜色。有的种可形成厚壁的壳细胞，形状因种而异。有的种则可形成菌核或类菌核结构。有的种产生有性阶段，形成闭囊壳，内含子囊和子囊孢子，子囊孢子大多透明或具不同颜色，形状多类似于双凸透镜形，表面纹饰多种多样。曲霉属的有性型包括翘孢霉属（*Emericella*Berk.）、散囊菌属（*Eurotium* Link）、新萨托菌属（*Neosartorya* Malloch & Cain）等属。

曲霉属成员用于传统的酿造业，如制酒、制酱、酱油、豆豉和味噌等主要是利用黑曲霉群（*Aspergillus niger* group）和黄曲霉群（*Aspergillus flavus* group）的种类。在现代发酵工业和生物工程中可被用来生产多种有机酸、酶制剂、抗生素、脂肪和脂肪酸，以及转化有机化合物等。曲霉属也有很多成员是条件致病菌，被认为是免疫缺陷患者最常见真菌感染，可以引起过敏、呼吸道以及其他部位的浅部和深部感染，如烟曲霉（*Aspergillus fumigatus*）。曲霉属真菌也是最普通的产毒真菌之一，如黄曲霉（*Aspergillus flavus*）和赭曲霉（*Aspergillus ochraceus*）。曲霉菌在引起谷物、食品、饲料霉变的同时产生各种真菌毒素，如黄曲霉毒素 B_1、B_2、G_1、G_2、杂色曲霉素、赭曲霉毒素、展霉素、青霉酸、圆弧偶氮酸、黄囊素、黄梅精、紫梅连、橘霉素、烟曲霉震颤素、细胞松弛素 E、焦曲二醇等毒素，引起人和动物中毒。

（郭良栋）

jiàomǔjūn
酵母菌（yeast）

一类以单细胞生长为主的真菌，有的种类也产生菌丝，有时酵母细胞会形成分枝或不分枝的短链（假菌丝）；无性繁殖为芽殖或者裂殖，如果存在有性阶段但不产生子实体。细胞的形状和大小（$3\sim40\mu m$）变化很大。酵母菌分为子囊菌酵母菌和担子菌酵母菌两类，其中子囊菌酵母菌隶属子囊菌门下的酿酒酵母亚门和外囊菌亚门，担子菌酵母菌隶属担子菌门下伞菌亚门、柄锈菌亚门和黑粉菌亚门，报道约有200属、2000种。

"酵母"一词与含糖液体的酒精发酵有直接联系。汉语中的"酵"，从酉，表示与酒有关，本义是酒母。酵母菌通常被认为是酿酒酵母 Saccharomyces cerevisiae Meyen ex E. C. Hansen 等发酵相关的子囊菌。"类酵母"一词经常被用描述一些具有二型性真菌的细胞形态；"黑酵母菌"则包括了多种二型性子囊菌属，如短梗霉属 (Aureobasidium Viala & G. Boyer)。酵母菌与人类关系密切，在工业、农业、环境、科学和医学等领域广泛地影响着人们的生活。例如，酿酒酵母属的种类参与了多种食品和饮料的发酵如啤酒、葡萄酒、白酒、面包和馒头；假丝酵母属和隐球酵母属的一些种类是常见的人类条件致病菌。

(郭良栋)

niánxìjūn

黏细菌（myxobacteria） 一类能滑行运动的单细胞革兰阴性杆菌。在系统分类上属细菌域变形杆菌门的黏球菌目，分为3个亚目，8个纲，23个属的60个种。

黏细菌是一类高等的原核生物类群，有复杂的多细胞行为和形态发生，其显著特征是能形成形态各异的多细胞子实体结构。在营养丰富的情况下，黏细菌在琼脂培养基上形成树枝状或辐射状菌落；营养贫瘠时，形成形态、颜色各异的多细胞子实体结构。环境信号（例如饥饿条件）使得营养细胞停止生长，进入子实体发育路径：大量细胞（$10^4 \sim 10^7$）聚集或堆积，发育形成子实体形态；子实体发育过程中细胞发生分化，一部分形成特殊的结构元

件，如茎柄和孢子囊壁等；孢子囊内60%～90%的细胞发生自溶，剩余营养细胞转变成抗逆性的黏孢子。黏孢子能抵抗高温、紫外照射、干旱等多种不良环境，一些干燥的黏孢子可以在室温存活至少20年以上。黏细菌由于在细胞分化、发育和生物进化研究中占有重要地位，而成为原核生物细胞分化发育和细胞间信号传导的重要模式材料。

黏细菌普遍存在于土壤、堆肥、腐木、树皮、食草哺乳动物的粪便、腐烂的地衣和昆虫中。其多细胞行为和完整的生活史大多在固体介质表面上完成，明显适应于陆地生活，被认为是典型的土壤微生物。人们利用分子生态技术，在深海和海底火山口的沉积物样品中获取到了与黏细菌相关的16S rRNA基因序列，因此证实黏细菌还广泛分布在一些特殊环境甚至极端环境中。

黏细菌基因组庞大，纤维堆囊菌 Sorangium cellulosum So ce56 菌株的基因组甚至达到 13.03Mb，是已报道的最大的原核生物基因组。黏细菌大量的基因被"奢侈"地用来合成许多复杂的次级代谢产物，被公认为是继放线菌之后的又一个重要的药源微生物新类群。其丰富的次级代谢产物具有种类多、结构新、作用机制新颖多样的特性。黏细菌生物活性物质有许多作用于真核细胞，这一点在生物活性物质产生菌中比较特别。黏细菌可产生抗肿瘤物质，如大环内酯类抗生素埃博霉素（A 和 B）、伊沙匹隆、芮唑坡丁等，大环聚酮类化合物双萨拉唑（A_1、E 和 C_1），多肽类化合物 tubulysin A，杂环醌类物质 saframycin M x1，苯唑内酯类化合物福鸽霉素等。黏细菌还可产生抗真菌

物质，对酵母菌和丝状（真）菌有较高的抑制作用，如大环内酯类化合物 archazolid A，环肽类化合物 tubulysin A，缩肽类化合物 myxochromid，色酮类化合物 stigmatellin，异色原酮类物质 ajudazol，呋喃酮类化合物 aurafuron，多烯类化合物 crocacin 和 myxalamid。此外，黏细菌产生的异硫霉素、myxovalargin A、nannochelin A 和 nannochelin B 等化合物对细菌有抑制作用；myxopyronin、myxochelin、myxochelin 等化合物对病毒有抑制作用。

(余利岩 方晓梅)

wēishēngwù yàowù chǎnshēngjūn fēnlí

微生物药物产生菌分离（isolation of microbial drugs producing strains） 对能通过代谢产生微生物药物的菌种的富集、培养和分离纯化过程。这些菌产生的微生物药物包括抗生素和具有其他药理作用的微生物次级代谢产物。微生物药物产生菌主要包括真细菌、放线菌和真菌等。其中，放线菌产生的生理活性物质大约占2/3。因此，可以放线菌为例描述微生物药物产生菌的分离过程。放线菌的分离过程涉及样品采集、样品预处理、分离培养基的设计和分离方法的选择以及菌种纯化等5部分。

样品采集 土壤是放线菌最主要的栖息地，土壤样品的采集时间以春秋两季为宜。采样深度，一般取表面以下5～10cm左右土层的土壤样品。用于分离菌种所需土样量并不大，每个样点采集10～20g。采集的土壤样品一般放于无菌牛皮纸袋。样品袋上要作好标记，采样记录中要注明采样地点、日期、采样深度、土壤性质、采样地的植被情况、海拔、

气温、降雨情况以及采样人等信息。采集的土样应及时处理，来不及处理的土样可直接置室温下存放或置冰库进行低温暂时保存。

样品预处理 根据放线菌细胞及孢子对各种物理、化学影响因素的响应，可采取不同的物理、化学手段除去细菌等非目的菌、活化放线菌的休眠孢子、富集样品中的放线菌。通常所采用的样品预处理方法分为物理方法和化学方法。物理方法主要是根据多数放线菌孢子具抗热性强等物理学特点所采用的处理手段，包括自然风干土样、热处理、分散和差速离心、超声波、电脉冲、紫外线照射和极高频辐射等物理处理手段，使所需要分离获得的放线菌与抗逆性弱的微生物分离；化学处理是根据不同放线菌类群的孢子对某些化合物抗性的差异，选用适合的化合物对土样进行预处理。如：葡萄糖酸氯己烷和苯酚用以选择性分离 *Microbispora* 菌、苄索氯胺用于分离 *Streptosporangium* 菌和 *Microtetraspor* 菌、氯胺-T 选择分离 *Streptosporangiaceae* 菌等，使所需要分离获得的放线菌与不耐受这些化学试剂处理的其他菌得以分离。

设计分离培养基 分离培养基设计的主要原则是根据目的菌的生理学特性进行的，以达到抑制非目的菌、提高目的菌出菌率的效果，包括培养基成分的组成、培养基的酸碱度调节、抑制剂的选择等。比如葡萄糖-天门冬酰胺培养基、淀粉-甘油培养基和甘油-酪素培养基成分均能促进稀有放线菌的生长。稀有放线菌生长速度比较缓慢，经常被真菌、细菌、链霉菌等生长迅速的非目的菌所覆盖，需用特定的抑制剂，抑制非目的菌生长，达到选择性

分离特定稀有放线菌的目的。放线菌适宜在中性至弱碱性条件下生长，分离培养基的 pH 一般设定在 pH7.5 左右。分离实验中，抗生素是最常用的抑制剂，但也有小部分稀有放线菌在分离过程中不宜或少用抗生素作抑制剂，如 *Sporichthya* 菌对大多数抗生素敏感，在分离培养基中尽量少用。放线菌酮、制霉菌素可抑制真菌；青霉素、链霉素可抑制细菌；重铬酸钾可抑制细菌和真菌，而几乎不抑制放线菌。

分离方法 用于放线菌分离的经典方法有稀释涂布平板法、直接撒土法和滤膜法。其中稀释涂布平板法应用最广泛。①稀释涂布平板法。将土样用无菌水（或生理盐水、磷酸缓冲液等）制成土样悬液，并稀释到一定浓度，取稀释液在分离培养基上均匀涂布后培养，分离培养基上形成单菌落后，挑取单菌落进行纯化，则可得到纯培养物。②直接撒土法。用喷土机或其他方法将风干研细的土样直接撒在分离培养基上的一种分离方法。该方法适用于分离极端环境来源的土壤样品。③滤膜法。将 $0.22 \sim 0.45 \mu m$ 的滤膜放在分离培养基的平板上，接种菌悬液或喷洒干土，培养一段时间后，放线菌菌丝可穿过滤膜上的小孔生长到培养基中，而细菌则在滤膜表面上生长形成菌落，去掉滤膜，则细菌随滤膜一同被去掉，而深入培养基中的放线菌菌丝经继续培养后长出菌落。这种分离方法用于分离经典放线菌效果较好。

菌种纯化 从分离培养基上挑取的单菌落需要经过一系列的纯化过程确保分离得到的菌种是纯培养物。常用的菌种纯化方法有平板四分划线法和梯度稀释涂

布平板法。平板四分划线法是在固体平板上通过 4 个区域的划线稀释接种来获得形态均一的单菌落。梯度稀释涂布平板法是通过制备梯度稀释的菌悬液或孢子悬液，然后选择合适的稀释浓度来涂布平板从而获得形态均一的单菌落。

通过以上方法所获得的纯培养物是微生物药物产生菌的菌种资源，进一步扩大培养的基础。

（余利岩 张玉琴）

wēishēngwù yàowù chǎnshēngjūn péiyǎng

微生物药物产生菌培养（cultivation of microbial drugs producing strains）

根据微生物药物产生菌菌种的营养需求和微生物生长的营养类型，选择适合菌种生长繁殖或产生代谢产物的培养基，使菌种在适宜的培养条件下大量增殖，实现对微生物药物产生菌菌种的富集培养和传代的过程。

微生物生长的营养需求 微生物生长所必需的营养物质可分为大量营养物质和微量营养物质。

大量营养物质 微生物细胞干重的 95% 以上由 C、O、H、N、S、P、K、Ca、Mg 和 Fe 等几种主要元素组成，这些元素称为大量元素（macroelement）或大量营养物质，微生物对这类营养物质的需要量相对较大。C、O、H、N、S 和 P 是糖类、脂类、蛋白质及核酸的主要成分，而 K、Ca、Mg 和 Fe 主要以离子形式存在于细胞中，它们的生理功能多种多样。例如，K^+ 是许多酶（包括蛋白质合成过程中涉及的一些酶）的必须组分；Ca^{2+} 在细菌芽胞的耐热性方面起重要作用；Mg^{2+} 可作为一些酶的辅助因子，可与 ATP 结合，并有助于核糖体及细胞膜的稳定；Fe^{2+} 和 Fe^{3+} 不仅是细

胞色素的组分，也可作为一些酶及电子载体蛋白辅助因子的组分。

微量营养物质 除了大量元素外，微生物的生长还需要一些微量元素或微量营养物质。大部分细胞需要 Mn、Zn、Co、Ni 和 Cu 等微量元素。水、玻璃容器及一般的培养基组分中都含有微量元素，常能满足生长的需求。在自然界，微量营养物质无所不在，通常不会限制生长。微量元素一般作为酶或辅助因子的组分辅助催化反应，维护蛋白质结构的稳定。例如，Zn^{2+} 不仅是一些酶活动中心的组成部分，还在大肠埃希菌天冬氨酸转氨甲酰酶的调节亚基和催化亚基的结合过程中起重要作用；Mn^{2+} 可帮助许多酶催化磷酸基团的转移反应；Mo^{2+} 是生物固氮作用所必须的离子；Co^{2+} 是维生素 B_{12} 的组成部分。

一些有特殊形态结构和在特殊环境下生长的微生物有特殊的生长需求。例如，来源于盐矿、盐碱地和海洋中的微生物依靠高浓度的钠离子（Na^+）或钾离子（K^+）生存。

微生物生长的营养类型 所有生物生长除需要碳、氢和氧之外，还需要能源和电子。根据微生物对所有这些需求的不同，可将它们分为不同的营养类型。已知微生物按选择碳源的不同可分为异养型或自养型。异养型不能通过自身将无机物合成为有机物，只能通过摄取有机物维持新陈代谢。自养型是以空气中的 CO_2 或环境中的碳酸盐为碳源的营养类型。对微生物而言，仅有光能和化学能两种能源可以利用。光能营养型（phototroph）利用光能，而化能营养型（chemotroph）从化合物（或有机物或无机物）的氧化作用中获得能量。微生物也只有两种电子来源，可分为无机营养型（lithtroph）和有机营养型（organotroph），前者利用还原型无机物作为电子来源，而后者利用有机物作为电子来源。

尽管微生物代谢类型多种多样，但根据它们对碳、能量和电子的最初来源，大多数都可归于 4 种营养类型中的 1 种：光能无机自养型、光能有机异养型、化能无机自养型及化能有机异养型，通常把它们分别简称为光能自养型、光能异养型、化能自养型和化能异养型。

培养基 培养基是人工配置、适合微生物生长繁殖或产生代谢产物的营养基质。培养基的具体组成要依微生物各自的营养需求特点而定。对微生物自然生长环境中营养条件的了解有助于在实验室配置合适的培养基，因为这种特定的自然环境营养条件反映了生活在该环境中的微生物的天然营养需求。

营养物质、水分、pH、温度、氧浓度以及压力等是影响微生物生长的要素。根据微生物药物产生菌的营养类型，选择合适的培养基，设定适宜的 pH、温度以及氧浓度，才能实现对纯培养物的有效培养。

（余利岩 张玉琴）

wēishēngwù yàowù chǎnshēngjūn jūnzhǒng fēnlèi jiàndìng

微生物药物产生菌菌种分类鉴定（classification and identification of microbial drugs producing strains）

应用多相分类研究手段或微生物快速检定系统确定微生物药物产生菌菌种分类学地位的研究过程。

常用方法 以分子系统学为核心，综合多种信息，包括表型、基因型和系统发育信息，研究菌种在微生物分类系统中的位置的研究手段称为多相分类（polyphasic taxonomy）。多相分类研究手段是现代微生物分类研究通用的方法。

微生物分类系统 微生物菌种分类系统自上而下依次包含界、门、纲、目、科、属、种等 7 级分类单位。种（species）是最基本的分类单位，它是一大群表型特征高度相似、亲缘关系极、与同属内其他种有明显差异的菌株的总称。在微生物中，一个种只能用该种内的一个典型菌株来作具体标本，这一典型菌株就是该种的模式种（type species）。模式种必须是一个种的具体活标本，是该菌种的活培养物，它应保持着纯培养状态，在性状上必须与原初描述密切相符。

分子系统学 通过检测生物大分子包含的遗传信息，定量描述、分析这些信息在分类、系统发育和进化上的意义，从而在分子水平上解释生物的多样性、系统发育及进化规律的一门学科。它以分子生物学、系统学、遗传学、分类学和进化论为理论基础，以分子生物学、生物化学和仪器分析技术的最新发展为研究手段，是一门交叉性很强的学科。分子系统学使得系统发育和进化的研究进入到在分子水平上对演化机制的本质进行探讨的阶段。20 世纪 70 年代末，乌斯（Woese）等人以 16S rRNA、18S rRNA 序列为研究对象，提出了三域学说。对于原核生物来说，16S rRNA 是研究分子系统学较好的材料。作为生物合成蛋白质关键装置的 16S rRNA 是最古老的分子之一，现有生物的 16S rRNA 是几十亿年自然选择的结果。研究不同生物的 16S rRNA 有利于研究生物的发生及其分歧年代。作为蛋白质合成的场所，16S rRNA 广泛存在于真核和原核生物的细胞中；分子长度为 1.5kb，相比其他分子，既保证了较大的信息量（如 5S rRNA 太短，包含信息量太少），又便于扩增和测序（23S rRNA 较长，测序时比较麻烦）；由于具有强烈的功能制约，16S rRNA 是保守的分子，只有 16S rRNA 的保守性才能保证蛋白质合成的相对稳定性；但保守并不意味着不变，这种保守是相对的，有的区段保守性特别高，有的区段变化很大，这种既保守又变化，总体保守局部变化的特性正好适于研究系统进化。

表型特征 主要包括形态学特征、生理生化特征和细胞化学组分。

微生物的形态学特征 包括菌落的颜色、形态和大小、细胞的形状、大小以及附属结构（有无鞭毛以及鞭毛的着生状态、有无内生孢子以及内生孢子的形态和位置）、革兰染色。菌落特征可用肉眼直接观察；细胞特征则需要借助光学显微镜和电子显微镜来观察。

微生物的生理生化特征 与微生物的酶和调节蛋白质的本质及活性直接相关，酶及蛋白质都是基因产物。所以，对微生物生理生化特征的比较也是对微生物基因组的间接比较，而且，测定生理生化特征比直接分析基因组要容易得多，因此，生理生化特征对于微生物的系统分类具有重要的意义。常用于微生物分类的生理生化特征指标见表1，这些生理生化特征都需要从适合于微生物生长的特定培养基上测试获得。

微生物化学分类 主要是从细胞外壳的化学成分获取信息进行分类。分析的对象主要包括细胞壁、外膜和质膜（表2）。经常使用的特异性细胞化学特性包括：细胞壁化学组分、枝菌酸、脂肪酸、磷酸类脂、呼吸醌、全细胞蛋白及核糖体蛋白电泳分析等。借助化学提取方法和分析手段，分离、分析微生物细胞化学组分，对微生物属一级分类单位的确定有重要分类学意义。

基因型特征 主要包含 16S rRNA 基因信息及某些看家基因的信息、基因组 G+C 含量以及 DNA-DNA 杂交结果。

系统发育 在微生物分类研究中比较通用的是以 16S rRNA 基因分析为基础的系统发育关系。通过从公用数据库中调取相关分类单元典型菌株的 16S rRNA 基因序列和自己实验中获得的研究对象的 16S rRNA 基因序列而构建的系统发育树，判断研究对象和相关菌株的系统进化关系。

微生物快速鉴定系统 借助生物学技术方法实现对微生物菌种简易、高效的快速识别。比较通用的微生物快速识别系统主要有法国生物梅里埃集团的 API；瑞士罗氏公司的 Micro-ID；美国的 Biolog 快速鉴定系统；美国米迪（MIDI）公司的 Sherlock 全自动微生物鉴定系统。微生物快速鉴定系统的根本原理是根据各个分类单位的微生物的分类学上的共性特征而进行的数码分类鉴定。在具体工作中，要根据研究对象而选择合适的快速检定系统。

（佘利岩　张玉琴）

wēishēngwù yàowù chǎnshēngjūn jūnzhǒng bǎocáng
微生物药物产生菌菌种保藏 （culture preservation of microbial drugs producing strains）

将微生物药物产生菌菌种用各种方法妥善保藏，避免死亡、污染、混乱或衰退，保持其原有性状基本稳定特别是微生物药物生产能力稳定的措施。微生物药物产生菌菌种保藏包含两方面的内容：一是菌种保持存活不受污染，二是菌种在相当长的时间维持其遗传潜力和优良性状。

原理 使微生物药物产生菌在低温、干燥、缺氧的条件下细胞处于休眠和代谢停滞状态，能较长期地保藏菌种，并推迟细胞退化，降低菌种的变异率。

方法 常用的保藏方法有液体石蜡保藏法、砂土保藏法、冷冻干燥保藏法、-80℃低温冻结保藏法、液氮超低温保藏法。

液体石蜡保藏法 将需要保藏的菌种在斜面培养基上培养，注入灭菌的石蜡油，完全覆盖琼脂顶端，从而长期保存菌种。原

表1 常用于微生物分类的生理生化特征

特征	不同类群的区别
对温度的适应性	最适、最低及最高生长温度及致死温度
对 pH 的适应性	在一定 pH 条件下的生长能力及生长的 pH 范围
对渗透压的适应性	对盐浓度的耐受性或嗜盐性
对氮源的利用能力	对蛋白质、蛋白胨、氨基酸、含氮无机盐、N_2 等的利用
对碳源的利用能力	对各种单糖、双糖、多糖以及醇类、有机酸、氨基酸、嘌呤和嘧啶以及其他含氮有机化合物等的利用
对生长因子的需要	对特殊维生素、氨基酸、X-因子、V-因子等的依赖性
需氧性	好氧、微好氧、厌氧及兼性厌氧

表2　化学分类信息来源

细胞部位	成分
外膜	分枝菌酸
	游离脂（甘油脂、蜡等）
细胞壁	蛋白质
	肽聚糖（氨基酸与糖）
	多聚糖（糖类型）
	磷壁酸
质膜	类异戊二烯醌
	脂溶性色素
	脂肪磷壁酸
	极脂（脂肪酸、类异戊二烯脂、其他长链脂酸）

理：使微生物处于缺氧环境其细胞生理活动趋于减缓，能长期维持生活状态。适用范围：霉菌、酵母菌、放线菌和需氧性细菌等。优点：简单，不需要特殊装置，对不适于冷冻干燥保藏法保藏的菌种特别是丝状真菌效果很好。缺点：保藏时间相对较短，需要每半年或1年转接1次。

砂土保藏法　将需要保藏的菌种在斜面培养基上培养，用无菌水制成细胞或孢子悬液，将悬液注入已灭菌的沙土管中，使细胞或孢子吸附在沙土上，置于干燥器中保藏。砂土保藏法保存菌种历史悠久，1918年就用此法保藏酵母，1945年开始用来保存曲霉及青霉。原理：使微生物处于干燥状态减缓其生理活动，能长期维持生活状态。适应范围：分生孢子的霉菌、放线菌及有芽胞的细菌，不适于担子菌类及只靠菌丝繁殖的真菌与无芽胞的细菌和酵母。优点：操作简便，易于掌握，对有分生孢子的霉菌、放线菌及有芽胞的细菌，存活可达10~40年。缺点：微生物的新陈代谢不能完全停止，易引起菌种退化、变异。

冷冻干燥保藏法　将菌种悬液在冻结状态下升华其中的水分，使得菌种处于干燥、低温和缺氧的条件下，得以长期保存的菌种保藏法。原理：将含水量大的微生物菌种预先冷冻在真空条件下利用升华现象除去水分，细胞的生理活动趋于停止，能长期维持生活状态。适用范围：大多数细菌和放线菌。部分真菌和酵母菌。优点：保存时间长、输送、贮存方便。缺点：冷冻干燥过程对细胞有损伤，操作步骤繁多，需要一定设备。

−80℃低温冻结保藏法　将欲保存的菌种悬液密封于冻存管后储藏于−80℃的冰箱的保藏方法。原理：微生物处于低温状态下，细胞的代谢减缓或趋于停止。适应范围：各种类型微生物。优点：简便有效，在没有液氮的地区购置超低温冰箱保藏菌种较易推广。缺点：断电或机械故障菌种易融化死亡。

液氮超低温保藏法　将欲保存的菌种悬液密封于冻存管中，经控制速度冻结后，储藏于−196℃的液态氮或−150℃的气态氮中的长期保藏方法。原理：微生物在−130℃以下新陈代谢趋于停止。在此温度下保藏，微生物处于休眠状态，可减少死亡或变异。优点：保存时间长，死亡率低，变异少，活性相对稳定。缺点：某些地方液氮不易得到。适用范围：各类微生物。

（余利岩　刘红宇）

wēishēngwù yàowù chǎnshēngjūn jūnzhǒng tuìhuà

微生物药物产生菌菌种退化

（strain degeneration of microbial drugs producing strains）　微生物药物产生菌经过多次传代或长期保藏，菌种的一个或多个优良特性逐步减退或消失的现象。在微生物药物发酵生产中，同一菌株经过长时间使用后，经常会发生菌种形态变化或生产能力莫名其妙下降的现象，如产生麦迪霉素的产生菌米卡链霉菌（Streptomyces mycarofaciens），在斜面上经多次移植后，产孢子能力下降；博宁霉素产生菌即茂原链霉菌（Streptomyces mobaraensis），每次采用2种不同斜面，同时接种，经多次传代后，在高氏1号斜面上，生长丰满并形成孢子，但在艾默生（Emerson）斜面上，不形成孢子，成为光秃型，产生博宁霉素的活力也随之下降。综上所述，微生物药物产生菌经过长期培养或保藏发生上述变化即为微生物药物产生菌菌种退化。

表现　微生物药物产生菌菌种退化主要表现在微生物的形态、生理特性及微生物药物生产能力等方面的变化：①细胞形态改变，产孢子能力下降。②培养特征异常，典型性状变为不典型。③对不良环境如低温、高温条件或噬菌体的侵染的抵抗力下降。④营养需求发生改变。⑤在生产上常见的退化现象包括微生物药物生产能力下降、生产的速度变慢。

鉴别　在实际生产中，培养条件的变化也会导致菌种形态和生理上的变化，但是只要培养条件恢复正常，菌种原有性能就能恢复正常，因此培养条件引起的菌种变化是不能称为菌种退化的。鉴定菌种是否退化，需要在一个相对稳定的条件下，考量原有菌株和怀疑发生"退化"的菌株的多个指标，如在琼脂平板上的单菌落形态；发酵液的色泽、气味；单位体积发酵液的产量；不同培养时期菌体细胞的镜检形态和遗传特性；发酵过程 pH 的变化等。

原因 ①自发突变与回复突变。基因突变是菌种退化的主要原因之一，如抗链霉素的突变和链霉素依赖性的突变，其突变率都在 10^{-10} 左右。突变大多数是在繁殖过程中发生或表现出来的，因此传代次数愈多，产生突变概率愈高。通过研究链霉素遗传不稳定的机制，发现链霉菌遗传物质的转位、扩增，可能是遗传不稳定发生的原因。出现扩增伴随着链霉菌形态的改变。这些可能是菌种退化的内在原因。②细胞本身自我调节和修复。微生物菌种细胞代谢的速度和方向是随着生理状态和环境条件的改变而调节的。在自然环境条件下微生物以微小的单细胞状态生存并增殖，这充分说明它具有随着环境改变而适应调节其代谢活性的能力。物理或化学因素造成的微生物DNA损伤，如单链或双链的断裂、碱基对错位等，都可得到修复。当然，不同菌体的自我修复能力不同，能力弱的菌株更易突变。菌体自我调节和修复的结果有两种可能：一种是发生回复突变或新的负变而失去高产能力；另一种是使高产性能稳定下来。③环境条件的影响。微生物个体微小、大多数是单细胞生物，构造简单，很容易受环境影响，环境对它们的影响比高等生物更有决定性。在实验室中的环境条件是指培养基成分、温度、湿度、pH 和通气条件等。这些条件对菌种的培养特征、代谢影响很大。

预防措施 从自然界中分离筛选得到生产某种药物或药物前体的菌种，需要做大量工作才能成为适于生产的优良菌种，菌种生产能力的高低决定微生物药物的开发和生产发展的前途，采取有效措施防止菌种退化非常重要。①控制转接传代次数。微生物菌种转接传代的次数越多，产生突变的概率越高，发生菌种退化的机会越多。在科学研究和生产中使用菌种时，应多制备平行的菌种斜面，尽量减少转接和传代的次数，防止菌种退化。②采用良好的培养条件。人们在实践中发现，采用适合于原种的生长条件，如添加丰富的营养物质，改变培养温度等，可在一定程度防止菌种退化，例如，将土曲霉（*Aspergillus terreus*）的培养温度从 28~30℃ 提高到 33~34℃，可防止其产孢子能力退化。③采用有效保藏方法（见微生物药物产生菌菌种保藏）。采用适合的保藏方法如冷冻干燥保藏法、液氮保存等良好保藏方法，可以减少突变的发生，防止菌种退化。

（余利岩 刘红宇）

wēishēngwù yàowù chǎnshēngjūn jūnzhǒng fùzhuàng

微生物药物产生菌菌种复壮

（strain rejuvenation of microbial drugs producing strains） 用人工选择方法将微生物药物产生菌菌种分离筛选，使其保持原有特性的措施。微生物菌种的复壮分为广义复壮和狭义复壮。广义复壮是指在菌种尚未退化前就经常有意识地进行纯种分离与生产性能测定，以保持菌种性状稳定的一种积极措施。广义复壮的方法即为防止微生物药物产生菌退化方法。狭义复壮是指在菌种已发生退化的情况下，通过纯化分离等方法，从退化群体中找出少数尚未衰退的个体，进一步繁殖，以达到恢复该菌种原有性状的一种相对消极的措施。一般复壮是指狭义的复壮。

菌种退化是一个从量变到质变的逐步演变过程。开始时，在群体中只有个别细胞发生突变，如不及时发现并采用有效措施，就会造成群体中负突变个体的比例逐渐增高，最后占优势，使整个群体表现出严重的退化现象。在科学研究和工业生产中，会对菌种采取相应的措施防止菌种退化，但菌种退化仍然无法完全避免，需要针对已经退化的菌种进行菌种复壮。实际工作中，复壮技术通常为定期纯种分离、改变培养条件等技术方法。

纯种分离技术 菌种衰退的同时，其中还有未衰退的个体，而且这个没有衰退的个体往往是经过环境选择更有生命力的部分，常采取分离单细胞菌株的措施，可使衰退的菌恢复其原有特性。常有的纯种分离技术为平板划线法和液体稀释法。

平板划线法 将已经融化的培养基倒入培养皿中制成平板，用接种环沾取少量待分离的菌种悬液，在培养基表面平行或分区划线，将培养皿放入恒温箱里培养。从单菌落中挑选目标菌落，筛选得到具有原有特性的菌株。优点：步骤较少，方便快捷。缺点：不能计数，菌落分布不易均匀。

液体稀释法 将待分离的菌种悬液大量稀释，取稀释液均匀地涂布在培养皿中的培养基表面，培养后就可能得到单个菌落。从中挑选目标菌落。优点：可以计数，菌落分布均匀。缺点：需要尝试多个稀释度，步骤较多。

改变培养条件 通过改变培养条件可使退化的菌种恢复其原有特性，或将退化的菌种淘汰。①改变培养基成分。菌种退化时改变培养基成分，使退化的菌种回复其原有特性，如将多黏菌素E产生菌（*Paenibacillus polymyxa*）多黏类芽胞杆菌复壮时，在培养基中加入多黏菌素E，在培养箱中培养后，挑起菌落，经3次循环后，该菌产生多黏菌素E的能力可恢复到原有能力的93%。②改变培养温度。退化的菌种还可采取其他物理手段如降低培养温度或提高培养温度的方法以淘汰退化的个体，留下仍保持原有活性的个体。

在选择使用复壮方法之前，需要仔细分析和判断菌种究竟是衰退、污染还是一般性的表型改变。上述方法适用于不同类型的微生物。

(余利岩 刘红宇)

wēishēngwù yàowù fājiào

微生物药物发酵（fermentation of microbial drug）

利用和调控微生物的代谢通路获得微生物药物的一整套的技术工程。又称发酵工程。包含微生物药物生产菌种的保存与复壮、各种培养基的筛选与制备、培养基的灭菌、空气的过滤除菌、发酵种子的扩大培养、发酵过程的控制、扩大发酵、药物产生菌的代谢调节、发酵过程染菌的防治等多个环节和步骤，其对应的工艺条件和参数被称为"发酵工艺"。

人类对发酵技术的应用由来已久，最早的酿酒发酵可追溯到公元前10 000年，1900年前的发酵工业仅限于生产酒精饮料与醋，1900—1940年巴斯德（Pasteur）和柯赫（Koch）建立的微生物纯培养技术推动了发酵生产技术的进步，使发酵过程避免杂菌污染，提高了生产规模和产品质量；1940年通气搅拌技术的建立与成功应用，极大促进了发酵工业发展。青霉素的发酵生产成为微生物药物发酵工业的里程碑。有机酸、维生素、激素等通过发酵方法大规模生产，逐渐形成和建立起发酵工程学科。发酵工程与酶工程、遗传工程和细胞工程共同构成了生物工程的四大支柱，无论从天然微生物产生的还是基因工程菌生产的药物都必须依赖于发酵工程技术。进入20世纪80年代，全世界的医药产品中有近一半是通过发酵生产而获取，抗生素、维生素、激素这三大类微生物药物几乎都是通过发酵而生产的，人干扰素、胰岛素、生长激素、乙肝疫苗等大批新型药物也已经由基因工程菌发酵生产。

操作方式 微生物药物发酵过程一般有3种操作方式，即分批发酵（间歇发酵）、补料分批发酵（半连续发酵）和连续发酵。

分批发酵（batch culture）在发酵罐内一次性投入有限数量营养物的一种发酵方式。其特点在于发酵过程是非恒态的，发酵过程中营养成分不断减少，代谢产物不断积累。在分批发酵过程中，微生物的生长速度随时间而发生规律性变化，整个发酵过程分为4个阶段：延迟期、对数生长期、稳定期和衰亡期，快速生长阶段形成的代谢产物多为初级代谢产物，次级代谢产物的合成发生在生长缓慢的稳定期。

补料分批发酵（fed-batch culture）也称半连续发酵（semi-continuous culture），是指在分批发酵过程中，间歇地补加限制性营养物的一种发酵方式。与传统的分批发酵相比，补料分批发酵的优点在于：可使发酵罐内维持较低的基质浓度，以免微生物受底物抑制和某些有毒代谢物的积累；维持适当的菌体浓度不至于使供氧矛盾加剧；延长次级代谢产物的生产时间。补料分批发酵不需要严格的无菌条件，也不易产生菌种老化和变异等问题。补料分批发酵在抗生素、氨基酸、酶蛋白、核苷酸、有机酸等微生物药物生产中应用广泛，是发酵工业研究的重要方向。

连续发酵（continuous culture）也称开放性培养（open culture），是在一个开放的系统内，以一定的速度向发酵系统内连续供给新鲜培养基的同时，将含微生物和代谢产物的培养液以相同的速度从发酵系统内放出，发酵罐内液量维持恒定。连续发酵的优点是能维持较低的基质浓度，有利于产物形成；可提高设备的利用率和单位时间的产量；发酵罐内微生物、基质、产物和溶解氧浓度等各种参数维持在一定水平，便于自动控制；微生物在近似恒定状态下生长代谢，发酵产品质量稳定。但连续发酵存在着长时间培养过程中菌种容易发生变异、更易受菌种退化的影响、难保证纯种培养、发酵过程中营养物质利用率较低、产物浓度也较低等缺点，因此，这一方法多数用于实验室研究微生物的生理特性，仅应用于葡萄糖酸、酵母蛋白和乙醇（酒精）等少数发酵产品的生产。

发酵特点 ①所用的微生物以"纯种"状态在有通气搅拌的发酵罐中进行发酵。罐中的培养基和设备都必须在接种微生物前进行灭菌，整个发酵过程必须无杂菌污染。②发酵过程中微生物的初级代谢和次级代谢两种不同的代谢途径交织在一起，有生长期和生产期两个截然不同的生理代谢阶段。次级代谢产物形成与微生物生长不同步，微生物生长速度减缓或停止生长后，次级代谢产物才开始合成。③发酵产物积累和基质消耗之间没有明显的化学计量关系。理论产量与实际产量往往相差甚远。④发酵产物极其复杂。通常一种微生物可发酵产生几个甚至几十个结构类似的副产物，需要经过一系列物理和化学方法对目的产物进行提取分离和精制。⑤微量的金属离子（Fe^{2+}、Fe^{3+}、Mn^{2+}、Co^{2+}、Ni^{2+}等）和磷酸盐等无机离子对次级代谢产物的形成有显著影响。⑥发酵过程难控制。即使同一菌种，在同一厂家，也会因生产设备、原料来源等差别，使菌种的生产能力大不相同。

流程 微生物药物生产的全过程包括了储备菌种→孢子制备→种子制备→发酵→发酵液预处理→提取与精制→成品检验→成品包装等单元操作。药物发酵部分的一般流程如图1所示。为保证微生物药物的产量和质量，必须对药物的产生菌进行菌种选育，对高产且稳定的生产菌株妥善保藏，进入发酵罐之前必须对保藏菌株复苏和种子扩大培养。微生物药物的发酵过程首先是将保藏于冷冻管或沙土管的菌株接种到斜面上，待斜面孢子或菌丝生长成熟后接入摇瓶中培养，长好的种子接入一级种子罐中；或将斜面孢子扩大到茄子瓶（也称扁瓶）中培养，扁瓶孢子长好后可制备成孢子悬液接入一级种子罐中。菌丝在一级种子罐中长好后接入二级种子罐中继续培养，待二级种子长好后再接入发酵罐中，通过若干天的发酵过程，获得含有目的代谢产物的发酵液。发酵液经后续的化学预处理、目标产物的提取分离和精制，最终得到微生物药物的成品。

微生物药物的发酵过程是一套完整的技术体系，过程中对药物产生菌种及其生长状态、培养基的成分和灭菌、发酵设备的除菌、发酵条件（温度、pH、压力、溶解氧浓度、发酵时间）等每一个环节的控制都很重要，只有严格按相关标准和要求执行，才能保质保量获得所需微生物药物。

（肖春玲）

wēishēngwù yàowù shēngchǎn jūnzhǒng

微生物药物生产菌种（the strains for microbial drug production）

微生物药物发酵中用于所需药物生产的微生物。菌种是微生物药物发酵的基础，是改善和提高产品产量和质量的关键因素，菌种的优劣决定微生物药物的产量和质量。微生物药物生产菌株尤其是用于大规模工业生产的菌株，不但要求其具有产生所需药物的能力，还必须保持该生产性能的稳定性和高效性，而且所得发酵产物易分离纯化。优质的微生物药物生产菌株必须具备以下特点：①能较高浓度的合成所需的微生物药物。②遗传性相对稳定，不易发生变异。③确保没有被杂菌及噬菌体污染的纯培养。④代谢途径简单，目标产物易分离和纯化。⑤有一定自身保护机制，在发酵过程中不易被异种微生物污染。⑥培养基成分简单，来源广泛且价格低廉。⑦生长旺盛，发酵周期较短（能在较短时

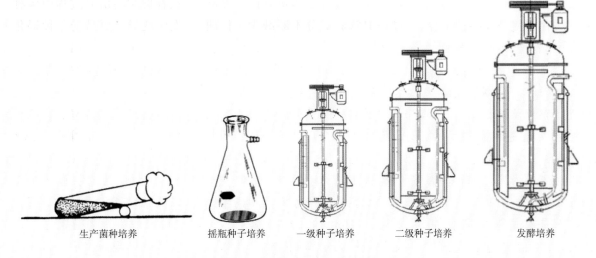

生产菌种培养　　摇瓶种子培养　　一级种子培养　　二级种子培养　　发酵培养

图1　微生物药物生产发酵过程

间内生产出目标产物)。⑧产热量和需氧量较低，可在易控制的培养条件下生长和发酵。⑨不致病，不产生内毒素，不污染环境。

微生物药物产生菌分离　能通过发酵产生有药用生理活性物质的微生物都可称之为微生物药物产生菌，主要包括细菌、真菌和放线菌。其中，放线菌所产生的药用生理活性物质占大多数。微生物物种的多样性及代谢产物的多样性，使之成为获取天然药物的巨大宝藏。药物产生菌可通过采样、富集、分离、产物鉴别等步骤从自然界中分离筛选获得，也可通过基因工程手段构建所需要的药物产生菌。

微生物药物生产菌种选育　微生物药物生产菌种是在获得了产生目标产物的微生物菌种的基础上，用各种微生物育种技术，对该菌种进行一系列纯化、选育而获得的具有优良、稳定遗传特性的可用于微生物药物生产的菌种。

最初获得的微生物药物生产菌并无优质菌种性状，不论产量还是质量都难满足药物研制和生产的需求。运用遗传学原理和技术对野生的药物产生菌进行菌种选育，强化其优良性状和去除不良性质，是获得优良菌种的必要环节。常用的育种方法包括自然选育、诱变育种、杂交育种和基因工程技术育种。从微生物药物生产菌种的育种史可看出，最经典的自然选育和诱变育种法，虽然在育种过程中存在一定盲目性，但仍然是应用最为广泛的育种方法，现有的微生物药物高产菌株绝大多数都是通过这两种选育方法获得的，尤其是抗生素类药物的产生菌通过诱变育种，都能大幅度提高产品的产量和质量。杂

交育种的目的在于把不同菌株的优良性状集中在重组体中，既克服诱变育种的缺陷，也是增加产品新品种的手段之一，但通常杂交菌株的产量较低，需要配合诱变育种提高其药物生产能力；基因工程技术是有定向性的育种方法，可根据需要对产生菌进行遗传操作，针对性的改造产生菌的特性，理论上讲应有更好的育种效果，但成功的例子并不多。

通过菌种选育，药物产生菌原有的性状在人为选择的条件下，发生有利于生产要求的变异，获得具有高产、稳定等良好特征的微生物药物产生菌种，并对菌种进行合理的保藏和复壮，保持其优良性状，满足药物研发和生产的需求。

（肖春玲）

wēishēngwù yàowù shēngchǎnjūn zhǒngzǐ péiyǎng

微生物药物生产菌种子培养

（seed culture for microbial drug production）　将保存在沙土管、冷冻干燥管中处于休眠状态的微生物药物生产菌种接入试管斜面活化后，再经扁瓶或摇瓶及种子罐逐级扩大培养而获得一定数量和质量纯种的过程。生产菌种子培养又称为种子制备。微生物药物生产菌种子培养是微生物药物发酵生产的第一道工序，优良的种子可以缩短生产周期、稳定产量、提高设备利用率。

目的　种子扩大培养的目的，不但要得到纯而壮的菌体，而且要获得活力旺盛的、接种数量足够的菌体。对于不同产品的发酵过程来说，必须根据菌种的生理特性，选择合适的培养条件，确定种子扩大培养的级数，获得代谢旺盛、数量足够的种子，确保发酵产品的产量和质量。

制备方法　种子制备是将固体培养基上培养出的孢子或菌体转入到液体培养基中培养，使其繁殖成大量菌丝或菌体的过程。种子制备所使用的培养基及工艺条件，都要有利于孢子发芽、菌丝繁殖或菌体增殖。对产孢子能力强及孢子发芽、生长繁殖迅速的菌种可采用固体培养基培养孢子，孢子可直接作为种子罐的种子，这样操作简便，不易污染；对产孢子能力弱或孢子发芽慢的菌种，可采用摇瓶液体培养法，将孢子接入含液体种子培养基的摇瓶中，恒温震荡培养，获得菌丝作为种子；对不产孢子的菌种，一般用斜面营养细胞保藏法，在一定温度下培养斜面菌种，再移种至茄子瓶斜面或摇瓶液体培养基中，培养后即可作为种子罐种子使用。

种子制备的方法和条件随不同药物品种和菌种种类而异。种子制备过程分为在固体培养基上生产大量孢子和在液体培养基中生产大量菌丝两个主要阶段，工艺大致分为以下步骤：①将沙土孢子或冷冻孢子接种到斜面培养基中活化培养。②长好的斜面孢子或菌丝转种到扁瓶固体培养基或摇瓶液体培养基中扩大培养，完成实验室种子制备。③将扩大培养的孢子或菌丝接种到一级种子罐制备生产用种子；如果需要，可将一级种子再转种至二级种子罐进行扩大培养，进行生产车间种子的制备。④制备好的种子转种至发酵罐发酵。种子罐的作用在于使有限数量的孢子或菌丝生长并繁殖成大量的菌丝体。种子罐的级数是指制备种子需逐级扩大培养的次数，一般根据菌种生长特性、孢子发芽和繁殖速度、以及所采用的发酵罐容积来确定。

对于生长快的菌种,种子用量少,种子罐相应也少;生长较慢的菌种,种子罐的级数就多。种子罐级数越少,越有利于简化工艺和控制,并减少由于多次转种而带来的染菌机会。

质量标准及其判断方法 种子的优劣对发酵生产起关键作用,制备的种子必须达到以下标准才能用于后续发酵:①菌种细胞的生长活力强,通常是处于对数生长期的菌体细胞,转种至发酵罐后能迅速生长,延迟期短。②菌体稳定均一,生长同步性好。③菌体总量及浓度能满足大容量发酵罐的要求。④无杂菌污染,保证纯种发酵。⑤保持稳定的生产能力。

种子质量主要受菌种、培养基、培养条件、种龄和接种量等因素的影响。种子在种子罐中的培养时间较短,可供分析的参数较少,使种子的内在质量难控制,为保证各级种子移种前的质量,除保证规定的培养条件外,在培养过程中还要定期取样测定一些参数,了解基质的代谢变化和菌丝形态正常与否,以保证种子的质量。在生产中判定种子质量的参数有:①pH 变化。②发酵液中的未被利用而残余的糖类、游离的氨(NH$_3$)和铵离子(NH$_4^+$)的含量。③菌丝形态、菌体浓度、培养液颜色和黏度等外观形态。④其他参数,如抗生素效价、某种酶活力等。

影响种子质量的因素 种子质量受很多因素的影响,主要有几方面:①种子培养基原材料的质量,培养基成分的组成。②培养温度对多数微生物的斜面孢子质量有显著影响,温度过低会导致种子生长缓慢,温度过高会使菌丝过早自溶。③湿度对斜面孢子的生长速度和质量均有影响,斜面孢子培养基的湿度低,孢子生长迅速,反之则孢子生长缓慢。④足够的通气量是保证菌种代谢正常和种子质量的重要因素。⑤种龄对种子质量的影响重大,通常以菌丝处于对数生长期,而菌丝量尚未达到最高峰时为合适的接种龄。接种龄过于年轻,不仅会延长发酵周期,而且影响产品质量。

控制种子质量的措施 种子质量的考察指标是其在发酵罐中表现出来的生产能力。要保证种子质量,首先需确保菌种的稳定性,其次是提供种子培养的适宜环境,保证无杂菌侵入。控制种子质量的措施包括:①测定菌种的生产能力,防止菌种生产能力下降。②确保菌种在适宜的条件下生长繁殖,包括营养丰富的培养基、适宜的培养温度和湿度、合理的通气量等。③在种子制备过程中每移种一步均需要进行无菌检查,确保为无杂菌污染。④测定种子液营养基质的消耗速度、pH 变化、溶氧利用等指标,观察菌丝形态、浓度和培养液颜色和黏度等外观形态。

(肖春玲)

wēishēngwù fājiào péiyǎngjī mièjūn
微生物发酵培养基灭菌(microbial fermentation medium sterilization)

用化学或物理方法,杀灭或去除物料及其容器中所有生命物质的技术或工艺过程。微生物药物发酵工业是利用特定微生物的功能获得所需微生物药物产品的工业,建立和维持无菌状态是发酵工业的特殊要求,凡与特定微生物接触的培养基、发酵罐、空气过滤器及有关设备管路、阀门等均需严格灭菌,保证纯种发酵。灭菌方法有化学药剂灭菌、射线灭菌、介质过滤除菌以及热灭菌等。

化学药剂灭菌 通过药剂直接接触微生物而将其杀灭的方法,原理是或改变微生物细胞的通透性致使细胞破裂,或导致微生物蛋白变性或凝固,使其酶功能失活。常用于无菌室、培养室、发酵车间等处的环境杀菌,常用的药剂有甲醛、苯酚、乳酸漂白粉、硫磺、苯扎溴铵灭、甲酚皂溶液等。

射线灭菌 利用紫外线、高能电磁波或粒子辐射等灭菌的方法。这些射线直接作用于菌体的蛋白、核酸和酶造成菌体死亡。

介质过滤除菌 用筛除或滤材吸附等物理方式除去微生物,滤膜孔径通常在 $0.01\sim0.45\,\mu m$,常用于压缩空气、酶溶液及其他不耐热化合物溶液的除菌。

热灭菌 分湿热灭菌和干热灭菌。

干热灭菌 利用热空气使微生物发生氧化、蛋白质变性和电解质浓缩作用而杀灭微生物,常用灼烧和电热箱加热,适于对玻璃及金属用具及沙土管灭菌。

湿热灭菌 借助蒸汽释放的热能使微生物细胞中的原生质体和酶蛋白变性凝固,失去活性,破坏核酸分子内的氢键,导致微生物因代谢障碍在很短时间内死亡,湿热灭菌法比干热灭菌法更有效。湿热灭菌又细分为包括巴氏灭菌、间歇灭菌的常压湿热灭菌法和高压湿热灭菌和高压蒸汽灭菌。蒸汽有大量潜热,并有强大的穿透力,在高温和水的共同作用下,微生物细胞中的蛋白质极易发生不可逆的凝固变性,导致其在短暂的时间内死亡。湿热灭菌法有经济和快速的特点。发酵工业的培养基灭菌广泛采用湿热灭菌的方法，其中又以高压蒸汽灭菌法应用最广。

高压蒸汽灭菌能有效杀灭杂菌，但高温也会破坏培养基的营养成分，因此必须了解高温杀灭微生物的原理与影响高温灭菌的因素，以便选择最佳灭菌条件，达到既杀灭杂菌又尽量减少营养成分损失的目的。

湿热灭菌的效果，取决于致死温度和致死时间。致死温度是杀灭微生物的极限温度。致死时间是在致死温度下杀灭微生物所需的时间。在致死温度以上，温度越高致死时间越短。通常都用"热死时间"来衡量灭菌效果。热死时间是指在规定温度下杀死一定比例所存在微生物菌体所需要的持续时间。常用的热死时间为121℃ 30分钟。

不同微生物对热的耐受力不同。微生物繁殖体、芽胞、孢子对热的耐受力差别更大。因此，它们的致死温度和时间不同，见表1。

（肖春玲）

wēishēngwù yàowù fājiào kōngqì chújūn

微生物药物发酵空气除菌

（air sterilization by filtration for microbial drug production） 除去或杀灭进入发酵罐空气中的微生物，防止发酵过程中杂菌污染，

确保微生物药物产生菌的纯培养。微生物药物的产生菌绝大多数是需氧微生物，溶解氧是调控微生物药物产生菌生长、繁殖和代谢的重要因子之一。在发酵过程中通常以空气作为氧源，通过注入空气的方式为微生物提供所需的氧气。而空气中夹带着各类的微生物，只有除去空气中的杂菌才能确保纯种发酵。因此空气除菌是需氧培养过程中的一个重要环节。空气除菌的方法有化学试剂灭菌、射线灭菌、静电除菌、加热灭菌和过滤除菌等。

化学试剂除菌与射线除菌

化学试剂灭菌是利用化学药剂的喷洒或挥发，使药物与空气中的微生物作用，杀灭空气中的微生物；射线灭菌通常采用 α 射线、β 射线、γ 射线、X 射线、紫外线、超声波等破坏菌体蛋白质等生物活性物质，达到除菌的目的。这两种方法常用于无菌室、培养室和种子培养室等的除菌。

静电除菌 利用静电引力吸附空气中的水雾、油雾、尘埃等带电粒子达到去除悬浮于空气中微生物的目的，但对于一些直径很小的微粒，它所带的电荷很小，产生的引力等于或小于微粒布朗扩散运动的动量时，微粒就不能被吸附而沉降，所以静电除尘灭菌对很小的微粒效率较低，需要

和高效过滤器结合使用。

加热灭菌 利用蒸汽、电能或空气压缩机产生的热量将空气加热到一定温度并维持一定时间，使微生物的蛋白质（酶）氧化变性而被杀灭的方法。蒸汽、电能除菌需要消耗大量能源和增加许多换热设备，一般不采用这种加热方法，生产中通常采用压缩机提高空气压力，空气经压缩后的温度可升至200℃以上，可有效杀灭微生物，是制备无菌空气时常用的方法。

过滤除菌 让含菌空气通过过滤介质，阻截空气中所含微生物而取得无菌空气的方法。该方法可靠性强，经济适用，且便于控制，是获得大量无菌空气的常规方法，也是大多数微生物药物发酵生产中广泛采用的方法。

按过滤除菌机制不同，过滤除菌又分为深层过滤除菌和绝对过滤除菌两大类。在深层过滤除菌中，由多种介质组成过滤层，滤层较深，空隙较大，在滤层中靠静电吸附、重力沉降、布朗扩散运动、惯性撞击截留、拦截滞留等作用将细菌截留在滤层中；绝对过滤除菌的过滤介质是微孔滤膜，其孔隙 < 0.5μm 甚至 < 0.1μm，由于孔隙小于细菌，空气中的细菌不能穿过介质（滤膜）而被截留在介质表面，用微孔直径小至 0.01μm 的新过滤介质时，可滤除噬菌体，获得无菌空气。

过滤介质的选择很关键，直接影响过滤效率、压缩空气的动力消耗、维护费用及过滤器的结构等。一般要求过滤介质具有吸附性强耐高温、阻力小等特点。常用的过滤介质只有以下几种：①棉花。最为常用的过滤介质，通常选用纤维细长疏松的未脱脂棉花作为过滤介质。一般填充密

表 1 不同微生物的致死温度和时间

种类	来源	灭菌温度/℃	灭菌时间/分钟
营养细胞	无芽胞细菌	60	30
	真菌	70	10~15
		50~60	10
孢子	真菌、放线菌	80~90	30
芽胞	肉毒杆菌	100	360
	枯草杆菌	100	20
噬菌体及其寄主	大肠埃希菌噬菌体	100	10
	大肠埃希菌	60	30

度为 130~150kg/m³，填充率为 8.5%~10.0%。②玻璃纤维。普通的纤维直径小，为 5~19μm，不易折断，过滤效果好，填充密度为 130~280kg/m³，填充率为 5%~11%；超细玻璃纤维的直径一般为 1.0~1.5μm，不宜散装充填，一般将其制成厚度为 0.25~1.00mm 的纤维纸，然后夹在平板式纤维纸过滤器中。③烧结材料。烧结材料的过滤介质种类很多，包括烧结金属、烧结陶瓷、烧结塑料等。④活性炭。一般用直径 3mm、长 5~10mm，质地坚硬、不易压碎，颗粒均匀的圆柱状活性炭作为过滤介质，装填前应将粉末和细粒筛去。⑤微孔滤膜类过滤介质。微孔滤膜类过滤介质的空隙 < 0.5μm，甚至 < 0.1μm，能将空气中的细菌真正滤去，即绝对过滤。这一类介质包括纤维素脂微孔滤膜、聚四氟乙烯微孔滤膜等，易于控制过滤后的空气质量，节约能量和时间，操作简便。

（肖春玲）

wēishēngwù yàowù fājiào guòchéng kòngzhì

微生物药物发酵过程控制

（fermentation process control of microbial drug production） 通过调控发酵过程，使菌种的生长代谢环境适于目的产物的合成，使菌种的生产能力得以最大程度发挥的操作。微生物药物发酵是有效利用微生物生长代谢活动获取目的产物的过程，发酵水平不仅取决于生产菌种自身的性能，也受发酵环境的影响。要提供合适的环境条件，以充分发挥菌种的生产能力。

微生物的发酵过程是非常复杂的生化反应过程，在反应体系中，微生物生理状态不断变化，微生物数量在一定时间内不断增加，营养物质浓度不断降低，发酵产物不断累积，发酵液的 pH 上升或下降，时时变化的环境条件可影响微生物的生长以及微生物药物的合成。发酵过程中的不确定性和参数的非线性是发酵调控的难点，发酵过程调控需要依赖于发酵动力学的研究结果，通过研究发酵过程中菌体生长、营养消耗、产物生成的动态平衡及内在规律，了解三者之间的相互关系以及环境对其影响，确定最佳的发酵条件。在此基础上，通过各种监测手段获得微生物、产物、发酵环境等各种参数，调控发酵过程，使微生物发挥其最大的生产能力。

微生物在不同体积的反应器中的生长速度、状态都有不同，因此对于发酵过程的研究分为实验室阶段、中试放大和生产规模3个层次。在实验室阶段，通常用摇瓶进行培养基组成、培养温度、pH、种龄、接种量，通气量等因素的考察，以目的产物的生成量为指标，确定其适宜的发酵条件；在摇瓶研究的基础上，用小型发酵罐在线监测发酵过程中的溶氧浓度、pH、泡沫的生成、罐内压力等参数的变化，结合测定发酵过程中的菌体浓度、残存营养物质浓度、发酵液黏度、目的产物浓度、关键酶活力等，反复研究不同条件对发酵结果的影响，确定发酵罐中最适目的产物合成的发酵工艺参数；生产规模的发酵研究是在中试的基础上，将中试研究中确定的参数在更大型的生产用发酵罐中确认和优化，得出适用于药物发酵生产的工艺条件。

反映发酵过程的参数 检测能反映发酵过程变化的各种理化参数，其目的是获得发酵过程变化的第一手资料，将各种参数的变化和现象与发酵代谢规律联系起来，找出它们之间的相互关系和变化规律，建立各种数学模型描述各参数之间随时间变化的关系，验证各种模型的可行性和适用范围。为发酵调控提供依据。

发酵过程测试的参数分为物理参数和生化参数。物理参数主要包括温度、罐压、空气流量、搅拌转速、搅拌功率、黏度、密度、装量、浊度、泡沫等；生化参数主要包括：菌体浓度、溶解氧浓度、酸碱度、效价或产物浓度、前体或中间体浓度、残余的糖及游离的氨（NH_3）和铵离子（NH_4^+）的浓度等。

发酵过程控制 微生物药物的发酵过程又分为菌种扩大培养和发酵两个阶段。菌种扩大培养的目的是为发酵提供足够数量、生长旺盛的种子，发酵规模不同，种子扩大培养的级数不同。发酵调控通常是指将扩大培养的种子接种到发酵罐后，对发酵阶段所进行的调控。通过控制好各种条件，促使微生物在此阶段积累大量的目的产物。在发酵过程中定时取样，对工艺参数进行测定或连续检测。检测的参数包括可以读取或测定的直接参数，如温度、罐压、搅拌功率、转速、泡沫、发酵液黏度、浊度、营养浓度、pH、溶解氧等，还包括需要借助计算机和数学模型计算得出的间接参数，诸如细胞生长速率、摄氧率等，在多种反映发酵过程的参数中，营养基质浓度、温度、溶氧、pH、泡沫等对发酵过程影响最为显著，采取必要的手段和方法，将这些参数控制在最为合理的区间内，以确保发酵产品的质和量。

营养基质浓度的影响及控制 发酵培养基作为发酵过程中为微生物提供构成菌体细胞成分、生长代谢能量以及合成代谢产物的营养物质，其种类和浓度直接影响菌种的生长繁殖和目的产物的合成。选择合适的营养物质并控制其适当的浓度，是提高微生物药物产量的重要关节。

确定最佳发酵培养基的成分和浓度需要反复摸索，需要根据菌种生长和代谢产物合成的要求，选择碳源、氮源、磷酸盐、微量元素等必需营养物质的种类，确定各营养物质的浓度。在微生物分批发酵中，适宜的基质浓度可使菌种达到最大的比生长速率，基质浓度过量时，菌体比生长速率与营养成分的浓度无关，基质浓度过高，可能会因渗透压过高或代谢产物浓度高，抑制菌体的生长；而且菌体生长过于旺盛，使菌体量过大，导致发酵液黏稠，传质状况差，破坏了微生物的生长环境，影响目的产物的合成。

在发酵生产中通常用中间补料的方式控制基质浓度，消除基质浓度过高或者营养物质不足造成的不利影响。中间补料有一次性大量补料或是连续流加补料两种方式，连续流加补料又可分为快速、恒速和变速等流加补料方式。补料时机、补料配比、补料方法是有效控制基质浓度的关键。补料时机和补料配比的选择，需要依据发酵过程中所监测到的基质消耗速率和残留的基质浓度来确定；补料方法的选择则需要兼顾菌种的代谢规律和发酵设备等因素，通常而言，少量多次的补料更为合理。总之，通过适时的按需要补充各种营养物质，可有效控制好基质浓度。

温度的影响及控制 在微生物发酵过程中，引起温度变化的因素有微生物生长繁殖过程中所产生的生物热、搅拌设备带动发酵液做机械运动时因为磨擦而产生的搅拌热、通入温度高于液体温度的空气时所产生的通气热、空气进入发酵罐后引起水分蒸发消耗的蒸发热以及因罐内外温差使发酵液通过罐体向外辐射的辐射热等。在整个发酵过程中，发酵温度随时间变化而变化，对微生物生长、发酵液物理性质、目的产物合成途径等方面都有显著的影响。

温度是影响酶活性最重要的因素，而微生物的生长繁殖和目的产物的合成都是在各种酶的催化作用下进行的，从酶动力学来看，温度升高，反应速率加大，菌体生长代谢加速，生产期提前；然而，酶很容易因热而失活，温度越高，酶的失活速度越快，表现在菌体易于衰老，发酵周期缩短，影响产物的最终产量。温度还通过改变发酵液的黏度、溶解氧浓度和传递速度等物理性质，间接地影响产生菌的生物合成途径，最终影响目的产物的产量和质量。

发酵温度的选择和调控需要兼顾菌种的生长和产物的合成。对不同菌种、不同培养条件、不同生长阶段以及不同培养目的，最适发酵温度有所不同，而且适合菌种生长的温度不一定适于产物的形成。发酵温度的选择有时可采取折中的办法，有时则需进行分段控制；同时，发酵温度的选择还要参考其他发酵条件，如在通气条件较差的情况下、在使用较稀薄或较易利用的培养基时、在最适温度下菌丝生长过于旺盛时，发酵温度应比最适温度略低，避免发酵罐内供氧不足、营养物过早耗竭，菌丝过早自溶，目的产物产量降低等发酵异常。

为使发酵在一定温度下进行，需要对发酵罐采取保温及降温措施，控制温度，以保证产生菌在最适温度下生长繁殖和合成目的产物。在抗生素发酵过程中，对处于生长期的菌种一般会选择稍高的温度，以促使菌丝迅速生长，尽可能缩短非生物合成所占用的发酵周期。在产物合成期则选择稍低的温度，以尽可能延长抗生素的合成期，提高抗生素产量。通过最适发酵温度的选择，可达到进一步挖掘生产能力、提高目的产物产量、降低成本的目的。

溶解氧浓度的影响及控制 溶解氧对微生物生长和代谢产物生成影响显著。对厌氧微生物，发酵环境中必须去除氧气；相反，需氧微生物发酵中又必须保证氧气供给。绝大多数微生物药物都是需氧发酵，而且微生物细胞只能利用溶解氧，发酵环境要确保合适的溶解氧浓度，才能满足需氧发酵的要求。

溶解氧浓度对发酵的影响，一方面是影响微生物自身的生长繁殖，因为氧是需氧微生物不可或缺的营养物质，其体内代谢酶的活性对氧有很强的依赖性，氧被作为呼吸链电子传递系统末端的电子受体，微生物通过有氧呼吸获得能量，完成生长繁殖中一系列的生化反应；另一方面影响发酵产物的生成，通常溶解氧不仅是营养因素，也是环境因素，溶解氧浓度影响发酵体系中的氧化还原电位和一些有氧化还原性质的代谢产物的生成，而且微生物代谢途径也会因溶氧浓度的不同而改变，导致目的产物的合成受到影响。

好氧发酵中，溶氧浓度过低

会导致代谢异常和产量降低，溶氧浓度过高同样能破坏微生物的细胞成分和抑制产物的合成，将溶解氧浓度控制在期待的数值或合适的范围内，是稳定和提高生产、降低成本的关键之一。不同的生产菌种，需氧量各异；同一菌种的不同生长阶段，需氧量也不同。反应体系中的溶氧浓度取决于氧的供给和消耗，控制溶解氧浓度应从供氧和需氧两方面来考虑。

在调节需氧方面通常的做法是：降低菌种的生长速率，限制菌体生长过快对氧的大量消耗，以提高溶解氧浓度；调整培养基中能增加呼吸强度的碳源成分，如葡萄糖，降低呼吸强度；降低培养温度提高溶氧值。但采取降低温度的做法往往会影响菌体的正常生长，应综合考量。在供氧方面通常的做法是：通入掺入了纯氧的空气，使氧分压增高；提高罐压，增加氧的溶解度；增加搅拌强度和加大通气量改变通风速率；增加液体中夹带气体体积的平均成分。在发酵生产工艺方面有许多行之有效的措施，如控制补料速度、调节的温度、液化培养基、中间补水、添加表面活性剂等均与溶氧的改善或维持合适的溶氧水平有关。

pH 的影响及控制　发酵过程中培养液的 pH 是微生物在一定环境条件下代谢活动的综合指标，是一项重要的发酵参数。pH 对菌体的生长和产品的积累有很大影响。了解掌握发酵过程中 pH 的变化规律，确定发酵过程中的最适 pH，并采取有效措施加以控制，使 pH 处于最佳的状态，是保证和提高产量的重要环节。

pH 的变化会引起各种酶活力的改变，影响菌体对基质的利用速度和菌体细胞的结构，甚至改变菌体的代谢途径，增加副产物的形成。每一类微生物都有最适的和能耐受的 pH 范围，在生长阶段和产物合成阶段的最适 pH 也不尽相同，这不仅与菌种的特性有关，也取决于产物的化学性质。在适合于菌体生长及产物合成的环境条件下，菌体本身有一定调节能力，使 pH 处于适宜状态；但若外界条件变化过于剧烈，菌体失去调节能力，培养液的 pH 会发生变化。

在发酵过程中，发酵液 pH 下降的因素包括：①培养基中碳、氮比例不当，碳源特别是葡萄糖过量使 pH 下降。②通气不足或菌体生长过于旺盛，发酵罐的溶解氧不足，导致有机酸大量积累使 pH 下降。③加入消沫剂的量过多。④生理酸性物质的利用等。引起发酵液 pH 上升的因素包括：①培养基中碳、氮比例不当，氮源过多，氨基氮释放。②生理碱性物质的利用。③中间补料中氨水或尿素等碱性物质加入过多。④菌体生长异常产生自溶等因素使 pH 上升。pH 的选择要有利于菌体的生长和产物的合成，最适 pH 是根据实验结果来确定的。将发酵过程 pH 控制在最适的 pH 范围内，可采用以下方法：①在基础培养基的设计中应考虑维持 pH 的需要，选择合适的营养物和适当的配比，使发酵过程中的 pH 变化在合适的范围内。②使用生理酸性或生理碱性物质。根据发酵过程中 pH 的变化规律和所要控制的 pH 范围，在基础培养基中选择性地加入生理酸性或生理碱性化合物，中和代谢过程中产生的碱或酸，维持一定的 pH 范围。③缓冲剂的利用。在培养基中加入适量的碳酸钙，可以减少发酵过程

中 pH 的降低，使 pH 维持在所需范围。④通过中间补料控制 pH。通过在发酵过程中补加糖、玉米浆、氨水以及通入氨气等来调节控制发酵过程的 pH，使之处于最佳范围。

泡沫的影响及其控制　在微生物药物发酵过程中，由于菌体生在长代谢中不断有气体逸出、向发酵罐内进行通气和搅拌以及培养基中蛋白质、糖、代谢产物等稳定泡沫的表面活性物质的存在等这些因素都会使发酵液中产生并稳定存在着一定量的泡沫，这是正常现象。适当数量泡沫的存在可以增加气液接触面积，增加氧传递速率；但当产生大量泡沫时，则会引起"逃液"，导致发酵罐的装料系数降低、影响正常通气和搅拌，导致溶氧浓度降低和代谢异常，影响发酵的正常进行。而且过多的泡沫增加了菌群的非均一性，也增加了污染杂菌的机会。

泡沫的数量受多种因素的影响。培养基的营养成分是影响泡沫形成的重要因素，玉米浆、蛋白胨、花生饼粉、黄豆饼粉、酵母粉、糖蜜等是主要的发泡物质，糖类物质虽然起泡能力较低，但能增加了培养液的黏度，有利于泡沫的稳定；通气量和搅拌速度对泡沫数量影响显著，泡沫数量随通气量和搅拌速度而增加；菌体代谢速率、菌体浓度以及代谢产物也影响泡沫的形成和稳定性，菌体生长旺盛，呼吸强度增加，生成的泡沫数量随之增加，而且菌体本身有稳定泡沫的作用。发酵过程中培养液的性质随微生物代谢活动而不断变化，影响泡沫消长。发酵初期，泡沫的稳定性与高表面黏度及低表面张力有关；微生物快速生长时，泡沫数量与

菌体浓度和代谢产生的气体成正比；随着发酵过程中微生物产生的蛋白酶和淀粉酶的增多以及对碳、氮源的利用，使稳定泡沫的蛋白质分解，营养液黏度下降，泡沫量也因此减少；在发酵后期，因菌体的自溶，导致发酵液中可溶性蛋白质的增加，又促进泡沫的产生。

泡沫对发酵的影响显著，控制泡沫数量是保证正常发酵的基本条件。控制泡沫应从控制泡沫形成和清除过量泡沫两方面入手。泡沫形成的控制可通过调整培养基的成分、少加或缓加易起泡的原材料、改变 pH、温度、通气和搅拌等物理化学参数或改变发酵工艺等实现，但这些方法的效果有一定限度。过量泡沫的消除可采用物理的机械消泡或化学消泡剂消泡两种方法。其中物理消泡方法是通过机械运动使泡沫破裂，其优点在于可减少培养液性质复杂化的程度，也可以减少污染机会，但对黏度较大的泡沫几乎无作用；化学消泡是基于消泡剂降低泡沫表面张力、破坏膜弹性、促使液膜的液体流失的原理来消除泡沫，这也是发酵工业中广泛采用、且行之有效的消泡方法。选择消泡剂的种类及浓度是控制泡沫的关键。好的消泡剂应具有降低液膜的机械强度和降低液膜的表面黏度的作用并具有较小的表面张力和溶解度、对微生物无毒性、不影响发酵液的后处理过程等特性。发酵工业中常用的消泡剂有天然油脂类（如玉米油、豆油、米糠油、棉籽油、鱼油及猪油等）、聚醚类（如聚氧丙烯甘油和聚氧乙烯氧丙烯甘油）、高级醇类（十八醇和聚二醇）类和硅酮类（如聚二甲基硅氧烷及其衍生物）等。消泡剂的选择需要根据泡沫的特性，其使用浓度和方式需要在实践中探索和确认。

（肖春玲）

wēishēngwù yàowù fājiào tiáojiàn yōuhuà

微生物药物发酵条件优化

（fermentation condition optimization of microbial drug）　对产生菌的培养基组成、培养温度、pH、种龄、接种量、通气量等因素进行考察和优化，确定适宜目的产物合成的最佳发酵条件的操作。目的是为后续实验样品的积累和发酵规模的放大奠定基础，也为后期的发酵控制提供依据。

培养基优化　培养基是微生物生长繁殖和合成代谢产物的物质基础，培养基中营养物质的种类和浓度与微生物药物发酵结果密切相关。培养基主要由碳源、氮源、无机盐类、生长因子和前体物等组成。碳源的作用是为微生物生长代谢提供能量，也是细胞成分和代谢产物中碳素的来源，单糖、寡糖、多糖等糖类物质，以及脂肪、有机酸、醇或碳氢化合物等都可作为碳源。氮源主要用来合成细胞中的含氮物质，也是含氮代谢物的氮素来源。氮源分为有机氮源（蛋白质类）和无机氮源（氨及铵盐、硝酸盐等）两大类，其中有机氮源除含丰富的蛋白质、多肽和游离氨基酸外，往往还含少量糖类、脂肪、无机盐、维生素和某些生长因子，对微生物的生长非常有利。无机盐和微量元素也是微生物药物生产菌生长繁殖和代谢产物合成过程中不可或缺的营养物质，它们是各类酶的活性中心的组成部分，也是生理活性作用的调节剂；生长因子是指那些微生物生长所必需但自身不能合成或合成量不足需要外界添加以满足生长需要的微量有机物质，包括氨基酸、维生素、嘌呤碱和嘧啶碱及其衍生物等；水是微生物细胞的重要组成部分，其作用是直接参与细胞内的生化反应、作为胞内生理生化反应的介质以及调控细胞温度，在微生物生长代谢中有重要地位。

培养基组成的确定和优化是根据所用菌种和发酵目的产物的特性，对碳源、氮源、无机盐、生长因子等逐个进行单因子测试，了解这些因子对菌体生长和产物合成的影响，综合各种因素的相互关系，采用正交设计、均匀设计或响应曲面设计等统计学试验设计法确定培养基的原料和浓度，得到一个比较适合该菌种发酵生产的培养基配方。还应考虑培养基的黏度、原料中杂质的含量、消毒是否容易和彻底、消毒后营养破坏程度等都会对菌体生长和产物合成产生影响。在设计大规模发酵生产用培养基时，还应重视培养基中各种成分的来源和价格，提倡"以粗代精""以废代好"。

温度优化　选择适于菌种生长或产物合成的最适温度。微生物生长和产物合成都是在各种酶的催化作用下进行，温度是影响酶活性的最重要因素，大多数微生物可在 20～40℃ 生长，微生物对温度的要求可用最低、最高和最适来表征。考察培养温度对微生物生长和代谢的影响，确定最适温度，是优化发酵条件的重要内容之一。温度每增加 10℃ 生长速率大致增加 1 倍，所以当温度升高，反应速率加大，菌体生长代谢加快，生产期提前；但温度过高，酶的失活速度也越快，生长速率随温度增加而迅速下降，菌体易衰老，发酵周期缩短；温度影响发酵液的物理性质，间接影响产生菌的生物合成途径，产物的产量和质量会因此改变。依据菌种特性和发酵目的，系统考察不同温度对菌种生长和产物合成的影响，确定各阶段的最适温度。菌种在生长繁殖和产物合成两个阶段的最适温度有可能是一致的，也可能是不同的，在发酵过程中要分段设定，但生产实践中有时也采取折中的办法选择发酵温度。在抗生素发酵中，菌种生长期一般会选择稍高的温度，促使菌丝迅速生长，在产物合成期以稍低的温度尽可能延长抗生素合成时间，以期提高抗生素的产量。

pH 优化　pH 是影响微生物生长和产物合成的重要条件因素，通过选择最适 pH 优化发酵条件，以利于菌体生长和产物合成。各类微生物都有适宜生长繁殖的最适 pH 范围，比如细菌的 pH 为 7.0 ~ 8.0，放线菌的最适 pH 为 7.5 ~ 8.5，真菌的最适 pH 为 4.0 ~ 6.0，对具体的微生物来说都有各自特定的最适 pH。微生物药物发酵，选择最适 pH 的原则是以提高目的产物的产量和质量为终极目标。因此，考察不同 pH 条件下菌体生长和产物合成的情况后，根据实验结果，以目的产物的质和量为依据确定最适 pH。发酵是多酶复合反应系统，即使是同一菌种，生长的最适 pH 与产物合成的最适 pH 也可能不一样，需要分段考察，了解发酵过程中各个阶段的最适 pH，并通过相应的控制手段将 pH 控制在最适的范围。

种龄优化　种龄是指种子的培养时间，种龄长短关系种子活力的强弱，直接影响发酵周期和目的产物的产量。菌种的生长过程分为延迟期、对数生长期、稳定期和衰亡期 4 个阶段。延迟期的存在可能因为菌体移种到新环境下的微生物暂时缺乏生长代谢的酶系或是缺乏充分的中间代谢产物。在微生物药物的分批发酵过程中，如果将处于迟缓期的种子接入发酵罐，往往会导致前期生长缓慢，产物形成时间推迟，整个发酵周期延长，甚至会因菌丝量过少，造成发酵异常；延迟期末的微生物适应了新环境，生长速率最大，菌体进入对数级别的快速生长期，各种代谢酶系的活力最强，且菌体的大小、形态、生理特征比较一致，将此时期的种子接入发酵罐中后，能迅速生长，有利于目的产物的合成，使发酵适应期缩短；随着培养时间的延长，菌体量增加，同时基质不断消耗，代谢产物不断积累，直至菌丝量相对稳定。虽然稳定期的菌丝量多，但菌体趋于老化甚至衰亡，稳定期和衰亡期的种龄过长，菌种活力减弱，代谢产物增多，将该时期的菌种接入发酵罐后菌体容易过早出现自溶，不利于发酵后期效价的提高。

在微生物药物发酵过程中，选择种龄处于生命力旺盛的对数生长期的菌种做种子最为合适，此时培养液中的菌体量虽然还未达到最高峰，但菌种细胞的生长活力强，有利于缩短发酵周期，提高设备的利用率。不同菌种或同一菌种在不同工艺条件下，其最适的种龄不同，一般要经过多次实验，根据发酵罐中产物的产量确定最适于接种的种龄。

通气量优化　通气是保证发酵过程中溶解氧浓度的重要手段，通气量优化的目的就是选择最适的通气量以确保发酵过程中有最适的溶解氧浓度。对好氧微生物的发酵而言，发酵过程中必须通入空气使氧浓度保持在不影响菌体呼吸和产物形成所允许的最低氧浓度（临界氧浓度）之上。不同微生物对通气量的要求不同，同一菌种在不同生理时期对通气量的要求也不相同。如头孢菌素 C 菌体发酵的呼吸临界氧浓度为 5%，而其生物合成的临界氧浓度为 10% ~ 20%，要求发酵后期的通气量就要大于发酵前期。相反，卷须霉素发酵中的菌体的呼吸临界氧浓度为 13% ~ 23%，而合成需要的临界氧浓度为 8% 左右，发酵前期的通气量应大于后期。最适通气量的选择既要保证不同发酵阶段的溶氧浓度不低于临界氧浓度，还要使产物合成最大化。目的产物合成的质和量是优化通气量的依据，通过测定不同通气量条件下生成的目的产物的质和量，确定最适通气量。在实验室的摇瓶实验中，一般是通过研究培养基的装量与产物生成量的关系确定最适的通气量，发酵罐中则是通过调节空气流量计，研究单位时间内单位体积发酵液所供给的空气体积对发酵产物的影响，以确定最适的通气量。

发酵周期优化　发酵周期是指微生物药物生产菌种在发酵罐内的发酵时间。在微生物药物生产过程中，发酵周期的确定不仅决定于菌种的生产能力，还必须兼顾生产成本。发酵周期短，设备利用率高，但产物浓度不高；相反，发酵周期长，产物浓度增高，但设备和动力消耗增加。发酵周期的判断须综合多方面的因素统筹考虑，优化发酵周期，适时终止发酵，对于提高药物的产量和质量、降低生产成本具有重要意义。

不同类型的发酵，要求达到的目标不同，因而对发酵液终点的判断标准也应有所不同。当原材料成本占整个生产成本的主要部分时，追求的重点是提高生产率［kg/（m³·h）］、得率（产物/基质）和发酵系数［产物/（罐容积·发酵周期）；kg/（m³·h）］；当下游提取精制成本占比较高且产品价格比较贵时，则除了要求高的产率和发酵系数外，还要求高的产物浓度。

发酵周期的优化必须以各种发酵参数的测定实验结果为依据，主要的指标包括主产物的浓度、过滤速度、氨基氮、菌丝形态、pH、发酵液的外观及黏度等。当产物合成速率下降时，应考虑终止发酵；出现染菌等异常情况时，必须终止发酵。

对老品种的抗生素的放罐时间一般都是根据作业计划放罐。但是在发酵异常（包括染菌）的情况下，放罐时间就需要当机立断，以免倒罐。不同抗生素品种发酵终点的判断略有出入，绝大多数掌握在菌丝自溶前，极少数则在菌丝部分自溶后，以便抗生素从菌丝提内释放出来。总之，发酵终点的判断须综合多方面的因素统筹考虑，采用生产力高而成本低的时间作为放罐时间。

（肖春玲）

wēishēngwù yàowù chǎnshēngjūn dàixiè tiáojié

微生物药物产生菌代谢调节

（metabolic regulation of microbial drug producing strain） 微生物在长期的进化过程中，建立起的一套严密、精确、灵敏的代谢调节体系。微生物的新陈代谢错综复杂，参与代谢的物质又多种多样，即使是同一物质也会有不同的代谢途径，而且各种物质的代谢途径间有复杂的联系和相互影响。微生物药物产生菌代谢调节能严格地调节代谢活动，使之有序而高效地运行，并能灵活地适应外界环境，最经济地利用环境中的营养物。微生物药物的代谢调节主要依靠两个因素来实现，即调节与药物形成相关的酶的合成和酶的活性。

酶合成的调节 酶合成调节的机制是通过调节酶合成的量来控制微生物的代谢速度，包括酶合成诱导调节、酶合成阻遏调节和终产物反馈阻遏调节。微生物细胞中存在的酶可分为组成酶和诱导酶两大类。组成酶的合成与环境无关，随菌体的形成而合成，在菌体内的含量相对稳定；诱导酶只在环境中有诱导剂时才开始合成，一旦环境中没有了诱导剂，酶的合成即终止，这种环境物质促使微生物细胞合成酶蛋白的现象称之为酶合成诱导。与酶合成诱导相反的是，当微生物某代谢途径中的末端产物过量时，微生物的调节体系会阻止代谢途径中包括关键酶在内的一系列酶的合成，以此控制代谢而减少末端产物的生成，这种现象称之为酶合成阻遏，可被阻遏的酶称之为阻遏酶。

酶合成调节是在基因转录水平上进行的，对代谢活动的调节是间接的，也是缓慢的，但它的优点是通过阻止酶的过量合成，能够节约生物合成的原料与能量。

酶活性的调节 酶活性调节的机制是通过改变酶的活性来调节代谢速度，包括酶的激活和酶的抑制。参与微生物生长代谢的某些酶的活性会受底物或产物或结构类似物的影响，这些酶称之为调节酶（regulatory enzyme），这种影响可以是激活作用，也可以是抑制作用。通常把底物对酶的影响称为前馈，产物对酶的影响称为反馈。

酶活性的激活作用是指在酶促反应中加入了某种低分子量的物质，使原来无活性的酶转变为有活性的酶或者低活性的酶变为高活性的酶，使酶促反应速率提高。具有激活酶活性的物质称之为激活剂。激活作用的类型有前体激活和补偿性激活，前体激活在分解代谢途径中最常见，即代谢途径中后面的反应被该途径前面的一种代谢中间产物所促进。补偿性激活通常具有重要的生理性作用。与酶激活调节相反，酶活性抑制是指在酶促反应中加入了某种低分子量的物质，使酶活性降低，导致酶反应速率降低，有抑制酶活性的物质称之为抑制剂。酶活性抑制作用包括了竞争性抑制和反馈抑制，其中反馈抑制是指反应途径中某些中间产物或末端产物对该途径中前面的酶促反应的抑制，也是微生物代谢调节中更常见的调节方式。酶抑制剂通常是代谢终产物或其结构类似物，这种抑制作用是可逆的，当抑制剂浓度降低时抑制作用被解除，酶活性恢复。

酶活性调节是发生在蛋白质水平上的调节，与酶合成调节相比，这种方式更直接，应答速度快。酶活性调节受到底物和产物的性质、浓度、反应体系的温度、pH等多种因素的影响。

应用 微生物药物发酵的目的在于高浓度的积累某种特定目的产物，而这一浓度又常超出菌体正常生长和代谢所需的正常范围。要达到超量积累目的产物，必须了解和掌握微生物代谢调节的机制，通过有目的地改造微生物，或是提供最适合目的产物合成的环境条件，打破微生物原有的代谢调控系统，建立起新的代谢方式，使其能最大限度地生产所需要的目的代谢产物。虽然微生物代谢调节理论还有待进一步充实和完善，但代谢的人工调控在微生物药物发酵中已经发挥了重要作用。

人工控制代谢主要通过遗传学和生物化学这两种手段来实现。遗传学方法是通过改变微生物药物产生菌的遗传物质，从根本上打破微生物原有的代谢机制，具体方法包括选育特定的营养缺陷型突变株、抗反馈抑制的突变菌株、组成型和超产的突变菌株以及增加了目的产物基因数目的突变菌株等。生物化学方法是通过向发酵体系中添加前体以绕过反馈调节点的调控发酵，使目的产物大量积累，包括添加诱导剂促进诱导酶的合成、不断移走末端代谢产物消除反馈抑制、调节细胞膜的通透性等。

(肖春玲)

wēishēngwù yàowù kuòdà fājiào

微生物药物扩大发酵 (scaleup of fermentaion of microbial drug)

将小规模发酵试验确定的发酵条件和工艺参数应用到大规模的发酵过程中，使大、小规模试验中的菌体所处的外界环境保持一致的操作过程。微生物药物发酵过程的研究，有不同的规模，如何使小规模试验所取得的研究成果在大规模生产上重现是一个非常重要的课题。

过程 扩大发酵过程一般要经过实验室、中试车间和生产工厂3个阶段。实验室阶段是采用摇瓶机或容量不同的小型发酵罐进行菌种的筛选和最佳发酵条件的研究。摇瓶机有往复式和旋转式两种，可装有不同数量和不同大小的摇瓶，由于旋转式摇瓶机有传氧速率较高、功率消耗较小、

培养基不会溅到瓶口等优点，被广泛使用；实验室发酵罐培养，用不同容积的小型发酵罐，发酵罐附有温度、pH、溶氧、罐压、泡沫等传感器，有的还有微型计算机，用于监测和自动控制发酵过程，考察通气、温度、培养基组成、pH、发酵时间等参数对发酵过程和发酵产物产量的影响。中间工厂试验一般采用 $10 \sim 15L$ 容积的发酵罐，进行实际应用研究，确定菌种的最佳操作条件，中间工厂的设备最好配备自动化和计算机化的装置，以考察各种因素的影响，为工厂生产提供广泛的控制参数。从中试效果来看，采用超过 $3m^3$ 的大罐较之小型发酵罐更有利，特别是在放线菌发酵中更是如此。工厂生产阶段，一般用 $10 \sim 50m^3$，甚至 $150m^3$ 或更大的发酵罐进行大规模生产，以取得经济效益。

注意事项 摇瓶试验条件放大到生产罐以及小型发酵罐的试验条件转移到大型发酵罐时，所得到的产物和产量往往有一定差距，特别是对抗生素生产新菌株来说差异更大，当然也有一致的巧合。究其原因是因为过程和发酵罐放大，不但需要一定的工艺信息，还需要一定的工程信息，而在摇瓶试验中难获得定量的工程参数。

摇瓶培养与发酵罐培养的差异主要存在以下3个方面。①体积氧传递系数 (K_La) 和溶氧系数 Kd 的差异。微生物发酵多数是需氧发酵，其溶氧系数 Kd 值，在摇瓶发酵和发酵罐发酵中的差异很大，随两者装料系数的不同，Kd 值有可能相差好几倍。发酵罐中的 Kd 值一般都大于摇瓶。Kd 值不同，则各自培养液中溶解氧的浓度也不同，因而对菌体代谢

会产生重大的影响，特别是对溶氧要求高而又敏感的菌株，在罐中发酵的生产能力可能比在摇瓶中高，并随 K_La 和溶解氧水平升高而提高。②CO_2 浓度的差异。发酵液中的 CO_2 既可随空气进入，又可以是菌体代谢产生的废气，CO_2 在水中的溶解度随外界压力的增大而增加。发酵罐发酵是处于正压状态，而摇瓶基本上处于常压状态，所以发酵罐中培养液的 CO_2 浓度明显大于摇瓶，而 CO_2 对细胞呼吸和某些微生物代谢产物的生物合成有着较大的影响。③菌丝受机械损伤的差异。摇瓶培养时，菌体只受液体的冲击或沿着瓶壁滑动的影响，机械损伤很小，而采用罐发酵时，菌体，特别是丝状菌，却因受到搅拌叶的剪切力而损伤，其受损程度远大于摇瓶发酵，菌体受伤导致核酸物质漏失，影响菌体代谢。核酸物质的漏出率与搅拌速度、搅拌持续时间等成正比关系，如果菌株对机械损伤比较敏感，则罐中的发酵水平会低于摇瓶发酵水平。要消除这两种规模发酵结果的差异，尽量使摇瓶与罐上的发酵水平相接近，可以在摇瓶实验中模拟发酵罐的发酵条件：通过增加摇瓶机的转速和减少培养基装量，来提高摇瓶的 K_La 值和溶解氧水平；通过在摇瓶中加入玻璃珠来模拟发酵罐的机械搅拌等。

发酵罐规模的变化，导致很多物理和生物参数的改变，主要包括菌体繁殖代数、种子的形成、培养基的灭菌、通气和搅拌以及热传递等。发酵达到最后菌体浓度所需的繁殖代数与发酵液体积的对数成直线关系，体积越大菌体需要进行的繁殖代数越多，菌体繁殖过程中可能出现突变株的

概率也越大，导致发酵结果的差异；发酵罐接种的种子液必须有一定的体积和菌浓度，发酵规模放大，必将涉及种子培养级数和菌种繁殖代数改变，引起种子质量差异，影响发酵结果；培养基体积越大，灭菌预热期和冷却期就越长，整个灭菌过程所耗的时间则因规模增大而延长，使得灭菌后的培养基质量发生变化，最终引起发酵结果的差异；发酵规模改变时，发酵参数一般按几何相似进行放大，但其单位体积消耗的功率不可能在放大后保持恒定，导致发酵结果受到影响。

发酵扩大过程不是单纯的发酵液体积的增大，菌种本身的质量和很多发酵参数都会因体积的改变发生改变，导致放大前后的结果出现明显差异，在进行发酵规模的放大时必须考虑各种差异，尽可能加以缩小，以得到预期结果。从小规模的操作条件到大规模放大过程，原则上以单位体积输入功率相等和保持 K_La 值不变为基础进行。

以单位体积输入功率相等为基础进行放大：先在小试中求出产物浓度与输入功率之间的关系，确定最佳单位体积输入功率值，然后根据这一参数指标进行放大。例如，在青霉素的发酵放大中，就成功地利用了这一参数，单位体积输入功率超过 $1.5HP/m^3$ 时，青霉素的效价就达到最高值，在放大 10 倍的发酵罐中，单位体积输入功率超过该值时，青霉素的产率仍然能达到最大；低于该值，则效价急剧下降。这一方法用于许多微生物药物发酵的放大，都取得了较好的结果。但是该方法并非万能，从理论和实践经验来看，单位体积输入功率相等的方法并不完全令人满意，更倾向于

采用使溶解氧系数相等的放大方法进行放大。

以保持 K_La 值或溶解氧浓度不变为基础的放大：在需氧发酵中，氧的供给能力往往是产物形成的限制因素，以此为指标进行放大主要是考虑微生物生理条件的一致性，而不是考虑发酵罐几何形状是否相似。实际放大过程中，只要 K_La 能保持在一定数值上，就能取得较好的结果。在青霉素 V 的放大过程中，以溶解氧作为发酵过程的主要控制参数，进行了 250ml → 20L → 500L → 15 000L 发酵罐的逐步放大，得到了与摇瓶一致的结果。证明了以溶解氧为依据进行抗生素发酵放大的方法，不仅简便易行，而且可靠性高，对于几何图形不相似的发酵系统也同样适用，在微生物药物的工业生产中具有实用意义。

(肖春玲)

wēishēngwù yàowù shāixuǎn

微生物药物筛选（microbial drug screening） 通过测试特定微生物发酵液抑菌圈，从中选择对特定目标菌等有较强活性的产生菌，并通过进一步提取分离方法获得微生物药物的过程。微生物药物筛选最经典的方法是抗生素的筛选。有菌和素的双重筛选的特点，筛选的最终目标是获得有抗菌活性的抗生素，同时获得可产生抗生素的产生菌。微生物药物主要是指由微生物次级代谢产物研发而来的临床药物，抗生素是其主要代表，所谓抗生素是指由微生物次级代谢产生的，在低微浓度具有拮抗细菌、真菌、病毒、肿瘤、寄生虫等作用的天然化合物、半合成衍生物及合成代用品药物。由微生物次级代谢产物研发得到的临床药物已远远

超出了原抗生素的功能范围，已扩展到微生物来源的免疫调节剂、微生物来源的降血脂药物以及降血糖药物等，并有望开辟更广泛的治疗范围。

发展简史 1928 年英国微生物学家亚历山大·弗莱明（Fleming）在实验室研究多种脓细菌（葡萄球菌）时，意外地发现在长满细菌的平皿上，长了一个不同寻常的霉菌，它周围的葡萄球菌都被分解了，出现了半透明的黄斑，像一滴露珠。显然，细菌的生长被该霉菌所抑制。当他将这种霉菌接种在加热灭菌肉汤培养基上，然后将多种革兰阳性菌，包括各种葡萄球菌和肺炎球菌置于其周围后，发现没有一种菌可以扩散到该霉菌的外围。后来确定该霉菌是青霉菌，即点青霉（*Penicillium notatum*）。经在大罐培养基中培养这种霉菌，培养基的顶部迅速布满绿色的霉菌层，几天后，液体变为金黄色，用这种液体就能抑制细菌生长，说明这种霉菌能分泌出一些杀菌或抑菌的物质。这就是著名的青霉素药物的筛选过程，它成为了抗生素药物筛选的里程碑。1938 年，英国牛津大学的钱恩（Ernst Boris Chain）在澳大利亚研究者霍华德·弗洛里（Howard Florey）的管理下（1898—1998 年）和同事希特林（Norman Heatley）从肉汤培养基中分离纯化了青霉素。1941 年，青霉素第一次被用于人类的细菌感染治疗。1941 年 7 月，霍华德·弗洛里和希特林与合作的默克（Merck）、施贵宝（Squibb）、礼来（Lilly）和辉瑞（Pfizer）公司，寻找到了可以浸没在培养液中生长的产黄青霉菌，他们以玉米浸渍液作培养基，利用深层培养罐进行发酵，实现了

青霉素的高产和规模化生产。青霉素的发酵单位由最初的约 5～50mg/L 发展到后来的 7g/L，大规模青霉素的发酵单位可以达到 100g/L。青霉素对大多数的革兰阳性菌有抑制作用，用它来治疗感染时，能使许多患者迅速康复，如链球菌引起的咽炎，肺炎球菌引起的肺炎和大多数葡萄球菌属引起的疾病。它对脑膜炎球菌引起的致命性脑膜炎以及心内膜炎也有疗效。这种神奇的疗效促使人们向自然界寻找更多的抗生素。由于青霉素对于革兰阴性菌以及分枝杆菌等无效，也促使人们去寻找更多具有抗革兰阴性菌以及分枝杆菌的抗生素，由此产生了抗生素的规模化筛选。

筛选流程及方法 微生物药物筛选可分为抗生素产生菌的筛选和通过进一步的提取分离获得具有抗菌作用的抗菌素的筛选两个部分。

抗生素产生菌筛选方法 美国赛尔曼·A·瓦克斯曼（Selman Abraham Waksman，1888—1973 年）和他的合作者在新泽西州罗格斯（Rutgers）大学发展了一种新方法，对土壤微生物的代谢产物进行系统筛选，寻找抗生素。他们曾系统研究了链霉菌属的放线菌，预测链霉菌可能是抗生素的更好的产生菌，并建立了一种系统地从分离的链霉菌中筛选抗生素的方法，即在琼脂培养基上培养了一系列的分离自土壤的微生物——链霉菌，并通过观察单个细菌克隆周围生长的抑菌圈来筛选抗生素的产生菌。他们分离出数千种链霉菌并通过检查其抑菌圈发现其抗菌活性，开创了现代规模化的对抗菌素产生菌的筛选方法。之后，全球各地都效仿瓦克斯曼的抗生素产生菌的筛选

方法，从土壤筛选出数以万计的抗生素产生菌，并通过分离纯化、结构鉴定确定了数千种抗生素。后来，日本的梅泽滨夫等用此方法开展了微生物来源的抗肿瘤抗生素的筛选和酶抑制剂的筛选。

抗生素筛选 利用过滤的微生物发酵液作为筛选样品，根据不同的活性要求建立测试方法，如利用酶促反应的测活方法或细胞培养的方法等，观察微生物发酵液中的发酵产物对酶的抑制活性和对细胞生长抑制活性的过程。随着筛选目标活性的变化，如微生物来源酶抑制剂的筛选，抗肿瘤抗生素、抗病毒抗生素的筛选，其测试方法也将发生改变，但仍可利用过滤的微生物发酵液作为筛选样品。可以利用高通量用的 96 孔板和 384 孔板法提高筛选效率，活性观察，更多地采用荧光标记、发光、紫外-可见分光光度等物理化学方法，可读取客观数据，实现高通量自动化测活筛选。微生物发酵液中潜在的活性产物的自然浓度基本上可达到大部分测定其活性所需要的浓度，对一般的抗菌活性、抗虫活性以及一些酶促反应测活，直接用发酵液的上清液即可。但如果是一个基于细胞体系的活性筛选方法，一般需要无菌条件，此时，一般要将微生物发酵液先制备成为发酵产物的全提取品。具体的做法是：将全发酵液加等量的乙醇或丙酮进行活性成分提取，然后利用真空离心浓缩的方法浓缩制干，然后加一定量的溶剂二甲基亚砜溶解，制成发酵样品提取品的二甲基亚砜储存液，以供规模化高通量药物筛选用。但有的微生物发酵液的粗提品混合物进行筛选时，可使一些特定的筛选模型发生荧光淬灭等干扰。此时，最好

是改用微生物粗提物的分离纯化的馏分样品或纯品来进行筛选。尤其是大量制备微生物产物纯品库，对于提高微生物药物筛选的可靠性和效率都有极大的好处。只是大量地制备微生物产物纯品需要耗时、耗人耗费资金才能完成。

高通量筛选是指以分子和/或细胞水平的实验方法为基础，用不同密度的微孔板（如 96 孔或 384 孔）作为实验载体，用自动化工具操作筛选实验步骤，通过快速灵敏的监测装置在同一时间内对海量样品进行生物活性测定、采集实验数据和数字化分析处理，并以相应计算机管理软件支持整个系统正常运转的技术体系。高通量筛选涉及自动化、信息管理和微量检测技术。常见的可用于高通量药物筛选的检测信号包括放射活性、颜色、发光和荧光，这些信号可用于测定受体与配体的结合能力、酶促反应和细胞功能状态等。

随着微生物次级代谢产物生物活性领域的扩大，人们逐渐认识到如果首先利用一种简单的活性筛选方法获得可能产生的大量的类药性结构的天然产物，然后通过色谱分离方法将含有大量的类药性结构的天然产物的混合物分成若干馏分并建立样品库，或分离纯化出大量的纯化合物，测定其结构后，建立微生物次级代谢产物纯品库，然后利用现代高通量的化合物筛选方法进行筛选，将会大大提高微生物药物筛选的效率，同时也有可能发现微生物次级代谢产物更广阔的生物活性，获得更有价值的微生物药物。同时，由于可以大量的采集微生物菌种和进行规模化的制备发酵产物，可以在较短的时间内开展规

模化的抗菌、抗肿瘤、抗虫等活性筛选，因此可以认为抗生素的规模化筛选是现代规模化、高通量药物筛选的开端，也是现代药物发现的基本方法。

(司书毅)

kàngshēngsù zuòyòng bǎbiāo

抗生素作用靶标

（action targets for antibiotics） 抗生素在发挥抑制或杀灭细菌的作用时直接作用的细菌生理过程的靶蛋白或靶过程。比较理想的抗菌靶标在细胞壁，因为动物细胞没有细胞壁结构。因此，靶向细菌细胞壁的抗生素具有很好的选择性。由于细菌的核糖体与动物细胞的核糖体在结构与功能机制上也存在着较大差异。因此，有些抗生素的作用靶标在核糖体上。

靶向细菌细胞壁 细胞壁厚度因细菌不同而异，一般为 15～30nm。主要成分是肽聚糖，由 N-乙酰葡糖胺和 N-乙酰胞壁酸构成双糖单元，以 β-1,4 糖苷键连接成大分子。N-乙酰胞壁酸分子上有四肽侧链，相邻聚糖纤维之间的短肽通过肽桥（革兰阳性菌）或肽键（革兰阴性菌）桥接起来，形成了肽聚糖片层，像胶合板一样，粘合成多层。

肽聚糖中的多糖链在各物种中都一样，而横向短肽链却有种间差异。革兰阳性菌细胞壁厚 20～80nm，有 15～50 层肽聚糖片层，每层厚 1nm，含 20%～40% 的磷壁酸，有的还有少量蛋白质。革兰阴性菌细胞壁厚约 10nm，仅 2～3 层肽聚糖，其他成分较为复杂，由外向内依次为脂多糖、细菌外膜和脂蛋白。外膜与细胞之间还有间隙。

肽聚糖是革兰阳性菌细胞壁的主要成分，凡能破坏肽聚糖结构或抑制其合成的物质，都有抑菌或杀菌作用。如溶菌酶是 N-乙酰胞壁酸酶，青霉素抑制转肽酶的活性，抑制肽桥形成。

细菌细胞壁的功能包括：保持细胞外形；抑制机械和渗透损伤（革兰阳性菌的细胞壁能耐受 $20kg/cm^2$ 的压力）；介导细胞间相互作用（侵入宿主）；防止大分子入侵；协助细胞运动和分裂。

人们很早就认识到微生物之间有相互拮抗作用，1928 年，弗莱明（Fleming）偶然发现了青霉菌产生的可以抑制金黄色葡萄球菌生长的青霉素，一直到 1940 年，才由钱恩（Chain）等分离出青霉素，以后又陆续分离得到链霉素等抗生素。起初，只知道抗生素有抑制他种微生物的作用，但真正的作用机制并不了解。随后 30 多年的研究先后发现了 β-内酰胺类、四环素类、氨基糖苷类、大环内酯类和多肽类、多烯类等几大类抗生素，并在抗生素的作用机制方面取得了很大进展。如研究发现青霉素等 β-内酰胺类抗生素的作用机制是作用于细菌细胞壁黏肽合成的最终阶段的转肽作用，即黏肽的交连。进一步利用 ^{14}C 标记的青霉素的实验证明细菌中有一些能与青霉素结合的蛋白质，成为青霉素结合蛋白（penicillin binding protein, PBP）。各种细菌含有不同数量和种类的 PBP。如大肠埃希菌含有 7 种 PBP，分别称为 PBP I A、PBP I B、PBP2、PBP3、PBP4、PBP5、PBP6，这些 PBP 是一些与细菌细胞壁合成有关的酶，其中 PBP I B 是转肽酶，PBP I A 是补助的转肽酶，PBP4 是羧肽酶 I B，PBP5、PBP6 是羧肽酶 I A；有报道认为 PBP I B、PBP I A、PBP2 和 PBP3 有转肽酶和转糖苷酶两种活性。由此可看出青霉素的作

用位点不是单一的。青霉素抑制转肽酶、D-Ala-羧肽酶 I 和 DD-末端肽酶的活性。青霉素抑制羧肽酶 I 并使其不能切下肽链末端的 D-Ala。青霉素抑制转肽酶是由于它与黏肽末端的 D-Ala-D-Ala 的结构相似，替代底物与酶的活性中心结合。β-内酰胺环的 CO—N 替代 D-Ala-D-Ala 与酶结合。综上，抗生素青霉素的主要作用靶标就是黏肽合成中的转肽酶以及 D-Ala-羧肽酶 I 和 DD-末端肽酶。黏肽合成中的转肽酶等就是青霉素及 β-内酰胺类抗生素的作用靶标。

靶向细菌核糖体 细菌的核糖体也是抗生素的主要作用靶位。生物体的核糖体一般由 Mg^{2+}、蛋白质和 rRNA 组成。真核生物的核糖体为 80S，分子量约为 4200 000，由大亚基 60S 和小亚基 40S 组成；而原核生物的核糖体沉降系数为 70S，分子量约为 2500 000；在完整的核糖体中，rRNA 约占 2/3，蛋白质约为 1/3。50S 大亚基含有 34 条多肽链和两种 RNA 分子，分子量大的 rRNA 的沉降系数为 23S，分子量小的 rRNA 为 5S。30S 小亚基含有 21 条多肽链和 1 个 16S 的 rRNA 分子。

核糖体是蛋白质合成的主要场所，原核生物核糖体与真核生物核糖体之间，核糖体的化学组成和形态结构上有明显的区别，作用于原核生物核糖体的抗生素，对真核基本无效。

蛋白质合成不仅要有合成的场所，而且还必须有 mRNA、tRNA、20 种氨基酸原料和一些蛋白质因子及酶、Mg^{2+}、K^+ 离子等参与，并由 ATP、GTP 提供能量。合成中 mRNA 是编码合成蛋白质的模板，tRNA 是识别密码子，转

运相应氨基酸的工具。核糖体则是蛋白质的装配机，它不仅组织了 mRNA 和 rRNA 的相互识别，将遗传密码翻译成蛋白质的氨基酸顺序，并且控制了多肽链的形成。

氨基酸的激活和转运：氨基酸 + tRNA →→ 氨基酰 tRNA 复合物。

氨基酸本身不认识密码，自己也不会到核糖体上，须靠 tRNA。每一种氨基酸均有专一的氨基酰-tRNA 合成酶催化，此酶首先激活氨基酸的羧基，使它与特定的 tRNA 结合，形成氨基酰 tRNA 复合物。所以，此酶是高度专一的，能识别对应的氨基酸与其 tRNA，而 tRNA 能以反密码子识别密码子，将相应的氨基酸转运到核糖体上合成肽链，在多聚核糖体上的 mRNA 分子上形成多肽链。

氨基酸在核糖体上的聚合作用可分为 3 个步骤：①多肽链的起始。mRNA 从核到胞质，在起始因子和 Mg^{2+} 的作用下，小亚基与 mRNA 的起始部位结合，甲酰甲硫氨酰（蛋氨酸）-tRNA 的反密码子，识别 mRNA 上的起始密码 AUG（mRNA）互补结合，接着大亚基也结合上去，核糖体上 1 次可容纳 2 个密码子。②肽链的延长。第二个密码对应的氨酰基-tRNA 进入核糖体的 A 位，也称受位，密码与反密码的氢键，互补结合。在大亚基上的多肽链转移酶（转肽酶）作用下，供位（P 位）的 tRNA 携带的氨基酸转移到 A 位的氨基酸后并与之形成肽键（—CO—NH—），tRNA 脱离 P 位并离开 P 位，重新进入胞质，同时，核糖体沿 mRNA 往前移动，新的密码又处于核糖体的 A 位，与之对应的新氨基酰-tRNA 又入 A 位，转肽键把二肽挂于此氨基酸后形成三肽，核糖体又往前移动，由此渐进，如此反复循环，就使 mRNA 上的核苷酸顺序转变为氨基酸的排列顺序。P 位（供位）：供 tRNA、肽链。A 位（受位）：受氨基酸-tRNA，受肽链核苷酸与氨基酸相连系的桥梁是 tRNA。③多肽链的终止与释放。肽链的延长不是无限制的，当 mRNA 上出现终止密码时（UGA，UAA 和 UAG），就无对应的氨基酸运入核糖体，肽链的合成停止，而被终止因子识别，进入 A 位，抑制转肽酶作用，使多肽链与 tRNA 之间水解脱下，顺着大亚基中央管全部释放出，离开核糖体，同时大小亚基与 mRNA 分离，可再与 mRNA 起始密码处结合，也可游离于胞质中或被降解，mRNA 也可被降解。

四环素类抗生素和氨基糖苷类抗生素等均是通过抑制病原体微生物细胞内的核糖体催化的蛋白质合成。四环素类抗生素通过与细菌胞内核糖体 30S 亚基的 A 位置结合，阻止氨基酰-tRNA 在该位上的联结，抑制肽链的增长和影响细菌蛋白质的合成，起到抗菌效果。大环内酯类抗生素能不可逆的结合到细菌核糖体 50S 亚基上，通过阻断转肽作用及 mRNA 位移，选择性抑制蛋白质合成。现认为大环内酯类可结合到 50S 亚基 23SrRNA 的特殊靶位，阻止肽酰基 tRNA 从 mRNA 的"A"位移向"P"位，使氨酰基 tRNA 不能结合到"A"位，选择抑制细菌蛋白质的合成；或与细菌核糖体 50S 亚基的 L22 蛋白质结合，导致核糖体结构破坏，使肽酰 tRNA 在肽键延长阶段较早地从核糖体上解离。

（司书毅）

xìbāo biǎoxíng shāixuǎn
细胞表型筛选（cell phenotype screening） 用鉴定杀死癌细胞或外源性病原体如细菌、真菌、原虫筛选活性化合物的过程。又称细胞表型活性筛选。与表型筛选相对的药物筛选模式是靶向筛选或称定靶筛选，则是指针对某一特定的作用靶标进行化合物活性筛选，测定化合物对特定靶蛋白、靶基因或靶过程的作用，如通过与靶蛋白的结合，影响靶蛋白的功能，最终影响其相关生物学功能。

药物筛选方法基本都是在 20 世纪 50 年代逐步发展起来的。20 世纪 50 年代药物发现主要是依靠细胞和动物模型进行的表型筛选。21 世纪初的表型筛选主要是指体外利用动物细胞或细菌细胞来考察特定样品对细胞增殖、活力或细菌繁殖与活力等表型的测定。

原理 对于哺乳动物细胞来讲，不同细胞活力测定法的分析实验原理涉及线粒体活性，细胞代谢或伴随活细胞或死亡细胞酶活性。通过相对于细胞表型变化发现许多疾病特征，例如形态学变化或在蛋白转运、表达、活性或功能中差别。

方法 化合物细胞增殖毒性检测一般采用 MTT、CCK8、CTG 等方法进行细胞活力的检测，就是检测细胞的死活数量。其中，MTT 的检测原理为活细胞线粒体中的琥珀酸脱氢酶能使外源性 MTT 还原为水不溶性的蓝紫色结晶甲臜并沉积在细胞中，而死细胞无此功能。二甲基亚砜能溶解细胞中的甲臜，用酶联免疫检测仪在 570nm 波长处测定其光吸收值，可间接反映活细胞数量。在一定细胞数范围内，MTT 结晶形成的量与活细胞数成正比。CCK8

法是对 MTT 方法的改进方法, 而 CTG 则是利用发光试剂直接测量细胞中 ATP 含量的细胞增殖与活力测定的方法。细胞增殖是指细胞在周期调控因子的作用下, 通过 DNA 复制、RNA 转录和蛋白质合成等复杂反应进行的分裂系列过程。细胞通过分裂的方式增殖, 细胞增殖是生物体的重要生命特征。单细胞生物以细胞分裂的方式产生新个体, 多细胞生物以细胞分裂的方式产生新的细胞, 从而补充体内衰老和死亡的细胞。细胞增殖的同时, 在细胞群体中总有一些因各种原因而死亡的细胞, 活细胞在总细胞中所占的百分比叫做细胞活力。

利用病原微生物如细菌、真菌等来测定化合物对于细菌及真菌的抑菌或杀菌作用, 称之为抗细菌或真菌表型活性筛选。例如常规的抗生素活性筛选都是利用放线菌产生的抗生素在琼脂中扩散使其周围的指示菌生长受到抑制而形成抑菌圈, 根据抑菌圈的大小来判断抗菌活性。在测定抗生素抗各种细菌和真菌活性时, 往往使用非致病性指示菌, 如利用枯草杆菌或金黄色链球菌代表革兰阳性菌, 利用大肠埃希菌代表革兰阴性菌, 利用草分枝杆菌或耻垢分枝杆菌代表结核分枝杆菌, 利用白假丝酵母代表酵母菌, 利用灰棕黄青霉和黑曲菌代表曲菌等。基本方法主要有平板琼脂扩散法、肉汤稀释法和微孔板比浊测定法等。对于平板琼脂扩散法, 往往首先将待测菌 (抗菌活性目标菌) 的高氏 1 号培养或牛肉膏蛋白胨培养液加到预先用融化的琼脂铺平的平板或平皿。然后利用杯碟放在平板上加入待测样品渗透扩散, 或利用纸片蘸取样品, 放置在平板上进行扩散,

然后把平板或平皿放置在 28℃ 培养箱中培养 24 小时以上, 观察测定样品的抑菌圈直径大小, 可以判断其抑菌活性强弱。

体外抑菌实验是经典的抗菌表型筛选方法, 可给出所筛选化合物的抗菌活性和抗菌特点。能够抑制培养基内细菌生长的最低浓度为最小抑菌浓度 (minimal inhibitory concentration, MIC)。以杀灭细菌为评定标准时, 使活菌总数减少 99% 或 99.5% 以上, 称为最小杀菌浓度 (minimal bactericidal concentration, MBC)。在一批实验中能抑制 50% 或 90% 受试菌所需 MIC, 分别称为 MIC_{50} 及 MIC_{90}。化合物的抑菌作用和杀菌作用是相对, 有些化合物在低浓度时呈抑菌作用, 而高浓度呈杀菌作用。体外抑菌试验主要方法有进行定性测定的扩散法 (如抑菌斑试验) 和进行定量测定的稀释法 (如最低抑菌浓度实验), 后者常用肉汤稀释法。

(司书毅)

kàngshēngsù nàiyào tūbiàn shāixuǎn

抗生素耐药突变筛选 (screening of antibiotics by using resistant mutation bacteria) 利用抗生素亚抑菌剂量诱导特定细菌对抗生素突变耐药的过程。通过鉴定耐药突变的基因可以探究抗生素的作用靶标, 同时也可用来筛选抗耐药细菌的新抗生素。和哺乳动物细胞相比, 细菌繁殖速度很快, 细菌可通过多种途径从环境或其他细菌获取外源 DNA, 包括与细菌耐药相关的基因。抗生素的使用让耐药菌选择性生长, 加速耐药菌的蔓延。抗生素的不规范使用或滥用是耐药菌产生蔓延的一个主要因素。抗生素耐药菌的出现是对微生物感染治疗的一个巨大挑战, 应谨慎合理使用抗

生素以减少耐药菌产生。对新靶位抗生素的研发是应对耐药菌感染的重要策略。

在抗生素的筛选中, 往往通过利用特定抗生素在亚抑菌浓度下诱导耐药株, 然后测定耐药株的基因, 通过测序可以得到基因突变位点, 而这一位点往往就是抗生素的作用靶位, 该方法已经被用来锁定抗生素的作用靶位。例如, 众多抗结核药物往往都是利用抗菌活性表型筛选获得的, 为了研究其作用靶标, 常要用亚剂量抑菌浓度的抗结核药物诱导耐药突变株, 然后通过对耐药突变株进行测序, 通过突变位点可锁定该抗结核药物的作用靶标。

利用已对原有抗生素耐药的特定基因突变株, 可进行抗特定耐药机制的新抗生素筛选, 以获得具有抗耐药活性的新抗生素, 以解决临床抗生素耐药问题。

(司书毅 王彦昶)

kàngshēngsù chāomǐn tūbiàn shāixuǎn

抗生素超敏突变筛选 (screening of antibiotics by using hypersensitivity mutation bacteria) 利用遗传突变手段导致微生物 (细菌或真菌) 对某类抗生素的敏感性增加而用于特定靶标新抗生素筛选的过程。这些对特定抗生素超敏的突变微生物称为抗生素超敏突变株, 这些敏感突变株可用于特定靶标新抗生素的筛选, 也可用于抗菌药物作用机制的研究。

1966 年, 猪崎 (Izaki) 等首先发现了对青霉素类抗生素超敏感的大肠埃希菌突变株, 并且证明了甘氨酸羧肽酶活性和这一特性相关。利用这个突变株, 日本藤泽 (Fujisawa) 公司于 70 年代筛选到单环内酰胺类抗生素, 诺卡杀菌素 (nocardicin)。1996 年

酵母菌全基因组测序的完成标志着基因组时代的到来。利用酵母菌基因突变株组群结合精巧的化学遗传手段不仅可快速甄别化合物的分子作用机制，而且可筛选针对某一生物途径的抑制剂。在双倍体的酵母菌中，敲除一个等位基因而产生的杂合子使得此编码蛋白表达水平下降50%。如果一个等位基因敲除的杂合子对一化合物显示特异敏感性，此化合物可能对敲除基因相关的生物途径有抑制作用。单倍体剂量不足系统分析是利用基因组学方法检测化合物对所有等位基因突变株生长抑制的程度，根据被抑制生长菌株突变基因产物的功能推断此化合物的作用靶点。单倍体剂量不足系统分析被成功用于对现有药物的作用机制进行分析，另外这一概念也用于白色念珠菌多聚腺苷酸聚合酶抑制剂的筛选。

酵母菌的单倍体剂量不足系统分析这一策略同样应用于细菌。默克（Merck）公司的实验室构建了245株可诱导表达反义RNA的金黄色葡萄球菌，每一个反义RNA针对一个特定的必需基因。反义RNA被诱导表达后可降低相应基因的水平，增加细菌对此基因相关生物途径抑制剂的敏感性。利用这一系统，默克公司发现了一个靶向革兰阳性菌II型DNA拓扑异构酶的新型抗生素kibdelomycin。默沙东公司的王（Wang）和辛格（Singh）等通过向金黄色葡萄球菌中导入针对FabF基因的反义RNA，可将该突变菌株的FabF基因的表达下调而提高对以FabF为靶点的活性化合物对筛选的敏感性；同时与野生型金黄色葡萄球菌进行对比，确定了活性化合物对该靶点的选择性，有效排除假阳性。应用这种反义RNA沉默

靶基因增敏高通量筛选技术，默沙东公司获得了多个脂肪酸合酶的抑制剂，包括平板霉素、平板素以及phomallenic acid、lucesimycin、coniothyrione、glabramycin和gltersoland等。再如中国学者在筛选作用于DNA回旋酶的抗细菌抗生素时，在初筛过程中，为了保证简便、快速、灵敏和特异，用诱变的方法得到了分别对喹诺酮类抗菌药（作用于细菌DNA回旋酶A亚基）更敏感突变株和对香豆素类抗生素（作用于细菌DNA回旋酶B亚基）更敏感突变株，用于筛选新型作用于细菌DNA回旋酶A亚基抗生素和作用于细菌DNA回旋酶B亚基抗生素。

（司书毅 王彦昶）

dìngbǎ yàowù shāixuǎn
定靶药物筛选（targeted drug screening）

针对特定功能蛋白或核酸功能及其表达水平为筛选活性目标的药物筛选方法。基于靶标的定靶药物筛选可以有效筛选到有生物活性的小分子物质，这种筛选方式定位于特定的靶蛋白，如激酶、组蛋白去乙酰化酶、G蛋白偶联受体和离子通道或特定核酸如DNA、miRNA、lincRNA等。通过此方法筛选得到的小分子活性物质对靶标具有特定的影响作用。定靶筛选可分为实验筛选方式和基于计算机辅助的虚拟筛选方式；实验筛选模型可以是直接利用靶蛋白如酶、激酶和组蛋白去乙酰化酶建立酶活测定的分子水平筛选模型，也可以是通过在一定的细胞系高表达受体蛋白、离子通道，建立基于细胞测活系统的细胞水平定靶筛选模型。

发展简史 20世纪60年代以来，数以千计的酶被发现和纯化，随着对酶和酶动力学研究的不断深入，成为重要的药物发现分子

靶点；70年代，受体药理学逐渐成为药物发现的热点研究领域；80年代后期，分子生物学和基因组学的发展开启了基于分子靶点的药物发现时代。重组DNA技术和重组蛋白质等技术方法的应用，建立了大量基于药物作用靶点的筛选模型，可利用细胞株或生物分子的相互作用筛选庞大的化合物库。90年代，随着生命科学的发展和生物技术的进步，基于靶标的药物发现模式逐渐取代了传统的基于药物化学结构的发现模式，成为现代创新药物研发的主流模式。随着现代生物技术的发展，可以在特定的细胞体系或非细胞体系大量表达目标蛋白，然后建立基于紫外-可见光、发光、荧光和辉光等物理化学测定方法成为可能，形成了可基于微量、快速加样标准化和信息处理计算机化的高通量定靶筛选方法。同时，由于蛋白质表达技术、分离纯化与结晶技术的发展，并通过X-射线蛋白质晶体衍射技术解析，可获得小分子和靶蛋白的复合晶体结构，解析靶蛋白的活性中心以及活性中心可能与有机小分子的结合的关键氨基酸及其结合作用模式，并以此为基础可建立基于计算机的分子模拟的虚拟筛选。

已知抗生素的主要作用靶标为细菌的细胞壁生物合成关键酶和核糖体功能中关键蛋白或RNA。以细胞壁生物合成关键酶如青霉素结合蛋白（肽聚糖转肽酶、糖基转移酶等）或以核糖体蛋白质合成过程的关键功能蛋白或RNA为靶标的新型抗生素的筛选，就是定靶筛选。

方法 药物的实验筛选就是在具体的实验基础上进行药物活性筛选。基于小分子靶点是能够

与小分子化合物发生特异性结合，并能产生特异的生理效应或药理效应，调节机体生理功能或防治疾病的生物大分子。药物的靶点主要是蛋白质以及核酸。小分子药物与靶蛋白的相互作用是很多药物发挥生物学功能的基础。根据实验涉及的领域又可以分为两种，一种是基于分子生物学与细胞生物学方法的生物化学方法筛选，另一种是生物物理方法筛选。

生物化学方法筛选 分为分子水平与细胞水平，其中分子水平的药物筛选模型主要分为受体筛选模型、酶筛选模型、离子通道筛选模型，此类定靶筛选模型往往是直接用表达纯化好的蛋白质来建立测活方法；而细胞水平的药物筛选模型又分为基于细胞的以酶为靶标、以受体为靶标、以离子通道为靶标和以核酸为靶标，主要方法是将这些功能分子高表达在特定细胞系中，测定被测化合物在细胞中对于这些靶蛋白功能的影响。

生物物理方法筛选 应用较广的是基于亲和力评价方法。结合和功能是体外药效初步评价中最重要的两环，对筛选化合物来讲，结合是其药物发挥功能的必要条件，但并非充分的条件。评价一个筛选活性化合物，其与靶标分子的结合能力是最基础也是最重要的一方面。

虚拟筛选（virtual screening，VS） 也称计算机筛选，即在进行生物活性筛选之前，利用计算机上的分子对接软件模拟目标靶点与候选小分子之间的相互作用，计算两者之间的亲和力大小，以降低实际筛选化合物数目，同时提高先导化合物发现效率。从原理上来讲，虚拟筛选可以分为两类，即基于受体的虚拟筛选和基于配体的虚拟筛选。

（司书毅）

wēishēngwù yàowù shēngchǎnjūn yùzhǒng

微生物药物生产菌育种（microbial drug production bacteria breeding）

用遗传学原理和技术对某种有特定生产目的的菌种进行改造的过程。目的是提高产品的产量和质量，优良的微生物菌种是发酵工业的基础和关键，要使发酵工业产品的种类、产量和质量有较大的改善，首先必须选育性能优良的生产菌种。微生物菌种选育技术在现代生物技术中特别是发酵产业中有十分重要的地位。通过对微生物菌种的选育可有效提高产品产量和质量，微生物育种技术经历了自然选育、诱变育种、杂交育种、代谢控制育种和基因工程育种 5 个阶段，各个阶段并不孤立存在，而是相互交叉，相互联系。新育种技术的发展和应用促进了生产的发展。

目的 微生物育种工作技术包括构建突变菌种库和菌种筛选两个主要任务。

方法 传统的微生物育种方法主要有：①自然选育，通过自然发生的突变和富集筛选法，筛选那些含有所需性状得到改良的菌株。②诱变育种，根据育种需要，有目的地使用诱变因素，使菌株的基因发生突变以改良其生产性状。③杂交育种，以基因重组为理论基础，通过基因重组，菌株可获得新的遗传型，有新的优良性状。④代谢控制育种，根据微生物代谢产物的生物合成途径和代谢调节机制，通过人工诱发突变技术筛选获得改变微生物正常代谢途径的突变株，地使目标代谢产物选择性地大量合成和积累。⑤基因工程育种，有效地

对亲本性质进行重组而在子代群体中产生极大的多样性。

微生物育种技术已从传统的突变技术发展到基因诱变、基因重组、基因工程、代谢工程等，微生物育种方法与技术的不断发展、成熟，大大提高了微生物育种的效果。虽然菌种选育在提高微生物产物产量和纯度、改变菌株性状、改善发酵过程、改变合成途径获得新产品等方面有重要作用，可是在诱变育种过程中，经诱变产生高产菌株的频率很低，无论用哪种育种方法，最终都需要依靠筛选技术才能从庞大的菌种库中检出目标菌种。要想获得优良性状的菌株，不仅要提高育种技术，还要改进筛选技术。

通过各种诱变处理，在微生物群体中会出现各种突变型个体，其中多数是负突变株，为了能在最短时间内获得好的效果，必须设计和采用效率较高的筛选方案及筛选方法。常用的筛选方法有两种。①随机筛选：诱变育种常用的初筛方法。菌种诱变处理后，随机挑选菌落进行发酵从中选出产量最高者再复筛。此法较可靠，不管种子或发酵过程的生产条件，生理条件如何，都与发酵罐大生产条件比较接近，但随机性大，需要进行大量筛选。为能挑选到优良菌株，需花费庞大的时间和人力，大大限制了筛选量而影响高产获得菌株的概率。随机筛选主要包括表面培养筛选、液体培养筛选、多级筛选、迅速循环再筛选、应用统计学方法进行筛选。②推理选育：遗传物质的变异有不定向性，抗生素生物合成受到多基因控制，有复杂性，要从大量的变异菌株中获取目的菌株需要应用抗生素合成的相关调控机制设立定向或半定向筛选模型，

即利用抗生素生物合成途径和代谢调控原理指导和设计育种方案。随着对抗生素生物合成途径的深入研究，推理选育技术迅速发展起来，内容丰富且筛选方法多种多样。20世纪80年代对推理选育方法作了总结，提出推理选育的范围包括前体和结构类似物的抗性突变方法，营养缺陷型的回复突变，多拷贝质粒的抗生素产生菌筛选，多倍体菌株的诱导或自发分离等。推理选育最常用的方法有耐前体及其结构类似物突变株的筛选，耐自身产物及类似物突变株的筛选，耐分解阻遏物突变株的筛选，代谢途径障碍突变株的筛选等等。还有其他一些方法，如形态突变株筛选、耐磷酸盐突变株筛选、膜透性突变株筛选、耐金属离子突变株筛选等。

20世纪70年代，以重组DNA技术为标志的现代生物技术诞生，这意味着人们可直接操纵细胞的遗传机制。例如，头孢菌素C菌株的改造。在顶头孢霉（*Acremonium chrysogenum*）菌株中，扩环酶的活性可能限制头孢菌素C生物合成速率。Skafrud等将编码扩环酶的基因*cefEF*克隆到头孢菌素C工业生产菌株394-4中，使产量提高了15%～40%。这一转化株的扩环酶的活性为宿主菌株的2倍。然而，生物技术要真正造福于人类，必须走产业化的道路，仅依靠重组DNA技术或其他改造生物系统的技术远远不够。基因工程改造多数都在模式菌中实现，高产菌或工业生产菌株的基因工程改造比较困难，有时也很不稳定。即便是基因工程菌也面临进一步表型筛选问题，可见菌种选育是发酵过程中重要的课题，而且需要建立新的筛选方法以提高筛选效率。

提高育种效率的一个重要方面就是扩大筛选量，无论是随机筛选还是推理选育，都存在烦琐、耗时、耗资、劳动强度大等缺点。急需改进并提升中国微生物生产菌种的筛选技术水平，筛选是决定菌种选育成败的一个关键步骤。高通量筛选技术是20世纪80年代发展起来的一种用做新化合物开发及目的菌种选育等方面的高新技术，伴随着组合化学，微芯片技术和基因组学的发展而高速发展。随着药物高通量筛选技术不断发展和成熟，用于微生物菌种筛选的高通量技术和装置研究引起微生物技术研究者的极大兴趣。随着微型化技术的发展，促使传统的低效、人工筛选模式向自动化高通量筛选模式转变，为建立高效而又准确的高通量筛选技术提供了可能。国外已经发明了多种全自动高通量菌种筛选系统，可以进行培养基灭菌、分装发酵容器、自动接种、自动移接、抽提、自动分析和数据自动收集处理等过程，即组合成一套连续的自动化系统，实现高效的自动化筛选，大大提高了筛选效率。

（陈代杰）

wēishēngwù yàowù shēngchǎnjūn zìrán xuǎnyù

微生物药物生产菌自然选育

（nature screening of microbial drugs producing strains） 对微生物细胞群体在生产过程中不经过人工处理，菌种自发突变而直接筛选出目的性状且能稳定遗传的、遗传背景较均一的细胞群体的过程。自然选育又称自然分离。自然选育包括从自然界分离获得菌株和根据菌种的自发突变进行筛选而获得菌种。

从自然界分离新菌种一般包括以下步骤：①采样。采样地点的确定要根据筛选的目的、微生物分布概况及菌种主要特征与外界环境关系等，进行综合、具体地分析决定。采样的方法多是在选好地点后，用小铲去除表土，取离地面5～15cm处的土壤几十克，盛入预先消毒好的牛皮纸袋或塑料袋，记录采样时间、地点、环境情况等。②增殖培养。收集到的样品，如含目标菌株较多，可直接分离。如果样品含目标菌种很少，就要设法增加该菌的数量，进行增殖（富集）培养。所谓增殖培养就是给混合菌群提供一些有利于所需菌株生长或不利于其他菌型生长的条件，促使目标菌株大量繁殖，有利于分离它们。除碳源外，微生物对氮源、维生素及金属离子的要求也不同，适当控制这些营养条件对提高分离效果有好处。控制增殖培养基的pH，有利于排除不需要的、对酸碱敏感的微生物；添加一些专一性的抑制剂，可提高分离效率。③纯种分离。通过增殖培养还不能得到微生物的纯种，因为生产菌在自然条件下通常与各种菌混杂在一起，所以有必要进行分离纯化，获得纯种。纯种分离方法常选用：单菌落分离法，即把菌种制备成单孢子或单细胞悬浮液，经过适当稀释，在琼脂平板上进行划线分离；划线法，是将含菌样品在固体培养基表面作有规则的划线，如扇形划线法、方格划线法及平行划线法等，菌样经过多次从点到线的稀释，最后经培养得到单菌落；也可以采用稀释法，即通过不断稀释，使被分离的样品分散到最低限度，然后吸取一定量注入平板，使每一微生物都远离其他微生物而单独生长成为菌落，得到纯种。划线法简单且较快，稀释法在培养基上分离的菌落单一均匀，获得纯种的概率大，特别适宜于分离具有蔓延性的微生物。平板分离后挑选单个菌落进行生产能力测定，从中选出优良的菌株。④生产性能的测定。由于纯种分离后，得到的菌株数量非常大，如果对每一菌株都作全面或精确的性能测定，工作量十分巨大，而且不必要。一般采用两步法，即初筛和复筛，经过多次重复筛选，直到获得1~3株较好的菌株，供发酵条件的摸索和生产试验，进而作为育种的出发菌株。这种直接从自然界分离得到的菌株称为野生型菌株，以区别于用人工育种方法得到的变异菌株。

自发突变的频率较低，因此自然选育筛选出来的菌种，不能满足育种工作的需要，不完全符合工业生产的要求，如产量低、副产物多、生长周期长等。因而不能仅停留在"选"种上，还要进行"育"种。如通过诱变剂处理菌株，可大幅提高菌种的突变频率，扩大变异幅度，从中选出具有优良特性的变异菌株，这种方法就称为诱变育种。

（陈代杰）

wēishēngwù yàowù shēngchǎnjūn yòubiàn yùzhǒng

微生物药物生产菌诱变育种

（mutagenesis breeding of microbial drugs producing strains）用诱变剂诱发微生物药物生产菌基因突变，通过筛选突变体，找出正向突变菌株的育种技术。诱变育种是继选择育种和杂交育种之后发展起来的一项现代育种技术。

1927年美国遗传学家缪勒（Miller）发现 X 线能诱发果蝇基因突变，之后人们发现其他一些因素也能诱发基因突变，并逐渐弄清了一些诱变发生的机制，为微生物诱变育种提供了前提条件。1941年美国生物化学家比德尔（Beadle）和泰特姆（Tatum）采用 X 线和紫外线诱变红色面包霉（*Neurospora crassa*），得到了各种代谢障碍的突变株，随后诱变育种得到极大的发展。

诱变剂　包括3类诱变剂。

物理诱变剂　包括紫外线、X线、γ线、激光、低能离子等。DNA 和 RNA 的嘌呤和嘧啶有很强的紫外光吸收能力，最大的吸收峰在 260nm，紫外辐射能作用于 DNA，因此在 260nm 的紫外辐射是最有效的致死剂。紫外线辐射可引起转换、颠换、移码突变或缺失等。紫外线是常用的物理诱变因子，是诱发微生物突变的一种有用工具。紫外线的能量比 X 线和 γ 线低得多，在核酸中能造成比较单一的损伤，在 DNA 的损伤与修复的研究中，紫外线具有一定重要性。常用的电离辐射有 X 线、β 线、γ 线、快中子等。如 γ 线具有很高的能量，能产生电离作用，直接或间接改变 DNA 结构；电离辐射还能引起染色体畸变，发生染色体断裂，形成染色体结构缺失、易位和倒位等。低能离子注入育种技术是 21 世纪初发展起来的物理诱变技术，该技术既以较小的生理损伤而得到较高的突变率、较广的突变谱，而且有设备简单、成本低、容易运行维修、对人体和环境无害等优点。利用离子注入进行微生物菌种选育时所选用的离子大多为气体单质离子，并且均为正离子，其中以 N^+ 为最多，也有报道使用其他离子的，如 H^+、Ar^+、O^{6+} 以及 C^{6+}。辐射能量大多集中在低能量辐射区。还有微波、双向复合磁场、红外射线和高能电子流等

新诱变技术，它们与其他诱变源一起进行复合诱变，能起到很好的诱变效果，这些诱变源被称为"增变剂"。

21 世纪初发展起来的一种称作常压室温等离子体（atmospheric and room temperature plasma，ARTP）的物理诱变技术得到广泛应用。它能在大气压下产生温度为 25~40℃、具有高活性粒子（包括处于激发态的氦原子、氧原子、氮原子、OH 自由基等）浓度的等离子体射流。科学研究表明，等离子体中的活性粒子作用于微生物，能使微生物细胞壁/膜的结构及通透性改变，并引起基因损伤，使微生物基因序列及其代谢网络显著变化，最终导致微生物产生突变。与传统诱变方法相比，采用 ARTP 能有效造成 DNA 多样性的损伤，突变率高，并易获得遗传稳定性良好的突变株；与分子操作手段相比，ARTP 进行微生物诱变育种具有操作简便、成本低、无有毒有害物质参与诱变过程等优点。

化学诱变剂　一类能与 DNA 起作用而改变其结构，并引起 DNA 变异的物质。其作用机制是与 DNA 起化学作用，引起遗传物质的改变。化学诱变剂包括烷化剂如甲基磺酸乙酯、硫酸二乙酯、亚硝基胍、亚硝基乙基脲、乙烯亚胺及氮芥等，天然碱基类似物、脱氨剂如亚硝酸、移码诱变剂、羟化剂和金属盐类如氯化锂及硫酸锰等。烷化剂是最有效，也是用得最广泛的化学诱变剂之一，依靠其诱发的突变主要是 GC-AT 转化，还有小范围切除、移码突变及 GC 对的缺失。化学诱变剂的突变率比电离辐射的高，并且十分经济，但这些物质大多是致癌剂，使用时必须很谨慎。

生物诱变剂　点突变技术在蛋白质工程的广泛应用，特定寡核苷酸在突变技术中起着介导作用，使基因成为一种新的分子水平的生物诱变剂。基因诱变剂可以是特定噬菌体，比如 M13DNA 介导的一段寡聚苷酸，也可以是细菌质粒 DNA PCR 介导中作为引物的一段寡聚核苷酸，还可以是 DNA 转座子。生物因子诱变可引起碱基的取代和断裂，产生 DNA 的缺失、重复和插入等诱变。生物诱变剂按诱变方式可分成 3 类：转导诱发突变、转化诱发突变和转座诱发突变。

某一菌株长期使用诱变剂后，除产生诱变剂“疲劳效应”外，还会引起菌种生长周期延长、孢子量减少、代谢减慢等，这对生产不利，在实际生产中多采用几种诱变剂复合处理、交叉使用的方法进行菌株诱变。复合诱变是指两种或者多种诱变剂的先后使用、同一种诱变剂的重复作用、两种或多种诱变剂的同时使用等诱变方法。复合诱变有协同效应，即两种或两种以上诱变剂合理搭配使用的效果比单一诱变效果好。20 世纪初，一些新型诱变剂被开发出来，并被证明有良好的效果。1996 年，粒子束诱变用于右旋糖酐产生菌，得到产量提高 36.5% 的突变株；1992 年 N_2 激光辐照谷氨酸产生菌，谷氨酸产量和糖酸转化率比对照提高 31%；用红外线诱变果胶酶产生菌、双向磁场应用于产腈水合酶的诺卡菌种的诱变育种都得到了较好效果。

程序　诱变育种一般包括诱变和筛选两个部分，诱变部分成功的关键包括出发菌株的选择、诱变剂种类和剂量的选择以及合理的使用方法。筛选部分包括初筛和复筛测定菌种的生产能力。

诱变育种是诱变和筛选过程的不断重复，直到获得高产菌株。筛选就是应用精心设计的各种模型，在成千上万个微生物代谢产物中，将所需要的药理活性物质鉴别出来。常用的筛选方法有随机筛选和推理选育。随机筛选是诱变育种中常用的初筛方法。菌种诱变处理后，随机挑选菌落进行发酵从中选出产量最高者再复筛。此法较可靠，不管种子或发酵过程的生产条件，生理条件如何，都与发酵罐大生产条件比较接近，但随机性大，需要进行大量筛选。为了能挑选到优良菌株，需花费庞大的时间和人力，大大限制了筛选量而影响高产获得菌株的概率。

遗传物质的变异具有不定向性，抗生素生物合成受多基因控制具有复杂性，要从大量的变异菌株中获取目的菌株需要应用抗生素合成的相关调控机制设立定向或半定向筛选模型。推理选育即利用抗生素生物合成途径和代谢调控的原理指导和设计育种方案。随着对抗生素生物合成途径的深入研究，推理选育技术迅速发展起来，内容丰富且筛选方法多种多样。20 世纪 80 年代沃纳基斯（Vournakis）和伊兰德（Elander）就对推理选育方法作了总结，提出推理选育的范围包括前体和结构类似物的抗性突变方法，营养缺陷型的回复突变，多拷贝质粒的抗生素产生菌筛选，多倍体菌株的诱导或自发分离等。推理选育最常用的方法有耐前体及其结构类似物突变株的筛选，耐自身产物及类似物突变株的筛选，耐分解阻遏物突变株的筛选，代谢途径障碍突变株的筛选等。还有其他一些方法，如形态突变株的筛选、耐磷酸盐突变株的筛选、膜透性突变株的筛选、耐金属离子突变株的筛选等。

菌种选育在提高微生物产物产量和纯度、改变菌株性状、改善发酵过程、改变合成途径获得新产品等方面虽具重要作用，但在诱变育种过程中，经诱变产生高产菌株的频率很低，提高育种效率的一个重要方面就是扩大筛选量，筛选是决定菌种选育成败的关键步骤。而已有的菌种筛选如随机筛选、理化筛选等都有烦琐、耗时、耗资、劳动强度大等弊端。微生物生产菌种的筛选技术水平有待改进并提升。

（陈代杰）

wēishēngwù yàowù shēngchǎnjūn fēnzǐ yùzhǒng

微生物药物生产菌分子育种
（molecular breeding of microbial drugs producing strains）　运用微生物分子遗传学的原理，利用基因工程、细胞工程和代谢工程对某种有特定生产目的地微生物菌株有目的地改造，消除不良性状，增加有益新性状，提高产品产量和质量的一种新的育种方法。

1972 年，贝尔格（Berg）等首先在体外进行了 DNA 改造的研究，他们用限制性内切酶 *EcoR* Ⅰ 对猿猴病毒 SV40 的 DNA 和 λ 噬菌体的 DNA 分别进行内切消化，然后用 T_4 DNA 连接酶将两种消化片段连接起来，成功构建了包括 SV40 和 λ 噬菌体 DNA 的重组 DNA 分子。这是世界上第一例成功的 DNA 体外重组实验，贝尔格因此获得了诺贝尔生理学或医学奖。

1973 年，科恩（Cohen）和博耶（Boyer）等将一种含编码四环素抗性基因的质粒（pSC101）和一种含编码卡那霉素抗性基因的质粒（pS102）混合后，用

EcoR I 消化，再用大肠埃希菌 DNA 连接酶连接，然后转化大肠埃希菌。结果表明，在抗性平板上以较高的频率出现了既抗卡那霉素又抗四环素的双重抗性克隆。对从这种双重抗性克隆中分离出的质粒进行酶切分析，发现它同时含有 pSC101 和 pS102 的部分片段。他们的工作首次成功的实现了体外重组 DNA 分子在大肠埃希菌细胞中的表达，宣布了重组 DNA 技术的诞生，也开创了一个崭新的分子生物技术时代。

分子设计育种一般包括以下步骤：①找到育种目标性状的基因/数量性状基因座（quantitative trait locus，QTL）或其紧密连锁标志。②利用 QTL 位置、遗传效应、QTL 之间的互作、QTL 与环境之间的互作等信息，模拟和预测各种可能基因型组合的表现型，从中选择符合特定育种目标的基因型。③进行目标基因型的途径分析，制定育种方案。④根据制定的育种方案进行育种，在此过程中合理应用分子标记育种、转基因育种和传统育种技术，实现预期目标。由此看来，可把分子设计育种看成分子育种的高级形式。全基因组选择技术也可认为是分子设计育种的组成部分。

随着分子生物学等各项新技术的快速发展，微生物分子育种领域已经得到快速进展，人类已经可以按照自己意愿对微生物进行改造，使其能更好地为人类造福。微生物遗传育种在基因工程、细胞工程、蛋白质工程和酶工程等现代生物技术的基础上，创造出了许多设计巧妙、科技含量高、目的性强、劳动强度低、效果显著的育种方法，为人类获得稳定性好、高产、新种类的工程菌株，开发新药和工业产品，提高产品的产量和质量都提供了有力的保障。相信微生物遗传育种学将得到更加全面的发展，为生产实践提供更多的优良菌株，在各领域发挥更加重要的作用。

(陈代杰)

wēishēngwù yàowù shēngchǎnjūn zájiāo yùzhǒng

微生物药物生产菌杂交育种

（hybridbreeding of microbial drugs producing strains） 不同种群、不同基因型个体间进行杂交，并在其杂种后代中通过选择而培育成纯合品种的方法。杂交可使生物的遗传物质从一个群体转移到另一群体，使双亲的基因重新组合，形成各种不同的类型，为选择提供丰富的材料，是增加生物变异性的一个重要方法。正确选择亲本并予以合理组配是杂交育种成败的关键。

不同基因型的品系或种属间，通过交配或体细胞融合等手段形成杂种，或是通过转化和转导形成重组体，再从这些杂种或重组体或是它们的后代中筛选优良菌种。通过这种方法可分离到有新的基因组合的重组体，也可选出具有杂种优势而生长旺盛、生物量多、适应性强以及某些酶活性提高的新品系。杂交育种的方式因实验菌株的生殖方式不同而异，如有性杂交、准性重组、原生质体融合、转化、转导、杂种质粒的转化等；但是，选择亲株、分离群体后代的培养、择优去劣和杂种遗传分析的过程基本相同。杂交法一般指有交配反应的菌株进行交配或接合而形成杂种。这种方法适用范围很广，在酒类、面包、药用和饲料酵母的育种，链霉菌和青霉菌抗生素产量的提高，曲菌的酶活性增强等方面均已获得成功。体细胞融合是在不具性反应的品系或种属间细胞融合和染色体重组，先用酶溶解细胞壁，再用氯化钙-聚乙二醇处理原生质体，促使融合，获得杂种。此法在工业微生物的菌种改良中有积极作用。

转化和转导首先应用于细菌，后广泛用于链霉菌和酵母菌等。随着重组 DNA 技术的发展，重组质粒的构建和转化系统的确立，已可将目的基因转移到受体细胞内，得到能产生具有重要经济价值的生物活性物质（如疫苗、酶等）的株系。

微生物与酿造工业、食品工业、生物制品工业等的关系非常密切，其菌株的优良与否直接关系到多种工业产品的好坏，甚至影响人们的日常生活质量，所以培育优质、高产的微生物菌株十分必要。微生物育种的目的就是要把生物合成的代谢途径朝人们所希望的方向引导，或促使细胞内发生基因的重新组合优化遗传性状，人为地使某些代谢产物过量积累，获得所需高产、优质和低耗的菌种。作为途径之一的诱变育种一直被广泛应用。中国微生物育种界主要采用的仍是常规的物理及化学因子等诱变方法。此外，原生质体诱变技术已广泛地应用于酶制剂、抗生素、氨基酸、维生素等的菌种选育中，并且取得了许多有重大应用意义的成果。

(陈代杰)

wēishēngwù yàowù fēnlí chúnhuà

微生物药物分离纯化 （separation and purification of microbial drugs） 从微生物的发酵液或菌丝体中分离纯化获得符合质量要求、高纯度的微生物药物或其前体化合物的过程。微生物药物来自微生物的活性次级代谢产

物或其结构修饰产物，通过其生产菌株的发酵获得，由于生物合成过程中产物分子的多样性、化学结构的相似性以及化学不稳定性，需要对发酵液或菌丝体采取预处理、固液分离、提取和分离等技术方法实现微生物药物的精制纯化。

微生物来源药物的分离纯化方法与其他天然产物有共性。天然产物分离与纯化技术已有几百年的历史，16 世纪人们就发明了用水蒸气蒸馏提取天然香料的方法。近代分离纯化技术在欧洲工业革命后逐步发展形成，最早开发是由于发酵乙醇以及有机酸提取分离的需要。20 世纪 40 年代初，大规模深层发酵生产抗生素实现了分离纯化的化工单元操作。图 1 为头孢菌素 C 的分离纯化工艺简图，包含了完整的预处理、固液分离、提取和分离各个步骤。

发酵液的预处理 微生物药物或其前体化合物在发酵液和菌丝体中的浓度较低，并且与许多杂质，如残留的培养基、各种非目标产物等共存，所以必须对发酵液进行预处理。预处理的目的是：①改变发酵液的物理性质，以利于固液分离，主要方法有加热、凝聚和絮凝。②去除发酵液中的部分杂质，以利于后续的分离纯化，如除去杂蛋白和不溶性多糖等高黏度物质以及无机金属离子如 Fe^{3+}、Ca^{2+}、Mg^{2+} 等。

发酵液物理性质的改变 加热是发酵液预处理中最简单常用的方法，把发酵液加热至所需温度并保持适当时间，可有效降低发酵液的黏度。在适当温度和受热时间下可使蛋白质凝聚，形成较大颗粒的凝聚物，改善了发酵液的过滤特性，有利于输送和过滤等后续操作。但加热只适合分离热稳定的活性物质。

凝聚和絮凝技术的处理过程就是将化学药剂预先投放到发酵液，改变菌体、细胞、细胞碎片及溶解的蛋白质等大分子胶粒的分散状态，破坏其稳定性，使其聚结成可分离的较大絮凝体。常用于细小菌体以及含蛋白质等胶体粒子的黏度较大发酵液的预处理。凝聚是在某些电解质的作用下，使扩散双电层排斥电位降低，破坏胶体体系的分散状态，使胶体粒子聚集的过程。絮凝是指在某些高分子絮凝剂的存在下，在悬浮粒子之间产生架桥作用使胶粒形成粗大絮凝团的过程。

发酵液杂质的去除 杂蛋白的去除方法主要包括：①等电点沉淀法。蛋白质在等电点时的溶解度最小，可以通过调节发酵液的 pH 到等电点，使杂蛋白沉淀除去。②变性沉淀。蛋白质由有规则的排列变成不规则结构的过程称为变性，蛋白质变性后在水中溶解度变小而产生沉淀。常用的方法有加热、大幅度改变 pH、加入有机溶剂（丙酮、乙醇等）、加入重金属离子（Cu^{2+}、Pb^{2+} 等）、加入表面活性剂等。

不溶性多糖会增大发酵液的黏度而导致固液分离困难，可用酶将其转化为单糖以提高过滤速度。

主要无机金属离子杂质如 Fe^{3+}、Ca^{2+}、Mg^{2+} 等，在预处理中应除去。钙镁离子的除去可以采用草酸或磷酸盐，使其转变为相应的钙盐或镁盐而沉淀除去。铁离子的除去可用黄血盐 $K_4Fe(CN)_6$，形成普鲁士蓝 $Fe_4[Fe(CN)_6]_3$ 沉淀除去。

发酵液的固液分离 固液分离是指将发酵液中的悬浮固体，如菌体、蛋白质等沉淀物或絮凝体分离，目的是去除液相收集含胞内目标活性产物的细胞或菌丝体，或去除固体悬浮物收集含胞外目标活性产物的液相。常用方法包括过滤、沉降和离心分离。

过滤 借助多孔性介质，在一定的压力差（ΔP）作用下，截留固液悬浮液中的固体颗粒实现固液分离的操作方法称为过滤。按液料流动方向不同，过滤可分为常规过滤和错流过滤：常规过滤时，液料流动方向与过滤介质垂直；错流过滤时，液料流动方向平行于过滤介质。

常规过滤适用于过滤直径为 $10 \sim 100 \mu m$ 的悬浮颗粒，固体颗粒被过滤介质截留，在介质表面形成滤饼，滤液则透过介质的微孔。提高过滤速度和质量是过滤操作的目标，滤饼阻力是影响过

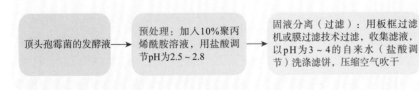

图 1 头孢菌素 C 的分离纯化流程

滤速度的主要因素，因此在过滤操作前，一般要对滤液进行絮凝或凝聚等预处理，以改变液料的性质，降低滤饼的阻力。不同种类的微生物滤饼阻力相差较大，霉菌菌丝比较粗大，发酵液容易过滤，通常不需特殊处理。放线菌菌丝细而分枝，交织成网状，过滤较困难，一般需要预处理。常用的过滤设备为板框压滤机、真空转鼓过滤机、硅藻土过滤机等。

错流过滤过程中液料流动方向与过滤介质平行，能连续清除过滤介质表面的滞留物，不易形成滤饼，保持较高的滤速。错流过滤的过滤介质通常为微孔膜或超滤膜。主要适用于料液中悬浮的固体颗粒十分细小、采用常规过滤滤速极慢的情况。缺点是固液分离不完全，仅适于规模较小的操作过程。

助滤剂是一种颗粒均匀、不可压缩的多孔微粒，能使滤饼疏松、滤速增大。使用助滤剂后，悬浮液中大量胶体微粒被吸附到助滤剂的表面，改变了滤饼的结构，使其可压缩性下降，而清液有流畅的通道，降低了过滤阻力。常用的助滤剂包括硅藻土、纤维素、石棉粉、珍珠岩、活性炭等。助滤剂的使用主要有两种方式，一种是在过滤介质的表面预涂助滤剂，另一种是按一定比例均匀加入到发酵液中。助滤剂的微粒大小、粒度分布以及添加量对过滤速度的影响较大。

改善过滤性能另一种较好的方法是加入某些不影响目的产物的反应剂，可消除发酵液中某些杂质对过滤的影响。例如，加入反应剂与某些溶解性盐类发生反应生成不溶性沉淀，生成的沉淀能防止菌丝体粘结，使菌丝具有块状结构，沉淀本身也可作为助滤剂，并能使胶状物和悬浮物凝固，提高过滤速度。

沉降　重力作用而发生的颗粒沉降过程是常用的固液分离手段，沉降过程中固体颗粒受到重力、浮力和摩擦阻力的作用，三者达到平衡时，固体颗粒匀速沉降。菌体的沉降虽然简便易行，但由于菌体细胞体积很小，沉降速度很慢。可采取凝聚和絮凝的方法使菌体细胞聚合成较大的颗粒后进行沉降操作，提高沉降速度。

离心　基于固体颗粒与其周围液体存在密度差异，在离心力场中使不同密度固体颗粒加速沉降的分离过程称为离心。离心可分为沉降离心和过滤离心两种形式，适用于固体颗粒很小或液体黏度很大，过滤速度很慢甚至难以过滤的发酵液，也适用于忌用助滤剂或助滤剂无效的发酵液。具有分离速率快、效率高、液相澄清度好等优点，但设备投资高、能耗大、连续排料时固相的干度不如过滤设备。

沉降离心利用固液两相的相对密度差，在离心机无孔转鼓或管子中进行悬浮液分离操作的过程称为沉降离心。影响悬浮液颗粒沉降的因素主要包括：①固相颗粒与液相密度差。②固相颗粒形状和浓度。分子量相同、形状不同的固相颗粒在离心力的作用下可有不同的沉降速度。③液相黏度与离心分离工作温度。④影响固相沉降的其他液相因素。液相化学环境如 pH、液相中盐的种类及浓度、有机化合物的种类及浓度。离心沉降设备按操作方式，可分为间歇式和连续式；按设备型式来分，可分为管式和碟片式；按转数来分，可分为低速、高速

和超速离心机。

过滤离心利用离心力代替压力差作为过滤推动力的分离方法称为过滤离心。工业上常用的过滤离心设备主要有三足式离心机、旋转卸料离心机和卧式刮刀离心机等。

发酵液的提取　提取过程主要涉及萃取法、离子交换法、吸附法、沉淀法等技术。

发酵液的分离　分离过程主要涉及浓缩法、结晶法、色谱法、干燥等技术。微生物药物分离纯化过程处理的是复杂的多相体系，含有微生物细胞、菌体、代谢产物、未耗用的培养基以及各种降解产物等，对分离纯化条件的要求高，占产品生产成本的比例大。例如对抗生素而言，分离纯化部分的投资费用约为发酵部分的 4 倍。因此，分离纯化方法的选择需要考虑各种因素，遵循保证质量、提高收率、控制时间、易于操作、保障安全和降低成本的原则，合理选择运用各种分离纯化方法。

(车永胜　李二伟　刘玲)

wēishēngwù huóxìng chǎnwù tíqǔ
微生物活性产物提取（extraction of bioactive microbial products）　用物理或化学方法，从微生物发酵液或菌体中得到目标产物浓缩液或粗制品的过程。为进一步的精制提供保障。常用的微生物活性产物的提取方法主要包括萃取法、离子交换法、吸附法以及沉淀法等。用何种方法，需要结合目标产物的化学结构特征、物理化学性质、发酵液或菌丝体中产物的组分情况、拟采用的目标产物精制工艺和质量要求以及对目标产物安全性的影响等诸多因素综合考虑。

萃取法　利用微生物活性产

物在互不相溶的两相之间分配系数的不同而使其得到浓缩和提纯的技术方法。萃取按参与溶质分配的两相不同而分为液固和液液萃取，也可按原理不同分为物理萃取、化学萃取、双水相萃取和超临界流体萃取。

用溶剂从固体中抽提物质称为液固萃取，也称为浸取，多用于提取存在于细胞内的有效成分，如用丙酮从菌丝体内提取灰黄霉素等。用溶剂从溶液中抽提物质称为液液萃取，也称溶剂萃取。溶剂萃取首先要关注所选用溶剂的安全性，需选用毒性低的乙酸乙酯、乙酸丁酯和丁醇等溶剂，所用溶剂要严格控制残留量，一般不选用一类和二类溶剂。所用溶剂应有较好的化学稳定性、沸点不宜太高、挥发性要小，并且对目标产物应有较好的溶解性和选择性。乳化现象是溶剂萃取中常出现的问题，形成乳状液后有机相与水相难分层，有机相中夹带水相会使后续操作困难，水相中夹带有机相则会造成目标产物的损失。工业生产常用表面活性剂作为去乳化剂进行破乳，但需考虑去乳化剂的安全性以及残留情况，必要时需要检测其残留量，以保证产品安全。

离子交换法 使用离子交换剂作为吸附剂，通过静电引力将溶液中带相反电荷的物质吸附在离子交换剂上，然后用洗脱剂将吸附物从离子交换剂上洗脱下来，以达到浓缩纯化目的的技术方法。最常用的交换剂为离子交换树脂，广泛用于提取氨基酸、有机酸、抗生素等小分子生物制品。卡那霉素、庆大霉素等碱性化合物都可采用阳离子交换树脂进行提取。离子交换法的特点是树脂无毒性且可反复再生使用，可少用或不

用有机溶剂，具有设备简单、操作方便等优点。但它也有生产周期长，一次性投资大，pH变化范围大而导致有时产品质量稍差，不适用于稳定性差的化合物等弊端。

吸附法 在一定条件下，将待分离的发酵液通入适当的吸附剂中，利用吸附剂对发酵液中某一组分有选择性吸附的能力，使该组分富集在吸附剂表面，然后以适当的洗脱剂（一般为有机溶剂）将吸附的组分从吸附剂上解吸下来的一种分离纯化技术。吸附剂按其化学结构可分为两大类：一类是有机吸附剂，如活性炭、纤维素、大孔吸附树脂、聚酰胺等；另一类是无机吸附剂，如氧化铝、硅胶、人造沸石、磷酸钙等。吸附法和微生物制药密切相关，多种抗生素的提取和精制都是利用大孔吸附树脂来完成。该方法操作简便、安全、吸附过程中pH变化小、适用于稳定性较差的化合物，但也存在选择性差、收率低、吸附性能不稳定、使用大量有机溶剂环保性差等缺点。

沉淀法 通过改变条件或加入某种沉淀剂，使发酵液中需提取的活性成分或杂质在溶液中的溶解度降低，形成无定形固体而沉淀析出的提取方法，是固相析出分离技术的一种。常用的沉淀法主要有盐析法、有机溶剂沉淀法和等电点沉淀法等。该方法应用广泛，如抗生素生产中，四环类抗生素可用等电点或尿素复盐沉淀法提取；青霉素和链霉素早期也用沉淀法，利用青霉素与N,N-二苄基乙二胺形成复盐沉淀，链霉素与苯甲胺缩合形成沉淀，并在酸性条件下分解制得成品。沉淀法一般有3个操作步骤：第一步，加入沉淀剂；第二步，沉淀物的陈化，促进粒子生长；

第三步，离心或过滤，收集沉淀物。加入沉淀剂的方式和陈化条件对产物的纯度、收率和沉淀物的形状有很大影响。用到沉淀剂时，需要考虑其安全性、对目标产物稳定性的影响以及在产品中的残留情况。沉淀法得到的产品一般颗粒粗大，必要时要经过粉碎、重新溶解结晶等措施，以控制产品达到一定粒度，保证临床有效性。沉淀法有设备简单、成本低、收率高的优点。

（车永胜 李二伟 刘玲）

wēishēngwù huóxìng chǎnwù fēnlí chúnhuà

微生物活性产物分离纯化
（ isolation and purification of bioactive microbial products）将经过提取得到的目标产物浓缩液或粗制品进行进一步纯化，获得高纯度活性物质的过程。常用方法包括浓缩法、结晶法、色谱法、干燥法等。吸附法、离子交换法、萃取法也可用于微生物活性产物的分离，但需作技术调整，如在分离时将一次萃取或一次吸附变为多次萃取或多次吸附。

浓缩法 低浓度溶液通过除去溶剂（包括水）变为高浓度溶液的过程，浓缩分离是利用液体蒸发的基本原理。常用方法包括薄膜蒸发浓缩、减压蒸发浓缩、吸收浓缩等，其中薄膜蒸发浓缩广泛应用于链霉素、卡那霉素、庆大霉素、丝裂霉素等抗生素的生产。

结晶法 将高浓度或过饱和溶液通过缓慢冷却（或蒸发）的方式，使溶质（目标产物）形成晶体而从溶液中析出的分离方法，是微生物活性产物精制过程中较常用的方法。结晶包括3个过程，过饱和溶液的形成、晶核的生成以及晶体的生长。在微生物药物

生产过程中，常用蒸发浓缩、冷却、化学反应或加入抗溶剂降低溶解度的方法来制备过饱和溶液；晶核生成的方法包括自然起晶法、刺激起晶法、晶种起晶法。影响晶体生长速度的因素主要有杂质、搅拌、温度和过饱和度等。

色谱法　一种分离分析方法，在分析化学、有机化学、生物化学等领域有非常广泛的应用。色谱法的分离原理是利用不同物质在不同相态的选择性分配，以流动相对固定相中的混合物进行洗脱，混合物中不同物质会以不同的速度沿固定相移动，最终达到分离的效果。色谱法起源于 20 世纪初俄国植物学家茨维特（Tsweet）提出应用吸附原理分离植物色素，在 20 世纪 50 年代之后飞速发展成为一个独立的三级学科——色谱学。根据分离原理的不同，色谱法可分为吸附色谱、分配色谱、离子交换色谱、凝胶色谱、亲和色谱等方法。根据操作方法不同，可分为柱色谱、纸色谱、薄层色谱等。根据流动相的物态，可分为气相色谱和液相色谱。根据实验技术，可分为迎头法、顶替法和洗脱分析法。色谱法有分离效率高、应用范围广、选择性强、操作方便、不含苛刻操作条件等优点，但缺点是处理量小、操作周期长、不能连续操作，主要用于实验室，工业生产应用较少。微生物活性产物分离常根据以下因素选择不同的色谱分离方法：①目标产物的分子结构、物理化学特性及相对分子质量的大小。②主要杂质及与目标产物分子结构、大小和理化性质相近的杂质含量。③目标产物在色谱分离过程中的稳定性。微生物活性产物相对分子质量小、结构和性质比较稳定、操作条件不

是很苛刻，采用吸附、分配和离子交换色谱等方法分离比较适合。如抗生素等次级代谢产物多采用吸附色谱法或反向分配色谱法进行分离。

高效液相色谱是色谱法的一个重要分支，以液体为流动相，用高压输液系统，将不同极性的单一溶剂或不同比例的混合溶剂、缓冲液等流动相泵入装有固定相的色谱柱，在柱内各成分被分离后，进入检测器进行检测，实现对样品的分析。高效液相色谱的主要组件为输液泵、进样器、色谱柱、检测器、记录仪和收集装置等。它有高速、高灵敏度、高效和适用范围广的特点，广泛用于微生物活性成分的分析和分离纯化、微生物药物的临床快速检测。

干燥法　在微生物活性产物的精制过程中，产品干燥是十分重要的单元操作。抗生素一般为固体产品，干燥过程的最终目的就是减少含水量，使其达到药典规定的标准。常用的方法有气流、喷雾、冷冻干燥等。气流干燥属常压干燥的一种，主要适用于颗粒状物料，使用空气、烟道气、惰性气体作为气体干燥介质实现脱水要求。喷雾干燥是采用雾化器将料液分散成雾滴，并用热干燥介质（通常为热空气）干燥雾滴而获得产品的干燥技术。喷雾干燥主要用于不能结晶、对温度不敏感的物质，可用来生产各种抗生素。冷冻干燥是指通过升华的方式使冰不断生成水蒸气，再将水蒸气抽弃，由冻结的目标产品中去掉水分，获得干燥制品的过程。该方法主要适用于对高温敏感、易被破坏、不易结晶的微生物活性产物。干燥方法的选择取决于所处理原料的性质、含水

量、热稳定性、热物理性质以及化学组成。

（车永胜　李二伟　刘玲）

wēishēngwù yàowù jiégòu jiàndìng
微生物药物结构鉴定（structure identification of microbial drugs）　用现代仪器分析方法获得的实验数据，综合确定微生物药物平面和立体结构的过程。微生物药物的化学结构决定其功能，准确测定微生物药物的化学结构是对其进行深入研究并加以开发应用的前提。结构的确定有助于研究药物的物质基础、理化特性、作用机制，作用方式和构效关系，以指导对药物进行结构改造，提升药物的疗效和降低其毒性等。在明确结构基础上，微生物药物作用机制的阐明，有助于新药的设计和合成，并为进一步研究和开发新药提供理论依据和实际指导。现代仪器分析方法获得的实验数据是指"四谱"数据，即紫外–可见光谱、红外光谱、核磁共振波谱及质谱来源的波谱学数据。综合确定微生物药物的平面和立体结构是指通过获得的波谱学数据，进行结构解析，各个实验方法获得的数据，相互印证和补充，准确解析出微生物药物的化学结构，主要是平面结构。包括碳原子手性在内的立体结构的确定，主要采用 X–单晶衍射、旋光谱及圆二色谱（包括计算圆二色谱）等方法加以研究确定，同时根据不同情况，也常用包括手性试剂衍生化，结构半合成，甚至全合成在内的化学方法研究确定。

鉴定程序　根据产生菌、活性、理化特性及紫外–可见光谱等初步确定微生物药物的类别，并可利用液相色谱–质谱（LC-MS）、液相色谱–核磁共振波谱（LC-NMR）、液相色谱–红外光谱

（LC-IR）等联用技术结合数据库，对已知微生物药物进行早期鉴定。

对新的微生物药物则需要进行"四谱"结构解析。①确定分子量和分子式。通过低分辨质谱确定分子量；利用高分辨质谱得出精确分子量及可能的分子式，再结合核磁共振氢谱、碳谱确定分子式；此外，元素分析也有助于分子式确定；根据分子式可计算化合物结构中的不饱和度。②从红外、质谱等确定化合物的特征官能团。如从红外光谱分析有无羟基、羰基等；从质谱分析有无氯、溴、硫元素，判断化合物类型等。③根据一维、二维核磁共振波谱进一步确定化合物的结构类型，特征官能团等；推导结构片段，并进行结构片段的连接，提出可能的结构。④综合应用各种图谱对推导的结构进行验证，如推导的结构对各种图谱均能契合，则说明该结构是正确或合理的，不能契合则需对结构进行修正；也可通过计算化合物碳氢化学位移和偶合常数并同实验值相比较来判断结构的正确与否；此外，微生物药物生物合成基因簇的确定，也有助于微生物药物结构的鉴定。

鉴定技术 主要包括紫外-可见光谱、红外光谱、核磁共振波谱及质谱。

紫外-可见光谱（ultraviolet and visible spectrophotometry, UV-Vis） 属电子光谱，是分子中价电子的跃迁而产生的，当处于基态的电子受到激发后会向高能级跃迁，在此过程中会吸收一定的能量，产生吸收光谱，称为紫外-可见吸收光谱，通常简称为紫外-可见光谱。不同结构的分子吸收的能量不同，产生光谱也不同，通过吸收峰的位置、强度和形状

推断分子中的共轭体系等骨架结构。吸收峰的位置判断共轭体系的大小，吸收峰的强度和形状则用于判断其类型。紫外-可见光谱在微生物药物分子骨架及官能团的确定方面有重要的作用。

红外光谱（infrared spectroscopy, IR） 属振动光谱，当分子振动时伴有偶极矩改变，则吸收红外光子，形成红外光谱。分子内原子的振动方式、化学键的类型、原子质量、原子周围的化学环境都会对影响振动所需的能量，不同结构的分子会产生不同的红外光谱，通过红外光谱分析，不仅可以推断分子中可能存在的官能团，还可以得到同官能团相关的一些结构信息，通过数据库比对，甚至有些化合物能通过红外光谱得到鉴别。红外光谱鉴定微生物药物具有简便、迅速，对样品无特殊要求，气体、固体、液体均可用于检测，以及用量少、可回收的优点。

质谱（mass spectrometry, MS） 将样品离子化，产生气态离子，并按质荷比（*m/z*）进行分离、分析的技术，质谱的发展非常快，应用也非常广泛。质谱图是按质荷比大小排列起来的图谱，化合物分子量不一样，结构不一样，则其反映在质谱图上的质谱峰和碎片峰就不一样，根据质谱图可得到化合物的分子量、分子式以及化合物的碎片组成和连接顺序，推断微生物药物的结构。质谱具有高灵敏度和高效率的特点，在药物研究中越来越得到重视，在药物代谢以及混合物的微量成分分析和结构测定等方面正在起到越来越重要的作用。

核磁共振波谱（nuclear magnetic resonance spectrometry, NMR） 处于磁场中有自旋运动的原子

核（如 ^{1}H 和 ^{13}C 等），由于受到磁场的作用而绕磁场以一定的角速度进动（或称进动频率），当在磁场的垂直方向加一个频率等于进动频率的交变磁场时，自旋的原子核即发生共振现象，吸收适当能量，从低能态跃迁到高能态，这种现象称之为核磁共振。共振的频率与磁场强度成正比，在给定的照射频率下，自旋核的共振磁场强度均与它们所处的化学环境有关。核磁共振谱图就是反映这种化学环境的差异及自旋核之间相互作用的谱图，结构不同的化合物其核磁共振谱图也不一样。常用的核磁共振谱图包括核磁共振氢谱（^{1}H-NMR）、核磁共振碳谱（^{13}C-NMR）、无畸变极化转移增强谱（DEPT）等一维谱，以及氢-氢化学位移相关谱（^{1}H-^{1}H COSY）、异核多键相关谱（HMBC）、异核单量子相关谱（HSQC）、核欧沃豪斯增益谱（NOESY）等二维谱，核磁共振谱能提供分子中氢、碳数目，所处的化学环境、连接方式及几何构型等信息。通过核磁共振波谱分析能建立分子中骨架连接，再结合质谱、红外光谱、紫外-可见光谱确定分子的平面和部分化合物的立体结构。也可用加入手性试剂或衍生化后利用核磁共振氢谱、碳谱测一些化合物的绝对构型。核磁共振谱是现代波谱解析最强有力的工具，并且无样品损耗。

圆二色谱是测定微生物药物分子立体构型的有效工具；对能获得单晶的化合物则可通过 X 线单晶衍射法确定其结构。化学手段在结构测定中的作用也不能忽视，特别是在复杂微生物药物的结构测定中，常需波谱法同化学方法的巧妙结合，才能完成结构

的确定。一些应用核磁共振谱进行结构解析的软件也已进入市场，尽管不能取代人工结构解析，但使得结构解析工作变得更为便利。

（孙承航）

dàhuánnèizhǐlèi yàowù jiégòu jiàndìng
大环内酯类药物结构鉴定
（structural identification of macrolide antibiotics） 根据大环内酯类抗生素来源及结构特点，采用现代波谱技术，对内酯环大小、发色团类型以及分子中是否有糖基及其数量和种类等的判断过程。经过波谱数据综合解析及与文献数据比对，可鉴别出大环内酯类抗生素的化学结构。

结构特点 大环内酯类抗生素是临床上常用的一类广谱抗感染药物，主要来源是链霉菌和小单孢菌属等放线菌的次生代谢产物。结构特点是以大环内酯为母体，通过内酯环上的羟基以糖苷键与 1~3 个糖基连接。常见的内酯环由 12、14 或 16 个碳原子组成，内酯环可被烷基、羟基、环氧基、酮基和醛基等基团取代，内酯环上还常带有 1~2 个碳-碳双键，有的双键可与羰基形成共轭体系。若带有的糖基部分有氨基糖，则分子具有碱性，一般多为二甲氨基糖，常见的氨基糖有 5 种：去氧氨基己糖、D-碳霉氨基

糖、D-安哥拉糖胺、D-福乐糖胺、L-巨霉糖胺。有的分子只含有中性糖，则分子显示中性，主要的中性糖有 11 种：D-兰卡霉糖、D-安哥拉糖、D-碳霉氨基糖、4,6-dideoxy-D-threo-hexos-3-ulose、6-deoxy-2-O-methyl-D-allose、L-碳霉糖、L-红霉糖、竹桃霉糖、L-烬灰红霉糖 A、L-久慈霉素 A 和 3-methyl-2,3,6-trideoxy-L-threo-hex-2-enopyranose。D 型糖常以 β 键成苷键，L 型糖常以 α 键成苷键。如以 16 元大环内酯类抗生素 4″-异戊酰螺旋霉素 I（结构式见图 1），内酯环被 8-甲基、20-甲氧基、6-乙醛基、3-羟基取代，同时 10、11、12、13 位碳原子形成 α、β、γ、δ-不饱和醇的碳-碳共轭体系；9 位羟基与福洛氨糖（I）、5 位羟基与由碱性糖碳霉氨糖（II）和中性糖碳霉糖（III）的 4″-异戊酰基衍生物组成的二糖形成碳-氧苷键。

鉴定技术 大环内酯类抗生素分子量为 500~1000，质谱技术提供的分子量和分子式是最初判断是否为大环内酯类抗生素的重要依据。在此基础上，结构鉴定中关键的一步是，应用紫外吸收光谱鉴定内酯环上烯键及烯键共轭体系组成的发色团类型。之后，结合质谱碎片提供的糖数量和种

类，可对大环内酯类抗生素进行分组，具体如下：①高分辨质谱技术提供的分子式以及质谱碎片峰，核磁共振光谱技术提供的内酯羰基碳原子信号、端基质子和端基碳原子信号，以及烯氢原子和烯碳原子信号，可帮助验证是否为大环内酯类抗生素，以及内酯环的大小和发色团的类型、是否具有糖结构单元、糖的数量和种类。②通过核磁共振光谱中醛基或酮基碳原子信号、甲基、氧甲基、羟基的信号能帮助判断内酯环上取代基的种类。完整的大环内酯类抗生素结构鉴别还需进行深入细致的二维核磁共振波谱的测定和解析，以及与文献报道的波谱数据进行详细核对等一系列后续研究。

紫外光谱鉴定 内酯环上不同的发色团有不同的紫外吸收特征，大环内酯类抗生素紫外吸收特征与具有的不同发色团结构类型之间的关系见表 1。

12-元大环内酯类抗生素中，最早发现的酒霉素、新酒霉素、YC-17 等，均含氨基糖 D-去氧氨基己糖，由于内酯环上具有 α,β-不饱和酮，因此，在 225nm 处显示强紫外吸收峰。12-元大环内酯类抗生素尚无成为药物的化合物。

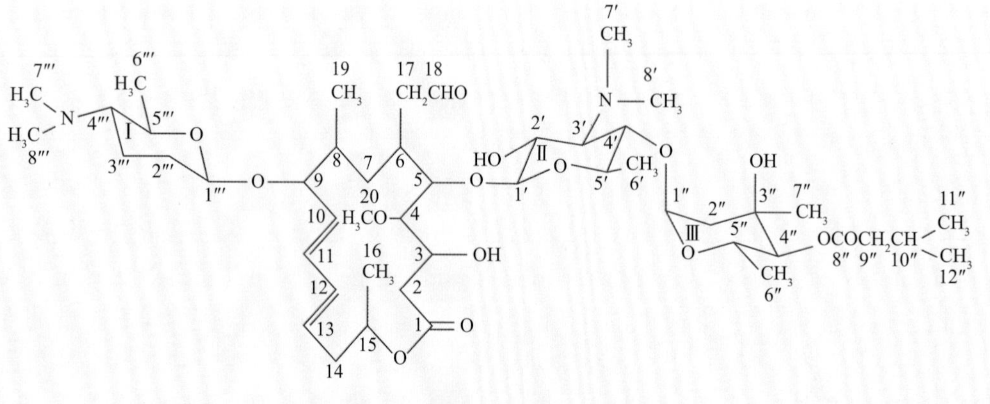

图 1 4″-异戊酰螺旋霉素 I 的结构式

14-元大环内酯类抗生素是研究最早的一类大环内酯类抗生素；苦霉素（pikromycin）是第一个发现的14-元大环内酯类抗生素，由于其大环结构中具有 α, β-不饱和酮，在 225～227nm 附近有强紫外吸收。

16-元大环内酯类抗生素按照内酯环上带有的发色团结构类型可分成 5 组，如表 2 所示。柱晶白霉素-螺旋霉素组抗生素，大环结构中具有 α, β, γ, δ-不饱和醇或醚发色团，在 230nm 附近具有强紫外吸收；蔷薇霉素-西拉霉素-德塔霉素组抗生素，大环结构中具有 α, β-不饱和酮发色团，在 240nm 处显示强紫外吸收峰；泰乐霉素-碳霉素 B 组抗生素，大环结构中具有 α, β, γ, δ-不饱和酮发色团，在 280nm 处显示强紫外吸收峰；麦里多霉素组抗生素，大环结构中具有烯醇发色团，仅具有末端紫外吸收。麻西那霉素-查耳霉素-阿德加霉素组抗生素，大环结构中同时具有 α, β-不饱和内酯和 α, β-不饱和酮发色团，分别在 215～218nm 和 240nm 附近具有强紫外吸收峰。

质谱鉴定　大环内酯类抗生素碳-氧糖苷键的断裂可形成质谱中主要的碎片离子峰，不同类型的糖有不同的质谱峰，从中能解读出结构中糖的种类和数量，还能反映出糖单元被取代的情况。例如，4″-异戊酰螺旋霉素 I 有质谱特征碎片离子（m/z）：142、174、229，表明 4″-异戊酰螺旋霉素 I 结构中存在福洛氨糖、碳霉氨糖和 4″-异戊酰碳霉糖。①质谱可对大环内酯类抗生素分子结构中含有糖的种类和数量进行鉴定。这是大环内酯类抗生素分组的重要依据。14-元大环内酯类抗生素结构按照内酯环氨基碱性糖和中性糖取代程度的不同可分为：苦霉素组，内酯环上编号为 5 位的碳原子上带有 1 个氨基糖取代；红霉素-竹桃霉素-sporeamicin 组，内酯环上编号为 3 位的碳原子上带有 1 个中性糖取代，5 位的碳原子上带有 1 个氨基糖取代；巨霉素组，内酯环上编号为 3 位的碳原子上带有碳原子上分别有 1 个氨基糖取代；久慈霉素-兰卡霉素组，内酯环上编号为 3 位和 5 位的碳原子上分别有 1 个中性糖取代。②质谱可对大环内酯类抗生素内酯环上带有的氨基碱性糖和中性糖取代程度进行鉴定。16-元大环内酯类抗生素结构按照内酯环上带有的氨基碱性糖和中性糖取代程度的不同又可分为：卷霉

表 1　大环内酯类抗生素紫外吸收特征与相应发色团结构类型

紫外吸收/nm	发色团类型	结构
280～290（弱）	饱和酮	
280～290（强）	α, β, γ, δ-不饱和酮	
240（强）	α, β-不饱和酮	
232（强）	α, β, γ, δ-不饱和醇或醚	
225（中等～强）	α, β-不饱和酮	
末端吸收	烯醇	

表 2　16-元大环内酯类抗生素的紫外吸收和结构中带有的发色团结构类型

组别	紫外吸收/nm	发色团	
I	232	α, β, γ, δ-不饱和醇或醚	
II	240（强）	α, β-不饱和酮	
III	280（强）	α, β, γ, δ-不饱和酮	
IV	末端吸收	烯醇	
V	216（强）	α, β-不饱和酮	
	240（中等）	α, β-不饱和内酯	

素-幼霉素抗生素组，含1个氨基糖；柱晶白霉素-碳霉素-麦里多霉素抗生素组，含1个中性糖和1个氨基糖；中性霉素-aldgamycin抗生素组，含2个中性糖；螺旋霉素抗生素组，含1个中性糖和2个氨基糖；安哥拉霉素抗生素组，含2个中性糖和1个氨基糖。

(孙承航)

duōxīdàhuánnèizhǐlèi yàowù jiégòu jiàndìng

多烯大环内酯类药物结构鉴定 (structural identification of polyene macrolide drugs)

用现代波谱学或化学方法，鉴定多烯大环内酯类药物化学结构的过程。鉴定内容包括分子式、内酯环大

小、共轭双键数目与构型、糖基种类与数量、羟基或甲基等取代基团位置及其立体构型。

结构特点 多烯大环内酯类药物是一类对霉菌、酵母或原虫有抑制作用的大环内酯类抗生素，主要由链霉菌产生。典型的多烯大环内酯由 20~40 个碳原子和 3~7 个共轭双键组成多元内酯环。已发现的多烯大环内酯类化合物环大小从 16 元至 60 元环不等。某些多烯大环内酯药物结构中含有 1 个糖基，其中以 D-海藻糖胺（3-氨基-3,6-二脱氧-D-甘露糖）最常见。其他取代基还有甲基、多聚 1,3-二羟基、环氧、羧基、酮基或半缩醛等。根据共轭

双键的数量，多烯内酯环可分为三烯、四烯、五烯、六烯和七烯等类型（图1）。这类抗生素在酸性溶液中或紫外线照射下易失活。一些重要的多烯大环内酯抗生素，如制霉菌素 A_1、匹马霉素、龟裂霉素、菲律宾霉素 Ⅰ～Ⅲ、杀皮菌素 A 和两性霉素 B 的化学结构见图2。

$$—CH_2—(CH=CH)_x—CH_2—$$

X=3，三烯
=4，四烯
=5，五烯
=6，六烯
=7，七烯

图1 多烯大环内酯药物的结构类型

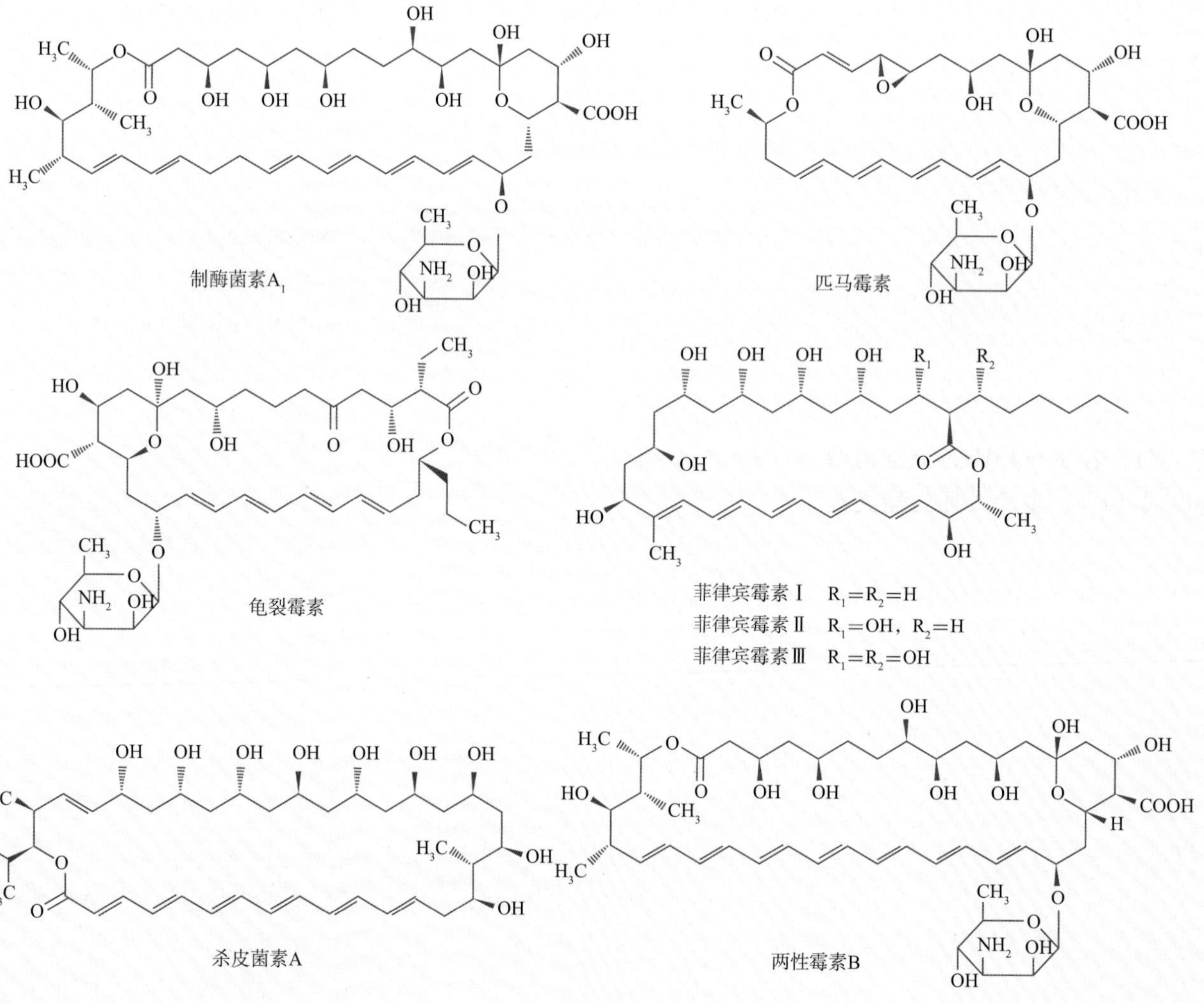

制酶菌素A_1

匹马霉素

龟裂霉素

菲律宾霉素 Ⅰ　$R_1=R_2=H$
菲律宾霉素 Ⅱ　$R_1=OH$, $R_2=H$
菲律宾霉素 Ⅲ　$R_1=R_2=OH$

杀皮菌素A

两性霉素B

图2 多烯大环内酯类药物代表化合物结构

鉴定程序和技术　利用质谱，尤其是高分辨电喷雾质谱，获得化合物的分子量信息；结合核磁共振波谱（碳谱和氢谱）数据，进一步确定化合物的准确分子式。依据碳谱的碳原子化学位移和无畸变极化转移增强谱数据，可确定碳原子类型（如甲基碳、亚甲基碳、次甲基碳、季碳、双键碳、连氧碳、羰基碳等）与数目，判断是否含糖取代基及其数目。依据氢谱质子化学位移，进一步确证双键、甲基、连氧次甲基、亚甲基的数目。根据质子和碳原子的化学位移，与文献报道数据比较，基本能确定已知化合物的化学结构。对于未知化合物，则需进一步分析二维核磁共振波谱（如[1]H-[1]H 同核化学位移相关谱、全相关谱、异核单量子相关谱、异核多键相关谱、旋转坐标系核欧沃豪斯增强谱）的同核以及异核相关峰信号，从一些易识别的特征性基团如双键、酯基等开始解析，逐步确立整个分子的平面结构。

立体构型鉴定：双键立体构型可根据烯键质子的偶合常数确定。若 $^3J \approx 10Hz$，双键构型为顺式（Z），若 $^3J \approx 15Hz$，双键构型为反式（E）。多烯大环内酯类抗生素结构中普遍含有多个连续的 1,3-二醇结构单元，确定它们的立体构型（包括相对构型和绝对构型）是这类药物结构鉴定的难点。主要原因有：①该类抗生素结晶性较差。仅有两个化合物用 X 射线单晶衍射分析确定了立体构型。②核磁共振谱图信号复杂，醇碳质子信号重叠严重，根据原型化合物的氢谱数据分析难以确定构型。早期，该类药物的构型鉴定工作主要通过大量的化学降解和部分合成来完成。21 世纪初

发展起来的基于核磁共振波谱分析，确定 1,3-二醇相对构型的技术有两种：①丙叉衍生物碳谱数据分析法。通过化学反应制备 1,3-二醇丙叉衍生物，经[1]H-NMR、^{13}C-NMR、异核多量子相关谱和二维核欧沃豪斯增强谱等核磁共振波谱数据分析，准确归属丙叉衍生物的两个甲基碳化学位移（图 3）。如丙叉衍生物的两个甲基化学位移相近（$\delta_C 25ppm$），则羟基相对构型为反面（anti）；若两个甲基化学位移不等（分别为 $\delta_C 19ppm$ 和 30ppm），则羟基相对构型为同面（syn）。②Kishi 碳谱数据模型比较法（图 4）。美国科学家岸义人（Yoshita Kishi）等通过化学合成制备了一系列的 syn 与 anti 不同组合的多聚 1,3-二醇模型化合物，并总结出醇碳或甲基碳的化学位移特征。1,3-二醇的醇碳化学位移与相邻立体化学环境密切相关，并呈现一定的规律性。将天然产物的碳谱数据与

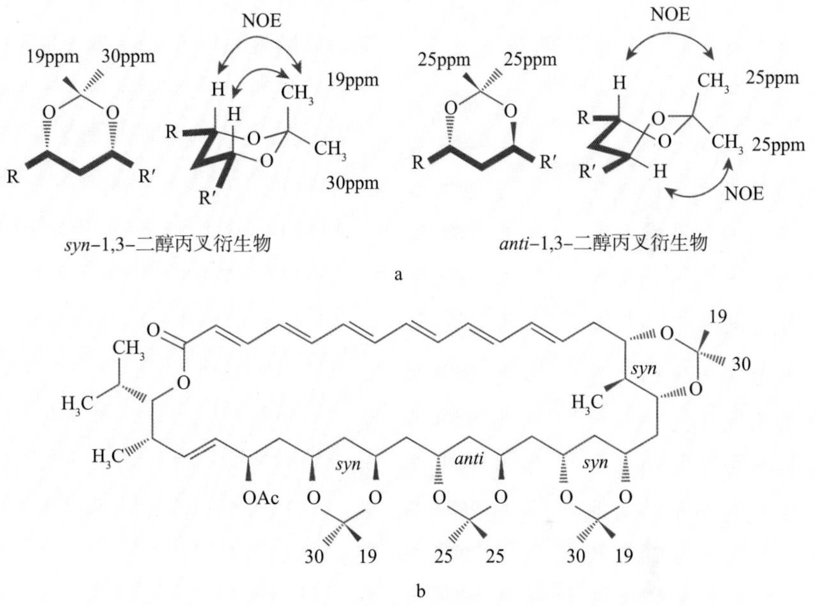

图 3　a. 不同构型 1,3-二醇丙叉衍生物核磁共振波谱特征；
b. 杀皮菌素 A 丙叉衍生物甲基碳化学位移

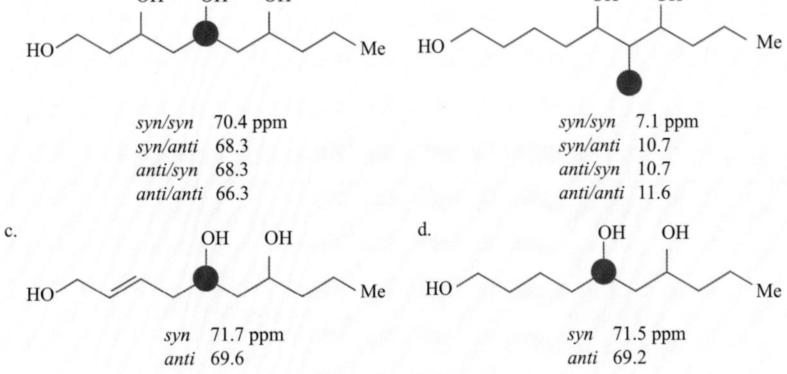

图 4　Kishi 1,3-二醇碳谱数据库模型（氘代甲醇中测定）

不同模型化合物的碳谱数据进行比较，可以确定未知化合物的相对立体构型。在相对构型确定的基础上，将丙叉衍生物进一步制备莫舍（Mosher）手性试剂酯衍生物，经氢谱数据解析，可最终确定多烯大环内酯抗生素 1,3-二醇单元的绝对构型。

紫外光谱　不同类型多烯大环内酯抗生素，结构中共轭双键数目不等，有不同的颜色和紫外光谱特征（表1）。根据紫外吸收特征，能初步判断多烯大环内酯抗生素的双键数目。共轭双键数目越多，化合物颜色越深，其紫外光谱最大吸收峰向长波长位移。

核磁共振波谱　通过氢谱（^{1}H-NMR）解析能确定多烯大环内酯类抗生素的双键、甲基数目与取代情况。氢谱的特征信号有：双键质子化学位移位于 δ_H 6.0～7.6，如双键与羰基共轭，受共轭效应影响，羰基 β 位质子的化学位移大于 α 位质子场。连氧次甲基质子化学位移位于 δ_H 4.0～5.0，其中与酯键连接的次甲基质子化学位移较大，在 δ_H 5.0。甲基质子化学位移位于 δ_H 0.7～1.2。通过碳谱解析（包括 ^{13}C-NMR 和无畸变极化转移增强谱）解析能够确定碳原子的类型与取代情况。碳谱的特征信号包括：双键次甲基（δ_c 120～145），连氧次甲基（δ_c 65～80），脂肪亚甲基（δ_c 30～48），糖端基

碳和半缩醛碳（δ_c 95～105），酯羰基（δ_c 165～172），酮羰基（δ_c 210附近）。

（孙承航　甘茂罗）

β-nèixiān'ànlèi yàowù jiégòu jiàndìng

β-内酰胺类药物结构鉴定

（structural identification of tetracycline drugs）　根据来源及结构特点，用紫外、红外光谱及质谱等现代光谱学手段对 β-内酰胺类药物的种类进行初步判断，并经波谱数据综合解析及与文献数据比对，鉴别 β-内酰胺类药物的化学结构的过程。

结构特点　分子内含有 β-内酰胺结构的抗生素总称为 β-内酰胺类药物。主要包括 3 种类型。

青霉素类药物　母核为 6-氨基青霉烷酸，其基本骨架见图 1，从早期的青霉素发酵液中分离出青霉素 F、青霉素 G、青霉素 K、青霉素 X、双氢青霉素 F 与戊青霉素钠（flavacidin）等 6 种天然青霉素。它们的差别在于 R 取代基不同，分别为 $CH_3CH_2CH=CHCH_2—$、$C_6N_5CH_2—$、$CH_3(CH_2)_6—$、$p\text{-}HOC_6H_4CH_2—$、$CH_3(CH_2)_6—$ 和 $CH_3CH=CHCH_2CH_2—$。临床应用的青霉素类药物有氨苄西林、阿莫西林、依匹西林和环己西林等，均属广谱抗生素。

头孢菌素类药物　母核为 7-氨基头孢烯酸（7-ACA）。天然

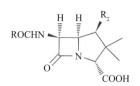

图 1　青霉素类药物的基本骨架

头孢菌素有头孢菌素 C、7-甲氧基头孢菌素（头霉素）类，化学结构见图 2。临床应用的头孢菌素已由第一代发展到第四代，均为半合成品种。第一代头孢菌素类药物多为半广谱抗生素，耐青霉素酶，对革兰阳性菌（包括耐青霉素的金黄色葡萄球菌）有效，对革兰阴性菌产生的 β-内酰胺酶的稳定性较差，仅对大肠埃希菌、奇异变形菌、流感嗜血杆菌、伤寒杆菌和痢疾志贺菌有一定活性。代表药有头孢噻吩、头孢噻啶、头孢匹林、头孢乙氰、头孢唑啉、头孢特唑和头孢硫脒。第二代头孢菌素类对革兰阳性菌的抗菌效能与第一代相近或较低，其特点是对革兰阴性菌的抗菌效能较强，主要表现在抗 β-内酰胺酶性能强和抗菌谱广，且对奈瑟菌属、部分吲哚阳性变形杆菌、部分柠檬酸杆菌、部分肠杆菌属均有抗菌作用。代表药有头孢孟多、头孢尼西、头孢呋辛、头孢替安、头孢西丁和头孢美唑。第三代头孢菌素类主要特点是抗菌活性强、抗菌谱更广，对 β-内酰胺酶稳定，对革兰阴性菌作用及抗菌谱比第二代更优越更广泛；但对革兰阳性菌的活性不如第一代（个别品种相近），对粪链球菌、难辨梭状芽胞杆菌等无效。代表药有头孢噻肟、头孢唑肟、头孢曲松、头孢唑喃、头孢甲肟、头孢地嗪等。第四代头孢菌素对革兰阳性菌、革兰阴性菌、厌氧菌显示了广谱抗菌活性，特别对链球菌属、

表 1　不同类型多烯大环内酯药物的紫外光谱特征

类型	代表化合物	颜色	紫外光谱 3 个最大吸收波长/nm
三烯	mycotrienin	无色或浅黄色	271，281，305
四烯	制霉菌素	浅黄色	289～291；302～304；310～319
五烯	菲律宾霉素 I	黄色	317～321；333～339；354～359
六烯	杀皮菌素 A	金黄色	340～349；356～357；377～383
七烯	两性霉素 B	橙色	358～361；378～381；399～405

肺炎球菌等有很强活性。代表药有头孢吡罗、头孢匹肟、头孢罗兰、头孢瑟利等。

碳青霉烯类药物　根据6位取代基的立体构型不同，分为5,6-反式-碳青霉烯、5,6-顺式-碳青霉烯和6-亚乙基碳青霉烯3组，见图3。5,6-反式-碳青霉烯类是6-H与5α-H处于反式，有硫霉素、NS-5、PS-5、PS-6、PS-7、PS-8、N-乙酰硫霉素和N-乙酰去氧硫霉素等，取代基 R_1 分别为—OH、—H、—H、—CH_3、—H、—CH_3、—OH 和—OH；取代基 R_2 分别为—$SCH_2CH_2NH_2$、—$SCH_2CH_2NH_2$、—SCH_2CH_2NHAc、—SCH = $CHNHAc$、—SCH = $CHNHAc$、—SCH_2CH_2NHAc 和—SCH = $CHNHAc$。5,6-顺式-碳青霉烯类是6-H与5α-H处于顺式，有橄榄酸、差向硫霉素、地毯霉素、多色酸霉素等。6-亚乙基碳青霉烯类的有天冬霉素 A、天冬霉素 B、天冬霉素 C。

鉴定程序和技术　β-内酰胺类药物的鉴定首先可采用薄层色谱、紫外光谱和高效液相色谱等手段对这一类化合物进行定性鉴别，对该类化合物的确切结构则需要质谱、红外光谱以及核磁共振波谱等波谱技术方法进行综合分析。

紫外光谱及红外光谱分析　β-内酰胺类药物含有β-内酰胺环结构，β-内酰胺环状 π-π* 吸收在200nm以下，若侧链含有其他显色或助色团，可在200nm以上产生吸收。临床应用中绝大多数β-内酰胺类药物都有紫外吸收。在紫外光谱中，β-内酰胺类药物可在 $1750\sim1780cm^{-1}$ 观察到内酰胺羰基引起的吸收。

质谱裂解规律　电喷雾质谱作为一种软电离技术，既可测定化合物的分子量，又能获得较为丰富的结构信息，尤其适用于研究化合物在质谱中的裂解规律。以碳青霉烯类药物为例（图4），可发生裂解途径为：①取代基 R_1

与β-内酰胺环之间碳-硫键的不同方向断裂会分别产生离子 G 和 H。基于取代基 R_1 形成离子的稳定性不同，会导致二者的相对丰度不同。②四元内酰胺环的支链乙基上碳-氧键会发生裂解反应，丢失1分子 H_2O（分子量为18），形成离子 A；该离子随后脱去1分子 $CH_2CHCHCO$（分子量为68）形成离子 B。在青霉烯类药物的裂解中，准分子离子直接发生四元环裂解反应，中性丢失1分子 CH_3CH（OH）$CHCO$（分子量为86）获得离子 B。而碳青霉烯类首先经过支链的脱水反应（分子量减少18）产生离子 A，之后发生四元环裂解反应（分子量减少68）得到离子 B。虽然最终所获得的结果相同，但是碳青霉烯类与青霉烯类的裂解机制存在区别；离子 B 随后脱去1分子 CO_2（分子量为44）生成相对丰度较高的离子 C。③内酰胺环分子内的重排会发生脱羧基反应，丢失1分子 CO_2 形成离子 D；经过多级质谱的测定，发现离子 D 会生成相对丰度较低的离子 E 和 F。

（孙承航　陈明华）

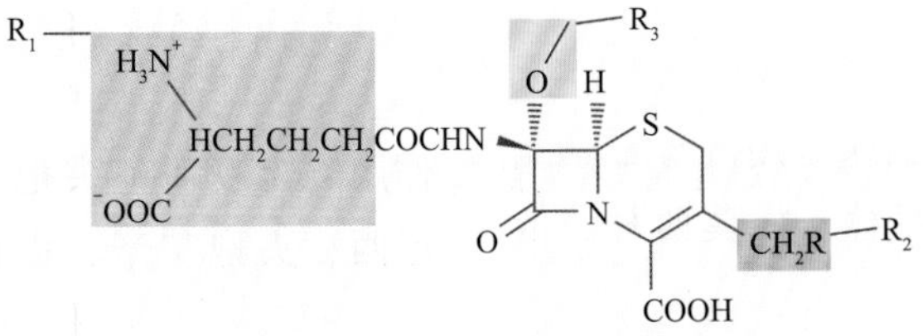

hégānlèi yàowù jiégòu jiàndìng

核苷类药物结构鉴定（structural identification of nucleoside antibiotics）

根据核苷类药物的结构类型特点，用紫外光谱、质谱和核磁共振光谱等现代波谱技术对其进行初步鉴别，并经综合解析或与文献对照最终确定结构的过程。

结构特点　核苷类药物最主要的结构特征是含有由1个碱基和1个糖基组成的核心结构单元。按照糖苷键的连结方式，可分为两大类：糖基通过 C—N 键与碱基相连的称为氮-核苷类药物（N-nucleoside antibiotics），如齐多夫

图2　头霉素类抗生素的基本母核

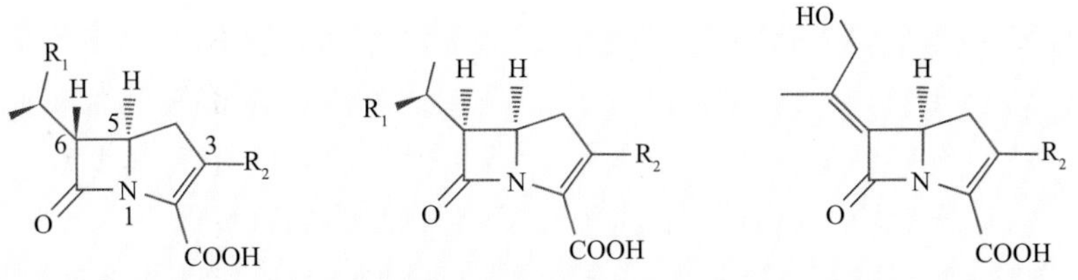

5,6-反式-碳青霉烯　　5,6-顺式-碳青霉烯　　6-亚乙基碳青霉烯

图3　碳青霉烯类药物的基本母核

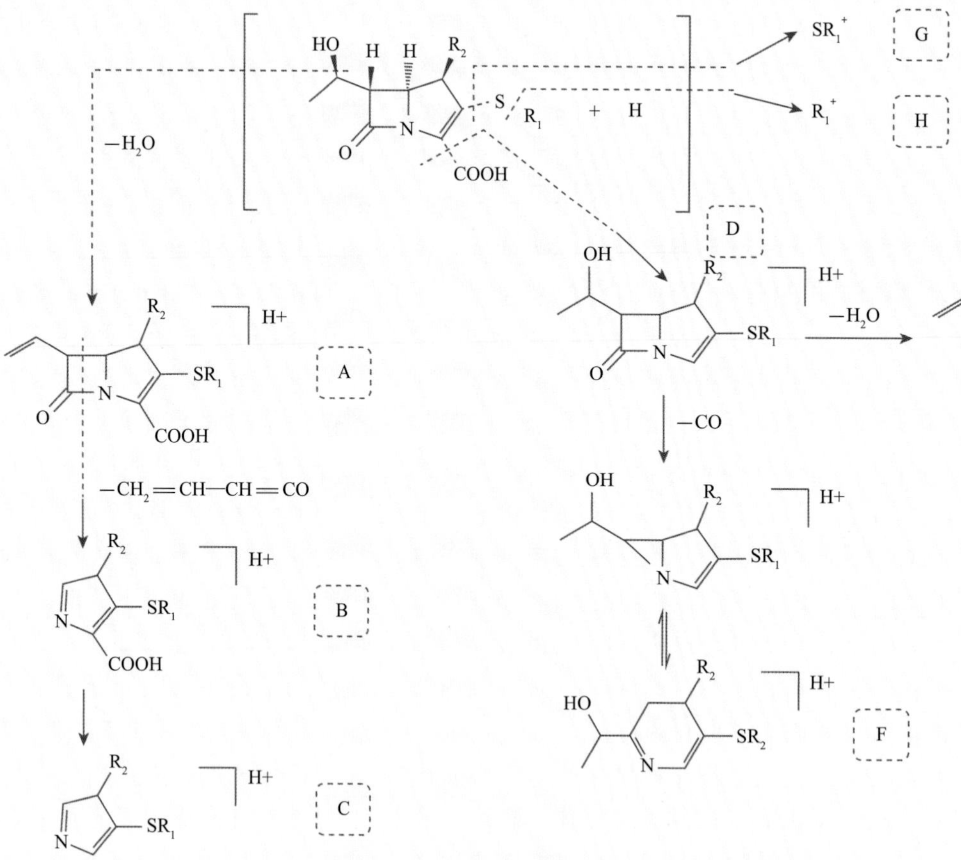

图 4 碳青霉烯类药物的电喷雾 MS 裂解规律

定、恩曲他滨、地丹诺辛等；通过罕见的 C—C 键与碱基相连的称为碳-核苷类药物（C-nucleoside antibiotics），如吡唑霉素。氮-核苷类药物在临床上广泛地应用于病毒性感染、肿瘤及获得性免疫缺陷综合征的治疗。如获得性免疫缺陷综合征治疗药物齐多夫定、恩曲他滨、地丹诺辛、扎西他滨、司他夫定、阿巴卡韦等；抗肿瘤药物阿糖胞苷、去氧氟尿苷等。各代表药物的结构式见图 1。

鉴定程序和技术 核苷类药物结构中的碱基一般为含有嘌呤或嘧啶结构的芳香杂环，在紫外区具有特征吸收，因此，紫外光谱鉴定可作为核苷类药物早期鉴定的首选方法，进一步可通过质谱碎片离子及分子量推测细微结构，在此基础上通过核磁共振光谱最终确定核苷类药物的结构。

紫外光谱鉴定 核苷类药物的碱基多为嘌呤环或嘧啶环，在紫外光区具有特征吸收光谱，一般在 260nm 附近显示出较强的紫外吸收峰，嘌呤或嘧啶环上存在吸电子基团时特征吸收峰发生蓝移，反之，存在供电子基团时发生红移。

质谱鉴定 氮-核苷类药物结构中的 C—N 键在质谱中较易发生断裂，而产生特征性碎片离子，如在正离子模式下，通过 C—N 键断裂，齐多夫定、地丹诺辛和拉米夫定分别给出特征性子离子 m/z 127、137 和 112，见图 2。因此这些特征可以作为核苷类药物结构类型分类的重要依据。

核磁共振波谱鉴定 核苷类药物的结构中含有糖基，在核磁共振波谱中有典型的糖基信号峰：端基质子在 δ 4.3~6.0，其他连氧碳上的质子信号在 δ 3.2~4.2；端基碳信号在 δ 95~105，其他连氧碳信号在 δ 60~85。

（孙承航 解云英）

ānjī tánggānlèi yàowù jiégòu jiàndìng

氨基糖苷类药物结构鉴定

（structural identification of aminoglycoside drugs） 根据氨基糖苷类药物的性质及结构特点，用显色反应初步鉴别，根据质谱裂解规律推测，并最终结合核磁共振波谱综合解析鉴定氨基糖苷类化合物结构的过程。

结构特点 氨基糖苷类药物是一类以氨基环醇为母核，并通过糖苷键与氨基糖相连的一类化合物的总称。氨基糖苷类药物根

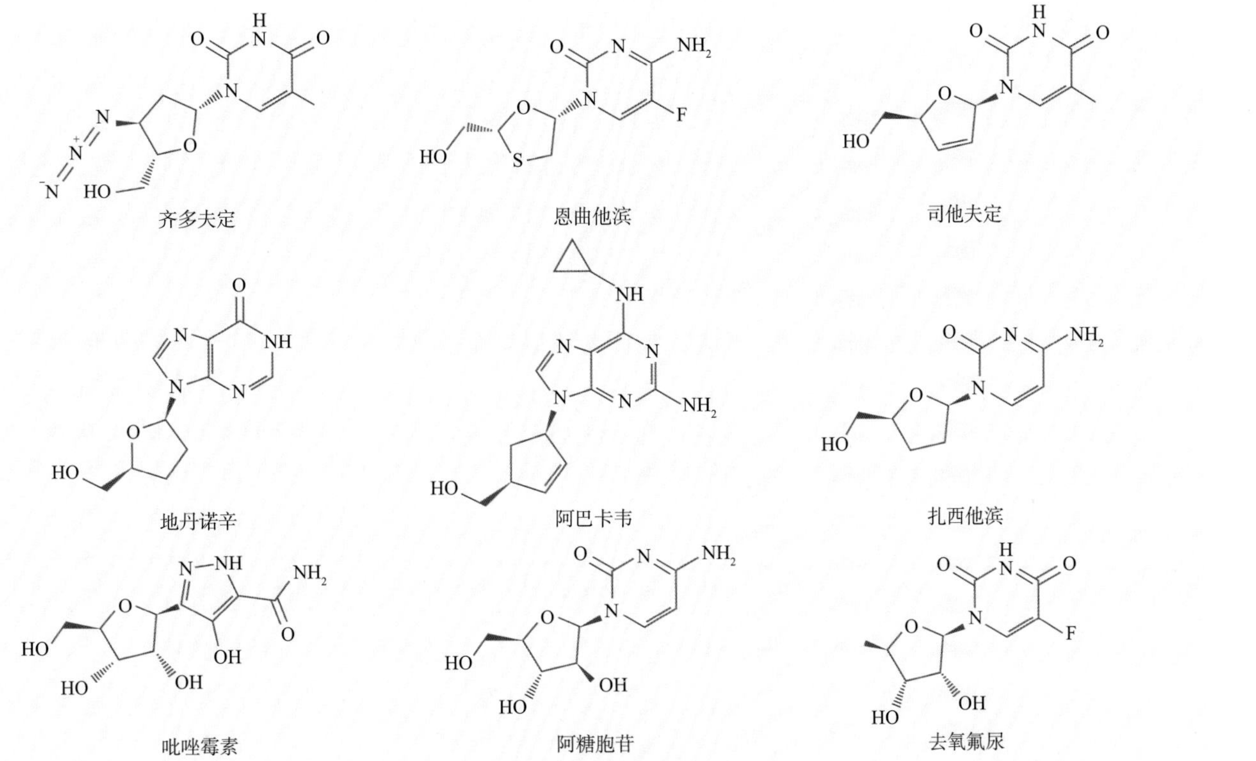

图 1　代表性核苷类药物的结构

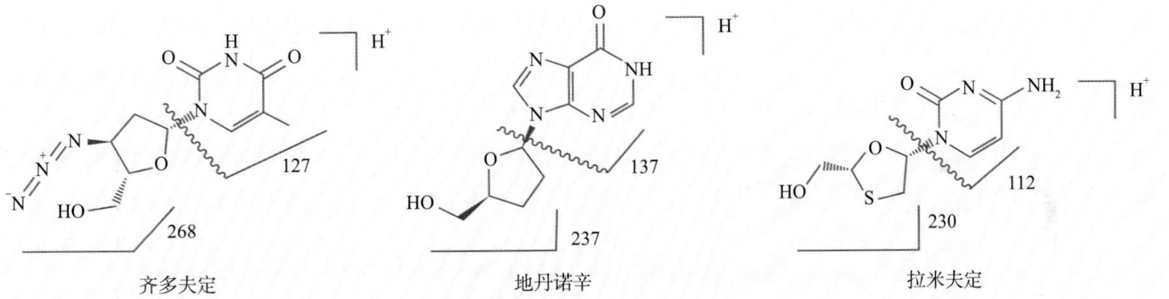

图 2　质谱中氨基糖苷类药物特征性碎片离子

据母核氨基环醇的结构（图 1 蓝色部分结构）主要分为两大类：一类以链霉胺为母核（如链霉素、双氢链霉素），另一类以 2-脱氧链霉胺为母核。其中，后者根据 2-脱氧链霉胺母核上氨基糖的取代位置不同又分为单取代（如新霉胺），4,5-取代（如巴龙霉素、新霉素 B、核糖霉素等）和 4,6 取代（如依替米星、阿米卡星、奈替米星、妥布霉素和小诺米星等）氨基糖苷类抗生素。

鉴定程序和技术　氨基糖苷类化合物极性均较大，一般在大孔吸附树脂柱上不能保留，需用活性炭或阳离子交换树脂才能吸附，结构中不存在共轭结构，紫外区无特征吸收峰，仅显示出末端吸收，这些特征可作为氨基糖苷类化合物的初步鉴别。结构中存在的氨基、胍基等基团。可以通过茚三酮、坂口反应等显色反应进行鉴别。氨基糖苷类化合物的糖苷键在质谱中容易断裂，形成特征性离子碎片，可用来推测已知或未知化合物结构。但要准确确定氨基糖苷类药物的结构需要结合核磁共振波谱数据综合解析。

显色反应鉴定　氨基糖苷化合物结构中的氨基可和茚三酮缩合，生成蓝紫色化合物；某些氨基糖苷类药物中含有胍基，在碱性溶液中和 8-羟基喹啉（或 α-萘酚溶液）分别同次溴酸钠反应，其各自产物再相互作用生成橙红色化合物,即坂口反应(Sakaguchi test)。

质谱鉴定 在低能碰撞活化解离质谱中氨基糖苷类化合物主要发生糖苷键断裂,形成特征性离子碎片(表1),可用于糖苷类药物的鉴别及相关物质结构的推测,图2为妥布霉素在低能碰撞活化解离质谱中主要的裂解途径。

核磁共振波谱鉴定 质谱虽然可以给出氨基糖苷类化合物的特征碎片离子,但是氨基糖苷类化合物准确结构的确证还需要运用核磁共振技术,通过与文献对比或综合解析一维和二维核磁数据,最终确定结构。氨基糖苷类化合物的核磁共振图谱中含有典型的糖基信号:端基质子在$\delta 4.3 \sim 6.0$,其他连氧碳上的质子信号在$\delta 3.2 \sim 4.2$,与氨基相连的亚甲基、次甲基氢信号在$\delta < 3.5$;端基碳信号在$\delta 95 \sim 105$,其他连氧碳信号在$\delta 60 \sim 85$,与氨基相连的亚甲基、次甲基碳信号在$\delta 40 \sim 65$。根据氢-氢化学位移相关(^1H-^1H COSY)谱可以很容易地将氨基糖苷质子划分为3个自旋系统(A、B和C环,图3),进一步通过异核多键相关谱将各个自旋系统相连,从而确证出完整结构。

(孙承航 解云英)

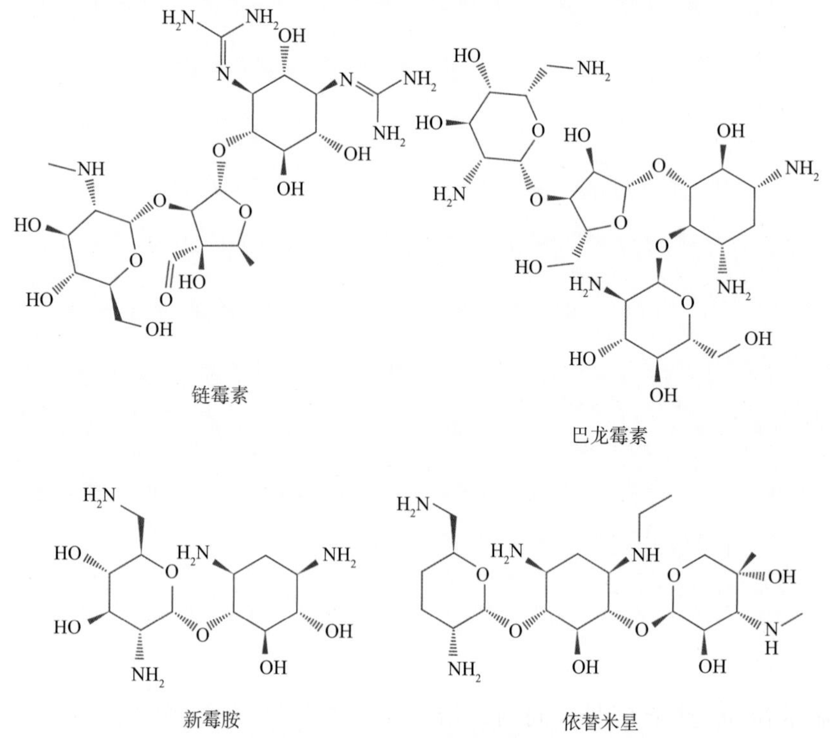

tàilèi yàowù jiégòu jiàndìng

肽类药物结构鉴定(structural identification of peptide drugs)

根据肽类药物的结构类型特点,用现代波谱技术并结合化学反应,对组成氨基酸的类型、连接顺序以及立体构型进行确定的过程。

结构特点 肽类药物是微生物通过非核糖体肽或核糖体肽途径合成的一类生物活性物质的总称。按分子中存在的非氨基酸成分情况又分为纯肽、脂肽、糖肽等。①纯肽,由天然或非天然氨基酸通过肽键连接而成化合物,可为线状、环状或线-环状,有抗菌、免疫调节、抗肿瘤等多种生理活性,如用于治疗多药耐药的革兰阴性菌感染的多黏菌素,以及治疗革兰阳性菌感染的杆菌肽。②脂肽,由肽链或环肽和脂肪酸链组成的有两亲结构的微生物药物,其结构中同时含有亲水性的肽键和疏水性的脂肪链,独特的两亲性使其表现出抗菌、抗肿瘤和抗病毒等多种生物学活性。例如,用于治疗某些革兰阳性菌感染的达托霉素,即为一类全新结构的环脂肽类抗生素。③糖肽,分子中含有糖的肽,如抗菌药物万古霉素、去甲万古霉素、替考拉宁,以及抗肿瘤药物博来霉素、平阳霉素和博安霉素等。代表性药物结构式见图1。

鉴定程序和技术 多肽类药物的分析鉴定包括平面结构和立体结构鉴定。主要鉴定方法包括:

链霉素

巴龙霉素

新霉胺

依替米星

图 1 代表性氨基糖苷类药物结构

表 1 质子化的氨基糖苷类化合物主要的子离子列表

化合物	母离子	AB	C-H₂O	B	BC	A-H₂O
妥布霉素	468	324	145	163	307	162
卡那霉素 A	485	324	162	163	324	162
庆大霉素 C_{1a}	450	322	129	163	291	160
庆大霉素 C_1	478	322	157	163	319	160
庆大霉素 C_2	464	322	143	163	305	160
西索米星	448	322	127	163	289	160
奈替米星	476	350	127	191	317	160
核糖霉素	455	295	161	163	323	133

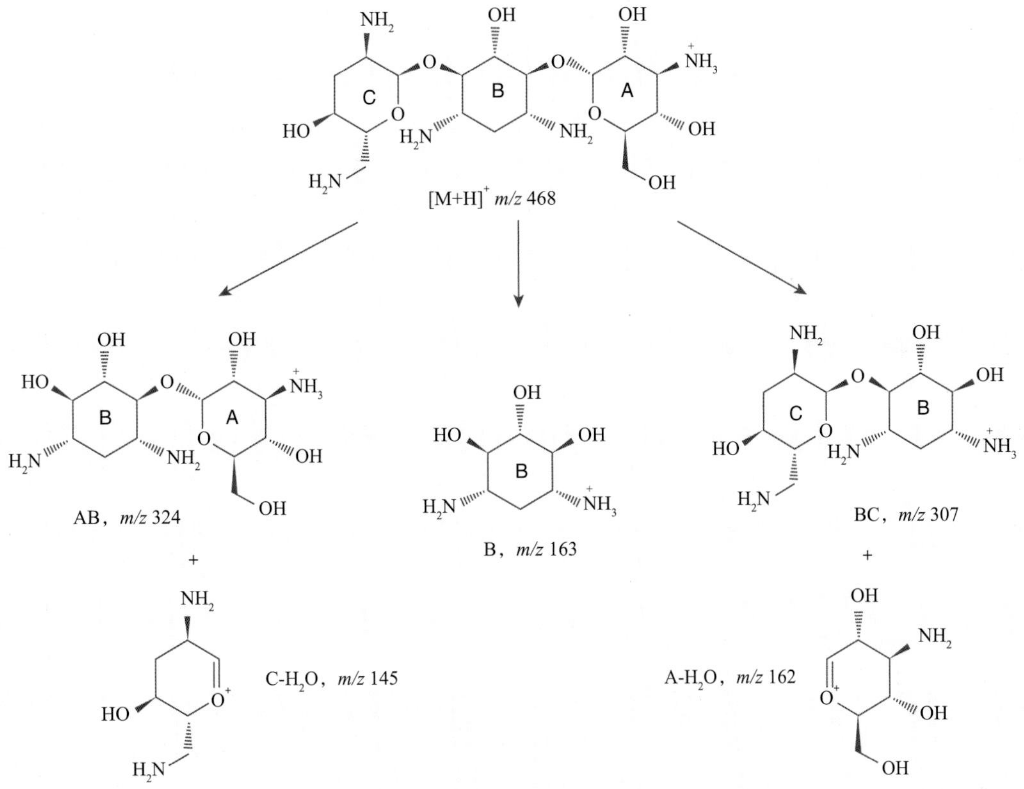

图 2　妥布霉素在低能碰撞活化解离质谱中主要的裂解途径

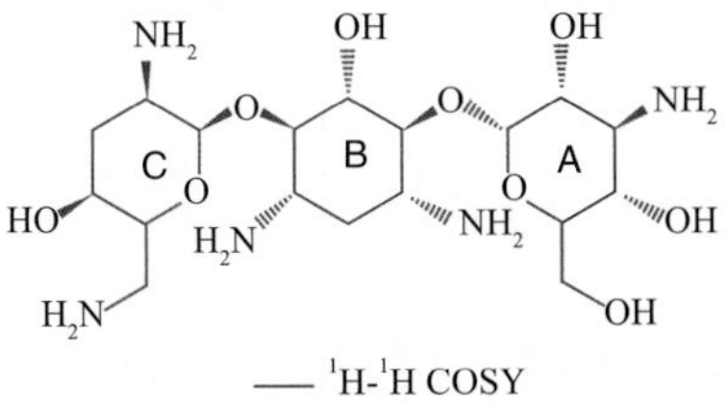

图 3　氨基糖苷类化合物
质子的自旋系统

质谱、核磁共振波谱以及 Marfey 反应等。

质谱鉴定　质谱分析不但可给出准确的分子量，而且可通过质谱/质谱分析获得多肽序列信息。多肽性质不稳定，需要采用软电离技术，如电喷雾电离质谱、基质辅助激光解吸质谱。电喷雾电离质谱常给出多电荷峰，基质辅助激光解吸质谱一般结果为单电荷分子离子峰，比电喷雾电离质谱容易分析。串联质谱质谱/质

谱会给出更丰富的肽段信息，可辅助解析肽类药物的结构。

核磁共振波谱　确定多肽类药物的主要方法之一，多肽药物在 ^{1}H 核磁共振波谱中有特征性信号：在 δ 7.50～9.00 显示出可交换的质子信号，在 δ 3.50～5.00 显示出 α 质子信号。同时，结合 ^{13}C 核磁共振波谱以及二维核磁共振波谱可以确定肽类药物平面结构。

Marfey 反应　1984 年发表的 Marfey 方法，成为确定氨基酸构型最高效和常用的方法，方法共分为 4 步：第一步，在强酸或强碱性条件下将多肽类化合物完全水解；第二步，水解产物在碱性条件下与 Marfey 试剂 1-氟-2,4-二硝基苯基-5-L-丙氨酸酰胺（L-FDAA）或 1-氟-2,4-二硝基苯基-5-D-丙氨酸酰胺（D-FDAA）衍生化；第三步，中和衍

生化产物并进行高效液相色谱-紫外光谱（340nm）或高效液相色谱-质谱分析；第四步，通过与 L 或 D 型氨基酸标准品衍生物的保留时间进行比较，最终确定化合物中的氨基酸的构型。

（孙承航　解云英）

sìhuánsùlèi yàowù jiégòu jiàndìng
四环素类药物结构鉴定（structural identification of tetracycline drugs）　根据药物来源及结构特点，采用颜色鉴别反应以及现代波谱技术，对四环素的种类进行初步判断，再经过波谱数据综合解析及与文献数据比对，鉴别出四环素类药物化学结构的过程。

结构特点　四环素类药物都有相同的母核即氢化骈四苯，1948 年从金霉素链霉菌 *Streptomyces aureofaciens* 中发现了首个四环素类广谱抗生素金霉素，1950 年

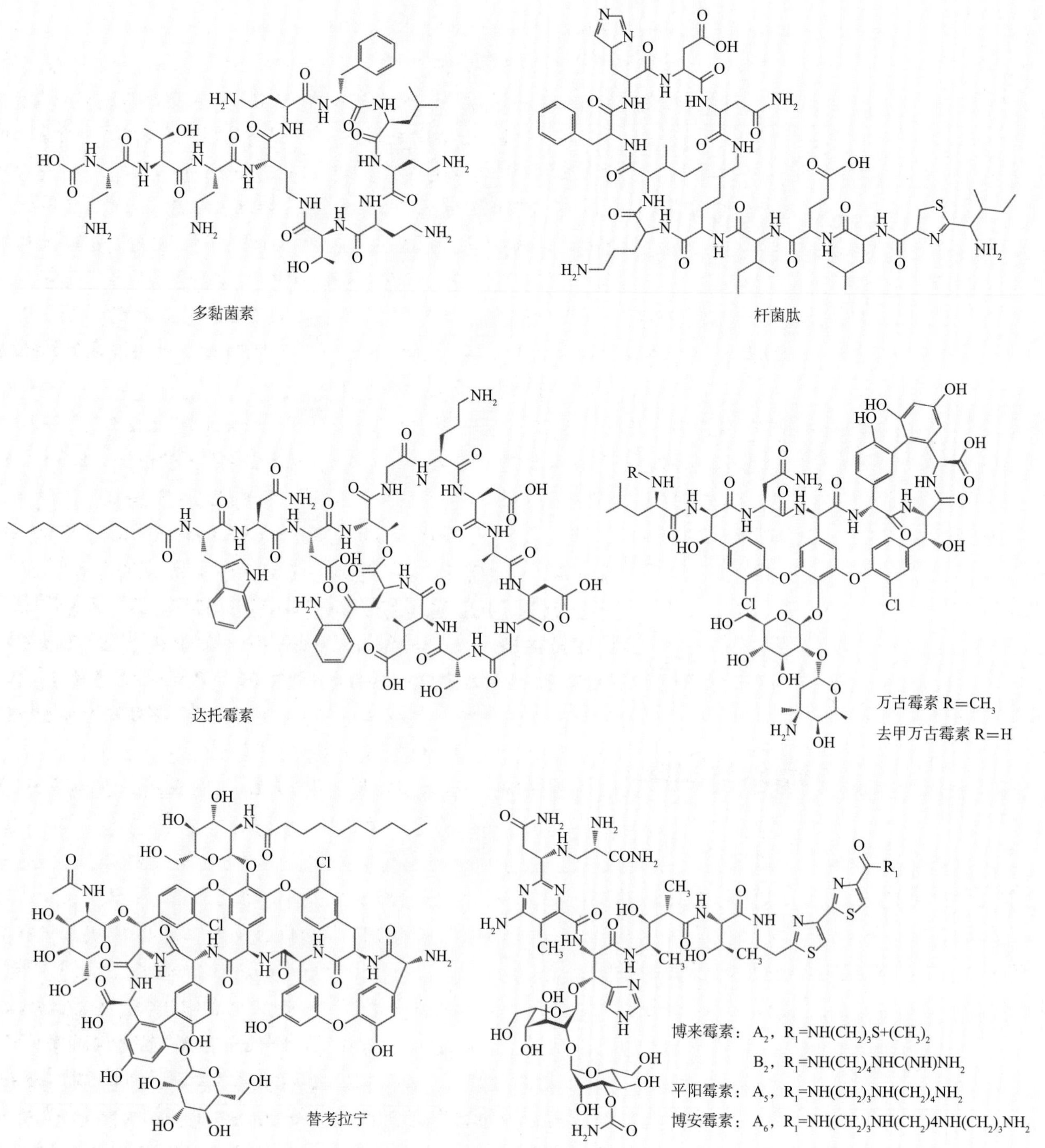

多黏菌素

杆菌肽

达托霉素

万古霉素 R＝CH₃
去甲万古霉素 R＝H

替考拉宁

博来霉素：A₂, R₁＝NH(CH₂)₃S+(CH₃)₂
B₂, R₁＝NH(CH₂)₄NHC(NH)NH₂
平阳霉素：A₅, R₁＝NH(CH₂)₃NH(CH₂)₄NH₂
博安霉素：A₆, R₁＝NH(CH₂)₃NH(CH₂)4NH(CH₂)₃NH₂

图 1　代表性肽类药物的结构

由土霉素链霉菌 Streptomyces rimo-sus 培养液中提取出了土霉素。1953 年报道的四环素可由金霉素经氢解脱氯形成，亦可直接由金霉素链霉菌 Streptomyces aureofaciens 和多种链霉菌产生。它们三者的结构只是在 C-5 或者 C-7 位不同，见图 1。

除了链霉菌，诺卡菌属、马杜拉放线菌属与孢囊菌属等也能产生四环素类药物。四环素类药物除 7-氯四环素（金霉素）、5-羟基四环素和四环素外，还有7-溴四环素、6-去甲基四环素、6-去甲基-7 氯四环素、5α，11α-去氢-7-氯四环素、2-乙酰

基-2-去酰胺基四环素、2-乙酰基-2-去酰胺基-7-氯四环素、2-乙酰基-2-去酰胺基-5-羟基四环素；8-甲氧基四环素组抗生素包括 2′-N-甲基-8-甲氧基氯四环素、8-甲氧基氯四环素和 4α-羟基-8-甲氧基氯四环素；9-甲基四环素如螯霉素；此外，还含有

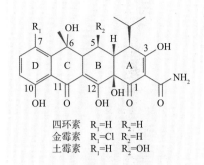

四环素　R_1=H　R_2=H
金霉素　R_1=Cl　R_2=H
土霉素　R_1=H　R_2=OH

**图1　金霉素、土霉素和
四环素的化学结构**

含糖四环素，主要有大器环素，即6位上连有糖的8-甲氧基氯四环素以及基柱霉素A（图2）。

鉴定程序和技术　四环素类药物的鉴定首先可用颜色反应、薄层色谱、紫外光谱和高效液相色谱等手段对这一类化合物进行一个定性的鉴别，而对于该类化合物的确切结构则需要质谱、红外光谱以及核磁共振波谱等波谱技术方法进行一个综合的分析。

颜色反应鉴别　部分四环素类药物在酸性溶液中呈特征性颜色，可作为初步鉴别的依据，如在90%硫酸试液中，米诺环素显黄色澄清、多西环素显亮浅桔色、美他环素为血红色、四环素为深葡萄紫色、土霉素为深红色；在0.02mol/L高锰酸钾溶液中，米诺环素为浅橘红色、多西环素为橘红色、美他环素为深橘红色至深黄色、四环素为深玫瑰色至咖啡色、土霉素为玫瑰色至土黄色。

薄层色谱鉴别　将四环素、米诺环素、多西环素、美他环素和土霉素用乙醇提取制成5mg/ml溶液，用乙酸乙酯-冰醋酸-丙酮-浓氨水（12:10:8:2）系统展开，展距为8cm，展开时间约为35分钟，展开后取出晾干。显色剂为紫外灯（254nm）或碘蒸气，观察 R_f 值。结果，米诺环素、土霉素、四环素、美他环素和多西环素的 R_f 值分别为0.21、0.30、0.31、0.35和0.37。

质谱裂解规律鉴别　在ESI正离子检测方式下，土霉素、四环素及金霉素的质谱断裂方式存在共性，即 MS^2 质谱都优先失去 H_2O，获得 $[M+H-H_2O]^+$，继而在 MS^3 时再进一步丢失 NH_3，形成 $[M+H-H_2O-NH_3]^+$ 的碎片离子。而美他环素却与上述3种四环素类的质谱断裂途径不同，在 MS^2 时未产生脱水的碎片离子，而是从分子中脱去 NH_3，产生 $[M+H-NH_3]^+$ 离子，在 MS^3 时没有明显的碎片离子产生。美他环素与其他3种四环素分子结构的主要区别是6位碳原子上没有羟基，而质谱碎片的主要区别是不能产生脱水碎片离子。结果表明，尽管在四环素分子中存在多个羟基，但是 MS^2 的脱水碎片离子是由脱掉6-羟基而形成的。

（孙承航　陈明华）

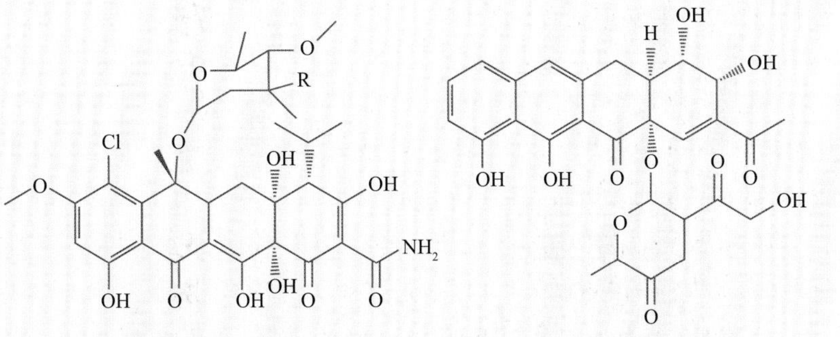

ānshālèi yàowù jiégòu jiàndìng

安莎类药物结构鉴定（structural identification of ansamycin drugs）　根据药物来源及结构特点，用薄层色谱及质谱等现代光谱学方法对安莎类药物进行初步判断，然后经波谱数据综合解析及与文献数据比对，鉴别出四环素类药物化学结构的过程。

结构特点　安莎类药物是一类大环内酰胺类聚酮化合物，其结构是由一个脂肪族安莎链桥连于芳香环的非邻近位置形成，已经发现约200个安莎霉素类化合物。根据结构中芳香环的不同，可将这类抗生素分为两类：含有萘环的称萘安莎类药物（naphthalenoid drugs），如利福霉素、曲张霉素等；含有苯环的称苯安莎类药物（benzenoid drugs），如美登素、除草霉素等。在苯安莎类的脂肪链上存在3个共轭双键的抗生素称为三烯安沙霉素（triene ansamycins），如安莎三烯与三烯霉素等。利福霉素类抗生素又分为酚型和醌型两种，即化学结构中 C-1 位为羟基就是酚型；C-1 位为羰基就是醌型。酚型利福霉素类化合物多在 C-3、C-4 和 C-27 位有各种取代基，分别有利福霉素 B、利福霉素 SV、27-去

大器环素A　R=NHON
大器环素B　R=NO2
大器环素D　R=NHOCOCH3
大器环素F　R=OH

基柱霉素

图2　大器环素和基柱霉素的结构

甲基利福霉素 SV、利福霉素 L、3-甲硫基利福霉素 SV、27-羟基利福霉素 B 和 27-羟基利福霉素 SV，临床应用的利福霉素 SV、利福平、利福定、利福喷丁、利福布丁和利福酰胺都是 C-3 位取代基的不同；醌型利福霉素类化合物则多在 C-3、C-4 和 C-16 位取代基有差异，分别有利福霉素 S、利福霉素 O、利福霉素 R、利福霉素 X 和 3-甲硫基利福霉素 S。各代表药物结构式见图 1。

鉴定程序和技术 安莎类药物的鉴定首先可用薄层色谱、紫外光谱和高效液相色谱等手段对这一类化合物进行定性的鉴别，对该类化合物的确切结构则需质谱、红外光谱以及核磁共振波谱等波谱技术方法进行综合分析。

薄层色谱结合紫外光谱鉴别 以利福霉素类化合物为例，该类化合物可首先通过薄层色谱检测，多以硅胶为载体，展开系统有三氯甲烷-甲醇系统、乙酸乙酯-氨水-乙醇-环己烷（20：9：4.5：5）系统、乙酸乙酯-甲醇-浓氨（8：2：0.2）系统。三氯甲烷-甲醇系统包括：三氯甲烷-甲醇（9：1）、三氯甲烷-甲醇-水（80：20：2.5）等。其中乙酸乙酯-甲醇-浓氨（8：2：0.2）系统是利福霉素 SV、利福平及利福喷丁的快速薄层鉴别的最佳展开系统。对显色剂的选择，利福霉素类药物本身为有色物质，可不用显色剂。如果要对利福霉素类药物进行含量测定，可采用薄层色谱法结合紫外光谱法，紫外光谱的主要检测波长在 317nm 处。

质谱裂解规律 电喷雾多级质谱（ESI-MSn）作为一种软电离技术，既可测定化合物的分子量，又能得到较丰富的碎片结构信息，在化学领域的应用越来越广泛，尤其用于研究物质在质谱中的裂解规律。安莎类药物在质谱正负离子模式下都有很强的响应值。安莎类药物中苯安莎类抗生素和萘安莎类药物的电喷雾质谱裂解方式不同。对苯安莎类药物，正离子模式下一级质谱特征信号为 $[M+Na]^+$，该分子离子在二级质谱中裂解主要生成碎片离子：$[M+Na-HOCONH_2]^+$、$[M+Na-CO_2]^+$、$[M+Na-HOCONH_2-CH_3OH]^+$ 和 $[M+Na-CO_2-CH_3OH]^+$；负离子模式下一级质谱的特征信号为 $[M-H]^-$，该分子离子在二级质谱中氨甲酰键断裂，生成碎片离子 $[M-CONH_2]^-$，该碎片离子在三级质谱中进一步裂解，以 CH_3OH 形式分别脱去安莎链上的甲氧基。因此，在对未知苯安莎类药物结构定性时，可以根据负离子模式下的三级质谱辅助确认安莎链上甲氧基的个数。对于萘安莎类药物，正离子模式下一级质谱的特征信号为 $[M+H]^+$ 和 $[M+Na]^+$，其中 $[M+H]^+$ 在二级质谱中裂解生成碎片离子 $[M+H-CH_3OH]^+$；负离子模式下一级质谱的特征信号为 $[M-H]^-$，该分子离子在二级质谱中碎片离子丰富，归纳起来主要有两种裂解方式，其中一种是脱去中性碎片 CH_3OH、CH_3COOH 和（CH_3OH+CH_3COOH），以及脱掉从 C1~C15 的碎片形成，另一种以脱去 R_3 结构为主，并在此基础上进一步裂解。

（孙承航 陈明华）

jùmǐlèi yàowù jiégòu jiàndìng

聚醚类药物结构鉴定（structural identification of polyether drugs） 用现代波谱学或化学方法，鉴定聚醚类药物化学结构的过程。需鉴定的内容包括包括分子式、氧环类型与数目、取代基团类型、取代位置及其立体构型。

结构特点 聚醚类药物（polyether drugs）是一类结构中含有多个饱和五元（四氢呋喃）或六元含氧脂环（吡喃环）一羧酸抗生素的总称，又称为多环聚醚（polycyclic polyether）类抗生素或多环聚醚-羧酸类抗生素（polycyclic polyther monocarboxylic antibiotics）。已发现的聚醚抗生素超过 120 个，主要由链霉菌产生。从海洋微藻甲藻等生物中发现的一类含有聚醚结构的毒性化合物通常统称为聚醚毒素，并不包含在聚醚类抗生素的范畴内。聚醚类抗生素有离子载体的特性。分子末端羧基与另一端羟基形成分子内氢键，将全部含氧极性基团聚集于分子中心，能与各种金属离子形成稳定的环状复合物；烷基侧链排列在碳链骨架外层，使复合物具有一定的脂溶性。聚醚抗生素中氧环的典型数目为 2~7 个，部分化合物有 7 个以上氧环。大多数聚醚抗生素的含氧脂环为饱和环，但也有一些化合物含不饱和的二氢吡喃环。氧环之间通过碳-碳键连接，或者两个脂环共用 1 个缩醛碳连接形成螺环结构。常见取代基团有羟基、烷基（甲基和乙基）、糖基、苯环、吡咯环、卤素等。大多数聚醚抗生素中，羧基以游离形式存在，但在季酮霉素类化合物中，羧基与 γ-羟基形成 γ-丁内酯结构。聚醚抗生素有抗革兰阳性菌、霉菌与原虫活性。已上市的聚醚类药物有拉沙里菌素 A、莫能菌素 A、盐霉素、甲基盐霉素、马杜米星和来洛霉素，化学结构见图 1。

酚型类利福霉素　　　　　　　醌型类利福霉素

药物名称	R_1	R_2	R_3
酚型			
利福霉素 B	OCH_2COOH	H	CH_3
利福霉素 SV	OH	H	CH_3
27-去甲基利福霉素 SV	OH	H	H
利福霉素 L	$OCOCH_2OH$	H	CH_3
3-甲硫基利福霉素 SV	OH	SCH_3	CH_3
27-羟基利福霉素 B	OCH_2COOH	H	H
27-羟基利福霉素 SV	H	H	H
醌型			
利福霉素 S	H	O	CH_3
利福霉素 O	H		CH_3
利福霉素 R	H	O	CH_2OH
利福霉素 X	H	$N{=\!=}NCH_3$	CH_3
3-甲硫基利福霉素 S	SCH_3	O	CH_3

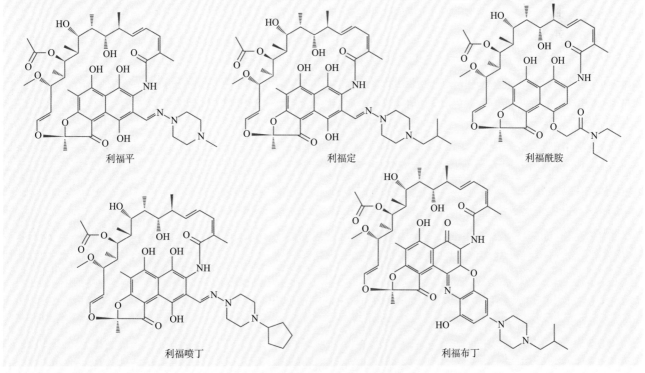

图 1　利福霉素类抗生素代表药物结构

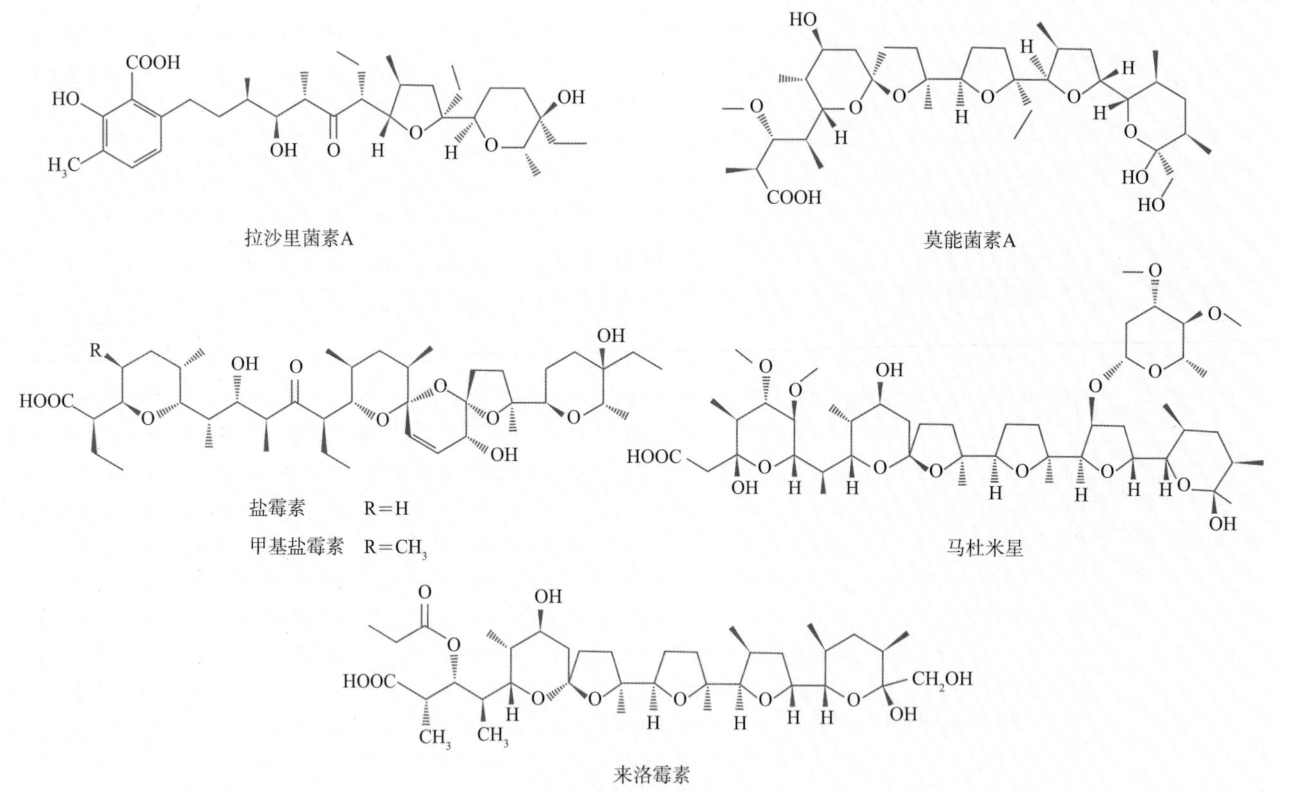

拉沙里菌素A

莫能菌素A

盐霉素　　　R=H

甲基盐霉素　R=CH₃

马杜米星

来洛霉素

图1　聚醚类药物代表化合物结构

鉴定程序和技术　聚醚抗生素结构复杂，大多用 X 线单晶衍射分析进行化学结构鉴定。利用聚醚类抗生素的离子载体特性，将化合物与某种金属离子如 Na^+、K^+、Ag^+、Li^+、Rb^+、Tl^+、Mg^{2+}、Ni^{2+}、Zn^{2+}、Ca^{2+}、Cd^{2+}、Sr^{2+} 等制备成聚醚－离子盐（I—COO—M^+）或聚醚游离酸－无机盐（I—COOH $M+X^-$）复合物。选择适当的溶剂，如正己烷、乙腈、乙醇、乙腈-水等，进行重结晶获得复合物单晶，然后采用 X 线单晶衍射分析对化合物结构进行解析。例如，莫能菌素可形成钠盐－水合物和游离酸－氯化钠复合物两种组成形式的晶体结构。钠离子位于笼状分子中心，与莫能菌素分子中的 5 个氧原子形成配位键。

随着二维核磁共振波谱技术的发展，已经能不依赖 X 线分析，仅通过质谱和核磁共振波谱数据解析就能鉴定聚醚抗生素的化学结构。该类化合物的快速原子或电子轰击质谱特点是显示出一系列连续脱水的碎片峰［MH 或 M−18n]$^+$。电子轰击质谱观察到的碎片离子主要有 3 种类型：①α-裂解。醚环 α-位断裂产生环氧离子，表现为 α-烷基取代四氢呋喃衍生物形式，如盐霉素甲酯电子轰击质谱产生的 m/z 409、621、663。②C 环-裂解碎片。由螺环 C 裂环产生的碎片峰，如盐霉素甲酯产生的 m/z 522。③麦氏重排裂解。在 β-羧基酮位置发生麦氏重排产生，如盐霉素甲酯产生的 m/z 508 离子。该类化合物的碳谱（^{13}CNMR）在 δ_C 59 ~ 87 和 δ_C 101 ~ 109 范围分别出现多个连氧碳和（半）缩醛碳的特征信号。

惠普尔（Whipple）等提出了利用核磁共振波谱数据解析对聚醚抗生素进行结构鉴定的步骤。该过程首先对化合物的碳谱（^{13}C-NMR）和无畸变极化转移增强谱数据进行解析，确定碳原子的类型（表1），如双键碳、连氧碳、羰基、羧基碳等，然后根据二维核磁共振波谱（如^{1}H-^{1}H 化学位移相关谱、总相关谱、异核单量子相关谱、异核多键相关谱、旋转坐标系的欧沃豪斯增强谱）的同核或异核相关峰数据，最终确定聚醚抗生素的完整化学结构。

表1　聚醚类抗生素碳谱（^{13}C-NMR）典型化学位移

碳原子类型	化学位移/ppm
羧基、酯基	173~181
双键碳	116~159
连氧碳	59~87
（半）缩醛碳	101~109
烷基	11~43

依据氢谱中质子偶合常数和核欧沃豪斯效应谱，进而确定氧环和侧链上取代基的立体构型，从而完成聚醚抗生素的结构鉴定。

（孙承航 甘茂罗）

ēnhuánlèi yàowù jiégòu jiàndìng
蒽环类药物结构鉴定（structural identification of anthracycline drugs）

用现代波谱学或化学方法，鉴定蒽环类药物的化学结构的过程。需鉴定的内容包括分子式、取代基、糖基种类、数目、连接方式与立体构型。

结构特点 蒽环类药物（anthracycline drugs）是指结构中含有蒽环酮母核，即 7,8,9,10-四氢-四并苯醌（图1）苷元与糖基构成的一类糖苷类抗生素。蒽环类抗生素的代表性化合物紫红霉素 A、吡咯霉素、柔红霉素、多柔比星、洋红霉素、阿克拉霉素 A 的化学结构如图2所示。已发现的蒽环类抗生素 C-3 位不含取代基。C-1、C-6 和 C-11 位取代基主要是羟基，C-2 和 C-4 位取代基为羟基或甲氧基。大多数蒽环类抗生素的糖基连接在 C-7 位，部分化合物连接在 C-10 位，少数化合物 C-7 与 C-10 位均含糖基取代。若 C-10 位不含糖基，则 C-10 位通常被甲氧甲酰基或羟基取代。除了司替霉素类化合物 C-8 位含甲氧基取代外，大多数蒽环抗生素的 C-8 位通常不含取代基。C-9 位含两个取代基，其中一个为羟基，另外一个的取代基变化较大，可能为 CH_3、CH_2CH_3、$COCH_3$、$COCH_2OH$、$CH(OH)CH_3$、$CH(OH)CH_2OH$ 和 CH_2COCH_3 等。蒽环类抗生素结构中含多种氨基糖和中性糖，除 D-烬灰红霉糖外，几乎都是 L-糖。常见的糖基包括：L-柔胺，多见于柔红霉素-阿霉素组以

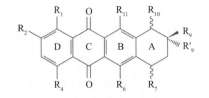

图1 蒽环类抗生素蒽环酮母核结构

及洋红霉素组抗生素；紫红霉胺、2-脱氧-L-岩藻糖、D-烬灰红霉糖，多见于阿克拉霉素、吡咯霉素和紫红霉素等抗生素；L-aculose，主要出现在阿克拉霉素 Y、auramycin Y 和硫质霉素 Y 等化合物中。其他糖基还有 L-rednose、L-decilonitrose、2-脱氧-L-毛地黄糖、L-诺加糖、L-鼠李糖、L-rhodinose、L-amicetose、L-烬灰红霉糖 A 和 L-烬灰红霉糖 B 等。

鉴定程序和技术 蒽环类抗生素的鉴定主要依据其理化性质，用紫外光谱、红外光谱、质谱、核磁共振等波谱分析来确定其母核结构和糖基的种类。蒽环类抗生素的紫外光谱在可见光区 $400\sim600$nm 出现羟基醌生色团的吸收峰，红外光谱在 1600cm^{-1} 和 1680cm^{-1} 附近分别出现氢键缔合羰基和非缔合羰基的特征峰。氢谱的特征信号有：δ_H 7.2$\sim$7.9ppm 出现 2$\sim$5 个芳环质子信号，δ_H 5.0$\sim$5.5ppm 出现 C-7 位的连氧质子或糖端基质子信号。典型的蒽环类抗生素包括两个酮羰基和 12 个芳香碳，羰基碳信号位于 δ_C180$\sim$193ppm；芳香碳信号位于 δ_C110$\sim$163ppm，其中芳香次甲基碳位于 δ_C 120$\sim$140ppm，而芳香

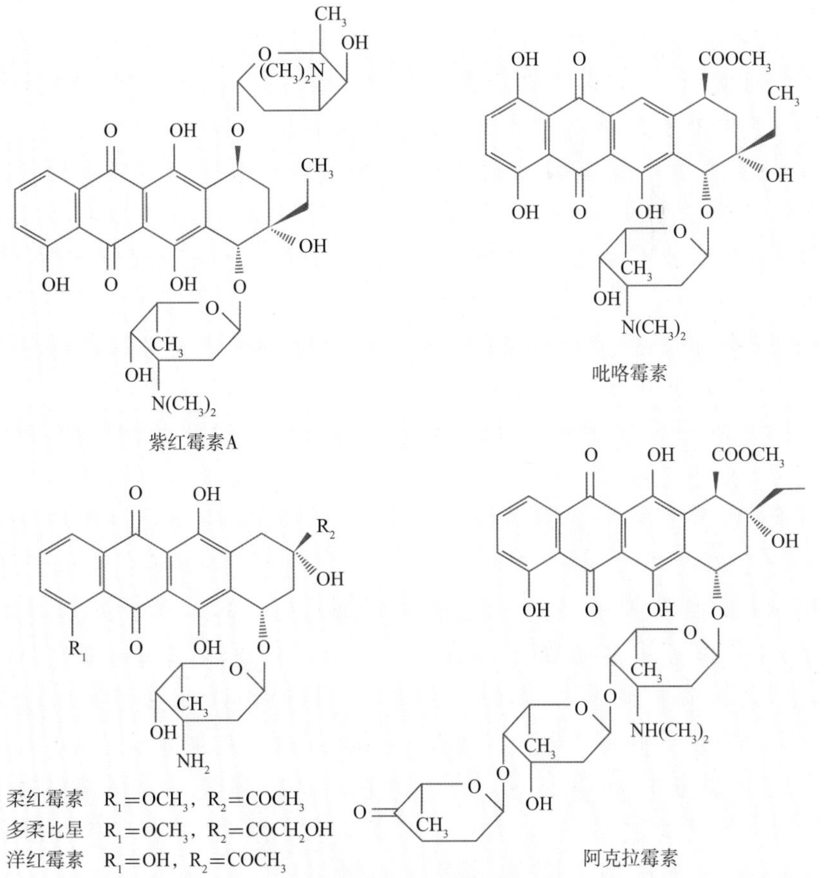

紫红霉素 A

吡咯霉素

柔红霉素　R_1=OCH_3，R_2=$COCH_3$
多柔比星　R_1=OCH_3，R_2=$COCH_2OH$
洋红霉素　R_1=OH，R_2=$COCH_3$

阿克拉霉素

图2 蒽环类抗生素代表化合物结构

连氧季碳位于 δ_C 155~163ppm；连氧饱和碳位于 δ_C 61~72ppm；糖端基碳信号位于 δ_C 100ppm 附近。根据以上波谱学特征，可以初步判断化合物是否属于蒽环类抗生素。对于已知化合物，将化合物的 ^1H、^{13}C 数据与文献报道数据进行比较，便可以确定其化学结构。对于未知化合物，则需要进行高分辨质谱结合异核单量子相关谱、异核多键相关谱、二维核欧沃豪斯效应谱等二维核磁共振波谱测定，通过波谱数据解析，确定蒽环酮苷元平面结构。进一步对氢谱中 H-7~H-10 的偶合常数及其核欧沃豪斯效应相关信号进行分析，确定 A 环相对构型。依据氢谱与碳谱数据，确定糖基数目、种类与端基质子构型。通过异核多键相关谱或二维核欧沃豪斯效应谱的相关峰分析确定糖基的连接位置。此外，将化合物在 0.1mol/L 盐酸中 90℃加热 1 小时进行水解，将水解产物与糖标准对照品共同进行薄层色谱分析，用对-甲氧基苯甲醛—硫酸显色剂显色，可对糖的种类进行确证。此外，也可将糖经化学衍生化后进行气相色谱或手性液相色谱分析等来确证糖的种类及其构型。

立体构型鉴定：Arcamone 等通过化学降解方法确定了柔红霉素 A 环的绝对构型为 7S、9S。此类化合物的圆二色谱 270~390nm 区间科顿效应特点主要取决于饱和 A 环的取代方式，而不受蒽醌环（B~D 环）取代基数目和位置的影响。当圆二色谱中的科顿效应呈现出 300nm 附近为负、350nm 处为正的 S 形曲线时，C-7 位构型为 S；若呈现出上述曲线的镜像时，即科顿效应 300nm 处为正、350nm 处为负，则 C-7 位构型为 R。通过圆二色谱分析，阿克拉菌酮、ε-吡咯霉酮、β-紫红霉酮、$α_2$-紫红霉酮、β-异紫红霉酮、ε-异紫红霉酮、橙色霉酮以及硫质霉酮等蒽环酮苷元的立体构型确定为 7S、9R、10R；γ-紫红霉酮及其他苷元的构型确定为 9R、10R。

（孙承航 甘茂罗）

wēishēngwù yàowù shēngwù héchéng

微生物药物生物合成 （microbial drug biosynthesis）

通过多步骤、消耗化学能量（如 ATP）、酶催化并伴有辅酶因子（如 NADPH）参与的生物化学途径，将结构相对简单的有机物小分子如氨基酸、单糖和有机酸等进行聚合和修饰，转化为结构比较复杂的微生物药物分子的生物过程。

由于多数微生物药物分子属于或来源于微生物次级代谢产物，一般并不对微生物药物与微生物次级代谢产物的生物合成进行严格的概念区分。但是，微生物次级代谢产物的数量（万余种）要远大于微生物药物的数量（100 多种），只有那些有优异药理学活性并经临床试验证明安全有效的微生物次级代谢产物（及其衍生物）才能成为微生物药物，例如，抗生素就是一类最重要的微生物药物。

来源于次级代谢产物的微生物药物一般是利用初级代谢产物作为前体化合物开始其生物合成的，其化学结构一般比初级代谢产物复杂。来源于次级代谢产物的微生物药物中，青霉素是第一个被发现和应用的抗生素，也是最著名的微生物药物。青霉素在化学结构上属于 β-内酰胺类抗生素，但从生物合成机制的角度属于肽类抗生素。红霉素也是一个非常著名的微生物药物，化学结构上它属于大环内酯类抗生素，从生物合成机制的角度它属于聚酮类化合物。链霉素在化学结构上属氨基糖苷类抗生素，曾经是最重要的治疗肺结核的药物，从生物合成的角度它是 3 个葡萄糖分子衍生物的聚合物。

绝大多数微生物药物的化学结构相当复杂，用化学方法全合成不仅技术难度大，而且成本高昂、污染严重，只能利用微生物进行规模化生产以满足人类的医疗需求。但是，也有少数微生物药物例如氯霉素，用化学全合成不仅技术上可行、而且生产成本更低，已经取代生物合成而成为规模化生产的选择。还有一类微生物药物，它们是天然的微生物次级代谢产物的化学衍生物，是通过微生物生物合成获得药物的母核结构分子，然后用化学方法进行结构修饰改造（半合成），最终得到目标微生物药物。例如，阿奇霉素和利福平分别是红霉素和利福霉素的化学衍生物，是临床上非常重要的一线抗菌药物。

微生物药物（特别是抗生素）对人类生命与健康做出了巨大贡献，研究微生物药物生物合成，不仅可以知道其在微生物体内是如何产生的，而且可以指导微生物药物的仿生合成；了解微生物药物的生物合成及调控机制，有助于采取理性方法提高微生物药物的生产水平，为定向寻找和发现新的微生物药物（或次级代谢产物）提供理论指导，推动创新微生物药物的研究与开发进程，实现微生物药物的高产、优产和稳产。

（洪斌 武临专）

wēishēngwù chūjí dàixiè chǎnwù

微生物初级代谢产物 （microbial primary metabolites）

微生物通过代谢活动所产生的对微生物自身生长和繁殖所必需的物质。

例如，氨基酸、核苷酸、有机酸、多糖、脂类和维生素等。微生物初级代谢产物生物合成过程的某个环节如发生障碍，一般会引起微生物生长停止或死亡，因此微生物初级代谢产物通常都是其生存必不可少的物质，包括通过新陈代谢产生的基本、关键的中间或最终代谢产物，例如糖酵解途径中的丙酮酸、乳酸和乙醇等，三羧酸循环途径中的 α-酮戊二酸、富马酸（反丁烯二酸）、草酰乙酸和柠檬酸，以及与三羧酸循环途径相关的衍生产物如谷氨酸、丙氨酸和苹果酸（2-羟基丁二酸）等。微生物初级代谢产物主要是由从外界吸收的各种营养物质通过分解代谢和合成代谢产生的，一般还伴随着能量的生成。

微生物的主要初级代谢产物及其代谢途径在各类微生物中基本相同或相似。通过微生物的初级代谢，菌体外的营养物质转化为微生物菌体的结构成分或维持微生物生长繁殖的生物分子。微生物初级代谢产物自始至终存在于生活的菌体中，微生物的初级代谢与菌体的生长过程有正相关性；只有微生物大量生长，才能积累大量的微生物初级代谢产物。

在微生物的新陈代谢中，先产生初级代谢产物，后产生次级代谢产物（见微生物次级代谢产物）。初级代谢是次级代谢的基础：初级代谢产物是次级代谢产物的生物合成前体，初级代谢还为次级代谢产物的生物合成提供能量。某些初级代谢产物生物合成中的关键中间产物也是次级代谢产物生物合成的重要前体物质，如糖酵解途径中的乙酰辅酶 A 是聚酮类化合物如四环素和红霉素的生物合成前体。已发现的微生物次级代谢产物数量达万余种，

而已知的微生物初级代谢产物数量比较有限，只有数百种。有些微生物初级代谢产物已经作为药品或保健品用于人类，如 ATP、氨基酸和维生素等。微生物初级代谢产物例如柠檬酸和富马酸等化合物，有时以盐的形式出现于药物组分中，用于改善药物活性组分的药学性质如可溶性和稳定性等。

（洪　斌　武临专）

wēishēngwù cìjí dàixiè chǎnwù
微生物次级代谢产物（microbial secondary metabolites）

微生物合成的一些化学结构比较复杂，对该微生物无明显生理功能或并非是该微生物生长和繁殖所必需的小分子物质。又称微生物次生代谢产物，如抗生素、毒素或色素等。微生物合成次级代谢产物的过程，称为微生物次级代谢。与微生物次级代谢相对应的，是微生物初级代谢。

分类　已经发现了 5 万余种不同化学结构的微生物次级代谢产物。按照化学结构的不同，微生物次级代谢产物被分为 β-内酰胺类、大环内酯类、氨基糖苷类、聚醚类、肽类和核苷类等类型；按照生物合成机制的不同，微生物次级代谢产物被分为聚酮类、非核糖体肽类、氨基糖苷类、核苷类和萜类等；而按照生物活性（用途）不同，微生物次级代谢产物被分为抗菌类、抗病毒类、抗肿瘤类和免疫抑制类等。

作用　微生物为什么产生次级代谢产物？这个问题的本质还不是完全清楚。微生物次级代谢产物一般不参与细胞的结构组成，它们有可能在同其他生物的生存竞争中赋予微生物以某种优势，或可作为微生物之间的信号分子。科学家发现微生物次级代谢的某个环节发生障碍，会影响微生物

合成次级代谢产物的能力，有时还会影响微生物的形态分化（或发育）过程，但不会导致微生物的生长停止或死亡。微生物次级代谢产物的生物学功能可能是复杂多样的。

微生物次级代谢产物通常在微生物菌体生长到一定时期（对数生长后期或稳定期）产生。微生物次级代谢产物可能积累在细胞内，也可能分泌到胞外环境中，或者在胞内和胞外均存在。微生物所处的环境条件对次级代谢产物的产生与否有很大影响。

产生菌　虽然已发现的微生物次级代谢产物达数万种，但它们的产生菌并不是均匀地分布于分类学上的每一类群微生物。属于真核微生物的真菌，包括青霉和曲霉等，有丰富的次级代谢产物合成能力，而且从中诞生了最著名的微生物药物——青霉素（来源于点青霉，*Penicillium notatum*，结构式见图 1）和洛伐他汀（lovastatin，来源于土曲霉 *Aspergillus terreus*，结构式见图 2）。属

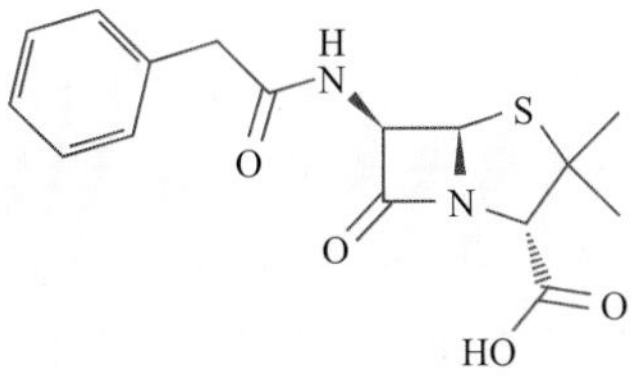

图 1　青霉素 G 的结构式

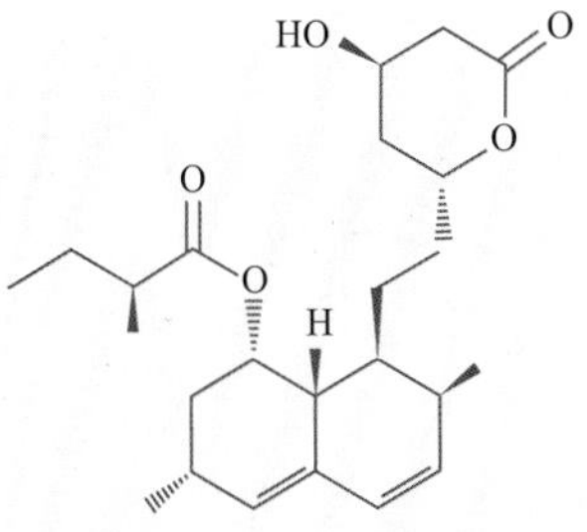

图 2　洛伐他汀的结构式

于原核微生物的放线菌，同样具有丰富的次级代谢产物产生能力，从中诞生了红霉素、链霉素（结构式见图3）和利福霉素等微生物药物。在微生物药物研究过程中，通常对那些有非凡的次级代谢产物产生能力的微生物类群如放线菌给予重点研究；特别是对属于放线菌的链霉菌，由于它们具有超强的次级代谢产物产生能力，进行了长期和比较系统的研究；进入21世纪，来自稀有放线菌和真菌的次级代谢产物正越来越受到重视。

微生物在产生一种次级代谢产物时，通常会合成出一组结构类似的化合物。这是因为催化微生物次级代谢产物合成的某些酶的专一性比较弱，可利用一组结构类似的化合物作为底物（或前体）来合成次级代谢产物。

与初级代谢产物的关系　微生物的次级代谢产物生物合成与初级代谢产物生物合成关系非常密切。催化微生物次级代谢产物合成的酶多属于诱导酶，它们是在菌体的对数生长后期或稳定期，由于初级代谢产物的积累而被诱导表达；而在菌体生长阶段，次级代谢合成酶系的合成受到阻遏，只有在对数生长后期或稳定期，阻遏作用被解除后次级代谢产物才得以合成。可以把微生物的次级代谢看作是初级代谢在特定条件下的继续与发展，避免初级代谢过程中某种（或某些）中间或最终产物的过量积累。

微生物产生的次级代谢产物有人类需要的某些生物活性，特别是能成为治疗某些疾病不可替代的药物，人类对微生物产生的次级代谢产物进行了广泛深入的研究。已经有数百种微生物次级代谢产物成为临床广泛应用的药物，即以抗生素为代表的微生物药物，如青霉素、链霉素、红霉素、阿霉素、西罗莫司和洛伐他汀等。

（洪　斌　武临专）

jùtónglèi huàhéwù

聚酮类化合物（polyketides）小分子有机酸如乙酸或丙二酸通过连续缩合反应所产生的一类结构多样的天然产物。又称聚酮化合物。这类化合物在生物合成过程中是含酮基的有机小分子聚合物，所以被称为聚酮类化合物。聚酮类化合物主要由微生物和植物产生，属于次级代谢产物范畴。自然界中的聚酮类化合物数量庞大，结构多样，生物活性非常广泛，包括抗菌、抗病毒、抗肿瘤、杀虫和免疫抑制等，有不少成为了人类疾病的治疗药物，是一类非常重要的天然产物。

分类　聚酮类化合物虽然结构多样，但根据催化它们生物合成的聚酮合酶结构，可以大致分为3种类型：①Ⅰ型，由多个模块构成的巨型合酶催化合成的聚酮类化合物，称Ⅰ型聚酮类化合物。大环内酯类属于Ⅰ型聚酮类化合物，包括红霉素（结构式见图1，有显著的抗菌活性）、阿维菌素（有显著的抗寄生虫活性）和西罗莫司（有免疫抑制活性）等。②Ⅱ型，由几个单功能酶形成的酶复合物催化合成的化合物，称芳香聚酮类（aromatic polyketides）或Ⅱ型聚酮类化合物。芳香聚酮类化合物包括阿霉素（结构式见图2，有抗肿瘤活性）和四环素（具有抗菌活性）等。③Ⅲ型，由一个单功能酶的

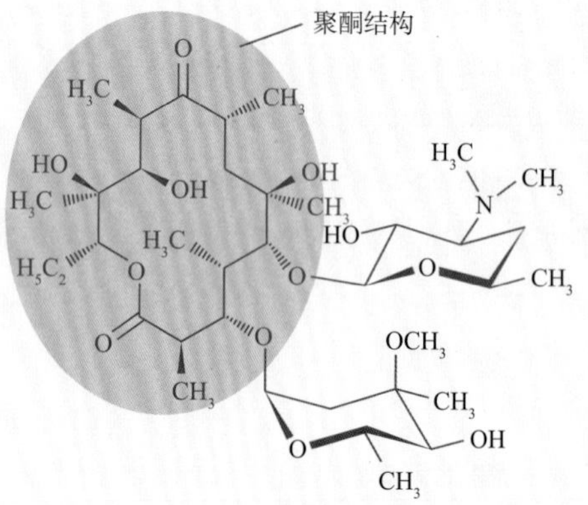

图1　红霉素的结构式

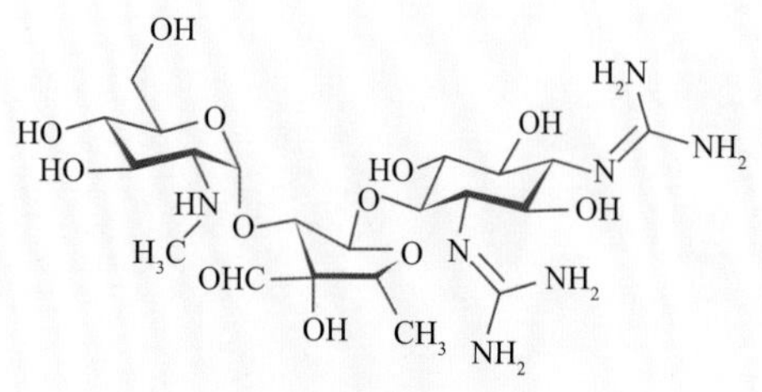

图3　链霉素的结构式

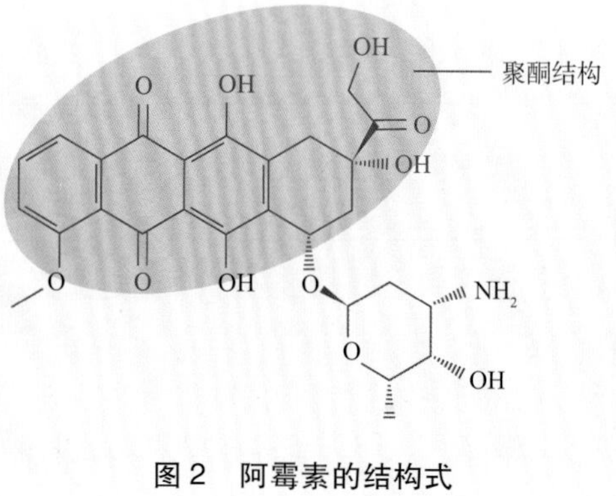

图2　阿霉素的结构式

二聚体（不含酰基载体蛋白）催化合成的化合物，称Ⅲ型聚酮类化合物。淡黄霉素（结构式见图3）属于Ⅲ型聚酮类化合物，是一个色素类分子，有对宿主保护作用。与Ⅰ型和Ⅱ型聚酮类化合物相比，由微生物产生的Ⅲ型聚酮类化合物发现较晚且数量不多，尚未有Ⅲ型聚酮类化合物被开发为微生物药物。

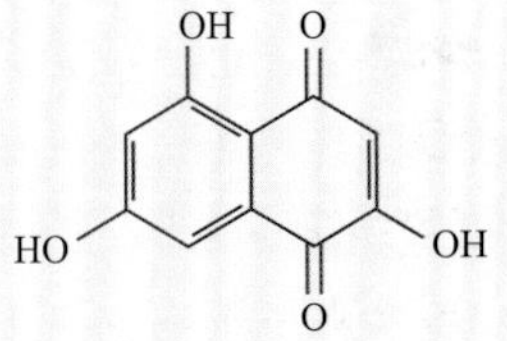

图3　淡黄霉素的结构式

与脂肪酸的区别　聚酮类化合物与脂肪酸在生物合成有相似又有不同。虽然它们都是由短链的低级脂肪酸缩合而成，但是在脂肪酸的生物合成过程中酮基被还原为完全还原状态的碳原子，而在聚酮类化合物的生物合成过程中酮基可不被完全还原，形成带有羟基或双键的、处于不同还原状态的碳原子。聚酮类化合物比脂肪酸有更复杂的化学结构多

样性。在原核微生物中，催化脂肪酸生物合成的机制在多数情况下与催化Ⅱ型聚酮类化合物的生物合成酶比较相似。

有些微生物次级代谢产物虽然分子的主要结构不属于聚酮，但其分子中含有聚酮结构组分。例如，抗肿瘤抗生素博来霉素属糖肽类抗生素，但其分子中包含了一个小的聚酮结构片段（图4）。博来霉素的生物合成是在非核糖体肽合酶与聚酮合酶的共同催化下形成其结构骨架，再经糖基化等后修饰过程生成。

（洪　斌　武临专）

kàngshēngsù shēngwù héchéng jīyīn

抗生素生物合成基因（antibiotic biosynthetic gene）

微生物体内将结构相对简单的有机小分子经多步反应合成抗生素等次级代谢产物所必需的基因。次级代谢产物是经过一系列酶催化过程而合成的，其生物合成往往涉及多个基因。某一特定抗生素的生物合成基因往往连锁在一起，以基因簇的形式存在于微生物的染色体或质粒中。一个典型的抗生素生物合成基因簇中往往包含十几至几十个生物合成基因，覆盖10~100kb。

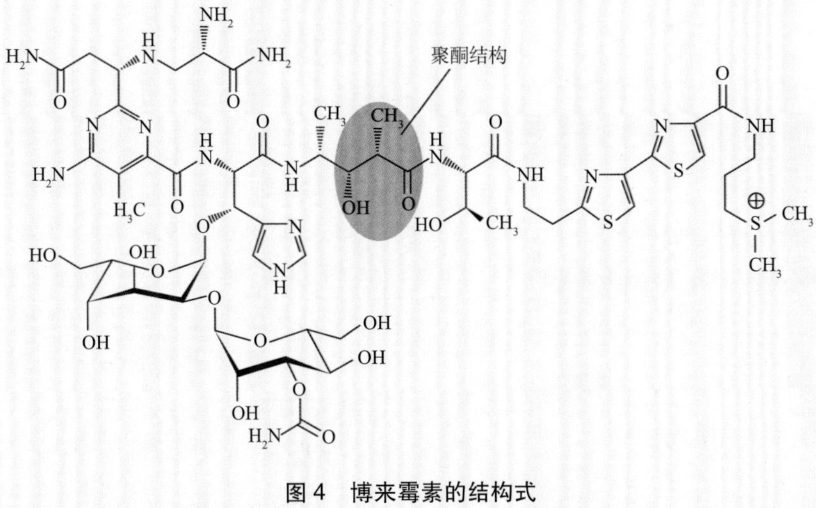

发展简史　20世纪50年代后随着分子生物学的发展，抗生素生物合成基因研究也逐渐开展。早期的研究多利用突变菌株，研究单个基因产物和酶的功能。1984年英国科学家霍普伍德（Hopwood）及其同事首次证明了天蓝色链霉菌中的放线紫红素的生物合成基因是成簇排列的，将这些连锁的基因转入另一个不产放线紫红素的宿主中可使其产生放线紫红素。生物合成基因成簇存在的现象有利于抗生素生物合成基因的克隆和生物合成机制的研究，可利用抗性基因或其他已知生物合成基因为探针克隆一个抗生素的生物合成基因簇；通过对基因簇中的基因进行突变、对基因产物进行功能研究、对产物和产量变化进行分析等手段，揭示抗生素等次级代谢产物的生物合成机制。2002年模式生物天蓝色链霉菌基因组测序完成，分析显示其基因组中存在20多个次级代谢产物生物合成基因簇。其后陆续报道了一系列放线菌的基因组序列，揭示其具有非凡的抗生素产生潜力。

21世纪以来，基因组测序能力不断提高，测序成本大幅下降，已经较易获得微生物的全基因组序列。从微生物基因组序列出发，利用生物信息学等手段可发现新的次级代谢产物生物合成基因簇，为新抗生素的发现和创新微生物药物的研发提供了新的研究思路和手段。

分类　抗生素生物合成基因包括结构基因、抗性基因、转运基因和调节基因等，它们紧密连锁并存在协同调控机制。①抗生素生物合成结构基因。编码的是生物合成酶，负责催化从前体（往往来源于初级代谢）到抗生素

图4　博来霉素的结构式

生物合成途经中的每一个生化反应步骤。②抗生素生物合成抗性基因。往往与结构基因连锁（亦可独立存在），编码产物可以保证抗生素产生菌自身免受其产生的抗生素的毒害。抗生素产生菌的抗性基因被认为是抗生素耐药病原菌中抗性基因的天然来源之一。③抗生素生物合成转运基因。编码产物是将合成的抗生素转运出胞外的转运蛋白，因此转运基因也可被归为抗性基因的一种。④抗生素生物合成调节基因。除了少数例外（如红霉素生物合成基因簇），抗生素生物合成基因簇中常常含有至少1个抗生素生物合成调节基因，负责整个基因簇中基因的转录调控。有一些抗生素生物合成基因簇中含有多个调节基因，例如泰乐菌素就是由至少5个途径特异性正、负调节基因共同组成的级联调控网络来控制其生物合成的。

生物合成基因簇 典型的抗生素生物合成基因簇见图1。

（洪　斌　武临专）

chénmò shēngwù héchéng jīyīncù

沉默生物合成基因簇 (silent/dormant/cryptic biosynthetic gene cluster)

在常规实验室培养条件下不表达或表达量很低，但在特定条件下可被激活的微生物次级代谢产物生物合成基因簇。

发展简史 微生物在特定条件下只产生一种或几种次级代谢产物，20世纪80年代前后，科学家发现一种微生物可能有更大的产生抗生素或其他生理活性物质的潜力。英国科学家霍普伍德（Hopwood）和蔡特（Chater）在20世纪80年代初提出，通过基因克隆、诱变处理、菌株接合、原生质体融合等方法可激活处于休眠状态的沉默基因，获得新的次级代谢产物。基于这一理念也陆续发现了一些新化合物，直到2002年模式生物天蓝色链霉菌基因组测序完成，分析显示其基因组中存在20多个次级代谢产物生物合成基因簇，才为这一设想提供了直接有力的证据。随后阿维菌素产生菌除虫链霉菌、链霉素产生菌灰色链霉菌、红霉素产生菌红色糖多孢菌等全基因组测序陆续完成，研究者在对这些微生物基因组序列进行生物信息学分析时，发现其基因组中均含有大量的次级代谢产物生物合成基因簇，数目远大于从这些微生物中分离到的次级代谢产物的种类。这种现象表明在特定条件下抗生素产生菌（如放线菌、真菌等）中大多数次级代谢产物生物合成基因簇处于沉默状态，只有在特殊的培养条件或环境下才会被激活并产生相应的次级代谢产物，它们被形象地称为微生物的"暗物质"。

21世纪以来，基因组测序技术飞速发展，微生物基因组大规模测序正在广泛开展。截至2016年初，美国综合微生物基因组数据管理系统（Integrated Microbial Genomes，IMG）已经收集了38395个微生物基因组，其中33116个微生物基因组数据已经公开。同时，随着越来越多微生物次级代谢产物生物合成基因簇功能的阐明，对其生物合成途径的理解更加透彻，加之生物信息学的发展，已经可以根据基因组信息预测生物合成基因簇并推测产物的结构信息。抗生素的主要产生菌（如放线菌和真菌）的基因组，往往包含几十个甚至上百个次级代谢产物的生物合成基因簇，具有产生结构丰富、活性多样的新型天然产物的潜能，是新药发现的宝藏。

激活方法 在实验室培养条件下，新型天然产物的生物合成基因簇往往处于沉默状态，需要首先激活其表达。沉默生物合成基因簇的激活，关键在于诱导其对应化合物的产生或增加其产量，并进而进行分离纯化、结构鉴定和生物学活性检测。除了可对基因组中目标基因簇进行异源表达或对其调节基因等进行遗传操作外，在未得到一个微生物基因组序列时，还可以采用以下的方法随机激活沉默生物合成基因簇：①表观遗传学方法。真核生物中许多生物合成基因簇由于染色质的紧缩构型而处于沉默状态，利用影响表观遗传修饰的小分子化

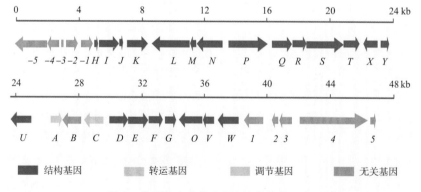

图1　典型抗生素的生物合成基因簇示意

注：空心箭头表示生物合成基因簇之外的基因，用数字命名；有色箭头表示某抗生素的生物合成基因，用大写字母命名；对应的数字为DNA的长度标识；kb，千碱基对。

合物如组蛋白去乙酰化酶抑制剂等，可改变染色质构型，激活沉默基因簇的表达。②单菌多次级代谢产物策略（OSMAC）。该方法通过设计多种培养条件，例如培养基成分、通气量、pH、温度等，或添加稀土元素，或添加不同的化学诱导物，或模拟微生物生存的自然环境和条件，可激活一些在常规培养条件下不表达或产量极低的次级代谢产物。③核糖体工程。该方法利用微生物的不同抗生素抗性突变（如链霉素、利福平等）为筛选标记，通过对核糖体蛋白或 RNA 聚合酶等的修饰和改造来获得次级代谢产物生物合成能力提高的突变株。④共培养。微生物在自然界中相互作用，在实验室中将不同微生物共同培养，也可激活某些沉默基因簇产生次级代谢产物。

（洪　斌　王丽非）

kàngshēngsù shēngwù héchéngméi

抗生素生物合成酶（antibiotic biosynthetic enzymes）

微生物体内将结构相对简单的有机小分子经多步反应合成抗生素等次级代谢产物所必需的酶。抗生素生物合成是一个相当复杂的过程，往往由微生物次级代谢多酶体系催化，经过一系列化学反应后形成次级代谢产物。抗生素生物合成酶由生物合成基因簇中的结构基因编码，其表达受到严密调控，在微生物的对数生长期往往处于阻遏状态，在对数生长后期或平台期才开始表达并合成次级代谢产物。

特点　①抗生素生物合成酶通常组装成多酶复合体，以避免次级代谢产物的中间体在胞内扩散而影响生物合成的速度。②不同次级代谢产物的生物合成酶在细胞中具有特定的位置，如许多生物合成酶为膜结合蛋白。③某些抗生素生物合成酶对底物的专一性不强，能够催化结构相似的底物合成一系列的结构类似物。

分类　根据抗生素的化学结构和生物合成方式，可以分为聚酮类、非核糖体肽类、核糖体肽类和氨基糖苷类等几个主要的类群，其中聚酮类和非核糖体肽类是天然药物中的两大重要家族，它们的合成分别是在聚酮合酶（polyketide synthase，PKS）和非核糖体肽合成酶（non-ribosomal peptide synthetase，NRPS）催化下，将前体化合物在生物合成装配线上进行连续的缩合反应，最终形成结构和生物学活性千差万别的天然产物。①PKS。聚酮合酶将低级羧酸通过连续缩合反应合成聚酮核心骨架，再经复杂后修饰反应形成各种各样结构复杂的聚酮类化合物（polyketide，PK）。根据聚酮合酶的结构及催化特性，一般分成 I 型（模块型）、II 型（迭代型）和 III 型（查尔酮型等）三大类。②NRPS。非核糖体肽类化合物以氨基酸及其他化合物（如水杨酸、吡啶羧酸等）为前体，由非核糖体肽合成酶催化缩合而成。非核糖体肽类化合物的合成不以信使核糖核酸为模板，也不需核糖体的参与。③PKS/NRPS 复合酶。一些次级代谢产物的合成需要 PKS 和 NRPS 共同参与，由小分子羧酸和氨基酸等共同组装而成，如雷帕霉素、埃博霉素和博来霉素等。自 1995 年首次报道了 PKS/NRPS 装配线以来，发现了多样化的 PKS/NRPS 复合酶系，PKS 模块和 NRPS 模块可以杂合形式存在于同一个基因内，即 PKS 与 NRPS 模块存在于同一条肽链，亦称 PKS/NRPS 杂合酶，也可存在于一个基因簇中不同基因上，即存在于生物合成装配线的不同肽链中。④后修饰酶。在次级代谢产物的核心结构骨架合成后，通常需要引入羟基、羰基、双键、甲基、糖基、卤素等，参与这些后修饰过程的酶称为后修饰酶。

（洪　斌　王丽非）

jùtónghéméi

聚酮合酶（polyketide synthase，PKS）

催化聚酮类化合物（polyketide，PK）生物合成的一类复杂的多酶体系。PKS 以小分子羧酸为起始单元，以丙二酰辅酶 A 或甲基丙二酰辅酶 A 等为链延伸单元，进行反复的脱羧缩合反应形成 C—C 键，构建聚酮核心骨架，再经过甲基化、氧化还原、糖基化等后修饰反应形成结构复杂的聚酮类化合物。根据 PKS 酶系的结构，已发现的 PKS 可大致分为 3 种类型。

I 型 PKS　亦称模块型 PKS（modular PKS）。以模块形式存在的多功能酶，每一模块含有一套独特的、非重复使用的催化功能结构域，每个结构域参与聚酮链构建中的一步生化反应，主要包括酮基合成酶、酰基转移酶、酰基载体蛋白、烯醇还原酶、脱水酶、酮基还原酶、硫酯酶等结构域。1990 年英国莱德利（Leadlay）研究组首次报道了红霉素的 I 型 PKS，对 I 型 PKS 的研究已较透彻。酮基合成酶、酰基转移酶和酰基载体蛋白组成聚酮链延伸反应所需的"最小 PKS"（图 1）。I 型 PKS 的结构域与聚酮生物合成的反应顺序呈线性对应，酰基转移酶识别并与起始单元结合后，酮基合成酶经过缩合反应将不同的羧酸起始单元或延伸单元进行组装，聚酮链得到不断延伸，其间根据模块中结构域组成

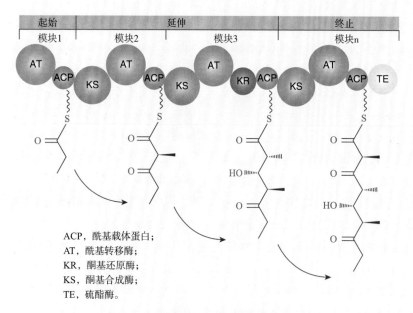

ACP, 酰基载体蛋白；
AT, 酰基转移酶；
KR, 酮基还原酶；
KS, 酮合成酶；
TE, 硫酯酶。

图 1 Ⅰ型 PKS 的催化机制模式示意

的不同，在其他结构域如酮基还原酶、脱水酶、烯醇还原酶的作用下进行相应的还原或脱水反应，最后在硫酯酶的作用下将聚酮前体产物从 PKS 上卸载下来。Ⅰ型 PKS 主要催化合成大环内酯、多烯类、聚醚类等化合物，如红霉素、利福霉素、阿维菌素、两性霉素、盐霉素等。

Ⅱ型 PKS　又称迭代 PKS 或芳香类 PKS，主要催化芳香族聚酮化合物的生物合成，如蒽环类及四环素类化合物等。1984 年英国科学家马尔帕蒂达（Malpartida）和霍普伍德（Hopwood）首次报道了 Ⅱ型 PKS，属多功能酶复合体，只包含一套可重复使用的催化结构域，每个结构域为独立的蛋白，被重复地用来催化相同的反应。酮基合成酶、酰基载体蛋白和链长决定因子是合成聚酮链所必需的最小单位，另外还需要酮基还原酶、芳香化酶、环化酶等的参与。起始单元为乙酰辅酶 A 或其他短链羧酸辅酶 A，酮基合成酶催化聚酮链与丙二酰辅酶 A 脱羧缩合，链长决定因子

与酮基合成酶结构域类似，共同决定聚酮链的长度。和 Ⅰ型 PKS 相比较，Ⅱ型 PKS 在起始单元和延长单元的选择方面变化不大，所以它的结构多样性主要来自于聚酮合成的后修饰步骤。

Ⅲ型 PKS　属查尔酮合成酶家族，是最简单的一类聚酮合酶，是可重复使用的同源双亚基蛋白。与 Ⅰ型和 Ⅱ型 PKS 不同，它没有酰基载体蛋白，可接受游离的酰基辅酶 A 作为其反应起始底物，直接催化酰基辅酶 A 的脱羧缩合反应形成聚酮链，并完成聚酮链的环化或芳香化。Ⅲ型 PKS 主要负责单环或双环芳香类聚酮化合物的生物合成，最初在植物中发现。1999 年，日本堀之内（Horinouchi）研究组首次报道了微生物的 Ⅲ型 PKS，之后，随着基因组学的发展，在细菌和真菌中发现了越来越多的 Ⅲ型 PKS。Ⅲ型 PKS 可合成多种多样的产物，包括查尔酮、芪类、间苯三酚、二苯甲酮、联苯和吡喃酮等。它主要通过改变反应底物的种类、链的长度、环化的方式以及后修饰

来得到不同结构和活性的聚酮类化合物。

随着研究的深入及基因组序列的激增，人们发现 PKS 在结构和机制方面具有巨大的多样性，现有的分类方法很难完全概括，比如，研究者发现了可被重复利用的 Ⅰ型 PKS、酰基转移酶结构域以反式形式存在的 Ⅰ型 PKS、非重复利用的 Ⅱ型 PKS 等，大大丰富了人们对聚酮合酶的认识。聚酮链合成的底物选择、还原程度和产物的立体化学构型都是由 PKS 上相应模块中的结构域决定的，这种酶催化活性中心、化学合成步骤及终产物化学结构的一一对应关系，使得人们可以通过编辑 PKS 基因、通过模块内或模块间的合理重组来设计杂合产物，通过组合生物合成或合成生物学手段来获得多样性的新结构聚酮类化合物。

（洪　斌　王丽非）

fēihétángtǐtài héchéngméi

非核糖体肽合成酶（non-ribosomal peptide synthetase, NRPS）　催化非核糖体肽类化合物（non-ribosomal peptide, NRP）生物合成的一类复杂的模块化的多酶体系。多种微生物能合成有药用价值的多肽类次级代谢产物，根据其生物合成过程是否利用蛋白质合成机器核糖体，可分为核糖体肽和非核糖体肽两大类。核糖体肽由核糖体合成的前体肽经翻译后修饰而成，而非核糖体肽由 NRPS 合成。NRPS 使用与聚酮合酶类似的合成逻辑，将氨基酸（蛋白质源和非蛋白质源，如 D - 氨基酸、β - 氨基酸、C -/N -/O - 甲基氨基酸、犬尿氨酸等）等前体经反复的缩合反应形成肽链核心骨架，有些形成环化或杂合环化的分子，再经过糖基化、

酰基化等后修饰反应形成结构复杂的非核糖体肽类化合物。非核糖体肽类化合物已经得到广泛应用,有多种独特的生物活性,可作为抗生素、抗肿瘤药物、免疫抑制剂、抗真菌药物和抗病毒药物等,如青霉素、头孢菌素、放线菌素、万古霉素、多黏菌素和环孢菌素等。

构成 NRPS 是已发现的最大的酶系之一,由多个模块按特定的空间顺序排列而成,大多数 NRPS 的模块数为 3~15 个。每一个模块由若干个功能结构域组成,负责肽链延伸的一个反应循环过程(图1)。一个典型的模块至少由 3 个核心结构域组成:腺苷化结构域、肽酰载体蛋白结构域或称巯基化结构域、缩合结构域。首先,腺苷化结构域选择结合特定的氨基酸前体,在 ATP 的作用下合成相应的活化底物氨酰 AMP;氨酰 AMP 与肽酰载体蛋白结构域上的辅因子磷酸泛酰巯基乙胺的巯基结合,形成氨酰化硫酯;缩合结构域催化肽酰载体蛋白上氨酰化硫酯的氨基与其上游模块中肽酰载体蛋白上的氨酰化硫酯缩合形成肽键;最后通常由硫酯酶结构域终止延伸和释放线性肽,或者经分子内亲核攻击而形成环化肽。某些 NRPS 缺失硫酯酶结构域,或被依赖于 NAD(P)$^+$ 的还原酶结构域等所替代。有人将这种机制称为多载体巯基化模板机制。

分类 经典的 NRPS 有模块化结构和线性催化方式,每个模块与最终产物中多肽骨架的结构单元一一对应。随着研究深入,人们发现了大量多样性的 NRPS,大致可分为线性 NPRS(A 型)、重复型 NPRS(B 型)、非线性 NPRS(C 型)等几类。线性 NRPS 即经典的 NRPS,模块的核心结构域以 C—A—PCP 的顺序排列,模块的数量决定其编码的多肽产物的氨基酸残基数;重复型 NRPS 是指在多肽合成过程中至少有一个模块被重复使用,模块数与其编码的多肽产物的氨基酸残基数不同;非线性 NRPS 是指 3 个核心结构域中至少有一个异常排列,如氨基酸反式上载,即 A 结构域以独立的肽链存在,或功能完整的模块在肽链延伸过程中被跳过,或多个核心结构域以独立的肽链形式存在等。

NRPS 中往往还含有其他结构域,如差向异构化、甲基化、环化等结构域,对氨基酸或多肽骨架进行修饰。如果 NRPS 自身不具有这些结构域,修饰作用还可由独立于 NRPS 的相应后修饰酶催化完成。

随着基因组测序能力的提高和天然产物分析技术的进步,将有越来越多的新型 NRPS 途径被发现和阐明。NRPS 所含模块或结构域的种类、数量和排列顺序等决定了其最终产物的结构,使得人们可以方便地采用遗传学手段对 NRPS 编码基因的模块或结构域进行重新组合和改造,利用组合生物合成或合成生物学手段获得结构新颖、功能多样的新化合物。

(洪 斌 王丽非)

hòuxiūshìméi

后修饰酶(tailoring enzyme)
在抗生素等次级代谢产物(如聚酮化合物、肽类化合物、萜类化合物等)的骨架结构合成后对其进行修饰的酶。包括引入羟基、羰基、双键,或进行脂肪酸、氨基酸等的酰化、甲基化、糖基化和卤素化等修饰的酶。后修饰在天然产物的生物合成过程中扮演着重要角色,并且后修饰的种类和数量对天然产物的生物活性、溶解性等有非常重要的作用。后修饰酶种类繁多,一般包括氧化还原酶、基团转移酶(糖基、甲基、氨基、酰基、氨甲酰基)、卤化酶和环化酶等,应用较多的有糖基转移酶、羟基化酶、甲基化酶、卤化酶。

糖基转移酶 催化糖基化反

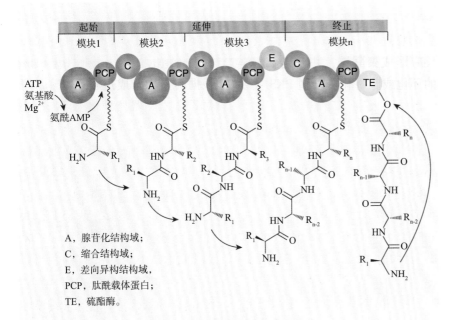

图 1 NRPS 的催化机制示意

A,腺苷化结构域;
C,缩合结构域;
E,差向异构结构域;
PCP,肽酰载体蛋白;
TE,硫酯酶。

应的酶，即将糖分子供体转移至受体分子（糖苷配基）形成糖苷键的酶。糖基转移酶通常以活化的核苷二磷酸糖（NDP-糖）为供体，将糖基转移到受体分子的O、N、C或S原子上从而形成特定的O、N、C、S-糖苷键。次级代谢产物的糖基化通常可以增加其极性和水溶性，有时还参与其生物活性靶标的识别，或增加其化学稳定性，对其生物活性的发挥起着举足轻重的作用，并且往往可提高其在体内的活性和生物利用度。

在抗生素等次级代谢产物的生物合成过程中糖基化现象十分普遍。糖基转移酶除了参与寡糖类抗生素的糖骨架的生物合成外，主要作为后修饰酶参与聚酮化合物、肽类化合物、萜类化合物、氨基糖苷类抗生素等次级代谢产物的糖基化修饰。次级代谢产物中糖基的种类、数量和位置，以及糖基自身的修饰，如甲基化、氨基化和酰基化等，大大增加了次级代谢产物的结构多样性。

糖基转移酶有底物特异性，一种糖基转移酶通常只催化一个糖苷键的形成。但有些糖基转移酶有一定的底物宽泛性，能识别多种糖基供体或受体，可用于组合生物合成，催化不同次级代谢产物中间体得到新结构和新功能化合物。利用随机突变、定向进化或结构域替换等方法对糖基转移酶进行蛋白质工程改造，可以进一步拓宽其底物宽泛性，提高其催化活性，亦可获得有新催化活性的糖基转移酶。随着糖基合成途径的不断阐明，除体外制备不同种类的NDP-糖用于化合物的糖基化，还可通过重组不同来源糖基合成酶基因和糖基转移酶基因，实现对天然产物的新糖基修饰，提高其活性和成药性。

羟基化酶　亦称羟化酶，属氧化还原酶，选择性催化有机化合物的氧化反应，酶反应的结果是形成羟基。参与次级代谢的羟基化酶通常属细胞色素P450家族。细胞色素P450酶参与了多种天然产物的生物合成尤其是后修饰过程，如羟基化、环氧化、C—C键脱氢形成双键等，使天然产物展现出丰富多样的结构类型和生物活性。

甲基化酶　从活性甲基化合物（如S-腺苷甲硫氨酸等）上将甲基催化转移到其他化合物的酶。微生物次级代谢产物的生物合成涉及C、O、N等甲基化酶，分别催化碳、羟基、氨基等的甲基化。

卤化酶　催化有机化合物卤（氯、溴、碘、氟）代反应的酶。卤化酶主要包括卤代过氧化物酶、黄素依赖型卤化酶、氟化酶等几类。卤化修饰在赋予化合物生物活性方面有重要作用，在寻找新结构次级代谢产物尤其是海洋微生物次级代谢产物的过程中频繁出现。已发现数千个次级代谢产物中含有卤化修饰，有一些已获广泛应用，如万古霉素、金霉素和氯霉素等。

微生物次级代谢产物尤其是聚酮类化合物和非核糖体肽类化合物的生物合成基因簇的发现和功能研究，揭示了大量的后修饰步骤和后修饰酶，其中一些酶有一定底物宽泛性，可催化一些通过化学合成很难实现的天然产物化学修饰过程。后修饰酶作用在结构骨架分子上，不涉及聚酮合酶、非核糖体肽合成酶等生物合成装配线上中间化合物的呈递过程，利用后修饰酶更容易实现组合生物合成，即在化合物骨架结构合成后，组合不同后修饰步骤，可产生大量的新型次级代谢产物用于药物筛选和研发。

（洪　斌　王丽非）

kàngshēngsù shēngwù héchéng tújìng
抗生素生物合成途径（biosynthetic pathway of antibiotics）

微生物细胞以初级代谢产物（如乙酰辅酶A、氨基酸和核苷酸等）及简单营养物分子（如葡萄糖等）为起始化合物，在生物合成酶的催化下经聚合和修饰形成抗生素等次级代谢产物的一系列生物化学反应的组合。

抗生素化学结构多样，不同结构类型抗生素的生物合成途径差异显著，但基本上可分为3个阶段。①构建单元的生物合成：所谓构建单元，可以是初级代谢产物本身（例如氨基酸、单糖、短链脂肪酸等），也可以是初级代谢产物经一步或多步生物化学反应形成的专门用于该抗生素生物合成的特殊前体物。②构建单元连接形成结构骨架：所谓结构骨架，是指相同或不同的构建单元之间进行连接或聚合形成抗生素的特征性母核。③结构骨架的修饰：亦称后修饰。所谓结构骨架修饰，是指对特征性母核的不同位点进行化学修饰反应例如糖基化、羟基化、酰化和甲基化等。

根据化学结构和生物合成机制，抗生素主要可以分为氨基糖苷类（如链霉素、卡那霉素）、β-内酰胺类（如青霉素，属于聚肽类）、糖肽类（如万古霉素，属于聚肽类）、大环内酯类（如红霉素，属于Ⅰ型聚酮化合物）、聚醚类（如盐霉素，属于Ⅰ型聚酮化合物）、多烯类（如制霉菌素，属于Ⅰ型聚酮化合物）、芳香聚酮类（如四环素和阿霉素，属于Ⅱ型聚酮化合物）和核苷类（如杀稻瘟菌素）等。相同结构类型的抗生素，一般有相似的生物合成途径。

青霉素 G 的生物合成途径（图1）：L-氨基己二酸、L-半胱氨酸和 D-缬氨酸首先缩合形成一个线性三肽 ACV，然后闭环形成异青霉素 N，最后经过酰基侧链交换形成青霉素 G。

制霉菌素 A1 的生物合成途径（图2）：首先由Ⅰ型聚酮合酶将19个二碳单位缩合成一条不饱和脂肪酸长链，然后通过内酯键环化形成一个含38个原子的大内酯环，再连接上1个氨基糖并经过一系列氧化修饰反应，最终形成制霉菌素。

阐明抗生素的生物合成途径，对微生物药物研究有理论和实际意义。只有在了解抗生素生物合成途径的基础上，才有可能采用理性手段提高抗生素的产量或设计制造具有特定结构的新抗生素。

（洪　斌　武临专）

kàngshēngsù shēngwù héchéng tiáokòng

抗生素生物合成调控 （regulation of antibiotic biosynthesis）

抗生素产生菌控制抗生素生物合成基因表达的机制。抗生素等微生物次级代谢产物的生物合成基因处于多信号、多层次的严密调控之下，在特定生长阶段和环境或生理条件下才能够表达。以抗生素的主要产生菌链霉菌（*Streptomyces*）为例，其次级代谢产物的产生往往与细胞的分化发育密切相关，存在着原核生物中罕见的庞大而复杂的调控网络。链霉菌次级代谢主要在转录水平进行调控，可分为途径特异性调控和多效性调控（有时亦称全局性调控）两个层次。

途径特异性调控　链霉菌次级代谢产物的生物合成基因簇中包含1个或多个转录调节基因，负责整个基因簇中基因的转录调控，被称为途径特异性调节基因。它汇聚了上游全局性或多效性调节因子的作用，最终决定抗生素的产生与否。研究发现一个次级代谢产物生物合成基因簇中的调节基因还有可能与其他次级代谢产物生物合成基因簇产生交互调控作用，参与其他次级代谢产物生物合成的调控，因此有科学家将途径特异性调节子重新命名为基因簇内的调节子。

在链霉菌中发现了很多途径特异性调节基因参与次级代谢调控，如天蓝色链霉菌（*S. coelicolor*）中 *act*Ⅱ-*orf*4 调控放线紫红素的生物合成，*red*D 调控十一烷基灵菌红素的生物合成；波赛链霉菌（*S. peucetius*）中，*dnr*Ⅰ是柔红霉素生物合成的激活因子；灰色链霉菌（*S. griseus*）中 *str*R 是链霉素生物合成的途径特异性调节基因。途径特异性调节子可属于不同转录因子家族，其中一些调节子属于一个新的转录因子家族——链霉菌抗生素调控蛋白家族（SARP），该家族成员 N 端含有一个 OmpR 样 DNA 结合结构域，*act*Ⅱ-*orf*4、*red*D 和 *dnr*Ⅰ等基因编码的蛋白属于此家族。

随着越来越多链霉菌基因组序列的获得和链霉菌次级代谢调控机制研究的不断深入，发现许多抗生素生物合成基因簇中存在多个调节基因，研究最早和最清

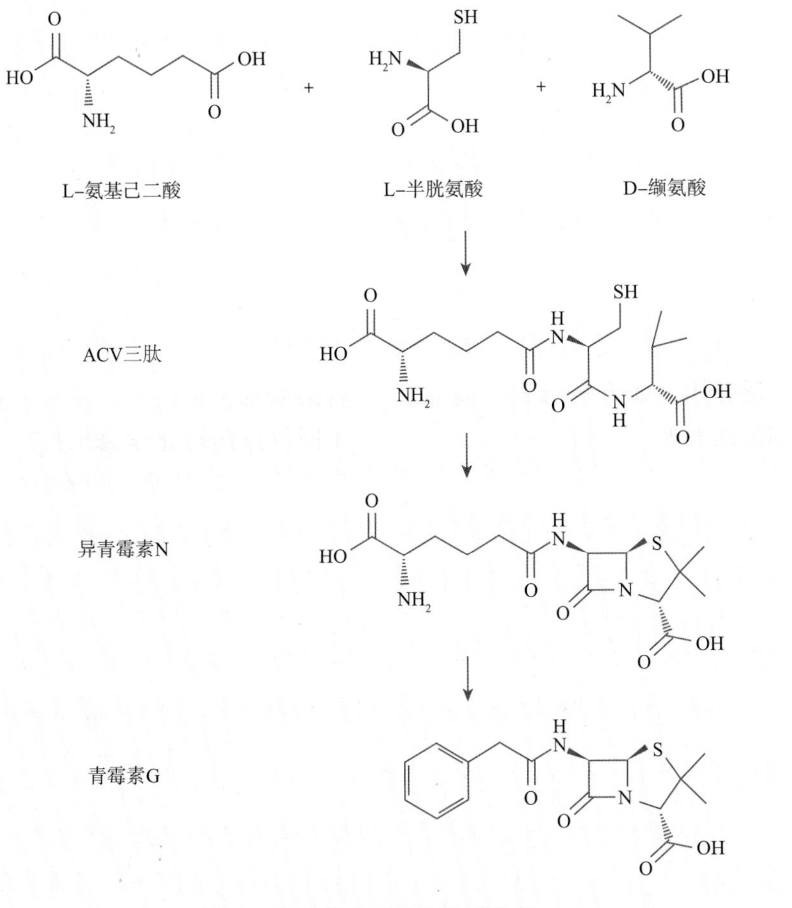

图1　青霉素 G 的生物合成途径

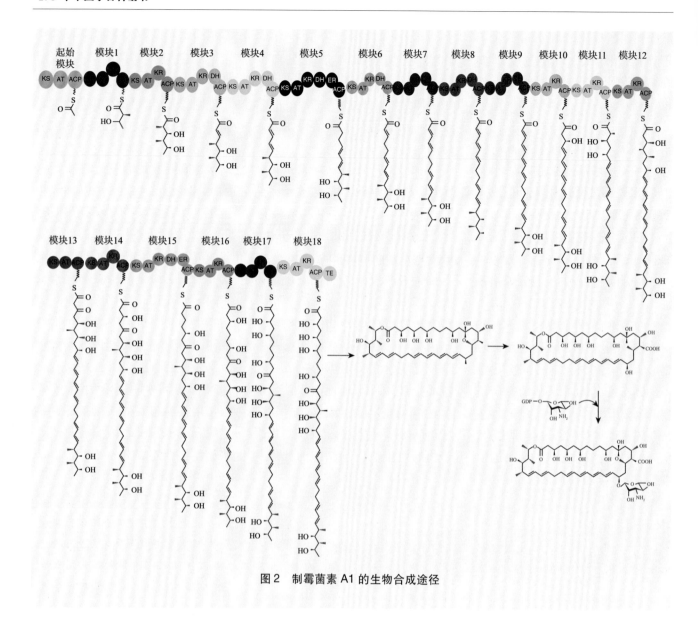

图 2　制霉菌素 A1 的生物合成途径

楚的是弗氏链霉菌（*S. fradiae*）中大环内酯类抗生素泰乐菌素的生物合成基因簇的途径特异性调节机制。该基因簇中至少存在 5 个途径特异性调节基因，这些调节基因形成了级联调控的网络（图 1）。

多效性调控　可同时调控多个次级代谢途径或同时调控次级代谢途径和菌体分化发育的调节基因称为多效性调节基因。双组分调节系统是典型的多效性调控因子，由感受器（多为组氨酸蛋白激酶）和应答调控子组成，能感应环境和生理信号（碳氮源缺乏、磷酸盐水平、金属离子、pH

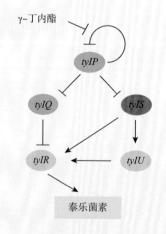

图 1　泰乐菌素的途径特异性调控网络

注：尖箭头表示正调控；平箭头表示负调控；椭圆圈内为调节基因名；γ-丁内酯为一种信号分子。

和温度等），直接或间接调控多个次级代谢途径，还可控制链霉菌的初级代谢及形态分化，故亦称为全局性调控。链霉菌为适应复杂的生存环境，经过长期进化，基因组中存在大量组氨酸蛋白激酶和应答调控子，如天蓝色链霉菌基因组中有 100 个组氨酸蛋白激酶和 87 个应答调控子。组氨酸蛋白激酶存在于细胞膜上，可感受环境的变化并在组氨酸残基上发生自我磷酸化，使应答调控子发生磷酸化并被激活，将信号传递给下游靶基因。研究较多的双组分调节系统有 *cut*R/S、*abs*A1/A2、*afs*Q1/Q2 和 *pho*R-

phoP 等，其中 *phoR-phoP* 系统可以感应环境中磷酸盐的浓度，控制磷酸盐转运蛋白的转录并间接控制次级代谢。

链霉菌可产生一类含 γ-丁内酯结构的小分子物质，当其浓度达到一定阈值时，可调控抗生素和色素等次级代谢产物的合成，还可影响细胞形态分化过程，是群体感应的信号分子，早期被称作链霉菌产生的"激素"。已发现十几种 γ-丁内酯分子，研究最透彻的是灰色链霉菌产生的 A 因子，调控链霉素和黄色色素 grixazone 的产生，也参与细胞分化过程。细胞进入生长稳定期，细胞合成的 A 因子浓度积累到达一定临界值，与 A 因子受体蛋白结合，启动下游的调控。A 因子受体蛋白是一种 DNA 结合蛋白，以二聚体形式结合在多效性调节基因 *adpA* 启动子区，阻遏其转录。A 因子与阻遏蛋白 A 因子受体蛋白结合后，复合物从启动子区解离，*adpA* 开始转录，调控包括链霉素途径特异性调节基因 *strR* 在内的多个靶基因的转录（图 2）。

（洪　斌）

kàngshēngsù jīyīn gōngchéng

抗生素基因工程（genetic engineering of antibiotics）

与抗生素生物合成相关的基因工程。包括与抗生素的结构改造与生物合成调控等相关的遗传操作。20 世纪 70 年代，限制性核酸内切酶、DNA 连接酶和载体等的发现及其组合应用，诞生了基因工程技术并很快实现了商业化应用。基因工程（genetic engineering）是指利用 DNA 重组技术，将目的基因与载体 DNA 在体外进行重组，然后把重组 DNA 分子引入受体细胞，实现对受体基因（基因组）的遗传操作，改变其性状。抗生素作为微生物的次级代谢产物，是医药工业生产领域中的一类重要产品。利用基因工程技术，可对抗生素生物合成相关基因（基因簇）进行遗传操作、异源表达等，产生新抗生素，或实现抗生素的高产和优产。

发展简史　分子生物学特别是基因工程技术的发展，对抗生素生物合成相关基因的克隆以及抗生素生物合成机制的阐明发挥了重要作用。抗生素作为一类有复杂化学结构的微生物次级代谢产物，其生物合成相关基因在产生菌的基因组中成簇存在，为通过基因工程技术将其作为一个整体进行分子操作提供了一定便利。20 世纪 80 年代，英国科学家将含放线紫红素生物合成基因的 DNA 片段导入曼德霉素或榴菌素的产生菌，获得了杂合抗生素曼德紫红素或二氢榴红菌素，开创了基因工程技术在新抗生素研究领域的应用。从 20 世纪 90 年代开始，对以聚酮类（如红霉素）和非核糖体肽类（如青霉素）为代表的抗生素生物合成机制研究取得显著进展，对大量生物合成基因簇进行了克隆、序列分析和基因功能研究，对多种不同结构类型抗生素的生物合成机制和生物合成途径进行了解析，对调节抗生素生物合成的分子机制进行了阐明，为抗生素基因工程研究奠定了基础。2000 年，由英国约翰伊恩斯基金会（John Innes Foundation）出版的《链霉菌遗传学操作手册（*Practical Streptomyces Genetics*）》，详述了微生物次级代谢产物的主要产生菌链霉菌的遗传操作规程，对抗生素基因工程技术的普及与应用发挥了重要作用。随着新一代 DNA 测序技术的发展与普及，对包括抗生素产生菌在内的微生物全基因组 DNA 进行测序，已逐渐变成一项常规实验室分析方法。微生物次级代谢产物生物合成相关基因（簇）的功能解析与数据库建设，基因组编辑技术的迅猛发展，都将进一步促进抗生素基

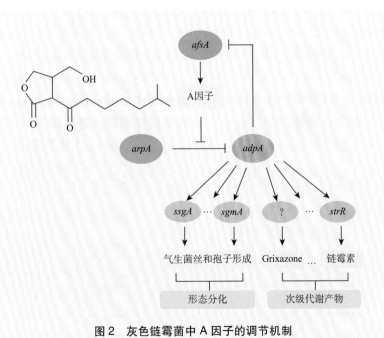

图 2　灰色链霉菌中 A 因子的调节机制

注：尖箭头表示正调控；平箭头表示负调控；椭圆圈内为基因名；
A 因子是一种 γ-丁内酯分子。

因工程技术在创新微生物药物研究领域中的应用。

作用 抗生素基因工程作为一种生物技术方法，采用通用的遗传操作手段，但其操作的 DNA 片段涉及多个生物合成相关基因。通过抗生素生物合成基因工程，可实现抗生素产生菌的菌种优化：①提高抗生素产量。增加与抗生素生物合成相关的正调节基因、限速酶基因、抗生素抗性基因的表达水平，或敲除与抗生素生物合成相关的负调节基因，以及这些方法的组合，可能显著提高目标抗生素的生物合成水平。②改善抗生素组分。某一微生物菌株所产生的一种抗生素多为化学结构相似（但生物活性或毒性有差异）的一组类似物，此即为抗生素多组分现象；通过对某些抗生素生物合成相关的基因进行遗传改造，可减少抗生素生物合成中出现的组分，实现只产生或主要产生目标抗生素组分的目的，也可同时提高目标抗生素组分的产量。③改造抗生素生产工艺。例如，供氧不足有时是发酵过程中影响抗生素高产的一个限制因素，将来自透明颤菌的血红蛋白基因引入到阿维菌素或杀念珠菌素产生菌，可提高细胞对氧的亲和力和对溶氧的利用率，在不增加氧气供应量的条件下提高这些抗生素的产量；又如，在抗生素产生菌中引入耐热的生物合成基因，可适当提高菌株的发酵温度，减少发酵过程中对冷却循环水的需求，降低抗生素发酵生产的成本。④产生新抗生素。对不同的抗生素生物合成基因（簇）进行重组，有可能产生杂合抗生素；或对抗生素生物合成中的一些酶基因进行突变以获得新的催化功能，或在抗生素的生物合成中引入新的酶基因以延伸抗生素的生物合成途径等，均有可能产生新抗生素。新抗生素的发现与获得，是微生物药物创新与发展的基础，采用抗生素基因工程技术，利用突变生物合成和组合生物合成等方法，可理性高效地获得新结构衍生物用于新药研发。

优势 传统的诱变育种技术主要是通过采用物理或化学的手段提高基因的突变率，再经定向筛选后，获得有目标性状的菌种（株）。与之相比，抗生素基因工程技术是一种更理性的技术，目的性更强，在解析抗生素生物合成及调控机制的基础上，它不但能对某个产生菌中的生物合成相关基因进行遗传操作，也可将不同物种或菌株来源的生物合成相关基因进行重组，或通过定向进化等手段获得酶或菌株的新性状。诱变育种技术与抗生素基因工程技术可以有机地结合起来，共同实现提高抗生素工业菌株生产水平以及获得新抗生素产生菌等目的。

中国是世界上重要的抗生素原料药生产与出口大国，用抗生素基因工程技术获得了阿维菌素、红霉素 A 等高产优产工业菌株。利用抗生素基因工程技术提高抗生素工业生产菌株的发酵生产水平有很大发展潜力。

（洪 斌 武临专）

tūbiàn shēngwù héchéng

突变生物合成 （mutasynthe-sis；mutational biosynthesis）

微生物次级代谢产物（如抗生素）产生菌经自发突变、诱变或遗传操作获得其生物合成途径中某一位点发生突变的阻断变株，然后在发酵培养阻断变株时外源性加入生物合成的前体类似物，使其参与生物合成并获得新化合物的一种技术。此技术是由前体导向生物合成技术发展而来，是一种获得微生物次级代谢产物类似物或衍生物的重要手段。

原理 该技术的原理如图 1 所示，利用生物合成酶的底物识别宽容性，在阻断株中将微生物次级代谢产物生物合成的前体类似物参入到化合物的结构获得新化合物，用于新药的研发。

发展简史 突变生物合成最早的应用实例报道于 1969 年，希尔（Shier）等利用该技术获得了氨基糖苷类抗生素新霉素的新结构类似物。1975 年长冈（Nagao-ka）和德马因（Demain）提出"mutational biosynthesis"一词，1977 年莱因哈特（Rinehart）提出"mutasynthesis"一词，中文均译为突变生物合成。突变生物合成技术的应用，在很大程度上取决于微生物次级代谢产物生物合成阻断变株的获得。在 20 世纪 60~70 年代，由于对微生物次级代谢产物的生物合成途径与机制的认识有限，以及分子遗传学操作技术与水平的限制，生物合成阻断突变株主要是通过物理或化学方法随机诱变获得。20 世纪 90 年代以后，随着对微生物次级代谢产物生物合成机制的深入了解，以及在分子水平对微生物次级代谢产物生物合成途径进行有目的改造技术的成熟，可比较容易获得特定的生物合成阻断变株，为突变生物合成技术的应用提供了便利。

作用 突变生物合成技术可通过添加前体结构类似物，在微生物次级代谢产物中引入一些化学方法难以获得的结构修饰，但其应用也有局限性。由于涉及次级代谢产物生物合成过程，生物合成酶对催化反应的底物识别

（图1中B和B*）虽然有一定的宽容性，但是也有一定的限度，外源性加入的生物合成前体物的化学结构也不能变化太大，否则会导致酶不识别或催化效率大大降低。

典型案例　通过突变生物合成技术已获得氨基糖苷类、聚酮类和非核糖体肽类等多种结构类型的新结构化合物。格尔德霉素（结构式见图2）属苯醌型结构的安莎类抗生素，是一个抗肿瘤药物的先导化合物。3-氨基-5-羟基苯甲酸是格尔德霉素生物合成的前体化合物，通过基因操作可以阻断格尔德霉素产生菌中的3-氨基-5-羟基苯甲酸生物合成

途径，获得3-氨基-5-羟基苯甲酸生物合成阻断变株。在对该阻断变株培养过程中，外源性地加入3-氨基-5-羟基苯甲酸的结构类似物（如3-氨基苯甲酸等），可获得多种与格尔德霉素结构类似的衍生物。

又如，聚酮类抗生素阿维菌素是一种重要的抗寄生虫抗生素，异丁酸或2-甲基丁酸是其生物合成的起始前体化合物；应用分子生物学技术阻断阿维菌素产生菌中该前体化合物的合成途径，并在该阻断变株的培养物中加入环已烷基羧酸，它可作为起始前体化合物，生物合成阿维菌素的类似物——多拉菌素（结构见图

3）。与阿维菌素相比，多拉菌素抗寄生虫的范围更广且效果更好。

总之，在对微生物次级代谢产物进行结构修饰与改造从而获得新结构化合物的过程中，突变生物合成技术可以有效地获得一些化学方法难以得到的新衍生物，并具有污染少和成本低等特点，在药物先导化合物的优化和新药发现中具有广泛的应用价值。

（武临专　洪　斌）

qiántǐ dǎoxiàng shēngwù héchéng
前体导向生物合成（precursor-directed biosynthesis）　在抗生素产生菌的培养基中直接添加抗生素生物合成的前体类似物，利用抗生素产生菌中的生物合成酶的底物宽容性催化新抗生素衍生物的生物合成。前体导向生物合成是一种经典的获得新抗生素的技术方法，当前体供应在抗生素产生菌中是一种限制性因素时，通过在抗生素产生菌培养基中添加前体类似物，可获得结构改变或修饰的新抗生素。例如，金霉素是一种含氯原子的芳香聚酮类抗生素，在培养金霉素产生菌的培养基中限制含氯化合物的含量，在培养基中添加含溴化合物，可引导金霉素生物合成过程中的卤化酶将培养基中的溴原子掺入芳香聚酮上，生成金霉素的溴化衍生物；类似地，在培养林可霉素产生菌的培养基中添加乙硫氨酸（作为乙基供体），可获得发生乙基化取代的林可霉素衍生物，而不是发生甲基化（由甲硫氨酸提供）取代的林可霉素。

前体导向生物合成与突变生物合成相似的地方在于它们都是利用酶对底物（前体）结构的相对专一性（宽容性），有目的、有预期地获得新化合物，二者的主要区别在于（图1）：前体导向生

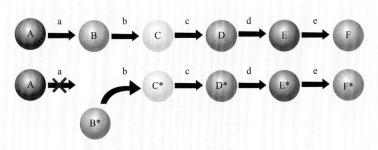

图1　突变生物合成原理示意

注：图中上半部分表示抗生素F在其原产生菌中的生物合成途径：从生物合成前体A开始，通过多步生物合成反应获得了抗生素F。图中下半部分表示通过突变生物合成获得抗生素F*：首先对催化A到B的合成酶或负责前体A生物合成的酶进行阻断，然后在阻断变株的培养过程中外源性地提供B的化学结构类似物B*，B*被F的生物合成途径所利用，沿着该生物合成途径最后产生抗生素F的结构类似物或衍生物F*。

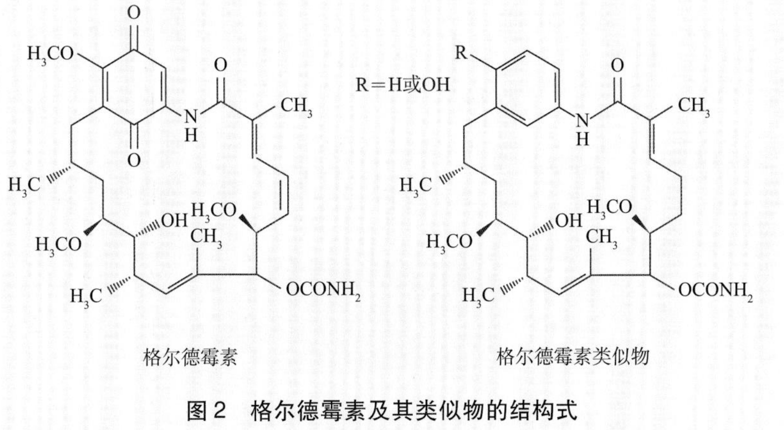

格尔德霉素　　　　　　格尔德霉素类似物

图2　格尔德霉素及其类似物的结构式

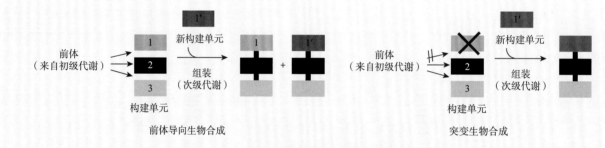

阿维菌素　　　　　　　　　　　　　　　多拉菌素

图3　阿维菌素及其类似物多拉菌素的结构式

图1　前体导向生物合成和突变生物合成对比示意

物合成将前体类似物加到野生型菌株的培养基中，由野生型菌株直接产生新化合物，不需使用突变株，简便易行，但产物中仍含有原化合物，衍生物的产量一般较低；突变生物合成则需首先获得不能掺入某前体的阻断突变株，再在培养基中加入前体类似物，由突变株产生新化合物，获得新化合物的效率往往比前体导向生物合成高。

（洪　斌　武临专）

zǔhé shēngwù héchéng

组合生物合成（combinatorial biosynthesis）　通过对微生物次级代谢产物的生物合成基因进行遗传操作实现化合物结构模块或功能基团的组合，创造新化合物的一种生物技术。该技术建立在对微生物次级代谢产物（如抗生素）生物合成机制充分理解的基础上，利用DNA重组技术对不同来源化合物的生物合成基因或其结构域进行组合，在适当的微生物宿主中定向合成目标化合物。组合生物合成为新结构化合物的获得提供了新的生物技术手段。

原理　组合生物合成的基本原理如图1所示，从微生物基因组或宏基因组中获得特定微生物

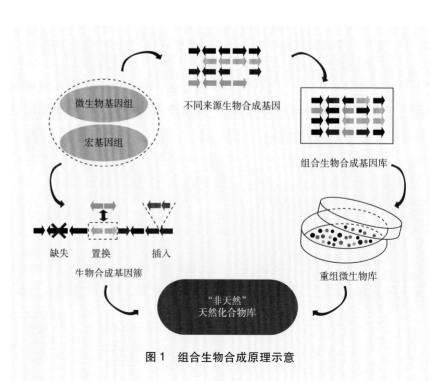

图1　组合生物合成原理示意

次级代谢产物（如抗生素）的生物合成基因簇，在分子水平解析其生物合成机制，在此基础上进行遗传操作，如进行突变、缺失、插入、置换和/或重组等，获得结构修饰的目标化合物。通过对多个与目标化合物相关的生物合成基因簇进行重组，在微生物体内建立新的次级代谢途径，即可利用重组的微生物生物合成获得"非天然"的天然化合物库，扩展天然来源化合物的结构多样性。与组合化学技术不同，组合生物合成是在基因水平上进行组合并由微生物完成化合物的合成，可以获得不易用化学方法合成的结构复杂的天然产物及其类似物，成为新药研发的重要手段之一。

发展简史 以天然产物特别是微生物次级代谢产物为基础研制和开发新药，是医药界长期关注的重点领域之一。天然产物由于化学结构的复杂性，有时很难采用有机化学合成技术获得化合物进行深入研究或者进行有目的的结构修饰与改造，利用微生物合成（如前体导向生物合成、突变生物合成、组合生物合成等）获得这些化合物或其衍生物就成为一个较好甚至是唯一的选择。早在 20 世纪 80 年代，英国科学家霍普伍德（Hopwood）等将放线紫红素的生物合成基因片段导入曼德霉素或榴菌素的产生菌，获得了新化合物——曼德紫红素或二氢榴红菌素，开创了通过遗传操作获得新化合物的新时代。20 世纪 90 年代初，Ⅰ 型聚酮类化合物的生物合成机制被揭示，聚酮链的构成单元与负责催化其聚合的聚酮合酶功能模块特征一一对应。基于此，科学家随后针对聚酮合酶的模块或催化结构域进行突变、删除、添加和/或置换等遗传操作，人工设计和改造聚酮化合物的生物合成基因簇，成功获得了一系列结构可预测的"非天然"天然化合物，组合生物合成这一名词也应运而生。

随着分子生物学技术的不断发展，越来越多天然产物的生物合成机制得到深入解析，组合生物合成在创制目标化合物或构建复杂结构化合物库方面取得了一系列突破，一个标志性的成果是美国麦克丹尼尔（McDaniel）及其同事通过对负责红霉素十四元内酯环生物合成的多个催化步骤进行遗传操作，获得了超过 50 个新结构的红霉素衍生物。除聚酮类化合物外，非核糖体肽类化合物也以类似的模块化方式进行生物合成，即非核糖体肽合成酶也是由许多负责引入不同氨基酸的功能模块组成。美国巴尔茨（Baltz）等对脂肽类抗生素达托霉素的非核糖体肽合成酶进行组合生物合成，获得了具有更高生物活性的达托霉素衍生物。在对聚酮合酶或非核糖体肽合成酶进行组合的基础上对其生物合成的后修饰酶进行组合，可以获得更大的化合物多样性。

应用 组合生物合成的研究成果不仅有重要的基础理论价值，还具有潜在的应用前景。例如，美国哈钦森（Hutchinson）等在抗肿瘤抗生素柔红霉素的产生菌中，将催化柔红霉素糖基 4 位羟基形成酮基的氧化还原酶基因（$dnmV$）置换为可催化形成相反构型的酶基因（$avrE$），可生产毒副作用较低的肿瘤化疗药物——表柔红霉素。此技术大大优化了此前以柔红霉素为起始化合物、通过化学半合成方法获得表柔红霉素的复杂且低效的化学工艺。中国科学家王以光等将耐热链霉菌的碳霉素 4″-异戊酰基转移酶基因引入螺旋霉素产生菌，获得的重组菌株可产生 4″-异戊酰螺旋霉素（图 2，又名可利霉素）。可利霉素已完成临床试验，并于 2019 年经中国国家药品监督管理部门批准为 Ⅰ 类新药，成为国际上较早采用组合生物合成技术研制成功

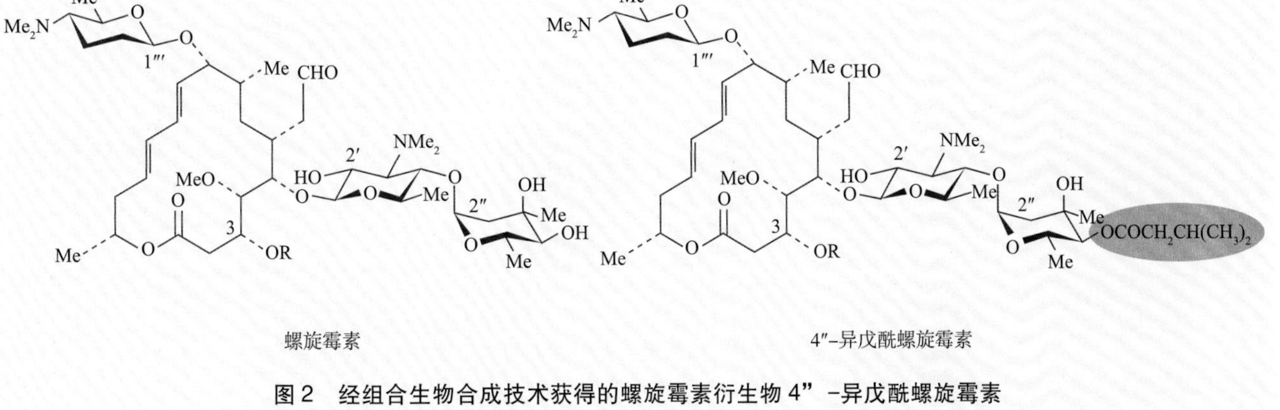

螺旋霉素　　　　　　　　　　　　　　4″-异戊酰螺旋霉素

图 2　经组合生物合成技术获得的螺旋霉素衍生物 4″-异戊酰螺旋霉素

的临床抗生素。

发展方向 组合生物合成技术的应用仍有其局限性。首先必须对目标化合物的生物合成机制有深入的理解，并获得相关结构类似物的生物合成基因（簇）才可能进行组合；其次，绝大多数经组合生物合成手段合成的天然产物类似物的产量远低于原产物，很难达到商业化生产的要求。产生这种现象的根本原因是遗传操作后的重组酶在宿主中不能适应新化合物的高效合成，仍需不断加强酯的结构与功能、酶与底物相互作用及酶动力学等的基础研究，以提高目标化合物的产率。高通量测序技术、生物合成酶三维结构解析和定向进化等技术的不断发展，将会大大促进组合生物合成的研究与应用。组合生物合成以微生物作为"细胞工厂"，采用微生物发酵方式达到大量生产目标化合物的目的，将在天然产物的化学结构优化改造以及新

药研发等方面发挥越来越重要的作用。

（洪　斌　武临专）

záhé kàngshēngsù

杂合抗生素（hybrid antibiotic）

将某一抗生素生物合成有关的基因通过重组 DNA 技术转入到另一个产相同化学结构类型抗生素的产生菌，所产生的在结构上具有这两个抗生素不同化学结构组分的新抗生素。

20 世纪 80 年代，英国科学家霍普伍德（Hopwood）等将包含放线紫红素生物合成基因的 DNA 片段导入曼德霉素产生菌，产生了同时有放线紫红素与曼德霉素结构特点的新化合物——曼德紫红素（结构特点见图 1），而导入到榴菌素产生菌时获得了同时有放线紫红素与榴菌素结构特点的新化合物——二氢榴红菌素（结构特点见图 1）。实际上，它们是放线紫红素分别与曼德霉素或榴菌素的杂合化合物，被称为"杂

合抗生素"。这一研究工作开创了通过遗传操作获得新抗生素的时代。

此后，随着对抗生素生物合成机制理解的不断深入，人类采用生物技术手段改造抗生素生物合成途径并创造新抗生素的能力也在不断提高，已经可以利用组合生物合成和合成生物学等技术方法，改造或优化抗生素等微生物次级代谢产物的化学结构，为微生物药物研发提供更多新化合物。

（洪　斌　武临专）

kàngshēngsù dàixiè gōngchéng

抗生素代谢工程（metabolic engineering of antibiotics）

利用代谢工程技术对抗生素的代谢途径（包括初级代谢和次级代谢）进行修饰与改造，提高目标抗生素产量或品质，或产生有一定结构预期的新抗生素的技术。通俗地说，抗生素代谢工程就是使微生物更好地（高水平和低成本）

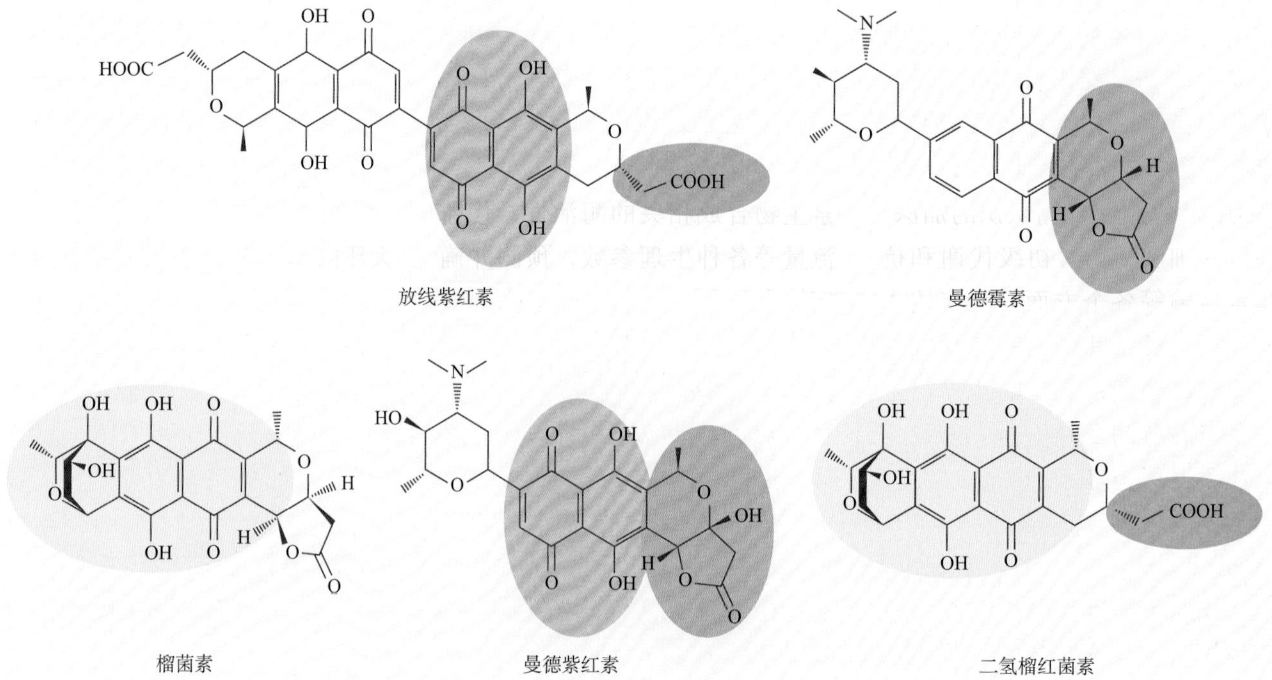

图 1　放线紫红素、曼德霉素、榴菌素、曼德紫红素和二氢榴红菌素的结构式

注：化合物的结构特点与差异用不同色块显示。

为人类生产抗生素的技术。所谓代谢工程，是指利用分子生物学原理系统分析细胞代谢网络，在此基础上合理设计细胞代谢途径并进行遗传操作，改造细胞的酶、运输及调节功能等，提高或改善细胞特性的应用性学科。随着 20 世纪 70 年代基因工程的迅猛发展，人们改造微生物代谢的能力大大增强，1991 年贝利（Bailey）及斯特凡诺普洛斯（Stephanopou-los）等正式提出代谢工程的概念。

内容 抗生素的生物合成途径及水平的调节涉及数十乃至上百个基因的协同表达，因此抗生素代谢工程是一个典型的系统工程。在应用代谢工程改良抗生素产生菌的菌种时，需要将微生物的代谢网络视为有机的整体，在代谢分析（包括代谢途径分析、代谢流量分析、代谢控制分析、代谢网络结构分析等）的基础上，从整体观点出发对代谢网络进行遗传改造与优化。

在抗生素代谢工程发展早期，主要关注与抗生素生物合成及其调控直接相关的基因修饰改造，以提高抗生素的产量或对抗生素进行结构修饰；随着基因操作技术水平的提高，以及在系统生物学层面对微生物代谢认识的加深，还可从细胞活力、初级代谢和抗生素运输等各个方面，对与抗生素生物合成及其调控相关的网络进行修饰改造，实现提高抗生素产量与品质的目的。因此，抗生素代谢工程是基因工程技术在抗生素生物合成改造应用领域的升级版。

人类对抗生素的代谢途径进行操作以提高抗生素的产量或品质，已有半个多世纪的历史了。早期主要是用物理、化学诱变剂等处理微生物，然后通过筛选发现并获得优良性状的突变菌株。这种诱变育种的方法已被广泛接受并取得很好效果，但诱变有一定盲目性，对突变菌株的遗传和代谢性状很难进行明确而完整的鉴定，对产生优良性状的分子机制并不十分清楚。随着对微生物生理生化知识的了解以及分子生物学技术的发展，人类可利用更理性的方法对抗生素产生菌进行分子操作，以获得有预期优良性状的抗生素产生菌株，满足人类对抗生素的更高需求，例如，产量更高、品质更优、活性更好和毒副作用更小等。在基因工程技术应用于抗生素产生菌的分子改造过程中，曾经出现分子育种和微生物工程等术语，它们与抗生素代谢工程有相似的含义，即利用基因工程手段对抗生素产生菌菌种进行改造，强调定向性和针对性。

步骤 抗生素代谢工程包含"分析综合"和"遗传操作"两个基本步骤，可反复进行直至达到目标。抗生素生物合成属于次级代谢范畴，次级代谢与初级代谢密切相关，二者形成代谢网络而相互关联，需从细胞代谢的整体层面，综合分析和评估与抗生素生物合成相关的酶活性、代谢流量等各种生理参数，预测并确定抗生素生物合成（或结构改造）的修饰位点，实际上也就是代谢网络中抗生素生物合成途径的柔性节点或限制因素，如酶活性、载体蛋白、前体浓度和辅因子等，作为遗传操作的靶位；通过基因工程等技术手段，对代谢柔性节点进行调节和对限制因素进行解除，实现提高抗生素生物合成水平等目的。

对代谢柔性节点的调节，本质上可分为对酶生物合成水平（诱导或阻遏）和对酶催化活性（激活或抑制）的调节。常用的抗生素代谢工程策略包括：增加限速酶基因的拷贝数和表达水平；解除生物合成酶的负反馈抑制；增加底物供应；阻断分支代谢途径或竞争途径；增加生物合成正调节基因的表达或阻断负调节基因的表达；增加抗生素自身抗性基因的表达；提高抗生素转运基因的表达等。

应用实例 以下列举几个利用抗生素代谢工程技术提高目标抗生素的产量或品质的例子。

头霉素（cephamycin） 带棒链霉菌（*Streptomyces clavuligerus*）合成的一种 β-内酰胺类抗生素。在研究头霉素的生物合成过程中，发现前体物 ε-氨基己二酸的供应是限制头霉素生物合成水平的一个重要因素。已知 ε-氨基己二酸来源于赖氨酸的分解代谢，通过 DNA 同源重组技术在带棒链霉菌的染色体上引入一个额外的赖氨酸 ε-氨基转移酶（催化赖氨酸降解途径的第一步）的基因拷贝，提高了该酶的表达水平，增加了胞内的 ε-氨基己二酸供应量，使重组菌株的头霉素生物合成水平提高了 2~5 倍。

阿维菌素（avermectin） 属大环内酯类抗生素，是一种最重要的农用杀虫抗生素，由阿维链霉菌（*Streptomyces avermitilis*）产生。野生型阿维链霉菌还产生另外一种大环内酯类抗生素——寡霉素，它是一种有毒化合物，需要将其从阿维菌素产品中除去，这就增加了阿维菌素下游分离纯化工艺的复杂性。通过基因工程技术将阿维链霉菌中的寡霉素生物合成途径予以阻断，获得了不产生寡霉素的阿维菌素生产菌株，在简化下游分离纯化工艺的同时，为阿维菌素的生物合成增加了前体供应，提高了产量。

伊维菌素（ivermectin）阿维菌素组分 B_1 的化学半合成衍生物，是一种使用范围更广的抗寄生虫药物，用于治疗河盲症。为了生产伊维菌素，需要大量的阿维菌素 B_1 组分作为化学半合成伊维菌素的原料。在阿维菌素生物合成基因簇中存在一个正调控基因 aveR，研究人员发现提高其转录表达水平可提高阿维菌素的生物合成水平；通过基因工程技术对负责调控 aveR 基因转录的一个 sigma 因子进行定向进化，获得了显著增加 aveR 基因转录水平的 sigma 因子变株，其阿维菌素 B_{1a} 的合成水平提高了约 50%。

（洪 斌 武临专）

hóng jīyīnzǔ

宏基因组（metagenome）

特定环境（生境）中所有微生物遗传物质的总和。又称元基因组。宏基因组学（metagenomics）是指对特定环境（生境）微生物群落中的所有微生物的基因组进行分析的学科，其基本特征是对直接从环境样品中的微生物群落提取的 DNA 进行基因组学分析，这一过程不依赖于传统的培养技术。"meta"来源于统计学概念，是指将独立的分析进行综合的统计学过程。针对其研究对象，宏基因组学也被称为环境基因组学（environmental genomics）或群落基因组学（community genomics）。

发展历程 自从 1942 年青霉素获得应用以来，微生物学家和药物化学家从土壤等不同环境来源微生物的次级代谢产物中发现了大量抗生素、抗肿瘤药物、免疫抑制剂等药物。传统的微生物药物研发首先需要从自然环境样品中分离微生物，在实验室培养后从其发酵液中筛选活性化合物，但是能在实验室中培养的微生物仅占自然界中微生物的极少数，越来越难满足人类对新药的日益增长的需求。

据估计地球上微生物的种类有 1 万亿（10^{12}）之多，人类已知的仅占 1/100 000。大量现有技术水平下"不可培养"的微生物存在于生物圈的各种不同的自然环境中，"不可培养"的微生物种类和数量远远大于可培养的微生物，这一"看不见"的世界需要采用不依赖于培养的技术方法进行研究。1985 年佩斯（Pace）研究组最早直接克隆从环境样品中提取的 DNA，1991 年该研究组首次报道了用噬菌体载体构建从海水样品直接提取 DNA 的基因组文库，从中筛选 16S rRNA 基因。1996 年德朗（DeLong）研究组构建了海水微生物的基因组文库，并鉴定了一个 40kb 的克隆，其中含有未被培养的古生菌的 16S rRNA 基因，成为宏基因组学研究的里程碑。1998 年汉德尔斯曼（Handelsman）等提出了"宏基因组学"一词，标志着宏基因组学的诞生。

在宏基因组研究开展之前，现代微生物学的几乎所有重要的研究成果都是由实验室中微生物的纯培养所获得的。在自然界中几乎所有微生物都生活在复杂的群体中。真正地了解微生物的生理、生化、生态等生物学特征必须针对存在于天然环境中的微生物进行分析研究，宏基因组学技术的出现使这一领域的深入研究成为可能，即应用现代基因组学的技术直接研究自然状态下的微生物群落。短短十几年，宏基因组学的研究已经渗透到各个领域，许多来自不同环境的样品都成为宏基因组学的研究对象，如土壤、海水、沉积物、动物的消化道等，开展了不同研究水平——单基因（如酶）、代谢途径（如抗生素）、生物（如古生菌）、群落（如肠道菌群、酸性矿井废水的生物膜）的研究，在人类疾病发病机制研究、新药发现、生物能源、环境治理等方面有了突破性进展。

应用 宏基因组中包括了大量的次级代谢产物生物合成基因簇，宏基因组学技术也被用于新化合物的发现。对特定环境中全部微生物的总 DNA 进行克隆并构建宏基因组文库，通过活性筛选有可能获得新的活性化合物（基于活性的筛选），或根据特定生物合成基因设计引物或探针，钓取含有同源基因的生物合成基因簇，再进行异源表达获得新化合物（基于序列的筛选）。随着新一代测序技术的发展，还可直接对特定环境中全部微生物的总 DNA 进行高通量测序，获得 DNA 序列，然后利用基因组发掘技术从中发现可能的次级代谢产物生物合成基因簇，通过异源表达等方法获得新化合物。用这些方法科学家已经从宏基因组中发现了大量的结构多样的化合物（图 1）。

随着由宏基因组学技术获得的 DNA 序列的急剧增长，这一领域发展迅猛。在新药发现领域，"不可培养"微生物的巨大的生物多样性及其可能产生的天然产物的化学结构多样性为新化合物的发现提供了资源宝库。

（洪 斌）

jīyīnzǔ fājué

基因组发掘（genome mining）

从微生物基因组序列出发，经过生物信息学分析，预测其可能产生次级代谢产物的生物合成基因（簇），并在此指导下通过化

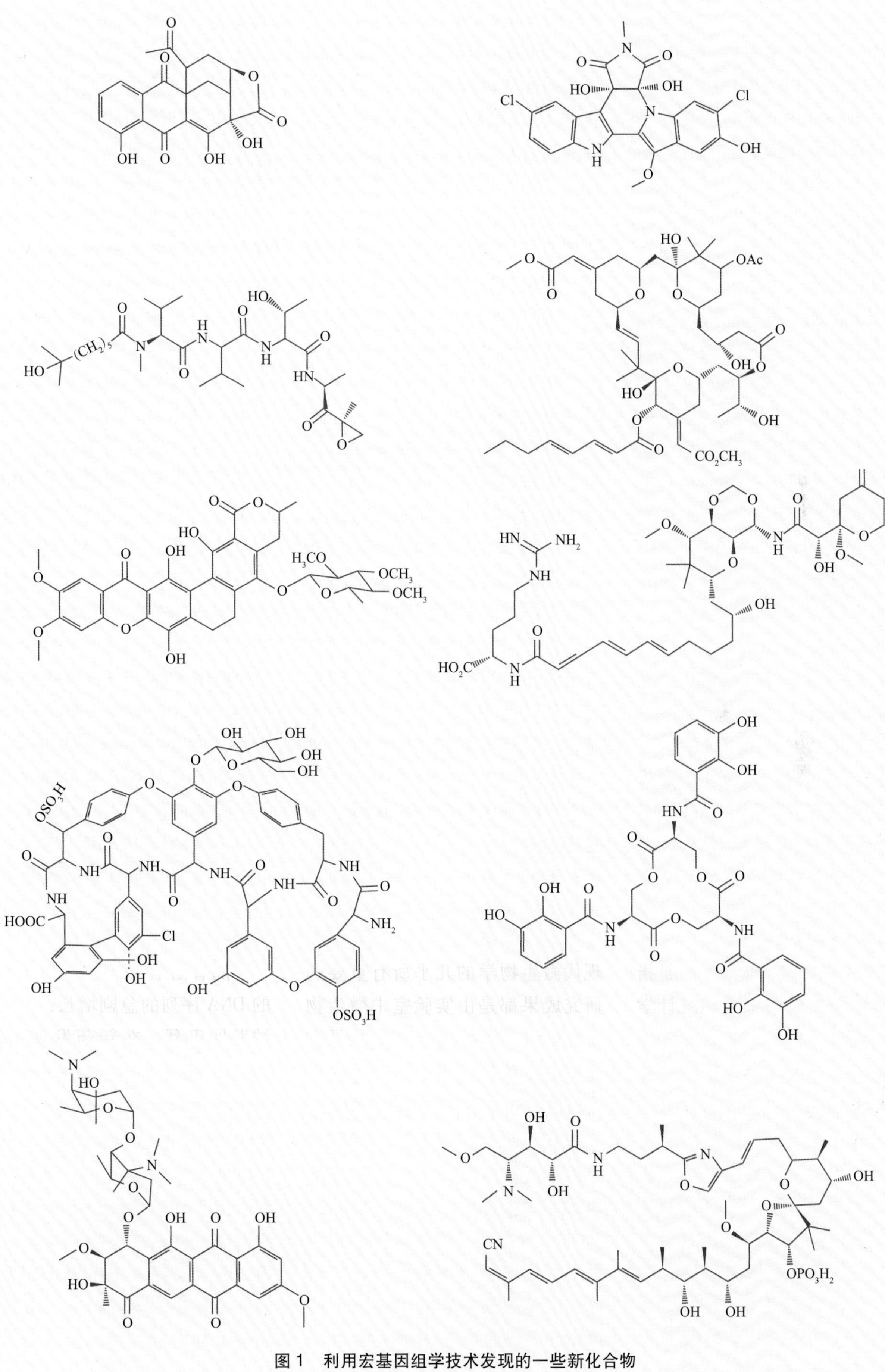

图 1 利用宏基因组学技术发现的一些新化合物

学、生物学、生物化学、遗传操作等手段最终分离并鉴定目的产物的技术。又称基因组挖掘和基因组探矿，用于新药研发。

天然产物的生物合成是一个从基因到化合物的过程。微生物基因组大规模测序的广泛开展，为天然产物的发现和研究提供了新的契机。已测序的放线菌和真菌等微生物中，生物合成基因簇的总数远超现已发现的次级代谢产物数量，那些尚未发现其编码产物的基因簇被称为孤儿（orphan）生物合成基因簇，多数是在特定培养条件下不产生相应化合物的沉默（silent；dormant）生物合成基因簇。例如，天蓝色链霉菌是放线菌研究的模式菌株，对其次级代谢产物生物合成的分子生物学研究始于 20 世纪 50 年代，在其全基因组测序完成前，也仅有十一烷基灵菌红素、放线紫红素、钙依赖抗生素、次甲霉素等几个化合物采用传统的研究方法鉴定了结构。天蓝色链霉菌全基因组的测序工作于 2002 年完成，结果表明其基因组大小为 8 667 507bp，是大肠埃希菌的两倍，其中 20 个以上的基因簇可能负责次级代谢产物的合成。随着 DNA 测序技术的进步和成本的降低，越来越多的微生物基因组序列得到解析，其中蕴藏的次级代谢产物生物合成基因簇是发现新化合物的宝藏。

优点 基因组发掘是一种新型的天然产物发现方法，与"获得纯培养——发酵——活性筛选——分离纯化——结构鉴定"的传统方法相比，该方法目的性更强，更有可能获得新化合物，可减少对已知化合物重复研究的浪费。2000 年查利斯（Challis）等通过基因组发掘从天蓝色链霉

菌基因组中发现了非核糖体肽类化合物 coelichelin 的生物合成基因簇，2005 年报道了 coelichelin 的结构，并由此发现了非核糖体肽合成酶的腺苷酰化（A）结构域的重复利用，由 3 个 A 结构域合成了含 4 个氨基酸残基的化合物，说明基因组发掘技术不仅能够帮助发现新化合物，还可加深人们对化合物生物合成机制的认识，而这些认识反过来又将促进新化合物的发现。随着微生物基因组测序技术的普及，基因组发掘研究在多种微生物中展开，除了放线菌、蓝细菌、黏细菌、真菌等已知的天然产物产生菌，人们发现假单胞菌、芽胞杆菌甚至一些厌氧菌也可产生天然产物，通过基因组发掘获得了大量结构类型多样的新天然产物（图 1）。

方法 生物信息学的发展对发掘孤儿或沉默生物合成基因簇起到了基础和关键作用，而转录组学、蛋白质组学和代谢组学技术的发展和应用，促进了新型天然产物的基因组发掘。基因组发掘的主要方法有：①利用生物信息学推测天然产物的理化性质，以此指导天然产物的分离、纯化和鉴定。这种方法基本上不涉及产生菌的遗传操作，但前提是该基因簇可在现有培养条件下表达，且对生物信息学预测阶段的可信度要求较高。21 世纪初，已经开发出从基因组序列预测次级代谢产物基因簇的多种程序，对聚酮类和非核糖体肽类化合物等已可预测其可能的结构，如 antiSMASH 就是整合了许多程序的一个次级代谢产物预测平台。②生物合成基因簇中的基因敲除。对预测的生物合成基因簇中的结构基因进行敲除，通过对重组菌株与原株的代谢图谱的比较发现新

型天然产物。该方法只适用于在现有培养条件下表达的基因簇，且产生菌能进行遗传操作。③调节基因的过表达或敲除。过表达生物合成基因簇的正调节基因或敲除其负调节基因，结合代谢组学分析发现新型天然产物。该方法仅适用于能进行遗传操作的菌株，并且需要了解相关生物合成基因簇的调节机制。④生物合成基因簇的异源表达。将目标生物合成基因簇导入遗传背景清楚的菌株中进行异源表达，从中发现新型天然产物。⑤启动子替换策略。利用合成生物学理念，将目标基因簇中基因的启动子替换为可诱导启动子或强启动子，使重新设计的基因簇在新的启动子控制下转录并获得高表达。后 3 个方法均适用于激活沉默生物合成基因簇。

应用 除了可被分离培养的微生物外，自然界中更多的微生物（>99%）在现有实验室条件下无法培养，宏基因组和单细胞基因组等测序能力的发展将拓展基因组发掘的应用范围，使科学家可充分发掘自然界中微生物的化合物生物合成潜能，从中发现更多新化合物用于新药研发。

（洪 斌）

yàowù héchéng shēngwùxué

药物合成生物学（synthetic biology for pharmaceuticals） 以药物研发和制造为目标的合成生物学研究。合成生物学是 21 世纪初发展起来的一门新兴学科，它是依托于分子生物学和生物技术的发展，以系统生物学思想为指导，引入工程学中模块化和系统设计的理论，通过设计、改造或创建生物合成元件、模块乃至器件来优化天然生物体系，或者从头合成具有预定功能的人工生物

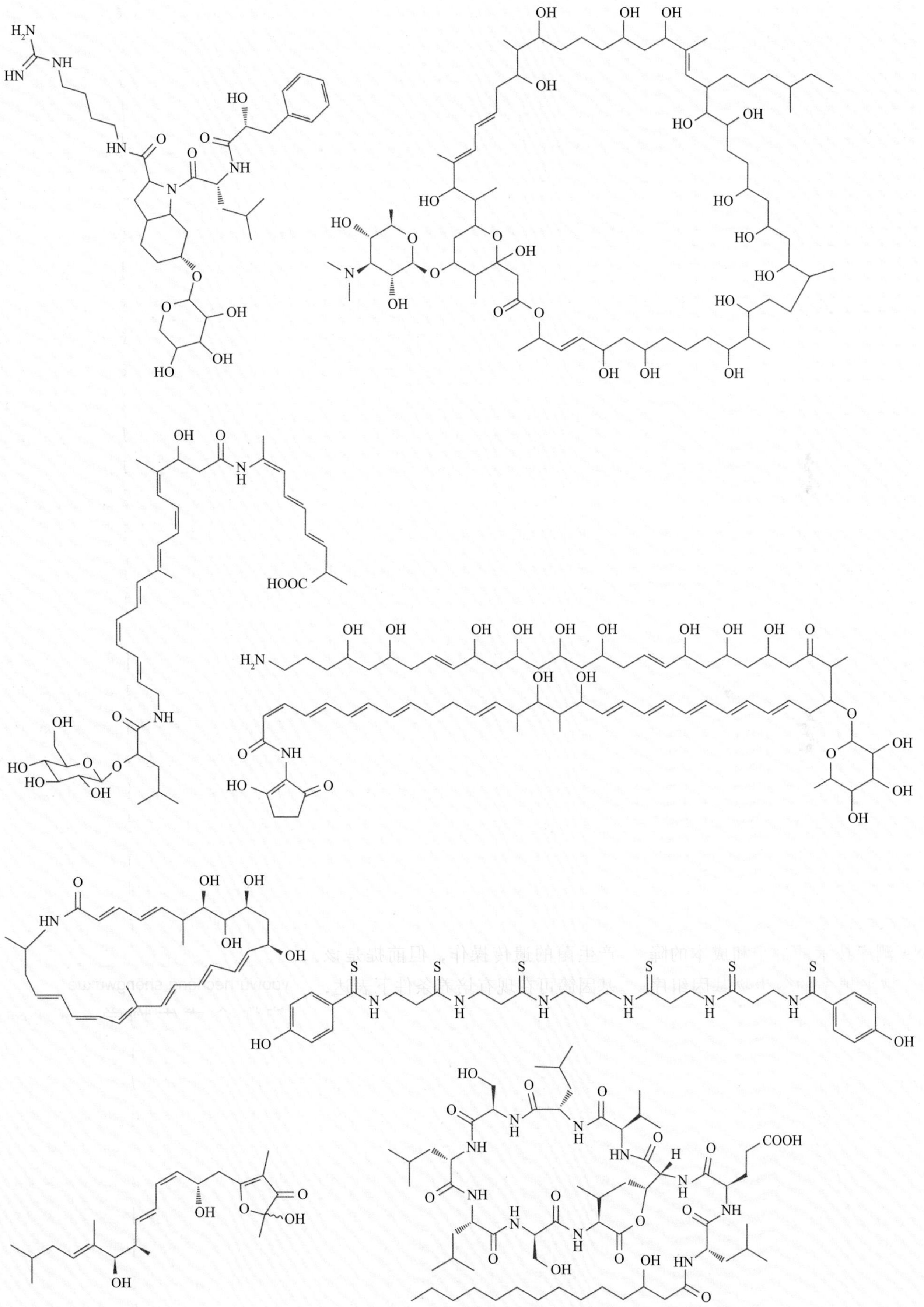

图 1 利用基因组发掘技术发现的一些新化合物

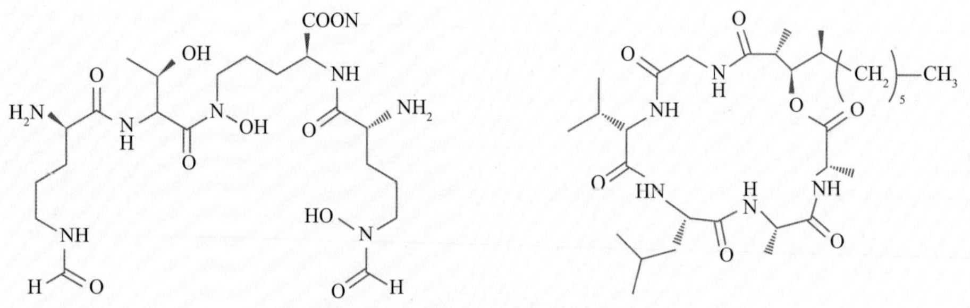

图1 利用基因组发掘技术发现的一些新化合物（续图）

体系。合成生物学是一个崭新的生物学研究领域，它综合了自然科学与工程科学，由分子生物学、生物化学、生物物理、生物信息学与工程学等交叉融合而产生一系列新的技术方法，将对医药、能源、化工、材料和环境保护等领域产生深远影响，同时加深人类对生命本质的认识。

早在20世纪早期，法国科学家 Stéphane Leduc 就使用了合成生物学一词，但只有到了20世纪中期 DNA 双螺旋的发现及分子生物学的形成与发展，直至70年代DNA 重组技术的出现，合成生物学才具备了最基本的科学依据。2000年后合成生物学重新成为一个热点研究领域并逐渐形成一门真正的学科，2010年世界首个人造细胞"辛西娅（Synthia）"（由化学合成基因组控制的新生命）的诞生，使合成生物学一词真正进入大众视野。

内容 天然产物是现代药物新化学实体的主要来源之一，是自然界中的植物或微生物为了应对自身的生存和竞争需求而产生的小分子化合物，用途几乎涵盖了疾病治疗的各个方面，比如植物来源的抗疟疾药物青蒿素和抗肿瘤药物紫杉醇等，以及微生物来源的抗生素（如青霉素、链霉素和红霉素等）、抗寄生虫药物（如阿维菌素等）、抗肿瘤药物

（如阿霉素、平阳霉素和丝裂霉素等）、免疫抑制剂（如环孢菌素A）等生理活性物质。天然产物成药率远高于化学合成分子，但往往结构复杂、含量低、化学合成或修饰困难，或由于资源不足而难以完成全面系统的药物研发，成为新药研发的瓶颈。

天然产物是由植物或微生物基因组中多个生物合成基因编码的酶协同作用来合成的，是一个"由基因到化合物"的过程，其生物合成具有天然的模块性，适于合成生物学技术的应用。在微生物中，这些小分子化合物即次级代谢产物的生物合成基因往往成簇排列，人们对其生物合成及调控机制的理解也更为深入；同时，微生物在实验室中易于培养和进行遗传操作，也使其成为优良的合成生物学底盘细胞的出发菌株。药物合成生物学即以合成生物学基础理论为指导，在天然产物生物合成机制解析的基础上，在微生物体系中系统、精确地重构生物合成途径，以实现目标化合物的定向、高效合成。所针对的目标化合物，既可以是已知化合物（但生产方式发生了根本变化），也可以是全新结构的化合物。

应用实例 药物合成生物学已有一些成功的例子。青蒿素最初从植物黄花蒿中提取，为了在微生物中重构青蒿素前体青蒿酸

的生物合成途径，美国基斯林（Jay Keasling）研究组花费了约10年时间和数千万美元研究经费，从细菌、酵母与植物青蒿中寻找合适的基因构建其生物合成途径，并精细地协调多个基因的表达，最终实现了在酿酒酵母中生产青蒿酸，是药物合成生物学的开创性工作。美国斯蒂芬诺伯罗斯（Gregory Stephanopoulos）研究组在大肠杆菌中构建了多变量模块化的代谢途径来合成紫杉醇的前体紫杉二烯，通过调整各基因元件的表达水平减少中间抑制物吲哚的积累，产量达到 $1g/L$。

发展 药物合成生物学研究的前提是对天然的生物合成元件、模块、体系等的运作机制及表达调控机制的深入理解和认识。人类对生物体系的认识有限，设计构建的代谢途径（通路）并不能保证发挥预期功能，甚至对构建代谢途径所用元器件的特性也不完全了解，需要将理性与非理性的研究策略相结合。药物合成生物学的基本研究思路和工程学一样，利用标准化的工具和方法，通过"设计——构建——检测（学习）"的循环过程，进行反复的替换、测试与筛选；在设计和构建生物合成体系时使用各种数学工具来进行模拟和优化，最终在微生物体系中定向高效合成目标化合物。大片段 DNA 的合

成、组装及基因组编辑技术等合成生物学通用关键技术的发展为药物合成生物学提供了坚实的技术支持。相信在不久的将来,化学家画出一个化合物的结构式,合成生物学家就可以设计构建其生物合成通路,利用合适的底盘细胞生产出该化合物。当然要实现这一目标还有很长的路要走,充满了希望与挑战。

合成生物学在创新药物研发中的应用不会涉及"合成人工生命"时必须面对的医学伦理学问题,它是药物生物技术的最新发展阶段,将使传统天然产物药物研究中的一些瓶颈迎刃而解,为创新药物的研制提供全面的技术支撑,创新药物的发现、研究、开发和制造都将因此而发生深刻的变化。

(洪 斌 武临专)

wēishēngwù yàowù huàxué héchéng

微生物药物化学合成(microbial pharmaceutical chemistry synthesis)

用化学合成手段制备微生物来源的药物的技术。微生物来源化合物存在诸多天然类药性缺欠,如溶解度差、药效不理想、毒性较大以及细菌耐药进化等,运用微生物药物分子设计的多个策略开展分子结构修饰与优化,以克服化合物类药性缺欠,优选出类药性高的微生物药物候选物。其中,目标化合物可通过化学全合成或者半合成手段制备,还可通过微生物发酵与生物合成等途径获得。

合成途径 微生物药物化学合成可分为微生物药物化学全合成和微生物药物半合成两个部分。微生物药物化学全合成是以化学试剂为起始原料,通过化学制备手段从头构建目标物的化学骨架,进而获得目标产物。结构相对简单的微生物药物主要通过全合成手段获得,如β-内酰胺抗生素氨曲南,亚胺培南、美罗培南以及法罗培南。随着有机合成技术新反应、新方法和新理论的不断发展与突破,可大力推动微生物药物的全合成。一些结构较复杂的抗生素也可通过全合成手段获得,如四环素抗生素以及结构更复杂的大环内酯类化合物,不仅可以获得之前无法通过半合成手段获得的全新结构类似物,而且还摆脱了抗生素研发对发酵中间体的依赖,极大丰富了此类抗生素的结构种类与构效关系,为全新微生物药物的发现提供了更多的选择。

微生物药物化学半合成是以微生物次级代谢产物为起始原料,通过化学制备手段获得目标产物,所使用的起始原料基本上具备目标化合物的基本骨架、多数官能团以及立体构型。微生物药物是细菌经过几十亿年的漫长进化精准衍生的微生物次级代谢产物,其化学结构含多个手性碳原子,有独特而复杂的特点,难用全合成途径制备或放大量生产。约90%的微生物药物是通过半合成手段获得的,如青霉素类药物是以6-氨基青霉烷酸为起始原料,通过对其6-氨基开展不同类型的酰化反应获得;头孢类抗生素主要以7-氨基头孢烯酸为起始原料,针对其7-氨基和/或3-乙酰基两个结构"把手"衍生获得品种数量最多的一类抗生素;氨基糖苷类是以卡那霉素A或B为起始原料,主要对其1-氨基等裸露的活性基团衍生获得;14元大环内酯类抗生素是以红霉素A为起始原料,通过对其6-OH、9-酮基以及12-OH结构改造获得;16元大环内酯类抗生素是以螺旋霉素为起始原料,主要对其糖基上的羟基开展不同的酰化衍生而得;四环素类药物是以四环素或羟四环素为起始原料,主要对其裸露的活泼羟基衍生获得。

全合成途径虽合成步骤烦琐、难度大、周期长、成本高,但可不受起始原料的来源、结构类型等限制,可构建结构类型丰富、种类繁多、天然产物不存在或难以得到的全新分子或母核。相比之下,半合成途径简捷易行,易于实现工业化生产,但却受到起始原料结构类型的限制,包括取代基的位置、类型以及手性碳原子的立体构型等,使目标产物的结构类型难以实现多样化;同时还受到起始原料数量的限制,如细菌发酵等多种因素的限制,难以放大量或者大规模生产提供足够的起始原料。

特点 与微生物发酵与生物合成方法途径相比,化学合成具有可制备结构种类繁多的目标化合物、可放大量制备用于后续研究与生产等优势;微生物发酵与生物合成方法途径具有成本低、绿色环保等优势,尤其可以制备含多个手性中心的独特结构类型化合物,如16元大环内酯类可利霉素就是通过微生物发酵获得的抗生素。

(宋丹青)

wēishēngwù yàowù huàxué quánhéchéng

微生物药物化学全合成(chemical total-synthesis of microbial medicine)

以微生物药物为目标分子,通过设计研究合成策略、路线和方法,从简单原料出发实现其化学合成的技术。微生物药物全合成是一项难度大、耗资多、周期长、见效慢的工作,需要有全面而深厚的有机化学知识和良好的综合素质。但全合成也具有自身的优势，即可构建自然界中不存在或难得到的分子或母核，用合成技术和手段得到稀有或不存在的全新分子。这方面的研究极大地推动了有机新反应、新方法、新试剂、新理论和新概念的发现和发展，并在很大程度上体现了有机化学学科的发展水平和实力。微生物药物全合成在有机化学的发展中仍将发挥无可替代的作用。

研究内容　主要包括：①高效、简捷和高选择性合成策略。②不对称（特别是催化不对称）合成策略。③目标分子生物活性、结构多样化导向的合成策略。④针对目标分子关键结构（或骨架）的合成方法学研究，实现其化学全合成。⑤生物催化和仿生合成。

应用实例　在众多类型的全合成抗生素中，最具代表性的是喹诺酮类药物（结构通式见图1），它的出现，创造了化学合成抗感染药物的新时代。自从1962年美国莱舍（Lesher）等人开发第一个喹诺酮药物萘啶酸以来，此类药物的发展非常迅速，已成为临床使用最广泛、最有效的抗生素重要类别之一。喹诺酮类药物抗菌活性强、抗菌谱广、生物利用度高、不良反应少、半衰期长、组织分布广，适用于多种系统感染的治疗并具有良好的体内动态，临床上有与β-内酰胺类抗

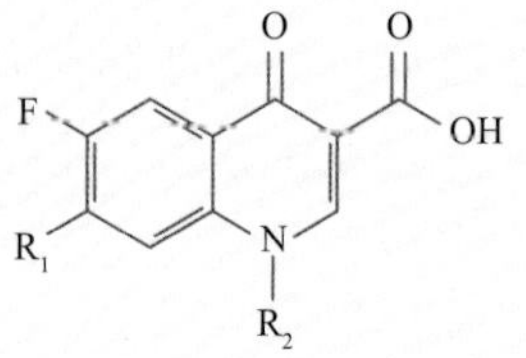

图1　氟喹诺酮结构通式

生素并驾齐驱的重要地位。根据完成全合成时间的先后和抗菌谱等特性，喹诺酮类抗菌药物可分为四代：第一代即萘啶酸和吡咯酸，有中等抗菌活性，针对的菌群主要为大肠埃希菌、伯菌属、志贺菌属，是同类最早产品。第二代喹诺酮类，其主要代表性药物为吡哌酸。抗菌谱方面有所扩大，已对铜绿假单胞菌、肠杆菌属、枸橼酸杆菌属、沙雷菌属等菌群也起到了一定抗菌作用。第三代喹诺酮类的代表产品为诺氟沙星、氧氟沙星、环丙沙星等。对葡萄球菌等革兰阳性菌也有抗菌作用，对一些革兰阴性菌的抗菌作用进一步加强，达到第一代、第二代头孢菌素的效果。6-位氟取代显著改善了抗菌活性，被认为是此类药物发展的里程碑。其中左氧氟沙星（氧氟沙星的左旋体）的安全性和有效性尤为显著，得到广泛应用，被认为是喹诺酮类发展史上的又一里程碑。第四代相比与前三代药物来说，在结构上已经进行了修饰，结构中引入8-甲氧基，加强了抗厌氧菌活性，其中的C-7位上的氮双氧环结构也加强了抗革兰阳性菌活性，还保持了原有的抗革兰阴性菌的活性，并且对肺炎支原体、肺炎衣原体、肺炎军团病菌以及结核分枝杆菌等典型病菌的作用也已经增强。此类药物的不良反应更小。代表药物如加替沙星与莫昔沙星等。有人据此预计21世纪将是喹诺酮时代。

同时，还有很多科学家在进行微生物药物全合成的尝试和研究。哈佛大学的安德鲁·迈尔斯（Andrew Myers）于2005年首次全合成了结构复杂的四环素。全合成技术摆脱了抗生素研发对发酵中间体的依赖，以前无法合成

的结构全新四环素类似物现在可以通过全合成获得。按照这个思路，迈尔斯还用全合成技术合成了200多个结构全新的大环内酯类化合物，极大丰富了这类衍生物的结构类型，为新型微生物药物的发现奠定基础。

综上所述，在成为世界贸易组织成员之一后，国外专利保护期内的药品不能再随意仿制，中国知识产权保护的压力剧增，世界技术保护和技术创新的竞争日趋激烈，这给中国微生物新药物的研究带来了严峻的挑战，同时也带来了新的发展机遇。面对药品专利保护的压力，作为临床应用的主体药物——全合成微生物药物及化学合成新抗感染药物的研发刻不容缓。

（宋丹青）

wēishēngwù yàowù jiégòu yōuhuà

微生物药物结构优化（structural modification and optimization of microbial medicine）　针对微生物来源天然产物存在的诸多类药性缺欠开展多种形式结构改造的技术。微生物来源的天然产物存在理化性质不理想、抗菌活性弱、药代性质不稳定、毒性较大及细菌耐药的进化等诸多缺欠，微生物药物结构优化以抗（耐药）菌活性与类药性为导向，运用药物分子设计的多种策略开展化学结构改造，尤其针对细菌耐药性的持续进化而衍生出的一系列应对耐药机制的结构修饰策略，总结构效关系、构代关系或者构毒关系，指导下一轮衍生物的分子设计，如此循环，直至优化出克服耐药性、类药性高的候选微生物药物。主要修饰策略有4种。

口服前药策略　针对天然微生物药物极性较大，口服吸收差

的特点，利用分子中的羟基或羧基把手基团，将其转化为不同类型的酯类前药，增加脂溶性，使其具备较高的生物利用度和良好的药动学性质，在体内可被酯酶迅速而完全地水解出原药，提高血药浓度。例如，青霉素类氨基的引入形成两性化合物，口服吸收不完全，与2-羧基制成酯型前药，增加脂溶性，增加口服生物利用度，如匹氨西林、巴氨西林、仑氨西林以及肽氨西林等；同样，头孢类抗生素中的头孢帕肟酯与头孢他美酯；碳青霉烯类的替比培南匹酯，以及红霉素类琥乙红霉素前药等。

耐酸延长半衰期策略 针对抗生素在胃酸条件下容易降解，半衰期短的缺欠，根据化合物的不同结构特征，衍生出不同应对胃酸降解的策略，获得耐酸抗生素。①耐酸青霉素。在6-氨基青霉烷酸的6-位酰胺侧链的α-碳上引入含氧原子等吸电子取代基，如苯氧甲基，以降低β-内酰胺的电子云密度，减弱H^+进攻N原子的能力，从而增加对酸稳定性，由此发展成一类耐酸可口服的青霉素，如苯氧青霉素类、非奈西林等。②针对第一代大环内酯存在酸性不稳定失活、半衰期短以及胃肠道刺激等缺欠，主要围绕在胃酸性条件下发生羟醛缩合而失活的几个结构位点开展结构改造，包括红霉素A的6-位羟基、9-酮基或者11、12-羟基，由此衍生出对酸稳定、胃肠道刺激消失以及半衰期长的第二代大环内酯抗生素，如罗红霉素、克红霉素、阿奇霉素以及地红霉素。

增加抗菌活性策略 根据不同的结构类型，用不同修饰策略提高抗菌活性，尤其是抗耐药菌的活性。①广谱青霉素类。在6-氨基青霉烷酸的6-位酰胺侧链α-碳上引入氨基可扩展抗菌谱，显示抗革兰阴性菌活性；引入羧基、磺酸基等酸性基团以及脲基，均可进一步扩展至抗铜绿假单胞菌活性，如氨苄西林、阿莫西林、依匹西林以及环己西林等。②增强抗菌活性。头孢霉素抗生素中以氧原子取代硫原子的氧头孢烯的抗菌活性高于相应的头孢烯类化合物；以碳原子取代硫原子的碳头孢烯可使稳定性增加，但活性有所下降。③第一个广谱、强力抗菌活性、对多数β-内酰胺酶稳定的碳青霉烯类抗生素——硫霉素的3′-位末端的氨基易向β-内酰胺环进行亲核性进攻，使其开环失活，使其化学性质极不稳定，难以成药。据此，将3′-位末端氨基改造为N-甲酰亚胺衍生物，所得衍生物比硫霉素稳定，抗菌谱广，抗菌活性强，对β-内酰胺酶稳定，由此诞生了第一个临床使用的同类抗生素—亚胺培南；帕尼培南结构中含有3-乙酰亚氨基吡咯烷基，稳定性优于亚胺培南，是一种广谱抗生素，对革兰阳性菌、革兰阴性菌、需氧菌和厌氧菌都有抗菌作用；比阿培南的3位引入双环噻唑鎓后，稳定性得到改善，有与美罗培南和多尼培南类似的抗菌谱，对金属β-内酰胺酶有更好的水解稳定性。④在红霉素的2位C原子上引入氟原子，抗革兰阳性耐药菌的活性有所提高，由此拓展了第三代大环内酯的种类——氟酮内酯，如索利霉素。

耐酶策略 根据细菌不同的耐药机制，发展不同应对耐药的结构修饰方法：①耐酶青霉素。在6-位酰胺侧链引入较大体积的取代基发挥立体空间效应，如1,3-二甲氧基甲苯、2-乙氧基甲

基萘等，阻碍青霉素酶的进攻，增强对青霉素酶的稳定性，发展成一类耐青霉素酶的青霉素，如苯唑西林、氯唑西林、双氯西林等。②阻断代谢降解，保持或提高抗菌活性。针对头孢霉素类的3-乙酰氧基水解成羟基使抗菌活性大幅度降低这一特点，将烃基改变成烷基、烯基、烷氧基或者卤素时可阻断降解且保留活性；以适当含氮杂环取代，可增强抗菌活性；引入适当含有季氮的杂环，与4-羧基形成内盐，不但增强抗菌活性，还可增大水溶性，提高胞膜穿透力，如第四代头孢菌素。③增强对β-内酰胺酶的稳定性。在头孢烯的7-侧链α-位上引入Z-构型肟基、O-烷基取代肟基，或在头孢烯母核的7-位引入甲氧基、甲酰氨基均可增强对β-内酰胺酶的稳定性。其中，7-甲氧基衍生物，即头霉素，对超广谱β-内酰胺酶也稳定。④碳青霉烯抗生素中，C-6位的羟乙基以及羟基侧链的反式结构是此类抗生素能够抵抗β-内酰胺酶（包括青霉素酶、头孢菌素酶和超广谱β-内酰胺酶）的原因，在抗内酰胺酶水解中发挥作用，β-内酰胺环上的反式-6-羟乙基取代基是结构必需基团。如碳青霉烯的亚胺培南、美罗培南、厄他培南等。按照此构效关系，1975年伍德沃德（Woodward）等将青霉素与头孢菌素结构融合，设计了青霉烯全新骨架，将活性必需基团——反式-6-羟乙基取代基引入青霉烯主核相同的位置，所得化合物既保持了青霉烯酰胺环的反应性，又改善了稳定性，奠定了青霉烯类抗生素的基础，如法罗培南具有广谱抗菌性，且可口服吸收，不易被β-内酰胺酶水解。⑤针对第二代大环内酯类抗

生素对耐药菌的活性较弱，且存在交叉耐药的问题，已证实3位克拉定糖是诱导耐药的主要基团，将3位克拉定糖水解、氧化以及进一步修饰，此类抗生素因与细菌核蛋白体亚基的结合位点有所改变，故能部分克服细菌的耐药性，不仅对原大环内酯类抗生素敏感菌有效，还对部分多重耐药菌有活性。得到对红霉素耐药菌有效的酮内酯类第三代大环内酯抗生素，包括泰利霉素，塞利霉素等。⑥β-内酰胺抗生素的主要耐药机制是细菌产生分解药物β-内酰胺酶，使β-内酰胺环开环，降低与靶蛋白的亲和力，使抗生素失活。由此衍生物一类β-内酰胺酶抑制剂，主要通过联合使用，各个击破，发挥抗菌活性；也可以通过化学键键合方式形成复合物，或者按照不同比例配伍形成复合制剂，体内释放原药发挥抗菌作用。⑦第一个碳青霉烯类药物亚胺培南，在体内受肾脱氢肽酶水解而失活，不能单独使用，必须与肾脱氢肽酶抑制剂——西司他丁联合用药。构效关系研究表明，碳青霉烯主核1-位碳原子上的1β-甲基可保护β-内酰胺环上的羰基，防止被肾脱氢肽酶水解。据此，通过在1β-位上引入甲基，所获得的美罗培南、多尼培南、比阿培南等对肾脱氢肽酶的稳定性得以增强，不需合用酶抑制剂，可单独使用，同时抗菌谱、抗菌作用均与亚胺培南相似，并有一定抗生素后效应。帕尼培南虽然对革兰阳性菌、革兰阴性菌、需氧菌和厌氧菌显示广谱抗菌作用，帕尼培南稳定性优于亚胺培南，但在C-1位置没有引入甲基，但仍然易受肾脱氢肽酶的水解，将等比例的肾脱氢肽酶抑制剂倍他米隆共同给药。

青霉烯类抗生素法罗培南虽然不含1β-甲基，但对肾脱氢肽酶较稳定，可单独服用。

（宋丹青）

qīngméisùlèi yàowù jiégòu yōuhuà
青霉素类药物结构优化
（structure modification and optimization of penicillins） 针对青霉素类药物类药性缺欠开展的结构改造。通常是以6-氨基青霉烷酸为基础，用化学或生物化学等方法将各种类型的侧链与6-氨基青霉烷酸缩合，制成具有耐酸、耐酶或广谱性质的一类微生物药物。青霉素自20世纪40年代投入使用以来，一直是应用广泛和重要的一类抗生素，基本结构如图1所示，由母核6-氨基青霉烷酸和侧链组成。二环的张力都比较大，其稳定性较差，易受到亲核性试剂进攻，使β-内酰胺环开环，导致青霉素失效并产生致敏物。临床上抗菌的需要，人们对侧链上的氨基经结构改造，接上不同的基团，形成各种性能更好的半合成青霉素。

技术方法 半合成所用的关键中间体6-氨基青霉烷酸可直接由培养液中分离，也可用化学方法由青霉素G或青霉素V制得。6-氨基青霉烷酸酰化主要用酰氯法、氯甲酸异丁酯或乙酯的混合酸酐法、二环己基碳二亚胺脱水法等，也可用青霉素酰化酶促合

成法。

药物类型 通过半合成结构优化的青霉素类药物主要有：①耐酸青霉素类。耐酸青霉素是在酰胺的侧链的碳原子上引入吸电子原子或基团，由于吸电子诱导效应，阻碍了在酸性条件下电子转移而产生的酸分解反应，生成青霉二酸，对酸稳定，如苯氧青霉素类、非奈西林等，特点是耐酸不耐酶，可口服，抗菌谱与青霉素相同。②耐酶青霉素类。耐酶青霉素化学结构特点是通过酰基侧链的空间位障作用保护了β-内酰胺环，使其不易被酶水解，主要用于耐青霉素的金黄色葡萄球菌感染。本类药的抗菌谱及对耐药性金黄色葡萄球菌的作用均相似，对甲型链球菌和肺炎球菌效果最好，但不及青霉素，对耐药金黄色葡萄球菌的效力以双氯西林最强，随后依次为氟氯西林、氯唑西林与苯唑西林，对革兰阴性的肠道杆菌或肠球菌无明显作用。如苯唑西林、氯唑西林、双氯西林等，其特点是耐酸耐酶，可口服，血浆蛋白结合率高，不易透过血脑屏障。③广谱青霉素类。这类青霉素在侧链的α位有氨基，抗菌谱扩展到一般革兰阴性菌。不仅对革兰阳性和阴性球菌有效，而且对嗜血杆菌属、奇异变形杆菌和大部分大肠杆菌属，沙门菌属、志贺菌属等

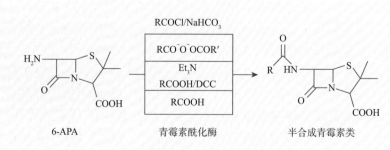

图1 青霉素类药物半合成结构优化

革兰阴性菌也有效，但对假单胞菌属、沙雷菌属、不动杆菌属、脆弱类杆菌、枸橼酸杆菌属等仍不敏感。特点是耐酸，可口服，但不耐酶，常与β-内酰胺酶抑制剂联用，对耐药金葡菌感染无效，对革兰阴性杆菌有效，可用于伤寒杆菌、副伤寒杆菌、百日咳杆菌、大肠埃希菌、志贺菌属等革兰阴性杆菌所致的呼吸道感染、尿路感染。常见的广谱青霉素类有氨苄西林、匹氨西林、阿莫西林等。④其他通过半合成结构优化获得青霉素类药物还包括主要对革兰阴性菌敏感的青霉素类，如脒型青霉素、6-甲氧型青霉素等；以及对铜绿假单胞菌有效的广谱青霉素类，如酰脲型青霉素、肽型青霉素等。

发展现状　半合成青霉素类抗菌谱有所扩展，增加了对酶的稳定性，但由于其β-内酰胺环易受亲核和亲电试剂攻击，导致β-内酰胺环开环并失活，长期使用可能产生耐药，仍是半合成青霉素类微生物药物亟待解决的问题。为了克服细菌产生β-内酰胺酶所导致的耐药性，青霉素类抗生素与β-内酰胺酶抑制剂联合应用，成为青霉素类抗生素近几年新的应用形式。主要酶抑制制剂有克拉维酸、舒巴坦、他唑巴坦等。克拉维酸有微弱的抗菌性，又是强有力的广谱内酰胺酶抑制剂，能抑制革兰阴性菌和葡萄球菌属产生的β-内酰胺酶。舒巴坦为半合成内酰胺酶抑制剂，在各种缓冲液、人血清和尿中，比克拉维酸稳定，其对含葡萄球菌和多数革兰阴性菌产生的内酰胺酶有很强的不可逆的抑制作用，但对肠杆菌属、弗劳地枸橼酸、吲哚阳性变形杆菌、普罗维登斯杆菌等产生的染色体介导的β-内酰

胺酶无作用。他唑巴坦是一个经过改造的青霉烷砜，比舒巴坦活性更强，在低浓度下即可抑制β-内酰胺酶。

（宋丹青）

tóubāojūnsùlèi yàowù jiégòu yōuhuà
头孢菌素类药物结构优化
（structure modification and optimization of cephalosporins）　针对头孢菌素类药物抗菌活性特点开展的结构改造。半合成头孢菌素是以7-氨基头孢烷酸为基础，用化学或生物化学等方法将各种类型的侧链与7-氨基头孢烷酸缩合制成的有耐酸、耐酶或广谱性质的一类微生物药物。头孢菌素类药物结构通式见图1。

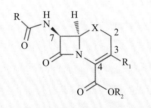

图1　头孢菌素类药物的结构通式

目的　头孢菌素类微生物药物的半合成结构优化的目的主要有：①阻断代谢降解，保持或提高抗菌活性。3-位乙酰氧基在体内被酯酶等水解，降解成羟基化合物，使抗菌活性大幅降低，将3-位通过半合成修饰成氢、烷基、烯基、烷氧基、卤素等可避免降解，提高稳定性，保持抗菌活性。以适当的含氮杂环取代，在避免水解的前提下还可提高抗菌活性。以适当的带有季铵盐的杂环取代，与4-位羧基形成内盐，除提高稳定性和提高抗菌活性外，还可增加水溶性，提高细胞膜穿透力，第四代头孢菌素正是依照此原则进行半合成结构优化。②增强对β-内酰胺酶的稳定性。向头孢烯

7位侧链的α位导入肟基、氧-烷基取代的肟基或向头孢烯主核的7-位导入甲氧基均可增强对β-内酰胺酶的稳定性。7-甲氧基衍生物对超广谱β-内酰胺酶同样稳定。③增强抗菌活性。7-位酰胺基的修饰可大幅度的改变抗菌活性，头孢烯母核的硫原子转变为氧原子，可以同时增加其对革兰阳性（G^+）菌和革兰阴性（G^-）菌的活性。改变为碳头孢烯后，稳定性提高，但活性略有下降。对新衍生物的半合成修饰主要致力于抗革兰阳性菌、铜绿假单胞菌和厌氧菌活性的提高，以及进一步增强对β-内酰胺酶的稳定性和发展口服药物等。

药物类型　通过对头孢菌素类微生物药物的半合成结构修饰，按其对β-内酰胺酶的稳定性和开发年代，一般将常用头孢菌素类药物分为四代。

第一代头孢菌素　20世纪60年代及70年代初开发，抗菌活性较强，抗菌谱较窄，对抗G^+菌的作用优于G^-菌。对金黄色葡萄球菌产生的β-内酰胺酶稳定，对革兰阴性杆菌产生的β-内酰胺酶不稳定，仍能被许多G^-杆菌产生的β-内酰胺酶所破坏。以头孢唑啉（原名先锋Ⅴ号）为代表的第一代头孢菌素兼备青霉素、耐酶青霉素和氨苄青霉素的三重特点。它们对金黄色葡萄球菌、链球菌（肠球菌除外）等G^+菌有较强的活性，优于第二、三代头孢菌素。

第一代头孢菌素对G^-菌产生的β-内酰胺酶稳定性较差，所以在抗G^-杆菌方面不及第二、三代头孢菌素。它们仅对沙门菌属和志贺菌属有良好的抗菌作用。

第二代头孢菌素　保留了第一代头孢菌素对G^+菌的作用。由于它们对G^-杆菌产生的β-内酰

胺酶比第一代稳定，抗菌谱也比第一代广，显著地扩大和提高了对 G^- 杆菌的作用。对 G^- 细菌，除对志贺菌属和沙门菌属显示较强的抗菌活性外，对大肠埃希菌、肺炎杆菌的抗菌作用优于第一代头孢菌素。它们对第一代头孢菌素抗菌作用较差的变形杆菌属和产气杆菌属亦有一定的抗菌活性，对不动杆菌的抗菌作用较差。对绿脓假单胞菌和粪链球菌均无抗菌活性。对金黄色葡萄球菌、脑膜炎球菌有很强的抗菌活性，与第一代头孢菌素相近。

第二代头孢菌素按化学结构可分为两类：①酰胺型头孢烯类。包括头孢孟多、头孢替安和肟型的头孢呋辛。由于这类半合成药物在 7-β 位上有顺式构型的甲氧亚基（肟型）的结构，妨碍 β-内酰胺酶分子接近 β-内酰胺环，能耐受 β-内酰胺酶水解。②头霉素类。在第二代头孢菌素中有头霉素类（甲氧基型头孢）的头孢美唑、头孢西丁和头孢替坦。由于它们在 7-α 位上有甲氧基，所以有抗厌氧菌和需氧菌的双重特性，且对 G^- 菌产生的 β-内酰胺酶较稳定。

第三代头孢菌素 对多种 β-内酰胺酶稳定，对 G^+ 菌和 G^- 菌均有显著的抗菌活性。与第一、二代相比，其抗菌谱更广、抗菌活性更强，特别对 G^- 杆菌的抗菌谱广、抗菌作用强。有些品种对铜绿假单胞菌或脆弱类杆菌亦有很好的抗菌作用。

第三代头孢菌素按化学结构可分为 3 类：①酰胺型头孢烯类。包括氨噻肟型和哌嗪型两类。氨噻肟型头孢菌素包括头孢噻肟、头孢唑肟、头孢曲松和头孢他啶等。有氨噻肟基，对 β-内酰胺酶稳定。②头霉素类。包括头孢米

诺等，兼具抗厌氧和需氧菌的双重特性，与第二代头孢菌素的头孢美唑相比，其抗 G^- 菌的作用更强、抗菌谱更广，但对金黄色葡萄球菌的活性较低。③氧头霉素。亦属头霉素，拉他头孢兼具抗厌氧和抗需氧菌的双重广谱作用，并对 β-内酰胺酶稳定，但有时有出血的不良反应。

第四代头孢菌素 通过半合成结构优化得到的新品种头孢菌素，对多种 β-内酰胺酶的稳定性很好。与第三代头孢菌素相比，对 G^+ 菌的抗菌作用有很大提高（但仍没有第一、第二代头孢菌素强），对 G^- 菌的作用也不比第三代头孢菌素差。这类抗生素的抗菌谱极广，对多种 G^+ 菌（包括厌氧菌）、G^- 菌（包括厌氧菌）都有很强的抗菌作用。中国一般作为三线抗菌药物（特殊使用类）使用，治疗多种细菌的混合感染或多重耐药菌感染引起的疾病。代表药品有头孢匹罗、头孢唑南等。抗生素的滥用使第四代头孢菌素耐药的细菌也开始增多，如鲍曼不动杆菌、铜绿假单胞菌等，都已显示出较高的耐药性。

第五代头孢菌素 第五代头孢菌素头孢特罗于 2013 年获得欧洲批准，用于院内和社区获得性肺炎的治疗。其作用特点是对 G^+ 菌的活性强于前四代，尤其对甲氧西林耐药的金黄色葡萄球菌有效，对 G^- 菌的作用与第四代头孢菌素类似，对耐药株有效，并对 β-内酰胺酶稳定性高，无肾毒性。

（宋丹青）

tànqīngméixīlèi yàowù jiégòu yōuhuà
碳青霉烯类药物结构优化
（structure modification and optimization of carbapenems） 针对碳青霉烯类药物类药性缺欠开

展的结构改造。碳青霉烯类抗生素是抗菌谱最广，抗菌活性最强的非典型 β-内酰胺类抗生素，因其具有对 β-内酰胺酶稳定以及毒性低等特点，已经成为治疗严重细菌感染最主要的抗菌药物之一。碳青霉烯类抗生素的结构与青霉素类的青霉环相似，不同之处在于噻唑环上的硫原子为碳所替代，且 C-2 与 C-3 之间存在不饱和双键（图1），其1-羟乙基侧链为反式构象。正是这个构型特殊的基团，使碳青霉烯类抗生素具有广谱、较强的抗菌活性，以及对 β-内酰胺酶高度的稳定性。碳青霉烯类抗生素对呼吸系统感染、败血症、泌尿系统感染、生殖系统感染以及胆道感染、腹腔感染、皮肤软组织感染等都有很好的疗效。中国已上市的品种有亚胺培南、美罗培南、帕尼培南、法罗培南、厄他培南、比阿培南。

碳青霉烯类抗菌药物的母核中的 R_1 和 R_2 取代基是影响药物活性的主要基团。R_1 为 H 原子时，药物容易被肾脱氢肽酶降解，降解后产生肾毒性；R_1 为—CH_3 时，增加药物对肾脱氢肽酶的稳定性，降低肾毒性。R_2 基团还影响药物的神经毒性和抗革兰阴性菌的活性。碱性越强，神经毒性越强，碱性越弱，抗革兰阴性菌活性越强。

根据以上结构优化的经验与

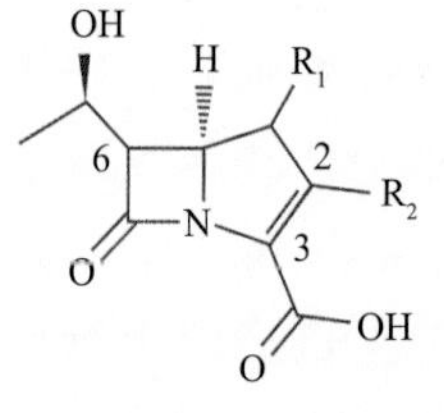

图1 碳青霉烯类药物的结构
通式

原则，对碳青霉烯类微生物药物的半合成结构修饰主要集中在以下几个方面：①增强对铜绿假单胞菌和耐甲氧西林金黄色葡萄球菌的活性。在已研发的碳青霉烯类抗生素中，托莫培南和阿祖培南的体外抗耐甲氧西林金黄色葡萄球菌效果显著，主要与对耐甲氧西林金黄色葡萄球菌的青霉素结合蛋白2a有高亲和性有关。比阿培南的抗铜绿假单胞菌活性优于亚胺培南、美罗培南和托莫培南。②开发口服品种。口服碳青霉烯类抗生素都是酯型前体药物，口服吸收好，能在体内迅速被酯酶水解成原药而发挥作用。泰吡培南酯是获准临床应用的第一个口服碳青霉烯类抗生素。③寻找对革兰阳性菌（包括耐甲氧西林金黄色葡萄球菌）、革兰阴性菌（包括铜绿假单胞菌）和脆弱拟杆菌等都有很强作用的碳青霉烯类抗生素。已上市的碳青霉烯类抗生素虽然大多都有广谱的抗革兰阳性和抗革兰阴性菌活性，但是还缺少抗耐甲氧西林金黄色葡萄球菌和抗铜绿假单胞菌作用均很强的品种。④降低药物的中枢神经系统毒性。某些碳青霉烯类抗生素有一定的中枢神经系统毒性，有中枢神经系统损伤基础疾病的患者在使用这些药物期间易发生癫痫发作等中枢神经系统毒性反应。在已上市的碳青霉烯类抗生素中，亚胺培南与癫痫发作的相关性较高，而多利培南、美罗培南、厄他培南和比阿培南的相关性较低。⑤延长药物的半衰期。药物半衰期长，在保证药效的前提下，可以减少给药次数。碳青霉烯类抗生素中以厄他培南的半衰期最长，可1日给药1~2次。

（宋丹青）

dānhuán β-nèixiān'ànlèi yàowù jiégòu yōuhuà

单环 β-内酰胺类药物结构优化（structure modification and optimization of monobactams）

针对单环β-内酰胺类药物类药性缺欠开展的结构改造。单环β-内酰胺类（结构式见图1）是一类抗革兰阴性（G⁻）需氧杆菌的窄谱抗生素，其特点是对G⁻需氧菌和铜绿假单胞菌有强大的抗菌作用，对革兰阳性（G⁺）菌和厌氧菌抗菌活性较低，对β-内酰胺酶稳定，毒性低，与青霉素类和头孢菌素类无交叉变态反应。主要品种有氨曲南、卡芦莫南、吡拉莫南、替吉莫南、格洛莫南、肟莫南等。

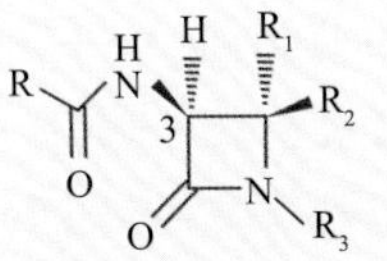

图1 单环 β-内酰胺类药物的结构通式

自然界中存在的单胺菌素的抗G⁻菌及G⁺菌活性较弱，其中3位未甲氧基化产物可能是处于生物合成的中间阶段，易于被β-内酰胺酶水解。通过半合成结构优化对单环β-内酰胺类微生物药物进行结构优化有十分重要的意义。对不同的半合成修饰产物的构效关系进行总结后发现：①1位N上需要类似磺酰基的取代基团存在，以活化β-内酰胺环。②对3位酰胺基进行半合成改造，可提高抗菌活性，对立体构型来说，取代基位于β键的活性高于位于α键的活性，有2-氨基噻唑乙酸侧链的化合物活性较高。③3α甲氧基的引入可增强衍生物对于β-内酰胺酶的稳定性，但会导致其化学稳定性的下降。④肟基上取代基对于活性和稳定性均有影响，以低级别烷烃，如甲基等为好。⑤肟基顺式化合物的活性通常优于反式化合物。

代表性药物氨曲南（结构式见图2）在临床上广泛应用。其抗菌作用机制是能迅速通过G⁻需氧菌细胞的外膜壁，对青霉素结合蛋白3有高度亲和性，通过作用于青霉素结合蛋白3，抑制细菌细胞壁的合成，导致细胞溶解和死亡。抗菌作用特点是抗菌谱较窄，仅对需氧G⁻杆菌有抗菌作用，对铜绿假单胞菌的抗菌活性与头孢他啶相似，对许多细菌产生的β-内酰胺酶高度稳定（稳定性高于第三代头孢菌素），但是对G⁺菌和厌氧菌无效。单酰胺菌素对大肠埃希菌、克雷伯菌属、沙雷菌属、奇异变形杆菌、吲哚阳性变形杆菌、枸橼酸杆菌、流感嗜血杆菌、铜绿假单胞菌及其他假单胞菌，某些肠杆菌属、淋球菌等有较强抗菌活性，对肺炎军团病菌耐药。

在传统半合成结构优化的基础上，新的思路被引入到微生物药物的设计中来。化合物BAL30072（结构式见图3）是瑞士巴塞利亚（Basilea）制药公司研发的新一代单环β-内酰胺类抗生素，用于治疗多药耐药G⁻菌引起的感染。BAL30072是利用"木

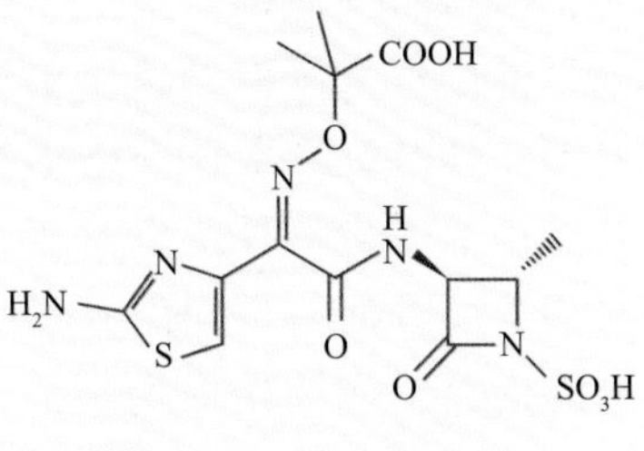

图2 氨曲南的结构式

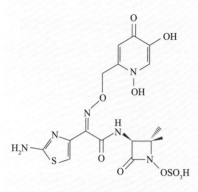

图3　BAL30072 的结构式

"马策略"设计的轭合物，即利用细菌对铁载体的特异识别，将铁载体（二羟基吡啶酮片段）与单环 β-内酰胺抗生素连接，形成"木马"轭合物，使 G⁻ 细菌特异识别铁载体的同时将抗生素主动转运至细菌体内，发挥抗菌效果，克服 G⁻ 菌的耐药性。BAL30072的研发成功使单环 β-内酰胺类抗生素再次成为研究热点。

（宋丹青）

dàhuánnèizhǐlèi yàowù jiégòu yōuhuà

大环内酯类药物结构优化

（structure modification and optimization of macrolides）　针对大环内酯类药物类药性缺欠开展的结构改造。大环内酯类抗生素主要结构特征是以一个十四至十六元大环内酯为母核，通过羟基以苷键和 1～3 个分子的糖相连接；包括以红霉素为代表的十四元大环内酯，与以乙酰螺旋霉素、可利霉素为代表的 16 元大环内酯抗生素。

十四元大环内酯抗生素结构修饰　第一代大环内酯抗生素结构修饰：针对红霉素存在的水溶性差、化学性质不稳定以及味苦等缺陷，一方面与不同的有机酸成水溶性盐，成为注射用药，如红霉素乳糖酸盐与抗坏血酸盐等；另一方面，将红霉素糖部分的

2′-羟基酰化增加脂溶性，制成不同类型的口服酯前药，如依托红霉素、琥乙红霉素（利君沙）、硬脂酸红霉素、红霉素碳酸乙酯、司丙红霉素等。

第二代大环内酯类抗生素结构修饰：第一代大环内酯类抗生素存在诸多缺陷，主要是在胃酸中失活，造成半衰期短与胃肠道刺激等。酸性失活机制是，在胃酸性条件下，6-位羟基与 9-酮基发生羟醛缩合生成 6,9-半缩酮；脱水后又与 12-OH 反应生成螺缩酮，失去抗菌作用（图1）。

针对第一代大环内酯类抗生素的失活机制，第二代的结构优化主要聚焦在 6-位羟基、9-酮基和/或者 11、12 位羟基上，以避免分子内的羟醛缩合反应进而失活，包括：①将 6-OH 转化为 6-OCH₃，由此衍生 6-甲基红霉素，即克拉霉素。②9-酮基与羟胺反应成肟，肟羟基醚化产生一系列肟醚产物的活性均强于红霉素，

反式异构体活性强于顺式异构体，其中 9-甲氧基乙氧基甲肟醚红霉素，即罗红霉素抗菌活性最佳。③9-肟红霉素经贝克曼重排、还原、N-甲基化，形成十五元氮杂的阿奇霉素，抗菌活性强、对酸稳定、口服吸收好、药动学性能明显优于红霉素。④红霉素肟还原生成 9-红霉胺，其中 9S-红霉胺的抗菌活性优于 9R-异构体。9-红霉胺口服吸收较差，经进一步修饰筛选出地红霉素，具有口服吸收好、活性强、半衰期长达 20～50 小时。⑤将 11,12-位二羟基进行环化，生成红霉素-11,12-环碳酸酯，即为大威霉素。

与第一代红霉素抗生素相比，第二代红霉素不仅对酸稳定、口服吸收好、体内分布广、组织浓度高、半衰期长、尤其改善药动学性质的优势，而且抗菌谱扩大、抗菌活性增强，对支原体属、衣原体属和肺炎军团病菌等胞内病原体作用强；同时不良反应少，

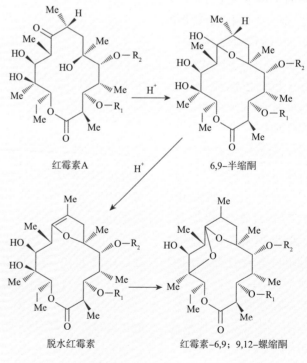

红霉素A　　6,9-半缩酮

脱水红霉素　　红霉素-6,9；9,12-螺缩酮

图1　红霉素 A 的体内脱水失活的化学机制

临床应用广泛。

第三代大环内酯抗生素结构修饰：第二代大环内酯类抗生素对耐药菌的抗菌活性仍较弱，且存在交叉耐药的问题。3-位的克拉定糖是诱导耐药产生的主要原因，结构改造将 3-位的克拉定糖水解成羟基，继而氧化成酮基，得到对红霉素耐药菌有效的 3-酮内酯类第三代大环内酯抗生素。酮内酯类保留了对敏感菌的活性；对耐药菌也有良好活性，成为大环内酯类抗生素药物化学研究的新里程碑。临床使用的第三代大环内酯类抗生素仅有泰利霉素，但存在肝损伤安全性隐患，构毒关系研究显示，侧链上的吡啶基团与副作用的产生相关，其他不含吡啶基团的酮内酯的衍生物不会引起相关副作用。构效关系显示，酮内酯的 2-位引入氟原子抗菌活性增强，由此衍生一类全新 2-氟酮内酯大环内酯类抗生素，如索利霉素处于 Ⅲ 期临床研究中。

十六元大环内酯抗生素结构修饰 此类大环内酯类抗生素的结构修饰主要针对螺旋霉素的 2'-OH 或 4″-OH 进行酰化，以增加脂溶性，进而改善药动学性质以及消除苦味便于服用。将 3-OH 乙酰化，得到乙酰螺旋霉素；丙酰化得到丙酰螺旋霉素。

与十四元环结构相比，十六元大环内酯没有 C-3 的糖基，但仍能保持对细菌的活性，且没有十四元环的诱导耐药性。此类抗生素对革兰阳性菌的抗菌活性与十四元环大环内酯类相似。另外，肝毒性和消化道不良反应较轻微，临床上主要用于口服治疗敏感菌所致的呼吸道、五官和口腔等轻症感染。其中可利霉素是通过微生物发酵途径获得的、中国自主创新的 Ⅰ 类新药，对耐甲氧西林金黄

色葡萄球菌和耐药的化脓性链球菌等有效，对一些产 β-内酰胺酶细菌也有很好疗效；对部分革兰阴性菌（如艰难梭杆菌、流感嗜血杆菌）以及真菌类白色念珠菌也有较好活性；对抗结核分枝杆菌也有较好活性，具有毒性低、剂量小以及服药次数少等优点。

（宋丹青）

kuínuòtónglèi yàowù jiégòu yōuhuà
喹诺酮类药物结构优化
（structure modification and optimization of quinolones） 针对喹诺酮类药物类药性缺陷开展的结构改造。主要是在喹诺酮结构母核的基础上，改变侧链或取代基等的结构，使喹诺酮类药物有更好的抗菌活性、更广的抗菌谱、更佳的药动学性质、更低的毒副作用等。喹诺酮类药物与其他天然来源的抗生素不同，其结构骨架通过人工合成得到。临床上最常用的结构母核是氟喹诺酮，即在喹诺酮母核的 6 位有氟原子取代，其结构通式见图 1。

喹诺酮类药物的结构优化，是小分子药物通过结构优化形成

新药的最经典的过程之一。随着喹诺酮类药物的结构不断优化，已上市的喹诺酮类药物已有五代之多，各自的代表药物和首次上市时间见图 2。

第一代喹诺酮类药物 1960 年前后，人类在抗疟疾药物氯喹的合成过程中，分离得到了一个副产物。该副产物对部分革兰阴性（G⁻）菌具有微弱的抗菌活性。乔治·莱舍（George Lesher）等人通过对该副产物的结构优化，于 1962 年得到了第一个喹诺酮药物萘啶酸。萘啶酸于 1964 年在英国上市，用于治疗尿路感染。不过萘啶酸有以下局限：一是口服后血浆和组织的分布率低，二是抗菌谱窄，仅限于肠道杆菌。但由于萘啶酸对部分 G⁻ 菌导致的尿路感染有效，且其结构与其他抗生素完全不同，不存在交叉耐药等优点，喹诺酮类药物很快引起关注。药物化学家们在萘啶酸的结构基础上进行结构优化，此后十余年间，先后诞生了噁喹酸和吡咯酸等第一代喹诺酮类药物。但是这些早期的喹诺酮类药物，不管在抗菌谱还是药动学性质上，都没有明显改进，当时仅限于治疗尿路感染。第一代喹诺酮类药物已很少使用。

第二代喹诺酮类药物 在萘啶酸出现大约 20 年后，喹诺酮类药物才有了新的突破。古贺（Koga）等人发现在喹诺酮母核的 6 位和 7 位的结构优化，可改善喹

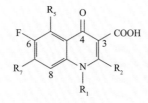

图 1　氟喹诺酮类药物母核结构

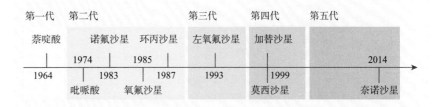

图 2　一代～五代喹诺酮类药物的代表药物和首次上市时间

诺酮药物的吸收和活性。在第一代喹诺酮药物结构的基础上进一步优化,第一次在母核的 6 位引入氟原子得到氟甲喹。与第一代喹诺酮药物相比,氟甲喹的抗菌活性明显提高。第一次在母核的 7 位引入六元杂环(哌嗪基)得到吡哌酸。与萘啶酸相比,吡哌酸的抗菌谱明显扩大,抗菌活性增强,药动学性质也得到改善。在氟甲喹和吡哌酸的结构基础上,诞生了诺氟沙星(图 3)。诺氟沙星的出现有划时代意义,开启了喹诺酮全面进入氟喹诺酮的时代。新一代喹诺酮结构带来的益处有:可以口服,抗菌谱更广,抗菌活性更好,更好的组织分布,更佳的药动学性质,可 1 天用药仅 1~2 次,更稳定,副作用较轻。

第二代喹诺酮类药物中有很多经典药物仍在临床上广泛使用,如 7 位哌嗪基取代、N 上环丙基取代的环丙沙星,于 20 世纪 80 年代末在中国上市。环丙沙星的出现,使喹诺酮的抗菌谱由抗 G⁻ 菌扩大到抗革兰阳性(G^+)菌。7 位哌嗪基水溶性增强,改善了该药物的药动学性质。环丙沙星的抗细菌性很强,杀菌效果明显,几乎对所有细菌的抗菌活性均较诺氟沙星强 1 倍,对铜绿假单胞菌、淋球菌、流感嗜血杆菌、肠杆菌属、肺炎军团病菌、链球菌属、金黄色葡萄球菌等均有抗菌作用。环丙沙星在临床上被广泛应用于呼吸系统、泌尿生殖系统、消化系统和皮肤组织结构的感染。环丙沙星和氧氟沙星还在临床上治

疗耐多药结核病,在对不能耐受一线抗结核病药物患者的治疗中扮演重要角色。

通过这一阶段的结构优化,人们更了解喹诺酮类药物结构和活性的关系,其结构优化主要是指结构母核的各个位置基团是否可以改变、如何改变才能实现优化药物的目的。此时人们已了解喹诺酮的 2、3 和 4 位不能改动,否则喹诺酮类药物将完全丧失活性。2 位上,保留 1 个氢原子是必需的,任何较大的取代基都会产生空间位阻。3 位和 4 位,必须保留羧基和羰基氧。这些位置是与细菌 DNA 结合所必须的。第一代和第二代喹诺酮类药物选择性地作用于细菌的拓扑异构酶 II(即 DNA 促旋酶),该酶是细菌 DNA

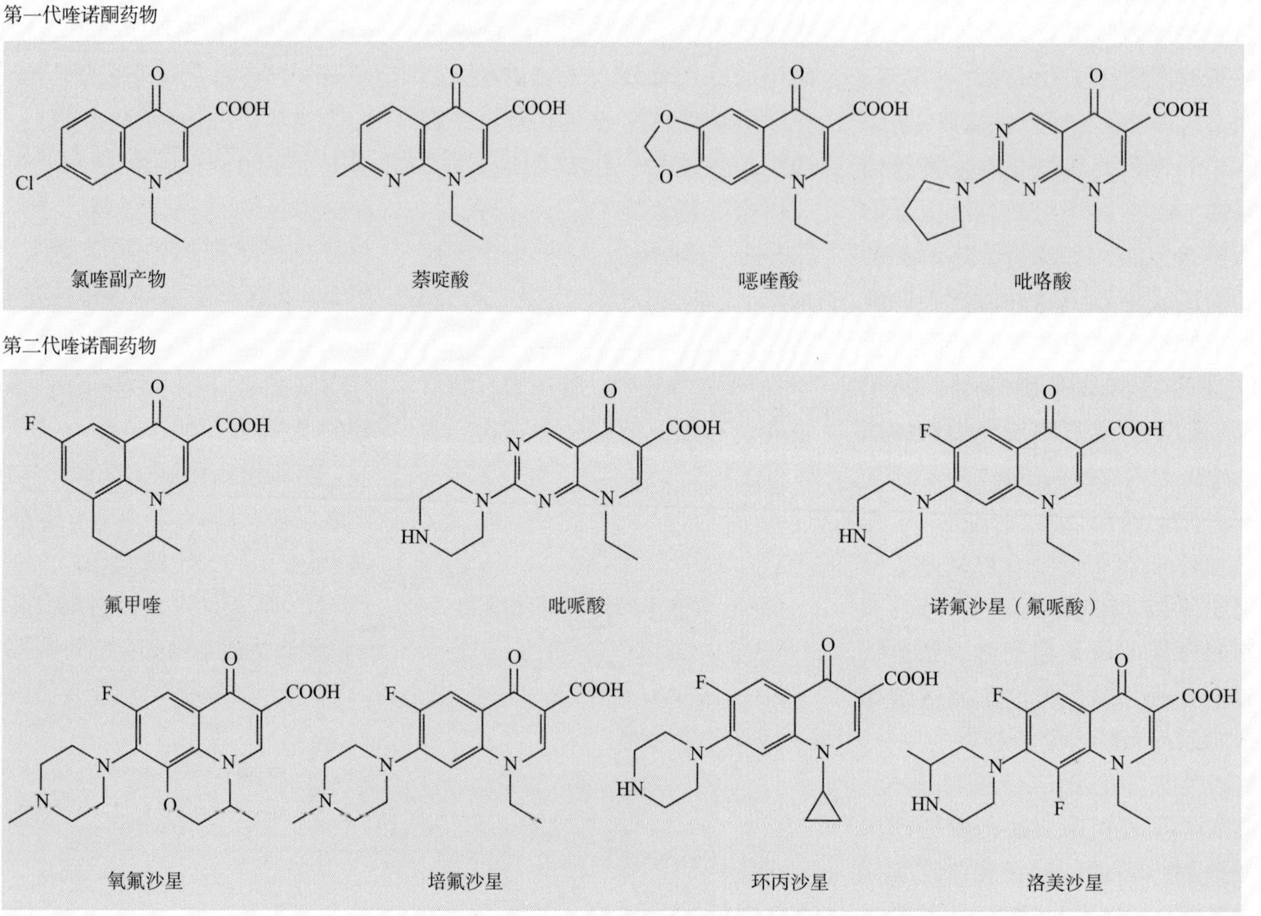

第一代喹诺酮药物

氯喹副产物　　　　萘啶酸　　　　噁喹酸　　　　吡咯酸

第二代喹诺酮药物

氟甲喹　　　　吡哌酸　　　　诺氟沙星(氟哌酸)

氧氟沙星　　　　培氟沙星　　　　环丙沙星　　　　洛美沙星

图 3　第一代和第二代喹诺酮类药物的结构式

复制所必需的酶。喹诺酮类药物可以结合该酶，阻止该酶释放正在复制过程中的细菌 DNA。但对喹诺酮耐药的细菌该酶会发生突变，使它们对喹诺酮类药物失去结合该酶的作用。喹诺酮类药物结构和活性的关系还包括：①1 位环丙基的取代对产生抗 G⁻菌的活性至关重要。②5 位取代基的改变对改善抗 G⁺菌的活性有利。③7 位取代基具有最大的优化空间，也是喹诺酮结构优化工作的重点之处。7 位取代基的结构优化，不但可调整抗菌活性、抗菌谱，还可用来调整喹诺酮类药物的药动学性质等。7 位哌嗪取代的喹诺酮（如诺氟沙星、环丙沙星）具有较好的抗 G⁻菌活性，哌嗪环上引入甲基时口服吸收利用度和抗 G⁺菌的活性都得以改善。④8 位的取代基的改变可以使抗菌活性大幅度的提高，尤其对厌氧菌的抗菌活性更好。

正由于第一代和第二代喹诺酮类药物主要作用于细菌的拓扑异构酶Ⅱ（即 DNA 促旋酶），而拓扑异构酶Ⅱ主要是喹诺酮类药物在 G⁻菌的作用靶点。第一代和第二代喹诺酮类药物有较广的抗 G⁻菌抗菌谱及部分 G⁺菌的抗菌谱。随着细菌对喹诺酮类药物耐药性的产生，喹诺酮类药物的疗效受到了挑战，对 G⁺菌感染无效的情况更加明显。人们也在继续对喹诺酮类药物进行结构优化，将第三代和第四代喹诺酮类药物推向临床。第三代和第四代喹诺酮类药物可作用于拓扑异构酶Ⅳ，因此对 G⁺菌的活性更强。

第三代喹诺酮类药物 左氧氟沙星是第二代喹诺酮类药物氧氟沙星外消旋体中的左旋异构体。纯的左旋异构体左氧氟沙星从外消旋体氧氟沙星中提纯出来以后，

在中性 pH 水中的溶解性更好，使之比氧氟沙星和环丙沙星更容易制成高剂量的剂型。左氧氟沙星具有更高的组织分布浓度，临床疗效也更佳。左氧氟沙星对链球菌属（属 G⁺菌）的活性也比第二代喹诺酮类药物高。诺氟沙星的 8 位由哌嗪氮原子替代的依诺沙星是一个口服广谱第三代喹诺酮类药物，主要用于治疗尿路感染和淋病，但容易导致失眠。第三代喹诺酮类药物如 5-甲基氟喹诺酮衍生物革帕沙星。革帕沙星对 G⁺菌、G⁻菌、非典型病原体有良好的抑制活性，但是它上市不久即出现几例严重心脏毒性反应事件而被迫撤出市场。7 位由 N-甲基哌嗪基取代、8 位也有氟取代的氟罗沙星也是第三代广谱的氟喹诺酮类抗菌药物。氟罗沙星同样有广谱抑菌活性和较理想的药动学性质，用于治疗急性单纯性尿路感染、慢性复杂性尿路感染、性接触性疾病（淋病、软下疳）、呼吸道感染，皮肤软组织感染、骨髓炎、化脓性关节炎、细菌性腹泻等。不良反应有恶心、失眠、皮肤过敏、注射部位疼痛等。尤其是 8 位氟取代导致该药出现光敏副反应，使人们放弃了 8 位卤取代的构想。各化合物结构式见图 4。

第四代喹诺酮类药物 喹诺酮类药物的结构优化迎来了第四代喹诺酮。在喹诺酮结构骨架的 8 位引入甲氧基，使第四代喹诺酮类药物如加替沙星和莫西沙星，在保持广谱抗 G⁻菌活性的情况下，大大提高了抗 G⁺菌的活性。这主要是引入 8 位甲氧基，使喹诺酮药物可同时作用于细菌的拓扑异构酶Ⅳ和Ⅱ。第四代喹诺酮药物的双作用靶位，不仅提高了抗菌活性，还使细菌产生耐药性

的可能性降低，因为使细菌发生双靶位突变更困难。引入 8 位甲氧基，还降低了细菌细胞壁对喹诺酮类药物的外排作用。吉米沙星和曲伐沙星的母核用早期萘啶酸母核结构，8 位为氮原子。吉米沙星在 7 位引入了肟-吡咯烷基，大大增加了与靶酶（拓扑异构酶Ⅳ）的亲和力，明显扩大了抗菌谱，对 G⁺菌的杀菌效果尤佳。曲伐沙星在 1 位的取代基为 2,4-二氟苯基，这也使得曲伐沙星的抗菌谱更宽，改善了对 G⁺菌和厌氧菌的抗菌活性。各化合物结构式见图 4。

第五代喹诺酮类药物 最新一代的喹诺酮类药物如佳诺沙星和奈诺沙星（图 4），在结构上最显著的特点是 6 位没有氟取代。氟喹诺酮的母核结构已经被沿用几十年，而非氟取代的喹诺酮佳诺沙星对敏感和耐药型 G⁺菌的活性均强于第四代喹诺酮莫西沙星，说明 6 位氟取代并非喹诺酮类药物保持活性所必需的。佳诺沙星是第一个对 G⁺菌、G⁻菌、厌氧菌及非典型病原体有广谱活性的 6-去氟喹诺酮类药物。佳诺沙星由日本公司富山化学工业株式会社的科学家首先合成，并已在日本上市。但截至 2015 年，佳诺沙星还未获得在美国上市的准许。奈诺沙星也是 6-去氟的喹诺酮药物，但其作用机制与氟喹诺酮类药物一致。奈诺沙星在 2016 年已经在包括中国在内的全球多地上市。奈诺沙星也有广谱的抗菌效果，对耐甲氧西林金黄色葡萄球菌和万古霉素耐药的病原菌也有效，但对 G⁻菌如大肠埃希菌、奇异变形菌和铜绿假单胞菌的抗菌活性略弱。

喹诺酮类药物是一类非常重要的非天然抗菌药，在临床抗感

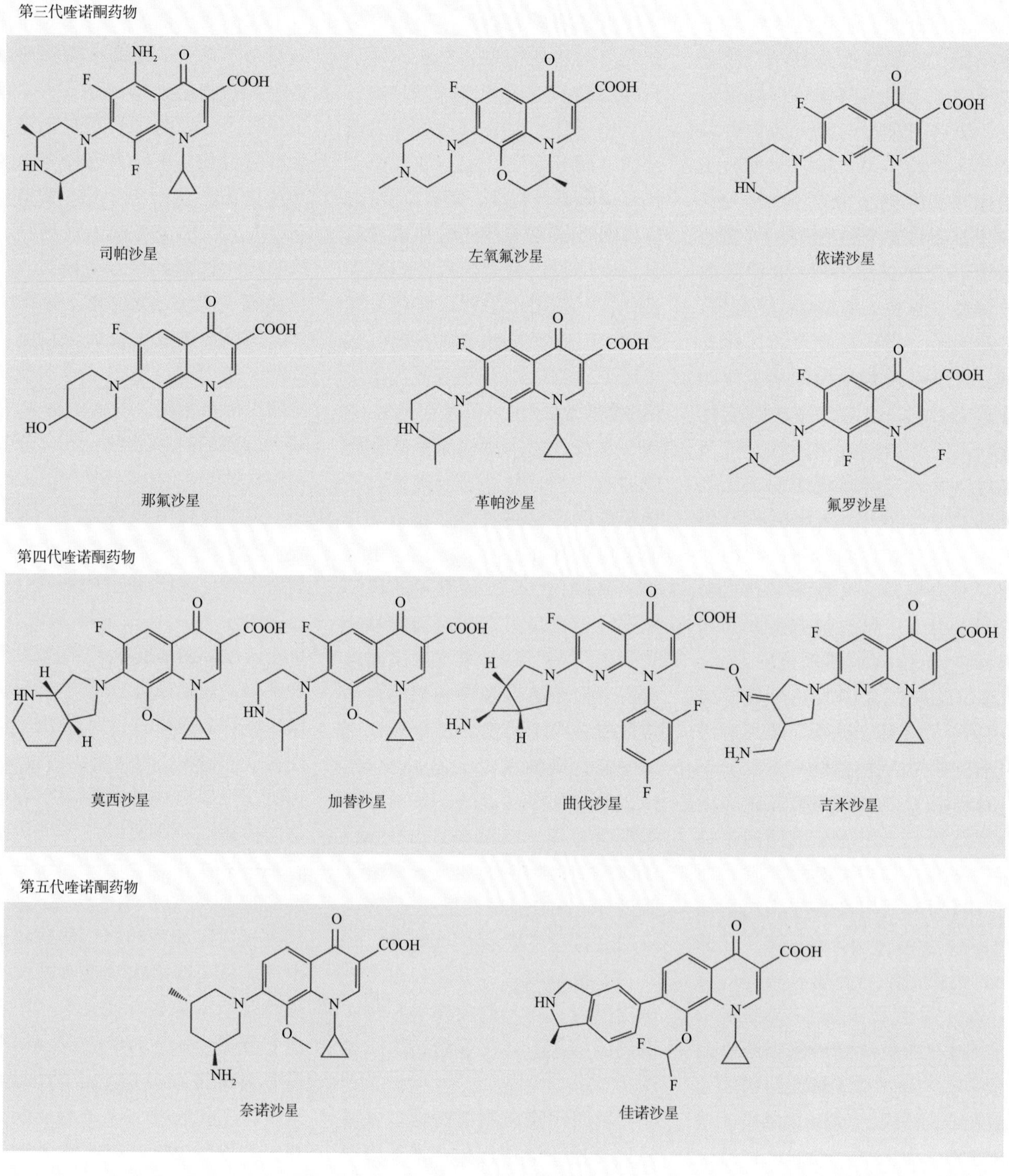

第三代喹诺酮药物

司帕沙星　　　　　　　　左氧氟沙星　　　　　　　　依诺沙星

那氟沙星　　　　　　　　革帕沙星　　　　　　　　氟罗沙星

第四代喹诺酮药物

莫西沙星　　　　　加替沙星　　　　　曲伐沙星　　　　　吉米沙星

第五代喹诺酮药物

奈诺沙星　　　　　　　　　　　　　　佳诺沙星

图4　第三代～第五代喹诺酮类药物

染方面发挥了重要的作用，但其副作用也不容忽视。2016年7月，美国食品药品管理局（FDA）更新了氟喹诺酮类药品标签中的黑框警告，并增加了新的警告。新版加强版警告表示氟喹诺酮类药物全身用药时致残性和潜在的永久性严重不良反应可同时发生。不良反应包括肌腱炎、肌腱断裂、中枢神经系统相关反应、重症肌无力恶化、外周神经系统病变、Q-T间期延长、尖端扭转型室速及光毒性。这些不良反应可发生在用药后几小时内至几周内，且几种不良反应可能同时发生。美国（FDA）针对氟喹诺酮类药物更新黑框警告，也提示人们使用氟喹诺酮类药物应更谨慎。氟喹诺酮对幼龄动物的腱毒性会影响其关节软骨的发育，故孕妇和儿童使用氟喹诺酮类药物应根据适应证谨慎选择。喹诺酮类药物耐药形势严峻，科学家们也在努力寻找结构新颖的喹诺酮类药物以及其他应对细菌耐药的办法。

（李卓荣）

ānjītánggānlèi yàowù jiégòu yōuhuà
氨基糖苷类药物结构优化
（structure modification and optimization of aminoglycosides）针对氨基糖苷类药物类药性缺陷开展的结构改造。主要是保持该类药物氨基糖苷母核部分结构，将天然来源的氨基糖苷药物的糖元侧链等结构使用其他糖或合成的结构进行替换或增减，以达到提高活性、改善细菌耐药等目的。以图1中卡那霉素A的结构为例，氨基糖苷类药物一般是多个环相连的结构。其中环二（2-脱氧链霉胺）是氨基糖苷类药物的母核。卡那霉素A是以环二为核心的O-4和O-6位双糖基化衍生物。阿米卡星是基于天然来源的卡那霉素A的结构半合成得到的氨基糖苷类药物，在卡那霉素A的环二的1-位氨基连接4-氨基-2-羟基丁酰基侧链即得到阿米卡星。

氨基糖苷类药物是临床上重要的一类广谱抗生素。第一个氨基糖苷类药物是链霉素，链霉素是美国罗格斯大学塞尔曼·亚伯拉罕（Selman Abraham Wakswan）发现的，随后他又发现了新霉素。1952年，塞尔曼·亚伯拉罕因发现第一个可对抗结核的抗生素链霉素获得诺贝尔生理学或医学奖。链霉素的发现不但开启了人类战胜结核病的新纪元，也打开了科学家们从链霉菌中寻找新抗生素的时代。微生物产生的抗生素80%来自链霉菌。链霉素从灰色链霉菌（*Streptomyces griseus*）的发酵液中分离得到，并于1944年进入临床。后来陆续上市的有新霉素［1949年，弗式链霉菌（*S. fradiae*）的发酵液中分离得到］、巴龙霉素（1950年代从*S. krestomuceticus*in的发酵液中分离得到，1960年用于临床）、卡那霉素［1957年，卡那链霉菌（*S. kanamyceticus*）的发酵液中分离得到］、庆大霉素［1963年，小单孢菌（*Micromonosporapurpurea*）的发酵液中分离得到］、奈替霉素（1967年，从西梭霉素半合成得来）、妥布霉素［1967

年，黑暗链霉菌（*S. tenebrarius*）的发酵液中分离得到］。以庆大霉素为代表的第一代氨基糖苷类抗生素对铜绿假单胞菌有很强的作用，但肠道不吸收。庆大霉素曾在临床上广泛应用，但随之而来的耐药性以及毒性使该类抗生素的应用受到限制。巴龙霉素的特点是对阿米巴原虫有强效杀灭作用，仍在临床上应用。氨基糖苷类抗生素最主要毒性为耳、肾毒性。耳毒性表现为前庭功能失调及耳蜗神经损害等。肾毒性主要表现为损害近端肾小管上皮，一般不影响肾小球。这些毒性大小随品种不同而不同。各药物的化学结构见图2。

氨基糖苷类抗生素的作用靶点位于细菌核糖体30S亚基的16S rRNA。该类抗生素与细菌核糖体30S亚基的结合抑制细菌蛋白质合成并破坏细菌细胞壁（膜）致使细菌死亡。人们对氨基糖苷类药物耐药的研究发现细菌可产生氨基糖苷类抗生素钝化酶。被钝化酶修饰后的氨基糖苷类抗生素对于细菌核糖体的亲和力减弱，进而产生耐药性。已发现的钝化酶有*N*-乙酰转移酶、*O*-磷酸转移酶和*O*-核苷转移酶。图1展示了卡那霉素A被氨基糖苷类抗生素钝化酶修饰的代表性位点。

结合核糖体结构与氨基糖苷类抗生素钝化酶作用机制研究设计了第二代半合成氨基糖苷类抗生素，如基于卡那霉素结构半合成而来的阿米卡星（1972年）和阿贝卡星（1973年）。但由于20世纪70年代末第三代头孢菌素、氟喹诺酮类药物和碳青霉烯类抗生素的广泛应用，氨基糖苷类药物逐渐失去了在临床上的应用空间。但21世纪初期第三代头孢菌素、氟喹诺酮类药物和碳青霉烯

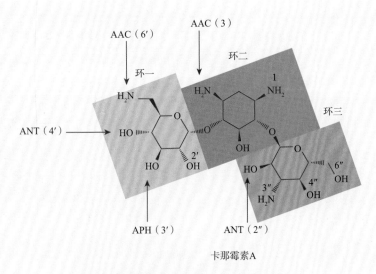

图1 卡那霉素A的结构以及被氨基糖苷类抗生素钝化酶修饰的代表性位点

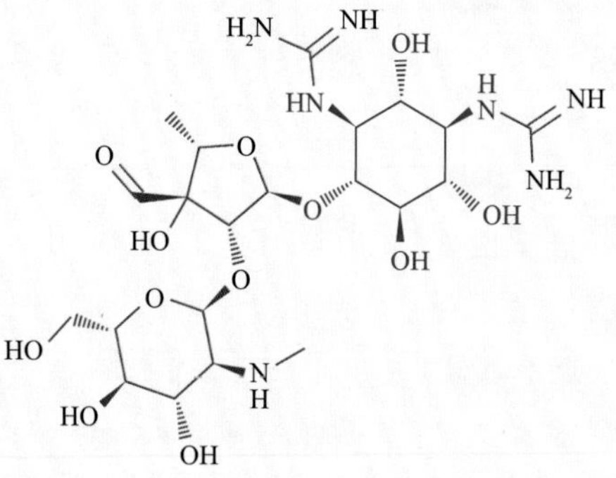

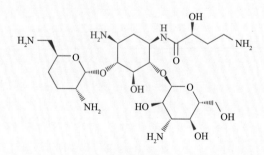

链霉素

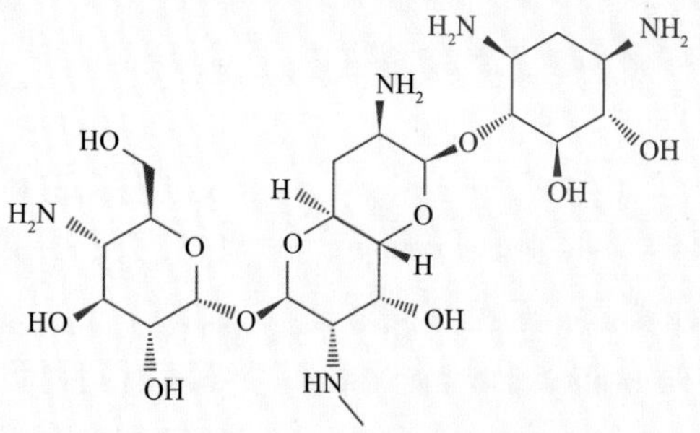

安普霉素

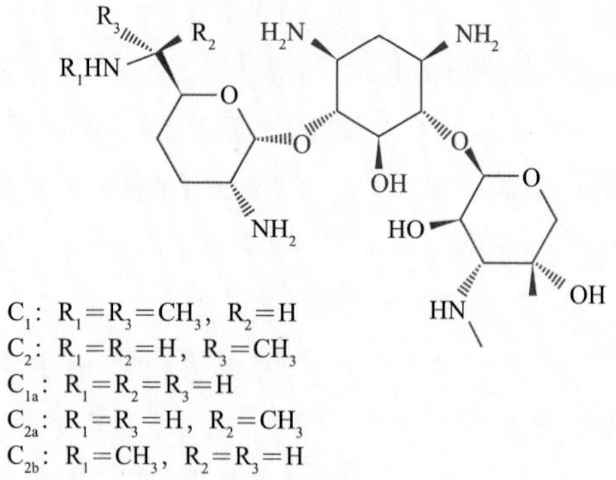

C_1: $R_1 = R_3 = CH_3$, $R_2 = H$
C_2: $R_1 = R_2 = H$, $R_3 = CH_3$
C_{1a}: $R_1 = R_2 = R_3 = H$
C_{2a}: $R_1 = R_3 = H$, $R_2 = CH_3$
C_{2b}: $R_1 = CH_3$, $R_2 = R_3 = H$

庆大霉素

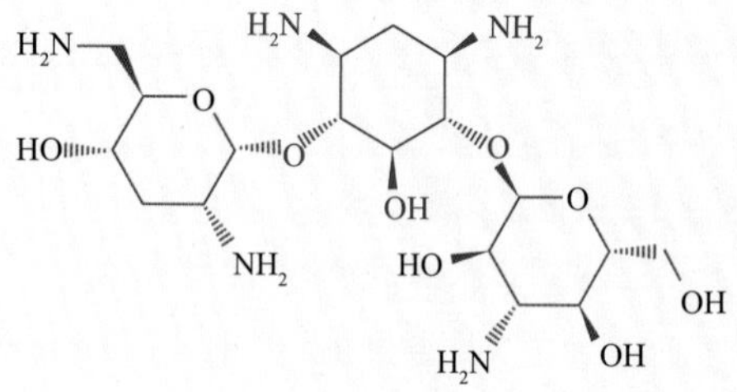

妥布霉素

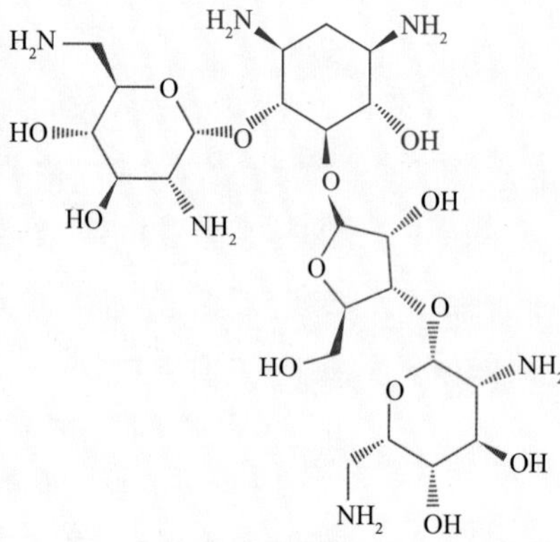

新霉素B

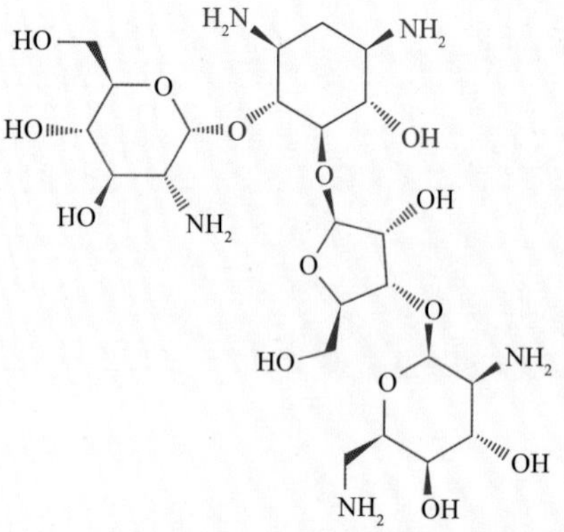

巴龙霉素

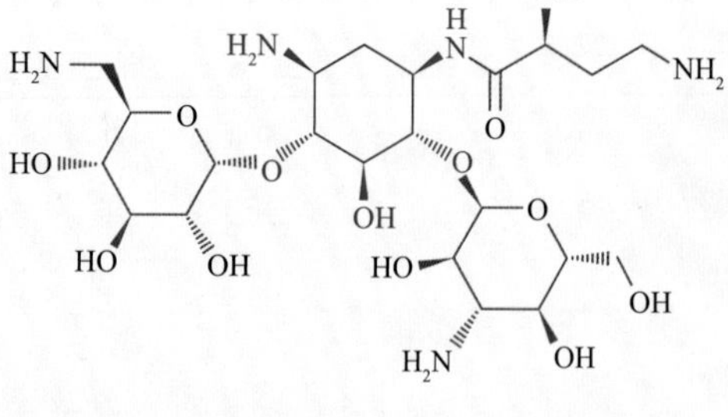

阿米卡星

阿贝卡星

图2 氨基糖苷类药物的结构式

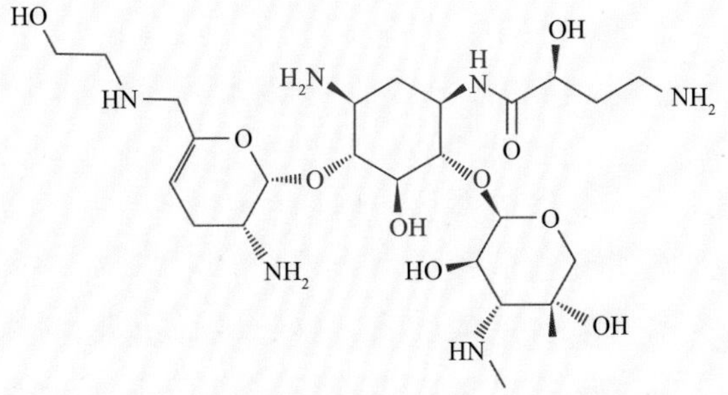

普拉霉素

图2　氨基糖苷类药物的结构式（续图）

类抗生素的耐药形势变得严峻，而氨基糖苷类药物因与其他抗生素有协同作用、可提高人类应对细菌耐药的能力而重新引起人们的兴趣。阿贝卡星和普拉霉素是在氨基糖苷类药物母核结构基础上进行半合成得到新型的、第三代氨基糖苷类药物。其中，普拉霉素去掉了多个氨基糖苷类修饰酶（AME）修饰的位点，如环一部分 3，4 位双羟基的缺失，可抵御钝化酶 O-磷酸转移酶（3′）、O-核苷转移酶（4′）的修饰；环三部分的糖引入了庆大霉素的甲基化修饰，使其躲避了钝化酶 N-乙酰转移酶的修饰；在环二上

引入 4-氨基-2-羟基丁酰基侧链显著增强了其抗菌活性。普拉霉素于 2016 年 4 月在美国进入Ⅲ期临床试验阶段。

（李卓荣）

sìhuánsùlèi yàowù jiégòu yōuhuà

四环素类药物结构优化
（structure modification and optimization of tetracyclines）　针对四环素类药物类药性缺陷开展的结构改造。主要是在天然来源的四环素类抗生素的结构基础上进行化学修饰，以实现提高抗菌活性、降低细菌耐药等目的。四环素类药物的基本结构是氢化骈四苯，形式上是 4 个六元环线性排

列，各代表药物的结构式见图1。

第一个四环素类抗生素是金霉素（图 1），本杰明·达格（Benjamin Duggar）在 1948 年首次从金色链霉菌（*Streptomyces aureofaciens*）的发酵液中提取得到。两年后土霉素被分离得到。金霉素和土霉素对很多革兰阳性菌和革兰阴性菌都有抗菌活性。不久，劳埃德·康诺弗（Lloyd Conover）发现第一个通过半合成得到的四环素类抗生素——四环素。四环素是通过金霉素催化氢化得到。但随后发现，四环素本身也是天然产物，可直接分离得到。在 1950 年代，四环素是美国最广泛

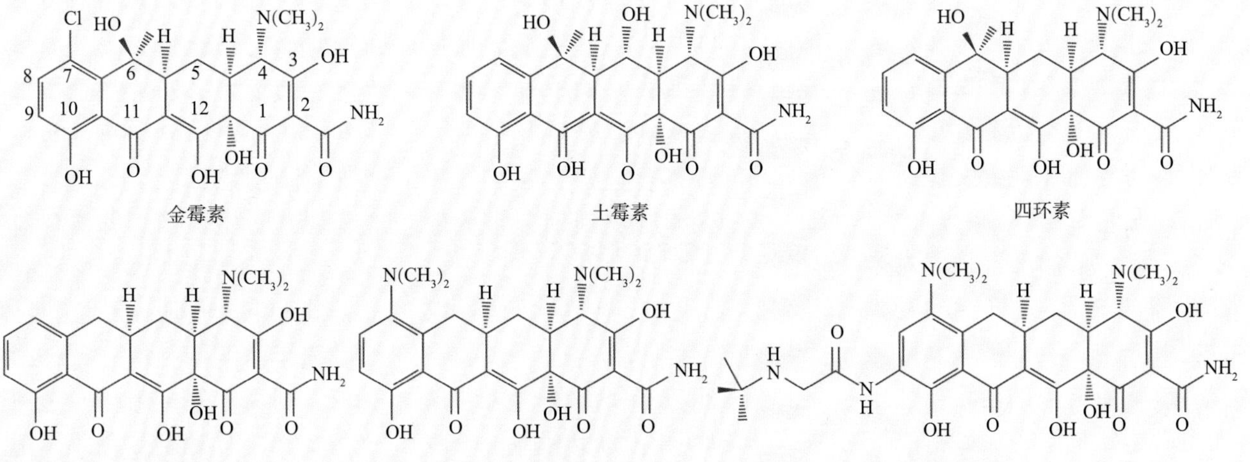

金霉素　　　　　　　　土霉素　　　　　　　　四环素

山环素　　　　　　　　米诺环素　　　　　　　替加环素

图1　四环素类药物的结构式

使用的广谱抗生素。

四环素类抗生素出现十余年后，查尔斯·斯蒂芬斯（Charles Stephens）发现在天然产物土霉素、四环素和6-去甲四环素的结构基础上进行半合成，C-6位的羟基可被还原去除。6位脱除羟基的四环素类抗生素与其天然产物的结构相比，稳定性更好，且保留了广谱的抗菌活性。稳定性更好的6位脱氧的四环素类结构，也更加能够耐受酸性、碱性的环境，如6-去甲基-6-脱氧四环素（山环素）。在6位脱除羟基的四环素结构的基础上，迈克尔·马特尔（Michael Martell Jr.）和詹姆士·布思（James Boothe）在1967年发现了米诺环素。米诺环素由山环素半合成得来，是通过半合成途径得到的第二代四环素类药物。米诺环素的消除半衰期较长，血药浓度是其他同类型药物的1倍，比之前的四环素类药物具有更强的抗菌活性，对部分四环素耐药的葡萄球菌也有效。

随着四环素类抗生素在临床的广泛使用，细菌逐渐对其产生耐药。来自惠氏的制药研究人员又在米诺环素结构的基础上，通过半合成得到了第三代四环素药物替加环素。米诺环素是替加环素的中间体，替加环素是在米诺环素的9位增加了甘氨酰取代基。替加环素于2005年获得在美国上市的准许。替加环素大大提高了抗菌谱，尤其对四环素耐药的细菌十分有效。替加环素是应对多药耐药菌的最后一道防线药物，并且被用于携带β-内酰胺水解酶的碳青霉烯耐药菌的治疗。替加环素也有一定局限，比如不能口服。患者对替加环素能耐受的剂量也较小，因使用替加环素往往伴随恶心、呕吐等副作用。另外，

牙齿处于发育期的幼儿使用四环素类药物，药物分子会被结合到牙组织内，使牙齿出现永久性着色，形成俗称的"四环素牙"；同时，四环素类药物还可能造成幼儿牙齿的釉质发育不全。牙齿处于发育期的幼儿、孕妇和哺乳期妇女禁止或慎用四环素类抗生素。

尽管通过半合成结构优化诞生了新的四环素药物，较从临床上已经退出的四环素、土霉素有更好的抗菌效果，但该类药物自2005年替加环素上市后，研发的速度下降，尚未见到新的四环素药物上市。

（李卓荣）

ānshālèi yàowù jiégòu yōuhuà

安莎类药物结构优化 （structure modification and optimization of ansamycins）

针对安莎类药物类药性缺陷开展的结构改造。主要是在天然的安莎类抗生素的结构基础上，增加侧链或改变侧链的结构，达到降低安莎类药物毒性、提高活性等目的。

安莎类药物是大环内酰胺类化合物，其结构由脂肪族安莎链桥连于芳香环的非邻近位置形成。各种安莎类药物主要的不同是结构中芳香环类型不同。安莎类药物可分为两类：结构中有萘或萘醌结构的是萘安莎类药物，如利福霉素和萘霉素（图1）；结构有苯或苯醌结构的是苯安莎类药物，如格尔德霉素和安丝霉素（图2）。安莎类化合物都有显著的生理活性，如利福平用于治疗结核，格尔德霉素有广谱抗病毒活性以及抗肿瘤活性。

第一个安莎类天然产物利福霉素于1957年由意大利Lepetit研究室森西（Sensi）等发现，他们从地中海拟无枝酸菌的培养液中可得到利福霉素A、B、C、D、E

5种组分，其中主要组分为B组分，后来人们又在不同产生菌菌种的发酵液中发现了利福霉素O、S、SV组分。利福霉素成员虽多（除上述外还有L、Y、G、R、P、Q和Verde），但有实用价值者甚少，只有利福霉素SV应用于临床。利福霉素SV对革兰阳性菌十分有效，对革兰阴性菌活性较弱。经过两年的半合成工作，皮耶罗·森西（Piero Sensi）等人得到了利福平。利福平是在利福霉素SV萘环3位增加了1个取代基。利福平于1967年上市，在临床上用于治疗结核病。但细菌对安莎类抗生素产生耐药的速度很快，主要是抗生素所结合的细菌RNA聚合酶的结合位点发生突变造成的。因此，利福平的使用仅限于结核病的联合治疗以及脑膜炎的预防性治疗。药学工作者对利福霉素进行半合成还诞生了更强的抗结核药利福喷丁。利福喷丁仅是萘环3位的侧链与利福平不同，抗菌谱与利福平相同，但是抗菌活性是利福平的2~10倍。利福昔明由利福霉素的4位羟基与2-氨基-4-甲基吡啶经过半合成得到，于1987年首次在意大利批准上市，用于治疗胃肠道疾病。动物和人体的实验都表明口服利福昔明后，被机体吸收的剂量极低（一般低于口服剂量的0.4%），可以忽略不计。利福布汀是在利福平的结构基础上引入了螺环-哌啶基结构，主要用于分枝杆菌感染。而且在利福平不耐受或有其他药物相互作用时，利福布汀被推荐用于活跃期结核分枝杆菌的治疗。利福定的抗菌能力是利福平的3倍，且毒副作用小，用药剂量少，可口服。

第一个天然来源的苯安莎霉素格尔德霉素是由吸水链霉菌产

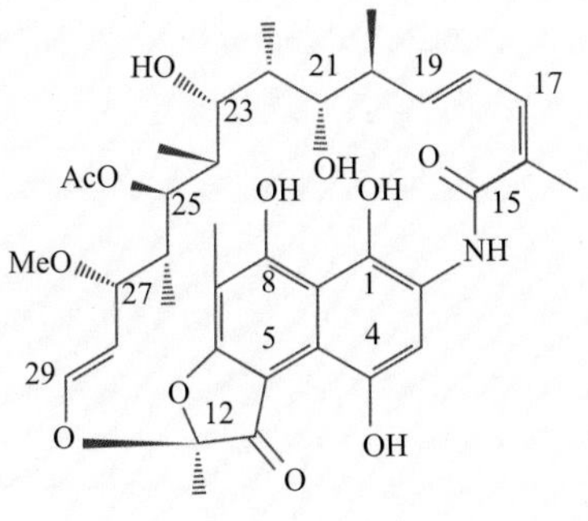

利福霉素SV 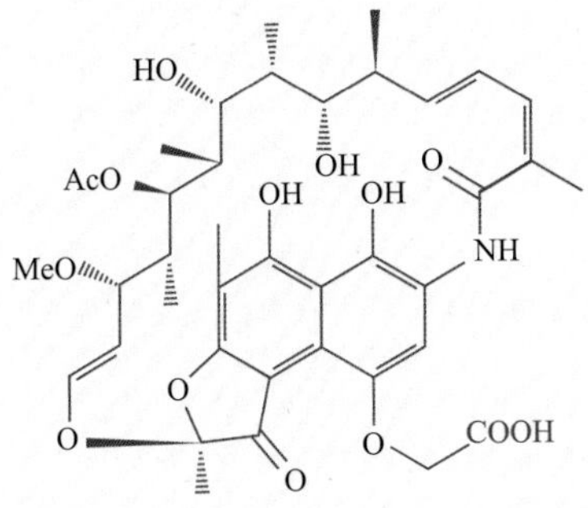　　　利福霉素B 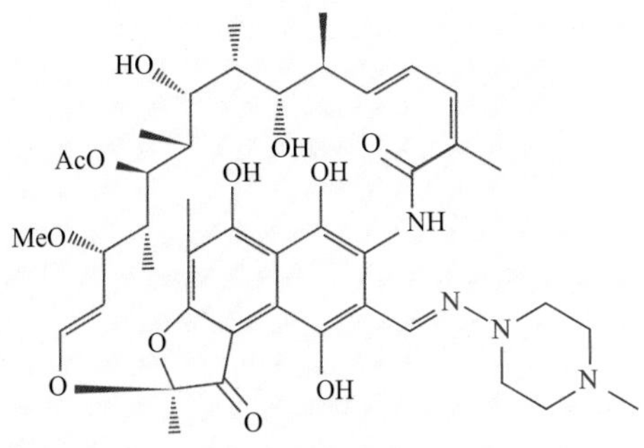　　　利福平

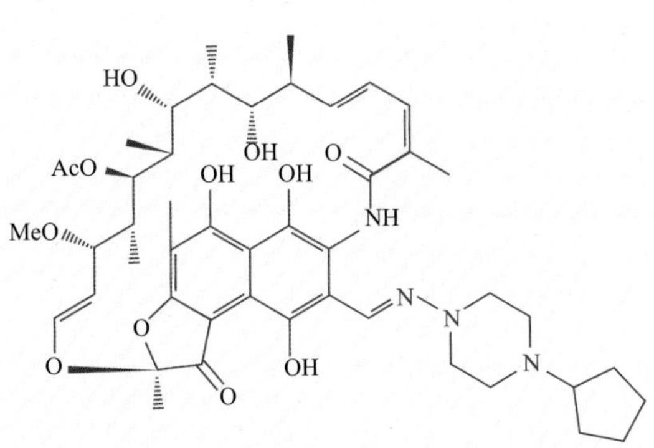

利福喷丁 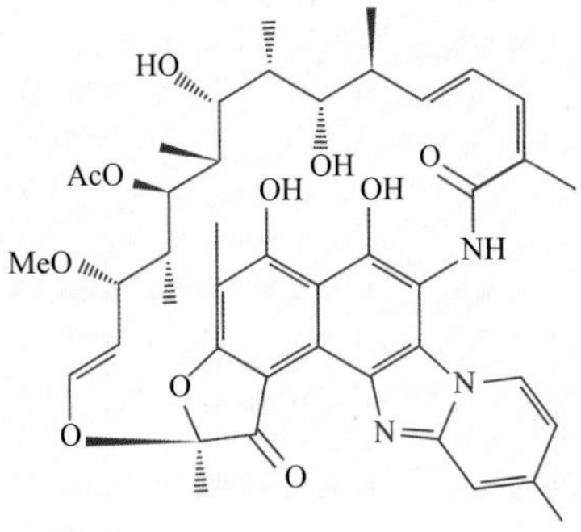　　　利福昔明

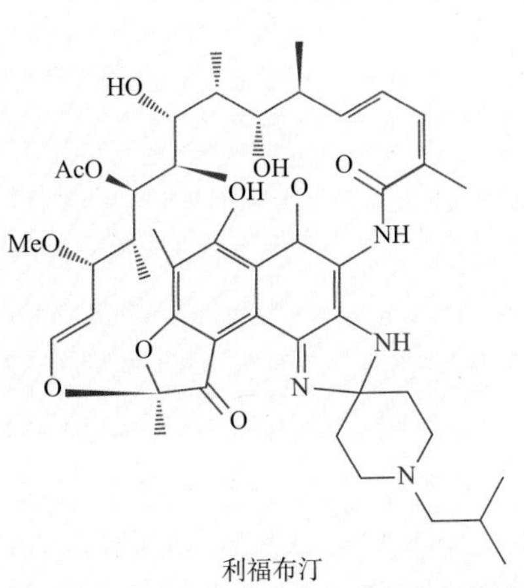

利福布汀 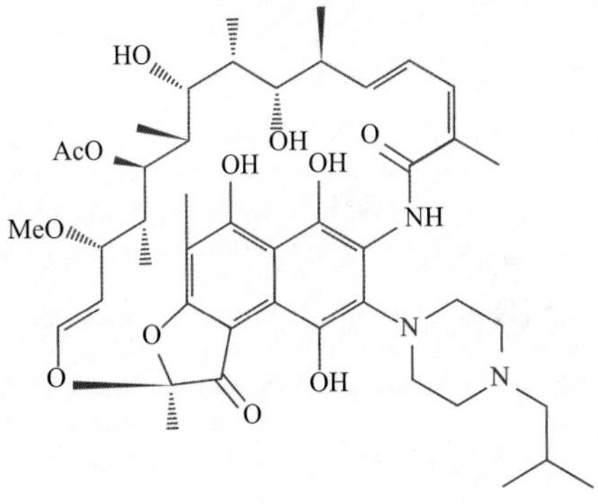　　　利福定

图1　萘安莎类抗生素的化学结构

生的，然而引人注目的抗癌药美登霉素由植物美登木提取。格尔德霉素有显著的抗病毒、抗肿瘤活性，是苯安莎霉素中最有代表性的抗生素。尽管格尔德霉素有显著生物活性，但是其水溶性较差，吸收和代谢的性质不利于其成药。尤其格尔德霉素的肝毒性较强，严重影响其直接作为新药使用的可能性。众多药物学家、化学家在天然来源的格尔德霉素的结构基础上进行半合成，得到

了大量格尔德霉素的半合成衍生物，发现了一些有较高活性的衍生物。对结构活性关系分析发现，格尔德霉素的17位是最佳修饰位点。在此位点的修饰既可以提高活性，也可以改善药动学性质。在17位进行修饰得到的两个半合成产物坦司匹霉素（17-AAG）和阿司匹霉素（17-DMAG）（图2），作为抗肿瘤药物都进入了临床试验阶段。但由于体内疗效、毒副作用等原因，进入Ⅱ期临床试

的坦螺旋霉素于2010年被中止其临床试验的研究。

（李卓荣）

wēishēngwù yàowù fēnzǐ shèjì

微生物药物分子设计（molecular design of microbial medicine）　以现有微生物药物结构或活性为研究基础，根据微生物的耐药机制、现有微生物药物的药效团等结构片段、作用靶点的结构信息、计算机辅助、利用微生物自身代谢特点等方面，通过全

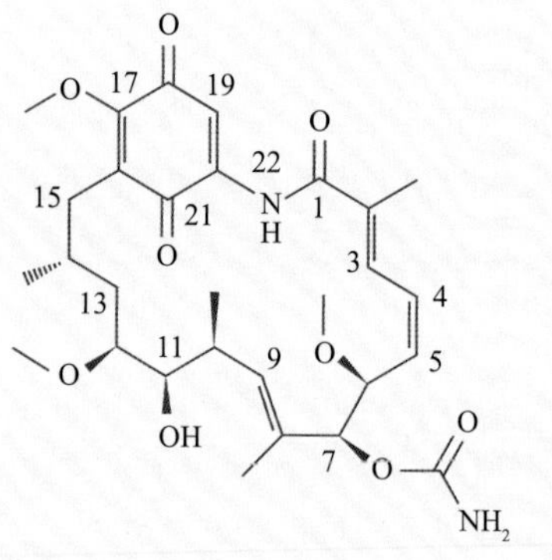

格尔德霉素 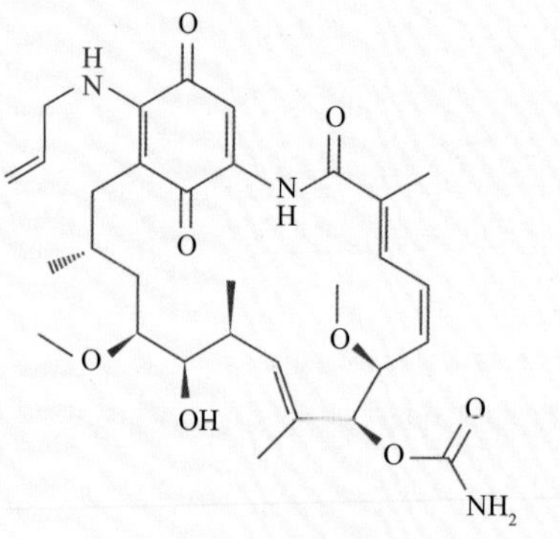　　　　　　　17-坦司匹霉素 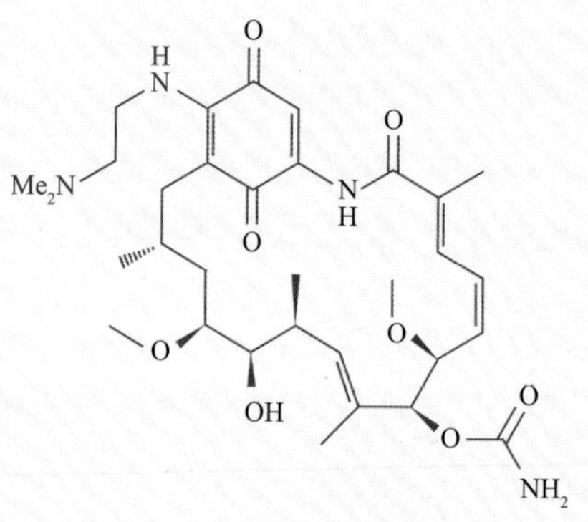　　　　　　　17-阿司匹霉素

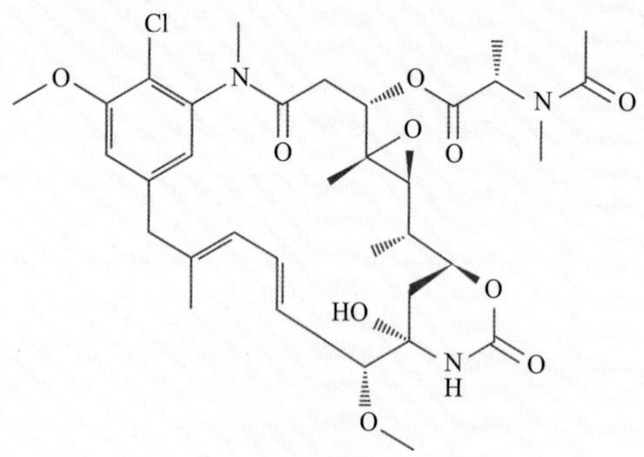

美登霉素 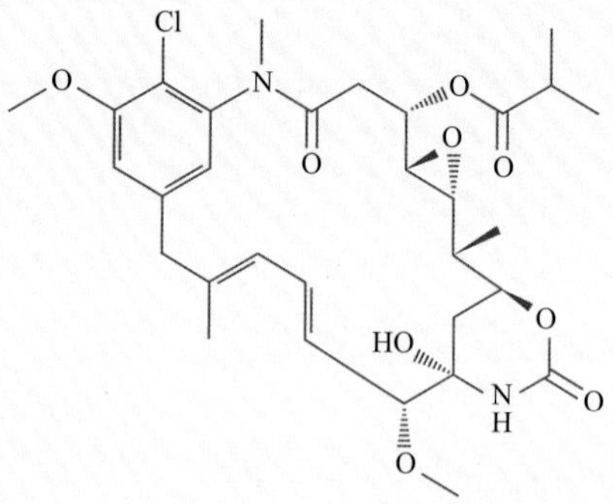　　　　　　　　　　　　　　安丝霉素

图2　苯安莎类抗生素的结构式

合成和半合成的手段，合理构建新的结构，获得全新微生物药物的过程。分子设计突破了传统的纯经验性的合成方法。目的是提高现有微生物药物的活性，增强稳定性，得到对人体安全对耐药菌有效的全新微生物药物。

根据药物分子设计思路不同，可将微生物药物分子设计分为4类：①基于耐药机制的微生物药物分子设计。根据微生物的耐药机制，有针对性地对现有微生物药物进行设计和改造，如向头孢菌素类微生物药物的β-内酰胺环上引入甲氧基或甲酰胺基等，可增强对酶的稳定性，头孢西丁、头孢拉腙、头孢美唑等对超广谱β-内酰胺酶稳定；选择性的消除氨基糖苷类分子中的某些羟基、烷化氨基或以羟基氨基酸酰化特定的氨基，可有效抑制细菌产生

的磷酸转移酶、乙酰转移酶、核苷转移酶等，避免了耐药产生。②基于结构的微生物药物分子设计。通过对理化性质、药效团、结构片段的增减或连接等手段，获得活性增强的新衍生物。如向青霉素侧链引入氨基等修饰，开发出的氨苄西林和阿莫西林等广谱药物。③基于靶标结构的微生物药物分子设计。这种药物设计是以药物分子与其作用的微生物生物大分子如受体、酶、核酸、转运蛋白和离子通道等的相互作用为研究基础，进行新微生物药物的设计与合成。例如，β-内酰胺类抗生素的作用靶标相似，都能抑制胞壁黏肽合成酶，即青霉素结合蛋白，阻碍细胞壁黏肽合成，使细菌胞壁缺损，菌体膨胀裂解，对这类微生物药物的药物分子设计可基于提高某种青霉素

结合蛋白的活性开展；氨基糖苷类抗生素的抗菌作用机制是阻碍细菌蛋白质的合成，作用于细菌蛋白质合成过程，使之合成异常的蛋白，阻碍已合成蛋白的释放，使细菌细胞膜通透性增加而导致一些重要生理物质外漏，引起细菌死亡，基于这一作用靶标的药物分子设计已得到了阿米卡星等一线微生物药物。④基于木马策略的微生物药物分子设计。"木马策略"是利用微生物自身的铁转运系统，将铁载体与不同类型的抗生素连接，形成抗生素-"木马片段"轭合物，以期细菌主动将抗生素转运至体内的一种策略。由于细菌对铁载体与铁离子所形成的复合物的识别与转运是一个高度特异、高效的主动过程，合成天然的或模拟的铁载体与抗生素结合的轭合物，利用革兰阴性

细菌自身的铁转运系统，将抗生素主动转运至细菌体内，即"木马策略"发挥抗菌作用，是一种可行的克服细菌耐药的办法。

（宋丹青）

jīyú nàiyào jīzhì wēishēngwù yàowù fēnzǐ shèjì

基于耐药机制微生物药物分子设计（molecular design of microbial pharmaceuticals based on the drug-resistance mechanisms）

根据微生物耐药机制，以现有微生物药物结构或活性为研究基础，通过全合成和半合成设计，合理构建新的结构，获得全新微生物药物的过程。以克服微生物耐药导致的药物失效或药效的降低。

病原微生物通过 4 种分子机制变成耐药菌株：①突变引起外膜孔蛋白的表达下调、缺失或结构修饰，降低了微生物药物的通透性。②突变引起跨膜外排泵的过度表达，使微生物药物在细菌细胞内的浓度下降。通常外排泵能够泵出几种不同的微生物药物产生多重耐药性。③产生耐药酶使微生物药物失活。临床上最重要的例子就是 β-内酰胺酶使 β-内酰胺类抗生素的 β-内酰胺环裂解。④通过变异、重组或其他靶位替换使微生物药物靶位发生改变，造成微生物药物对靶位的亲和力下降。

针对微生物的耐药机制，主要对策是集中在耐药酶抑制剂的研发、药物理化性质的优化以及全新机制、全新结构类型的微生物药物研发等方面。例如，β-内酰胺酶抑制剂和外排泵抑制剂的研发：对 β-内酰胺抗生素来说，耐药菌的耐药机制主要是产生 β-内酰胺酶使该类抗生素 β-内酰胺环开环而丧失活性。为对抗这种耐药机制，除直接开发对 β-内酰胺酶有抗性的头孢菌素类抗生素外，就是寻找有抑制 β-内酰胺酶活性而抗菌活性微弱的化合物，通过与 β-内酰胺抗生素联用达到逆转耐药性的目的。例如，临床使用 20 年仍有效的 β-内酰胺酶抑制剂克拉维酸与 β-内酰胺抗生素阿莫西林联用。由于新的 β-内酰胺酶不断出现，已发现超过 250 种不同类型的 β-内酰胺酶，迫切需要开发第二代 β-内酰胺酶抑制剂。全新的 β-内酰胺酶抑制剂阿维巴坦作为可逆型抑制剂，有别于传统的酶抑制剂，在与其他微生物药物联用时，发挥长效的抑酶活性。

在作用机制和耐药机制与构效关系指导下，对现有药物的结构修饰可作为寻找抗耐药性细菌药物的一条捷径。如替加环素即是通过在米诺环素 9-位引入一个丁基甘氨酰氨基获得新一类的抗生素，它通过抑制细菌中蛋白质翻译而起效，克服了核糖体保护和细胞药物外排两大机制引起的四环素耐药，替加环素与四环素相比具有明显的抗耐药菌优势，能抑制多种革兰阳性菌、革兰阴性菌和多种厌氧菌，对包括耐甲氧西林的金黄色葡萄球菌、耐青霉素的肺炎链球菌和耐万古霉素的肠球菌均有很强的作用。在 NDM-1 基因"超级细菌"抗感染治疗中表现出色。

早年上市的多黏菌素类抗生素有望成为对抗革兰阴性多重耐药菌的"拯救药物"。国外也有对多黏菌素进行结构修饰的报道，认为分子中脂肪酸链的尾部对于多黏菌素的抗菌活性至关重要，去除脂肪酸链尾即失去抗菌活性；而在其潜在毒性方面，有研究认为 5 个游离氨基所带来的强阳性是关键。因此，对多黏菌素的改造可考虑游离氨基的减少和脂肪酸尾部疏水性的增强。例如，将 N-末端脂肪酸链和二氨基丁酸残基切除，再连接以恰当的疏水基团，或可获得抗菌活性更高、潜在毒性更低的多黏菌素衍生物。在对抗细菌耐药性的探索研究中，发现了酮内酯、酰内酯、去氢内酯、大环内酯-4′-氨碳酸酯等 4 个系列有前景的结构。例如，具有酮内酯结构的泰利霉素对大环内酯耐药菌尤其对肺炎球菌有很强的抗菌作用，已成功地用于呼吸系统感染。

根据耐药机制进行新微生物药物设计与结构优化，有可能在一定程度上解决耐药问题导致的严峻形势，对新微生物药物的研发有十分重要的意义。

（宋丹青）

jīyú jiégòu de wēishēngwù yàowù shèjì

基于结构的微生物药物设计（structure-based microbial drug design）

针对微生物生存依赖的特定靶标的三维结构，利用其全部或部分结构信息，结合计算机辅助药物设计手段，设计抑制或杀灭该微生物的药物。若相应的靶标三维结构未知，也可参照相关蛋白的结构，利用计算机同源建模等方法获取靶标蛋白的三维结构信息。酶类蛋白一般都具有可药的活性位点，结构蛋白往往不具有明显可药的结合位点。在已知的可药的活性位点之外，鉴别和确证其他的结合位点（如别构位点），也是寻找解决耐药问题和提高药物选择性的一个重要手段。

抗病毒药物的研发在基于结构的微生物药物设计中取得了最显著的进展，也是计算机辅助药物设计应用最成功的典范领域。

靶蛋白底物模拟物设计和活性部位空间填充结构设计两种方法都很成功。靶蛋白底物模拟物设计成功例子如：流感病毒神经氨酸酶抑制剂扎那米韦，疱疹病毒DNA 聚合酶抑制剂阿昔洛韦，人类免疫缺陷病毒（HIV）核苷类逆转录酶抑制剂齐多夫定，HIV蛋白酶拟肽类抑制剂沙奎那韦，HIV 融合抑制剂恩夫韦地等。活性部位空间填充结构设计成功的例子如：HIV 非核苷类逆转录酶抑制剂奈韦拉平，HIV 蛋白酶非拟肽类抑制剂替拉那韦，HIV 整合酶抑制剂雷特格韦等。结构式见图 1。

HIV 蛋白酶抑制剂药物的发现被认为是基于结构药物设计最早、最成功的案例之一。获得性免疫缺陷综合征的发现和流行与基于结构药物设计的起步发展在历史上处于同一时期。1981 年，美国发现第一个获得性免疫缺陷综合征病例。1983 年，两个课题组分别在《科学》期刊上报道了获得性免疫缺陷综合征由逆转录病毒感染所致。1986 年，将此逆转录病毒命名为人类免疫缺陷病毒。HIV 病毒的成功分离使得科学家可以获得足够的病毒蛋白开展晶体学研究。在同一历史时期，计算化学家也开始使用蛋白晶体结构开始寻找可以抑制蛋白功能的化合物。1989 年，第一个 HIV 蛋白酶晶体结构在《自然》期刊报道。同年，第一个 HIV 蛋白酶与拟肽类抑制剂共结晶结构（图 2）在《科学》期刊报道。HIV 蛋白酶是 HIV 病毒生存必需酶，用以水解 *gag-pol* 基因产生的多聚蛋白。HIV 蛋白酶在结构上与哺乳动物和其他微生物的天冬氨酸蛋白酶接近，但是 HIV 蛋白酶是同源二聚体。该酶的活性位点是由两个对称的亚基形成的延伸的空腔。当天然底物或底物类似物与蛋白酶结合的时候，活性位点的两翼闭合，使得活性位点的两个具有催化活性的天冬氨酸在空间上靠近天然底物可切割的酰胺键。在底物和蛋白两翼之间，还有一个关键的水分子帮助蛋白处于关闭状态。尽管在第一个 HIV 蛋白酶晶体结构被报道之前，科学家已经根据该酶的天然底物开展拟肽类抑制剂的设计（由羟乙胺代替天然底物中酰胺基团），HIV 蛋白酶晶体结构的获得，加速了该酶抑制剂的上市。1995 年，第一个 HIV 蛋白酶抑制剂沙奎那韦被美国食品药品管理局（EDA）批准上市。1996 年，紧随沙奎那韦其后上市的是 HIV 蛋白酶抑制剂利托那韦。利托那韦的设计，是科学家们依据从 HIV 蛋白酶裸晶结构中观察到的蛋白活性位点的 C-2 对称性而设计的药物。利托那韦的上市，距离 HIV 蛋白酶晶体结构的发表只有 7 年时间。后来大量的 HIV 蛋白酶、逆转录酶等蛋白的高分辨率晶体结构的解析，以及计算化学的快速发展，大大加速了基于结构的获得性免疫缺陷综合征药物的发现，获得性免疫缺陷综合征的"鸡尾酒疗法"得以广泛使用。

基于片段药物设计是在基于结构药物设计发展过程中迅速成长的一个重要应用领域。基于片段药物设计最显著的特点是寻找可以与靶标蛋白中的热点区域具有高质量相互作用、高配体效率的片段小分子作为化学起点。片段小分子的分子量在 250 左右。片段起点分子，与较大的化学分子相比，随后的化学优化空间更加充分，并在结构衍化过程中可同时兼顾活性和理化性质优化。

该策略已诞生了 3 个获得美国 FDA 准许上市的抗癌药物，分别是 2011 年上市的威罗菲尼，2016 年上市的维耐奈托克和 2017 年上市的瑞博西尼。该策略也应用于与微生物相关的靶标上，开展微生物药物的设计。

微生物药物进入体内发挥药效，涉及药物与病原微生物的作用、药物与机体的作用、病原与机体的作用。微生物药物设计的靶点基础，可以是病原的蛋白等分子，也可以是与病原感染相关的机体蛋白等分子。基于机体固有抗病原感染因子作为靶点的药物设计是热点领域和将来的重点方向之一。

（李卓荣）

jīyú mùmǎ cèlüè de yàowù shèjì

基于木马策略的药物设计

（drug design based on Trojan Strategy） 利用微生物自身的铁转运系统，将铁载体与不同类型的抗生素连接，形成抗生素-"木马片段"轭合物，以期实现细菌主动将抗生素转运至体内的一种策略。铁是所有微生物必需的一种重要营养元素，它参与多种生物代谢过程，如蛋白质的合成、DNA 合成和能量代谢等。为应对低铁环境，微生物进化出了由对 Fe^{3+} 有极高特异亲和力的铁载体和同源膜受体蛋白所组成的铁转运系统。铁载体是微生物在低铁外环境诱导下合成的一类对 Fe^{3+} 具有极高亲和力、种类多样的小分子化合物。根据铁载体的化学结构，可将铁载体分为 3 类（图 1）：儿茶酚型，如肠杆菌素；多羟基羧酸型，如柠檬酸；氧肟酸型，如去铁胺。由于细菌对铁载体与铁离子所形成的复合物的识别与转运是一个高度特异、高效的主动过程，因此合成天然的或

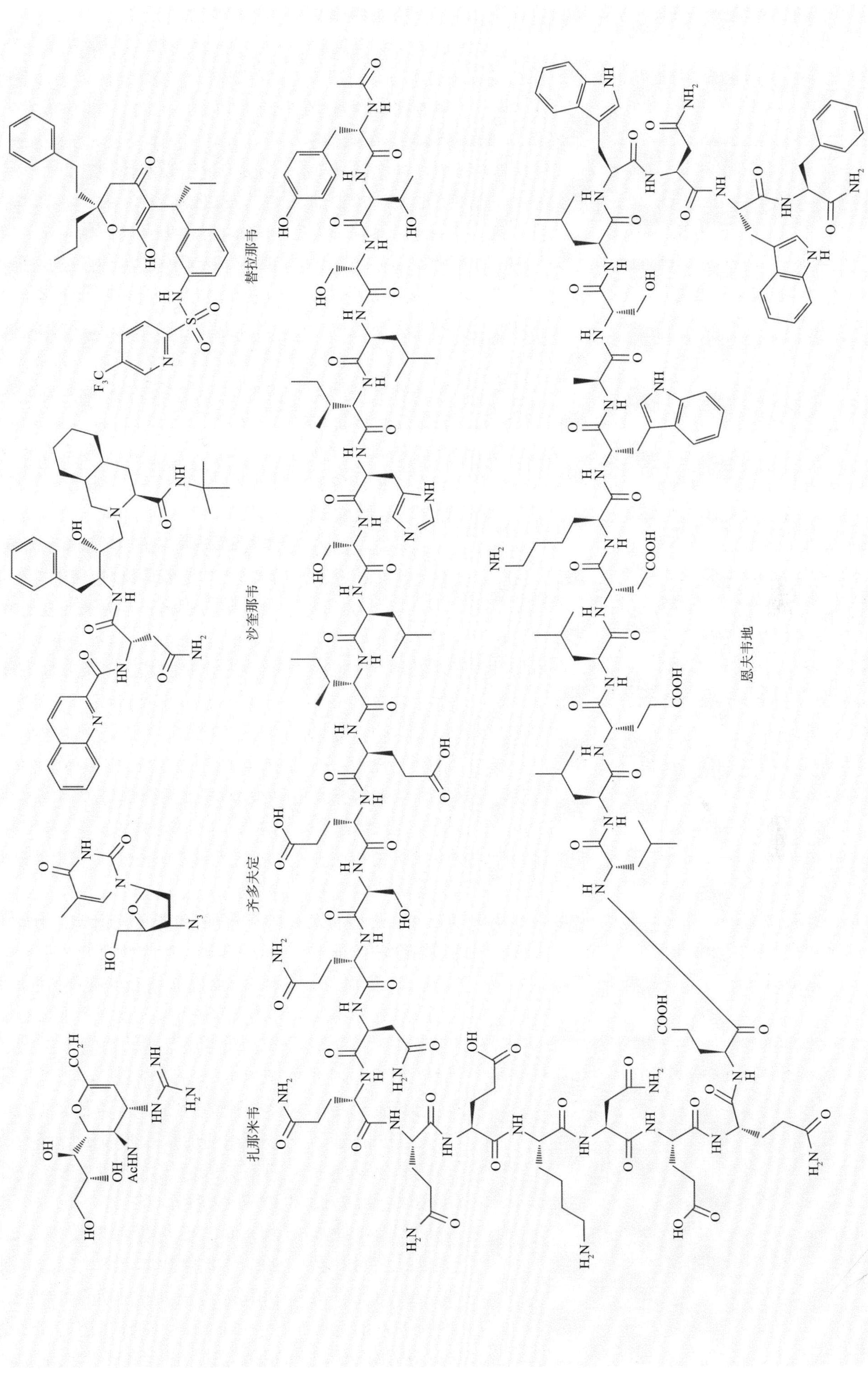

替拉那韦

沙奎那韦

齐多夫定

恩夫韦地

扎那米韦

图1 基于结构设计的抗病毒药物

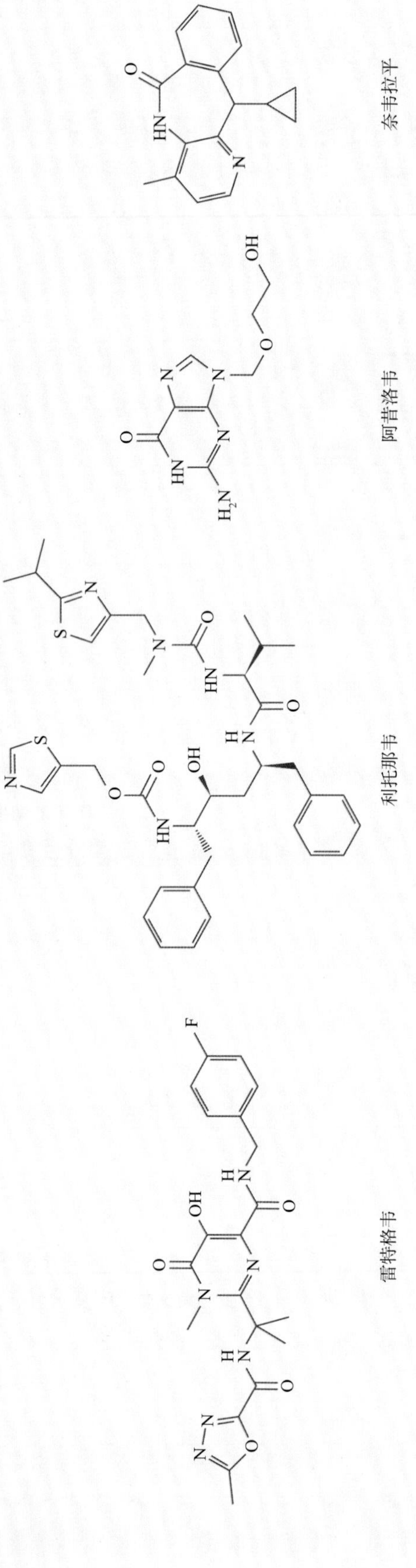

图1 基于结构设计的抗病毒药物（续图）

奈韦拉平

阿昔洛韦

利托那韦

雷特格韦

模拟的铁载体与抗生素结合的轭合物，利用革兰阴性细菌自身的铁转运系统，将抗生素主动转运至细菌体内，即"木马策略"，发挥抗菌作用，是一种克服细菌耐药的可行办法。

早在20世纪90年代，科学家们为提高传统抗生素对革兰阴性（G^-）耐药菌的作用，将铁载体与不同类型的抗生素连接，合成了铁载体与β-内酰胺类抗生素的轭合物、喹诺酮类抗菌药的轭合物、核苷类抗生素的轭合物；铁载体与大内酯类抗生素的轭合物、氨基糖苷类抗生素的轭合物等。除铁载体与β-内酰胺类抗生素的轭合物外，大多数轭合物的抗菌活性比母体抗生素低，许多轭合物活性甚至消失。可能是由于：轭合物分子量较大，溶解性较低；轭合物不能很好地同时穿越细菌的外膜和内膜进入细胞质并在作用部位把

母体抗生素释放出来。

在运用"木马策略"寻找对阴性耐药菌高效的抗生素中，铁载体与β-内酰胺类抗生素的轭合物是研究最多的一类。由于β-内酰胺类抗生素的作用靶点在细胞壁，所以铁载体与β-内酰胺类抗生素的轭合物只需利用细菌自身的铁转运系统穿越细菌的外膜就可达到作用位点，从而使得大部分β-内酰胺类抗生素的轭合物的抗菌活性都比原药有所增强，特别是对部分耐药菌株表现出很高的活性。

莫尔曼（Möllmann U）和海尼施（Heinisch L）等制备了一系列儿茶酚型铁载体模拟物与青霉素的轭合物（图2的4、5、6、7），体外抗假单胞杆菌的作用比美罗培南更强，但对大肠埃希菌的活性急剧下降。轭合物4、5、6、7显示具有超过氨苄西林1000倍的抗绿脓杆菌活性，对耐氨苄西林的菌株也显示出很高的活性，最低抑菌浓度达到 $0.25\mu g/ml$。另外，该类轭合物对外排泵过表达的菌株 MexAB-OprM、MexCD-OprJ、MexEF-OprN 也表现出很好的活性。

辉瑞公司也对该类化合物进行了研发，先后合成了一系列单环β-内酰胺类抗生素的轭合物（图2的8、9），表现出很强的抗革兰阴性菌活性。由瑞士巴塞利亚（Basilea）制药公司研发的BAL30072（图2的10）显示出对多药耐药的铜绿假单胞菌和不动杆菌有强的抗菌效果，90%最低抑菌浓度分别为 $8\mu g/ml$ 和 $4\mu g/ml$，而一线用药美罗培南90%最低抑菌浓度值 $>32\mu g/ml$，BAL30072尚处于早期临床研究。

多药耐药 G^- 细菌感染，已经成为全球公共卫生的重大威胁之

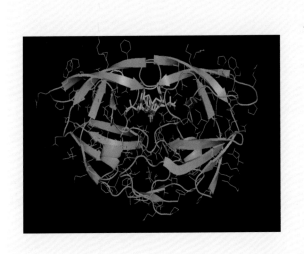

图2　HIV-1 蛋白酶与沙奎那韦的共晶结构与相互作用

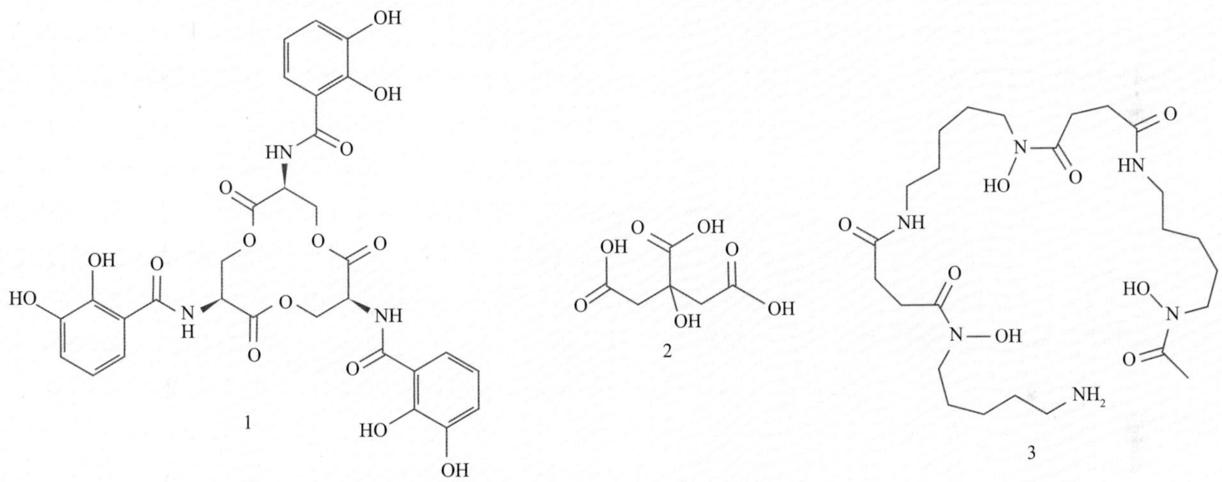

儿茶酚型　　　　　　　　　多羟基羧酸型　　　　　　　氧肟酸型

图1　细菌内源性铁载体的结构类型

一。设计铁载体-抗生素的轭合物，利用细菌自身的铁转运系统，在细菌摄取铁载体的同时也将抗生素主动转运至细菌体内，即"木马策略"，是一种可行的克服由于 G⁻ 菌外膜通透性改变而产生耐药的办法。随着人们对 G⁻ 菌铁转运系统认识的加深，特别是对 G⁻ 细菌外膜铁转运受体蛋白晶体结构的研究，有助于设计出更为高效的铁载体和连接片段，使铁载体-抗生素轭合物更易穿越细胞膜并且在细胞内高效地释放原药，达到更好的抗菌效果，使人们能更好应对微生物对当前抗生素的耐药性。

（李丹青）

wēishēngwù yàowù shēngwù jiǎndìng

微生物药物生物检定（biological assay of microbial drug）利用生物学反应表征微生物药物特定药理活性的方法。微生物药物的生物检定又称效价测定法，包括各种酶学、免疫学、配体-受体反应、生化反应、动物实验等体内外测定方法，属微生物药物生物学分析范畴。广义的微生物药物生物检定是指利用某种生物学反应（包括各种酶学、免疫学、配体-受体反应、生化反应、动物实验等体内外方法）表征微生物药物的特定药理活性的方法。1929 年弗莱明发现的抗生素青霉素是第一个微生物药物。受科学技术发展水平的限制，当时无法用有效的化学分析方法测定青霉

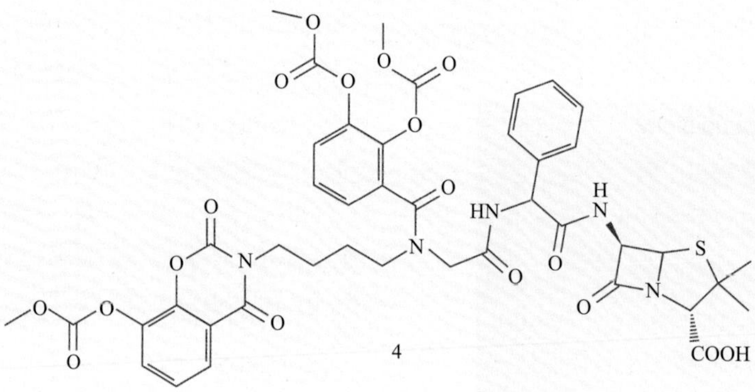

图2 β-内酰胺类抗生素"木马"轭合物的结构

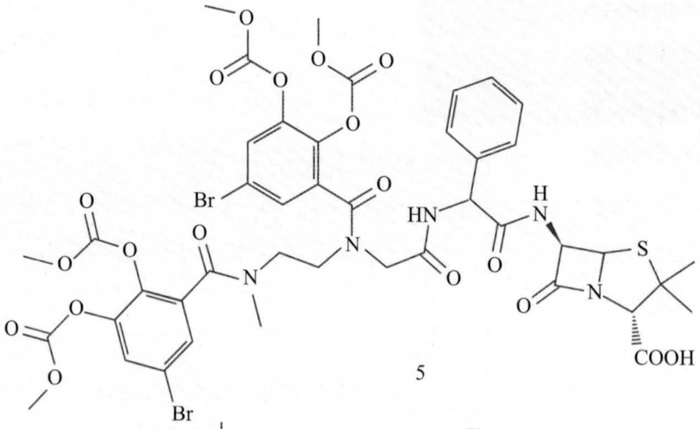

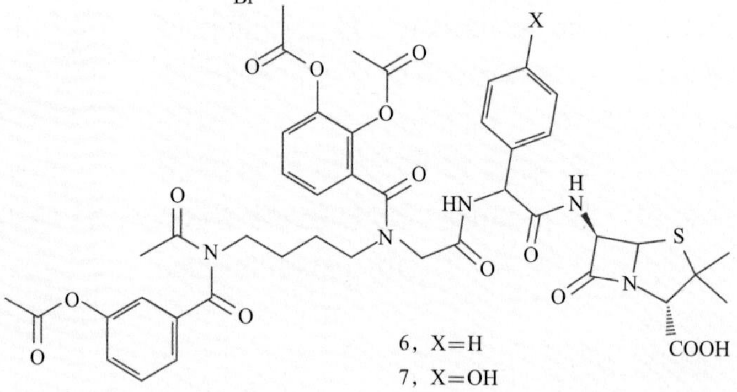

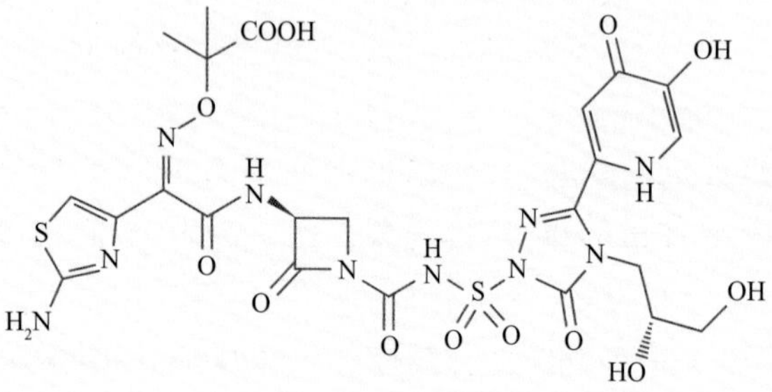

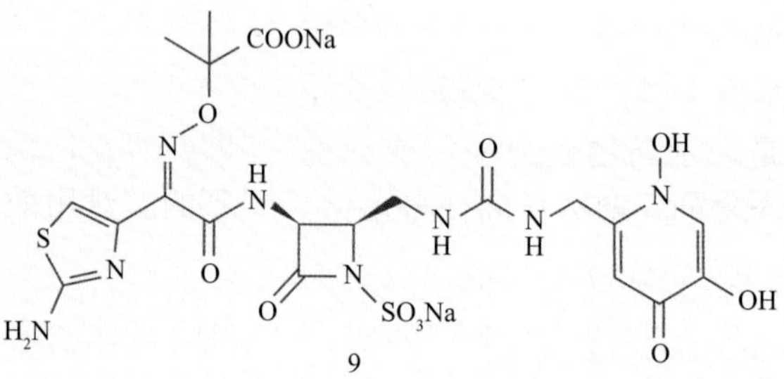

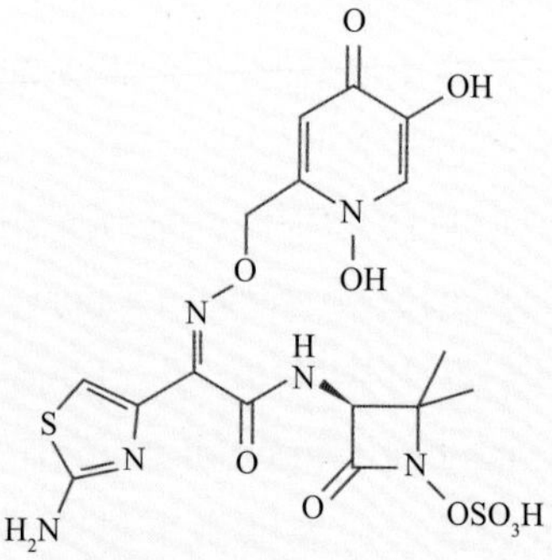

素的含量。青霉素的含量直接与其抗菌活性相关，因此利用青霉素的抗菌活性也称"效价"来表示其含量。之后，利用抗菌活性表示抗生素含量的方法在抗生素的研发过程中被普遍接受并一直延续，发展成经典的抗生素微生物检定法。因此，狭义的微生物药物生物检定特指抗生素药物的微生物检定法。

虽然生物检定可直接表征药物的生物活性，但不同化学结构的药物（杂质）可能有相同的生物学反应，故专属性较差。在药物质量控制中，微生物药物生物检定通常与对组分/杂质的分析一起进行，分别用于控制药品的不同质量属性。抗生素微生物检定法正逐步被化学分析方法所取代。

原理　抗生素微生物检定方法为微生物药物生物学分析中的量反应，遵循量反应平行线原理，以药物对数剂量和生物学响应值呈直线关系为定量的基础，利用生物检定标准品进行对比检定，通过生物统计学方法判断试验是否成立，再根据检定结果计算供试品的效价。

效价单位　生物检定中效价单位是表示药物效力强弱或活性物质含量的一种公认的计量单位。早期的效价单位通常都是人为定义的。青霉素的效价单位也称牛津单位。1 个青霉素效价单位（u）被定义为"在 50ml 肉汤培养基中能完全抑制金黄色葡萄球菌标准菌株生长的最小青霉素剂量"。抗生素的抗菌活性仅与分子中的活性成分有关而与其成盐形式无关（有些抗菌素分子含有成盐的酸根或碱基部分），之后，在抗生素的研发中，普遍共识采用每 1mg 样品中药物有效成分的量表示其效价，并定义 1μg = 1 效价

单位。如硫酸链霉素 $[(C_{21}H_{39}N_7O_{12})_2 \cdot 3H_2SO_4]$，其活性成分为链霉素碱（$C_{21}H_{39}N_7O_{12}$），1 个链霉素效价单位 = 1μg 链霉素碱，硫酸链霉素效价的理论值（纯品理论效价）为：

$$\frac{C_{21}H_{39}N_7O_{12} \times 2 \times 1000}{(C_{21}H_{39}N_7O_{12})_2 \cdot 3H_2SO_4}$$

$$= \frac{581.58 \times 2 \times 1000}{1457.4}$$

$$= 798u/mg$$

效价单位虽然作为一种计量单位在生物检定中被广泛使用，但通常无法直接溯源至国际单位，也无法根据质量平衡原理，通过化学分析直接确定具体品种的效价。

量反应平行线原理　可用量表示反应程度的生物检定方法为量反应。供试品和标准品的作用性质相同时，供试品和对照品的两条剂量-反应曲线相互平行。

效价的量值传递　抗生素标准品标示的效价值，是通过一条不间断的比较链溯源至首批标准品（通常为世界卫生组织的首批标准品）的量值，采用协作标定的方式，依据生物检定法结果得到。对用效价来表示含量的抗生素品种，效价单位一经确定，将一直延续不能改动，否则将影响其临床治疗剂量的准确性。

许多抗生素品种，特别是早期发酵来源的抗生素，其纯品的效价与理论值不一致，这与建立首批抗生素标准品的方法有关。早期通常用制备纯品，按其理论效价确定纯品效价的方法建立首批微生物药物生物检定标准品（抗生素检定标准品）。发酵来源的抗生素通常含结构类似且有活性的小组分。如果制备的"纯品"

中含有活性小组分：当小组分的活性较主成分高时，纯品的效价低于理论值；当小组分的活性较主成分低时，纯品的效价高于理论值。这也是对早期研发的抗生素品种一直沿用效价测定法控制其含量的原因。

利用现代分析技术可明确药品含量与效价的定量关系。如在制得纯青霉素 G 钠后证明 1 个青霉素单位相当于 0.6μg 青霉素 G 钠，每 1mg 青霉素 G 钠为 1670 青霉素单位。不仅将效价直接溯源至国际单位，也实现了利用化学分析方法测定药物的效价。

方法　各国药典中收载的抗生素微生物检定法有管碟法和浊度法，分别通过测定抗生素溶液在含有试验菌的固体培养基中扩散产生的抑菌圈的大小和试验菌在含抗生素的液体培养基中生长导致的浊度值变化来表征抗生素的抗菌活性；并通过与效价单位已知标准品的比较，确定供试品的效价。两种方法的测定结果基本一致，通常在药典中同时列出，供使用者选用。但对于多组分抗生素，不同组分在固体培养基中的扩散系数可能存在差异，实验中易出现抑菌圈边缘模糊、双圈等现象，影响对抑菌圈的测量；而在液体培养基中不同组分的抗生素扩散速率的差异可以忽略，故采用浊度法测定多组分抗生素更容易得到准确的结果。

检定菌　检定中用到的实验菌株称之为微生物药物生物检定菌，通常为来源明确、遗传背景清楚和生理特性稳定的标准菌株如 CMCC 菌株和 ATCC 菌株；致病菌一般不选作检定菌。常用的检定菌在日常的使用和保存过程中应防止菌株变异。

虽然生物检定的专属性较差，

在现代药物质量控制中已逐渐不再被用于对组分清晰的微生物药物的含量分析，但生物检定与药物的生物活性直接相关，特别适合于在复杂体系如发酵液、天然产物提取物中发现新活性物质。在新药研发过程中，基于生物检定原理发展各类快速筛选方法仍具有广泛的应用前景。

（胡昌勤）

kàngshēngsù wēishēngwù jiǎndìngfǎ

抗生素微生物检定法 （microbiological assay of antibiotics）

利用抗生素对微生物生长的抑制作用表征抗生素含量的方法。微生物鉴定法又称微生物效价测定法。

分类　按原理可分为稀释法、管碟法和浊度法；通过与效价单位已知的抗生素标准品进行对比检定确定供试品的效价。稀释法属于半定量测定方法。通过测定抗生素的最低抑菌浓度表征抗菌活性。常用于药物研发阶段的抗生素筛选。管碟法通过抗生素溶液在含有试验菌的固体培养基中扩散产生的抑菌圈的大小表征抗菌活性。浊度法利用在含抗生素的液体培养基中试验菌生长导致的浊度值的变化表征抗菌活性。依据试验设计的不同，又分为标准曲线法、二剂量法（2·2法）和三剂量法（3·3法）。标准曲线法利用在对数坐标上绘制抗生素标准品浓度-微生物反应直线查出供试品的效价。二剂量法和三剂量法均按量反应平行线原理设计实验，前者通过高、低两个剂量的标准品和供试品，后者通过高、中、低3个剂量的标准品和供试品，通过比对检定确定供试品的效价。

原理　以经典的管碟法为例，抗生素溶液在琼脂培养基中的扩

散动力学公式为：

$$r^2 = 4DT[\ln(M/H) - \ln C' - \ln(4\pi DT)] \quad (1)$$

式中 T 为抗生素的扩散时间（h）；M 为牛津杯中抗生素的量（μg）；r 为抑菌圈的半径（mm）；H 为培养基的厚度（mm）；C′ 为抗生素的最低抑菌浓度（μg/mm³）；D 为扩散系数（mm²/h）。

经转换：

$$\frac{r^2}{4DT} = \ln(M/H) - \ln C' - \ln(4\pi DT)$$
$$= \ln M - \ln H - \ln C' - \ln 4\pi DT$$
$$= \ln M - (\ln H + \ln C' + \ln 4\pi DT)$$
$$= \ln M - \ln C' \cdot 4\pi DTH$$

$$\ln M = \frac{1}{4DT}r^2 + \ln C' \cdot 4\pi DTH$$

$$\because \ln M = 2.3031\lg M$$

$$\therefore \lg M = \frac{1}{9.21DT}r^2 + \lg C' \cdot 4\pi DTH$$

（2）

即抗生素量的对数（lgM）与抑菌圈半径的平方（r²）呈直线关系。公式（2）揭示出了影响抑菌圈形成的干扰因素，是管碟法法测定抗生素效价的基础。

效价测定　采用二剂量法和三剂量法测定时，要求标准品（S）和供试品（T）相邻高低剂量组抗生素量的比值要相等；二剂量法的比值常为 1∶0.5；三剂量法为 1∶0.8。

以二剂量法为例说明效价计算方法（图1）。设 θ 为供试品与标准品的效价比，则：

$$\theta = M_2'/M_2 = M_1'/M = P_T/P_S$$

式中 P_T 为供试品的效价；P_S 为标准品的效价；M_2' 和 M_1' 分别为供试品的高、低剂量组抗生素的量；M_2 和 M_1 分别标准品高、低剂量组抗生素的量。令高、低剂量组抗生素量比值的对数为 I，则：

$$I = \lg M_2/M_1 = \lg M_2'/M_1'$$

在图1中，$b = \tan\alpha$，为供试品和对照品两条对数剂量-反应直线的斜率。由 △ABH 可知：

$$\lg\theta = b(T_1 - S_1)$$

由 △GEF 可知：

$$\lg\theta = b(T_2 - S_2)$$

则：

$$2\lg\theta = b(T_2 + T_1 - S_2 - S_1)$$

由 △BDE 可知：

$$I = b(T_2 - T_1)$$

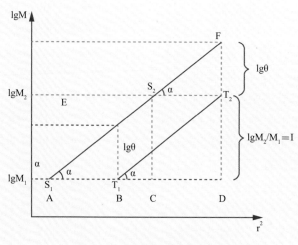

图 1　二剂量法量反应平行线

由 ΔACG 可知：

$$I = b(S_2 - S_1)$$

则：

$$2I = b(T_2 + S_2 - T_1 - S_1)$$

$$\frac{2\lg\theta}{2I} = \frac{b(T_2 + T_1 - S_2 - S_1)}{b(T_2 + S_2 - T_1 - S_1)}$$

$$\theta = \lg^{-1}\left[\frac{(T_2 + T_1 - S_2 - S_1)}{(T_2 + S_2 - T_1 - S_1)} \times I\right] \quad (3)$$

式中 S_1 和 S_2 分别为高、低剂量标准品的抑菌圈面积；T_1 和 T_2 分别为高、低剂量供试品的抑菌圈面积。公式（3）说明通过测量抑菌圈的大小可计算供试品与标准品的效价比。

令式（3）中，$V = (T_2 + T_1 - S_2 - S_1)/2$，$W = (T_2 + S_2 - T_1 - S_1)/2$，则：

$$\theta = \frac{P_T}{P_S}$$

$$= \lg^{-1}\left[\frac{(T_2 + T_1 - S_2 - S_1)}{(T_2 + S_2 - T_1 - S_1)} \times I\right]$$

$$= antilg \frac{V}{W} \times I \quad (4)$$

为利用标准品和供试品的效价比计算供试品的效价，需要首先估计供试品的效价。令供试品效价（P_T）与供试品估计效价（A_T）的比值为 R；D 为实验中标准品溶液与供试品溶液中抗生素量的浓度比；当 $A_T = P_T$ 时：

$$D = \frac{C_S}{C_T} = \frac{W_S/V_S}{W_T/V_T} = \frac{P_S}{A_T}$$

则：

$$A_T = \frac{P_S}{D} \quad (5)$$

式中 C_S 和 C_T 分别为标准品溶液和供试品溶液的浓度；W_S 和 W_T 分别为标准品和供试品的质量；V_S 和 V_T 分别为标准品和供试品的溶解体积。当 $A_T \neq P_T$ 时，则

$$R = \frac{P_T}{A_T} = \frac{P_T}{P_S} \times D \quad (6)$$

将式（4）代入，得

$$R = \frac{P_T}{P_S} \times D = D \times antilg \frac{V}{W} \times I \quad (7)$$

$$P_T = A_T \times R = A_T \times D \times antilg \frac{V}{W} \times I \quad (8)$$

用可信限率（FL）表示测定结果的精密度，

$$FL = A_T \times D \times antilg\left(\frac{\lg R}{1 - g} \pm t \times S_m\right) \quad (9)$$

利用二剂量法或三剂量法进行效价测定时，可参考表 1 进行效价和可信限率的计算。

应用 各国药典收载的抗生素微生物检定法有管碟法和浊度法。实验中采用随机区组设计，利用生物检定统计法对结果进行可靠性检验。在一定概率水平下，当标准品和供试品的量–反应关系为直线，且二者不显著偏离平行时，实验结果有效。

可靠性检验通过对试验中各种变异的方差进行 F 检验，与一定概率水平（$P = 0.05$，$P = 0.01$）的 F 值进行比较，当 $F_{检验值} > F$ 值时，概率 $P < 0.05$ 或 $P < 0.01$，表示在此概率水平下该项变异有显著意义；反之，表示

表 1　效价及可信限率计算表

符号含义	二剂量法	三剂量法
V	$\frac{1}{2} \times \left(\sum T_1 + \sum T_2 - \sum S_1 - \sum S_2\right)$	$\frac{1}{3} \times \left(\sum T_1 + \sum T_2 + \sum T_3 - \sum S_1 - \sum S_2 - \sum S_3\right)$
W	$\frac{1}{2} \times \left(\sum S_2 + \sum T_2 - \sum S_1 - \sum T_1\right)$	$\frac{1}{4} \times \left(\sum S_3 + \sum T_3 - \sum S_1 - \sum T_1\right)$
r：剂间浓度比	2:1；4:1	1:0.8
I：剂间浓度比的对数值	0.3010；0.6021	0.0969
S_m：标准方差	$\frac{I}{W^2(1-g)}\sqrt{ms^2\left[(1-g)AW^2 + BV^2\right]}$	
A	1	2/3
B	1	1/4
g	$\frac{s^2 t^2 m}{W^2}$	$\frac{s^2 t^2 m}{4W^2}$
m：培养皿数目	不得少于 4 个	不得少于 6 个
t：95%概率水平下的 t 值	查 t 界值表	
s^2	双交叉设计可靠性测验结果中误差（I）	

在此概率水平下该项变异不显著。二剂量法和三剂量法可靠性检验参数及规定见表2。

为保证测定结果的可靠性，二剂量法要求高剂量抗生素溶液所致的抑菌圈直径应为 18～22mm；三剂量法要求中间剂量抗生素溶液所致的抑菌圈直径应为 15～18mm；可信限率一般不应大于5%；测定效价应在估计效价的±10%以内。如实验不满足上述要求，提示测定结果可能存在误差，应重新实验。

（胡昌勤）

yìjūnquān
抑菌圈 (inhibition zone)

在接种了青霉的培养皿中，以青霉菌落为圆心、不生长细菌的规则圆圈。采用管碟法测定效价时，向牛津杯内加入抗生素溶液，抗生素溶液在培养基中呈球面状扩散，离小管越远，琼脂培养基中抗生素的浓度越低。在培养条件下，培养基中试验菌的生长和抗生素溶液的扩散作用同时发生。在抗生素浓度低于抑菌浓度的区域，试验菌生长良好；在抗生素浓度大于抑菌浓度的区域，试验菌受到抑制不能生长使得琼脂培养基呈透明状；当两种互动作用在培养基中达到动态平衡时，琼脂培养基中便形成透明的抑菌圈，抑菌圈边缘培养基中抗生素的浓度恰好等于抗生素对试验菌的最低抑菌浓度。

抑菌圈的大小不仅与抗生素的量有关，且受抗生素对试验菌的最低抑菌浓度，琼脂层厚度，抗生素在琼脂培养基的扩散系数和抑菌圈的形成时间等因素的影响。对于多组分抗生素，不同组分在固体培养基中的扩散系数如存在差异，易出现抑菌圈边缘模糊、双圈等现象。抗生素微生物

检定法管碟法二剂量法要求高剂量抗生素溶液所致的抑菌圈直径应为 18～22mm；三剂量法要求中间剂量抗生素溶液所致的抑菌圈直径应为 15～18mm；实验中可通过调节培养基中的琼脂量、盐浓度，培养基的厚度、加菌量，改变培养温度等方法调节抑菌圈的大小。

（胡昌勤）

guǎndiéfǎ
管碟法 (cylinder-plate assay)

在滩布试验菌的琼脂培养基平板上安置不锈钢小管［也称牛津杯，内径（6.0±0.1）mm，外径（8.0±0.1）mm，高（10±0.1）mm］，向小管内加入抗生素溶液，利用抗生素在含有试验菌的固体培养基中的扩散作用，依据量反应平行线原理，采用交叉实验设计方法，在相同实验条件下通过与微生物药物生物检定标准品（抗生素标准品）进行对比检定，

依据标准品和供试品所产生的抑菌圈面积，测定供试品效价的实验方法（图1）。管碟法是一种抗生素微生物检定法。

管碟法根据试验设计的不同，可分为标准曲线法、二剂量法和三剂量法。基本操作流程（图2），主要包括 7 个步骤：①制备实验用菌液、缓冲液和培养基。②制备标准品与供试品溶液。③制备含试验菌的培养基平皿，安置牛津杯。④按试验设计，向牛津杯内分别滴加标准品溶液与供试品溶液。⑤加陶瓦圆盖，在规定条件下培养。⑥测量抑菌圈。⑦统计分析并结果效价计算。

（胡昌勤）

liàngfǎnyìng píngxíngxiàn cèdìng
量反应平行线测定 (parallel line quantitative analysis)

用供试品和对照品剂量-反应直线的平行关系，用统计分析方法计算出供试品和对照品的等反应剂量，

表2 二剂量法和三剂量法可靠性检验参数及规定

变异来源	判定标准	意义	测定方法	
回归 F_2	$P<0.01$	回归非常显著	(2·2) 法	(3·3) 法
偏离平行 F_3	$P>0.05$	偏离平行不显著	(2·2) 法	(3·3) 法
二次曲线 F_4	$P>0.05$	二次曲线不显著		(3·3) 法
反二次曲线 F_5	$P>0.05$	反二次曲线不显著		(3·3) 法

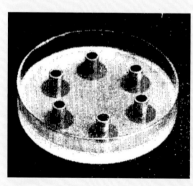
a. 三剂量法（3·3法）

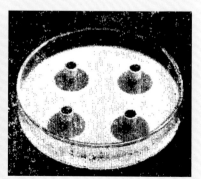
b. 二剂量法（2·2法）

图1 管碟法

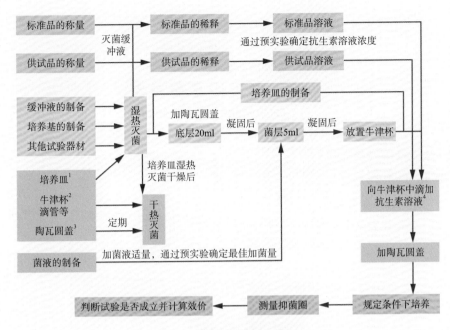

图2　管碟法基本操作流程

注：1. 培养皿内径约90mm，平皿底内高16~17mm；2. 牛津杯内径（6.0±0.1）mm，高为（10.0±0.1）mm，外径为（7.8±0.1）mm；3. 陶瓦圆盖应平坦，无凹凸不平；4. 滴加抗生素溶液顺序应由高浓度至低浓度。

对比出供试品效价的检定方法。在生物检定量反应中，当供试品和标准品的作用性质相同时，供试品和对照品的两条剂量-反应曲线应相互平行。生物反应的剂量-反应函数一般呈曲线关系，定量测定时通常需经坐标转换使之呈直线关系，以便于处理和应用。

虽然基于量反应平行线原理的测定中供试品和标准品两条剂量-反应直线的回归系数应该相等，但由于生物体个体的差异和实验误差，实验得到的回归系数不一定完全相同。故测量结束后应首先利用统计学方法对供试品和标准品是否偏离平行进行可靠性检验，当二者不显著偏离平行时，利用加权平均方法对各条直线的回归系数进行合并计算，即进行剂量-反应直线的平行化，利用合并计算得到的回归系数计算供试品的效价。抗生素微生物检定法遵循量反应平行线原理，其管碟法在计算供试品的效价时，

利用不同剂量的供试品和标准品得到的抑菌圈面积共同计算回归系数的策略，以减少实验误差。

（胡昌勤）

zhuódùfǎ

浊度法（nephelometry）　依据量反应平行线原理，在相同实验条件下与微生物药物生物检定标准品（抗生素标准品）进行对比检定，通过比较含标准品和供试品培养基的浊度值变化，测定供试品效价的方法。浊度法是一种**抗生素微生物检定法**。试验菌在液体培养基中生长可导致培养基浑浊；在含抗生素的液体培养基中，药物对数剂量和试验菌增长量呈直线关系，利用培养基浊度值的变化可以表征试验菌的增加量。

浊度法根据试验设计的不同，分为标准曲线法、二剂量法和三剂量法。基本操作流程见图1，主要包括7个步骤：①制备实验用菌液、缓冲液和培养基。②制备

标准品与供试品溶液。③制备含试验菌的培养基。④分别加入标准品溶液与供试品溶液。⑤在规定条件下培养。⑥利用吸光度表征培养基的浊度值变化。⑦统计分析并结果效价计算。

（胡昌勤）

wēishēngwù yàowù shēngwù jiǎndìng biāozhǔnpǐn

微生物药物生物检定标准品（reference standards of microbial drug biological assay）　微生物药物生物检定中所用标准物质。标准物质是指足够均匀，有一种或多种确定的特性，用以校准测量仪器、评价测量方法或给材料进行定值的物质。药品标准物质一般包括对照品、标准品和对照图谱，用于对药用物质和药物制剂的质量控制；用于化学分析方法的称对照品，其量值以百分含量表示；用于生物学测定的称为标准品，其量值以效价单位表示。狭义的微生物药物生物检

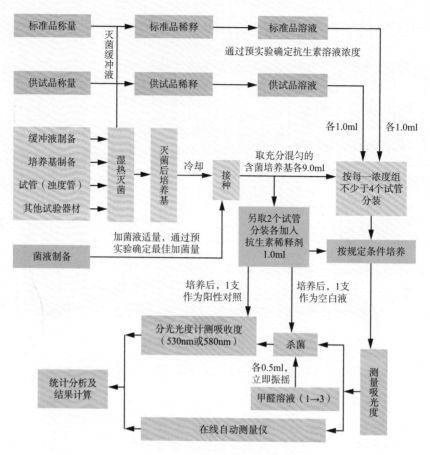

图1 浊度法基本操作流程

定标准品特指用于抗生素微生物检定法的标准品，简称抗生素标准品。

特征 标准品的基本特征可概括为同质性、溯源性和稳定性。①同质性。是指标准品组成应尽量与实际产品一致，以避免二者组分差异导致的测定误差。即强调标准品与供试品的生物学反应特性必须相同，而并非要求二者的化学成分必须一致；抗生素标准品与供试品同质表现为效价测定中二者的对数剂量–反应直线平行。②溯源性。系指首批标准品的效价单位一旦确定将不能改变，后续标准品的量值必需通过一条不间断的比较链溯源至首批标准品。标准品的每一次定值过程称之为标定。量值传递中为避免标定结果出现偏离，通常采用协作

标定的方法，并利用多个来源的标准品同时对候选物进行标定，避免单一标准品可能导致的偶然误差。③稳定性。是指应选择稳定的药物形式作为候选物制备标准品，并严格控制与稳定性相关的关键指标，如阿奇霉素标准品，选最稳定的阿奇霉素二水合物，不用阿奇霉素无水物或阿奇霉素盐为候选物；头孢噻肟钠标准品，要求候选物的水分含量应<3%，并严格控制分装过程水分的变化。

确定效价单位 确定效价单位是建立首批微生物药物生物检定标准品的核心。以抗生素标准品为例说明效价单位的确定方法与演变过程。

单一组分抗生素 普遍接受的理念是以抗生素活性成分的质量计量效价单位。例如，盐酸多

西环素的化学组成为盐酸多西环素的半乙醇半水合物，其活性成分为多西环素，效价单位为多西环素碱 $1\mu g = 1$ 单位，根据盐酸多西环素与多西环素的分子量，可计算出每 1mg 盐酸多西环素效价的理论值：

$$\frac{C_{22}H_{24}O_3N_2（多西环素）\times 1000}{C_{22}H_{24}O_3N_2 \cdot \frac{1}{2}C_2H_5OH \cdot \frac{1}{2}H_2O（盐酸多西环素）}$$

$$= \frac{444.44 \times 1000}{512.94}$$

$$= 866单位/毫克$$

其特点是直接将药物活性与其活性成分的量相关联，意义非常明确。

在抗生素研发的早期，限于研究手段、生产条件等，无法得

到抗生素纯品，或无法准确获得一些较复杂的抗生素的结构和组成，常用人为指定方法确定效价单位，如 1mg 杆菌肽 = 74.02 个杆菌肽单位，1mg 黏菌素 = 30 000 个黏菌素单位，1mg 制霉菌素 = 3700 个制霉菌素单位等。这种人为指定的方法有很大的随意性。也曾用过以抗生素盐的质量计量效价单位，如盐酸四环素的效价单位为 $C_{22}H_{24}O_8N_2 \cdot HCl$，$1\mu g$ 盐酸四环素 = 1 四环素单位；盐酸金霉素的效价单位为 $C_{22}H_{23}O_8N_2 \cdot HCl$，$1\mu g$ 盐酸金霉素 = 1 金霉素单位。由于效价单位中包括了无生物学活性的盐，从理论上讲并不合理，所以仅四环素和金霉素及部分蒽环类抗肿瘤抗生素如盐酸阿霉素（$C_{27}H_{29}NO_{11} \cdot HCl$）、盐酸依达吡星等用此方法。

多组分抗生素　单一活性组分和混合组分的对数剂量-反应直线如平行，可用单一活性成分的质量计量效价单位。如庆大霉素含有 C_1、C_{1a}、C_{2a}、C_2 等多个活性组分，庆大霉素的效价单位用庆大霉素 C_1 组分（$C_{21}H_{43}O_7N_5$）计量，$1\mu g$ C_1 组分 = 1 庆大霉素单位。若无法判断单一活性组分和混合组分物的对数剂量-反应直线是否平行，稳妥的方法是将多个组分按一定比例混合，以混合组分活性成分的质量来计量效价单位。如螺旋霉素含有螺旋霉素 Ⅰ、Ⅱ、Ⅲ 3 个主要组分，其效价单位定义为：$1\mu g$ 混合物[50% 的组分 Ⅰ（$C_{43}H_{74}N_2O_{14}$）、25% 的组分 Ⅱ（$C_{45}H_{76}N_2O_{14}$）和 25% 的组分 Ⅲ（$C_{46}H_{78}N_2O_{14}$）] = 1 螺旋霉素单位。早期的多组分抗生素，也曾用过以不定比例的多个抗生素活性成分的总质量计量效价单位。如吉他霉素含有吉他霉素 A_1、A_3、A_4、A_5、A_6、A_7 等多个活性组分，其效价单位定义为：$1\mu g$ 吉他霉素混合物（$C_{37-42}H_{61-69}NO_{14-15}$）= 1 吉他霉素单位。此方法与单一组分抗生素中人为指定效价单位的方法类似，已不再使用。

效价单位与质量单位的统一　标准品利用效价单位表征微生物药物的生物活性，生物活性又与药物的含量有关，如能确定微生物药物的效价与其含量的定量关系，可将标准品的效价单位直接溯源至国际单位制（international system of units，SI），在应用中实现效价测定与含量测定的统一。SI 单位制作为标准物质量值的标度，体现了测量的最高准确度，是确定标准品量值、量值溯源与传递的基础。部分早期开发的抗生素品种，如两性霉素 B、万古霉素等的效价与其含量的定量关系已经明确，质量控制中已经实现了效价测定与含量测定的统一。

（胡昌勤）

sùyuánxìng

溯源性（traceability）　通过一条不间断的比较链可使测量结果与原始基准值联系起来的特性。有溯源性是标准物质的基本要求。微生物药物生物检定标准品的溯源性是指其效价值可通过一条不间断的比较链溯源至首批标准品（通常为世界卫生组织的首批标准品）的量值。

1953 年中国建立了第一个抗生素国家标准品——氯霉素标准品，到 21 世纪初期，已上市的抗生素药品均已经建立了国家标准品。抗生素国家标准品的量值基本可溯源至世界卫生组织的抗生素标准品；对一些仅在部分国家上市没有世界卫生组织标准品的品种，其抗生素国家标准品的量值也可相应溯源至欧洲药品质量管理局研制的标准品、美国药典委员会研制的标准品或日本国立感染症研究所研制的标准品；因此，抗生素国家标准品与已经完全可以满足国内科研、生产、流通和进出口检验的需要。

（胡昌勤）

liàngzhí chuándì

量值传递（quantity transmission）　由上一批标准物质的量值确定新批标准物质量值的过程。微生物药物生物检定标准品的量值为效价单位，通常无法直接通过化学分析确定效价值，需要通过协作标定定值，保证量值传递过程中效价值具有可溯源性。

不确定度是表征合理地赋予被测量之值的分散性，与测量结果相联系的参数。标准物质的不确定度是其量值的质量指标。微生物药物生物检定标准品的不确定度由协作标定中生物检定方法的不确定度和上一批标准品效价值的不确定度两部分组成，在量值传递过程中新标准品的不确定度呈递增趋势。通过对协作标定方案的优化，选择可靠性好检定方法，如抗生素标准品的协作标定选择抗生素微生物检定法中的三剂量法；适当增加协作标定实验室的数目和实验次数，严格按标准操作规程试验，有助于降低标准品的不确定度。通过确定微生物药物的效价与其含量的定量关系，将标准品的效价单位直接溯源至国际单位制，可根据质量平衡原理直接利用化学分析确定效价值，进而克服量值传递过程中标准品不确定度逐渐递增的缺点。

（胡昌勤）

xiézuò biāodìng

协作标定（collaborative assay）　多个实验室用经验证的效价测定方法（通常是药典方法），通过与已知标准物质的量值比较，确定微生物药物生物检定标准品候选物效价的过程。协作标定中多实验室的参与，决定其需要按数理统计的原理设计实验、进行数据分析和报告结果；所用的效价测定方法也决定了标准品的用途。

微生物药物生物检定标准品的效价值通常无法直接溯源至国际单位，也无法根据质量平衡原理，通过化学分析直接确定具体品种的效价，因此，协作标定是其在量值传递中保证效价值的准确性和可溯源性，避免出现系统偏离的最佳选择。中国的抗生素国家标准品由中国食品药品检定研究院（原中国药品生物制品检定所）负责组织协作标定。协作标定由多个实验室，每个实验室由不同实验人员按相同的实验方案进行。协作标定前通过预实验根据测量不确定度范围确定具体标定方案；协作标定过程中各参与实验室按照预定的方案进行标定实验；标定数据经剔除异常值后通过加权均值算法合并计算，最终确定标准品的效价。

（胡昌勤）

wēishēngwù yàowù shēngwù jiǎndìngjūn

微生物药物生物检定菌 （test organism of microbial drug）

微生物药物生物检定所用的各种微生物菌株。通常特指抗生素微生物检定法中使用的各种检定菌株。

检定菌一般选择国内或国际菌种保藏机构保藏的，遗传学特性得到确认和保证并可追溯的标准菌株。中国的常见标准菌株为 CMCC 菌株，来源于中国医学细菌保藏管理中心（National Center for Medical Culture Collections，CMCC）；国际上最著名的标准菌株为 ATCC 菌株，来源于美国模式培养物集存库（American Type Culture Collection，ATCC）。ATCC 成立于 1925 年，是世界上最大的生物资源中心。从生物安全角度，通常不选择有感染性的菌株作为检定菌。

检定菌的选择　以抗生素微生物检定法为例，同一检定菌对不同抗生素的敏感性可能不同，表现为量反应直线斜率的差异。直线斜率越大，检定菌对抗生素越敏感，基于此建立的检定法的测定误差相对较大。对多组分抗生素，当标准品与供试品的组分存在差异时，如不同的组分对检定菌的敏感性不同，不同组分量反应直线斜率的差异将影响测量结果的准确性。选择微生物药物生物检定菌，要兼顾方法的灵敏度和测定结果的准确性。

替考拉宁为糖肽类多组分抗生素，虽各组分对不同的临床分离菌株的抑菌活性表现出差异，但总体上抗菌活性相近。在建立替考拉宁微生物检定法时，如采用枯草芽胞杆菌（*B. subtilis*）ATCC6633 为检定菌，替考拉宁不同组分的量反应直线斜率明显不同（图 1a），但将检定菌改换为金黄色葡萄球菌（*S. aureus*）ATCC29213 后，诸组分的量反应直线斜率无显著性差异（图 1b）。可见，用金黄色葡萄球菌 ATCC29213 建立的替考拉宁效价测定法，不仅可忽略替考拉宁组分差异对测定结果的影响，更能体现替考拉宁临床中的抗菌活性。

保存与使用　生物检定结果的准确性与检定菌的生物特性密切相关，使用中防止检定菌的变

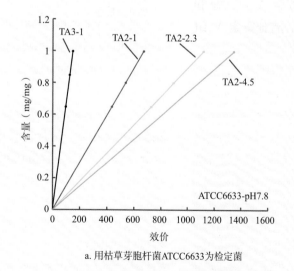

a. 用枯草芽胞杆菌ATCC6633为检定菌

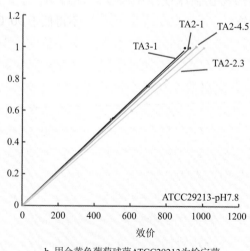

b. 用金黄色葡萄球菌ATCC29213为检定菌

图 1　在 pH7.8 磷酸盐缓冲液条件下替考拉宁各主组分的量反应直线

异和被污染是关键。为减少菌种变异的风险，菌株的传代一般不超过 5 代。从菌种保藏机构获得的标准菌株为第 0 代；将其接种到适宜的培养基中复活，得到的培养物为第 1 代；以后，任何形式的转种均被认为是传代 1 次。

第 1 代标准菌株应首先进行纯度和特性确认。符合要求的标准菌株，除部分用于制备工作菌株外，应尽快妥善保存。可将培养物悬浮于抗冷冻的液体培养基中，分装后，采用低温冷冻干燥、液氮贮存、超低温冷冻（低于 - 30℃）等方法保存。低于 - 70℃或低温冷冻干燥方法可延长菌种的保存时间。

应准确记录每株检定菌的名称、标准号、接种日期、传代次数；菌种保藏的位置和条件；菌种生长的培养基和培养条件等；并建立检定菌管理的程序文件，规范检定菌的申购、转种和传代、特性确认、保存和销毁等操作。

（胡昌勤）

wēishēngwù yàowù zhìliàng kòngzhì
微生物药物质量控制（quality control of microbial drug）
用各种理化、生物学分析等方法，保证微生物药物在临床使用中安全有效的措施。

微生物药物的质量控制理念源于抗生素的质量控制。传统的抗生素多为发酵或半合成产品，和一般的化学合成药品相比较，抗生素的结构复杂，同系物较多；杂质引入途径、种类和含量都相对较多，且部分杂质不稳定。传统的抗生素质控理念以生物活性控制为核心，即抗生素的活性用效价表示，通过效价测定控制产品的有效性，通过生物学实验，如异常毒性、热原等控制产品的安全性。至 20 世纪末，以生物活

性控制为核心的微生物药物质控理念已经相当完善，抗生素等微生物药物的质量控制基本遵循该理念。伴随着科学技术的进步与发展，人们不仅对抗生素的结构包括多组分抗生素的结构越来越清楚，对杂质的来源、结构越来越清晰，对产品的质量和毒副反应的关系越来越明确；也使得以活性控制为核心的药品质量控质体系不够精细的缺陷逐渐显现。

进入 21 世纪，抗生素质量标准中已逐渐引入了理化检验方法，以生物学控制为主，化学分析为辅的质控理念逐渐起主导作用，表现为：①化学分析逐步取代生物学分析，一些结构明确、含量和生物活性相一致的单组分抗生素，已逐渐由微生物效价测定法修订为高效液相色谱法；对多组分抗生素同时采用效价控制和组分控制的策略，并通过对多组分抗生素同系物构效关系的研究，分别控制活性小组分和杂质的量；例如交沙霉素（以吉他霉素 A_3 为主的多组分抗生素），要求按干燥品计算，每 1mg 的效价不得少于 920 交沙霉素单位；并规定各 A 组分（吉他霉素 A_1、A_3、A_4、A_6、A_7 与麦迪霉素 A_1）的总和不得低于 90.0%，吉他霉素 A_3 组分不得低于 87%，其他有关物质不得超过 8%。②杂质控制越来越严格。按人用药品注册技术要求国际协调会的要求，通常将药品的杂质分为结构已知的特定杂质、结构未知的特定杂质和非特定杂质；药品标准中应分别控制特定杂质、非特定杂质和总杂质的量。欧洲药物管理局于 2010 年 5 月通过了抗生素有关物质标准制订指导原则，规定了对单组分发酵产品、多组分发酵产品和半合成产品中杂质的报告限度、鉴定限度

和质控限度；要求非特定杂质的可接受标准应不超过鉴定限度（0.15%），与母体化合物结构密切相关的杂质的质控限度为 0.50%，其他杂质在原料中的质控限度为 0.15%，在制剂中的质控限度为 0.2%；这是国际上首个针对抗生素杂质研究制订的指导原则。③多指标、多角度综合控制产品质量，且指标与方法越来越细化。这些变化已在同期的各国药典中得到充分的体现。伴随着质量源于设计理念的推广，基于药品生产中的关键工艺参数建立生产工艺（包括原料性属性、辅料属性和工艺参数）与产品质量的关系，鼓励采用先进的生产工艺，进行生产过程控制，已促使微生物药物的质量控制向着以化学分析为主，生物学分析为辅的方向发展（图 1）。

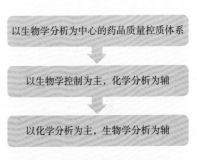

以生物学分析为中心的药品质量控质体系

↓

以生物学控制为主，化学分析为辅

↓

以化学分析为主，生物学分析为辅

图 1　抗生素质控理念的变迁

影响因素　微生物药物的质量控制应考虑以下因素。

生产菌株与发酵工艺　对发酵来源的微生物药物，不同来源的菌株的产品组成明显不同，生产菌株的变异可导致产品组成的改变。如从日本广岛县尾道市土壤中分离的生米卡链霉菌（*S. mycarofaciens*）发酵液中得到的麦迪霉素，麦迪霉素 A_1 组分的含量可高达 80%；而 1974 年中国从四川、广东土壤中分离出的链霉菌

（*S. mycarofaciens* 10204 和 1748）发酵液中得到的麦白霉素是以麦迪霉素 A_1 和吉他霉素 A_6 为主的混合物，麦迪霉素 A_1 组分的含量约为 40%；且由于菌种变异等原因，2008 年发现麦白霉素中麦迪霉素 A_2、A_4、A_6、A_8 组分的量已经明显增加，麦迪霉素 A_1 和吉他霉素 A_6 的量降低。因此，对微生物药物发酵菌种的控制非常关键。微生物药物的提取工艺是基于发酵液的组成而设计的，由菌种变异导致的组分差异，通常无法通过提取工艺而补救。此外，相同生产菌株在发酵过程中因培养条件、营养条件、分离提纯方法等的改变也可导致产品组分/杂质等的不同，对微生物药物发酵工艺的控制是其质量过程中的重要环节。

起始原料与合成工艺 半合成微生物药物起始物的纯度、组分和半合成工艺等均会影响终产品的质量。例如红霉素含有红霉素 A、B、C 3 个活性组分，其比例主要由发酵菌种所决定；琥乙红霉素为红霉素的衍生物，质量控制中通过将琥乙红霉素水解测定红霉素 A、B、C 组分的方法控制各组分的比例；进而实现对红霉素发酵菌株的控制；通过对琥乙红霉素中源于红霉素发酵的杂质的控制，保证合成起始原料的质量；通过对产品中游离红霉素含量的控制，控制琥乙红霉素合成工艺的优劣；通过对产品中由琥乙红霉素合成工艺引入的杂质的控制，实现对生产过程的控制。

晶型控制 微生物药物常采用结晶工艺纯化，结晶条件的差异可使之形成不同的晶型或溶剂化物，如头孢唑林钠可形成 α 型（含 5 分子结晶水）、β 型（含 1.5 分子结晶水）和无定型等，

并具有不同的稳定性。对结晶工艺的优化与良好控制，是保证产品稳定性的关键。根据药物的化学结构分析其降解途径，依据降解途经设定强制降解条件确定指针性降解物，通过对指针性指针的控制可实现对结晶工艺的间接控制。

制剂处方与工艺 同种微生物药物，因制剂处方的差异，其质量也不完全相同。如 β-内酰胺抗生素的稳定性易受水分影响，样品中的自由水含量（常用水分活度表征）是影响固体药物稳定性的主要因素，而处方组成是影响制剂中自由水含量的关键因素。制剂过程也会影响产品质量。如阿奇霉素在剧烈的制剂条件下可与辅料山嵛酸甘油酯相互作用产生阿奇霉素棕榈酸酯等 4 个酯化物。应通过处方优化和对工艺条件的筛选，针对性的对制剂过程中的关键质量属性进行严格控制。

产品包材相容性 药品包装材料也可影响产品的质量。例如，丁基胶塞中释放出的抗氧剂 2,6-叔丁基-4-甲基苯酚可与头孢曲松钠等头孢菌素发生缔合反应，导致药品的溶液澄清度下降，并可能引发变态反应。在包材相容性实验中，应重点关注包材释放物与药物相互作用和其迁移速率，并重点评价其对药品安全性的影响。

难点 现代微生物药物质量控制的难点可概括为两个方面：①杂质控制。在药品质量标准中，杂质控制方法、特定杂质和杂质限度是体现现代杂质控制理念的关键指标。特定杂质应是毒性杂质或与关键生产工艺相关的指针性杂质。合理的确定特定杂质和杂质限度不仅能提高药品质控水平，还能降低生产/检验成本。因

此，如何将药物的杂质谱与药物的毒性相关联，与药物的生产工艺相关联成为关键。②含量测定与效价测定的统一。利用高效液相色谱法等化学分析方法替代传统的效价测定理念已经普遍被接受。对已经上市的纯度与效价之间定量关系尚不十分明确的抗生素早期研发品种，建立统一的转换原则十分重要；而对新研发品种特别是多组分微生物药物，其关键是尽早明确含量、组分和其生物活性的关系，并据此指导研发。

（胡昌勤）

wēishēngwù yàowù huàxué fēnxī
微生物药物化学分析 (chemical analysis of microbial drug)

根据微生物药物理化性质进行的分析或利用化学分析方法分析微生物药物。包括定性分析和定量分析。狭义的微生物药物化学分析仅限定于利用药物的化学反应进行的分析，而现代微生物药物化学分析还包括了利用药物的物理性质，如旋光性、光吸收等进行的分析。现代分析仪器的发展极大地推动了微生物药物化学分析的发展。

定性分析 主要任务是确定药物的化学结构和组成。药物的化学特性，如发生化学反应时特征颜色的出现或消失，沉淀的生成或溶解，特征气体和特征臭味的出现，光和热的产生等；药物的物理特性，如颜色、焰色、熔点、溶解度、光谱、吸附性、旋光性等，都可作为定性分析的指标，但专属性不同。选择基于不同原理的定性方法，如官能团反应、光谱、色谱保留值（吸附性）等联合定性，可实现专属性的互补，提高定性分析的准确性。在药物原料和制剂中应用的定性方

法，专属性要求不同。制剂分析通常选择专属性较高的色谱法等，或采用预处理去除干扰后测定；而对多组分微生物药物的组成分析，更适宜采用以联用技术为基础的各种分离分析方法。

定量分析 主要任务是确定微生物药物/组分的含量。根据实验原理常分为重量法、容量法、光谱法、色谱法等；又根据是否需要对照品，分为绝对分析和相对分析。相对分析需要根据标准工作曲线估计待测组分的量，是色谱法、光谱法等定量的常用方法。绝对分析根据样品的量、反应产物的量或所消耗试剂的量和反应的化学计量关系，通过计算得到待测药物/组分的量。重量法和容量法是经典的绝对分析方法。重量法通过直接从供试品中分离出待测成分，称取质量得到其含量；按分离方法的不同，又分为沉淀重量法、挥发重量法和提取重量法。容量法即"滴定法"。早期的容量法根据指示剂的颜色变化，人工判断指示滴定终点，目测标准溶液消耗体积；而自动电位滴定法通过电位的变化，由仪器自动判断终点。

应用 微生物药物质量控制已向着以化学分析为主，生物学分析为辅的方向发展。在药物研发与质量控制中，化学分析常用于进行：①结构确证。不仅需要明确微生物药物的平面结构、立体结构，还需要获得其成盐方式、水合物和晶体结构等信息。②组成分析。对组成药品的各种成分，包括活性成分、非活性成分、杂质等的量均要求处于受控状态。微生物药物组分控制不仅需要药品中活性组分的相对比例进行控制，还应控制活性组分的绝对含量；微生物药物杂质控制要求对

药品中的杂质分别按元素杂质、有机杂质和残留溶剂进行分类，按特定杂质、非特定杂质和杂质总量分别进行控制；此外，组成分析还包括对药品中水分含量的测定，对各种助溶剂、抗氧剂、抑菌剂等的含量测定。③理化性质分析。微生物药物的理化特性包括熔点、比旋度、酸碱度、结晶性、溶解性/溶出度、多晶现象与转变规律和溶液中的互变特性等。④稳定性分析。药物的稳定性包括化学稳定性、物理稳定性和药物相容性。利用强制降解试验、加速稳定性试验和长期稳定性试验，通过分析药物的含量、杂质、理化特性等的变化，与药品生产工艺相关联，获取药物的最佳生产工艺、关键工艺参数与设计空间、质量控质对象等信息；与药物安全性、有效性等信息相关联，确定药物的最佳包装、贮藏运输条件和效期等；并在上述基础上建立药物的质控标准。⑤标准物质标定。用于微生物药物生物检定的标准物质称为生物标准品，以效价单位表示；用于微生物药物化学含量分析的标准物质称为化学对照品，以百分含量表示。生物标准品和化学对照品一般均需要首先对候选物的纯度、组分、理化性质等进行全方位的分析，确定标定对象；化学对照品可依据质量平衡原理直接进行赋值；此外，在标准物质的存放过程中尚需对其进行降解规律的考察。

（胡昌勤）

wēishēngwù yàowù shēngwùxué fēnxī
微生物药物生物学分析（biological test of microbial drug）

根据微生物药物生物学特性进行的分析或利用生物学方法分析微生物药物。前者主要指微生物药

物生物检定法，用于微生物药物的效价测定；后者主要指利用生物学方法如异常毒性检查、热原/细菌内毒素检查、降压物质检查和过敏性检查等，评价微生物药物的安全性。

分类 微生物药物生物学分析常分为体内分析和体外分析。体外分析中，最低抑菌浓度的测定是经典的质反应；而以配体（抗原）-受体（抗体）反应为基础的酶联免疫吸附测定是最具代表性的量反应，在配体-受体反应中利用选择性竞争原理是筛选微生物药物的常用方法。体内反应中，常见的安全性检测项目如异常毒性试验、过敏试验等均属于质反应；而降压物质检查则属于量反应。

按生物学反应类型又分为质反应和量反应。质反应指所观测的生物体的某一反应或反应的某种程度不能用量来表示，仅出现有或无两种情况，但可用出现的正（或负）反应的百分率表示生物体的反应程度。量反应指所观测的生物体的反应程度可以用量表示。

微生物药物生物学分析也分为：①定性测定。由于仅以某种生物学反应的有或无为判断依据，一般要同时对系列稀释样品进行测定，如抗生素最低抑菌浓度的测定，以对不同药物的生物活性进行比较；或在不使用对照品的情况下，表征不同样品同一药物的相对含量。②定量测定。要求以剂量-反应函数关系为基础，以生物标准品对比检定为手段。生物反应的剂量-反应函数一般呈曲线关系，定量测定时通常需经坐标转换使之呈直线关系，以便于处理和应用。质反应和量反应均可以用于定量测定，但采用的坐

标转换方法不同。对以反应百分率为指标的质反应，如测定药物的50%反应剂量，通过调节给药剂量，可使得最小剂量组接近但不完全产生阴性反应，最大剂量组接近但不完全产生阳性反应，此时各组阳性反应的百分率将随剂量的增加而递变；如将剂量转换为对数，则呈对称的S形曲线，它对称点在反应率50%处；如将反应率再转换成概率单位，则对数剂量与反应函数呈直线关系。对剂量以等比级数递变而反应以等差级数递变的量反应如抗生素微生物检定法，对数剂量与反应呈直线关系。而大部分与时间相关的量反应如凝集时间的测定等，对数剂量常与反应的对数值呈直线关系。

对比检定 将药物供试品与已知效价的生物标准品同时进行生物学反应，根据标准品的效价确定供试品效价的方法。通常用等反应剂量对比检定的实验设计，即预先估计供试品的效价，根据供试品的估计效价稀释标准品，使二者的反应剂量基本相同。药物的不同剂量产生不同强度的生物反应。对反应较稳定的实验体系如酶联免疫吸附试验等，可直接根据剂量-反应函数关系估计供试品与标准品效价相差的倍数。但对生物反应差异较大的实验体系如生物活体试验，即使同一剂量重复测定多次，其所产生的反应强度不会相等，使得剂量增减一定的倍数，反应强度不会随之增减相应的倍数，因此不能直接根据剂量-反应函数关系估计供试品与标准品效价相差的倍数，而需运用生物统计原理设计检定方法，如抗生素微生物检定法（琼脂）扩散法的二剂量法、三剂量法等，并以生物统计学方法判断

试验是否成立，再根据检定结果计算供试品的效价。

应用 生物学分析与化学分析相比较，其专属性较差，测定误差偏大，伴随着科学技术的发展，在微生物药物质量控制中生物学分析方法已经逐渐被化学分析方法所替代。生物学分析结果可直接与药物的特定生物学反应相关联，因此它是各类高通量微生物药物筛选模型的基础，可以快速判断发酵液中是否存在某种生物活性物质；此外，其在结构-活性关系的研究、临床前药物活性/毒性评价中的作用也是化学分析方法无法替代的。

（胡昌勤）

wēishēngwù yàowù zǔfèn kòngzhì

微生物药物组分控制 （component control of microbial drug）

通过对微生物药品研发、生产的全过程控制，保证含有多个活性组分的微生物药物产品中各组分的相对比例和含量处于受控状态的操作。发酵生产的微生物药物有多组分特征，不同组分有不同的生物学活性甚至不同的毒性作用。例如，替考拉宁的5个主要组分（TA_{2-1}、TA_{2-2}、TA_{2-3}、TA_{2-4}、TA_{2-5}）仅脂肪酸侧链不同，它们的理论效价分别为841、1086、1131、1066 和 954U/mg，且各组分对不同细菌的敏感性不同。在用抗生素微生物检定法测定其效价时，各组分对金黄色葡萄球菌 ATCC29213 的敏感性基本一致；对枯草芽孢杆菌 ATCC6633，TA_{2-1} 的敏感性最强，TA_{2-4} 和 TA_{2-5} 的敏感性较弱。保证多组分微生物药物组成比例的可控是保证其临床疗效的基础。

菌种与工艺 对发酵来源的微生物药物，不同的生产菌种、生产菌株的变异、发酵工艺的改

变均可致产品组成的改变。庆大霉素产生菌棘孢小单孢菌 G-1 的主要发酵产物为庆大霉素 C_1、C_2 和 C_{1a} 组分，突变株 JIM-401 的主要产物为庆大霉素 C_{1a} 和 C_{2b} 组分，而 JIM-401 的突变株 JIM-202 则产生单组份庆大霉素 C_{1a}。麦白霉素产生菌 *S kitasatoensis*，加入缬氨酸时，可导致代谢流向组分 A_4/A_5；加入亮氨酸时，可导致代谢流向组分 A_1/A_3。缬氨酸是替考拉宁 TA_{2-2} 组分酰基侧链的生物合成前体，突变体解除了 L-缬氨酸对乙酰乙酸合成酶的反馈抑制作用，能为替考拉宁 TA_{2-2} 组分的侧链合成提供丰富的前体，使得组分 TA_{2-2} 的相对含量提高。在发酵培养基中添加前体或诱导物，或改变发酵培养基组成及控制发酵条件，均可能改变多组分抗生素的相对比例。对发酵菌种、工艺的控制是微生物药物组分控制的首要环节。

质量标准 早期的多组分抗生素仅采用微生物检定法测定总效价，无法反映多组分抗生素组分比例的变化。进入 21 世纪，伴随着高效液相色谱等的普及和人们对多组分抗生素结构、生物特性等的认识，仅通过生物活性控制多组分抗生素的缺陷逐渐显现，控制多组分抗生素的总效价和组分相对比例的策略逐渐被接受。《中华人民共和国药典》从 2005 年版起开始采用这一策略。并在 2015 年版中首次接受用"绝对含量"替代"相对比例"的控制理念。例如，交沙霉素（以吉他霉素 A_3 为主的多组分抗生素），规定各 A 组分（吉他霉素 A_1、A_3、A_4、A_6、A_7 与麦迪霉素 A_1）的总和不得低于 90.0%，吉他霉素 A_3 组分不得低于 87%，其他有关物质不得超过 8%。对多组分微生

物药物，同时控制其相对比例和绝对含量是未来微生物药物组分控制的方向。

通过对多组分微生物药物同系物构效关系的深入研究，对如何确认某一组分是活性成分还是杂质也已经取得共识：①仿制药的组分和组成比例应与原研产品一致，原研产品中没有被定义为活性成分的组分被认为是杂质。②对与母体化合物结构相关的小组分，如在其他品种中已经被认为是有效组分，如交沙霉素中的麦迪霉素 A_1，则作为有效组分。③对其他新组分，如果没有足够的临床前/临床研究数据支持，一般应作为杂质控制。

应用 利用合成生物学开发新微生物药物是未来新药研发的方向之一。若酶反应的专属性不高，往往产生系列同系物。例如，中国利用基因工程技术将碳霉素 4″-异戊酰转移酶基因克隆到螺旋霉素产生菌，在微生物体内定向酰化螺旋霉素得到以 4″-异戊酰螺旋霉素为主组分的新药可利霉素，除主组分外，还含有乙酰、丙酰及（异）丁酰螺旋霉素等组分。对微生物药物的组分控制有着长远的现实意义。

（胡昌勤）

wēishēngwù yàowù zázhì kòngzhì
微生物药物杂质控制（impurities control of microbial drug）
通过对微生物药品研发、生产的全过程控制，保证微生物药物产品中杂质的种类与含量处于受控状态的操作。药品中的杂质通常被定义为影响药物纯度的物质，按其性质可分为有机杂质、元素杂质和残留溶剂，按其来源又分为工艺杂质（合成起始物、中间体、副产物等）和降解杂质。药物杂质不仅本身没有治疗作用，

且可能引起毒副反应，杂质控制是药品质量控制的关键。微生物药物多为发酵或半合成产品，和一般化学合成药品相比较，杂质的引入途径、种类和含量都较多，且部分杂质不稳定，对微生物药物的杂质控制较一般化学药更为复杂。

追溯人们对药品中杂质控制理念的变迁，可概括为 3 个主要阶段：纯度控制、限度控制和杂质谱控制。早期的药物质量控制主要基于容量法、分光光度法等经典的化学分析方法，对杂质的控制主要是通过对药品的纯度控制间接实现的。进入 20 世纪 90 年代，伴随着色谱分析技术的飞速发展，杂质分析成为当时药物质量分析研究的主流。在药品质量控制理念方面，人们已经意识到对药品中未知（潜在）杂质的控制较已知杂质更为重要；在良好的生产条件下，药品中不应出现性质未知和量不可控的杂质；在药品质量标准中，通过"已知杂质""任意单个杂质"和"总杂质"实现对药品中未知杂质数目和量的间接控制，使杂质的"限度控制"理念逐渐成熟。进入21 世纪，伴随着人们对药品中杂质生物学特性的深入了解，发现不同杂质可能有完全不同的生理活性，如 β-内酰胺抗生素中的微量聚合物杂质可能导致变态反应，基因毒性杂质与其他杂质相比对人体的危害更大，也逐渐认识到这种"限度控制"理念存在明显缺陷。药品中的诸有机杂质的种类与含量被总称为杂质谱（impurity profiles）；理想的杂质控制理念应针对其中的每一个杂质，依据其生理活性制定相应的质控限度。实施杂质谱控制涉及复杂体系样本的分离分析、微量组分的

结构分析和微量组分的毒性评价三方面科学问题。

指导原则 人用药品注册技术要求国际协调会分别制订的原料药、制剂杂质研究指导原则（ICH Q3A，ICH Q3B），残留溶剂研究指导原则（ICH Q3C）和元素杂质研究指导原则（ICH Q3D），是指导创新药杂质研究的全球性指导文件。ICH Q3A 和 ICH Q3B 不适用于对由发酵工艺生产的抗生素的杂质控制，欧洲药物管理局于 2010 年 5 月通过了抗生素有关物质标准制订指导原则，这是国际上首个针对微生物药物杂质研究制定的指导原则。这些指导原则的理念已经被国际社会普遍接受。

研究方法 在药品国家标准中按"杂质谱控制"的理念对药品中的杂质进行控制是杂质控制的最终目标。按质量源于设计的理念，以微生物药物生物合成途径、合成/降解反应机制为导向分析药品生产中可能出现的杂质；利用热分析技术和光谱技术快速筛查药物活性成分与辅料等的可能相互作用，对不相容处方针对性的利用液相色谱-质谱等分离分析技术发现可能的相互作用产物；利用强制降解试验帮助确定药物中可能出现的降解杂质；上述策略已经在微生物药物杂质谱研究中被广泛应用。

质量控制 药品标准中的杂质控制方法、特定杂质和杂质限度是体现杂质谱控制理念的关键指标。理想的杂质分析方法不仅要保证全部已知杂质均能被有效地分离和检出，还应最大化地检测到新出现的未知杂质，进而逐步完善对杂质谱的认知。但并非所有检测到的杂质都将作为特定杂质进行控制。特定杂质应是毒

性杂质或与关键生产工艺相关的指针性杂质。合理的确定特定杂质和杂质限度不仅能提高药品质控水平，还能降低生产/检验成本。因此，如何将药物的杂质谱与药物的毒性相关联、与药物的生产工艺相关联，是药物质量控制的关键所在。

（胡昌勤）

wēishēngwù yàowù jīngxíng duōyàngxìng

微生物药物晶型多样性

（crystal type diversity of microbial drug） 微生物药物分子易形成晶格结构不同的晶体的性质。药物晶体是分子按特定的空间顺序，通过分子间弱相互作用力如氢键、范德华力等排列组成的几何多面体，其基元单位称为晶胞。药物分子以及它们的溶剂化物、水合物所形成的不同的晶胞决定了该药物的晶格结构－晶型。同种药物分子形成的不同晶格的晶体称为多晶型药物，又称同质异晶药物。不具晶格结构的固体称为无定形（amorphous），其分子的排列没有特定的顺序，通常也被当作一种特定的晶体形态。多数微生物药物均具有多晶型特性，如利福平可形成Ⅰ型、Ⅱ型、SV型和无定型4种晶体形态，头孢唑林钠与水分子等作用可形成α型（含5分子结晶水）、β型（含3/2分子结晶水）和γ型（含1分子结晶乙二醇）等晶体。

多晶型药物特性 按其固态稳定性多晶型药物可分为稳定型、亚稳定型和不稳定型3类。稳定型药物通常熔点高，化学稳定性好，但溶出速率慢、溶解度小，生物利用度低；不稳定型药物则正相反，生物利用度高；亚稳定型药物介于两者之间。不同晶型药物可能具有完全不同的特性。

如不同晶型的利福霉素类抗生素具有不同的生物利用度，利福平的Ⅰ型和Ⅱ型晶体为有效晶型。头孢哌酮钠可分为A晶型、B晶型和无定型，A晶型为三斜晶系，B晶型为单斜晶系；A、B两种晶体晶格稳定性的差异导致其化学稳定性的不同：在较低温度下（60℃以下），A、B两种晶体的稳定性相似，且均较无定型稳定；但在高温条件下（70℃以上），随着温度的升高，B晶型的降解速率迅速增加，表现为A晶型最稳定，无定型次之，B晶型的稳定性最差。

晶型转化 在一定条件下，固体药物的不同晶型之间可相互转化。例如，无定型头孢唑林钠在大于43%的相对湿度条件下，可逐渐吸水转变为α晶体；α头孢唑林钠在<11%的相对湿度条件下，可逐渐脱水形成无定型；α晶体和无定型之间的相互转换无须经过β晶体中间过程；在60℃、相对湿度45%~75%的环境中，头孢唑林钠α晶体可转变为β晶体。

晶型分析方法 多种技术可用于药物晶体多样性分析。X-衍射技术包括单晶衍射和粉末衍射是固体药物多晶型分析中最常用的技术，有极强的特征性。单晶衍射主要用于测定晶胞的大小和形状、确定晶体的构型和分子排列。粉末衍射则可直接区分药物晶体的不同形态；不同的药物晶体的衍射图谱不同，无定形物质没有明显的衍射峰。热分析技术包括差示热分析法、差示扫描量热法和热重分析法，是在程序控温条件下测量物质理化性质与温度关系的方法。晶体在加热过程中常伴随着脱水或脱溶剂、升华、相变、熔融等物理变化和氧化还

原、分解、等化学变化，其能量（热焓）和质量等性质也相应发生变化。不同物质的热特性仅与该物质的结构（化学结构与晶格结构）有关，因此利用热分析技术不仅可区分不同的药物晶体，还可确定药物晶型转变的条件，检查制剂中药物活性成分与赋形剂相互作用后是否有吸附、共熔、晶型转变等物理化学或化学反应的发生等。红外光谱、拉曼光谱、固体核磁共振谱、程序控温条件下的粉末X线衍射分析等技术也可用于药物的晶型和晶型转变分析。

应用 在新药的研发中，对固体制剂或含不溶药物活性成分的液体制剂，在剂型研究时必须清楚药物晶型和晶型改变对其药效的影响。对多晶型药物的研发，应综合固体药物活性成分的溶解度、生物利用度、稳定性及生产成本、生产难度等因素确定制剂中药物的晶型，如醋酸麦迪霉素，虽然其结晶型样品的化学稳定性较好，但生物利用度较差；经喷雾干燥法制成无定型后，水溶性极大增强，口服易吸收，疗效高，无苦味，故各类醋酸麦迪霉素口服制剂均采用无定型原料，并对制剂中结晶型样品的量进行控制。

（胡昌勤）

wēishēngwù yàowù yìngyòng

微生物药物应用 （application of microbial drugs） 微生物药物应用于临床治疗疾病。本卷主要介绍用于感染病的治疗。微生物药物是微生物产生的代谢产物，可有各种不同的生理活性，最初发现有抗微生物、抗肿瘤作用，21世纪初已发展为包括抗生素、维生素、氨基酸、酶抑制剂、免疫调节剂、受体阻断剂等品种。

作用机制 微生物代谢产物

中有抗微生物作用的物质很多，但能发展为药物的物质必须对微生物有杀灭或抑制作用但对人体没有损害。药物对微生物的杀灭或抑制作用主要来源于药物对于病原微生物某些特殊靶位的作用。根据作用靶位的不同，抗微生物药物的作用机制可分为：①干扰微生物细胞壁合成，使微生物不能生长繁殖。②损伤微生物细胞膜，破坏其屏障作用。③影响微生物细胞蛋白质合成，使之丧失生长繁殖的物质基础。④影响核酸代谢，阻碍遗传信息复制。上述作用可对微生物的细胞壁、细胞膜、核糖体、核酸等微生物的各种生物结构或生物学过程产生抑制作用，起到抗微生物作用。病毒的生活史与细菌、真菌等其他微生物不同，多为细胞内生长，抗病毒药的作用环节包括病毒与正常细胞的吸附和穿透至细胞内，病毒核酸的脱鞘，病毒核酸的复制过程，新的病毒颗粒的装配及病毒粒子输出等。

微生物耐药性及其耐药机制

随着抗菌药物在临床上的广泛应用，对微生物产生强大的选择性压力，为适应此种变化，微生物通过不同机制产生遗传变异和对抗菌药物的耐药性，造成临床治疗困难。耐药性有两种：一是固有耐药性，即耐药性为微生物固有的特点，可能微生物缺少药物作用的靶位，或微生物有天然屏障致药物无法进入；二是获得耐药性，微生物获得外源性耐药基因，或微生物产生基因突变使原来敏感的细菌变为耐药。

微生物可通过一种或多种机制对一种或多种不同类的抗菌药产生耐药性。其作用机制有：灭活酶或钝化酶的产生，抗生素的渗透障碍，靶位的改变，产生靶位保护蛋白，增加对抗菌药物拮抗物的产量而耐药，细菌代谢状态的改变、营养缺陷和外界环境变化等都可使细菌的耐药性增加。

研究内容 抗微生物药物的临床应用需了解药物以下方面的特点：药动学、药效学及合理应用。

各类抗微生物药物在人体内的吸收、分布、代谢和排泄随时间的变化过程各不相同，此为药物代谢动力学（简称药动学）研究的范畴，对药动学的研究可阐明药物在人体内过程及特点，确定该药的安全有效剂量及给药方法，筛选优良品种，通过对抗微生物药物各项药动学参数的估算，结合患者感染性疾病的种类、病情及病原菌的不同，制订治疗不同感染的给药方案。对毒性大的药物，或原先有肝、肾功能损害的患者，均可根据药物的药动学特点及患者不同生理和病理情况，制订个体化给药方案，提高药物疗效和减少不良反应。

抗微生物药物的疗效包括临床疗效和病原学疗效。如细菌性感染，只有清除感染灶内的病原菌，才能治愈，也防止细菌耐药性的产生和耐药菌播散的可能，对减少耐药菌感染的发生亦有重要作用。有效的抗感染治疗方案需基于药效学和药动学两者相结合的原则制订。以细菌性感染抗菌治疗方案的制订为例，药物对细菌的最低抑菌浓度、最低杀菌浓度均为抗菌药药效学的重要指标，但最低抑菌浓度或最低杀菌浓度值只能反映该药对某种细菌抑菌或杀菌活性的高低，并不能说明药物抑菌或杀菌活性持续时间的长短，也不能反映药物与细菌停止接触后有否持续抗菌作用或抗生素后效应等。药动学可了解抗菌药物在人体血循环、其他体液和组织中浓度的高低及其持续时间，但药动学参数与药物抗菌作用之间的关系并不明确。只有将药动学和药效学结合，才能制订有效的治疗方案，达到最佳临床和细菌学疗效。

抗菌药物的疗效取决于体内感染灶中的药物能否达到有效浓度，并清除其中的病原菌。经各种途径给药后，药物在血和其他体液、组织中达到杀灭或抑制细菌生长的浓度，并能维持一定的时间时，即可认为该抗菌药已达到有效治疗药物浓度。组织、体液内药物浓度通常与血药浓度呈平行关系，在制订给药方案时可将血药浓度与细菌药敏，即抗菌药对细菌的最低抑菌浓度、最低杀菌浓度之间的关系作为主要依据。通常抗菌药物的组织体液浓度低于血药浓度，前者常仅为后者的 $1/10 \sim 1/2$，为确保感染部位药物浓度达到有效抑菌或杀菌水平，血药浓度应达到最低抑菌浓度值的若干倍。通常各类抗菌药物用常规剂量后，所达到的血药浓度范围是已知的，但抗菌药对不同细菌的最低抑菌浓度值则各不相同。一般根据药敏试验中抗菌药对细菌的最低抑菌浓度值结合药物在常用剂量时的血药浓度判定细菌药敏试验的结果为敏感或耐药，据以指导临床选用合适的抗菌药。

各种抗菌药物对不同病原菌有不同的抗菌活性和药动学特点，其体内杀菌活性可分为：①浓度依赖性型。即药物浓度越高，杀菌活性越强，此类药物通常有较长的抗菌药后效应。②时间依赖性型。药物浓度在一定范围内与杀菌活性有关，通常在药物浓度达到对细菌最低抑菌浓度的 $4 \sim 5$

倍时，杀菌速率达饱和状态，药物浓度继续增高时，其杀菌活性及速率并无明显改变。

抗微生物药物应用于临床已有几十年历史，治愈了众多感染性疾病，但在用药过程中也发现许多源于药物的不良反应或后果，严重时致残或致死。抗微生物药物应用不仅要注意疗效，而且要避免或减少不良反应。药物的不良反应指的是在常用剂量下源于药物或药物相互作用、与防治目的无关的有害反应，包括药物引起的毒性反应、变态反应和致畸作用，以及抗感染药物引起的二重感染等。

抗微生物药物是临床上应用最广泛的药物之一，近年来随着细菌耐药性增长，耐药菌感染的抗菌治疗面临新的挑战。了解和掌握药物特性，规范和合理应用抗菌药，对避免和减少不良反应，提高感染性疾病的治愈率，降低病死率，延缓耐药菌的产生，减少医疗费用均很重要。

合理应用抗微生物药物是指在明确诊断为病原微生物感染，根据患者的感染部位、严重程度和病原菌种类选用适宜的抗菌药物，还应参考药动学/药效学原理制订各类抗菌药物的合理给药方案，包括给药途径、剂量和疗程，最大限度发挥药物的治疗和预防作用，杀灭病原体和/或控制感染；防止和减少不良反应。抗微生物药物的临床应用包括预防性应用、治疗应用、联合疗法和相互作用、合理的给药方法等。

(张永信　王明贵)

wēishēngwù yàowù yàoxiàoxué

微生物药物药效学 （pharmacodynamics of microbial drugs）

微生物药物对微生物的作用和作用机制。包括微生物药物抗菌活性、超级细菌、抗菌药物敏感性试验、抗菌药相互作用等内容。微生物药物抗菌活性相关的概念主要包括最低抑菌浓度、最低杀菌浓度、抗生素后效应、杀菌曲线、抗生素半数有效剂量、细菌最低致死剂量等。

(张永信　王明贵)

wēishēngwù yàowù kàngjūn huóxìng

微生物药物抗菌活性 （antimicrobial activity of microbial drugs）

微生物药物抑制或杀灭各种病原体或治疗其感染的能力。微生物药物中与抗菌活性相关的药物名称主要包括最低抑菌浓度、最低杀菌浓度、抗生素后效应、杀菌曲线、抗生素半数有效剂量、细菌最低致死剂量等。

(张永信　王明贵)

kàngshēngsù hòuxiàoyìng

抗生素后效应 （post antibiotic effect，PAE）

抗生素或其他抗菌药作用于病原体一定时间，药物撤除后其抑制病原体生长的作用仍可持续一段时间的现象。这是抗生素对其作用的病原生物特有的效应，揭示的是抗生素与细菌的相互作用过程。这一效应由比格（Bigger）在1944年发现，但直到20世纪70年代才引起学界关注。PAE是抗菌药物重要的药动学/药效学参数，对制订抗生素给药方案有重要意义。

机制　尚未完全明确，主要有两个学说解释这一现象：①抗生素与细菌接触后，菌体内药物作用靶位与抗生素持续性结合，引起细菌非致死性损伤，使细菌恢复正常生长的时间延长。②抗生素应用后白细胞促进效应学说，指抗生素与病原体接触后，菌体变形，更易被吞噬细胞识别和吞噬，出现抗生素与白细胞协同杀病原体效应，使其恢复生长时间延长。

影响因素　不同抗生素对同一病原体的PAE不同，同一抗生素对不同病原体的PAE也不一。药物浓度、病原体与抗生素接触时间、是否有联合用药以及机体的病理生理状态都对PAE有影响。作用于核糖体的药物，如氨基糖苷类、大环内酯类、林可霉素类、氯霉素类、四环素类等，PAE较明显。抑制DNA旋转酶的氟喹诺酮类药物PAE也较长。β-内酰胺类的PAE不尽相同，β-内酰胺类对革兰阳性菌的PAE较明显，而对革兰阴性菌的PAE较小，甚至可能为负值。对氨基糖苷类和氟喹诺酮类药物，药物浓度对PAE有明显影响。

不同种类抗生素PAE的特点　一些抗生素有较长的PAE，如氨基糖苷类、氟喹诺酮类、两性霉素B、达托霉素、甲硝唑等，临床应用中往往单次用药浓度越高，杀菌活性越强，而对给药频率要求不高。与之相对的一些抗生素，药物浓度在一定范围内与杀菌活性有关，而超过此范围后，药物浓度继续增高时，其杀菌活性与速率并无明显改变，而与药物浓度超过细菌最低抑菌浓度的时间长短有关，它们被称为"时间依赖性"药物。β-内酰胺类中的一部分药物即属于这一类，需要1天之内多次给药。除上述两类药物之外，还有一类药物虽有明显的抗生素后效应，但为时间依赖性药物，如阿奇霉素、克拉霉素、四环素类、糖肽类、克林霉素和利奈唑胺等。

经典的体外PAE测定方法　①模拟药物在体内药动学过程中与病原体的接触。②对倍稀释抗菌药物，稀释对数生长期菌液至一定浓度，二者混匀，作为实验组。③无药菌液作为生长对照。④两组菌悬液置于合适温度下培养，并按一定时间间隔采样。⑤转种至琼脂平皿并计数。⑥根据 PAE = T-C 公式，计算 PAE。式中 T 为实验组恢复对数生长所需时间；C 为对照组恢复对数生长所需时间。

（张永信　王明贵）

shājūn qūxiàn

杀菌曲线（killing curve）　细菌处于≥最低抑菌浓度的抗菌药物浓度下，观察到的抗菌药物的杀菌速度。杀菌曲线是抗菌药物的药效学曲线。该曲线与临床用药后，机体内不同浓度抗菌药物的作用有可比性。由于在一定受试药物浓度下细菌成活数逐渐减少，其数目的对数改变与受试药物浓度的杀菌时间呈线性关系。从该曲线可观察到抗菌药物对受试菌的杀灭活性，及其与药物浓度和时间的关系。当抗菌药浓度≥最低抑菌浓度时，菌量随时间延长而逐渐减少，表明该药物有杀菌作用，为杀菌剂。菌量随时间变化不明显，曲线呈水平状，则表明该药物仅具有抑菌作用，为抑菌剂。浓度依赖性抗菌药物在较大的浓度范围内，随浓度增加，杀菌速度和程度也增大，且抗生素后效应倾向于被延长。非浓度依赖性抗菌药物一旦浓度达到一个阈值，即使再增加浓度，杀菌速度和程度也保持相对稳定。

构成：以药物作用时间为横坐标，不同时点细菌计数为纵坐标绘制时间-菌落数对数曲线。杀菌曲线分为 3 个时相，即延迟期、杀菌期和恢复生长期。杀菌曲线可用于比较不同抗菌药物的杀菌速度和持续时间。

测定方法：首先测得受试菌的最低抑菌浓度值；将受试药物与对照药在同样药物浓度（大约为 4 倍最低抑菌浓度）加入含有适当浓度菌液的肉汤中，同时于 35℃培养，并定时从各管取出培养液，稀释后涂于琼脂平板，在合适温度下培养到一定时间后作菌落计数，再换算成活菌数的对数值，以此对数值为纵坐标、培养时间为横坐标作图，即可得到该抗菌药物对受试菌的杀菌曲线，也称为累积杀菌曲线。

联合杀菌作用：杀菌曲线亦可用于评价两种或两种以上抗菌药物对受试菌的联合杀菌作用。测定方法与单药杀菌曲线法相类似，分别测定两种药物单用和连用时对受试菌的杀菌曲线，可显示 4 种结果：协同作用、相加作用、无关作用和拮抗作用。

（张永信　王明贵）

zuìdī yìjūn nóngdù

最低抑菌浓度（minimal inhibitory concentration，MIC）　抑制细菌生长所需药物的最低浓度。将受试菌接种后过夜培养，能够抑制肉眼可见细菌生长的最低抗菌药物浓度。最低抑菌浓度是评价细菌耐药性和新抗菌药物药效学评价的基本参数，对指导临床用药有重要意义。临床医师参考细菌 MIC 以制定合理的抗菌治疗方案，包括选择合适的抗菌药物种类和剂量。测定大量菌株对某一抗菌药物的 MIC 可估计这些菌株对药物的总体特性。实验室中用 MIC_{50} 和 MIC_{90} 分别表示某种抗菌药物抑制 50% 和 90% 受试菌生长所需 MIC。上述数据对指导经验性用药也有重要意义。

结果判定　根据美国临床和实验室标准化协会（Clinical Laboratory Standards Institute，CLSI）、欧洲抗菌药敏试验委员会（European Committee on Antimicrobial Susceptibility Testing，EUCAST）或英国抗微生物化疗学会（British Society for Antimicrobial Chemotherapy，BSAC）等机构推荐的折点，将受试菌对药物的敏感性判读为敏感（S）、中介（I）和耐药（R）。折点的设定有不同的方法。CLSI 的药敏标准是根据不同药物进入体内后，血液中最高浓度与该药物 MIC 之间的关系所制订。最高血药浓度（C_{max}）高于待检菌 MIC 4~8 倍为敏感；C_{max}/MIC = 1~2 为中介；C_{max}/MIC<1 为耐药。需要注意的是，在某些药物浓度特殊部位感染时，该标准判断的敏感性不能准确预测临床疗效。

（张永信　王明贵）

zuìdī shājūn nóngdù

最低杀菌浓度（minimal bactericidal concentration，MBC）　抗菌药物杀灭某种细菌所需的最低药物浓度。通常以 MBC 作为杀灭细菌的标准，即抗菌药物使受试菌株最初的活菌总数减少 99.9% 或以上所需最低抗菌药物浓度。MBC_{50} 和 MBC_{90} 表示试验中能将 50% 和 90% 受试菌株的活菌总数杀灭 99.9% 或以上所需要的抗菌药物浓度。50% 最低抑菌浓度（MIC_{50}）和 90% 最低抑菌浓度（MIC_{90}）、MBC_{50} 和 MBC_{90}、敏感率及抗菌药物后效应等都是临床微生物实验室常用的评价抗菌药物的体外药效指标。MBC 显示了药物杀灭病原微生物的能力。

抑菌剂的 MBC/MIC 较高，往往高于 4；而杀菌剂的 MIC 和 MBC 则较接近，MBC/MIC 往往在 4 以下。抑菌剂包括大环内酯类、克林霉素、四环素类、磺胺类、利奈唑胺和氯霉素等。杀菌剂则有 β-内酰胺类、万古霉素、氨基糖苷类、氟喹诺酮类、达托霉素和甲硝唑。抑菌剂的抗菌活性往往表现为对病原体的抑制而非杀灭，清除细菌尚有赖于机体本身的免疫系统参与。对严重感染（如感染性心内膜炎、化脓性脑膜炎等）及免疫力低下的患者感染，在临床实践中应当尽量应用杀菌剂。

患者用一剂杀菌剂后，在游离的抗菌药物浓度高于 MBC 时，由于抗菌药物和机体免疫的双重作用，细菌被杀灭；当游离抗菌药物浓度在 MBC 和 MIC 之间时，细菌计数可能维持稳定，亦可能由于机体免疫作用而继续下降。而患者用了抑菌剂后，血药浓度高于 MIC 时，细菌会由于机体免疫反应而被杀灭；血药浓度低于 MIC 后，细菌被杀灭则依赖于抗生素后效应，或者细菌在抗生素诱导下出现形态学改变，更易被白细胞识别和杀灭。使细菌细胞形态发生改变的最低药物浓度被称为最低抗菌浓度（minimal antibacterial concentration，MAC）。

MBC 的测定方法：①以 1∶10 稀释度连续稀释 4 次生长对照，使其含菌量为 10^3CFU/ml，以 0.1ml 该菌液接种于 2 个血平板，玻棒涂布，在合适温度下孵育过夜，计数菌落数，从而计算最初接种的细菌计数。②含有一定抗菌药物的受试管，在同样温度下孵育 20 小时，将无肉眼可见生长的受试管内液体摇匀，取 0.1ml 溶液接种于 2 个血平板上，玻棒涂布，孵育过夜，次日计数菌落数。③当含有抗菌药物的试管中，无肉眼可见细菌生长管中菌落数小于等于生长对照管菌落数 0.1%时，含药物试管中最低的抗菌药物浓度即为该抗菌药物对该菌株的最低杀菌浓度。

（张永信　王明贵）

kàngshēngsù bànshù yǒuxiào jìliàng
抗生素半数有效剂量
（median dose of antibiotics）
能使感染某受试菌动物 50%免于死亡的剂量。是抗菌药物体内药效学的重要指标，用 ED_{50} 来表示。在临床药理学中，对于质反应，半数有效剂量指能够引起 50%的个体或样本出现阳性反应的剂量；而对量反应，半数有效剂量指能引起最大效应的 50%的剂量。半数有效剂量处于药物量效曲线的中段，对剂量改变敏感，是药物效应强度（又称效价，potency）的量度。半数有效剂量较低的抗菌药物，体内抗菌活性较强。

抗生素半数有效剂量的测定方法：①预试验，测定受试菌株对受试动物的细菌最低致死剂量。采用 1 倍或 2 倍细菌最小致死量的细菌感染受试动物。在动物感染后用药，获得使感染后动物 100%死亡与 100%存活的大致药物剂量浓度。②在上述剂量范围内设置 5 个以上对数等距的剂量组。精确称取药物，稀释至所需药物剂量浓度。③用受试菌感染实验动物，然后按照剂量梯度给药，观察并记录合适的时间范围内动物死亡数。④采用统计学方法计算该药物对该致病菌的半数有效剂量 ED_{50} 及置信区间。

临床意义：一个与 ED_{50} 有重要联系的药理学指标是半数致死量（median lethal dose，LD_{50}），系指引起 50%受试动物中毒死亡的药物剂量，是衡量药物毒性的指标。药理学中常用治疗指数作为衡量药物安全性的指标。在抗感染化疗药物中，治疗指数亦被称为化疗指数（chemotherapeutic index，CI）。治疗指数通常是 LD_{50} 与 ED_{50} 的比值，或用 5%致

死剂量 LD_5 和 95%有效剂量 ED_{95} 之比表示。化疗指数大的药物相对于化疗指数较小的药物，毒性较小，安全性较高。但也有例外，如青霉素类药物化疗指数大，几乎对机体无毒性，但可能引起过敏性休克这种严重不良反应。

（张永信　王明贵）

xìjūn zuìdī zhìsǐ jìliàng
细菌最低致死剂量（bacteria minimal lethal dose）
使受试动物全部死亡的最低菌液浓度。建立细菌感染模型，进行抗菌药物体内实验，是抗菌药物体内药效学研究的重要成分。在体内药效学实验中，测定细菌最低致死剂量是测定药物有效剂量、药物致死剂量、药物的化疗指数等指标的必需步骤。体内抗菌实验获得的结果可与同类药物或有相似作用的已有药物比较。细菌最低致死剂量是衡量菌株毒力的重要参数，对保证抗菌药物体内实验的可重复性有重要意义。细菌最低致死剂量越低，表示此菌株的毒力越强，反之亦然。相比于其他感染部位分离的细菌菌株，血培养来源的菌株最低致死剂量较低，毒力较强。

测定方法：选择清洁级的大、小鼠进行该试验，亦可使用家兔、豚鼠等。感染菌株应选毒力强的细菌。常用的全身感染动物模型制备途径主要有腹腔注射感染和静脉注射感染两种。腹腔注射感染方法简便、重复性好，是评价药物体内疗效的相关实验主要建模方法，具体步骤如下：①将新鲜培养的感染细菌原液用 5%胃膜素或干酵母 10 倍稀释至所需浓度，如 10^{-1}、10^{-2}、10^{-3} 等。②从中选择 3~4 个菌液浓度，并进行细菌计数。③用一定体积的每个浓度的菌液腹腔注射，感染 3~5

只实验动物，观察动物死亡情况。较理想的结果是：高浓度菌液组感染动物全部死亡，中浓度组部分死亡，低浓度组动物全部存活。④在高浓度与终浓度之间再选择3~4个浓度梯度，重复以上试验，选择能使感染动物全部死亡的最小菌液浓度，即为细菌最小致死剂量。需要注意的是，1/10 最小致死剂量组动物不能全部死亡。否则应采取增加细菌毒力、调整细菌浓度或更换实验菌株后，重复本实验。除腹腔感染建模外，尚可用静脉注射、皮下注射、灌胃或肌内注射菌液感染实验动物，这些感染方法应用较少。

（张永信　王明贵）

chāojí xìjūn

超级细菌（superbug）

在抗菌药物（包括自然环境中的抗生素）选择压力下，获得多种耐药基因，并对多种结构和作用机制均不同的抗菌药耐药致病菌的统称。

分类　通常包括多重耐药（multidrug resistant，MDR）细菌、广泛耐药细菌（extensive drug resistant，XDR）和全耐药（pandrug resistant，PDR）细菌。多重耐药指细菌同时对 3 类或 3 类以上抗菌药物耐药，广泛耐药指细菌几乎对所有类（除外一、两种类）抗菌药物同时耐药，全耐药指一种细菌对所有抗菌药物耐药。

具重要临床意义的超级细菌　主要有：甲氧西林耐药的金黄色葡萄球菌（methicillin-resistant staphylococcus aureus，MRSA），万古霉素耐药肠球菌（vancomycin-resistant enterococcus，VRE），碳青霉烯类耐药肠杆菌科细菌（carbapenem-resistant enterobacteriaceae，CRE）、多重耐药铜绿假单胞菌、产超广谱 β-内酰胺酶的肠杆菌科细菌，泛耐药鲍曼不动杆菌和多重耐药结核分枝杆菌。超级细菌主要在医院内传播，引起院内感染，给临床治疗带来极大挑战；一旦超级细菌在人群中广泛传播，将使人类进入到悲惨的"后抗生素时代"。

耐药机制　MRSA 的耐药机制：可产生一种特殊的青霉素结合蛋白 PBP2a，由 *mecA* 基因编码，可使细菌与 β-内酰胺类抗生素的亲和力减低，产生耐药性。带有 *mecA* 基因的菌株对青霉素类、四代及以下的头孢菌素类和单环 β-内酰胺类均耐药。由于其所在的转座子常常携带其他耐药基因，故 MRSA 常对其他种类抗生素同时耐药。

VRE 的耐药机制：万古霉素与细菌细胞壁肽聚糖前体末端的 D-丙氨酰-D-丙氨酸结合，抑制肽聚糖合成，起到杀灭细菌作用。VRE 菌株对万古霉素耐药形成机制相似。一部分菌株可产生一组功能相似的连接酶，使 D-丙氨酰-D-乳酸取代正常的 D-丙氨酰-D-丙氨酸，而前者与万古霉素亲和力低下，导致万古霉素不能与其靶位结合；另一部分菌株则合成 D-丙氨酰-D-丝氨酸取代正常细胞壁结构。

多重耐药革兰阴性菌的耐药机制：许多广谱 β-内酰胺类抗生素的广泛使用带来的选择压力，导致细菌产生多种 β-内酰胺酶，可以多种广谱 β-内酰胺类，使细菌对之耐药。最主要的 β-内酰胺酶有超广谱 β-内酰胺酶（ESBL）、染色体或质粒介导的 AmpC 酶，以及碳青霉烯酶。

耐药结核分枝杆菌的耐药机制：结核分枝杆菌耐药机制复杂，染色体基因突变是最主要的分子机制。多重耐药/泛耐药结核主要由引起单药耐药的不同基因突变顺序累积而致。

医院感染管理的作用　在抗击超级细菌中，医院感染管理有举足轻重的作用。其主要内容包括：①谨慎和优化使用抗菌药物，减少抗菌药物选择压力。②监测细菌耐药性变迁，制定抗菌药物管理和临床应用策略。③隔离多重耐药细菌感染者和定植者，控制感染源。④注意手卫生和医疗器械与环境的清洁与消毒，切断多重耐药菌传播途径。⑤用疫苗、尽早拔除不必要的导管等，保护易感者。⑥加强针对医务人员和公众的培训和宣教。

（张永信　王明贵）

kàngjūn yàowù mǐn'gǎnxìng shìyàn

抗菌药物敏感性试验（antimicrobial susceptibility test）

测定抗菌药物在体外对病原微生物有无抑制作用的方法。

作用　①可为临床抗菌药物选择提供合理依据。②可进行细菌耐药性变迁的监测，掌握耐药细菌感染的流行病学，以便采取有效的措施防止或减少细菌耐药性的发生和发展。③可为抗菌药物的管理和国家制订新药开发研究计划提供重要实验室依据。④对细菌耐药谱的分析和分型有助于某些细菌的鉴定。

常用方法及其原理　主要包括 4 种。

稀释法　以一定浓度的抗菌药物与含受试菌的培养基做倍数稀释（通常为对倍稀释），经孵育后用肉眼观察未见细菌生长的最低药物浓度即为其最低抑菌浓度。可分为试管稀释法（用肉汤培养基在试管内进行试验）、微量稀释法（用微量板进行）和琼脂稀释法（用含药物的琼脂平板进行），过夜培养后，用肉眼观察试管、微量板小孔内细菌生长的浊度，或琼脂平板上有无菌落生长判定最低抑菌浓度结果。稀释法的优点是可精确测得药物最低抑菌浓度，但需耗费较多人力、物力和时间。

扩散法（纸片法） 将含定量抗菌药物的纸片贴在已接种待测细菌的琼脂表面，纸片中的药物在琼脂内向四周扩散，其浓度呈梯度递减，在纸片周围一定距离内的细菌生长受到抑制，过夜培养后形成一个透明抑菌圈，其大小可反映细菌对所测定药物的敏感程度，并与抗菌药物的最低抑菌浓度呈负相关。该法操作简单，所费材料、人力和时间都较少，是临床上最广泛使用的药敏测定方法。只适用于大多数快生长的需氧菌和兼性厌氧菌的药敏测定，某些菌株如李斯特菌属、厌氧菌等尚无标准的扩散法操作程序及判定折点。

E-试验法 扩散法基础上改良而成。方法是将抗菌药物制备在一张 5mm×50mm 不透明薄形塑料带上，药物浓度按 lg 梯度递减，共含有 15 个不同稀释度的抗菌药。塑料带的反面是相应的药物浓度标记（256，128……0.016mg/L），将含药塑料带代替抗菌药物纸片进行药敏试验，过夜培养后在塑料带周围形成一椭圆形抑菌圈，其边缘与塑料带交叉处的药物浓度标记即该药对该细菌的最低抑菌浓度。本法适用范围广泛，操作简便，可直接获得待测菌的最低抑菌浓度结果，但价格较高，主要作为临床实验室其他药敏检测方法的补充及科研工作。

自动化药敏测定法 利用光学测量法测定抗菌药物对细菌的作用，分为浊度法和荧光法。国内运用的自动化药敏检测仪主要有 Vitek、MicroScan Walk/Away 系统等。自动化药敏测定仪的优点是快速，重复性好，节省劳动力。但存在仪器和检测所用试剂盒或试剂卡价格昂贵，测定结果不够精确，抗菌药物种类及数量局限等缺陷。

结果判断标准及临床意义 用美国临床与实验室标准协会（Clinical and Laboratory Standards Institute，CLSI）公布的药敏结果判断标准，即三级划分制，即：①敏感（S），表示通常情况下，该菌所致感染用药物推荐剂量治疗有效。②中介（I），表示该菌所致感染需用高于正常剂量时才有效，或细菌处于体内抗菌药物浓缩的部位或体液（如胆汁、尿液等）中时才能被抑制。同时，对安全范围窄的药物，I 可代表缓冲区，防止微小的、未能控制的技术因素造成重大的结果解释错误。③耐药（R），表示常规剂量的药物在血或体液内达到的浓度不能抑制菌株的生长，或证实该菌存在某些特定的耐药机制（如能产生灭活酶）。

在解读抗真菌药物及肠杆菌科细菌头孢吡肟敏感试验结果时，用"剂量依赖性敏感（susceptible-dose dependent，SDD）"替代"中介（I）"，系指依赖于患者所用剂量的菌株敏感性。当菌株的药敏结果（最低抑菌浓度或纸片扩散法）在"SDD"范围时，临床应提高给药方案（如增加给药剂量或缩短给药间歇），以达到临床疗效。

应注意的是，药物在体内的作用受到多方面因素的影响，导致体外药敏结果与临床治疗效果不一定相符。

联合药敏试验 对某些对各种抗菌药物都不太敏感的病原菌（如铜绿假单胞菌）、复数菌感染及某些病原尚未查明的严重感染，临床上常需用两种或两种以上抗菌药物联合治疗。有必要进行联合药敏试验，帮助临床医师选用合适的抗菌药物。

联合药敏试验应先进行单药的药敏试验，然后以接近两者最低抑菌浓度的几种浓度进行两药的交叉联合，进行药敏试验。具体方法有肉汤稀释棋盘法、琼脂稀释棋盘法、单药纸片搭桥法、复合药物纸片法、纸条法等。前两种方法的结果较准确，但费时费材料，工作量大；纸片、纸条法等简便易行，但有时结果不易判断。联合药敏试验通常用部分抑菌浓度（fractional inhibitory concentration，FIC）指数作为联合药敏试验结果的判断抑菌。

不需要做药敏测定的情况 ①已知某种细菌对某些抗菌药物天然耐药或全部敏感。②污染菌而不是引起发病的真正病原菌。③正常菌群与感染关系不明确时。④对一些营养要求较高，不易生长的细菌，一般也可不做常规药敏测定，例如淋球菌和流感嗜血杆菌。

（张永信 王明贵）

kàngjūn yàowù xiānghù zuòyòng

抗菌药物相互作用 （antimicrobial interaction） 抗菌药物之间或抗菌药物与其他药物不论给药途径是否相同，同时或先后应用所出现的原有药物作用增强（疗效提高或毒性加大）或减弱（疗效降低或毒性减轻）的现象。发生机制有直接理化作用、药动学方面的相互作用、在组织部位的相互作用、药效学的相互作用。

直接理化作用 将药物混合在一起发生的物理或化学反应，通常称为配伍禁忌。这种反应尤其容易发生在几种药物混合在一起静脉滴注时。如氨苄西林或青霉素不能与葡萄糖或维生素 C 同时输注，因为葡萄糖和维生素 C 水溶液的 pH 均呈弱酸性，氨苄西林或青霉素在酸性环境中易产生青霉噻唑酸、青霉烯酸等半抗原降解产物，不仅失去抗菌活性，而且会增加变态反应的概率。

药动学方面的相互作用 包括吸收、分布、代谢、消除 4 个方面。

吸收 药物的相对吸收速率或吸收量改变。口服抗生素在胃肠道中的吸收可受到多种因素的影响，包括 pH、胃肠蠕动、其他药物的影响等。例如，加速胃排空药（甲氧氯普胺、多潘立酮）可加快胃排空，使环丙沙星吸收加快。又如，四环素类可因与含二价或三价金属离子如镁、钙、铝等的药物形成难溶解的络合物而使抗生素在胃肠道内吸收受阻，血药浓度降低而使药效下降。服用四环素类药物不可同服硫酸亚铁、碱式碳酸铋、氢氧化铝、碳酸钙以及牛奶（含钙离子）等，若需合用两者服用时间应间隔 2~4 小时。

分布 大多数药物在血液循环中与血浆蛋白呈可逆性结合，结合程度与药物浓度、特殊亲和常数、蛋白量、结合点数等有关。两种药物合用时，蛋白结合力较强的药物可占据蛋白分子结合位点，使结合力较弱的药物无法结合，致使其游离药物浓度升高，药效增强。例如，某些喹诺酮类与华法林合用时，蛋白结合率高的喹诺酮类可竞争血浆蛋白结合位点将华法林置换出来，使其游离浓度升高，致抗凝作用增加。两类药物合用应定期监测凝血酶原时间的变化，防止发生出血并发症。

代谢 药物相互作用在药物代谢方面表现尤为突出。主要是药物对肝酶的诱导或抑制作用。①酶诱导。一些药物可增加药酶的合成，即酶诱导作用，如巴比妥类、利福平、灰黄霉素等。以利福平为例，利福平是一个酶促作用较强的抗菌药物，在与苯妥英钠、华法林、洋地黄、肾上腺皮质激素、雌激素、氨苯砜等合用时，可促使这些药物代谢加快，疗效降低。②酶抑制。具酶抑制作用的抗菌药物有磺胺药、氯霉素、四环素类、大环内酯类、氟喹诺酮类等。如氟喹诺酮类与咖啡因和口服抗凝药（华法林）合用，可使后两者肝代谢减少，血药浓度增高而引起不良反应。

消除 药物在肾小管和胆道分泌的竞争。药物从肾的清除取决于肾小球滤过、肾小管再吸收、肾小管分泌等因素。抗生素主要在肾小管的特殊转运系统上发生药物相互作用。两种酸性药或两种碱性药同用，将分别竞争酸性转运系统或碱性转运系统，胜者将被分泌至肾小管管腔。以 β-内酰胺类和丙磺舒为例，青霉素自肾小管的分泌将因丙磺舒占据酸性转运系统而排泄受阻，血浓度升高，其抗菌效果得以持久。因药物大多系弱酸或弱碱，其重吸收收到尿液 pH 的影响，故尿液的酸化或碱化将改变这些药物的排泄率，如磺胺类抗菌药物。药物自胆道分泌的过程中有时也可发生同样情况，利福平经胆管排出速度可因合用丙磺舒而减慢。

在组织部位的相互作用 两种药物合用而毒性加剧常是药物在组织或药物受体部位的相互作用所致。氨基糖苷类有一定程度的肌肉松弛作用，与筒箭毒碱合用，有可能发生相互作用，造成肌肉松弛，导致呼吸机麻痹，这在乙醚麻醉时尤易发生。多黏菌素类与神经肌肉接头阻滞剂合用也可发生同样情况。

氨基糖苷类和第一代头孢菌素如头孢噻吩、头孢唑林等均有一定肾毒性，合用时肾毒性往往加剧，临床上表现为血肌酐、尿素氮等含量升高，偶或导致急性肾小管坏死。多黏菌素类与氨基糖苷类、第一代头孢菌素等合用也会增加对肾小管的毒性。

强利尿剂如呋塞米、依他尼酸等均有耳毒性，与氨基糖苷类合用应高度警惕听力降低的可能。两性霉素 B 能引起低钾血症，对心肌有明显影响，与强心苷合用易增强后者对心脏的毒性。

药效学方面 抗生素的联合应用在药效学上可表现为无关、相加、协同和拮抗等作用。无关作用是指联用后总的作用不超过联合用药中较强者，相加作用等于两者作用相加的总和，联用的效果超过各药作用之和则为协同作用，拮抗作用是联合用药的作用因相互发生抵消而减弱。

（张永信 王明贵）

wēishēngwù yàowù yàodòngxué
微生物药物药动学（clinical pharmacokinetics of microbial drug） 定量研究微生物药物在机体体内的吸收、分布、代谢、排泄规律，并用数学原理和方法阐述血药浓度随时间变化规律性的学科。口服给药后，药物通过胃肠道吸收进入血液，随着血液到达全身的各个部位及组织而产生治疗作用或毒副作用，并最终排出体外。科学上，将药物随血液到达机体各部位并从肝代谢（或不代谢）后排出体内的过程称为药动学（pharmacokinetic，PK），而将药物产生的治疗或者毒副作用称为药效学（pharmacodynamics，PD）和毒理学（toxicology）。

吸收 药物由给药部位如口腔、肌肉等吸收进入血液循环的过程，例如，胶囊经过口服的方式进入体内后，经胃肠道吸收进入血液的过程为吸收；肌内注射则药物经过肌肉内的血管吸收进入血液循环；而静脉注射的药物直接进入血液循环。进入血液的药物以两种形式存在：一部分与血液中的血清蛋白结合称为结合态，这部分药物无法进入身体的其他部位或组织，留在血液中不产生药效或毒理作用；另一部分则未与血清蛋白结合称为游离态，这部分药物随着血液循环进入身体的各部位或组织中产生抗菌活性。血液中的游离和结合的药物存在动态平衡，游离态的药物进入组织后，结合的药物可重新释放到血液，维持游离和结合药物的平衡。吸收过程很重要，它决定了药物在血液中的浓度，也决定了药物的药效和毒理作用，因而药动学中非常关注药物吸收。许多抗感染药物口服吸收不完全或吸收很差，如注射用青霉素类和头孢菌素类、氨基糖苷类、多黏菌素类等口服吸收甚少或不吸收；某些抗感染药物吸收迅速而完全，如头孢拉定、头孢克洛、左氧氟沙星、氟康唑等。

分布 药物分布为吸收进入血液的药物随着血液循环进入身体的各部位组织或器官的过程。药物大量分布到感染部位时，这些药物就会在感染部位发挥杀菌作用，起到治疗效果。抗感染药物在血液供应丰富的组织，如肝、肾、肺等组织中浓度较高，而在血液供应差的组织如骨骼、肌肉等组织中浓度较低。人体有些部位如脑，由于存在血脑屏障，大多数药物都很难达到，治疗中枢感染很困难。一些抗菌药物如氯霉素、异烟肼、氟胞嘧啶、甲硝唑和氟康唑等药物可穿透血脑屏障，抑制或杀死脑中细菌，达到治疗目的。

代谢 药物代谢是指一些药物随血液进入肝后并在肝内部发生结构变化的过程。产生结构变化的产物称代谢物，一般情况下代谢物没有活性，也有特殊情况如药物本身没有活性而经过肝代谢后的代谢物有活性。多数药物在肝中代谢是由于肝中存在大量酶，这些酶可通过催化化学反应改变抗感染药物的结构，如头孢噻吩、头孢噻肟、磺胺类、氯霉素等可在肝内代谢或部分清除。

排泄 肝代谢产生的代谢物通常经肾或胆汁排出体外，也有部分抗感染药物在人体内未经变化从肾或其他器官排出，这一过程称为排泄。大部分抗菌药物经肾排泄，如青霉素类、多数头孢菌素类、氨基糖苷类等抗菌药物。抗感染药物在胆汁中的浓度因药物而异，大环内酯类、林可霉素、克林霉素、利福平、四环素等可达血药浓度的数倍至数十倍，青霉素、氨基糖苷类则较低，氯霉素、万古霉素等在胆汁中浓度低，为血药浓度的一半到1/4。

参数 药动学中常采用一些数学参数描述药物吸收的速度和程度。以药物进入血液后不同时间的浓度为纵轴，时间为横轴作图，可以得到一条血药浓度曲线，称为药物浓度-时间曲线，简称药时曲线。如图1所示，曲线最高点即血药峰浓度（C_{max}），指药物在血液中所能达到的最高浓度，用于描述药物吸收的程度；达到

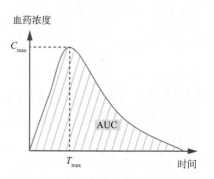

图1 血药浓度-时间曲线示例

C_{max} 的时间为达峰时间（T_{max}），T_{max} 用于描述药物吸收的速度；药时曲线下面积（图1阴影部分）即（AUC），代表药物在血液中的相对量，反应药物吸收的程度。根据药时曲线可计算得到一些相关的药动学参数。如生物利用度，它反映药物吸收进入血液循环的程度和速度，是评价药物制剂质量的一个重要指标。半衰期（half-life；$t_{1/2}$）是体内药量或血药浓度吸收、分布、消除一半的时间，分别称为吸收半衰期（$t_{1/2Ka}$）、分布半衰期（$t_{1/2\alpha}$）和消除半衰期（$t_{1/2\beta}$），一般指药物消除半衰期。表观分布容积（apparent volume of distribution，Vd）是血药浓度和给药剂量的比值，并无直接的生理意义，与人体的体液容积也没有关系。清除率（clearance，CL）表示药物经肾、肝、肺和皮肤等各种途径自体内消除的速率，它比半衰期能更好的表示药物从体内清除的情况。总清除率为肾清除率和肾外清除率的总和。

（张永信 王明贵）

kàngjūn yàowù yàodòng-yàoxiàoxué

抗菌药物药动-药效学（pharmacokinetics-pharmacodynamics of antimicrobial agents） 将抗菌药物的药动学（pharmacokinetics，PK）与药效学（pharmacodynamics，PD）特性相结合，指导临床抗菌药的合理应用。使用抗菌药物进行治疗细菌感染，从原理上来讲能否治疗成功主要依赖于抗菌药物、人体、细菌三者相互作用的结果。根据药动学可了解抗菌药物在人体内的浓度变化情况，根据药效学则可了解用何种有效抗菌药物。将 PK 与 PD 结合起来就可以了解到不同给药剂量下产生相应的不同的浓度及达到的抗菌效果，指导抗感染治疗，达到治疗效果。

常以 PK/PD 指数评价抗菌药物的药动-药效特点，指导抗菌药物的临床给药方案。常用的 PK/PD 指数有 T%>最低抑菌浓度（minimum inhibitory concentration，MIC），C_{max} > MIC，以及药物浓度-时间曲线下面积（AUC）> MIC。抗菌药物根据 PK/PD 原理主要分为三大类：①时间依赖性抗菌药物，其 PK/PD 指数为 T%>MIC。该类药物的杀菌效果与药物浓度高于 MIC 的持续时间占给药间隔的百分比有关，如青霉素类，头孢菌素类以及碳青霉烯类抗菌药物。这类抗菌药物浓度为病原菌 MIC 的 4~5 倍，杀菌效果与浓度有关，超出此范围浓度继续增加，其抗菌效果没有或很少增强。此类抗菌药物有两个主要特点：通常无或有短的抗生素后效应；抗菌药物浓度高于 MIC 的持续时间的长短，即每天给药次数的多少对这类抗菌药物的药效作用具有重大影响。②浓度依赖性抗菌药物，其 PK/PD 指数为 C_{max}/MIC 和 AUC/MIC，这类抗菌药物的杀菌效果与其在血液中的最高浓度相关，主要特点是药物浓度在达到 MIC 后，继续增加其在体内的浓度，抗菌效果可以持续增强。这类抗菌药物通常有较长的抗生素后效应，如氨基糖苷类、氟喹诺酮类抗菌药物、达托霉素、多黏菌素等。这些药物的杀菌作用以及抗生素后效应的持续时间在很宽的浓度范围内都是浓度依赖性的，因此药物的给药剂量（C_{max} 或 AUC）而不是给药频率决定了药物的治疗效果。③同时具有浓度和时间依赖的抗菌药物，一般具有较长的抗生素后效应，主要 PK/PD 指数为 AUC_{0-24}/MIC。代表药物有糖肽类等。

（张永信 王明贵）

耐药突变预防浓度

nàiyào tūbiàn yùfáng nóngdù

耐药突变预防浓度（drug-resistant mutant prevention concentration） 突变耐药菌的最低抑菌浓度（minimum inhibitory concentration，MIC）。耐药突变浓度和耐药突变窗最早是在喹诺酮类药物中发现的，研究较多的也是这类药物的耐药突变浓度和耐药突变窗。喹诺酮类药物的耐药机制是抗菌药物作用靶位单个基因发生突变，细菌群体出现单个基因突变的概率与细菌种类及菌液浓度有关。细菌的单个基因的自发突变成耐药菌的频率为 $10^6 \sim 10^8$ CFU/ml，细菌群体中细菌浓度达到 $10^8 \sim 10^{10}$ CFU/ml 时，该细菌群体通常会出现几个发生基因突变的耐药菌。在严重感染时，当感染部位的细菌个数超过其自身突变频率一个数量级以上时，感染部位的细菌中会存在一小部分耐药菌。在这种情况下，进行抗菌药物治疗时，则会将大量敏感菌被杀死，耐药菌却乘机迅速生长繁殖。因此，突变选择窗（mutation selection window，MSW）的定义是使细菌群体中的突变耐药菌大量生长繁殖的抗菌药物浓度范围，即细菌群体中，敏感菌的 MIC 到耐药突变菌 MIC 的范围。

耐药突变预防浓度测定的操作方法基本与琼脂稀释法相同，不同的是细菌接种量需达到 $10^{9 \sim 10}$，在此条件下没有菌落生长的浓度为耐药突变预防浓度。药物浓度低于 MIC，虽不能杀灭致病菌但也无选择压力，无耐药突变株产生；药物浓度仅大于 MIC，容易选择一步耐药突变菌株。药物浓度高于耐药突变预防浓度，可杀灭一步耐药菌。为防止耐药菌株产生，在选择药物时，应选择药物浓度不仅高于 MIC，还要高于耐药突变预防浓度，才能既能杀灭细菌，又能防止细菌耐药。

临床应用的大多数药物常规治疗剂量达到的（C_{max}）低于耐药突变预防浓度，在应用过程中可能导致耐药突变菌株生长。要解决这一问题，除选择更理想的药物、调整药物剂量外，联合用药在理论上讲也是一条安全、有效的用药途径。缩小 MSW 有 3 个方法：①缩短血浆药物浓度在 MSW 内的时间。首剂应用大剂量抗菌药物使其浓度快速达到峰度穿过 MSW，延长其血药浓度高于耐药突变预防浓度上的时间。在治疗结束后抗菌药物的浓度再迅速下降穿过 MSW。通过选择合适的药物和给予高剂量的药物可缩短 MSW，减少产生耐药突变的机会。若使用吸收消除均较缓慢的抗菌药物则抗菌药物浓度落在 MSW 内的时间就会很长，很容易选择出耐药突变株。②开发新一代抗菌药物，力求减少耐药突变预防浓度和 MIC 的浓度差距。新一代喹诺酮药物较老一代药物有更强的杀菌活性，有较低的耐药突变预防浓度，进一步缩小 MSW，有更好的防细菌耐药突变的能力。③联合用药关闭 MSW。通过选择药动学相似的药物,使其在体内过程相似,同时分布于感染部位,从不同机制上抑制细菌耐药的产生,故可缩小 MSW,减少耐药突变株的选择性富集扩增,减少耐药的形成和发展。

(张永信 王明贵)

èrzhòng gǎnrǎn

二重感染 (superinfection)

在宿主因素或外环境的影响下,体内敏感的正常细菌受到抑制,耐药菌趁机快速繁殖或者外来菌入侵,发生耐药菌或新的细菌感染并出现各种临床症状的现象。临床常见的二重感染有:①难辨梭菌感染引起的假膜性肠炎,即抗生素相关性腹泻。②以白色念珠菌为主的真菌引起的消化道、皮肤黏膜、呼吸道以及泌尿系感染。③耐药细菌如非发酵菌、耐药金黄色葡萄球菌、变形杆菌属等引起的呼吸道或者全身感染。

危险因素 可引起细菌繁殖增加以及机体免疫力下降的因素均是二重感染的危险因素。广谱抗菌药物的广泛应用以及不合理使用,如用药时间过长、不合理的联合用药、感染病原不明确或未针对性的用药、无指征的滥用都可能导致二重感染。临床最易导致二重感染发生的抗菌药物有林可胺类、半合成青霉素和头孢菌素。几乎所有的抗菌药物均可引起假膜性肠炎,广谱抗菌药比窄谱抗菌药更易发生。含 β-内酰胺类药物的酶抑制剂复合制剂也可引起假膜性肠炎。抗菌药物使用种类越多、用药时间越长,继发真菌感染的机会就越大。引起真菌性二重感染的抗菌药物主要有喹诺酮类、第三代头孢菌素及其酶抑制剂复合制剂以及碳青霉烯类。糖皮质激素、免疫抑制剂

的使用可导致患者免疫功能下降,使机体发生二重感染的风险大大增加。高龄、营养不良、长期禁食、侵入性操作及住院时间长,都是二重感染的高危因素。

临床表现 不同类别的抗菌药物,引起二重感染的类型和临床表现也不尽相同。①青霉素类,尤其是半合成的广谱青霉素,可出现耐药金黄色葡萄球菌、革兰阴性(G^-)杆菌或白色念珠菌所致肠道感染,临床症状主要为腹泻。其中青霉素、阿莫西林、氨苄西林、哌拉西林及苄星青霉素都可能引起白色念珠菌感染,青霉素和苄星青霉素可引起耐青霉素金黄色葡萄球菌、G^-杆菌的二重感染。②头孢菌素类,尤其是二、三代头孢菌素可引起肠道菌群失调,导致腹泻,常见致病菌包括难辨梭菌、肠球菌、高度耐药的非发酵菌如铜绿假单胞菌,以及真菌如念珠菌。真菌性二重感染还可表现为鹅口疮、阴道念珠菌病。③头霉素类,偶可引起假膜性肠炎、肠道菌群失调、口腔炎、念珠菌病。④氧头孢烯类,偶可引起口腔黏膜的念珠菌感染。⑤碳青霉烯类,引起二重感染的概率较高,约为 28%,以腹泻为主,也可见口腔黏膜、阴道以及皮肤的念珠菌感染。嗜麦芽窄食单胞菌对碳青霉烯类天然耐药,使用碳青霉烯类的患者还可能继发嗜麦芽窄食单胞菌感染,尤以呼吸道感染最常见。⑥β-内酰胺类酶抑制剂复合制剂,如阿莫西林-克拉维酸钾、替卡西林克-克拉维酸钾、氨苄西林-舒巴坦、哌拉西林-他唑巴坦、头孢哌酮-舒巴坦均可引起假膜性肠炎。⑦四环素类,口服给药可能引起假膜性肠炎,一般与剂量相关,1 日大于 2g 或长期应用,约 10% 的病

例出现假膜性肠炎。二重感染发生率比青霉素类高,多见耐药菌株及真菌所致肠道、口腔、阴道感染。⑧林可胺类,常可致腹泻,严重者可发生水样泻或脓血样便,伴发热、异常口渴和疲乏等症状。长期应用可导致菌群失调,出现念珠菌性阴道炎、口腔感染。⑨其他类抗菌药物,糖肽类与环脂肽类偶可引起假膜性肠炎;酰胺醇类偶可引起真菌性二重感染,比四环素类轻;替加环素可能引起铜绿假单胞菌所致二重感染。

预防 随着人口老龄化、广谱抗菌药、肾上腺皮质激素、免疫抑制剂、各种侵入性诊疗手段的广泛应用,以及器官移植、放射治疗、化学治疗的推广,条件致病菌大量繁殖,导致医院内二重感染发病率趋于逐年升高。应对二重感染,应做到早预防、早发现、早治疗。①加强抗菌药物使用的管理,严格掌握抗菌药物的适应证,尽早送病原学培养和药敏试验,并根据药敏试验结果选择用药,实现抗菌药物的降阶梯治疗。做到能用窄谱抗菌药不用广谱抗菌药,避免长期、大量及联合用药,避免频繁换药。②积极治疗基础疾病,控制原发病,加强支持疗法,提高易感人群抵抗力。严格控制免疫抑制剂的使用,合理掌握放射治疗、化学治疗及各种诊疗手术指征,杜绝滥用糖皮质激素。③严格无菌操作,加强呼吸道、深静脉置管、病房环境、引流管等方面的感染控制管理,做好护理工作。④对需要长期使用抗菌药物的二重感染高危患者,应加强临床观察,尽早送标本培养,一旦确定发生二重感染,应及时停药,必要时需根据病情调整用药。⑤继发耐药金黄色葡萄球菌或者其他 G^- 菌

感染，可根据药敏结果选择抗菌药进行抗感染治疗；继发真菌感染，可根据病情选择氟康唑或者伊曲康唑等进行抗真菌治疗；继发假膜性肠炎，最重要的是停用抗菌药物，如果不能自行好转，则需使用甲硝唑 500mg 3 次/日或万古霉素 500mg1 次/日口服，也可同时服用微生态制剂调节肠道菌群。⑥预防性使用微生态制剂如乳酸杆菌、双歧杆菌等，维持肠道菌群平衡，可显著减少二重感染的发生。

（张永信）

菌群失调

jūnqún shītiáo

菌群失调（dysbacteriosis） 机体某部位正常菌群中各菌种间的比例发生变化、超出正常范围状态而产生病症的现象。产生的病症称为菌群失调症或菌群交替症。菌群失调时，多引起二重感染或重叠感染，即在原发感染的治疗中，发生了另一种新致病菌感染。菌群失调的发生多见于使用抗生素和慢性消耗性疾病的患者。临床上长期大量应用广谱抗生素后，大多数敏感菌和正常菌群被抑制或杀灭，但耐药菌则获得生存优势而大量繁殖致病，如耐药金黄色葡萄球菌引起腹泻、败血症、白色念珠菌引起鹅口疮、阴道炎、肠道和肛门感染。

原因 肠道菌群失调的原因很多，主要包括药物、饮食、年龄、肠道动力等异常异常及免疫功能障碍等。①药物因素。抗生素、免疫抑制剂、细胞毒性药物、激素及抗肿瘤等药物使用不当均可引起肠道菌群失调，长期使用广谱抗生素是最常见原因。②饮食习惯。不良的饮食习惯会破坏肠道菌群种类和数量平衡。③年龄因素。肠道菌群随年龄的变化而变化，老年人肠道内双歧杆菌

数量显著减少，肠杆菌、肠球菌数量增加，肠道定植抗力下降。老人肠道菌群失调可能与退行性及感染性疾病的易患性增加相关。④肠道动力异常。正常肠道运动是阻止肠道菌群失调的重要手段。小肠消化期和消化间期的正常运动有清除细菌的作用，小肠动力障碍时，小肠移行性复合运动的强度减弱，小肠转运速度及食物推进速度减缓，致使细菌在肠道内滞留时间过长、大量繁殖，促进了肠道菌群失调的形成。⑤肠道免疫功能障碍。黏膜固有层的浆细胞是肠道正常免疫功能的主要来源，浆细胞能产生大量对肠道细菌有抑制作用的免疫球蛋白。分泌型免疫球蛋白 A 是肠黏膜主要的免疫球蛋白，对黏膜抵抗固有及入侵的病原体有重要作用，亦是阻止肠道细菌移位的重要环节。肠道免疫功能出现能障碍时，分泌型免疫球蛋白 A 缺乏，肠道细菌会因失去监控而过度繁殖，造成肠道菌群失调。⑥其他。外伤、重症感染、手术、化学物品、精神疾病、肿瘤等均可导致肠道菌群失调。

分级 菌群失调可分为三度：①一度失调。只能通过细菌定量检查发现其变化，临床上无明显表现。诱因停止后不经治疗可自行恢复。②二度失调。去除诱因后不可逆。在临床上表现为慢性肠炎、慢性肾盂肾炎、慢性口腔炎或咽峡炎等。③三度失调。原来的正常菌群大部分被抑制，只有其中的少数菌种成为优势菌，出现急性临床表现，甚至病情凶险。例如，难辨梭菌引起的抗菌药物相关性腹泻（抗菌药物相关性肠炎、假膜性肠炎）以及真菌性肠炎等。又称菌群交替症或二重感染。三度菌群失调如发生在

住院期间，且与住院后使用抗菌药物有关，属院内感染；如院外应用大量抗菌药物但入院后才出现了三度菌群失调表现，则不属院内感染。

临床表现 主要是腹泻、腹痛、腹胀、肠鸣，可伴发热、恶心、呕吐、水电解质紊乱、低蛋白血症，重症患者可出现休克。常见的细菌性肠炎有白色念珠菌性肠炎、金黄色葡萄球菌肠炎、难辨梭菌肠炎、铜绿假单胞菌肠道感染、变形杆菌属肠道感染及肺炎克雷伯菌肠道感染等。

处理 首先应明确患者的感染状态，有无细菌感染，感染部位、致病菌、药敏情况等。其次是了解菌群失调的证据是否充分，有无抗生素相关性腹泻，粪便细菌学检查是结果如何。若证实细菌合并真菌侵袭性感染，可用抗细菌加抗真菌药物。如存在抗生素相关性腹泻，难辨梭菌感染，应口服万古霉素、甲硝唑，并补充益生菌，建立肠内营养。

（张永信）

假膜性肠炎

jiǎmóxìng chángyán

假膜性肠炎（pseudomembranous enteritis） 小肠或结肠坏死黏膜表面覆有一层假膜的急性肠道炎症。易发生在大手术和应用广谱抗生素后，故又称手术后肠炎、抗生素性肠炎。多源于难辨梭菌在肠道大量繁植，实质是肠道内菌群平衡失调。易发生于年老体弱的重病患者、手术后患者及使用广谱抗生素患者，女性多于男性。常常突然发病，病程迁延。多种抗生素都可发生但林霉素治疗后多见。口服万古霉素或硝基咪唑类药物如甲硝唑、替硝唑，可用于治疗抗生素相关性肠炎；轻型可用微生态药，万古霉素更适于危重患者。严重病例还

需足够的营养支持治疗，以及输血浆、清蛋白或全血、补充电解质、手术治疗等。大多数患者治疗后可痊愈。

致病菌 假膜性肠炎多由两种细菌产生的毒素所致。①难辨梭菌：该菌是与抗生素相关的假膜性肠炎的重要发病原因。难辨梭菌是厌氧的革兰阳性（G^+）杆菌，常驻正常人肠道。在未接受抗生素治疗的患者，该菌数量仅占厌氧菌的 2% ~ 3%，毒素少。长期使用大量抗生素可抑制肠道内各类细菌，不受抗生素影响的耐药性难辨梭菌则迅速繁殖，其数量可达厌氧菌的 10% ~ 20%，大量外毒素，引起黏膜坏死、渗出性炎症伴假膜形成。②凝固酶阳性的溶血性耐药金黄色葡萄球菌。使用大量广谱抗生素后，肠道内包括大肠埃希菌在内的各种菌群受到抑制，耐药的金黄色葡萄球菌则大量繁殖产生外毒素，导致假膜性肠炎的发生。

临床表现 假膜性肠炎大多起病急骤，病情发展迅速。发病时间最早的可在开始用药后几小时，但也可在停药后 3 周，约 20%患者在停抗生素后 2~10 天内起病。主要临床表现有发热、腹泻、腹痛、腹胀、毒血症和休克等。①发热。10% ~ 20% 的患者发热、白细胞计数升高。轻型患者多呈中等发热，重型患者可出现高热。②腹泻。是此病的突出症状。腹泻程度取决于细菌的数量、毒力及患者的抵抗力。停用原使用抗生素并用针对性措施后可治愈。重者腹泻可达 20~30 次/日，腥臭味脓性黏液血便，每天排便量约 4000ml，甚至多达 10 000ml。粪便中时有血或斑块样假膜，感染金黄色葡萄球菌往往是草绿色水样便，难辨梭菌可为黄色蛋花样稀水便。如出现中毒性肠麻痹不能排除积聚在肠腔内的大量液体，腹泻次数反而减少，但病情更严重。腹泻一般在停药后 5 ~ 8 天停止，个别可持续 2 ~ 3 周，甚至两个月。③腹痛、腹胀。在炎症及肠液毒素的刺激下肠管呈痉挛性收缩而引起不同程度的腹痛，重者可很剧烈伴有早期的肠鸣音亢进。假膜性肠炎是在频繁腹泻的同时出现腹胀而不同于一般的腹泻。严重者可有典型的中毒性巨结肠症症状，重者腹痛、腹胀、肠型、全腹肌抵抗和压痛、肠鸣减弱或消失。有肠坏死、穿孔者出现弥漫性腹膜炎，全腹性肌抵抗、压痛反跳痛，腹胀更明显，全身中毒症状更重，以致陷入感染中毒性休克。④毒血症和休克。为重症患者晚期的表现。大量毒素吸收后出现食欲明显减退、高热、心动过速、精神萎靡、谵妄、定向力差、意识障碍、呼吸深促、手足发凉、血压不稳等，最后导致肝、肾功能不全而陷入不可逆性休克。个别患者起病急骤，主要表现为高热、严重腹胀、呕血、便血，数小时内出现休克、死亡。

检查项目 可用于假膜性肠炎诊断的辅助检查项目较多，如血液生化、便常规、粪便细菌学检查、细胞毒素的毒性实验、毒素 A 的检测等。还可通过结肠镜检、腹部 X 线平片、超声、CT 等进一步明确各种病变的具体情况。

诊断依据 主要有：①抗生素用药史。②典型的临床表现如腹泻、腹胀、发热、白细胞计数增加，严重时有便血、中毒性肠麻痹、肠穿孔、中毒性休克。③粪便细菌学分离，鉴定有难辨梭菌。④粪便过滤液或分离菌株培养的过滤液有毒素，在组织培养中有细胞病理效应，且能被难辨梭菌抗毒素或污泥梭菌抗毒素所中和。同时需注意与肠扭转或肠套叠复位术后、溃疡性结肠炎、克罗恩病、出血性坏死性肠炎等鉴别。

治疗 目标是消除细菌、消除或减弱细菌毒素的作用、扶植肠道正常菌群、改善全身和消化道的症状。

治疗手段主要有：①病因治疗。临床严格掌握抗菌药物的适应证，仔细观察大量使用广谱抗生素患者的消化道变化，一旦怀疑此病或已明确诊断应立即停用正在使用的抗生素。②抗菌药物的使用。粪便培养及药物敏感实验获得结果之前可使用针对性强的窄谱抗菌药物。金黄色葡萄球菌为病原的可口服或静脉滴注红霉素，疗程为 7 ~ 10 天。万古霉素对难辨梭菌有抗菌活性，在肠道内很少被吸收，能维持较高的药物浓度，很少有全身的毒副作用，对金黄色葡萄球菌也有作用，故被临床确认为治疗此病的首选药物。甲硝唑也常用于此病的治疗，得到较满意的疗效，缺点是口服时药物易被吸收，肠道的浓度较低，使用时需要加大剂量。杆菌肽是对细胞壁有活性的多肽，体外实验能抑制难辨梭菌；与万古霉素类似，口服给药时从胃肠吸收少，粪便中可获得较大的浓度，全身的毒副作用少。③抗毒素抑制毒素的致病作用。消胆胺体外能结合难辨梭菌的细胞毒和肠毒素，此药在肠道内发挥离子交换树脂作用与肠道内难辨菌结合排出肠外，阻断或降低毒素的组织毒性和活力，促进回肠末端对胆盐的吸收，减轻症状。消胆胺适合轻症或经初期治疗成功而复发的，以及使用万古霉素后减少剂量而复发的。气性坏疽梭状芽胞杆菌多价抗毒素加于 5% 葡萄糖液静脉点滴，亦可取得不错的疗效。考来烯胺能与毒素结合，减少毒素吸收。④调节正常菌群。乳酶生、维生素 C、叶酸、复合维生素 B、维生素 B_{12}、谷氨酸等能促进肠内球菌正常菌群的繁殖。乳糖、蜂蜜、麦芽糖等促进大肠埃希菌的繁殖。⑤对症及全身支持治疗。根据患者的具体表现，可采取适当的对症及支持治疗，包括抗休克和对毒血症、纠正水电解质紊乱及酸碱平衡失调、肠外营养支持、纠正心力衰竭，改善肝功能等。⑥手术治疗。在非手术的积极治疗下，病程无改善，怀疑肠坏死、肠穿孔或发生中毒性巨结肠的可在纠正酸中毒、补足血容量的同时积极手术探查。根据探查结果实施小肠修补或肠切除术，或回肠造口和横结肠造口术。

（张永信）

kàngjūn yàowù zhìliáo jiāncè
抗菌药物治疗监测（therapeutic drug monitoring of antimicrobial agents） 在使用抗菌药物时，通过测定患者的血液或其他体液的药物浓度，根据药物代谢动力学原理和计算方法拟定患者个体化给药方案，提高疗效和降低不良反应，达到有效和安全治疗目的的过程。由于使用抗菌药物治疗的患者的年龄、体重、疾病状态、遗传因素、饮食和合并用药等存在较大差异，这些因素均可使抗菌药物的体内过程发生变化，影响药物的吸收、分布、代谢和排泄过程，导致血药浓度各异，直接影响药物的临床疗效和安全性。治疗药物监测指。

以下情况需要进行治疗药物监测：①治疗有效浓度范围窄，毒性大的药物。这类药物的治疗浓度与中毒浓度甚接近。血药浓度的的个体差异，在治疗剂量即可因血药浓度过高而发生毒性反应，也可因血药浓度过低而无效。此类药物如氨基糖苷类的庆大霉素、阿米卡星、氯霉素以及万古霉素等糖肽类抗菌药物。②某些消除半衰期随血药浓度的增高而延长的药物。该类药物的体内消除速率与剂量有关，当给药剂量超过一定范围，剂量增加时，血药浓度显著升高，导致发生毒性反应。③有肝、肾等脏器疾病患者。上述疾病可影响药物的药动学特征，与常用的给药方案预期的血药浓度出现较大差异，需对血药浓度进行监测调整给药方案。④可能会发生毒性反应或已有毒性反应先兆的患者。此时需要监测药物浓度，尤其是药物的毒副作用与患者的疾病症状相似，需要仔细进行鉴别。⑤在常用剂量下患者无治疗反应。⑥需长程治疗而药物又易发生毒性反应者。⑦联合用药可能发生相互作用者。⑧提供治疗上的医学法律依据。

血药浓度监测可用于不同个体的给药方案设计。如监测发现药物浓度未在治疗浓度范围则可根据实际情况调整治疗方案：如测定血峰浓度过高，则需要减少每次给药总量；如谷浓度过高，则需要延长给药间期。抗感染药物治疗药物浓度监测中应注意以下事项：①对血药浓度监测应结合临床情况分析，如患者的疾病诊断、原发病、肝肾功能、联合用药情况、取血标本等综合考虑，制定个体化给药方案。②掌握好取血标本时间，随意采血或未准确记录采血时间不仅毫无临床意义，而且可导致错误的结论。治疗药物监测的方法需灵敏度高，特异性强和快速，以适应及时更改给药方案的要求。

（张永信 王明贵）

zhìliáochuāng
治疗窗（therapeutic window） 介于药物起效浓度与药物毒性浓度之间的浓度。治疗窗窄的药物即治疗量（浓度）与中毒量（浓度）接近的药物，在临床用药时，应严格监控相关指标，以根据患者体内情况，适时调整用药剂量。药物浓度太低不产生治疗效应，浓度太高则产生难以耐受的毒性反应。因此，对于治疗窗窄的药物通常推荐进行治疗药物监测。

氨基糖苷类药物的药动学（PK）/药效学（PD）指数为（C_{max}）>最低抑菌浓度（MIC）。临床研究表明，当（C_{max}）/MIC≥8～10 时的临床效果好，治愈率高。氨基糖苷类药物的毒性反应与谷浓度有关，给药间隔通常需要 24 小时。治疗浓度监测时，庆大霉素和妥布霉素的谷浓度需要< 1mg/L，阿米卡星的浓度需要<5mg/L。

糖肽类药物如万古霉素的 PK/PD 指数为药物浓度-时间曲线下面积（AUC）/MIC，有报道指出其血药谷浓度和肾毒性有关。临床研究表明 $AUC_{0\sim24}$/MIC≥400 时，万古霉素的治疗可达到最佳临床疗效。对于大多数感染而言，血药谷浓度在 10～15mg/L 时的 $AUC_{0\sim24}$/MIC 可以达到 400，此谷浓度常作为治疗药物监测的指标。虽然血药谷浓度>15mg/L 可能会减少万古霉素耐药的出现，但是也增加了肾毒性发生的概率。采用替考拉宁治疗时，多数感染的有效血药谷浓度需>10mg/L，但是耐药金黄色葡萄球菌引起的心内膜炎和骨髓炎的血药谷浓度需要达到>20mg/L。

β-内酰胺类抗菌药物如青霉素类、头孢霉素类、碳青霉烯类等的 PK/PD 指数为 T%>MIC，此类抗菌药物的 PK/PD 指数需要达到给药间隔的 40%～70%。对美罗培南、哌拉西林、头孢他啶、头孢吡肟等抗菌药物 C_{min}/MIC>8mg/L 时会引起危重脓毒血症患者产生神经功能恶化。

多黏菌素类的体外试验表明 $AUC_{0～24}$/MIC 为 7～23 时可以达到最大杀菌效果，谷浓度高于 2.4mg/L 时会引起急性肾损伤。尚未见多黏菌素的治疗窗的临床研究报道。

利奈唑胺的临床效果与 AUC/MIC 和 T%>MIC 有关。治疗危重患者时发现，T%>MIC 高于 85% 以及 AUC/MIC 在 80～120 时有效性较好。谷浓度保持在 2～6mg/L 时对于保持有效性以及减少血小板减少症有重要意义。

达托霉素的临床前研究同样表明 AUC/MIC 以及 C_{max}/MIC 与其杀菌效果相关。谷浓度>24.3mg/L 时会引起肌酸激酶升高。

（张永信　王明贵）

kàngjūn yàowù zhìliáo shíjiān yīlàixìng

抗菌药物治疗时间依赖性

（ time dependent antimicrobial agent ） 抗菌药物的杀菌作用取决于抗菌药物在体内的浓度高于细菌最低抑菌浓度（minimum inhibitory concentration，MIC）的时间的现象。药物浓度在一定范围内与杀菌活性有关，通常在药物浓度达到对细菌 MIC 的 4～5 倍时，杀菌速率达饱和状态，药物浓度继续增高，其杀菌活性及速率并无明显改变，但杀菌活性与药物浓度超过细菌 MIC 时间的长短有关，血或组织内药物浓度低

于 MIC 时，细菌可迅速重新生长繁殖。此类药物通常无明显抗生素后效应。β-内酰胺类抗菌药物，包括青霉素类、头孢菌素类、碳青霉烯类、氨曲南等均属此类，大环内酯类的大部分品种以及克林霉素、利奈唑胺等亦属此类。

治疗细菌性感染时，除根据患者感染部位、感染严重程度和病原菌种类选用抗菌药物外，应参考抗菌药物的药动学（PK）/药效学（PD）指标制定给药方案，如时间依赖性的 β-内酰胺类抗菌药物等消除半衰期短者应多次给药以使 T%>MIC 的时间延长，达到最佳疗效。

以 β-内酰胺类抗菌药物为例，给药后药物浓度高于杀菌浓度时，一部分细菌被杀死；药物浓度随时间降低，当低于杀菌浓度时，细菌很快开始重新生长。此时对于时间依赖性药物的有效治疗方案需要血药浓度高于 MIC 的时间（T%>MIC）至少是给药间期的 40%～70%。对于血清蛋白结合率高的 β-内酰胺类，需要使用游离药物浓度来预测治疗效果。

（张永信　王明贵）

kàngjūn yàowù zhìliáo nóngdù yīlàixìng

抗菌药物治疗浓度依赖性

（ concentration dependent antimicrobial agents ） 抗菌药物的杀菌作用有药物峰值浓度越高对致病菌的杀伤力越强、杀伤速度越快的现象。浓度依赖性抗菌药物药效学指数为 C_{max}/最低抑菌浓度（MIC）或药物浓度-时间曲线下面积（AUC）/MIC。喹诺酮类抗菌药物对肺炎球菌以及多数革兰阳性菌，$AUC_{0～24}$/MIC ≥ 30，对铜绿假单胞菌以及多数需氧革兰阴性菌则需要更高的

$AUC_{0～24}$/MIC，一般 ≥ 100～125。该类药物治疗后者所致感染的给药剂量一般高于前者。

对氨基糖苷类抗菌药物而言，杀菌效果是血药浓度达到最高时最好。药物浓度下降，杀菌效果也会降低。高剂量的药物不仅会提高药物的杀菌效果，也会延长细菌在高浓度药物下暴露的时间。若感染部位的药物浓度下降至低于 MIC，由于抗生素后效应的存在，仍然会对细菌有持续抑制作用。氨基糖苷类药物的抗生素后效应的作用时间也是浓度依赖性的，药物浓度越高，抗生素后效应作用时间越长，残留的细菌数量越少。氨基糖苷类抗菌药物对革兰阴性杆菌有效的给药方案需要 24 小时 AUC/MIC 为 100～125。氟喹诺酮类抗菌药物对肺炎球菌的 24 小时 AUC/MIC 需要达到 25～30，或者 C_{max}/MIC 达到 10 以上。对于浓度依赖性药物，剂量选择是根据达到最高的药物暴露量，达到最高的 C_{max} 来达到最高的体内药效。

AUC/MIC 或者 C_{max}/MIC 也可以用于比较不同浓度依赖性抗菌药物的有效性。同一类型抗菌药物如果有高的 AUC/MIC 或者 C_{max}/MIC，则会有较高的作用效果。很明显，较高的 MIC 细菌引起的感染，即使使用标准的给药方案也可能不够。

（张永信　王明贵）

kàngjūn yàowù jīngyàn zhìliáo

抗菌药物经验治疗

（ experience treatment of antibiotics ） 感染起病时尚未获得病原学诊断，此时可根据患者的发病场所、感染部位、年龄、基础疾病等分析其最可能的病原菌，并结合所在地区、医院近期的细菌耐药状况开始抗菌药物经验性治疗策略。

任何细菌感染性疾病都必须尽早开始抗菌治疗，尤其对严重而危及生命的感染性疾病或免疫功能低下的感染患者治疗更是不可滞后。病原学检查结果常需等待24～~72 小时。临床标本如痰、尿等属易污染标本，培养阳性率和特异性较低，或某些感染部位难取标本，用于指导抗菌药物临床选择实际价值往往有限。经验治疗建立在对宿主因素、病原流行病学、抗菌药物的深入了解基础上，需根据患者年龄、感染部位、发病场所、感染严重程度、免疫状态、肝肾功能等方面推测可能的病原菌，并综合考虑病原菌的流行病学分布规律、抗菌药物的抗菌谱及抗菌活性、药动学/药效学参数、当地细菌耐药性、不良反应发生率、临床应用疗效及药物价格、供应等选择合适的抗菌药物。需注意，经验治疗基于对病原菌的推测，存在误判可能，经验治疗期间，应及时随访、复查，并根据实验室检查结果及时调整治疗方案。

（张永信　王明贵）

kàngjūn yàowù bìngyuán zhìliáo
抗菌药物病原治疗 （antibiotic pathogen therapy）

取得患者感染部位合格标本后，通过正确检测方法，获知细菌培养和药敏结果并用针对该病原体有效且不良反应小的抗菌治疗方案。与经验治疗相比，病原治疗已明确感染的病原，属目标治疗，前者多在治疗的开始阶段，病原尚未明确，多采取广覆盖的疗法，后者则是精准措施。

在感染性疾病的诊治过程中，就诊时常根据患者的症状、体征及实验室检查结果，初步判断为细菌性感染者，尤其中、重度感染者，即刻开始经验性抗菌治疗，

经验治疗建立在病原菌分布的一般性规律上，不一定符合具体患者的实际情况，存在一定的局限性。因此病原学和药敏结果明确后，需据此调整治疗方案，向以病原学诊断为基础的个体化治疗过渡。病原治疗针对性强，易获得预期疗效，有利于降低耐药性发生，减少不良反应发生率，有理想的治疗目标，有利于节约医疗资源。

达到病原治疗的基础在于临床实施经验治疗前，迅速留取合适的标本（血、感染部位标本或分泌物等）进行病原学检查。正确采集标本需选择恰当的时机（最好为病原菌浓度最高的时间点），留取真正的感染部位标本，留取过程不可污染标本和环境，标本体积应足够，选择正确的容器，正确标识基本信息并转运标本，采集、运送整个过程应符合生物安全规范。经验治疗48～72小时后评估病原学检查及经验性治疗结果，根据病原学结果，选用有针对性窄谱抗菌药物。如病原学检查结果特异性高且经验治疗有效，应减少联合用药，从广谱抗菌药物改为窄谱抗菌药物治疗，选择价格便宜、毒性作用小的抗菌药物。如病原学检查结果为阴性或特异性低而经验治疗有效，可继续原治疗方案，并继续随访、复查。若病原学检查结果阴性或特异性不高，经验性治疗效果欠佳，则需重新评估诊断是否正确，调整治疗方案，并倚重病原学检查诊断。

（张永信　王明贵）

kàngjūn yàowù liánhé zhìliáo
抗菌药物联合治疗 （combination therapy of antibiotics）

同时使用两种或两种以上抗菌药物以期加强抗菌作用或扩大抗菌谱的

治疗策略。抗菌药联合应用常用于下列情况：①病原菌尚未查明的严重感染，包括免疫缺陷者的严重感染。②单一抗菌药物不能控制的严重感染，需氧菌及厌氧菌混合感染，两种及两种以上细菌感染，以及多重耐药菌或泛耐药菌感染。③需长疗程治疗，但病原菌易对某些抗菌药物产生耐药性的感染，如某些侵袭性真菌病或病原菌含不同生长特点的菌群，需要合用不同抗菌机制的药物，如结核和非结核分枝杆菌。④毒性较大的抗菌药物，联合用药时剂量可适当减少，但需有临床资料证明其同样有效。如两性霉素 B 与氟胞嘧啶联合治疗隐球菌脑膜炎时，前者的剂量可适当减少，以减少其毒性反应。

联合用药的目的主要在于获得协同作用或者相加作用，即两种抗菌药物联合应用的效果大于或等于两者作用相加的总和。其产生的机制有：①两者作用机制相同，但作用于不同环节。②两者作用机制不同，联合后发生协同作用。③联合应用酶抑制剂。④抑制不同的耐药菌群。为使联合用药在体内达到满意的协同作用，选用的药物最好抗菌谱尽可能广，有相似的药动学特性，至少一种药物对病原菌有相当高的抗菌活性，病原菌对联合使用的药物没有交叉耐药性，体外试验呈协同作用或累加作用。联合用药常用两种药物联合，仅个别情况适用 3 种或 3 种以上抗菌药物联合，如结核病等。常用的联合用药方案有青霉素类、头孢菌素类等 β-内酰胺类与氨基糖苷类联合治疗严重革兰阴性杆菌感染，四环素类和链霉素联合治疗布鲁菌病，利福平（或链霉素）和异烟肼及其他药物至少 3 种联合治

疗结核病，两性霉素 B 与氟胞嘧啶联合治疗念珠菌病、隐球菌病等深部真菌病。

抗菌药物联合应用的指征需严格把握，不合理的联合用药可使耐药菌株增多，毒性反应、过敏性反应等不良反应增多，增加二重感染发生的机会，浪费医疗资源，加重国家和患者负担，给人一种虚假的安全感，贻误正确治疗。

（张永信　王明贵）

kàngjūn yàowù xùguàn zhìliáo

抗菌药物序贯治疗 （sequential treatment of antibiotics）

临床上使用抗菌药物治疗各种急性中、重度感染性疾病时，早期为迅速控制病情，先通过静脉输液方式给予抗菌药物，待体温恢复正常，以及感染相关症状得到控制或改善后，给药途径从静脉输液改为口服的一种治疗方法。

抗菌药物序贯治疗的适应证：①呼吸道感染，如急性鼻窦炎、急性化脓性扁桃体炎、急性支气管炎、慢性阻塞性肺疾病急性发作、社区获得性肺炎、耐药结核分枝杆菌引起的肺结核等。②泌尿系统感染，如急性膀胱炎、急性肾盂肾炎、慢性肾盂肾炎急性发作、泌尿系统结石合并感染、急性尿道炎等。③消化系统感染，如急性胃肠炎、肝脓肿等腹腔脓肿、急性胆道感染、腹腔手术后感染等。④妇科感染，如急性盆腔炎、妇科术后感染等。而感染性心内膜炎、中枢神经系统感染、眼内炎等感染性疾病，治疗时要求保持很高的血液抗菌药物浓度，口服给药很难达到，需要长期静脉输液给药，故不宜进行序贯治疗。此外，下列各类人员也发生急性中、重度感染不宜使用序贯治疗：免疫功能低下者（如中性

粒细胞缺乏症、长期服用激素、先天性/获得性免疫缺乏症）；神志不清者；严重恶心呕吐腹泻者；胃肠道吸收功能差者。

用于序贯治疗的抗菌药物特点：①静脉输注药物与口服药物所能杀灭的细菌种类相同或相似，当静脉输注的抗菌药和口服的抗菌药非同一种类时特别需要注意该问题。②口服抗菌药物必须达到较高的生物利用度，即口服一定剂量后血液中药物浓度接近直接静脉给药的浓度；口服药物应能在感染部位达到有效的抑菌或杀菌浓度。③不良反应少，特别需要对胃肠道影响小，肝毒性、药物过敏发生率低的药物。临床上以下抗菌药物常在序贯治疗中先予静脉制剂，后直接改为同一药物的口服制剂，如阿莫西林、克拉维酸、多西环素、甲硝唑、氟喹诺酮类、利奈唑胺、吡咯类抗真菌药、头孢呋辛等。

抗菌药物序贯治疗优点：①尽早停用静脉输液，可减少局部静脉炎等不良反应，提高患者对治疗的依从性。②缩短住院时间，减少医院内交叉感染可能。③一般口服制剂较静脉制剂便宜，故序贯治疗有利于减轻经济负担，节省医疗资源。

（张永信　王明贵）

kàngjūn yàowù zhìliáoxìng yìngyòng

抗菌药物治疗性应用 （therapeutic application of antibiotics）

针对病原菌已形成感染的患者的治疗策略。

原则　①诊断为细菌性感染的患者，方有应用抗菌药物的指征。②尽早明确感染病原菌种类及药物敏感试验结果，根据结果用药调整治疗方案。③推测可能的病原菌，并结合当地细菌耐药状况进行抗菌药物经验治疗。

④依照抗菌药物的作用特点和体内过程选择临床用药。⑤应根据患者的病情、感染病原菌种类和抗菌药物特点综合制定治疗方案。根据患者感染严重程度、全身情况、病原菌、细菌耐药情况等制定治疗方案，包括药物品种、给药剂量、次数、途径、疗程及是否联合用药等。选用抗菌药物应尽可能针对性强、窄谱、安全、价格适宜，一般依照各种抗菌药物的治疗剂量范围用药，轻、中症感染常给予口服给药，重症感染则应给予静脉给药治疗，尽量避免局部应用抗菌药物。给药次数应根据药动学和药效学给药。抗菌药物的疗程按感染不同而异，一般用至体温正常、症状消退后 72～96 小时，某些疾病如感染性心内膜炎、结核病、化脓性脑膜炎等则需要较长时间抗菌治疗。单一抗菌药物可有效治疗的感染，不应联合用药，联合用药需有明确指征。

分类　抗菌药物的治疗性应用可分为经验治疗和病原治疗。感染在起病时，通常尚未获得病原学诊断，此时应根据临床特点（如发病场所、感染部位、年龄、基础疾病等）推测可能的病原菌，并结合所在地区、医院近期的细菌耐药状况开始经验性抗菌药物治疗。抗菌药物的治疗性应用最好有明确的病原诊断，而经验治疗是建立在对病原菌的推测上，存在一定误判可能，因此在应用抗菌药物前，应先留取相应的标本送细菌培养及药物敏感性测定，获知结果后，应调整抗菌方案，选用有针对性窄谱且不良反应小的抗菌药物进行治疗，此即为病原治疗。

特殊人群治疗　特殊病理、生理基础的感染患者应用抗菌药

物需谨慎。①肾功能减退者：应尽量避免使用肾毒性药物，如确需使用应密切监测肾功能，根据感染情况及病原菌种类等选用对肾无毒或小毒的药物，并根据肾功能情况及药物代谢、排泄途径调整用药剂量和方法。②肝功能减退者：应用抗菌药物时应考虑肝功能减退对药物代谢清除过程的影响程度和该药物及其代谢产物发生毒性反应的可能性，据此选用抗菌药物种类及调整给药剂量。③老年人：由于生理功能减退，组织器官萎缩，宜选用毒性低并有杀菌作用的抗菌药物。④新生儿：感染时用抗菌药物需按日龄调整治疗方案，应用经肾排出的药物时应减量，注意避免应用毒性大和可能发生严重不良反应的抗菌药物。⑤妊娠期患者：感染时需选用毒性低，对母体及胎儿均无明显影响，也无致畸作用的抗菌药物，对胎儿有明显毒性或致畸作用者禁用，对母体和胎儿均有毒性作用者应避免使用，有明确使用指征时权衡利弊应用。⑥哺乳期妇女：感染时应避免使用氨基糖苷类、四环素类、喹诺酮类、磺胺药等，使用任何抗菌药物时均应暂停哺乳。

（张永信　王明贵）

kàngjūn yàowù yùfángxìng yìngyòng

抗菌药物预防性应用（prophylactic application of antibiotics）　抗菌药用于存在感染的风险但尚未出现感染患者避免或减少感染的策略。预防用药前应权衡患者是否必须采用预防用药，应用后发生耐药菌感染、出现不良反应的可能性；应用的抗菌药物针对的主要病原菌，这些病原菌对抗菌药敏感性如何。

内科及儿科领域　抗菌药物常用于风湿热复发、流行性脑脊髓膜炎、疟疾、结核病等的预防，旨在预防特定人群可能出现的或特定病原菌导致的感染。基本原则包括：①对暴露于致病细菌但尚未出现感染征兆的高危人群适用。②抗菌药物预防性应用的适应证和选择应根据循证医学证据。③用于预防1、2种特定病原菌侵入人体内导致感染发生，可能有效。④针对某一段时间内应用抗菌药物预防感染可能有效，长期用药预防感染往往无效。⑤患者存在原发疾病时，如原发疾病可以缓解或治愈，预防性应用抗菌药物可能有效；如原发疾病不能纠正或治愈，或患者存在免疫缺陷，预防性应用药物应尽可能不用或少用，应密切观察病情，一旦出现感染可能，应立即采取送检有关标本进行培养及药物敏感性试验，尽早开始经验治疗。⑥不宜常规应用预防药物的情况。麻疹、普通感冒等病毒性疾病，休克、中毒、心力衰竭、应用肾上腺皮质激素、肿瘤等患者；留置深静脉导管、导尿管或应用人工气道的患者。

外科领域　抗菌药物用于预防手术切口感染、手术部位感染及手术涉及的器官或腔隙的感染，减少术后感染发病率和病死率。需根据外科手术切口污染情况决定是否预防性应用抗菌药物。对于清洁手术，即手术部位为无菌部位，手术不涉及消化道、呼吸道、泌尿生殖道等与外界相通的器官，通常无须应用预防用药，仅在下列情况下考虑预防用药：①手术时间长、范围大、污染可能大。②异物植入手术，如人工关节置换等。③手术涉及重要器官，如心脏手术等，如出现感染将导致严重后果。④高危因素如免疫缺陷、高龄、糖尿病等患者。

对清洁-污染手术，即手术部位存在大量人体寄植菌群，手术时可能污染术野导致感染，此类手术需预防性应用抗菌药物。对污染手术，即已造成手术部位严重污染的手术如胃肠道、胆道、尿路体液大量溢出的手术，此类手术需预防应用抗菌药物。对污秽-感染手术，即术前已开始治疗性应用抗菌药物，此类手术不属于预防用药范畴。预防性应用抗菌药物的选择主要根据导致术后感染最可能的病原菌种类而定。使用的抗菌药物必须安全、有效，不良反应少，给药方便，价格较低，尽量应用单一抗菌药物，针对手术中可能存在的病原菌。合理的预防用药应保证手术开始切口暴露时，局部组织已存在的药物浓度足以杀灭入侵伤口的细菌。抗菌药物应在手术开始前 $0.5 \sim 2.0$ 小时或麻醉开始时给药，有效覆盖时间包括手术整个过程。但需注意，应用抗菌药物预防手术后感染决不可代替细致严格的手术操作。手术过程中的严格消毒措施、无菌操作等对于预防和减少手术后感染具有重要意义。21世纪初，放射介入、内镜等侵入性诊疗操作技术发展迅速，此类诊疗操作的抗菌药物预防性应用尚待规范。

（张永信　王明贵）

kàngjūn yàowù shìyìngzhèng

抗菌药物适应证（indications of antibiotics）　某种抗菌药物所能治疗的疾病范围。适应证是各种抗菌药物说明书的必备项目之一，一般表达为某药用于治疗哪些细菌引起的哪些部位的感染。例如，青霉素的适应证为A组溶血链球菌、肺炎球菌等革兰阳性球菌所致的感染，包括血流感染、脑膜炎、肺炎、咽炎、扁桃体炎、中耳炎、猩红热、丹毒等，也可用于治疗草绿色链球菌和肠球菌心内膜炎，以及破伤风、气性坏疽、炭疽、白喉、流行性脑脊髓膜炎、李斯特菌病、鼠咬热、梅毒、淋病、回归热、钩端螺旋体病、奋森咽峡炎、放线菌病等。

药品生产企业为药物上市或上市后增加药物适应证发起临床试验，完成后向国家药品监督管理部门提出相应类别感染适应证申请，在获得药政管理部门批准后可将某类感染列入抗菌药物适应证，一般需要满足以下条件：①抗菌药物对适应证所列病原体或对某部位感染主要病原菌有良好抗菌活性（特别指病原菌未明进行经验治疗时）。②抗菌药物在该部位可达到有效治疗浓度。③与当时治疗该类感染的标准治疗药物进行随机对照临床试验，验证该药的疗效和安全性均不比标准治疗药物差。

临床工作中掌握好抗菌药物的适应证是合理使用抗菌药物的前提，要求明确感染的部位和性质，并要病原学诊断依据，综合分析判断后选择最为合适的抗菌药物。

（张永信　王明贵）

kàngjūn yàowù jìnjìzhèng
抗菌药物禁忌证（contraindications of antibiotics）

不得采用某种抗菌药物或采用后反而有害的疾病或情况。一般禁忌证比较强调绝对不能使用的情况，在抗菌药物说明书中单独列出，或在注意事项中列出。一般包括以下情况：①对该类抗菌药物和药品中所含其他配伍成分有过敏史的禁用。②部分证实可增加流产或畸胎风险，或对新生儿、婴儿和儿童生长发育造成不可逆损害的药物，禁用于孕妇、哺乳期妇女

和相关年龄段婴幼儿。③患者必须使用的其他药物与拟选用的抗菌药物可引起严重不良反应时，应禁用该类抗菌药物（如林可酰胺类药物禁与神经肌肉阻滞剂合用）。④大部分抗菌药物通过肝脏或肾脏代谢，肝肾功能不全时可谨慎调整剂量使用，并检测肝肾功能，但若肝功能或肾功能损害严重时，应禁用加重肝肾功能损害的药物。

（张永信　王明贵）

wēishēngwù yàowù nàiyào
微生物药物耐药（antimicrobial resistance，AMR）

细菌、真菌、病毒等微生物发生改变，使原本能有效治疗其所致感染的抗微生物药物不敏感的现象。国际上通常称为抗微生物药物耐药性。全球范围出现了大量对抗菌药物耐药的菌株，如耐甲氧西林的金黄色葡萄球菌和多药耐药革兰阴性（G^-）菌。十余个国家报道了作为淋病最后一道防线的三代头孢类对淋病的治疗失败的案例，由于没有在研的抗淋病的疫苗和药物，淋病可能将会很快面临无药可治的局面。

微生物药物耐药性严重威胁着人类生命健康和社会稳定。耐药微生物感染的直接后果非常严重，包括患者病程延长、死亡率上升、住院时间延长、治疗费用增加等。广泛使用抗微生物药物特别是无指征滥用，是促进微生物耐药性发生和发展的主要原因。一项全球规模的宏基因组研究显示含耐药基因的微生物在自然界中无处不在。世界卫生组织于2011年的世界卫生日提出了"抵御耐药性——今天不采取行动，明天就无药可用"的口号，呼吁制止耐药性的传播；2014年4月公布了首份基于全球114个国家

数据的全球抗生素耐药性报告，警告称"后抗生素"时代可能很快成为现实；2015年的"抗微生物药物耐药性全球行动计划"，制定了全球耐药性控制的五大策略。各国根据全球计划，纷纷制定本国抗微生物药物耐药性的国家行动计划。中国2016年制定了"遏制细菌耐药国家行动计划（2016—2020）"，鼓励开展细菌耐药分子流行病学、耐药机制、耐药菌感染诊断、治疗与控制研究，支持新型抗感染药物、仪器设备和疫苗的研发，加强抗菌药物环境污染控制研究。

成因　耐药性根据其发生原因可分为固有耐药和获得性耐药。固有耐药是指某些病原微生物对某种抗微生物药物的天然耐药性，如肠杆菌科细菌对青霉素的耐药，这种耐药性代代相传。而有些微生物对原来敏感的药物可通过遗传学的改变而获得了耐药性。获得性耐药可由于自发突变加上药物选择而获得，也可经由质粒或染色体等遗传物质的介导而获得，耐药质粒在微生物间可通过转化、转导、接合、易位或转座等方式转移。

发生机制　微生物耐药的发生机制大致有6种。

产生灭活酶或钝化酶（修饰酶）　耐药菌株产生的、具有破坏或灭活抗菌药物活性的酶类，它通过水解或修饰作用破坏抗生素的结构使其失去活性。这些酶可由质粒和染色体基因编码表达。常见的有β-内酰胺酶、大环内酯类灭活酶、氨基糖苷类修饰酶、氯霉素乙酰基转移酶等，其中β-内酰胺酶和氨基糖苷类修饰酶是种类较多、临床重要性较高的两类酶。

β-内酰胺酶　细菌产生的可

水解青霉素类、头孢菌素类、碳青霉烯类等β-内酰胺类抗生素的灭活酶。第一个β-内酰胺酶是1940年亚伯拉罕（Abraham）和钱恩（Chain）首次从耐药大肠埃希菌中发现的青霉素酶，此后β-内酰胺酶的种类和数量迅速增加。细菌可同时产生多种β-内酰胺酶。革兰阳性（G⁺）菌中β-内酰胺酶通常为胞外表达，但当生长条件改变时，一些酶也可结合于细胞质膜上。G⁻菌中β-内酰胺酶通常存在于细胞周质中，但也可有部分分泌至胞外。1983年德国克诺特（Knothe）等首次从肺炎克雷伯菌中发现第一个超广谱β-内酰胺酶SHV-2，2001年美国伊吉特（Yigit）等首次在肺炎克雷伯菌中发现肺炎克雷伯碳青霉烯酶1（KPC-1）。超广谱β-内酰胺酶能被临床应用的β-内酰胺酶抑制剂克拉维酸、舒巴坦和他唑巴坦抑制，并且碳青霉烯类抗生素对超广谱β-内酰胺酶稳定，而肺炎克雷伯碳青霉烯酶也能被β-内酰胺酶抑制剂克拉维酸、舒巴坦和他唑巴坦抑制。2009年英国沃尔什（Walsh）等新发现的新德里金属β-内酰胺酶（NDM），不仅对包括碳青霉烯类抗生素在内绝大多数抗生素耐药，而且不能被β-内酰胺酶抑制剂抑制，引起全球高度重视。

β-内酰胺酶分类方法主要有两种：①分子生物学分类法（Ambler分类法）。根据蛋白质氨基酸序列相似性和催化机制将β-内酰胺酶分为A、B、C、D类，A、C、D类的活性位点处均有丝氨酸，又称为活性位点丝氨酸酶，而B类金属β-内酰胺酶的活性位点处有二价金属离子Zn^{2+}。A类酶主要由质粒介导，在活性位点处有丝氨酸，优先水解青霉素类，主要包括TEM、SHV、PSE、KPC、GES、SME、IMI、SFC家族等；B类金属酶主要由染色体编码，活性位点处有锌离子，水解碳青霉烯类、青霉素类及头孢菌素类，包括IMP、VIM、SPM、GIM、SIM、KHM、NDM等家族；C类酶主要由染色体编码，包括AmpC酶，主要水解头孢菌素类；D类酶主要由质粒介导，由苯唑西林水解酶OXA家族构成。②功能分类法（Bush-M-J分类法）。根据β-内酰胺酶的功能相似性（底物谱和抑制剂谱）将其分为3组。第一组头孢菌素酶（AmpC酶），不易被克拉维酸抑制；第二组β-内酰胺酶包括青霉素酶、头孢菌素酶和超广谱β-内酰胺酶，通常可被活性位点靶向的β-内酰胺酶抑制剂所抑制，该组对应于安布勒分类法中的A或D类；第三组金属β-内酰胺酶，可水解青霉素类、头孢菌素类和碳青霉烯类抗生素，很难被常规的β-内酰胺酶抑制剂所抑制，但可被乙二胺四乙酸（EDTA）和对氯汞苯甲酸所抑制。

氨基糖苷类抗生素修饰酶　氨基糖苷类修饰酶是细菌对氨基糖苷类抗生素耐药的一种重要机制。与β-内酰胺酶通过水解作用打开四元环而使抗生素失活不同，氨基糖苷类修饰酶通过对抗菌药物分子中的某些保持活性所必需的基团进行修饰，使其与核糖体的亲和力大大降低而产生耐药。常见的氨基糖苷类修饰酶有乙酰化酶、磷酸化酶和腺苷化酶，抗生素相应位点被修饰后，其与细菌核糖体的结合受阻。

氨基糖苷类乙酰基转移酶（AACs）属N-乙酰化酶（GNAT）蛋白超家族，该类酶以乙酰辅酶A作为供体，将受体分子中的-NH_2基团乙酰化，包括AAC（1）家族、AAC（3）家族、AAC（2′）家族、AAC（6′）家族等，其中AAC（6′）酶家族是钝化酶中最大的酶家族，广泛分布于G⁻菌和G⁺菌。AAC（6′）-Ⅰb是与临床关系最密切的乙酰化酶，介导对阿米卡星和其他氨基糖苷类的耐药，在多种G⁻菌种均有检出，如不动杆菌属、肠杆菌属、假单胞菌属等。AAC（6′）家族成员可与氨基糖苷类磷酸转移酶（APH）、氨基糖苷类核苷转移酶（ANT）或者不同的AAC相融合，形成双功能酶，如AAC（6′）-Ⅰe与APH（2″）-Ⅰa融合形成AAC（6′）-Ⅰe-APH（2″）-Ⅰa，常见于粪肠球菌和金黄色葡萄球菌中。

APH催化ATP中的磷酸基团转移至氨基糖苷类抗生素分子的羟基上，包括APH（4）家族、APH（6）家族、APH（9）家族、APH（3′）家族、APH（2″）家族、APH（3″）家族和APH（7″）家族等。其中APH（2″）对于介导G⁺菌对庆大霉素的耐药意义重大。

ANTs以ATP或NTP作为供体，将AMP转移至氨基糖苷类抗生素的羟基上，主要分为5大类：ANT（6）家族、ANT（9）家族、ANT（4′）家族、ANT（2″）家族和ANT（3″）家族，其中ANT（4′）家族包括ANT（4′）-Ⅰ和ANT（4′）-Ⅱ两个亚家族。

此外，细菌可产生氯霉素乙酰转移酶灭活氯霉素、产生酯酶灭活大环内酯类抗生素、产生核苷转移酶灭活林可霉素。

改变细胞膜通透性　使微生物药物难以进入细胞到达靶位。G⁺菌细胞膜被一层厚厚的肽聚糖细胞壁包裹，但该细胞壁内部结构简单，几乎不影响抗菌药物小分子扩散至胞内，通常不构成抗生素的通透屏障；但 G⁻ 菌在肽聚糖细胞壁外还有一层细胞外膜，主要成分有蛋白质（包括膜孔蛋白）、脂多糖及磷脂等，构成抗菌药物的外膜通透屏障，介导细菌的天然耐药性。亲水性抗菌药物可通过外膜上的膜孔蛋白（如大肠埃希菌外膜孔蛋白 OmpF 和 OmpC）穿过外膜，细菌接触抗生素后，可通过改变通道蛋白性质和数量降低细菌的膜通透性而产生获得性耐药性。例如，肠杆菌科细菌对碳青霉烯类耐药可由膜孔蛋白表达量降低或膜孔蛋白基因突变导致，并且已有研究表明碳青霉烯类抗生素的选择性压力可诱导大肠埃希菌等菌株累积膜孔蛋白基因突变或调控膜孔蛋白表达的基因突变。

药物作用靶位发生变化 通过改变与药物结合部位的靶蛋白，降低与药物的亲和力，使微生物药物不能与其结合，导致抗微生物作用的失败。①青霉素结合蛋白，是 β-内酰胺类抗生素的作用靶位，有酶活性，参与细胞壁的合成，细菌改变青霉素结合蛋白的结构可导致耐药性。耐甲氧西林金黄色葡萄球菌有多重耐药性，其机制为菌株除正常的青霉素结合蛋白外，产生了一种新的由 *mecA* 基因编码的青霉素结合蛋白 2a，该酶蛋白与抗生素亲和力大大低于青霉素结合蛋白，这样在其他青霉素结合蛋白与抗生素结合而被抑制不能发挥正常功能的情况下，青霉素结合蛋白 2a 仍可由于其与抗生素的低亲和力而发挥生物学活性，使细菌免于抗生素的杀灭而产生耐药。②核糖体保护蛋白，这些蛋白可改变细菌核糖体的构型，保护细菌的核

糖体免受抗生素攻击，可继续合成细菌生长必需的蛋白质。细菌对氨基糖苷类抗生素耐药的一个主要机制是 16S rRNA 甲基化酶甲基化修饰核糖体小亚基 16S rRNA，使氨基糖苷类作用靶位核糖体 30S 亚单位的 16S rRNA 氨基酰-tRNA-结合位点（A-位点）不被氨基糖苷类药物抑制，形成氨基糖苷类药物耐药性。③细菌 DNA 促旋酶和拓扑异构酶Ⅳ是喹诺酮类药物作用的靶位，其编码基因 *gyrA*、*gyrB*、*parC*、*parE* 常可于喹诺酮耐药决定区域（QRDR）发生突变，导致 DNA 促旋酶或拓扑异构酶改变，阻止喹诺酮类药物进入靶位而耐药，可造成喹诺酮类所有药物的交叉耐药。④多黏菌素类抗生素是包含长疏水尾的环状抗菌多肽，通过结合到 G⁻ 菌特有的脂多糖，借助其疏水性尾破坏细胞膜而发挥抗菌活性。多黏菌素耐药通常与影响脂多糖的调控子的表达有关，如编码双组分调控系统 pmrAB 的基因突变可引起 pmrC 过表达，进而介导对脂质 A 的磷酸乙醇胺修饰，引起脂多糖的负电荷量降低，导致多黏菌素与脂多糖的亲和力降低而耐药。编码 phoPQ 双组分调控系统基因或其调控因子的突变也可通过上调 pmrAB 系统的表达而介导多黏菌素耐药。*mcr-1* 是第一个报道的可在不同菌株间水平转移的多黏菌素耐药基因，*mcr* 基因编码磷脂酰乙醇胺转移酶，可将磷脂酰乙醇胺残基转移到 G⁻ 菌细胞膜的脂质 A 上，被修饰的脂质 A 与多黏菌素的亲和力大大降低，从而使菌株表现多黏菌素耐药。

外排泵系统 细菌药物外排泵系统是较晚为人们所认识的重要耐药机制，普遍存在于各类细

菌，增加微生物药物从胞内主动外排，减少药物蓄积，使药物的最低抑菌浓度增加。由于这种外排泵系统的存在及它对抗菌药物选择性的特点，使大肠埃希菌、金黄色葡萄球菌、表皮葡萄球菌、铜绿假单胞菌、空肠弯曲杆菌对四环素、氟喹诺酮类、大环内酯类、氯霉素、β-内酰胺类产生多重耐药。外排泵不仅在药物外排过程中发挥作用，对细菌毒力和适应性反应也有影响，如外排泵可以通过转运蛋白类毒素和其他毒力因子增强细菌致病力，以及在细菌细胞间交流和生物被膜形成中发挥作用，此外，外排泵很可能参与抗菌药物存在时细菌持留状态的形成。细菌外排泵系统可分为 6 个家族，其中 ATP 结合盒超家族直接利用 ATP 提供能量进行转运，而其他 5 个家族为次级主动转运系统，通过跨膜离子梯度捕获电化学能量驱动转运，包括主要易化子超家族、多药及毒物外排家族、小多重耐药家族、耐药-结节-分化超家族和变形杆菌抗微生物药物外排家族。

改变代谢途径 细菌可通过改变代谢途径逃避抗菌药物作用，如对氨基苯甲酸是合成细菌叶酸和核酸的重要前体，磺胺类耐药的细菌则不再需要对氨基苯甲酸，而是像哺乳细胞一样直接利用已合成好的叶酸，使磺胺失效而产生耐药性。

形成生物被膜 细菌生物被膜是细菌为适应恶劣生长环境，在生长过程中附着于固体表面或破损组织表面而形成的特殊存在形式，是细菌分泌的胞外多糖复合物将自身克隆聚集包裹于其中而形成的一层膜样多细胞群体结构物。形成生物被膜的菌株对抗生素的渗透性降低，并且细菌代

谢减缓，呈"亚冬眠状态"而对抗生素耐药。生物被膜中的细菌由于被膜的屏障保护作用，不仅能抵御外来攻击，还能逃避机体的免疫攻击，不易被机体内的抗体溶解和巨噬细胞吞噬，是造成持续感染的主要原因。细菌生物被膜的耐药机制完全不同于浮游菌，研究表明不携带耐药基因的敏感菌一旦形成生物被膜，对抗菌药物的敏感性就会大幅度下降，但细菌从被膜上脱落下来成为浮游菌后，很快又恢复对抗菌药物的敏感性，说明被膜内细菌的耐药机制与单个细菌不同，是建立在生物被膜多细胞积聚结构基础上的，一旦被膜结构被破坏，这种耐药性就随之消失。

预防 广泛使用抗微生物药物特别是无指证滥用，是促进微生物耐药性发生和发展的主要原因。因此，社会各个层面应进行合理使用抗微生物药物的宣传。个人和医师做到合理使用、对症下药，并严格控制用法、剂量和疗程。临床用药时应开发快速细菌检定方法，尽早获得细菌耐药信息，避免盲目用药。治疗时可采用多药联用，减少耐药的可能。医院应组织传染病学科相关专家，对院内抗菌药物使用加强监管并对相关科室人员进行定期培训。微生物产生耐药性后有一定的稳固性，有的微生物药物在停用一段时间后敏感性可逐渐恢复。因此在局部地区不要长期的固定使用某几种药物，要有计划性地分期、分批交替使用，可能对防止或减少微生物耐药性的发生和发展有一定作用。要加强药政管理，控制兽用微生物药物的过量销售和使用；要提倡合理使用微生物药物，禁止将临床应用的或人畜共用的微生物药物用做动物生长促进剂，以避免或减少耐药现象的发生。

(游雪甫 庞晶)

wēishēngwù yàowù shèntòu zhàngài
微生物药物渗透障碍 (decreased permeability of out membrane)

细菌细胞膜通透性改变，使抗微生物药物无法到达细胞内的作用靶位而发挥抗微生物作用的现象。这种耐药性机制常见于革兰阴性 (G⁻) 菌中。细菌的细胞外膜由疏水脂质双分子层组成，上面分布有能形成孔道的膜蛋白。抗微生物药物进入微生物细胞内主要有两种方式：疏水药物经由脂质介导进入细胞内；亲水药物通过膜蛋白形成的孔道进入细胞内。细胞外膜的脂质和蛋白的构成对抗微生物药物透过细胞膜有重要的影响。

脂质介导的抗微生物渗透性改变：氨基糖苷类、大环内酯类、利福霉素等疏水性抗生素都需要通过脂质双分子层渗透到细胞内。四环素和氟喹诺酮类抗生素则通过脂质扩散和蛋白通道两种途径进入细胞内。脂多糖寡糖区域结构的变化可致细菌细胞外膜对抗微生物药物的渗透性降低而产生耐药性。例如，多黏菌素可与脂多糖结合，导致细胞膜渗透性增加，而对多种 G⁻ 菌有杀伤作用。耐多黏菌素的鼠伤寒沙门菌和大肠埃希菌脂多糖与多黏菌素的结合显著下降，对多黏菌素的耐受性可增加几百倍。

孔道蛋白介导的抗微生物渗透性改变：在细胞外膜的脂质双分子层中分布着许多孔道蛋白，他们的特殊结构中形成一些可以使亲水性分子通过孔道进入细胞内。β-内酰胺类、四环素、氯霉素、氟喹诺酮类药物均可经过孔道蛋白进入细胞内。药物通过蛋白孔道能力和数量的变化可导致耐药性的发生。大肠埃希菌、铜绿假单胞菌、淋球菌、产气肠杆菌和肺炎克雷伯菌均可减少孔道蛋白的数量或改变孔道蛋白的功能状态。例如，铜绿假单胞菌对各种抗生素治疗易产生耐药性，原因就包括该菌外膜上用于扩散通过的孔道蛋白分布密度低，而药物外排系统的效率和数量却非常高。该菌的主要孔道蛋白 OprF 绝大多数以封闭的形态存在，开放的水平低。该菌对碳青霉烯类药物的耐药性则与名为 OprD 的孔道蛋白的缺失和功能改变有关。

(赵志刚 徐蓓)

xìjūn shēngwùmó
细菌生物膜 (biofilm of bacteria)

细菌黏附于接触表面，分泌多糖基质、纤维蛋白、脂质蛋白等，将其自身包绕其中而形成的大量细菌聚集膜样物。生物膜的形成使细菌对抗菌药和宿主免疫反应的抵抗性增强，参与了微生物耐药性产生的过程。

生物膜可在生物或非生物体表面形成，在自然界、工业和医院环境中普遍存在。生长在生物膜中的细菌与在液体培养基中漂浮生长细菌的生理特性有很大不同。生物膜为其中的细菌提供了保护环境，并使各细菌能传递信号和相互协作，细菌对消毒剂和抗菌药的耐受性增加。生物膜内细菌密度高，细菌之间的空间小，并能合成数量和成分与浮游细菌差别很大的胞外基质。不溶于水的胞外多糖是其中的主要成分，构成被膜菌生长的外环境，其三维生物被膜结构对被膜菌形成有效保护。生物被膜中大量的胞外基质以及菌株之间的狭小空间，成为阻碍抗生素穿透生物被膜的一道屏障。在这种状态下，抗生素只能杀灭生物被膜表面的浮游细菌，不能充分渗透到深部细菌以形成有效的浓度。生物膜菌生长速度减慢、生物被膜内营养物质、氧的消耗以及代谢废物的聚集都可促使细菌进入一种非生长状态，也称为饥饿状态。这种状态下的细菌对抑制其生长的抗菌药几乎完全不敏感。在生物膜中，水平基因转移被增强，使生物膜的结构更稳固。细胞外 DNA 是不同种类微生物生物膜的重要结构成分。使用酶降解细胞外 DNA 能削弱生物膜的稳定性，使得细菌从生物膜表面脱落。

许多机体的感染过程都有生物膜参与。与生物膜有关的感染包括细菌性阴道病、尿路感染、导管感染、中耳感染、牙菌斑形成、牙龈炎、接触镜表面被覆等，少见但更致命的过程如心内膜炎、囊性纤维化感染和永久植入器械如人工关节、心脏瓣膜感染。细菌生物膜还可能影响皮肤伤口愈合，并减弱局部使用抗菌药的抗菌作用，阻碍伤口愈合。

没有达到治疗水平的 β-内酰胺类抗生素会诱导金黄色葡萄球菌形成生物膜。农业生产中使用抗生素作为生长促进剂或抗生素治疗细菌感染的过程中，抗生素的抗菌作用可能下降，是亚治疗剂量产生的结果。低水平甲氧西林诱导的生物膜形成能被 DNA 酶抑制，表明抗生素的亚治疗剂量可引起细胞外基质 DNA 的释放。

（赵志刚　徐蓓）

xìjūn nàiyàoxìng chuánbō

细菌耐药性传播（spread of antibiotic resistance）　耐药性在同一或不同物种细菌间的转移。耐药性的传播是耐药基因转移完成的。细菌间可进行基因转移，常见的方式有转化、转导、接合。

结合质粒本身是细菌 DNA 的一部分，只能在细菌细胞内生存，并借助细胞内的各种机制进行复制，但它可被转移到另一个细菌中，并以这种方式在细菌中传播。转座子是指能够在 1 个 DNA 分子内部或 2 个 DNA 分子之间移动的 DNA 片段，可在质粒之间、质粒和染色体之间、质粒和转导的噬菌体之间来回转移（噬菌体也能转移耐药性），在细菌间进行 DNA 交换。这种基因交换也许发生在土壤，更可能的是发生在人类或动物肠道，当基因交换的内容是耐药基因时，不同耐药机制便可在不同细菌及不同菌种间交换和传播。转化和转导是革兰阳性（G⁺）菌常见的基因转移方式。接合则常见于革兰阴性（G⁻）菌，质粒在不同细菌间传播耐药基因，可导致医院多重耐药 G⁻菌感染的暴发流行。G⁺细菌也可通过接合有效转移耐药基因，例如，金黄色葡萄球菌和肠球菌中某些菌种间传播大环内酯类抗生素的耐药性时便有接合作用的参与。在 G⁻菌与 G⁺菌之间也可交换遗传物质，如卡那霉素的耐药性可在 G⁺菌和 G⁻菌间传播。

肠球菌的耐药性形成过程是经典的耐药基因交换累积进而产生多重耐药菌的过程。万古霉素耐药的肠球菌（vancomycin-resistant enterococci，VRE）1989 年发现于美国，主要分离自重症监护病房的患者。到 1996 年，重症监护病房 VRE 的分离率高达 14%，同时这些 VRE 对氨苄西林、庆大霉素、链霉素耐药，使治疗药物选择十分有限。这些耐药性的产生多来源于质粒和转座子。肠球菌对万古霉素的耐药性比较复杂，由 vanA、vanB、vanC、vanD、vanE 等基因控制，vanD、vanE 基因出

现较晚，vanD 1990 年被发现于纽约，随后在波士顿一处医疗中心发现。VRE 最早被发现是在欧洲，主要存在于动物体内，但在美国却主要出现在住院患者。VRE 感染正波及全世界越来越多的国家和地区。不仅耐药细菌在播散，耐药性也传播到其他细菌菌种中，vanA 在混沌厄氏菌（Oerskovia turbata）、溶血隐秘杆菌（Arcanobacterium haemolyticum）和芽胞杆菌等细菌中被检测到，vanB 在牛链球菌中被检测到。病原微生物产生耐药性后，既可自我生存，也可携带耐药性遗传物质"跳入"另一种细菌，使抗药性既传代又传播，即医院内、医院到地区、一个地区到另一个地区、一个国家到另一国家等传播，造成全球性问题，威胁公众健康。

（赵志刚　徐蓓）

xìjūn tiānrán nàiyào

细菌天然耐药（intrinsic resistance of bacteria）　某种细菌固有的、对某一类或某几类抗菌药不敏感的现象。又称细菌固有耐药。其原因可能是细菌缺少对药物敏感的靶位，或细菌有抵御药物进入的天然屏障。例如，万古霉素不能穿透革兰阴性（G⁻）杆菌的外膜进入菌体，致 G⁻细菌对万古霉素天然耐药。肠球菌属的青霉素结合蛋白不易与头孢菌素类结合，造成肠球菌属对头孢菌素类天然耐药。嗜麦芽窄食单胞菌的天然耐药谱较广，该菌在染色体上天然携带 L-1 型金属 β 内酰胺酶基因，使得该菌对 β 内酰胺类抗生素和碳青霉烯类抗生素天然耐药，一旦感染，给临床治疗带来了极大的困难

天然耐药在自然界非常普遍。介导抗生素耐药性的基因就如同抗生素本身一样古老，1952 年就

有研究证明具有青霉素耐药性的细菌在青霉素应用于临床之前就已经存在。同样，链霉素耐药的细菌在链霉素被发现之前也早已存在。1962，在英国大英博物馆保存的1689年植物根系干燥土壤中复苏的地衣芽胞杆菌休眠孢子中检测到了青霉素酶的存在。青霉素酶可能是细菌在其栖息地的一种防御机制，如金黄色葡萄球菌与产青霉素的毛癣菌生存在一起时，金黄色葡萄球菌可产生大量青霉素酶来保护自己，但是这种理论并没有直接证据可以证明。

（赵志刚 徐蓓）

xìjūn huòdéxìng nàiyào

细菌获得性耐药 （acquired risistance of bacteria）

敏感细菌发生基因突变或获得外源性耐药性基因而使得抗生素失去作用的现象。获得性耐药是临床面临的最主要耐药问题。细菌可通过不同机制产生遗传变异而对抗菌药物产生耐药性。核苷酸碱基对中发生的点突变可致抗菌药物作用靶位改变而产生耐药性。细菌DNA可能发生大片全部重排，包括倒位、复制、插入、中间缺失或细菌染色体DNA的大段序列从原有部位转座至另一部位。由质粒或噬菌体或其他遗传片段所携带的外来DNA片段，导致细菌产生耐药性。

质粒是一种染色体外的DNA，耐药质粒广泛存在于革兰阳性（G$^+$）菌和革兰阴性（G$^-$）菌中，几乎所有致病菌均可有耐药质粒。通过耐药质粒传递的耐药现象在自然界发生的细菌耐药现象中最主要，也最多见。耐药质粒可分两种主要类型，接合型质粒和非接合型质粒。质粒能通过细菌间以接合方式转移者称接合型质粒。通过性纤毛的连接作用，耐药决定因子（破坏抗生素、改变细菌细胞壁或细胞膜的通透性或阻断抗生素到达作用靶位等的耐药基因）从耐药菌转移到敏感细菌的细胞内，使细菌对抗生素产生耐药性。非接合型质粒通过转化、转导或由共存的接合型质粒"动员"等方式转移耐药因子。

耐药质粒可通过转化、转导、接合、易位的方式将耐药性转移到敏感细菌中。①转化。耐药菌溶解后释出的DNA进入敏感菌体内，其耐药基因与敏感菌中的同种基因重新组合，使敏感菌成为耐药菌。此种传递方式基本限于G$^+$菌，在G$^-$菌中仅嗜血杆菌属有此种方式的耐药传递现象。②转导。耐药菌通过噬菌体将耐药基因转移给敏感菌。金黄色葡萄球菌产生青霉素酶的特性即可藉噬菌体由耐药菌转移给敏感菌，使后者也对青霉素耐药。该菌对氯霉素、链霉素、四环素类和大环内酯类抗生素的耐药性也是通过转导传递的。③接合。由接合传递的耐药性也称感染性耐药（infectious resistance），系通过耐药菌和敏感菌菌体的直接接触，由耐药菌将耐药因子转移给敏感菌。接合转移的方式主要出现在G$^-$菌，特别是肠道细菌。通过接合方式，一次可完成对多种抗生素的耐药性转移。接合转移不仅可在同种细菌间进行，亦可在属间不同种细菌中进行。④易位或转座。耐药基因可自一个质粒转座到另一个质粒，从质粒到染色体或从染色体到噬菌体等。转座子和插入序列都不能进行自身复制而必须依附于细菌的染色体、噬菌体或质粒而得以复制和繁殖。带有转座子的耐药质粒可通过插入DNA序列使碱基顺序重新组合，药基因扩大，提高细菌对于抗生素的耐药水平。此种耐药基因转座的方式，并可在不同属和种的细菌中进行，甚至从G$^+$菌转座至G$^-$菌，扩大耐药性传播的宿主范围。转座传递的耐药性见于对氨苄西林、四环素、甲氧苄啶、链霉素等耐药的细菌。这种转座子及转座方式，可使耐药因子增多，是造成多重耐药性的重要原因，并易传递散播，造成院内或院外耐药菌感染流行。

（赵志刚 徐蓓）

shíyuánxìng kàngshēngsù nàiyào

食源性抗生素耐药 （food-borne antimicrobial resistance）

耐药性源于人类食物链的耐药细菌或耐药基因的现象。联合国粮农组织、世界卫生组织和世界动物卫生组织已多次举行专家会议研讨非人类医学领域抗微生物药物使用对人类健康的不良影响。加拿大和中国均已将食源性细菌耐药性作为重要的食品安全与公共健康问题。20世纪60年代英国斯旺（Swann）的畜牧用抗生素报告指出农畜牧用抗生素，尤其是低于治疗剂量动物饲料添加以保障动物生长，对人类与动物均有一定健康风险危害，源于动物肠道的耐药细菌正成为耐广谱抗生素或多药物耐药的难治病原菌，在医院或社区严重感染中扮演重要角色。

各类食源性细菌的耐药机制与源于人类医学领域的耐药菌的耐药机制相似，包括产生药物灭活或修饰酶、药物作用靶位改变或受到保护作用以及药物主动外排泵活性增强等。耐药性基因可由染色体或质粒携带，多重耐药性可以是独立的多种耐药机制的积累，也可以是含有多重耐药因子的基因决定簇，它们常借助整合子和转座子等可移动性基因元件，在药物的选择压力下有效地在同一细菌或不同菌属间水平传播。

在非人类医学领域如家禽、猪和牛等饲养与水产养殖中，抗生素广泛用于治疗或控制食肉动物及养殖水产的细菌感染性疾病，部分抗菌药物还被用于食品动物的促生长制剂。必要的抗生素使用如疾病控制是动物与人类健康及食品安全所必需。但是，世界范围内普遍存在抗菌药物的过度应用，导致细菌耐药性对人类健康带来了不良影响。抗生素使用不可避免地会导致细菌耐药性，最大限度地减少抗生素使用是控制耐药细菌发生传播的关键。喹诺酮类抗生素，第三、四代头孢菌素及大环内酯抗生素在食用动物使用备受关注，其滥用也导致健康风险。

食品动物饲养阶段是抗生素在非人类医学领域抗生素使用的主要领域，食品动物的抗生素合理使用及必要时的限制使用是控制食源性耐药细菌的一大关键策略。食源性耐药细菌的控制策略制定涉及食品生产供给的各个环节，包括针对食源性病原微生物的风险管理防控措施和食品生产加工环节卫生规范等。重视食源性细菌耐药性这一重要的公共健康问题，国家和地区负责监管控制，建立食源性耐药细菌健康风险危害的工作机构，促进国际间及部门间的相互交流协作与资源共享。抗生素在上市前需要有政府药物监管机构必要的微生物安全性评估，建立与耐药性相关的标签说明书使用条件与警告声明；并改善与加强对抗生素的生产、质量、流通及市场营销的监管。

（赵志刚　徐蓓）

kàngshēngsù cánliú
抗生素残留（antibiotic residue）

由于抗生素的大量使用，在环境（水体、土壤、食物等）中存在残留抗生素的现象。畜牧养殖业中兽用抗生素的广泛应用是环境中兽用抗生素残留的主要来源之一。抗生素在治疗、预防畜禽疾病和促进畜禽生长等方面发挥积极作用，同时在生物体和环境中残留所引起的负面效应也日益增大。兽用抗生素进入畜禽体后，经体内代谢，原型及其代谢产物会在畜禽机体内残留，还会随着畜禽排泄物进入环境，对环境生物构成威胁：除影响微生物数量及功能外，还可能诱导微生物产生并传播耐药性，改变环境微生物的结构，使环境中的耐药微生物成为优势菌群，而环境介质如土壤、水体中耐药微生物种类与数量的不断增加可能会对人类以及动物健康造成威胁。

外界环境作为承载细菌等微生物的储存媒介之一，动物体内的残留抗生素进入外界环境必然会引起外界环境中野生型细菌产生耐药性。在动物粪便中、施用粪便的土壤中、畜禽粪便堆肥、地表水以及地下水等多种环境介质中均检测到了耐药基因，而且，耐药基因出现的种类并不单一，常常是多种耐药基因同时检测到。环境中细菌菌群数量大，细菌耐药性经常发生。动物肠道内产生耐药性的细菌和经体内代谢的兽用抗生素原形或者代谢产物经动物粪便排放到外界环境均能引起细菌耐药性的产生及传播。抗生素的使用及在环境中的残留，对敏感性较高的细菌来说会抑制其生长甚至杀灭细菌，而高耐受性细菌会存活下来，并且发展成为优势菌群。

兽用抗生素的使用不仅造成动物体内微生物产生耐药性，而且其随畜禽粪便进入土壤等环境，可影响昆虫等动物生长、导致环境微生物群落结构发生变化，降低环境中微生物的活性，引起环境中微生物耐药性的产生并引起耐药性传播，引起耐药性细菌以及耐药基因含量增加，打破了野生微生物群落的生态平衡。畜牧养殖业中过量使用兽用抗生素，畜禽粪便不经过无害化等有效手段处理便进入水体、土壤等环境，导致环境中细菌耐药性的产生及传播现象越来越严重。

（赵志刚　徐蓓）

xìjūn jiāochā nàiyào
细菌交叉耐药（cross resistance）

病原体对某种药物耐药后，对于结构近似或作用性质相同的药物也显示耐药性的现象。随着抗菌药物的应用日益广泛，细菌对一些常用药物呈现不同程度的耐药性。药物应用时间越长，使用范围越广，耐药性越严重。交叉耐药是细菌耐药性的一个方面。

大肠埃希菌对氟喹诺酮类药物存在交叉耐药性。1990—2000年美国氟喹诺酮类药物使用增加了2.5倍，从加强监护病房分离的革兰阴性（G^-）杆菌对环丙沙星的敏感率从1990—1993年的89%降低到2000年的76%，而且对环丙沙星耐药G^-菌有交叉耐药。氟喹诺酮类药物由于具有相同的母体结构和相似的抗菌机制，所以存在交叉耐药性，但氟喹诺酮类药物的结构和抗菌机制不完全相同，因此，氟喹诺酮类药物之间的交叉耐药程度也有所不同。

铜绿假单胞菌对β-内酰胺类、氨基糖苷类、氟喹诺酮类及碳青霉烯类抗菌药物表现出多重耐药性，并呈逐年增加趋势。其对同类抗菌药物的不同品种甚至是不同类的抗菌药物之间可以产生交叉耐药性。在应用碳青霉烯类抗菌药物治疗铜绿假单胞菌感染时，会导致该菌外膜孔蛋白表达的下调，导致该菌对碳青霉烯类抗菌药物产生耐药。对碳青霉烯类抗菌药物产生耐药后会对本类抗菌药物产生交叉耐药，并可对β-内酰胺类抗菌药物产生交叉耐药。铜绿假单胞菌对氟喹诺酮类抗菌药物产生耐药的主要机制是外排系统的表达上调和作用靶点的改变。铜绿假单胞菌对环丙沙星耐药后不同程度对诺氟沙星和左氧氟沙星耐药。

（赵志刚 徐蓓）

kàngxìjūn yàowù nàiyào

抗细菌药物耐药（antimicrobial resistance）

细菌在一种或多种抗菌药物作用后仍然存活的情况。这是细菌对药物产生抵抗作用的一种现象。细菌对多种抗生素耐药的情况称为多药耐药。细菌对抗生素的耐药性增长在21世纪日趋严重。细菌产生耐药性，被该类细菌感染的患者将无法在使用抗生素的情况下得到有效的治疗，抗菌药耐药的现状正严重威胁到公共医疗的安全。

分类 细菌耐药性可分为：①天然或固有的耐药性，即耐药性为某种细菌固有。原因可能是细菌缺少对药物敏感的靶位，或细菌有天然屏障致药物无法进入细菌体内。例如，万古霉素不能穿透革兰阴性（G^-）杆菌的外膜进入菌体，致 G^- 细菌对万古霉素天然耐药。头孢菌素类是β-内酰胺类抗生素之一，肠球菌属的细菌所具有的青霉素结合蛋白不易与头孢菌素类结合，造成肠球菌属细菌对头孢菌素类抗生素天然耐药。②获得耐药性，细菌获得耐药基因，使原来敏感的细菌变为耐药。③耐受性细菌，即原来敏感的细菌仍可为一定浓度的药物所抑制，但在药物达到杀菌浓度时仍能存活，亦应视为一种获得性耐药，这是临床面临的最主要耐药问题。

耐药性发生机制 主要有几个方面。

基因突变 细菌耐药性可通过细菌自发或诱导下的基因突变产生，或从其他耐药菌株以接合、转导、转化的方式转移基因获得。许多耐药基因的转移需要由质粒介导而传播。细菌可通过一种或多种机制对一种或多种抗菌药产生耐药性，或一种耐药机制可能导致细菌对几种不同类抗菌药耐药。灭活酶或钝化酶的产生细菌可产生破坏抗生素的灭活酶或使之失去抗菌作用的钝化酶，使药物在作用于菌体前即被破坏或失效。例如，细菌对β-内酰胺类抗生素耐药主要是细菌可产生β-内酰胺酶，使这类抗生素的β-内酰胺环的酰胺键断裂而失去抗菌活性。几乎所有 G^- 细菌均可产生某些染色体介导的β-内酰胺酶，其中多数对头孢菌素类抗生素有水解能力。G^- 杆菌产生的β-内酰胺酶远较革兰阳性（G^+）菌中所产者多而广泛。G^- 杆菌产生的染色体介导β-内酰胺酶主要为头孢菌素酶。在各类质粒介导的β-内酰胺酶中，超广谱酶是最多见和重要的一类。超广谱β-内酰胺酶主要在大肠埃希菌和肺炎克雷伯菌中发现，也在肠杆菌属、柠檬酸杆菌属、变形杆菌属、沙雷菌属等其他肠杆菌属细菌及铜绿假单胞菌中发现。产生超广谱β-内酰胺酶细菌的发生与临床上广泛应用第三代头孢菌素密切有关，该类酶导致了细菌对第三代头孢菌素、氨曲南及第四代头孢菌素耐药。此外，灭活酶或钝化酶还包括氨基糖苷钝化酶、氯霉素乙酰转移酶、红霉素酯化酶等，因此可对氨基糖苷类、氯霉素、大环内酯类抗生素耐药。

抗生素的渗透障碍 这是细菌的细胞壁或细胞膜通透性改变，抗生素无法进入细胞内达到作用靶位而发挥抗菌效能。这一机制可能导致细菌对一种或多种抗生素耐药。G^- 杆菌的细胞壁上肽聚糖层外面存在着双层脂类组成的外膜，外层为脂多糖，阻碍了疏水性抗菌药进入菌体内。抗菌药物分子越大，所带负电荷越多，疏水性越强，则越不易通过细菌外膜。细菌发生突变失去某种特异孔蛋白后即可导致药物不能进入细菌体内产生耐药性。

主动外排系统 细菌中普遍存在主动外排系统，能将进入细胞内的多种抗菌药物主动泵出细胞外，导致细菌获得耐药性。在铜绿假单胞菌、淋球菌、肺炎克雷伯菌、耻垢分枝杆菌、金黄色葡萄球菌、大肠埃希菌、空肠弯曲菌、肺炎球菌、化脓性链球菌等细菌以及白念珠菌中均存在主动外排系统。该系统对物质的转运是需能的主动运输，能量为质子动力势。主动外排系统的底物大多广泛，氯霉素、红霉素和其他大环内酯类、氟喹诺酮类和β-内酰胺类等抗菌药物及其他对细菌有毒害作用的物质均可由一种或数种主动外排系统泵出细胞外。在许多情况下主动外排系统与外膜通透性或其他耐药机制协同形成细菌的多重耐药。

靶位的改变 细菌可改变抗生素与核糖体的结合部位（即靶

位）而导致四环素、大环内酯类、林可酰胺类与氨基糖苷类等抗菌药物不能与其作用靶位结合、或阻断了抗菌物抑制细菌合成蛋白质的能力，致使细菌产生耐药。G$^+$菌可由于其有的青霉素结合蛋白的改变，使其与 β-内酰胺类抗生素的亲和力降低，导致细菌耐药。糖肽类抗生素，如万古霉素和替考拉宁主要与细菌细胞壁的主要成分肽聚糖前体末端的 D-丙氨酰-D-丙氨酸结合，影响了细菌细胞壁的合成而产生药效。D-丙氨酰-D-丙氨酸连接酶发生改变时，肽聚糖前体末端变为 D-丙氨酰-D-乳酸，上述抗菌药不能与之结合，导致细菌耐药。细菌对大环内酯类、林可酰胺类、链阳性菌素类药物耐药主要是由于其核糖体 50S 亚单位的 23S 核糖体 RNA 上的腺嘌呤残基转录后发生甲基化，使药物不能与该核糖体结合进而抑制蛋白质的合成，这一耐药机制在金黄色葡萄球菌、溶血性链球菌、脆弱拟杆菌、产气荚膜梭菌中均存在。

其他　细菌可因增加对抗菌药物的拮抗物的产量而耐药。如金葡菌可产生的对磺胺类药物有耐药作用的拮抗物对氨苯甲酸，产量可为敏感菌产生的拮抗物量的 20 倍。细菌代谢状态的改变、营养缺陷和外界环境变化等都可使细菌的耐药性增加。

细菌耐药性的产生机制很复杂。细菌灭活酶或钝化酶的产生有重要作用，但在不少病原菌中这并非唯一的机制；除灭活酶外，细菌耐药性可能由细胞壁渗透障碍或细菌靶位改变等两种或两种以上机制所形成，也使之对许多抗生素及抗生素新品种产生耐药性。

(赵志刚　徐蓓)

β-nèixiān'ānlèi kàngshēngsù nàiyào
β-内酰胺类抗生素耐药 (β-lactam antibiotic resistance)

细菌对 β-内酰胺类抗生素敏感性降低的现象。β-内酰胺类抗生素为高效杀菌剂，其作用机制主要是阻碍细菌细胞壁合成，导致细胞壁缺损、水分内渗、肿胀、溶菌。而哺乳动物真核细胞无胞壁，故不受其影响。随着 β-内酰胺类抗生素的广泛、大量使用，对 β-内酰胺类抗生素产生耐药的细菌越来越多，其耐药机制主要有 4 个方面。

产生 β-内酰胺酶　所有 β-内酰胺类抗生素化学结构中都有称为 β-内酰胺环的结构。细菌可产生 β-内酰胺酶的活性酶，该酶可与 β-内酰胺类抗生素结构中的 β-内酰胺环结合，然后通过水解作用，打开 β-内酰胺环而使 β-内酰胺类抗生素失活，这是细菌对 β-内酰胺类抗菌药物产生耐药的重要途径之一。β-内酰胺酶尤其多见于革兰阴性（G$^-$）菌，是 G$^-$菌对 β-内酰胺类抗菌药物的主要耐药机制。第一种被发现的 β-内酰胺酶是 AmpC 头孢菌素酶，1940 年从大肠埃希菌分离得到并发现它可以水解青霉素。对 β-内酰胺酶的分类通常有两种。分子生物学分类法（Ambler 分类法）比较常用，根据酶分子结构的不同将 β-内酰胺酶可分为 A、B、C、D 4 类。A、C、D 类酶活性依赖酶结构中活性中心的丝氨酸，即丝氨酸-β-内酰胺酶；B 类酶活性基团为分子中的锌原子，即金属-β-内酰胺酶。1995 年布什（Bush）、雅各比（Jacoby）和梅代罗斯（Medeiros）提出一种新的分类法，称为功能分类法（Bush-Jacoby-Medeiros 分类法）。该法根据 β-内酰胺酶的底

物和对酶抑制剂的敏感状态将 β-内酰胺酶分为 4 类：第 1 类不被克拉维酸（一种 β-内酰胺酶抑制剂）抑制的头孢菌素酶、第 2 类为能被酶抑制剂抑制的 β-内酰胺酶、第 3 类为不能被所有的 β-内酰胺酶抑制剂（乙二胺四乙酸和对氯苯甲酸汞除外）抑制的金属 β-内酰胺酶、第 4 类为不被克拉维酸抑制的青霉素酶。其中重要者为第 1 和 2 类，常见的耐药酶如 AmpC 酶、超广谱 β-内酰胺酶分别属于此类。

第 1 类 β-内酰胺酶　第 1 类酶主要作用于大多数青霉素，以及第一、二、三代头孢菌素和单环类抗生素。而第四代头孢菌素、碳青霉烯类不受该酶作用。该酶不能被 β-内酰胺酶抑制剂所抑制。酶可由染色体介导产生或由质粒介导产生。能介导氧亚氨基头孢菌素和头霉素类抗生素的耐药性。许多肠杆菌染色体上都携带 AmpC 基因，可低水平表达 AmpC 酶。细菌暴露在 β-内酰胺类抗生素条件下可诱导 AmpC 酶的表达。

第 2 类 β-内酰胺酶　超广谱 β-内酰胺酶属于功能分类法中的第 2 类，一般是来源于 A 类 β-内酰胺酶在 TEM-1、TEM-2 和 SHV-1 基因位点的突变，其结果是使得其底物特异性扩大，可水解更多的 β-内酰胺抗生素。超广谱 β-内酰胺酶介导了细菌对青霉素、第一代、二代及三代头孢菌素以及氨曲南的耐药性。然而，它可被 β-内酰胺酶抑制剂，如克拉维酸所抑制，且对头霉素类抗生素如头孢西丁无效。第四代头孢菌素头孢吡肟的耐药性更多地与另一类 CTX-M 型超广谱 β-内酰胺酶有关。该类酶出现于 19 世纪 80 年代，截至 2015 年已很流

行。它水解头孢噻肟比头孢他啶更充分。对另一种酶抑制剂他唑巴坦要比克拉维酸更加敏感。

抗生素与青霉素结合蛋白的亲和力改变 β-内酰胺类抗生素的抗菌活性是通过其与细菌细胞壁上的青霉素结合蛋白结合而发挥作用的，结合的亲和力强弱决定了抗菌活性的大小。当β-内酰胺类抗生素与青霉素结合蛋白结合后，便使该蛋白质丧失了酶活性，使细菌细胞壁的形成部位破损而引起溶菌，反之，则成为耐药菌。青霉素结合蛋白基因的变异，使参与细菌细胞壁合成的蛋白酶的分子结构发生改变，降低了它们与β-内酰胺类抗生素的亲和性，使β-内酰胺类抗生素无法与之结合或结合能力降低，是形成耐药的根本原因。青霉素结合蛋白中的 PBPlA、PBP2X、PBP2B 型蛋白质的基因序列已经证明有 1~3 个位点基因可发生变异，位点变异造成了青霉素结合蛋白结构改变，使β-内酰胺类抗生素不易与之结合，使β-内酰胺类抗生素与青霉素结合蛋白之间的亲和力下降，导致抗菌药物抗菌力下降。

细菌外膜通透性改变 细胞外膜上的某些特殊蛋白质，即孔蛋白，是一种非特异性的、跨越细胞膜的水溶性物质扩散通道。一些半合成的β-内酰胺类抗菌药物由于对分子结构的修饰和化学性质的改变很容易使其透过肠细菌的孔蛋白通道；但一些有高渗透性外膜的对抗菌药物敏感的细菌可通过改变细胞膜和细胞壁的结构，使药物难进入细菌体内，结果细菌体内药物摄取量减少导致使细菌体内药物浓度低下。降低细胞外膜的渗透性是产生耐药性的原因之一。如果原来允许某

种抗菌药物通过的孔蛋白通道由于细菌发生突变而关闭或消失，则细菌就会对该抗菌药物产生很高的耐药性。亚胺培南是一种非典型的β-内酰胺类抗菌药物，其对铜绿假单胞菌的活性主要是通过一个特殊的孔蛋白通道 OprD 的扩散而实现的，一旦这一孔蛋白通道消失，则铜绿假单胞菌对亚胺培南就会产生耐药性。事实上，已经分离到许多具有这种耐药机制的耐亚胺培南的铜绿假单胞菌。

主动外排 细菌的能量依赖性主动转运机制，是依赖于一些需要能量的通道蛋白或泵蛋白，它们能将已经进入细菌体内的抗生素泵出细菌外；降低抗生素吸收速率或改变转运途径，也可导致耐药性的产生。

（赵志刚　徐蓓）

ānjītánggānlèi kàngshēngsù nàiyào
氨基糖苷类抗生素耐药 （ri-sistance of aminoglycosides）
微生物在氨基糖苷类抗生素作用下仍然能够存活的现象。细菌对氨基糖苷类可呈天然或获得性耐药。其耐药机制包括渗透障碍、氨基糖苷钝化酶的产生以及作用靶位的改变。

渗透障碍 常见于假单胞菌属及其他非发酵革兰阴性（G^-）杆菌，细菌对氨基糖苷类的摄入减少，主要是细胞膜渗透性减低，由此细菌对所有氨基糖苷类抗生素都可能产生中等程度的耐药。对阿米卡星耐药的 G^- 杆菌大多由于细胞壁的屏障作用，对阿米卡星耐药的细菌通常对其他氨基糖苷类亦呈交叉耐药。药物的缺损转运也是通过减少抗生素渗透导致耐药。氨基糖苷类抗生素通过寡肽系统转运至细胞内，转运是导致天然耐药出现的重要因素。寡肽结合蛋白是寡肽转运系统的

重要组分，而大肠埃希菌耐卡那霉素突变株的寡肽结合蛋白数目明显减少，有的突变株甚至不含寡肽结合蛋白。这些突变株同时对其他氨基糖苷类抗生素包括链霉素、新霉素及异帕米星也有耐药性。细菌体内分布着很多多药耐药外排系统，蛋白质介导的药物外排在 G^- 菌固有耐药性方面起着主要作用。由于细菌对氨基糖苷类的摄取是一个需氧耗能的主动转运过程，在厌氧环境下，这一过程即不能进行，因此氨基糖苷类对厌氧菌无抗菌作用。链球菌属通常对氨基糖苷类耐药，也是由于药物不易进入细菌体内。

氨基糖苷钝化酶的产生 临床菌株对氨基糖苷类药物产生耐药性的重要原因。许多 G^- 杆菌、金黄色葡萄球菌和肠球菌属等均可产生钝化酶而呈现耐药。氨基糖苷类可被乙酰转移酶、磷酸转移酶、核苷转移酶、甲基化酶所钝化。经钝化酶作用后的氨基糖苷类可与有活性的氨基糖苷类竞争细菌细胞内转运系统，减少活性药物摄入。钝化后的氨基糖苷类不能与核糖体结合，失去抑制核糖体功能的作用。氨基糖苷类钝化酶多由质粒编码，也可能与转座子有关。由于质粒的交换和通过转座子播散使药物耐药性得以在同一菌属和不同菌属间迅速传播。

作用靶位的改变 某些肠球菌属的突变株可引起靶位的改变而对链霉素高度耐药，但通常与庆大霉素、卡那霉素、妥布霉素等间无交叉耐药性。链霉素作用于核糖体 30S 亚基，导致基因密码的错读，引起 mRNA 翻译起始的抑制及异常校读。编码 S12 核糖体蛋白的 rpsL 基因及编码 16S rRNA 的 rrs 基因的突变都会使核

糖体靶位点改变，使得细菌对链霉素产生高水平的耐药。

（赵志刚 徐蓓）

大环内酯类抗生素耐药 （resistance of macrolides）

dàhuánnèizhǐlèi kàngshēngsù nàiyào

细菌在大环内酯类药物作用下仍然能够存活的现象。细菌对大环内酯类抗生素的主要耐药机制为靶位（核糖体）的改变、细菌对大环内酯类抗生素的主动外排系统、酶对抗生素的失活。

靶位（核糖体）的改变 大环内酯类通过与细菌的 50S 亚基结合而发挥作用，故核糖体的 50S 亚基是该类药物作用的靶位，抗生素在 50S 亚基上结合位点的修饰是大环内脂类-林可霉素-链阳性菌素 B（macrolide-lincosamide-streptogramin group B，MLSB）耐药机制中最重要的因素。它的主要机制是：erm 基因编码的甲基化酶使 23S rRNA 基因的特定核苷酸残基甲基化和 23S rRNA 和核糖体蛋白的突变。由 erm 基因编码的甲基化酶，通过转位基因和质粒传播，该酶能催化细菌 23S rRNA 的 v 区肽转移酶环的核苷酸残基单或二甲基化，引起 50S 亚基发生构象变化，降低了核糖体和 MLSB 类抗生素的亲和力。经过这一修饰可使细菌表现出 MLSB 型耐药。由于 23S rRNA 的 v 区肽转移酶环含有 MLSB 类抗生素与核糖体发生物理结合的位点，该区的核苷酸残基发生突变会影响抗生素与核糖体的结合。细菌核糖体蛋白发生突变，影响大环内酯类抗生素与核糖体的结合能力，也与大环内酯类抗生素的耐药性有关。

主动外排系统 有能量依赖性、底物广泛性和生物多样性的特点。如耐药的肺炎球菌有由 mefE 基因编码的膜蛋白，能外排

大环内酯类药物致使细菌产生耐药性，肺炎球菌的 mefE 基因有 90% 的序列与化脓性链球菌相同。在无乳链球菌中发现的大环内酯类外排基因 mreA，它对十四、十五和十六元环大环内酯类抗生素都具耐药性。

抗生素的失活 细菌存在一些大环内酯酯酶、磷酸转移酶和糖基转移酶，这些酶分别对大环内酯进行酯化、磷酸化和糖基化，使之失去活性。ereA、ereB 基因编码红霉素耐药性酯酶，能灭活十四元环大环内酯的内酯环，但对十六元环大环内酯却无效。在对红霉素呈现高度耐药的肠杆菌属中，ereB 常与编码核糖体甲基化酶的 ermB 相关联，两者通过协同作用使肠杆菌属对红霉素表现出较高的耐药性。

（赵志刚 徐蓓）

喹诺酮类抗生素耐药 （resistance of quinolones）

kuínuòtónglèi kàngshēngsù nàiyào

细菌在喹诺酮类抗生素作用下仍然能够存活的现象。细菌获得喹诺酮类药物耐药的机制有药物作用靶位的结构基因突变致 DNA 旋转酶和拓扑异构酶Ⅳ突变以及控制细菌通透性或主动外排机能的调控基因突变致菌体内药物浓度下降而达不到抑制靶酶所需的浓度。这两种机制皆由染色体介导。细菌也存在质粒介导的喹诺酮类耐药，qnr 基因产物可对药物作用靶位产生保护作用。

靶位改变 喹诺酮类药物的作用靶位为 DNA 旋转酶和拓扑异构酶Ⅳ。编码这两种酶的基因发生点突变导致密码子改变或引入终止密码以致不能产生完整的酶亚基，或形成编码另一种氨基酸的密码子使所编码的酶亚基发生氨基酸替换，这两种情况可能影

响喹诺酮类药物与靶位的结合，而影响细菌对喹诺酮类药物的敏感性；也有突变形成编码同一种氨基酸的密码子而不产生酶亚基的变异，这不影响细菌对喹诺酮类药物的敏感性。

渗透障碍 喹诺酮类需进入细菌体内并达到一定浓度才能起到抑制靶酶的作用。细菌可通过降低其对喹诺酮类的通透性或主动外排喹诺酮类而降低其浓度从而产生耐药，这种机制产生的耐药与药物分子的脂水分配系数有关，且多影响到其他种类抗菌药致多重耐药。药物到达靶位需经细胞外膜和胞质膜，后者对于喹诺酮类不构成屏障，因其可通过简单扩散进入。G⁻菌的外膜是有效抵御外来毒物的屏障，某些细菌对抗菌药的固有耐药性即可由此解释。细菌外膜通透性下降导致对喹诺酮类的耐药仅见于 G⁻菌中，突变有相同的耐药类型，致喹诺酮类的最低抑菌浓度值提高程度相对较低。大多情况下有其他抗菌药的交叉耐药，但交叉多不完全。大肠埃希菌被发现是主动外排系统最多的一种细菌，其中与喹诺酮类排出有关的外排系统有 EmrA/B、AcrA/B、MdfA。EmrB、AcrB 为转运子，通过膜融合蛋白（MFP）类辅助蛋白 EmrA，AcrA 与外膜通道相连而排出底物。铜绿假单胞菌对许多抗菌药表现出固有的耐药性，除了其外膜低通透性外，主动外排系统发挥着重要作用。已发现 3 种染色体编码的外排系统介导铜绿假单胞菌对喹诺酮类抗生素的耐药：naIB 基因突变使外排系统 MexAB-OprM 过度表达致细菌对喹诺酮类耐药；nfxB 基因突变导致系统表达过度的 MexCD-OprJ 系统，使得喹诺酮类药物耐药；nfxC 编

码 MeXEF-OprN 外排系统，其过度表达致喹诺酮类抗菌药物耐药。

（赵志刚 徐蓓）

sìhuánsùlèi kàngshēngsù nàiyào
四环素类抗生素耐药（risistance of tetracyclines）细菌在四环素类抗生素的作用下仍然存活的现象。四环素耐药机制包括外排泵、核糖体保护蛋白、灭活或钝化四环素的酶。

外排泵 在革兰阳性（G⁺）菌和革兰阴性菌中都有外排泵基因，而且大部分外排泵基因都有四环素抗性。四环素外排泵蛋白属于主要异化超家族，其中 tet 基因为数最多，tetA、tetB、tetC、tetD、tetE、tetG、tetH、tetZ、tetI、tetJ、tet30、tetK 和 tetL 等。所有 tet 外排泵基因都编码膜相关蛋白，可将四环素泵出胞外，降低了细胞内药物浓度，保护胞内的核糖体而产生耐药性。G⁻菌外排泵基因分布广泛，通常与大质粒相连，且大多为结合性质粒。这些外排泵基因大都来源于不同的不相容质粒群，这些质粒通常也携带其他抗性基因（如抗金属基因）和病原因子基因（如毒素基因）。因此，介导任何一种抗性因子就是传递携带多重抗性的质粒，这一交叉选择的现象可能是细菌多重耐药现象日趋严重的重要原因之一。除了 tet 基因外，还有 OtrB 和 Tcr3，发现于链霉菌属，其编码的外排泵亦介导了四环素的耐药性。

核糖体保护蛋白 这些蛋白可保护核糖体免受四环素作用，使细菌具有抵抗多西环素和米诺环素的能力，且耐药谱广泛。核糖体保护蛋白与核糖体结合可引起核糖体构型的改变，使四环素不能与其结合，但并不改变或阻止蛋白的合成。tetM 和 tetO 蛋白

是研究得最多的核糖体保护蛋白，其他核糖体保护蛋白还有 tetS、tetT、tetQ、tetB（P）、tetW 和 OtrA。

灭活或钝化四环素的酶 tetX 和 tet37 基因通过产生灭活四环素的酶而耐药。

（赵志刚 徐蓓）

huáng'ànlèi kàngshēngsù nàiyào
磺胺类抗生素耐药（risistance of sulfonamides）细菌在磺胺类药物的作用下仍然能够存活的现象。细菌对磺胺的耐药性可由染色体或质粒介导，后者在肠杆菌科细菌中较常见。细菌不能利用生长环境中的叶酸，而是利用环境中的对氨苯甲酸、二氢蝶啶和谷氨酸在菌体内的二氢叶酸合成酶的催化下合成二氢叶酸，二氢叶酸在二氢叶酸还原酶作用下形成四氢叶酸，四氢叶酸作为一碳单位的辅酶，是参与核酸前体物（嘌呤、嘧啶）合成的必需物质。磺胺类抗菌药物的化学结构与对氨甲苯酸类似，能与对氨甲苯酸竞争二氢叶酸合成酶。影响二氢叶酸的合成而使细菌生长繁殖受到抑制。

二氢叶酸合成酶的基因 dhps 基因突变导致野生型 28 位苯丙氨酸残基突变为异亮氨酸残基，导致二氢叶酸合酶与磺胺类药物的亲和力降低。在相同的位点上还可发生其他突变。除点突变，涉及更多位点的片段重组也可导致二氢叶酸合成酶的结构变化。脑膜炎球菌耐药株与敏感株的基因存在 10% 的差别。这些耐药基因的特点是 6 个核苷酸序列的插入导致二氢叶酸合成酶高度保守区域的两个氨基酸的插入。利用生物工程技术将两个氨基酸自二氢叶酸合成酶中去除，可恢复耐药菌株敏感性。细菌还可以通过细

菌额外获得编码二氢叶酸合成酶（sul 基因）和二氢叶酸还原酶（编码基因为 dfrA）相关基因，导致其对磺胺类抗菌药物耐药。

嗜麦芽窄食单胞菌对临床上多种抗菌药物呈天然耐药并在治疗中容易产生获得性耐药，复方新诺明即磺胺甲基异噁唑/甲氧苄啶的复合制剂一直是临床治疗嗜麦芽窄食单胞菌的首选药物。嗜麦芽窄食单胞菌对复方新诺耐药起主要作用的是 sul 基因，dfrA 起次要作用。sul 基因有 2 个亚型，分别为 sul1 和 sul2 基因，它们编码的都是对磺胺类抗菌药物有抗性的二氢叶酸合成酶。sul 基因也发现于革兰阴性细菌中，如大肠埃希菌、沙门菌属等，表现为对磺胺类抗菌药物耐药。

（赵志刚 徐蓓）

duōtàilèi kàngshēngsù nàiyào
多肽类抗生素耐药（resistance of polypeptide antibiotics）
细菌在多肽类抗生素作用下仍然能够存活的现象。多肽类抗生素包括短杆菌肽类和多黏菌素类，多黏菌素更具代表性。两类均为阳离子肽，它们易具细胞毒性。

多黏菌素是从多黏杆菌培养液中获得的抗生素，包括 5 种不同的化学成分（多黏菌素 A、B、C、D 和 E），仅多黏菌素 B 和 E 应用于临床。20 世纪 60 ~ 70 年代，多黏菌素用于治疗革兰阴性（G⁻）菌所致的全身感染，然而，因为其较严重的肾毒性及神经系统毒性被弃用。由于多药耐药 G⁻菌感染广泛流行，多黏菌素类作为治疗的最后选择又被用于临床。多黏菌素 E 与多黏菌素 B 存在交叉耐药性。细菌对多黏菌素产生耐药的机制最重要的是通过脂多糖修饰改变细胞外膜。细菌通过一系列反应激活 arnBCADT-

EF，使之转录翻译出 4 氨基-4-脱氧-L-阿拉伯糖加在 G⁻ 菌外膜脂多糖组成部分脂质 A 的磷酸基上，使外膜带净负电荷减少，与正电荷多黏菌素结合率降低，多黏菌素摄入减少，表现出耐药性。PmrA/PmrB 和 PhoP/PhoQ 是主要的调控基因，在大多数 G⁻ 菌中存在。

药物外排泵是 G⁻ 菌细胞膜上的一类特殊转运蛋白，在能量的支持下，可将多黏菌素从胞内排到胞外，降低药物在胞内的积累，使 G⁻ 菌表现出不同水平的耐药性。淋球菌 mtr 外排系统可以将多黏菌素泵出胞外，降低药物在细胞内的浓度使药效降低，表现耐药性。耶尔森菌受到胞外多黏菌素的诱导后激活 mtr 外排系统，并且可与 K⁺ 反向转运系统协同作用，将多黏菌素泵出胞外。沙门菌属细胞膜上存在 AcrAB 外排系统，并且与大肠埃希菌的外排系统有较高的同源性，该类转运蛋白可将药物排出胞外，使 G⁻ 菌对多黏菌素表现出不同水平的耐药性。

脂多糖是 G⁻ 菌细胞外膜主要成分，易被多肽类抗生素识别，而达到杀死细菌目的，在多黏菌素作用下，鲍曼不动杆菌的 3 个基因会发生突变，抑制脂多糖合成，不能被药物识别，对多黏菌素表现出耐药性。有报道称多黏菌素也可能被 G⁻ 菌分泌的多黏菌素溶解蛋白酶解，多黏菌属细菌除了可产生多黏菌素之外，还可以产生黏菌素激酶，故推测在其他细菌中也可能产生类似激酶，裂解多黏菌素。沙门菌属生物被膜可致细胞膜通透性减弱，多黏菌素渗透降低，促进低水平耐药。铜绿假单胞菌和肺炎克雷伯菌形成的生物膜，对外界因子有屏障

作用，可有效阻止胞外因子进入，也可能是对多黏菌素形成耐药性的原因之一。

鲍曼不动杆菌对多黏菌素 E 耐药与细菌异质性耐药有关。异质性耐药多出现于长期应用某一种药物的患者体内，在长期的药物选择压力作用下，细菌的基因或染色体发生变异，导致表型的变化，出现一部分亚群耐药。关于多黏菌素治疗耐多药菌感染的药效学及药动学知识仍在逐步丰富中，应用于临床的推荐剂量可能偏低，剂量使用不当可能导致耐药亚群的出现。因此，探讨多黏菌素给药方案，使疗效最大化与不良反应最小化、诱发细菌耐药性最小化，有重要理论与临床实际意义。

（赵志刚　徐蓓）

tángtàilèi kàngshēngsù nàiyào

糖肽类抗生素耐药（resistance of glycopeptide antibiotics）

细菌在糖肽类抗生素作用下仍然能够存活的现象。糖肽类抗生素是有 D-丙氨酰-D-丙氨酸结合性并有七肽结构的一类抗生素，对包括主要病原菌如凝固酶阳性或阴性葡萄球菌、各组链球菌、肠球菌（包括粪肠球菌和屎肠球菌）、棒状杆菌、厌氧球菌和单核细胞增生李斯特菌在内的几乎所有的革兰阳性（G⁺）菌都有活性，在临床上常用于 G⁺ 菌尤其是葡萄球菌、肠球菌和肺炎球菌所致严重感染的治疗，代表着治疗这些严重感染的最后防线。糖肽类抗生素是治疗耐药 G⁺ 球菌感染的重要抗生素，但 20 世纪 80 年代出现耐万古霉素肠球菌，后又出现糖肽类中介敏感金黄色葡萄球菌。

万古霉素中间敏感的金黄色葡萄球菌的细胞壁结构改变，细

胞壁中未酰化氨基酸增加，使其结合万古霉素能力增加，阻碍万古霉素进入胞质活性部位，逃避万古霉素作用，仍能缓慢生长。万古霉素中间敏感的金黄色葡萄球菌青霉素结合蛋白量均比耐甲氧西林金黄色葡萄球菌增多，抑制万古霉素活性。

耐万古霉素肠球菌耐药性分为天然耐药和获得性耐药，由多种耐药基因介导，以 VanA、VanB 常见。VanA 为诱导性耐药表型，可通过接合作用转移而获得，对万古霉素、替可拉宁高度耐药。VanB 型耐药性与 VanA 很相似，为诱导性耐药型，但 VanB 型菌株对万古霉素的耐药水平各异，对替考拉宁敏感。中国 VanM 型耐药也很常见。治疗可选用利奈唑胺、达托霉素等。

（赵志刚　徐蓓）

zhītàilèi kàngshēngsù nàiyào

脂肽类抗生素耐药（resistance of lipopeptide antibiotics）

细菌在脂肽类抗生素的作用下仍然能够存活的现象。脂肽抗生素主要包括达托霉素、雷莫拉宁等，其中达托霉素耐药更具代表性。达托霉素属于环脂肽类抗生素，作用机制与其他许多抗生素不同。它通过干扰细胞膜对氨基酸的转运，阻碍细菌细胞壁肽聚糖的生物合成。达托霉素主要作用于细胞膜，对绝大多数革兰阳性（G⁺）菌都有作用。

达托霉素敏感株与非敏感株的遗传基因 yycG 和 mprF 的改变与耐药性有关。yycG 基因是在 G⁺ 菌中保持正常活性需要的组氨酸激酶。mprF 基因负责磷脂酰甘油的赖氨酰化以生成带正电荷的细胞膜磷脂成分赖氨酰-磷脂酰甘油。mprF 基因也参与磷脂由内向外的细胞膜易位。mprF 基因突变

使细胞膜上的成分发生变化，导致突变株的达托霉素连接点比自然株减少。

细胞膜表面电荷变化也会导致达托霉素耐药。葡萄球菌表面从带负电荷转变为带相对正电荷，这种电荷排斥机制促进了达托霉素耐药性的产生，导致达托霉素与葡萄球菌表面的结合减少。耐达托霉素金黄色葡萄球菌菌株表面相对正电荷上升主要与 mprF 基因单核苷酸多态性有关，导致带正电荷的、赖氨酰-磷脂酰甘油的合成和向细胞膜外的翻转活动增加。细胞膜流动性-刚性的变化，细菌细胞壁增厚也对达托霉素的作用有影响。

万古霉素用药史、感染部位及不合理的用药剂量都可能是达托霉素耐药菌株产生的原因。金黄色葡萄球菌的万古霉素暴露是后续达托霉素用药时产生耐药性的危险因素。万古霉素耐药表型菌株的产生可能与细胞壁增厚有关，而细胞壁增厚随后可能影响达托霉素穿透其细胞膜。细胞壁增厚阻止了万古霉素和达托霉素到达各自在细胞膜的作用位点。金黄色葡萄球菌如果之前接触过万古霉素，则很可能为其产生达托霉素耐药性提供了一个微生物结构基础。

（赵志刚　徐蓓）

línkěxiān'ànlèi kàngshēngsù nàiyào

林可酰胺类抗生素耐药 （resistance of lincosamide antibiotics）

细菌在林可酰胺类药物作用下仍然能够存活的现象。林可酰胺类药物通过对 50S 大亚基的作用，促使肽-tRNA 分子从核糖体分离，使肽链延伸终止和蛋白质合成可逆性的停顿。而细菌核糖体 23S rRNA 的单个碱基突变，或腺嘌呤甲基转移酶催化的转录

后修饰作用可减少林可酰胺类药物和核糖体结合位点的结合，导致药物耐药，这种机制可导致同时对大环内酯类-林可酰胺类-链阳性菌素 B 类 （macrolide-lincosamide-streptogramin group B，MLSB） 耐药。23S rRNA 的突变可由其 V 区中央环和 II 区的发夹 35 结构中的一些碱基发生替代产生，可致大环内酯类-林可酰胺类-链阳性菌素类耐药。erm 基因编码的蛋白质为甲基化酶，以 S-腺苷蛋氨酸 （SAM） 为甲基供体，催化 23S rRNA 的单个腺嘌呤成为 N_6-甲基或二甲基腺嘌呤，影响 23S rRNA 和 MLSB 结合的空间结构，使药物和核糖体结合减少，导致对 MLSB 耐药。cfr 基因编码的甲基转移酶能够修饰 23S rRNA 中的肽酰转移酶中心密切相关的核苷酸位点，其表达可产生林可酰胺类、噁唑烷酮类、链阳菌素 A 类等药物耐药。

除了 23S rRNA 的结构变化，葡萄球菌通过 lun（A）/lun（A）′基因编码林可酰胺类抗生素灭活酶，即核苷转移酶。lun（A）存在于溶血性葡萄球菌，lun（A）′基因存在于金黄色葡萄球菌中，二者有高度同源性，虽然 lun（A）对林可霉素和克林霉素都有修饰和灭活作用，但常只表现对林可霉素耐药。

葡萄球菌的一些耐药基因还可编码一定的转运（外排）蛋白，把抗生素泵出细胞，细胞内抗生素浓度降低而导致耐药。外排林可酰胺类药物的基因属于 ATP 结合盒转运超家族，以 ATP 为动力。如 lsa（B）基因编码的蛋白即为 ATP 结合盒转运超家族系统，它介导对克林霉素低水平耐药。vga（A）和 vga（A）$_V$ 在金黄色葡萄球菌和表皮葡萄球菌中

介导对林可霉素低水平耐药，二者的耐药表型类似。vga（A）基因突变的关键位点氨基酸替代都位于 ABC 转运蛋白两个 ATP 结合区域中，扩大了 vga（A）基因的底物谱，除主动外排链阳菌素 A 类外，也主动外排林可霉素和克林霉素。

（赵志刚　徐蓓）

kàngzhēnjūn yàowù nàiyào

抗真菌药物耐药 （resistance of antifungal drugs）

真菌在抗真菌药物作用下仍然能够存活的现象。由于广谱抗菌药物、免疫抑制剂、抗肿瘤药物的广泛使用以及获得性免疫缺陷综合征患者逐渐增多等因素，免疫抑制患者真菌感染率逐渐上升。抗真菌药物主要包括唑类、多烯类、棘白菌素类等抗真菌药物。

唑类抗真菌药物耐药　耐药机制主要有药物的靶酶改变、细胞膜上外排泵基因过度表达、生物被膜的形成。由 ERG11 基因编码的 14α-去甲基化酶是唑类药物的靶向酶。等位基因的多态性能够引起 14α-去甲基化酶结构发生改变，降低药物亲和力。耐药真菌还有很大一部分外排泵的过度表达。作为真菌耐药的重要机制，外排泵有关的运载蛋白有两大类，一类是依赖于 ATP 能量的 ABC 转运蛋白超家族，其中 Cdr1p 对唑类药物耐药起作用。另一类是通过质子势能进行被动转运药物的易化扩散载体超家族 MFS。编码 MFS 转运子的跨膜转运蛋白多药耐药蛋白 1 利用氢离子的跨膜浓度差逆向转运底物，产生耐药性。白色念珠菌可形成生物被膜，对唑类药物氟康唑的耐药性大大增高。

多烯类抗真菌药物耐药　对多烯类耐药主要与真菌细胞壁有

关。在细胞壁合成的过程中，聚合体反复合成、修饰和重排，真菌细胞壁要经历频繁的改变。真菌细胞壁在受到药物的作用后发生适应性的改变而产生耐药。两性霉素 B 对细胞壁有限速作用，它能限制真菌在指数生长期的生长，细胞壁葡聚糖的变化可发生耐药性。念珠菌属对多烯类抗真菌药耐药的机制可能为麦角固醇生物合成旁路改变。隐球菌对两性霉素 B 的耐药可能为 δ-8,7-异构酶缺失。

棘白菌素类抗真菌药物耐药

棘白菌素类新型抗真菌药物抗菌机制有别于三唑类和多烯类药物，它通过抑制真菌细胞壁的 $1,3-\beta-D$ 葡聚糖的合成，破坏真菌细胞壁结构的完整性，打破细胞渗透压的平衡使真菌细胞溶解死亡。fks1 介导的耐药机制与临床耐药有相关性。fks1 编码 $\beta-(1,3)-D-$葡聚糖合成酶的主要催化亚基，是棘白菌素类药物的作用靶点，当菌株的 fks1 发生突变时，其对棘白菌素类的耐受性提高。fks1 点突变集中在 HS 区，当易感菌株中该区域发生突变，菌株会产生耐药性。光滑念珠菌、热带念珠菌和季也蒙念珠菌等对棘白菌素类药物的耐药机制也与 fks1 有关，HS 区的突变也相似。

(赵志刚 徐 蓓)

kàngbìngdú yàowù nàiyào

抗病毒药物耐药（resistance of antiviral drugs） 在抗病毒药物作用下病毒依然能够存活的现象。以病毒复制周期中不同关键酶为靶标的各类口服小分子化合物的问世是抗病毒药物发展的巨大突破。然而，随着抗病毒治疗应用时间的延长、范围的扩大，抗病毒药物耐药已成为一个无法回避的问题。去羟肌苷、齐多夫

定、拉米夫定、奈韦拉平、沙奎那韦等核苷类、非核苷类逆转录酶抑制剂及蛋白酶抑制剂等抗病毒药物纷纷问世，开创了抗病毒治疗的全新局面。然而，抗病毒药物仅能抑制病毒复制，难彻底清除病毒。为了持续抑制病毒，必须进行长期治疗，而长期抗病毒治疗所面临的最大的挑战就是"耐药"。耐药发生后，现有可供选择的抗病毒药物有限，且药物之间的交叉耐药也会给后续治疗的选择带来极大困难。以获得性免疫缺陷综合征为例，抗人类免疫缺陷病毒（HIV）的药物种类虽多，但同类药物之间多存在交叉耐药，一旦耐药发生，可供选择的二线治疗药物有限。

病毒出现耐药非常迅速，第一个抗人类免疫缺陷病毒的药物齐多夫定于 1987 年被美国食品药品管理局批准上市，1989 年就分离到 HIV 耐药变异株。1995 年上市的拉米夫定于 1996 年在临床应用中首次发现乙型肝炎病毒（HBV）耐药株的存在。据报道，拉米夫定使用 3~6 个月就开始出现乙型肝炎病毒耐药株，持续使用 3 年 50% 左右的患者会检出耐药株。

耐药的基础源于病毒核酸的变异，但不是所有的变异都会导致耐药。只有基因变异导致聚合酶或逆转录酶、蛋白酶氨基酸序列所发生的改变足以影响其空间构像，导致该酶同药物结合能力明显降低，才发生耐药现象。针对一种抗病毒药物出现的耐药突变同时对另一种或几种抗病毒药物也出现耐药，呈现交叉耐药性。HIV、HBV、丙型肝炎病毒（HCV）均是高变异性病毒。HIV、HCV 为 RNA 病毒，RNA 聚合酶缺乏校正功能，病毒基因组

自发突变发生频率高。HBV 虽为 DNA 病毒，但其复制速度快，其基因组复制存在逆转录过程，且其 DNA 聚合酶缺乏校正功能，核苷酸错配率高。因此，每个患者体内的病毒都是动态变化的一组存在基因序列差异的病毒株群，能有效逃避宿主免疫反应。同时，药物作用压力也导致发生自然变异的野生型毒株受到选择。由于其适应性良好及存在复制空间，这些逃避宿主免疫压力及药物压力的变异毒株逐渐扩散，最终成为优势株，导致耐药发生。

(赵志刚 徐 蓓)

kàngliúgǎn bìngdú yàowù nàiyào

抗流感病毒药物耐药（resistance of anti-influenza drugs） 在抗流感病毒药物作用下流感病毒仍然能够存活的现象。临床应用的抗流感病毒药有金刚烷胺、金刚乙胺、扎那米韦及奥司他韦。金刚烷胺及金刚乙胺抑制流感病毒甲型，作用于病毒四聚体穿膜蛋白 M2 离子通道。扎那米韦及奥司他韦为流感病毒神经氨酸酶抑制剂，对甲型流感病毒、乙型流感病毒均有抑制活性。

体内外流感甲型病毒对金刚烷胺均易产生耐药，耐药与编码 M2 蛋白基因的单个核苷酸突变有关，与耐药性有关的突变主要发生在位于跨膜域 α 螺旋区的氨基酸，以 31 位突变最常见。该区域为金刚烷胺类药物作用靶点。突变株的毒力不降低，仍可在人群中引起感染，约 30% 的成人及儿童在治疗的 5~7 天可分离到耐药株。耐药株对扎那米韦、奥司他韦及利巴韦林仍敏感。

神经氨酸酶广泛存在于动物及微生物，是一种水解酶，可将细胞表面以糖苷键连接在糖蛋白和糖脂上的唾液酸水解，在微生

物的感染和传播中发挥重要作用。流感病毒神经氨酸酶是病毒复制的关键酶，破坏细胞表面病毒血凝素受体，协助子代毒粒由感染细胞表面释放，防止毒粒聚集，促使毒粒通过呼吸道黏液，有利于其在呼吸道黏膜扩散。体外及临床均发现病毒神经氨酸酶的耐药变异毒株。扎那米韦治疗的正常患者未分离到耐药株。奥司他韦治疗患者，成人及儿童患者均分离到耐药株，儿童患者易产生耐药突变。耐药变异毒株的复制能力下降。耐药突变株的神经氨酸酶对奥司他韦敏感性降低是因神经氨酸酶结构改变，取代氨基酸的侧链大，影响神经氨酸酶与奥司他韦的结合。侧链较小的氨基酸取代同一位点则对奥司他韦敏感性增加或不改变，但对扎那米韦敏感性降低。耐药取代特征与病毒型有关。

（赵志刚　徐蓓）

kànggānyán bìngdú yàowù nàiyào

抗肝炎病毒药物耐药（resistance of anti-hepatitis drugs）

在抗肝炎病毒药物作用下肝炎病毒仍然能够存活的现象。针对慢性活动性肝炎，治疗的近期目的是持续降低病毒载量，丙氨酸氨基转移酶（alanine transaminase，ALT）正常，改进肝病理及清除病毒抗原。远期目的是防止肝炎进展为肝硬化，肝功失代偿及肝癌。临床应用的抗乙型肝炎病毒（HBV）药物有拉米夫定、阿德福韦酯及恩替卡韦等。

拉米夫定抑制 HBV 复制，降低病毒载量效果显著，但易引起耐药。HBV DNA 聚合酶/逆转录酶可分 5 个保守的功能亚区，耐药突变常发生在 HBV DNA 聚合酶 C 基序高度保守区酪氨酸-蛋氨酸-天冬氨酸-天冬氨酸（YMDD）

内，蛋氨酸被异亮氨酸或缬氨酸取代。单个氨基酸的取代，就可引起高度耐药。拉米夫定出现耐药后，90% 患者病毒载量及 ALT 水平上升，其上升程度低于治疗前水平。各突变株对拉米夫定敏感性不一，其复制能力也不同。酪氨酸-蛋氨酸-天冬氨酸-天冬氨酸突变可使拉米夫定三磷酸的底物结合口袋构型改变，产生空间障碍，使拉米夫定三磷酸结合能力下降。拉米夫定耐药株使拉米夫定进入 HBV DNA 效率降低。拉米夫定被焦磷酸解或 ATP 依赖的焦磷酸解将引物末端结合的拉米夫定结合物切除增加。拉米夫定耐药株与其他抗 HBV L 型核苷衍生物及泛昔洛韦、恩替卡韦有交叉耐药，恩替卡韦高剂量可克服交叉耐药。

阿德福韦酯为核苷酸衍生物，临床应用中不易产生耐药突变。阿德福韦酯耐药突变株对拉米夫定及恩替卡韦仍敏感。阿德福韦酯对典型拉米夫定耐药株敏感性上升，原因是增加了范德华引力，并对天然底物的亲合力下降。

恩替卡韦为核苷衍生物，对 HBV 野生株及拉米夫定耐药株具有很强的抑制作用。临床长期应用对拉米夫定耐药患者疗效明显，并且不易产生耐药突变。恩替卡韦长期用药，若在拉米夫定耐药突变的基础上，加上恩替卡韦特有的耐药突变，可使治疗失败。

（赵志刚　徐蓓）

kàng rénlèi miǎnyì quēxiàn bìngdú yàowù nàiyào

抗人类免疫缺陷病毒药物耐药（resistance of anti-hepatitis drugs）

在抗人类免疫缺陷病毒药物作用下人类免疫缺陷病毒仍然能够存活的现象。人类免疫缺陷病毒（HIV）复制过程中有 3

个由病毒基因编码的复制关键酶，即逆转录酶、蛋白酶及整合酶，它们均为抗 HIV 病毒药物的重要靶点。抗 HIV 病毒药物可分为核苷类逆转录酶抑制剂、非核苷类逆转录酶抑制剂、蛋白酶抑制剂及 HIV 进入抑制剂。

核苷类逆转录酶抑制剂包括齐多夫定、去羟肌苷、扎西他滨、司坦夫定、拉米夫定、阿巴卡韦、替诺福韦酯、恩替卡韦、恩曲他滨等。核苷类逆转录酶抑制剂是 DNA 合成天然底物的衍生物，是 HIV 逆转录酶底物的竞争性抑制剂，它们在细胞内转化为活性三磷酸或二磷酸衍生物，抑制核糖基转移酶活性，发挥抑制 HIV 逆转录作用，阻碍前病毒 DNA 合成。耐药突变可分为基因型突变及表型突变，基因型突变并不一定有表型突变，临床需分别进行两者检测。通常在逆转录分子中有一个氨基酸取代，即可引起表型突变。例如，齐多夫定耐药突变的机制主要是焦磷酸依赖及 ATP 依赖的焦磷酸解作用，以后者为主。突变的逆转录酶可将引物末端结合的齐多夫定切除，去掉齐多夫定链末端终止作用，使 DNA 链重新开始聚合反应而延长。

非核苷类逆转录酶抑制剂抗 HIV 病毒药物包括奈韦拉平、地拉韦平、依非韦伦、依曲韦林等。非核苷类逆转录酶抑制剂与接近逆转录酶活性中心的疏水口袋结合，与核苷类逆转录酶抑制剂结合位置不同，是逆转录酶的非竞争性抑制药。非核苷类逆转录酶抑制剂易引起耐药及交叉耐药。体内外奈韦拉平极易产生耐药，奈韦拉平耐药株仍对齐多夫定敏感，但与其他非核苷类逆转录酶抑制剂有交叉耐药。

蛋白酶抑制剂抗 HIV 病毒药

物包括沙奎那韦、利托那韦、茚地那韦、奈非那韦、氨普那韦、洛匹那韦、阿扎那韦、福沙普利那韦、替拉那韦、大诺那韦等。HIV 蛋白酶的单个氨基酸取代，引起低度耐药，需累积多个氨基酸取代，引起高度耐药及交叉耐药。耐药突变可发生在蛋白酶活性位置或非活性位置。活性中心突变引起酶活性中心结构改变，造成空间障碍，直接影响药物的结合，或影响其运动的分子动力学，间接防止药物的攻击。非活性中心突变影响含有活性位置环的构型，降低底物结合口袋的可塑性及体积，阻碍蛋白酶抑制剂与蛋白酶相互作用。这些突变的蛋白酶对正常底物亲和力也下降，使病毒复制能力下降。

（赵志刚 徐蔷）

wēishēngwù yàowù bùliáng fǎnyìng

微生物药物不良反应 （adverse drug reactions of microbial drug）

应用微生物药物时出现的与用药目的无关的或意外的有害反应。微生物药物作为广泛使用的临床药物有重要的地位，尤其是在抗感染、抗肿瘤、降血脂和抗器官移植排异方面有不可替代的作用。广义上，微生物药物亦属生物制品，变态反应是微生物药物最常见的不良反应类型，可表现为药疹、药物热、血清病型反应、血管神经性水肿、溶血性贫血、粒细胞减少、肝肾功能损害，甚至过敏性休克等。微生物药物还可引起消化系统（恶心、呕吐、腹痛、腹泻、胃部不适、肝损害）、中枢神经系统（头晕、头痛、视物模糊、乏力、昏厥、烦躁、神志不清、听力下降、抽搐）、心血管系统（心悸不适、心率加快、心律失常、胸闷）、呼吸系统（呼吸困难、气促、咳嗽、

气喘、急性肺水肿、支气管痉挛、肺炎）、泌尿系统（血尿、尿潴留、蛋白尿、少尿、急性肾衰竭、肾功能异常）以及血液系统（全血细胞减少、血小板减少、白细胞减少、血红蛋白减少）等各机体系统的不良反应。每种微生物药物的不良反应也不尽相同。

微生物药物品种繁多，应用广泛，不良反应发生率较高，应用微生物药物应加强对其不良反应的防范，重点是：①仔细询问患者的过敏史、用药史和家族史，对高敏体质患者和特殊患者重点监护，严格掌握用药指征。②严格按规定做皮肤过敏性试验，并注意交叉过敏的存在。用药后要密切观察，尤其是开始应用后的30 分钟内，并做好急救准备。③提高微生物药物的合理应用水平，合理选用微生物药物。重点包括掌握微生物药物的适应证、禁忌证、药动学、典型不良反应、慎用情况、注意事项；明确病原菌的类型、药敏试验结果、耐药情况，针对性选择微生物药物；制定合理的给药方案，包括品种选择、联合用药、给药途径、剂量、给药速度和疗程；注意肝肾功能不全等特殊患者用药剂量的调整，必要时结合血药浓度监测；用药期间密切观察并评估疗效，做到及时停药。④选择微生物药物的合适剂型和给药途径。慎用静脉给药，能口服的不能注射，能肌内注射的不采用静脉滴注。⑤注意老年人、儿童、妊娠期妇女、肝肾功能不全患者等特殊人群微生物药物的选择及剂量调整。⑥定期评估微生物药物的疗效，及时停药。长疗程用药不仅可增加不良反应的发生率，还可诱导微生物对微生物药物出现耐药性。⑦使用微生物药物时，医师或药

师做好患者的用药交代，护理人员要规范操作，并密切观察患者的反应。

（张永信）

kàngshēngsù dúfù zuòyòng

抗生素毒副作用 （toxic effects of antibiotics）

抗生素使用过程中所出现的副作用和毒性反应。属抗生素不良反应的概念范畴，是抗生素的固有反应，是正常使用剂量时所出现的与用药目的无关的反应，一种抗生素有多种作用时，除治疗作用外的其他作用都可认为是副作用，副作用常是一过性的，药物的治疗作用消失，副作用也消退，但有时也会造成较严重后果。抗生素毒性反应是指抗生素引起的机体功能或器质性损害，其严重程度随剂量增加或疗程延长而增加，这些反应，有的停药后可逐渐恢复，但也造成一些不可逆的损害。抗生素是临床常用药物，使用频率高，抗生素是引起药物不良反应的常见药物，抗生素毒性作用在临床实践中较多见。意大利一项调查显示，呼吸科近一半药物不良反应源于抗生素。马来西亚的一项研究提示在药物不良反应相关急诊科就诊事件中，近 10% 是抗生素所致。1/4 的药物性皮肤不良反应与抗生素有关。巴西的研究显示，在引起严重皮肤不良反应的药物中，抗生素占1/4。抗生素毒副作用既可表现为短期的反应，也可引起长期的后遗效应，临床上以短期的效应为多见。抗生素毒副作用可表现为轻中重不同严重程度，抗生素毒副作用有明显的个体差异性。

临床表现 ①胃肠道反应。抗生素常见毒副作用，几乎所有抗生素尤其口服抗生素均可引起胃肠道反应，胃部不适如恶心、

呕吐、上腹饱胀、食欲减退、腹泻、腹痛等。反应常较轻微，对症处理或改变给药途径后常可减轻或消失。②变态反应。包括过敏性休克、血清病型反应、药物热、药疹、血管神经性水肿和变态反应性心肌损害等。③肝功能损害。抗生素需经过肝代谢，肝损害极常见。轻者转氨酶活性升高，重者黄疸、凝血功能障碍甚至肝衰竭，对肝存在基础疾病如脂肪肝和病毒性肝炎者，肝损害的风险明显升高。④肾功能损害。早期为蛋白尿和管型尿而尿量改变不明显，此时常不易引起重视，继而出现血尿、尿量改变、氮质血症、血肌酐升高及内生肌酐清除率下降，最后肾衰竭。肾功能受损程度与抗生素种类、剂量和疗程有关，但机体的基础疾病及合并用药也有影响。⑤造血系统毒性作用。红细胞减少、贫血、白细胞减少、粒细胞缺乏症、血小板减少、嗜酸性粒细胞增加、溶血或凝血功能障碍等。⑥神经精神毒副作用。第Ⅷ对脑神经损害，耳鸣、眩晕、呕吐、耳聋或步态不稳；神经肌肉阻滞，呼吸抑制甚至呼吸骤停；外周神经损害，表现为麻木或运动障碍等；眼球震颤、惊厥、抽搐、意识改变、谵妄或出现幻觉等精神症状。⑦菌群失调和抗生素附加损害。抗生素可致菌群失调，可引起二重感染如假膜性肠炎、急性出血肠炎和念珠菌感染等。抗生素附加损害是指抗生素治疗造成的生态学负面影响，即选择出耐药菌株以及发生多重耐药细菌的定植或感染。抗生素对微生物菌群产生的非目的效应，包括筛选出耐药菌株、多药耐药菌株和致病性增加的菌株，以及促进定植和增加感染菌株的致病力。如第三代

头孢菌素常可筛选出耐万古霉素的肠球菌、产超广谱β-内酰胺酶的克雷伯菌属、耐β-内酰胺类的不动杆菌和艰难辨梭菌；喹诺酮类药物常筛选出耐甲氧西林的金黄色葡萄球菌、耐喹诺酮的革兰阴性杆菌包括铜绿假单孢菌。⑧抗生素后遗效应。是指停药后继续存在的生物效应，如链毒素引起的永久性耳聋。有些抗生素还有致畸、致突变和致癌作用。⑨其他毒副作用。如光毒性、四环素牙、灰婴综合征、双硫仑样反应、代谢紊乱如血糖异常、局部刺激以及心脏毒副作用等。

特征性毒副作用 不同种类的抗生素有不同的毒副作用，同一毒副作用可由不同抗生素引起，同一抗生素在不同个体可引起不同类型和程度的毒副作用。本段叙述包括非抗生素的喹诺酮和磺胺。

青霉素类抗生素 通过抑制细胞壁的合成而发挥抗菌作用。人体细胞无细胞壁，故青霉素的毒副作用相对较少，但大剂量、高浓度使用青霉素也可引起明显的毒副作用。青霉素类抗生素常见的不良反应有：①变态反应。②毒性反应。少见但静脉滴注大剂量或给药速度过快，可引起青霉素脑病，肾功能不全患者、老人以及儿童等人群更易发生。③赫氏反应和治疗矛盾。用青霉素治疗梅毒和钩端螺旋体病等疾病可由于病原体死亡致症状加剧，称为赫氏反应。治疗矛盾见于梅毒患者，系治疗梅毒病灶消失过快，而组织修补相对较慢或病灶部位纤维组织收缩，妨碍器官功能所致。④二重感染。

头孢菌素类抗生素 临床最为广泛使用的一类药物，其主要的毒副作用包括：①变态反应。

②胃肠道反应和菌群失调。③肾功能损害。④肝毒性。⑤血液系统毒副作用。头孢菌素都能抑制肠道菌群产生维生素K，具有潜在致出血作用。头孢哌酮和头孢孟多等分子结构中含四氮唑基团的品种易引起出血倾向，常不易引起重视，包括头孢哌酮/舒巴坦，如同时给予维生素K反而易掩盖更严重的后果。凝血功能障碍的发生与头孢菌素药物的剂量及疗程有关。⑥双硫仑样反应。含硫甲基四氮唑基团的头孢菌素有类双硫仑的功能。与乙醇联合应用（喝酒或者接触酒精等），也可引起体内乙醛蓄积而呈"醉酒状"。

喹诺酮类抗菌药 属合成抗菌药，通过抑制细菌核酸的合成来发挥抗菌作用，具有抗菌谱广、高效、使用方便及不良反应少等特点，已成为临床上开发和应用最为广泛的一类药物之一，其常见的毒副作用包括：①胃肠道反应。②变态反应。③光毒性反应。属药物变态反应，常在用药后7~10天出现，发生率为0.1%~3.0%，主要表现为在光照皮肤处出现红肿、发热、瘙痒、疱疹等。④中枢神经系统毒副作用。静脉给药可出现眼球震颤、惊厥、癫痫等表现，中枢存在病变的患者更易出现。引起中枢神经系统的这些反应主要与用药剂量过大和时间过长有关。⑤血糖异常。主要是加替沙星，包括症状性低血糖和高血糖，也可引起严重血糖异常包括高渗性昏迷、糖尿病酮症酸中毒、低血糖、痉挛和精神状态改变（包括意识丧失）。

新一代大环内酯类抗生素毒副作用较低，短期使用很少由于毒性反应而需停药。此类抗生素的主要毒副作用有：①肝功能

损害。②对前庭系统的影响。③变态反应。④胃肠道反应。⑤局部刺激。

氨基糖苷类抗生素　主要毒副作用有：①肾功能损害。②耳毒性。对第Ⅷ对脑神经损害部位不同，临床表现也不同，可分为：耳蜗神经损害，出现耳胀满感、头晕、耳鸣、听力下降，甚至耳聋；前庭功能失调，可出现平衡失调、眩晕、恶心、呕吐、眼球震颤。③神经肌肉阻滞。产生的机制是由于药物抑制突触前的乙酰胆碱释放与阻断突触后的乙酰胆碱受体所致。临床表现为手足麻木、舌颤、甚至全身抽搐。④过敏性反应。

磺胺类药物　属合成抗菌药。毒副作用包括：①变态反应。②泌尿系统损伤。③血液系统损害。④肝功能损害。

四环素类抗生素　主要毒副作用包括：胃肠道反应；肝功能损害、肾功能损害、影响牙齿及骨骼的发育、局部刺激、变态反应以及肠道菌群失调。

氯霉素类抗生素　主要毒副作用包括：①骨髓抑制。不可逆抑制（再生障碍性贫血）、可逆性抑制（停药可恢复）。②灰婴综合征。③胃肠道反应。

林可霉素类抗生素　主要毒副作用有：胃肠道反应和假膜性肠炎。

多肽类抗生素及抗真菌药物　主要是胃肠道反应。

抗生素毒副作用与抗生素本身的特性、使用剂量以及机体基础状态等因素有关，是抗生素使用中必须面对的重要问题。合理使用抗生素是预防和减少抗生素不良反应的主要措施。

（张永信）

ěrdúxìng

耳毒性（ototoxity）　某些药物对耳功能（包括前庭神经和耳蜗听神经）所造成的损伤。临时或永久听力缺失。抗生素的耳毒性是导致听力障碍的重要原因之一。抗生素临床应用普遍，致使中毒性耳聋屡有发生。据统计，耳聋儿童中有 50% ~ 70% 是因应用耳毒性抗生素所致。抗生素的耳毒性主要有两方面的临床表现：一是前庭功能失调导致的眩晕、头痛，急剧动作时可发生恶心、呕吐，严重者可致平衡失调、步态不稳等，高频听力先有减退，继以耳聋，大多不可逆，氨基糖苷类最易引起，其发生率从高到低依次为卡那霉素、链霉素、庆大霉素、妥布霉素；二是耳蜗神经损害导致的耳鸣和耳聋，多见于卡那霉素、阿米卡星、西索米星、庆大霉素等。

致病药物　临床上易致耳毒性的抗生素（包括某些非抗生素）主要包括以下几类：①氨基糖苷类。易致耳毒性的品种有链霉素、庆大霉素、卡那霉素、阿米卡星、新霉素、巴龙霉素、奈替米星和依替米星等。主要引起耳蜗损害，部分患者耳蜗损害前有先兆表现，如耳饱满感、头晕、耳鸣等。本类药物的急性耳毒性一般是可逆的，停药后可以逐渐恢复正常，用药后 3 ~ 5 天内出现耳毒性症状，50% 的患者可恢复；慢性损伤大多是不可逆的，这可能与用药持续时间长、血药浓度高、用药者的年龄、家庭遗传等因素有关。误用或滥用氨基糖苷类是导致国内听力障碍和药物性致聋的首要原因。毛细胞内活性氧反应引起的损伤是氨基糖苷类抗生素导致耳毒性的一般机制。线粒体 1555A-G 基因突变可用于预测氨基糖苷类抗生素耳毒性，存在该

突变的患者，几乎 100% 在使用氨基糖苷类抗生素后会发生严重的听力障碍。该突变在欧洲人群的突变率约为 0.2%。②四环素类。有耳毒性的主要包括四环素、金霉素、土霉素，以及半合成四环素类，如多西环素、美他环素和米诺环素。多西环素和米诺环素可导致耳鸣，米诺环素还具有前庭毒性。耳毒性的产生与药物用量呈正相关。③大环内酯类。可引发耳鸣及听力障碍。红霉素能产生与剂量有关的可恢复的双侧听力损害，通常还伴有耳鸣。乙酰螺旋霉素的耳毒性与年龄、药物剂量、服药时间长短、肝肾功能无关。该类抗生素的耳毒性是可逆的，停药后症状可缓解，听力逐渐恢复。④其他抗生素。中小剂量万古霉素耳毒性较轻，大剂量和长期使用可出现剂量依赖性耳鸣、听力减退和不可逆听力损害。使用万古霉素时应避免与具有耳毒性和肾毒性的药物同时使用。氟喹诺酮类药物口服或静脉滴注使用均可出现耳毒性，但停药后症状可缓解或消失。另外，替考拉宁、多黏菌素亦具有一定的耳毒性。

防治　鉴于抗生素所致耳毒性后果严重，应加强抗生素所致耳毒性的防治。使用耳毒性药物时易出现耳毒性的高危因素有：用药日剂量高、疗程大于 2 周、血药浓度升高、肾功能不全患者、老年人、联用其他耳毒性药物、暴露于高强度的噪声环境、曾有听力异常者、患耳感染及有家族史者。防治抗生素耳毒性的重要措施：①严格掌握耳毒性抗生素的药物适应证，尤其是儿童和婴幼儿，对有用药指征但肾功能不全的老年人、新生儿、早产儿或原有内耳疾病的患者应个体化给

药，并及时监测血药浓度并调整剂量。②医务人员要提高合理应用抗生素的能力。临床医师应充分认识抗生素耳毒性的危害，条件许可下首选无耳毒性抗生素。若确因病情需要，应详细询问相关病史，采用最小有效治疗量，疗程也不宜过长。静脉滴注引起耳毒性比肌内注射要高得多，故应首选肌内注射，其次考虑静脉给药。③加强用药期间的观察。随时观察用药期间患者有无中枢、耳蜗、前庭神经系统毒性反应的早期迹象，并进行听力测试，如出现应及时处理。长期用药者要定期检查听力。④注意药物联用。耳毒性抗生素不能与其他具有耳毒性的药物或碱性药物联用，如红霉素、呋喃苯胺酸、利尿剂、碳酸氢钠、氨茶碱等，以免加重耳毒性，如需联合用药则应严格掌握用药指征。

（张永信）

sìhuánsùyá
四环素牙 （ tetracycline pigmentation teeth） 小儿在牙齿发育钙化基期服用了四环素类药物，造成牙齿硬组织的矿化抑制，牙齿变色或釉质发育不全，牙齿呈黄色、灰色或灰黑色的现象。牙齿发育时，牙釉质和牙本质在一层基底膜的两侧同时开始形成，若此时服用了四环素类药物，药物分子可与牙组织形成稳固的四环素正磷酸盐复合物，抑制矿化过程的核化和晶体生长。药物进入体内后就在牙本质和牙釉质中形成黄色层，且牙本质中的沉积比在釉质中高4倍。又由于黄色层呈波浪形，似帽状，大致与牙的外形一致。整个牙齿均有颜色的改变。最初牙齿呈黄色，在阳光照射下呈现明亮的黄色荧光，以后逐渐由黄色变成棕褐色或深

灰色，这种颜色转变是缓慢的，阳光对颜色的转变有促进作用。用药时期越在婴幼儿早期用药，牙本质的着色越近釉牙本质界，染色程度越明显。

四环素类抗生素是一组带有共轭双键四元稠合环结构由灰色链霉菌分泌产生的广谱抗生素，毒性低，最早在1948年即开始用于临床。1950年，国外有报道四环素类药物引起牙着色；其后又有报道四环素沉积于牙、骨骼以至指甲等，而且还能引起釉质发育不全。四环素类药物引起的牙着色程度与四环素的种类、剂量和给药次数有关。地美环素、盐酸四环素引起的着色比土霉素、金霉素明显；在恒牙，四环素的疗程数与着色程度呈正比关系，但是一个短期内的大剂量服用比长期给服相等的总剂量作用更大。在牙着色的同时，还有骨组织的着色，但是后者可随骨组织的生理代谢活动而使着色逐渐去除。四环素类药物不仅可影响婴幼儿时期发育的恒牙牙色，还可在母体通过胎盘引起乳牙着色。

四环素牙的预防则相对比较简单，妊娠期、哺乳期的妇女、8岁以下的儿童避免使用四环素类药物即可。四环素类药物对人体的钙离子有亲和作用，与钙结合生成一种黄色的稳定的四环素钙复合物。如果在牙冠发育钙化阶段服用这类药物，这种复合物就会沉积在牙本质中，使长出的牙齿发黄，并出现黄染现象，还会影响牙齿的钙化，导致牙釉质发育不全。此外，四环素对光非常敏感，日光和紫外线都可使其变色，所以随着时间的推移，牙齿变色会逐渐加深。从胚胎4个月到儿童7~8岁换牙期前应禁用四环素类药。1982年卫生部发出

《关于淘汰127种药品的补充通知》中规定，儿童换牙期前禁用四环素、土霉素制剂。但换牙后不在此限。妊娠期和哺乳期妇女，也不宜使用。

四环素牙从其化学性上对人体无害，但严重影响美观，甚至会导致心理和性格的改变，治疗四环素牙属于必要。处理四环素牙的方法包括：复合树脂修复、塑料贴面修复以及高浓度过氧化氢液脱色治疗。

（张永信）

kàngshēngsù biàntài fǎnyìng
抗生素变态反应 （anaphylactic reaction of antibiotics） 抗生素引起的变态反应。发生机制是抗生素作为半抗原，与体内蛋白质结合而成为全抗原使机体产生相应的特异性抗体，当再次接触同种抗生素时即可产生异常的或病理性免疫反应。大多数抗生素均可引起变态反应，青霉素引起的变态反应在各种药物中居首位。头孢菌素类与青霉素类均有β-内酰胺环，两者间呈现不完全的交叉变态反应。氨基糖苷类、四环素类、大环内酯类也均有不同程度的变态反应。

分类 按抗原与抗体或细胞反应的方式和补体是否参加等，通常将变态反应分为Ⅰ、Ⅱ、Ⅲ、Ⅳ 4型。Ⅰ型变态反应是IgE介导的超敏反应（速发型过敏反应）；Ⅱ型变态反应是IgG或IgM介导的超敏反应（抗体介导的溶细胞作用和细胞毒作用）；Ⅲ型变态反应是IgG介导的超敏反应（免疫复合物反应）；Ⅳ型变态反应是T细胞介导的迟发型变态反应。临床所说的变态反应通常是指Ⅰ型变态反应。Ⅰ型变态反应的发生机制是药物分子本身为变应原，进入机体刺激免疫系统产

生相应的 IgE 抗体，IgE 抗体附着在肥大细胞及嗜碱性粒细胞上使之致敏，若同一变应原再次进入机体，即与肥大细胞及嗜碱性粒细胞表面的 IgE 抗体发生抗原抗体反应，导致肥大细胞及嗜碱性粒细胞脱颗粒并释放生物活性介质，作用于不同组织和器官，产生不同病理生理反应。Ⅰ型变态反应反应的特点是发作迅速、反应强烈、消退较快；一般不会破坏组织细胞，也不会引起组织损伤，有明显的遗传倾向和个体差异，是一种免疫功能失调症。

临床表现 主要是药疹、药物热、血清病型反应、血管神经性水肿、溶血性贫血、粒细胞减少、肝肾功能损害，甚至发生过敏性休克等，其中药疹最常见，过敏性休克虽发生率低，但很严重，一旦发生常危及生命。一般变态反应在停药或对症处理后可逐渐消失，再用时能再发。不同抗生素可出现相同的变态反应，致敏物质可能是药物本身，也可能是其代谢物，亦可能是制剂中的杂质。临床使用这些抗生素前应做皮肤过敏试验。

药疹 几乎每种抗生素均可引起药疹，以青霉素类、链霉素、呋喃类、灰黄霉素、头孢菌素类等较多见（磺胺类抗菌药也可诱发）。药疹类型以荨麻疹和斑丘疹为常见，也可表现为红斑、多形红斑、结节性红斑、猩红热样皮疹、麻疹样或湿疹样皮疹、紫癜等。剥脱性皮炎、史-约（Stevens-Johnson）综合征（如万古霉素快速静滴时，可出现红人综合征）、大疱性表皮松解症、萎缩性皮炎最严重，一旦发生，常危及生命，病死率高达 20%～30%。某些药物尚可引起光敏性皮炎，在皮肤暴露日光部位发生红肿热痛，水疱及渗液等变化。引起光毒性的抗菌药物常见的是非抗生素的氟喹诺酮类和磺胺类。四环素类、美满霉素、多西环素、地美环素等抗菌药，也有光毒反应的报道。药物性皮炎一般在接受药物后 7～10 天出现，如为再次接受该类药物者，则可于治疗后数小时至 2 日内发生。

药物热 最常见的抗生素相关性变态反应。可单独出现，也可与药疹同时或先后出现。美国住院患者中，药物热患者不明原因发热的占 10%～15%。药物热可发生于任何抗生素，但更常见于β-内酰胺类抗生素、磺胺类抗菌药、氨基糖苷类抗生素、四环素类抗生素等，也可见于抗病毒药和抗真菌药。药物热可发生于给药后 1 日～数周不等，大多在 10 日内，多呈弛张型或稽留热。药物热常伴有嗜酸性粒细胞增多。一般体温≥39℃（39～41℃）。可伴有短暂性血清转氨酶活性升高。下列情况可疑诊药物热：①高热患者停用抗生素后体温迅速下降或转正常。②热退后又起或体温较原先升高，但又缺乏原有感染加剧或出现新的感染的证据。③虽有高热，但患者无感染之中毒症状，一般情况较好。④伴其他变态反应表现，如皮疹、嗜酸性粒细胞增多等。一般情况下，停用可疑药物后 72 小时内，药物热患者的体温可降到接近正常。

血清病型反应 β-内酰胺类是抗生素中较常引起血清病型反应药物，尤其多见于使用青霉素 G 长效制剂者。血清病型反应一般出现于用药后 2 周内，亦有长达数周者，如为再次接触该药，则潜伏期可短至 3～5 天。临床表现类似血清病，有低热、皮疹、关节痛、肌肉痛、淋巴结肿大、蛋白尿、腹痛等，周围血象嗜酸粒细胞增多。严重者亦偶可发生喉头水肿及脑水肿。如果在使用抗生素后 2 周内出现低热、关节痛和肌肉痛，应怀疑有血清病的可能性。

血管神经性水肿 90% 以上由青霉素 G 引起，常与荨麻疹同时存在。大多后果并不严重，但如水肿波及呼吸道或脑，则可由于呼吸道阻塞及脑水肿而危及生命。

过敏性休克 抗生素所致的过敏性休克多见于青霉素类及氨基糖苷类中的链霉素。尤其以青霉素 G 所致者为多见，青霉素 G 过敏性休克的发生率为每 0.04‰～0.15‰。青霉素 G 的各种制剂及不同给药途径均可引起过敏性休克，但以静脉滴注发生者多见，对青霉素高度过敏者在进行青霉素皮试或沾染排泄物中的青霉素 G 时即可发生过敏性休克。过敏性休克发病急骤，70% 发生在给药后 5 分钟内，90% 在 30 分钟内，也有部分在持续治疗过程中出现。过敏性休克的临床表现主要有：①呼吸道阻塞症状。喉头水肿、气管和支气管痉挛及肺水肿引起。表现为胸闷、心悸、喉头有堵塞感、呼吸困难及脸色涨红等，伴濒危感、口干、头昏、面部及四肢麻木。②微循环障碍症状。微血管广泛扩张所致。表现为面色苍白、烦躁不安、畏寒、冷汗、脉搏微弱及血压下降等。③中枢神经系统症状。脑部缺氧所致。表现为意识丧失、昏迷、抽搐及尿便失禁等。④皮肤变态反应。如瘙痒、荨麻疹以及其他各种皮疹等。过敏性休克严重危及患者生命，使用易致过敏性休克的抗生素时，应提前熟悉抢救方法，准备好抢救药品和抢救设备。

药源性全身性红斑狼疮 许多药物可诱发全身性红斑狼疮样综合征。但抗生素诱发全身性红斑狼疮较为罕见。米诺环素和灰黄霉素以及异烟肼和呋喃妥因（均为非抗生素性合成类抗菌药）可诱发全身性红斑狼疮。

预防 抗生素是临床常用药物，所致的变态反应在临床实践中较为多见。为降低变态反应的发生率，提高患者用使用抗生素的安全性，在应用过程中一定要做好预防和治疗措施：①用药前详细询问患者的过敏史。②初次使用、间隔 3 日以上再用或更换批号者均做皮试试验。③注射用药后观察 30 分钟，无不适感才可离开。④用药前做好急救准备。⑤注射液需现用现配。如皮试结果为阳性、但必须要使用时，可进行"脱敏试验"。

（张永信）

青霉素过敏（reaction of penicillin）
患者在使用青霉素过程中出现的该药所致变态反应。青霉素属 β-内酰胺类抗生素，多从青霉菌培养液中提取制备，通过破坏细菌细胞壁并在细菌细胞的繁殖期起杀菌作用的一类抗生素，也是第一种应用于临床的抗生素。临床应用青霉素类时，较常出现变态反应，包括皮疹、药物热、血管神经性水肿、血清病型反应、过敏性休克等，统称为青霉素类变态反应，其中以过敏性休克最严重，可发生在注射后数分钟内，呼吸困难、发绀、血压下降、昏迷、肢体强直、惊厥，可在短时间内死亡。

机制 青霉素性质不稳定，能分解成青霉素烯酸和青霉噻唑酸。前者能与体内的半胱氨酸结合，形成迟发性的变应原青霉烯酸蛋白，同血清病样反应相关，后者能够聚合形成青霉噻唑酸聚合物，与蛋白质或多肽结合形成青霉噻唑酸蛋白，属速发型变应原，是变态反应的最主要原因。

临床表现 青霉素引起的过敏性休克属速发型变态反应，可发生于使用青霉素的整个过程中，多见于 20~40 岁的成年人，女性多于男性，老人及儿童少见，婴儿罕见。各种剂型和给药途径均可引起，但以注射用药的发生率最高。反应的发生与剂量无关。过敏性休克发生一般极为迅速，大多在注射后 15 分钟内出现，甚至在注射针头尚未拔出时就发生。少数病例可于给药后数小时或连续给药过程中出现，主要表现：①呼吸道阻塞症状。胸闷气短、喉头阻塞、呼吸困难、窒息、紫绀等，由喉头水肿、支气管痉挛水肿和肺水肿引起。②循环衰竭症状。面色苍白、畏寒、冷汗、四肢发冷、烦躁不安、脉搏细弱、血压下降等。③中枢神经系统症状。意识丧失、昏迷抽搐、尿便失禁等，可能由脑部缺氧引起。个别患者可产生失语、半身不遂、帕金森综合征等后遗症。④皮肤变态反应。如瘙痒、荨麻疹或其他皮疹。⑤消化道症状。腹痛、腹泻、恶心、呕吐等。

除过敏性休克外，青霉素类药物也可引起多种类型的迟发型变态反应，多发生在注射后数小时或两三天。主要有：①皮疹、皮痒、药物热。三者可同时或单独存在，以皮疹最常见，且形态多样，严重者如大疱表皮松解萎缩性皮炎和剥脱性皮炎，可危及生命。氨苄青霉素引起的皮疹较多见。②接触性皮炎。发生于常与青霉素接触者，或局部应用青霉素时，发生率低。病变为湿疹、荨麻疹等，偶可发展为剥脱性皮炎。③表皮癣菌群样反应。应用青霉素后，患者腹股沟、手指或脚趾间、手掌、足跖，可出现汗疱样或类似表皮癣菌症的红斑和疱疹，临床罕见，机制不详。

血清病型反应大多数发生于初次使用青霉素的患者，临床表现与普通血清病相似，严重者可发生血管性水肿，有时可因咽管阻塞引起暂时性耳聋。脑水肿时，可致严重的中枢症状甚至昏迷。

除上述类型的变态反应外，青霉素尚可引起出血、过敏性紫癜、肾或肝损害、心衰等，但均罕见。

预防 为防止青霉素变态反应的发生，在应用青霉素前，应询问患者是否用过青霉素，有无变态反应史。对于有青霉素过敏史或属于过敏体质者（如有荨麻疹、湿疹、支气管哮喘等病史者）必须用青霉素时，无论皮试和用药，均须十分谨慎。对青霉素高度过敏者，极微量也能引起休克，应避免使用。对有青霉素过敏史的患者，宜改用其他药物治疗。对近期内用过青霉素者应了解确切的时间。对于无青霉素过敏史的患者，成人在 7 日内未用过青霉素者、小儿在 3 日内未用过青霉素者均应进行青霉素皮试。青霉素类不同品种间存在着交叉过敏关系。青霉素类药物在应用前可用青霉素 G 皮试液进行皮试。应注意试验本身也可能引起过敏性休克。临床医师还应充分了解溶媒及其他药物对青霉素的影响，严格掌握用药的方法、速度、剂量及配药时间等有关环节，避免大剂量、快速使用青霉素或长期用药。

临床上，皮试前应做好抢救

准备。皮试期间对患者应密切观察，如发生休克，应立即肌内或皮下注射 0.1% 肾上腺素注射液 0.5~1.0ml（小儿酌减），必要时可数分钟重复注射 1 次或进行静脉、心内注射。并根据需要进行输液、给氧、滴注肾上腺皮质激素、应用升压药和其他必要的急救措施。皮试呈阴性者，在用药过程中也还有可能出现变态反应。注射药物后，应严密观察患者 20 分钟，无反应发生方可离开。遇有任何类型的变态反应或患者主诉不适，应立即停止继续给药。如发生过敏性休克，应按上述方法进行急救。

（张永信）

huáng'ànlèi yàowù bùliáng fǎnyìng

磺胺类药物不良反应 （sulfa drug adverse reaction）

磺胺类药物在使用过程中产生的副作用、毒性作用、后遗效应、变态反应等。磺胺药是人工合成的抗菌药，用于临床已近 50 年，具有抗菌谱广、性质稳定、使用简便等优点。磺胺药能与对氨基苯甲酸竞争二氢叶酸合成酶，影响二氢叶酸的合成，使细菌生长和繁殖受到抑制。该类药对许多革兰阳性菌和一些革兰阴性菌、诺卡菌属、衣原体属和某些原虫（如疟原虫和阿米巴原虫）均有抑制作用。

难吸收的磺胺药物极少引起不良反应。易吸收的不良反应发生率约 5%。磺胺类药物的不良反应主要有：①泌尿系统。乙酰化磺胺溶解度低，尤其在尿液偏酸时，易在肾小管中析出结晶，引起结晶尿、血尿、尿痛、尿急或少尿等症状，严重者出现无尿甚至急性肾衰竭。为预防此类毒性反应，可加服碳酸氢盐或柠檬酸盐使尿液碱化，增加排出物的溶解度；或者大量饮水，增加尿量，

也可降低排出物的浓度。②变态反应。最常见皮疹、药物热。一般出现于用药后 5~9 天发生，特别多见于儿童。亦可见光敏性皮炎、大疱松解性药疹，偶见多形性红斑以及剥脱性皮炎，严重者可致死。磺胺类药物之间存在交叉过敏，患者对某一磺胺药产生过敏后，不宜换用其他磺胺类药。一旦发生变态反应，应立即停药。长效磺胺药由于与血浆蛋白结合率高，停药数天血中仍有药物存在，故危险性很大。③血液系统。磺胺药能抑制骨髓白细胞形成，引起白细胞减少症。偶见粒细胞减少，停药后可恢复。亦可引起血小板减少症甚至引起再生障碍性贫血。长期应用磺胺药治疗应检查血象。先天缺乏 6-磷酸葡萄糖脱氢酶者可出现溶血性贫血。磺胺药可通过母体进入胎儿循环，与游离胆红素竞争血浆蛋白结合部位，使游离胆红素浓度升高，引起核黄疸。孕妇、新生儿尤其早产儿不宜使用。④神经系统反应。可出现头晕、头痛、乏力、萎靡、失眠、精神错乱以及多发性神经炎，多由于磺胺足量或过量应用所致。⑤消化系统反应。食欲缺乏、恶心、呕吐、腹痛、腹泻、胃肠道出血、肝脏肿大、黄疸以及肝功能障碍等。

使用磺胺类药物的注意事项：①过敏体质者或对磺胺过敏者忌用；新生儿、早产儿、妊娠期、哺乳期妇女禁用。②肝、肾功能不全、脱水、休克患者慎用。老人肾功能减退，易引起肾损害，故应慎用或不用。③用量适当，切忌随意加量或减量，用药时间不能过长，且不要空腹服用。④每次服药时应饮足量的水，用药期间应保持（成人）每日尿量为 1200~1500ml。⑤可引起白细

胞数量减少、肾功能损害，应慎用。⑥忌与酸性药物配伍使用。⑦发热原因不明者不宜用磺胺，因其应用后常使正常诊断难以建立而延误了恰当的治疗。⑧应尽量避免皮肤、黏膜等局部应用磺胺药。局部应用后易发生变态反应，有碍于日后全身性应用，同时也易于导致耐药菌株的产生。

（张永信）

lǜméisù bùliáng fǎnyìng

氯霉素不良反应 （chloramphenicol adverse reaction）

使用氯霉素过程中该药所导致不良反应。氯霉素主要作用于细菌 70S 核糖体的 50S 亚基，抑制转肽酶，使肽链的增长受阻，抑制了肽链的形成，阻止蛋白质的合成而达到抑菌作用，高浓度时也可起到杀菌作用。氯霉素为广谱抗生素，曾广泛用于治疗各种敏感菌感染，后因对造血系统的毒性较大，其临床应用受到限制，主要用于有特效作用的伤寒、副伤寒和立克次体病等及敏感菌所致严重感染，也常用于治疗其他药物疗效较差的脑膜炎患者。滴眼剂可用于眼部感染。

氯霉素不良反应主要是引起再生障碍性贫血和其他造血功能紊乱，还可以引起变态反应、消化系统反应、中枢神经系统不良反应、灰婴综合征和二重感染等。氯霉素滴眼液滴眼可经房水或鼻泪管迅速吸收，产生全身性不良反应。各种不良反应简介如下：①血液系统不良反应。主要是抑制骨髓造血功能：①导致各类血细胞可逆性减少，其中粒细胞首先减少，与剂量和疗程有关，一旦发现，应及时停药，可恢复。②是导致不可逆的再生障碍性贫血，虽然少见，但病死率高，属变态反应，与剂量及疗程无直接

关系，可能与氯霉素抑制骨髓造血细胞内线粒体中与细菌相同的70S核蛋白体有关。女性发病率比男性高 2~3 倍，常在停药后数月至数周发生。具体表现为：鼻、齿龈出血；全身皮肤散在小出血点；血常规检查发现全血细胞减少，血红蛋白减少。为了防止造血系统的毒性反应，应避免滥用，定期查血象。②变态反应。可引起全身性皮疹和接触性皮炎，如猩红热样皮疹、荨麻疹、过敏性紫癜，停药后可消失，再服氯霉素可再现；偶尔可引起光感性皮炎，暴露在日光下的皮肤发生红肿热痛、水疱以及渗液等。过敏性休克是氯霉素引起的不良反应中最严重的反应，但发生率极低。还可引起血管神经性水肿、喉头水肿、支气管痉挛、支气管哮喘发作，原有哮喘的患者症状可加剧。③消化系统不良反应。胃肠道症状主要有恶心、食欲减退、腹胀、腹泻等，偶有呕吐。口腔病变可表现为口腔黏膜充血、糜烂、疼痛、口角炎、舌炎等。部分患者有肛门红肿、瘙痒并渗出浆液。女性患者可有外阴炎、阴道炎等。④中枢神经系统不良反应。多在用药后 3~4 天出现，表现为失眠、幻视、幻听、猜疑、欣快症、狂躁、谵妄、精神错乱以及中毒性精神病，或有定向力丧失。可在停药后 2~7 天内恢复。⑤灰婴综合征。早产儿或出生 48 小时以内的新生儿，在连续使用大剂量氯霉素 3~4 天后，可出现灰婴综合征，表现为腹胀、腹痛、拒食、呕吐、排绿色稀便、体温下降、肌张力减退、进行性苍白、发绀，常伴有呼吸不规则、循环衰竭，可在症状发生数小时内死亡。早产儿及出生两周以下新生儿应避免使用。⑥神经病变。

一般多发生在持续用药后，表现为视神经炎、球后神经炎、周围神经炎、眼肌麻痹等，患者有视力紊乱、手足震颤、共济失调等，偶有发生视神经萎缩以致失明，部分可恢复视力。儿童持续应用可发生晶体纤维变性。还可以引起多发性神经炎、神经性耳聋和严重失眠。⑦其他不良反应。长期使用氯霉素可抑制肠道菌群生长，导致 B 族维生素和维生素 K 合成减少；也可发生二重感染；还危害肝脏，损害肝细胞，使转氨酶活性升高，肝脂肪浸润，导致肝源性黄疸、肝脂肪变（脂肪肝）、急性肝坏死等。氯霉素局部用药可出现眼睑瘙痒、灼热感、眼睑发红、肿胀、结膜充血、血管神经性水肿、荨麻疹、水疱性或斑丘状皮炎等，滴眼液久用可致视神经炎、共济失调及二重感染等，亦可引起全身不良反应，应提高警惕。临床在应用氯霉素时，应严格掌握适应证，采取必要预防措施，用药后密切观察，避免或者减少不良反应的发生。

（张永信）

shèndúxìng

肾毒性（nephrotoxicity） 药物引起的肾毒性反应。药物可对肾产生直接毒性作用或通过变态反应造成肾损伤。肾脏是机体排除代谢产物及毒物的重要器官，在药物代谢中起重要作用，多数药物吸收后，主要经肾小球滤过、近曲小管分泌、远曲小管重吸收和小管上皮细胞降解等代谢过程排出体外。肾血液供应丰富，心排血量 25% 血液到达肾，故当血液中存在肾毒性物质时，可对肾产生直接毒性作用或通过变态反应造成肾损伤。肾对尿液的浓缩功能又进一步提高肾细胞和肾小管腔内毒物的浓度，易导致肾乳

头和肾小管上皮损害。若肾内多种酶的活性因肾毒性药物的损害而受到抑制，可进一步加重肾小管上皮细胞的损害。肾毒性药物刺激机体形成的免疫复合物常在肾小球内皮细胞聚集，也会造成肾免疫性损害。肾毒性临床表现轻重不一，早期症状可为蛋白尿和管型尿，继而可发生氮质血症、肾功能减退，严重时可出现急性肾衰和尿毒症等。肾毒性可为一过性，也可为永久性损伤。

致病药物 可导致肾毒性的常见药物有某些抗菌药、抗肿瘤药、解热镇痛抗炎药、麻醉药等。抗生素中最常引起肾毒性的有两性霉素 B、新霉素、头孢噻啶等；较常引起肾毒性的有庆大霉素、卡那霉素、链霉素、妥布霉素、丁胺卡那霉素、多黏菌素、万古霉素、磺胺药等；偶可致肾毒性的有青霉素、氨苄青霉素、羧苄青霉素、金霉素、土霉素、二代头孢菌素、利福平等。

氨基糖苷类抗生素 抗生素中氨基糖苷类药物是最常致肾毒性的药物，药物与肾小管上皮megalin 结合进入细胞，细胞内髓样小体形成与磷脂沉积，引起细胞膜、线粒体、溶酶体等破坏，上皮细胞变性坏死，肾功能衰竭。氨基糖苷类肾毒性依次为新霉素>庆大霉素>妥布霉素>阿米卡星>奈替米星>链霉素。庆大霉素和妥布霉素引起肾毒性的平均概率分别为 14.0% 和 12.9%，

β-内酰胺酶类抗生素 包括青霉素类、头孢菌素、碳青霉烯类，可引起过敏性间质性肾炎。在青霉素类中，以甲氧青霉素最易引起过敏性间质性肾炎，发生率为 10%~15%，氨苄西林和阿莫西林偶可引起。部分患者可发展成为急性肾功能衰竭，常伴发

热、皮疹、关节痛等全身过敏症状，外周血嗜酸性粒细胞增多，血 IgE 升高，尿沉渣涂片染色可见大量嗜酸性粒细胞。头孢菌素发生过敏性间质性肾炎概率较青霉素类低，但部分头孢菌素对肾小管存在直接毒性，毒性与用药剂量大小及用药时间有关。第一代头孢菌素肾毒性较明显，其中头孢噻啶肾毒性最大，临床上已不用，其次是头孢噻吩，中国已很少应用。头孢唑啉、头孢拉定肾毒性较轻，但仍应慎与氨基糖苷类、强效利尿剂合用。第二代头孢菌素（头孢呋辛）、第三代头孢菌素（头孢他啶等）、第四代头孢菌素（头孢吡肟）肾毒性依次减轻，但在高龄患者中应用仍应审慎。碳青霉烯类药物也可引起急性肾小管坏死，如亚胺培南/西司他丁。

磺胺类药物 也常致肾损害，主要源于药物在肾小管内结晶析出，引起血尿或梗阻性肾病，产生血尿、肾绞痛，甚至急性肾衰竭。此外也有磺胺药物致间质性肾炎报道。

两性霉素 B 肾毒性较强，可对肾小管产生直接毒性作用，还可引起肾入球及出球小动脉收缩，导致肾血流量和肾小球滤过率降低，以致急慢性肾功能损害。两性霉素 B 肾毒性与用药总量、基础肾脏疾病、合并用药等有关，表现为 I 型肾小管性酸中毒及抗利尿激素性肾性尿崩症、低血钾、低血镁、血肌酐及尿素氮升高。

万古霉素 有明显的肾毒性，可通过增加膜表面负电荷的结合位点数目而促进氨基糖苷类抗生素与刷状缘的结合，增加氨基糖苷类的肾毒性。四环素本身没有肾毒性，但可使血清尿素氮浓度增高，对本身已有肾功能减退者

会加重病情。利福平过敏可引起急性间质性肾炎，大多发生于间断用药的患者，某些患者还可伴发肝损害、血小板减少及血管内溶血等。多黏菌素最初应用临床时肾毒性较突出，发生率可达 20% 左右，而研究显示其肾毒性并不是很突出。其他可引起肾脏毒性的抗微生物药还有替考拉宁、氟喹诺酮类等，损害类型包括间质性肾炎、免疫性肾炎、肾小管酸中毒等。

预防 抗生素所致肾毒性的发生率较高，应做好防治，重点包括下述方面：①合理使用具有肾毒性的抗生素是减少与避免肾毒性产生的最好办法。严格掌握抗生素的适应证，使用剂量必须在临床推荐剂量范围内，使用时间不宜过长，注意纠正患者脱水、适当补充液体，避免两种或两种以上肾毒性药物联合使用。对有肾损害危险因素的患者尽量避免使用有肾毒性的抗生素。②及早发现、处理抗生素所致肾毒性。加强对使用肾毒性抗菌药物患者监测，包括临床观察、尿常规、血肌酐、尿酶等检查，及早发现肾损害并予处置。包括停药、积极给予支持治疗和对症处理，抗生素所致肾毒性大多停药后可自行恢复。③针对有肾毒性的抗生素开展深入研究，降低肾毒性发生率。长期认为氨基糖苷类肾毒性与药物剂量大、血药浓度高有关，但研究表明长间歇高剂量（如 1 日 1 次）给药，肾损害发生率反而低于反复多次小剂量给药，国外临床已基本接受该给药方式。④寻找新的肾毒性的血清标志物，及早发现肾损伤并给予处置。临床上，血清肌酐或尿素氮可做为诊断急性肾损伤的标志物，研究人员发现的一些新

的分子标志物，可用于早期预防氨基糖苷类抗生素肾毒性的发生，比如肾损伤分子-1 作为预测肾毒性肾损伤有较高的特异性和灵敏度。关于药物性肾损害的预后，有研究指出药物性肾损害的死亡率已经从过去的 34% 下降到 8%，这与对药物性肾损害的诊断及治疗水平提高有关。

(张永信)

kuínuòtónglèi yàowù guāngdúxìng
喹诺酮类药物光毒性（light toxicity of 4-quinolones antibiotics） 用喹诺酮类药物治疗患者，在无害的阳光照射剂量下产生的异常皮肤损害反应。通常发生在裸露皮肤，但有时覆盖部位也可发生类似反应。皮肤损伤在光照 2~6 小时后，表现为皮肤发红、发热，继而出现瘙痒、触痛和湿疹，红斑、小丘疹和小水疱，以及皮肤色素沉着，严重者甚至会出现皮肤脱落现象，更有甚至会发生光诱导突变和光致癌作用。喹诺酮类药物导致光毒性反应发生率为 0.1%~3.0%。光毒性的发生率分别为司帕沙星为 7.9%，洛美沙星为 1.03%，曲伐沙星<1%，氟罗沙星为 0.94%，莫西沙星为 0.40%。发生率虽然较低，但可能导致严重后果。有些喹诺酮类药物可能会因其严重的光毒性而被迫下市或被限制使用，如克林沙星在 III 期临床实验后发现严重的光毒性而放弃上市，洛美沙星和司帕沙星被严格限制使用。开发类药物应重视其潜在的光毒性。

喹诺酮类药物的化学结构决定了它的光毒性。其母核 C-8 位取代基与光毒性有直接关系，若引入卤素可使光毒性增加，取代基对光毒性的增加程度依次为：$C—F \geq C—Cl > N > C—H > C—CF_3 > C—OCH_3$，说明 C-8 位引入

甲氧基可增加此类化合物对紫外光的稳定性，新一代喹诺酮类如莫西沙星、加替沙星、吉米沙星等均在 8 位引入甲氧基，对紫外光的稳定性增加。但母核萘啶酸本身对长波紫外线有光敏作用，所以在使用新一代喹诺酮类药物时，仍应尽量避免各类光照，尤其是太阳光照。喹诺酮类药物光毒性反应主要与阳光诱发的皮肤中氧自由基损伤有关。

氟喹诺酮类光毒性的强弱依次为：洛美沙星>氟罗沙星>司帕沙星>克林沙星>曲伐沙星>依诺沙星>氧氟沙星>环丙沙星>莫西沙星。光毒性反应与光照有关且有药物剂量依赖性。避免光毒性反应的发生应在用药期间避免日光照射、减少药物用量、采取晚间给药或改用其他抗菌药物。一旦发生光毒性反应，应立即采取积极治疗措施。症状较轻者，可将患者迅速移至避光处，使用抗组胺药治疗，若出现小水疱，可用 1% 庆大霉素湿敷；对重症患者，需加服地塞米松，改用 40 万国际单位庆大霉素冷湿敷约 20 分钟，再用红外线照射使皮肤干燥，以促进愈合。对肾功能不全患者，其体内药物代谢速率减慢，药物作用时间延长，光毒性反应发生率也相应升高，使用喹诺酮类药物应适当减小剂量，并告诫患者注意避光。

（张永信）

wēishēngwù yàowù jīngzhǔn zhìliáo
微生物药物精准治疗（precision therapy of antimicrobial agents）

通过基因组、蛋白质组等组学技术，对大样本人群和特定疾病类型进行生物标志物分析鉴定、验证应用，精确寻找疾病产生原因和治疗靶点，并据此针对不同疾病原因或同一疾病的不同基因型类型进行个性化精确治疗。主要应用于肿瘤学领域，通过高通量分子测序技术获得肿瘤的分子分类，并设定相关靶点，使用靶向药物，进行精确的抗肿瘤治疗，在肿瘤治疗中已取得了良好效果。

精准治疗可针对患者个体特征，制定个体化治疗方案，提高疗效，降低不良反应，微生物专家和感染病学临床医师适时在感染病治疗中引入了精准治疗的概念，基于基因组学和分子生物学，针对病原体和患者的不同个体的生理、病理情况，测定药物在患者中的吸收、分布、代谢和排泄过程，测定病原体对抗微生物药物的敏感性，结合患者个体、病原体、抗微生物药物的特点，综合考虑各类影响因素，制定精确化的治疗方案，进行个体化治疗，获取更好的抗感染疗效，减少不良反应。

随着广谱抗感染药物的广泛使用，耐药微生物感染是现阶段抗感染治疗面临的一大问题。临床医师主要根据微生物的鉴定和抗感染药物敏感性测定结果制定抗感染治疗方案。而随着分子诊断技术的广泛开展和实施，在大数据的背景下，临床微生物实验室可进行微生物耐药相关基因型、表观遗传学、基因组学和蛋白组学测定，更深入地了解病原微生物与抗微生物药物和人体间的相互作用，为选择合适的抗感染药物提供依据。基于病理生理状态或基因背景不同，不同患者对抗感染药物的反应也各不相同。例如，异烟肼在不同人群体内的代谢速度不同，单纯依据患者体重等计算药物剂量在不同人群中不能达到最佳疗效，通过对患者代谢类型的检测，可给予患者更精确的治疗。不良反应的发生也有同样的特点，不同基因型的患者对药物过敏的易感性不同。通过个体化地制定给药途径、剂量和频率，使得药物在目标组织达到治疗所必需的浓度，确保抗感染治疗的疗效；同时根据对患者机体状态的分析，尽可能避免或减轻药物的不良反应。

临床抗感染药物的精确治疗尚面对着巨大挑战。针对微生物耐药性的靶标相关选择主要面临着花费昂贵的问题；而针对患者自身的精准治疗，尚未广泛开展相关研究，缺乏有效的数据支持。但随着微生物耐药形势日趋严峻，临床上常面临"无药可选"境地，在这样的背景下，抗感染药物的精确治疗势在必行。

（张永信）

kàngjūnyàowù hélǐ yìngyòng
抗菌药物合理应用（rational application of antibiotics）

抗菌药物用于预防或治疗微生物感染过程中，规范应用抗菌药以期提高治疗感染性疾病的有效率，避免或减少不良反应的发生，延缓耐药菌的产生，减少医疗费用的观念。合理应用抗菌药物需根据患者感染部位、感染严重程度、结合病原菌种类和耐药性、药物动力学/药效学原理等临床微生物学和临床药理学知识选用适宜的抗菌药物，制订给药方案。

抗菌药物应用基本原则
①诊断为细菌性感染者（包括细菌、真菌、支原体、衣原体、螺旋体等），方有指征应用抗菌药物，病毒性感染者无应用抗菌药物指征。②尽早明确感染性疾病的病原体，根据病原体种类及药物敏感试验结果选用抗感染药。③根据感染的临床特点给予抗感染药物经验治疗，获知细菌培养

和药敏结果后，适时调整抗菌治疗方案。④根据药物抗菌活性、药动学特性、药物不良反应选择用药。⑤按患者的生理、病理状态合理用药。肝肾功能减退者、老年人、新生儿、妊娠期及哺乳期的感染患者应用抗菌药，需按照其生理、病理特点谨慎选择。⑥选用适当的给药方案、剂量和疗程。⑦强调综合性治疗，对感染性疾病，除用药物抗菌，还应重视人体免疫功能，改善患者基础状态，提高自身抗病能力。

抗菌药物的预防性应用 是指抗菌药用于存在感染风险但尚未出现感染患者旨在避免或减少感染。实施之前应评估预防性给药的必要性、给药后发生耐药性感染及发生不良反应的可能性，拟定预防给药针对菌种，了解该菌对预防药物的敏感性。使用的抗菌药物应是被大量临床资料证实的安全、有效的药物，最好是杀菌剂，其不良反应很少或轻微。

在外科领域，抗菌药物主要用于预防手术部位感染（包括切口感染和手术涉及的器官或腔隙感染）。同时根据外科手术切口微生物污染情况决定是否预防用抗菌药物。

抗菌药物的治疗性应用 治疗性应用针对病原菌已形成感染者，抗菌药物的治疗性应用必须有明确的适应证，用于有较肯定的临床诊断，最好有病原诊断的患者。在使用抗菌药之前应先留取相应的标本送细菌培养及药物敏感性测定，根据患者经验治疗后的反应和细菌药敏结果调整用药。

（张永信）

索　引

条目标题汉字笔画索引

说　明

一、本索引供读者按条目标题的汉字笔画查检条目。

二、条目标题按第一字的笔画由少到多的顺序排列，按画数和起笔笔形横（一）、竖（丨）、撇（丿）、点（、）、折（乛，包括丁乚𠃌等）的顺序排列。笔画数和起笔笔形相同的字，按字形结构排列，先左右形字，再上下形字，后整体字。第一字相同的，依次按后面各字的笔画数和起笔笔形顺序排列。

三、以拉丁字母、希腊字母和阿拉伯数字、罗马数字开头的条目标题，依次排在汉字条目标题的后面。

八　画

九　画

十　画

十一 画

十二 画

十四　画

十六　画

条 目 外 文 标 题 索 引

内 容 索 引

说 明

一、本索引是本卷条目和条目内容的主题分析索引。索引款目按汉语拼音字母顺序并辅以汉字笔画、起笔笔形顺序排列。同音时，按汉字笔画由少到多的顺序排列，笔画数相同的按起笔笔形横（一）、竖（丨）、撇（丿）、点（丶）、折（乛，包括丁乚等）的顺序排列。第一字相同时，按第二字，余类推。索引标目中夹有拉丁字母、希腊字母、阿拉伯数字和罗马数字的，依次排在相应的汉字索引款目之后。标点符号不作为排序单元。

二、设有条目的款目用黑体字，未设条目的款目用宋体字。

三、不同概念（含人物）具有同一标目名称时，分别设置索引款目；未设条目的同名索引标目后括注简单说明或所属类别，以利检索。

四、索引标目之后的阿拉伯数字是标目内容所在的页码，数字之后的小写拉丁字母表示索引内容所在的版面区域。本书正文的版面区域划分如右图。

a	c	e
b	d	f

本卷主要编辑、出版人员

责任编辑　尹丽品

索引编辑　王小红

名词术语编辑　王晓霞

汉语拼音编辑　潘博闻

外文编辑　顾　颖

参见编辑　杨　冲

绘　　图　兰亭数码图文制作有限公司

责任校对　张　麓

责任印制　卢运霞